『十二五』国家重点图书

主编◎ 张苇航

曹炳章

医著大成

北京·中国中医药出版社

近代名医医著大成

总主编◎ 王振国

图书在版编目（CIP）数据

曹炳章医著大成/张苇航主编 . —北京：中国中医药出版社，2022.9
（近代名医医著大成）
ISBN 978 - 7 - 5132 - 5461 - 8

Ⅰ . ①曹…　Ⅱ . ①张…　Ⅲ . ①中医临床 - 经验 - 中国 - 现代　Ⅳ . ①R249.7

中国版本图书馆 CIP 数据核字（2018）第 301734 号

中国中医药出版社出版

北京经济技术开发区科创十三街 31 号院二区 8 号楼
邮政编码　100176
传真　010 - 64405721
山东临沂新华印刷物流集团有限责任公司印刷
各地新华书店经销

开本 787 × 1092　1/16　印张 32.5　彩插 1　字数 748 千字
2022 年 9 月第 1 版　2022 年 9 月第 1 次印刷
书号　ISBN 978 - 7 - 5132 - 5461 - 8

定价　168.00 元
网址　www.cptcm.com

服 务 热 线　010 - 64405510
购 书 热 线　010 - 89535836
维 权 打 假　010 - 64405753

微信服务号　zgzyycbs
微商城网址　https://kdt.im/LIdUGr
官 方 微 博　http://e.weibo.com/cptcm
天猫旗舰店网址　https://zgzyycbs.tmall.com

如有印装质量问题请与本社出版部联系 (010 - 64405510)

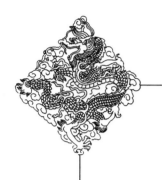

曹炳章医著大成编委会

主　编　张苇航

副主编　纪征瀚　肖永芝

编　委　(以姓氏笔画为序)

　　　　王　欢　孙　璐　纪征瀚　肖永芝

　　　　张　炜　张苇航　徐一慧　曾　煜

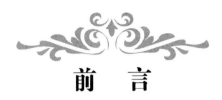

前　言

　　从 1840 年 6 月第一次鸦片战争到 1949 年 10 月中华人民共和国成立，近代百余年是中国社会政治、思想、文化、科技发生巨大变革的时代。具有悠久历史和灿烂文化的中华民族，面临数千年未遇之变局。国家的内忧外患以及思想文化领域的各种论争，诸如学校与科举之争、新学与旧学之争、西学与中学之争、立宪与革命之争、传统文化与新文化之争等，成为近代中医学生存发展的大背景。在这样浓墨重彩的大背景下，作为中国科技文化重要组成部分的中医学，发生了影响深远的重大变革，研究方法的出新与理论体系的嬗变，使近代中医学呈现出与传统中医学不同的面貌。"近代"在当代中国历史的语境下通常是指从 1840—1919 年五四新文化运动这一历史阶段，但为了较为完整地呈现中医学术的近代嬗变，本文的相关表述下延至 1949 年。

西学东渐与存亡续绝
——近代中医面临的社会文化科技环境

　　19 世纪中叶后，西学东渐日趋迅速。尤其是甲午战争、庚子事变等一系列事件之后，有识之士在悲愤之余，开始反思传统与西学的孰优孰劣。从一开始引进军工科技等实用技术，到后来逐步借鉴和采纳西方的政治、经济体制，西学慢慢渗入中国的传统政治、经济、文化体系核心。两种文明与文化的冲突与融合因之愈显突出，成为近代中国社会发展无可回避的问题。

　　西医学早在明末清初便由西方传教士传入中国，但影响不大，少数接触到这些早期西医学著作的传统医家也多持抗拒态度。鸦片战争后，西医学之传入除固有之目的与途径外，也常因强健国人体质以抵御外辱

1

之需要而被政府广泛提倡。简言之，西医学在中国的传播，经历了从猜疑到肯定，从被动抗拒到主动吸收的过程。而随着国人对西医学的了解，中西医比较逐渐成为热门话题。

另一点不容忽视的是，西方近代科学哲学思想对中国人思维方式的影响。机械唯物论的严密推理，实验科学的雄辩事实，细胞、器官、血液循环等生理病理的崭新概念，伴随着西方科学的时代潮流日益深入人心，并在中国学术界逐渐占据了主导地位。中国医学领域内中西两种医学并存的格局，成为世界医学史上极为独特的一幕。

近代中医的历史命运一直与中西医碰撞紧密连接在一起，对中医学术的走向产生了难以估量的影响。受当时洋务派和"改良主义"思想的影响，中医产生了"中西汇通派"。中西汇通派的工作在于力图用西说印证中医，证明中西医学原理相通；同时深入研究比较中西医学的理论形态、诊治方式、研究方法上的异同，通其可通，存其互异；在临床治疗上主张采用中药为主加少量西药的方式。代表人物有朱沛文、恽铁樵、张锡纯等。中西汇通派的研究目的，主要在于缓和两种医学体系的冲突，站稳中医的脚跟，虽然成效不大，但启两种医学交流之端，功不可没。

进入 20 世纪后，中医的发展面临更加艰难的局面。1912 年，北洋政府以中西医"致难兼采"为由，在新颁布的学制及学校条例中，只提倡专门的西医学校，而把中医挡在门外，此即近代史上著名的"教育系统漏列中医案"。消息一经传出，顿起轩然大波，中西医第一次论争的序幕就此拉开。1913 年，北洋政府教育总长汪大燮再次提出废除中医中药。随后，教育部公布的教育规程均置中医于教育体系之外。中医界对此进行了不懈抗争，中医学校大量创办。1929 年 2 月，南京国民政府卫生部召开了第一届中央卫生委员会，提出"废止旧医案"。政府在教育制度和行政立法层面对中医施行的干预，使围绕中西医比较问题的论争逐渐脱离了学术轨道，而转化成了中医存废问题，中医面临着"张皇学术，存亡续绝"的重大抉择，并因此引发了一系列抗争。3 月 17 日，全国 281 名代表在上海召开全国医药团体代表大会，成立了"全国医药团体总联合会"，组成请愿团，要求政府立即取消此案。社会舆论也支持中医界，提出"取缔中医就是致病民于死命"等口号。奋起抗争、求存图兴成为中医界的共同目标。在政治上进行抗争的同时，医界同仁自强不息，兴学校，办杂志，精研基础理论，证诸临床实效，涌现出一批承前启后的中医大家。

借助他山与援儒入墨
——近代医家对中医学出路的探索

中国近代史堪称一部文化碰撞史，一方面是学习借鉴西方文化，另一方面是从各个角度批判中国传统文化。一百多年来，一批思想家"以冲破网罗"的精神向传统文化发起攻击，一再在价值观念领域宣判中国传统文化的死刑。这是一个"事事以翻脸不认古人为标准的时代"（闻一多），也是"科学"这一名词"几乎坐到了无上尊严的地位"的时代（胡适）。在这种情势之下，中国社会和教育的现代化不得不从移植西方文化开始。随着模仿西方的教育制度的建立，从西方传入的近代科学知识逐渐变成教育的核心内容，形成了对中国近代思想影响巨大的"唯科学主义"。中医学作为中国传统学术的一个重要组成部分，当然也不能摆脱这种命运。在"中学为体，西学为用"的改良主义思潮和"变法维新"的思想影响下，中医界的一些开明人士试图"损益乎古今""参酌乎中外""不存疆域异同之见，但求折衷归于一是"（唐容川），力求以"通其可通，而并存其互异"（朱沛文）的方式获得社会认同，由此开始了以近代科学解释中医，用近代研究手段研究中医，力求"中西汇通"以发展中医的艰难探索。

经历了"衷中参西""中西汇通""中医科学化"等近代以来种种思潮的冲击，传统的中医理论体系被重新审视。近代纵有清醒如恽铁樵者，指出："天下之真是，原只有一个，但究此真是之方法，则殊途同归……故西方科学，不是学术唯一之途，东方医术自有立脚点。"并强调只能借助西医学理补助中医，"可以借助他山，不能援儒入墨"，但终究未能脱离"居今日而言医学改革，苟非与西洋医学相周旋，更无第二途径"的学术藩篱。近人研究中医学术的基本思路大体上是"整理固有医学之精华，列为明显之系统，运用合乎现代之论，制为完善之学"。

这个过程的核心，是以"科学"的方法，以"衷中参西"或"中西汇通"为主导思想对中医传统理论体系进行整理，并通过仿西制办学校、设学会、创杂志等方式试图达到中医内部结构"科学化"、外部形式"现代化"的目标，新的学科范式按照西学模式逐步建立起来，中医学术体系发生了巨大的嬗变，我们称之为"近代模式"。这种"范式"，实际上规定了近代中医研究者共同的基本观点、基本理论和基本方法，提供了共同的理论模型和解决问题的框架，影响至今不衰。

发皇古义与融会新知
——近代中医各科的重要成就

在近代特定的历史条件下，中医学界涌现出一批著名医家和颇具特色的著作。据《中国中医古籍总目》统计，从 1840—1949 年，现存的中医各科著述数目为：温病类 133 种，伤寒类 149 种，金匮类 56 种，内科综合类 368 种，骨伤科 177 种，外科 221 种，妇科 135 种，儿科 197 种，针灸 101 种，喉科 127 种，中药类 241 种，方剂类 460 种。这些著作只是近代中医发展的缩影，整个社会医学的进步更有其自身的风采。众多活跃在城乡各地的医家，虽诊务繁忙，无暇著述，却积累了丰富的临床诊疗经验，在群众中享有崇高威望，形成别具一格的地域性学术流派或医学世家。如江苏孟河医派、近代北平四大名医、上海青浦陈氏十九世医学、浙江萧山竹林寺女科、岭南医学流派等，成为中医近代史上的重要代表。一些医家历经晚清、民国，阅历丰富，戮力图存，造诣深湛。虽学术主张不同，思想立场各异，但均以中医学术发展为根本追求，各张其说，独领风骚。其中既有继承清代乾嘉学派传统，重视经典研究，考证、校勘、辑复、诠释、传播中医学术的理论家，也有立足临床，以卓越的临证疗效固守中医阵地的临床家，更有致力于中西医学汇通和融合，办学校，编教材，探索中医发展新路的先驱者。

近代中医学术最尖锐的论争，是中西医之间的论争，而历史上长期遗留的一些论争，如伤寒与温病之争、经方与时方之争等，则渐趋和缓，有些已达统一融合。由于西医的传入，中医在生理病理、诊断治疗等方面，常常掺杂或借鉴一些西医理论，甚至有医家试图完全用西医的理论解释中医，也有医家主张西医辨病与中医辨证相结合。医经的诠释，除了传统的考证、注释等研究外，出现了用哲学及西理诠释经典的新视角。在伤寒与温病方面，随着伤寒学说与温病学说的融汇，许多医家在辨治方法上，将伤寒六经辨证与温病卫气营血辨证结合在一起，特别是将伤寒阳明病辨证与温病辨证相结合。时疫、烂喉痧的辨治，有了很大的突破。内科出现了一批专病著作，涌现了许多擅治专病的大家。外科及骨伤科有了较大发展，多取内外兼治，以传统手法与个人经验相结合。妇科、儿科、眼科、喉科等，亦各有千秋。随着各地诸多中医院校的成立，许多著名的中医教育家兼临床家组织编写了中医院校的课本。一些致力于中西汇通的医家，编撰中西汇通方面的著作，并翻译了一系列西医典籍。总之，在特殊的社会、政治、文化背景下，近代中医学各科的发展，呈现了与以往不同的新格局。

医经的研究，视角新颖，诸法并存。陆懋修运用考据学，进行《内经》难字的音义研究，著《内经难字音义》（1866 年），又运用运气学说解释《内经》，著《内经运气病释》（1866 年）、《内经运气表》（1866 年），其著作汇编为《世补斋医书》（1886 年）。杨则民著《内经之哲学的检讨》（1933 年），从哲学高度诠释《内经》。秦伯未对《内经》研习颇深，素有"秦内经"之美誉，著有《内经类证》（1929 年）、《内经学讲义》（1932 年）、《秦氏内经学》（1934 年）。杨百城以西理结合中医理论阐释《内经》，著《灵素生理新论》（1923 年）、《灵素气化新论》（1927 年）。蔡陆仙《内经生理学》（1936 年）、叶瀚《灵素解剖学》（1949 年），则借鉴了解剖学的知识。

本草研究，除多种对《神农本草经》进行辑佚、注释的著作外，近代医家更注重单味药的研究，于药物炮制、产地、鉴定等专题有较多发挥。近代制药学的发展，为本草学注入了新的生机。吴其濬根据文献记载，结合实地考察，编撰《植物名实图考》《植物名实图考长编》（1848 年），图文并茂，对于植物形态的描绘十分精细，可作为药物形态鉴定的图鉴。郑奋扬《伪药条辨》（1901 年）及曹炳章《增订伪药条辨》（1927 年），对伪药的鉴别有重要意义。1930 年中央卫生部编《中华药典》，系政府编撰的药典。方书方面，除了编辑整理前代著作外，在方义、功效等方面进行发挥者亦不少，经验方、救急方、成药药方的编撰，是此期的一大特色，如胡光墉编《胡庆余堂丸散膏丹全集》（1877年）、丁甘仁编《沐树德堂丸散集》（1907年）、北京同济堂编《同济堂药目》（1923年）等。以"方剂学"命名的医书开始出现，如杨则民《方剂学》（1925年）、王润民《方剂学讲义》（1934年）、盛心如《方剂学》（1937年）等，"讲义"类书多为各种中医学校教材。

中医理论研究方面，除了传统的理论研究外，常借鉴西医知识诠释中医。朱沛文《中西脏腑图象合纂》（1892年），刘廷桢《中西骨格辨证》《中西骨格图说》（1897年），张山雷《英医合信全体新论疏证》（1927年），皆带有中西汇通的性质。此期间出现了许多以"生理"命名的书籍，如陈汝来《生理学讲义》（1927年）、秦伯未《生理学》（1939年）等。陈登铠《中西生理论略》（1912年），将中医生理与西医生理进行对比研究，带有明显的中西汇通的特点。中医基础类书的编撰亦较多，如叶劲秋、姜春华、董德懋，分别编撰过《中医基础学》。病理研究的著作，除传统的中医病因病机理论探讨外，亦出现中西病理相对比的研究。石寿棠《医原》（1861年），强调致病因素中的燥湿之气。陆廷珍《六因条辨》（1906年），以"六因"为纲，对外感热病及温病的病因理论条分缕析。以"病理"命名的书开始出现，如汪洋、顾鸣盛合编《中西病理学讲义》（1926年），恽铁樵《病理概论》《病理各论》（1928年）等，其中包含了部分西医病理的内容。

中医四诊研究，既体现了传统中医学的特色，也借助了西医的方法与手段。周学海《形色外诊简摩》，在望诊方面有重要意义。周氏在脉学方面造诣亦深，著《脉义简摩》（1886年）、《脉简补义》（1891年）、《诊家直诀》（1891年）、《辨脉平脉章句》（1891年），合称《脉学四种》。曹炳章《彩图辨舌指南》（1920年），对舌的生理解剖、舌苔生成原理、辨舌要领及证治进行论述，附舌苔彩图119幅。时逸人《时氏诊断学》（1919年），在当时影响较大。秦伯未《诊断学讲义》（1930年），为中医院校教材。

对《伤寒论》的注释、发微，仍是传统经典研究中的重彩之笔，论著颇多。如黄竹斋《伤寒论集注》（1924 年）、吴考槃《百大名家合注伤寒论》（1926 年）。包识生概括伤寒辨证八字纲领，即"阴阳表里寒热虚实"，著《伤寒论章节》（1902 年）、《伤寒论讲义》（1912 年）。注重从临证角度阐释仲景学说，陈伯坛不落旧注窠臼，发明新意，著《读过伤寒论》《读过金匮卷十九》（1929 年）。曹颖甫《经方实验录》（1937 年），更具临床实用性。中西汇通的伤寒研究著作也成为一时风尚，恽铁樵著《伤寒论研究》（1923 年），以传统研究"兼及西国医学"。陆渊雷少习训诂，长于治经，同时主张中医科学化，借助西医有关知识，以"科学"方法研究伤寒，著《伤寒论今释》（1930 年）。伤寒方的研究，有姜国伊《伤寒方经解》（1861 年）、陆懋修《金鉴伤寒方论》（1866 年）。

伤寒与温病的辨治，出现了融合的趋势。陆懋修认为"阳明为成温之薮"，以伤寒阳明病阐释温病，著《伤寒论阳明病释》（1866 年）。丁甘仁主张融合二家之说，将温病卫气营血辨证与伤寒六经辨证相结合。祝味菊重视人体阳气，治病偏用温热重剂，因擅用附子，人称"祝附子"，伤寒方面独有卓见，在伤寒传变的理论上，创"五段"之说代替六经传变之说，著《伤寒新义》（1931 年）、《伤寒方解》（1931 年）、《伤寒质难》（1935 年）等。

温病时病的论著较多。对时病的辨治，较为突出的是雷丰，主张"时医必识时令，因时令而治时病，治时病而用时方"，对"四时六气"时病及新感与伏邪等理论进行论述，撰写《时病论》（1882 年），论病列方，并附病案。时逸人擅长治疗温疫时病，著《中国时令病学》（1931 年），指出时令病是因四时气候变化、春夏秋冬时令变迁导致的疾病，虽有一定的传染性，但与传染性疾病不同，包括感冒病及伤寒、温病，融合了寒温思想。又著《中国急性传染病学》（1932 年），专门讨论急性传染性疾病的辨治。冉雪峰擅长治疗时疫温病，对伤寒亦有深研，认为"伤寒原理可用于温病，温病治疗可通于伤寒"，后人整理出版其未竟著作《冉注伤寒论》（1982 年）。叶霖《伏气解》（1937 年），对伏气致病理论进行阐述。此外，在鼠疫、霍乱、梅毒等方面，也都有相关论著问世。

内科诊治，出现较多专病治疗论著。王旭高长于温病的治疗，尤其重视肝病的辨证，提出治疗肝病三十法，著《西溪书屋夜话录》（1843年）、《退思集类方歌注》（1897年）等，后人汇编为《王旭高医书六种》（1897年）。唐宗海擅长治疗内科各种出血病证，阐发气血水火之间的关系，治疗上提出止血、消瘀、宁血、补血四法，著《血证论》（1884年）。施今墨力图将西医辨病与中医辨证结合，将西医病名引入中医诊疗，主张中医标准化、规范化，曾拟订《整理国医学术标准大纲》（1933）。徐右丞擅治肿瘤及杂病，治疗肿瘤辨其虚实，施以攻补。关月波精于内科及妇科，提倡气血辨证，对肝硬化腹水的治疗有独特之处，在治疗时疫病如天花、麻疹、猩红热方面亦有专长。内科专病性的著作，有赵树屏《肝病论》（1931年）、朱振声《肾病研究》（1934年）、蔡陆仙《肠胃病问答》（1935年）等。

外科伤科的诊治，继承了传统手法，并有所发明。吴尚先擅长用外治法，用薄贴（膏药）结合其他手法治疗内外科病，撰有著名外科专著《理瀹骈文》（1864年）。马培之秉承家学，内外兼长，特别强调外科治病要整体辨证，内外兼施，同时善用传统的刀针治法，主要著作《马评外科证治全生集》（1884年）、《外科传薪集》（1892年）、《马培之外科医案》（1892年）、《医略存真》（1896年）等，后孟河名医丁甘仁尽得其长。石筱山擅长伤科，总结骨伤科整骨手法"十二字诀"，同时擅用内治法，强调气血兼顾，以气为主，晚年有《正骨疗法》（1959年）、《伤科石筱山医案》（1965年）。

妇科有较大的发展，著述较多。包岩《妇科一百十七症发明》（1903年），列述辨析经、带、胎、产117症，其理论承自竹林寺女科并有所发展，通过妇女生理病理特点，指出妇女缠足的危害。陈莲舫《女科秘诀大全》（又名《女科实验秘本》）（1909年），引述诸贤并有所发挥。张山雷《沈氏女科辑要笺正》（1917年），系清人沈尧封《女科辑要》，先经王孟英评按，再经张氏笺正，学理致深，成为浙江兰溪中医专门学校妇科读本，影响较大。顾鸣盛《中西合纂妇科大全》（1917年），用中西医对比的方法，论述妇科病的病因、治法、方药。其他如恽铁樵《妇科大略》（1924年），秦伯未《妇科学讲义》（1930年），时逸人《中国妇科病学》（1931年），各有发挥。

儿科著述亦多，其中综合性论著有顾鸣盛《中西合纂幼科大全》（1917年）、施光致《幼科概论》（1936年）、钱今阳《中国儿科学》（1942年）等，总体论述了儿科生理、病理、诊断、治疗方面的内容。而专病性的论著，则对小儿常见的麻、痘、惊、疳进行论述，突出了儿科特色。如王惇甫《牛痘新书济世》（1865年），在清人邱浩川《引痘略》基础上进行发挥，对牛痘的人工接种法进行详细记述，戴昌祚《重刊引种牛痘新书》（1865年）翻刻王氏书。以上牛痘专著，反映了此时期人工预防接种的水平。叶霖《痧疹辑要》（1886年），对小儿麻疹病进行辨析；恽铁樵《保赤新书》（1924年），主要论述麻疹与惊风的辨治；秦伯未《幼科学讲义》（1930年），论述痘疮（天花）的分期以及治疗。小儿推拿方面的专著，如张振鋆《厘正按摩要术》（1888年），对小儿推拿按摩的理论、手法进行了详细论述。

眼科在前代的基础上有所发展，借助西医解剖知识对眼科医理进行发挥。如徐庶遥《中医眼科学》（1924年），糅合了部分西医学知识，而陈滋《中西医眼科汇通》（1936年）最具代表性，运用西医眼部解剖知识进行论述，每病皆冠以中西医病名。其他眼科著作，如刘耀先《眼科金镜》（1911年）、康维恂《眼科菁华录》（1935年），对眼科理论及治疗，都有不同程度的发挥。

喉科辨治，较为突出的是白喉与烂喉痧。许多医家从病因、治疗方面辨识二者之不同，有"喉痧应表，有汗则生，白喉忌表，误表则危"的普遍说法。白喉著作，有张绍修《时疫白喉捷要》（1864年）。烂喉痧第一部专著，为陈耕道《疫痧草》（1801年）。丁甘仁《喉痧症治概要》（1927年），对烂喉痧论述较为系统，辨析白喉与烂喉痧的不同，颇具实用性，自述"诊治烂喉痧麻之症，不下万余人"。

针灸治疗方面也有一定进步，重要代表人物如承澹盦，他参考西医解剖、生理方面的内容，结合临床经验，对针灸理论及手法进行发挥，著《中国针灸治疗学》（1931年），此书连续出版增订，成为当时影响极大的一部针灸著作。其他如姚寅生《增图编纂针灸医案》（1911年）、焦会元《古法新解会元针灸学》（1937年）、曾天治《科学针灸治疗学》（1942年），从不同角度对针灸理论、手法进行发挥，其中结合了西医理论。

气功方面的著作，如蒋维乔《因是子静坐法》（1914 年）、《因是子静坐法续编》（1922 年），较具代表性。

中西医汇通方面的著作较多，唐宗海《中西汇通医书五种》（1884年），张锡纯《医学衷中参西录》（1909 年），吴锡璜《中西温热串解》（1920 年）、《中西脉学讲义》（1920 年），都是这方面的重要代表。丁福保曾留学日本，致力于中西汇通，翻译及编撰医书多达 160 种，其中翻译多部日文西医著作，如《化学实验新本草》（1909 年）、《中外医通》（1910 年）、《汉方实验谈》（1914 年）、《汉法医典》（1916 年）等。又与弟子共同编撰《四部总录·医药编》（1955 年）。

本次整理的原则要求

名家名著：丛书所收，并非诸位名医的全部著作，而是从学术价值、社会影响、流传情况等各方面综合考虑，选择该医家具有代表性、影响力和独到创见的著作。

底本选择：择其善本、精本为底本，主校本亦择善而从。

校注原则：尊重历史，忠实原著，校注简洁明了，精确可靠，尽量做到"一文必求其确、一义必析其微"，但不做繁琐考证。

本丛书因为工程量较大，参与整理者较多，不足之处在所难免，望各位专家及读者多多指教。

《近代名医医著大成》编委会

校注说明

曹炳章（1878—1956），字赤电，又名彬章、琳笙，浙江鄞县人。20世纪初期著名的中医学家与中医药活动家。曹氏业医五十余年，医术精湛，熟谙药性，同时致力于医书的收藏与编纂，其汇编而成的《中国医学大成》为中医药历代文献的保存和整理做出了卓越的贡献。除此之外，他的代表性医著及未刊刻手稿等尚有30余种，另有多篇论文发表在《绍兴医药学报》等医学期刊上，内容涵盖了医学史、中医诊断学、中医临床各科及中药学等多个领域。此次整理选择了曹氏在各个领域的代表性著作共9部，以及正式登载在绍兴医药学报社出版的《医药丛书五十六种》中的文章，以期能够较为系统地反映出曹炳章先生的学术思想。

本次整理所选用的版本说明如下：

1. 《（彩图）辨舌指南》

据《中国中医古籍总目》，该书编撰于1916年，现存最早版本为1917年绍兴育新书局石印本，并在1924、1926、1928、1933年多次重印。就整理者所见，有1921、1924、1928年数个版本，皆为石印本，封面或扉页皆有"古越王一寒"所题书名。1921年版书后印有"中华民国十年五月出版"，发行者为会文堂与大东书局，总发行所为绍兴育新书局；1924年版前有"民国六年正月绍兴育新书局石印"，但书后印有"中华民国十三年七月"字样，并注明为"三版"，仍由育新书局发行；1928年版书前印有"民国十七年集古阁印行"，书后有"中华民国十七年七月"及"四版"字样，仍为育新书局发行。此三版封面、版式、文字及图形皆完全一致，可以推测为一版重印。又按该书中的"周序"与曹氏"绪言"均写于民国九年（1920），且引用了1920年所出版的杂志（即《学生杂志》）的内容，因此怀疑1924年版书前"民国六年"可能有误，该书似应成于1920年，并于1921年首次刊行，且无论印行者为何，其版权皆在育新书局。此外，江苏人民出版社于1962年影印集古阁本，并请丁光迪先生做了校勘。本次整理以1921年育新书局本为底本，1924年育新书局石印本及1928年集古阁本为主校本，江苏人民出版社影印本及该书中引用的其他医书为参校本。

2. 《瘟痧证治要略》

该书编撰于民国六年（1917），始载于绍兴之《越铎日报》，继刊于

《绍兴医药学报》。1936 年发行铅印本。据《中国中医古籍总目》记载，本书尚有马云程铅印本，但 1936 年铅印本首页题记署名之首即为马云程，故这两种版本可能实为一种，姑存疑待查，且此铅印本错讹较多。本书另有稿本，为《曹炳章先生遗稿》之一种，藏于中国中医科学院图书馆。书稿前有史久华（字介生）之 1955 年序，故本书书稿并非曹氏手书，而系史久华抄本。史久华（1896—1968）曾师何廉臣弟子毛凤冈，后又追随曹氏，为其誊抄医稿、校勘医籍及摘录资料，深得曹氏青睐。该手稿即为史氏 1955 年重行校正本书所抄，故虽抄写年代较晚，但错误较少，能真实反映曹氏之学术见解，弥足珍贵。本次整理以 1936 年铅印本为底本，抄本为主校本，并参考《痧症全书》《松峰说疫》《七十二翻》等书，予以校点。

3.《秋瘟证治要略》

编撰于民国七年（1918）。据《中国中医古籍总目》，该书共有 3 个版本：1918 年余姚徐友丞校刻本；1918、1919、1929 年绍兴和济药局铅印本；1918 年余姚卫生书报社铅印本。整理者所见两种，为 1918 年余姚卫生书报社铅印本，于"中华民国七年冬节出版"，系徐友丞校印。此版书前并有"勘误表"，封面有十字架图样，可能徐氏刊印该书得到了当地基督教会的支持。另一版本由绍兴和济药局印行，于"中华民国七年十一月初版"，"中华民国十八年二月再版"。该版本与前述徐友丞本相比，无"勘误表"，有个别文字不同，1929 年版的序言中对曹氏的著作又进行了补充，可与前版互参。本次整理以上海中医药大学馆藏 1918 年余姚徐友丞校刻余姚卫生书报社铅印本为底本，1929 年绍兴和济药局铅印本为主校本。

4.《暑病证治要略》

该书著于 1948 年，曾被刊登于《中国医药研究月报》，并在 1954 年经绍兴史久华加注并重抄，收入《曹炳章先生遗稿》丛书中。本次整理以中国中医科学院图书馆藏《曹炳章先生遗稿》为底本，吉林省图书馆藏《中国医药研究月报》所载本书为校本。

5.《规定药品之商榷》

该书著于 1916 年。现存 1916 年丛书本与 1927 年单行本两种。丛书本即为裘庆元（字吉生）所编辑《医药丛书五十六种》中的第九种，由绍兴医药学报社铅印，"中华民国五年四月"出版，为该书的初版。单行本印有"中华民国十六年三月再版"字样，整理者所见此本当年为陈存仁所藏。二书的内部版式完全一致，但丛书本后有勘误表，纠正了书中的25处错误；单行本无勘误表，且勘误表中的错字不仅未在正文中修订，反又多出十几处明显错误，质量明显不如丛书本。本次整理以丛书本为底本，单行本为主校本。

此外，该书虽为曹氏代表作，却非完璧。曹氏"绪论"中说明该书为两卷，共6个部分，但经整理者查找，确实只有上卷付印，而下卷不知所终，只能抱憾于读者。

6.《增订伪药条辨》

《伪药条辨》一书，原由闽县郑肖岩所著，成书于1901年，但并未印行，而是寄于曹氏，请其增补指正。曹氏保留了原书的全部内容，又在其基础上进行了增订，而成《增订伪药条辨》一书。曹氏所补充的内容超出原书约2倍，且多有阐发纠正，因此该书亦可看作曹氏在中药学上的代表作。该书由绍兴和济药局印行，民国十七年（1928）十一月发行初版；后在1959年1月由科技卫生出版社整理印行了新1版，主要对书中部分有关年代的用法进行了调整。本次整理以1928年绍兴和济药局铅印本为底本，1959年科技卫生出版社新1版为主校本。

7.《鹿茸考》

本书最早撰于民国十五年（1926），其部分内容曾在1929年《康健杂志》上登载，最后于民国三十五年（1946）年增订，为曹氏存世的众多有关药物考证的稿本之一，未经正式出版。本次整理以上海中医药大学馆藏、据浙江省中医药研究院所藏1946年稿本《国产鹿茸考》制作的蓝晒本为底本。

8.《鸦片瘾戒除法》

该书为曹炳章愤于当时社会鸦片流行而致国贫民弱之弊，为申明鸦片之流毒、传广戒烟之方药所编著。首次刊行于清代宣统末年（1911）。据书前牌记记载，该书于宣统三年（1911）三月由绍兴浙东印刷局印刷，同年五月正式出版，由绍兴墨润堂、奎照楼及明强药局同时发行。又据《中国中医图书总目》，该书另有1931及1936年上海中医书局铅印本传世。本次整理以1911年绍兴浙东印刷局铅印本为底本。

9. 《医界新智囊》

该书为曹氏摘录当时各类报刊上登载的西方及日本在医药学上的新知识、新发现，部分加以评述而汇编成的医话集。对于研究当时西方医学在中国的传播情况有一定价值。该书编撰于 1916 年，同年六月作为绍兴医药学报社刊行的《医药丛书五十六种》中第十四种出版。据《中国中医古籍总目》，该书尚有 1918 年铅印本，可惜未见。本次整理以此丛书本为底本。

10. 《医药丛书五十六种》

此次整理除曹氏著作外，尚辑录了其在绍兴医药学报社刊行的铅印本《医药丛书五十六种》中所撰写的文章，进行校点注释。本次整理以此丛书本为底本。

（1）《医药问答》

本书原为《绍兴医药学报》上所设的关于求医问药的栏目汇编。目的为收集各处寄来的问题，组织中医学者回答讨论，最后汇集成书。为《医药丛书五十六种》中第二十八种，于 1917 年 10 月出版。该书中收集了曹氏所答的 10 个问题，其中 5 个关于中药，5 个关于临床治疗，解析颇详。

（2）《医药学说》

本书包括初集、二集，为《医药丛书五十六种》中第三十一种，1917 年 10 月出版。其中初集共 25 篇文章，中有曹氏文章 2 篇，此次整理收录。

（3）《药物学集说》

本书为《医药丛书五十六种》中第四十种，1918 年 1 月出版。主要为中药学方面的论文集，共 16 篇，其中曹氏所撰 2 篇，首篇《中华药学源流考》为其代表性的论文。

此次整理，具体校注原则如下：

1. 本次整理依据的底本大多为民国时期的铅印本，皆有句读。此次整理尽量依据原书格式，统一将繁体字、异体字改为规范简化字，并采用现代标点方法。但对体现当时文字使用特点的个别用词（如豫防、莺粟等）根据情况予以保留，并酌情出注说明。

2. 凡底本、校本附有"勘误表"的，据其径改，不出校。

3. 底本中原用于表示版面位置的"右""左"径改为"上""下"。

4. 对当时常见的用字和药名不规范情况，酌情径改，并于首处出校记说明。

5. 对于西文及当时的音译，如化学元素、有机物、西药名称等，一般保留原貌，不做改动，能考证出其准确含义者出注说明。数字和符号的形式亦遵原貌，除个别情况（如统计表），一般不改为阿拉伯数字。

6. 底本中仅表示停顿而无特别意义的符号如"○""●""◎"等径删，或根据文义用空格代替。

7. 原书目录与正文不一致处，目录与正文标题互勘，主要根据正文对目录进行修订与调整；如正文标题存在明显缺失或错误，则按目录与上下文进行补充修改。《（彩图）辨舌指南》一书，由于篇幅较长，原卷四至卷六前各有分卷目录，此次整理，将分卷目录统一置于卷首，并将原卷四前所附的"《辨舌指南》彩图刊误表"置于卷五末。原文中出现的图示保留在原处，"辨舌各论"中的舌象彩图统一置于全书卷首，以便查阅。

8. 原《（彩图）辨舌指南》各卷后署"鄞县曹赤电炳章撰述 绍兴周炳墀越铭参订（校）"，《秋瘟证治要略》卷首题"鄞县曹炳章赤电氏撰述 余姚徐有成友丞氏校刊"，《暑病证治要略》卷首题"鄞县曹赤电炳章编撰 绍兴史久华介生参订"，《增订伪药条辨》各卷首提"闽县郑奋扬肖岩遗著 鄞县曹赤电炳章集注"，《鸦片瘾戒除法》卷首题"鄞县曹炳章赤电氏撰述 山阴何廉臣炳元氏评阅 会稽徐承谟昂士仝校订"等，今删。

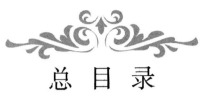

总 目 录

（彩图）辨舌指南 ……………………………………………（1）

瘟痧证治要略 ………………………………………………（163）

秋瘟证治要略 ………………………………………………（197）

暑病证治要略 ………………………………………………（219）

规定药品之商榷 ……………………………………………（261）

增订伪药条辨 ………………………………………………（293）

鹿茸考 ………………………………………………………（355）

鸦片瘾戒除法 ………………………………………………（373）

医界新智囊 …………………………………………………（447）

医药丛书五十六种（节录）………………………………（471）

曹炳章医学学术思想研究 …………………………………（497）

曹炳章医学研究论文题录 …………………………………（509）

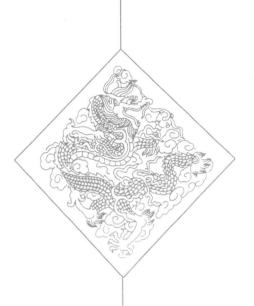

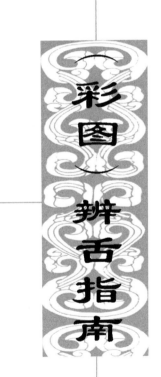

（彩图）辨舌指南

内容提要

　　本书为舌诊专著。曹氏广泛汇集古今舌诊文献，参照当时医学发展最新知识，结合个人经验与见解，编撰而成。全书共分六卷五编。卷一为辨舌总论，分别从中西医角度叙述舌之生理功用；卷二为观舌总纲，包括舌之形容、质本、神气、津液、苔垢、颜色等方面；卷三为辨舌证治，介绍各家察舌辨证法以及舌病证治的鉴别；卷四、卷五为辨舌各论，详细叙述了各类舌苔和舌质的形色辨证，并附彩图 119 幅；卷六为杂论方案，包括各家杂论补疑及察舌辨证医案选辑，最后按八法原则汇录辨舌证治要方共 128 个。本书内容全面，理法结合，方案俱备，条分缕析，图文并茂，迄今为止仍是中医诊断学的代表著作之一，有重要的临床指导价值。

周　序

　　窃维四诊以望居其先。望者何？察面色、观目神、辨舌苔、验齿垢四者而已。四者之中，尤以辨舌为最要。盖舌为心之外候，苔乃胃之明征，人之有病与否，但观苔色如何，即可知其大略，较之西医用器探病，尤为确切。故林慎庵[①]曰"观舌为外诊要务"，非虚语也。惜我中国四千余年以来，往圣昔贤之著作，或言病理，或言脉理，或言治法，医籍繁多，几于汗牛充栋，而辨舌之书，独少概见。如杜清碧《金镜录》[②]、张诞先《伤寒舌鉴》[③]、梁特岩《舌鉴辨正》[④]、徐洄溪《舌鉴》[⑤]等书，世皆奉为圭臬，然亦语焉不详。其余散见于各书者，或但举一隅，而未能综核全体；或仅述外象，而不能洞澈中藏。至于生理若何，气化若何，功用若何，则更缺焉不讲。以诊断上最亲切、最重要之点，而无人焉为之发明其蕴奥，阐别其机能，宜乎后人之无所取法也。吾友曹君炳章，潜心医学历数十寒暑，手不释卷，笔不停挥，著述等身，不可悉数。曩有《辨舌新编》，登诸《绍兴医报》[⑥]，海内医林无不争先快睹。而曹君自谓辨之未详，心犹未惬，近十年来，复精心结撰，纂成《辨舌指南》。篇中援引古今名家医书不下百数十家，东西洋近译名家医书亦不下数十家，且旁及各埠医报杂志，无不广罗博采，弃其糟粕，撷其精华。书分六卷，卷中列章分节，按节又分子目，条理井然，且有论有图，有治法，有医案，又有药方，可谓毫发无遗憾矣。自此书出，庶

---

　　① 林慎庵：林之翰，字宪百，号慎庵，清代苕东人，雍正年间医家。著有《四诊抉微》，载入曹炳章所编《中国医学大成续集》。

　　② 杜清碧金镜录：即元代医家杜清碧所撰的《敖氏伤寒金镜录》，成书于1341年，为我国现存的第一部验舌专著。

　　③ 张诞先伤寒舌鉴：清代医家张登所著的舌诊专著，成书于1667年。张登，字诞先，长洲（今江苏吴县）人，清初名医张璐之子。

　　④ 梁特岩舌鉴辨正：清代梁玉瑜撰著的舌诊专书，成书于1894年。梁玉瑜，字特岩，清末广东茂名人，曾任新疆镇迪道太守。该书以清代刘以仁撰、王文选辑的综合性医书《活人心法》一书中的"舌鉴"内容为基础，参合梁氏家学及临床经验所成，由浙江秀水陶保廉辑录。

　　⑤ 徐洄溪舌鉴：即清代名医徐大椿所著的《舌鉴总论》。徐大椿（1693—1771），字灵胎，晚号洄溪老人，江苏吴江人。

　　⑥ 绍兴医报：即《绍兴医药学报》，创办于1908年，为我国近代创办最早、影响最大的中医药期刊之一。由绍兴名医裘吉生、何廉臣等主持，神州医药学会绍兴分会发行。

使后之学者辨舌察病、审病用药，不致茫无依据，则此书洵不啻南针之指也。稿既成，曹君命余参校。余自惭观书不多，兼年老才疏，惧无以膺斯任，然念曹君数年来撰述之苦心，且已将敝名忝列鸿编，俾驽骀下乘①亦得附骥尾而显名。则余虽谫陋，亦何敢负其雅意？遂不得不拭老眼之昏花，为之逐条披阅，错误者更正之，遗落者添注之，间亦略为修饰之。惟是征引既多，校雠非易，且搜采多西医之说，文经翻译，辨别尤难，故虽反复推详，恐不免犹有疏漏之处，尚望海内外博雅之士详览而指正之，此则曹君之幸，亦鄙人之幸也。是为序。

中华民国九年季冬之月古越周炳墀越铭氏书于濂溪别墅之小隐庐

---

① 驽骀下乘：驽骀、下乘皆指劣马，比喻才能低劣平庸。此处用作谦辞。

一，本书卷一至卷三，上考《素》《灵》，近探各家，删繁就简，汇辑而成。凡属长篇，必书明原著姓名。若各家东鳞西爪①，略采数语，余多炳章经验编述者，但求语气贯通，未注原书，阅者谅之。

一，本书卷四至卷五，辨舌各论。冠以【舌鉴】者，即以《伤寒舌鉴》、徐灵胎《舌鉴》、《伤寒舌辨》汇考订正为原文；冠以【辨正】者，即梁特岩《舌鉴辨正》也。其余诸家发明，列于梁氏原文之下，小字别之，庶几不致混淆。

一，原本图形，虽分白黄红黑各色，如尖红边红、中白根黄等类，仍辨大意，未详病舌所显之真色，初学者不能辨认，往往有望洋之叹。炳章有见于此，兹将二十年临证经验所得，以十一色绘成各舌精图，以俾对图认症，一目了然。惟浓淡神彩不能毕肖原图，尤关于印刷手习轻重之间，稍变其真色，大抵阅历深者，必能以意会之。

一，原本辨舌，拘于伤寒，不知各种杂病皆可察舌以别脏腑、虚实、寒热，炳章更将体质禀赋、老幼寿夭、逆顺生死又加详细发明，辨舌之法可谓详且备矣。

一，本书各章所辨，间有前后重复者，如津液、苔垢、神气、颜色等，皆互有关系，欲辨晰清明，非反复申说，不能达其真理，阅者恕之。

一，本书卷六附方，皆关前论所引用。若前论方名下药味已附者，不再重列。引用以外之方，概不录之。

一，辨舌较诊脉为确，因脉夹皮，而舌则亲切显露，且脉随寒热变化，真假无定，而舌色则不乱丝毫，确然可恃，且脏腑经络有寒热处或腐坏处，而舌体系属部位之苔质亦必改变。阅者能将全书分看合看，悉心推究，自能明之。

一，近来书肆翻印医书，惟以廉价相竞，校对多不讲究，鲁鱼亥豕②，差误不堪卒读。不知医书一字之误，关人生命。炳章校印及自著

---

① 东鳞西爪：原指画龙时龙体被云遮住，东边画一片龙鳞，西边露一只龙爪，不见龙的全身。比喻零星片段的事物。

② 鲁鱼亥豕：把"鲁"字错成"鱼"字，把"亥"字错成"豕"字。指书籍在传写或刻印过程中的出现的文字错误。

出版各书，抄写完成，必再经亲目校正，间有差误，见即改正，然后付印，自问绝少差误，阅者辨之。

编述者曹炳章谨志

（彩图）辨舌指南目录

辨舌指南图 ………………… 11

绪言 ………………………… 27

第一编　辨舌总论 ………… 31

第一章　辨舌之生理解剖及功用

　………………………………… 31

　　第一节　舌之构造 ………… 31

　　第二节　舌之乳头 ………… 31

　　第三节　舌之脉管 ………… 31

　　第四节　舌之脑气筋 ……… 31

　　第五节　舌之骨与舌根 …… 31

　　第六节　舌之细胞与神经 …… 31

　　第七节　舌之唾液腺 ……… 32

　　第八节　舌之功用 ………… 32

第二章　辨舌之味觉神经及机能

　………………………………… 33

　　第一节　味觉神经 ………… 33

　　第二节　神经种类及机能 …… 33

　　第三节　味觉之错觉 ……… 35

第三章　辨舌审内脏经脉之气化

　………………………………… 36

　　第一节　手少阴心经 ……… 36

　　第二节　足少阴肾经 ……… 36

　　第三节　足太阴脾经 ……… 37

　　第四节　足阳明胃经 ……… 38

　　第五节　足太阳膀胱经 …… 38

　　第六节　手少阳三焦经 …… 38

　　第七节　足厥阴肝经 ……… 38

第四章　辨舌察脏腑之病理 …… 38

第五章　辨舌明体质禀赋之鉴别

　………………………………… 39

　　第一节　体格 ……………… 40

　　第二节　体质 ……………… 40

　　第三节　禀赋 ……………… 40

第六章　辨舌质生苔之原理 …… 42

第七章　辨舌苔有根无根之鉴别

　………………………………… 43

第八章　辨舌苔察时温与伏热 …… 44

第二编　观舌总纲 ………… 48

第九章　观舌之心法 ………… 48

第十章　辨舌之形容 ………… 49

　　第一节　软硬 ……………… 49

　　第二节　胀瘪 ……………… 49

　　第三节　战痿 ……………… 50

　　第四节　歪斜 ……………… 50

　　第五节　舒缩 ……………… 51

　　第六节　吐弄 ……………… 52

第十一章　辨舌之质本 ……… 52

　　第一节　点刺 ……………… 53

　　第二节　瓣晕 ……………… 53

　　第三节　星斑 ……………… 54

　　第四节　裂纹 ……………… 54

　　第五节　凸凹 ……………… 55

　　第六节　直横 ……………… 55

第十二章　辨舌之神气 ……… 56

　　第一节　淡浓 ……………… 56

　　第二节　深浅 ……………… 57

　　第三节　荣枯 ……………… 57

　　第四节　老嫩 ……………… 57

第十三章　辨舌之津液 ……… 58

　　第一节　润燥 ……………… 58

　　第二节　滑涩 ……………… 59

　　第三节　腐腻 ……………… 60

　　第四节　糙黏 ……………… 60

第十四章　辨舌之苔垢 ……… 61

　　第一节　常变 ……………… 61

　　第二节　触染 ……………… 62

第三节　全偏 ………………… 62
第四节　薄厚 ………………… 63
第五节　化退 ………………… 63
第六节　滞郁 ………………… 64
第十五章　辨舌之颜色 ………… 64
第一节　白苔肺经 …………… 64
第二节　黄苔胃经 …………… 68
第三节　红色胆经 …………… 69
第四节　绛色心经 …………… 70
第五节　灰色脾经 …………… 71
第六节　黑色脾经 …………… 72
第七节　紫色肾经 …………… 74
第八节　焦紫肝经 …………… 75
第九节　青滑肝经 …………… 75
第十节　蓝色肝经 …………… 75
第三编　辨舌证治 ………………… 77
第十六章　仲景察舌辨证法 …… 77
白苔 ………………………… 77
黄苔 ………………………… 77
第十七章　胡玉海察舌辨证法 … 78
第十八章　吴坤安察舌辨症歌 … 80
第十九章　察舌辨症之鉴别 …… 86
第一节　虚实 ………………… 86
第二节　寒热 ………………… 87
第三节　真假 ………………… 88
第四节　阴阳 ………………… 88
第五节　顺逆 ………………… 88
第六节　生死 ………………… 89
第二十章　舌病证治之鉴别 …… 89
（甲）舌之体质病 …………… 90
第一节　肿舌 ………………… 90
第二节　木舌 ………………… 91
第三节　重舌 ………………… 91
第四节　舌菌 ………………… 92
第五节　舌黄 ………………… 92
第六节　舌疔 ………………… 92
第七节　舌痈 ………………… 93
第八节　舌疮 ………………… 93

第九节　舌衄 ………………… 93
第十节　舌断 ………………… 93
（乙）舌之功用病 …………… 94
第一节　舌强 ………………… 94
第二节　舌瘖 ………………… 94
第三节　舌痹 ………………… 94
第四节　舌麻 ………………… 94
第五节　舌纵 ………………… 95
第六节　舌啮 ………………… 95
第七节　舌吐 ………………… 95
第八节　舌短 ………………… 96
第二十一章　辨舌病之治疗法 …… 96
第一节　舌病简效方 ………… 96
第二节　舌病针灸法 ………… 97
第三节　舌病导引法 ………… 98
第四编　辨舌各论 ………………… 99
第二十二章　白苔类诊断鉴别法
………………………………… 99
白苔总论 …………………… 99
白苔证治图说 ……………… 100
第二十三章　黄苔类诊断鉴别法
………………………………… 106
黄苔总论 …………………… 106
黄苔证治图说 ……………… 107
第二十四章　黑苔类诊断鉴别法
………………………………… 113
黑苔总论 …………………… 113
黑苔证治图说 ……………… 113
第二十五章　灰苔类诊断鉴别法
………………………………… 121
灰苔总论 …………………… 121
灰苔证治图说 ……………… 121
第二十六章　红舌类诊断鉴别法
………………………………… 125
红舌总论 …………………… 125
红舌证治图说 ……………… 125
第二十七章　紫舌类诊断鉴别法
………………………………… 130

紫舌总论 ┈┈┈┈┈┈┈ 130
紫舌证治图说 ┈┈┈┈┈ 131
第二十八章　霉酱色舌类诊断鉴别法
　　　　┈┈┈┈┈┈┈┈ 134
霉酱色舌总论 ┈┈┈┈┈ 134
霉酱色舌证治图说 ┈┈ 134
第二十九章　蓝色舌类诊断鉴别法
　　　　┈┈┈┈┈┈┈┈ 135
蓝色舌总论 ┈┈┈┈┈┈ 135
蓝色舌证治图说 ┈┈┈ 135
第五编　杂论方案 ┈┈┈┈ 138
第三十章　辨舌杂论补遗 ┈ 138
伤寒辨舌总论 ┈┈┈┈┈ 138
伤寒辨舌秘法 ┈┈┈┈┈ 139
舌病之原 ┈┈┈┈┈┈┈ 140
舌苔辨 ┈┈┈┈┈┈┈┈ 141

舌色辨 ┈┈┈┈┈┈┈┈ 141
辨舌法 ┈┈┈┈┈┈┈┈ 141
舌苔辨寒热 ┈┈┈┈┈┈ 142
舌色辨吉凶 ┈┈┈┈┈┈ 143
温热辨舌心法 ┈┈┈┈┈ 143
舌质舌苔辨 ┈┈┈┈┈┈ 145
第三十一章　察舌辨证之医案 ┈ 145
第三十二章　辨舌证治要方 ┈ 150
第一节　发表之剂 ┈┈┈┈ 150
第二节　攻里之剂 ┈┈┈┈ 152
第三节　和解之剂 ┈┈┈┈ 153
第四节　化利之剂 ┈┈┈┈ 155
第五节　清凉之剂 ┈┈┈┈ 156
第六节　温散之剂 ┈┈┈┈ 158
第七节　补益之剂 ┈┈┈┈ 159
第八节　杂治之剂 ┈┈┈┈ 160

辨舌指南图

总图 一

空气入肺食水入胃之图

鼻腔
口腔
齿
舌
悬雍垂
鼻后腔
会厌软骨
气管
食道

全舌部位分应脏腑图

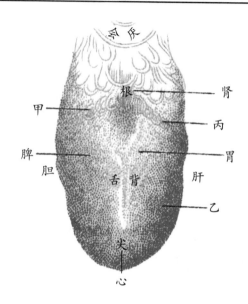

全舌部位

（一）舌根　内应肾。（《辨正》：主肾、命门、大肠。）

（二）舌背　内应胃。（《辨正》：左主胃，右主脾。）

（三）舌尖　内应心。（《辨正》：心主心包络、小肠、膀胱。）

（四）舌侧　内应肝胆。（《辨正》：左主肝，右主胆。）

（五）舌底　见第二图。

舌上乳头

即舌背上之无数小突起，血管及神经皆分布于其内。舌乳头当分三种，胪列于下：

（甲）丝状乳头　在舌旁及舌面，其上面有丝形突起之线。

（乙）蕈状乳头　散在丝状乳头之间，为小椭圆体，作蕈状。

（丙）轮廓乳头　在舌根近旁，排列如人字形，较前数种为大。内藏味神经之末梢，曰味蕾，其形似壶，内容针状之味细胞。

总图

二

舌底面图

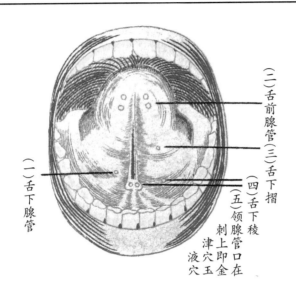

（二）舌前腺管
（三）舌下摺
（四）舌下棱
（五）颌腺管口即金津玉液穴
刺上穴在
（一）舌下腺管

舌底面图说

　　舌尖向上，提过上切齿，颌骨①下降，舌中线有红软黏膜，中有摺纹，为（三）舌下摺。摺之两侧近尖处，有数小管②，为（二）舌前腺管。割开见之，有卵形之腺一对，并略近舌尖两侧处之曲血管。时有一黏膜梭，名旁摺。在舌及口底相接之处，即舌下腺之凸，并（一）舌下腺管口一行。在中腺之两侧，舌下摺之根，有一刺，刺上有（五）颌腺管口。在刺之前，见一小群辅涎腺（即切齿腺），对中切牙根处，与颌骨紧相挨。

───────────

①颌骨：疑为"颌骨"。下同。
②管：原作"脘"。"脘"本义同"脘"，指胃脘。此处当为作者自创的"管"之异体字。下同。径改不注。

白苔黄边舌图	左边白苔舌图	微白薄苔舌图	白
（第十）	（第七）	（第一）	色
白苔双黄舌图	右边白苔舌图	厚白滑苔舌图	舌
（第十一）	（第八）	（第四）	总
半白滑半黑黄舌图	白苔黄心舌图	淡白透明苔舌图	图
（第十二）	（第九）	（第六）	一

白苔中红舌图	白苔尖中灰根黄舌图	白苔黑斑舌图	白苔黑根舌图
（第二十二）	（第十九）	（第十六）	（第十三）
白苔尖红根舌图	白苔双灰舌图	白苔黑刺舌图	白苔双黑舌图
（第二十三）	（第二十）	（第十七）	（第十四）
根白苔尖红舌图	白苔尖红舌图	白苔尖灰刺舌图	白苔黑点舌图
（第二十四）	（第二十一）	（第十八）	（第十五）

初病微黄舌图	白苔燥裂舌图	白尖中红根黑舌图
（第三十五）	（第三十一）	（第二十五）
深黄尚滑舌图	白苔干硬舌图	白苔红点舌图
（第三十八）	（第三十二）	（第二十七）
黄干舌图	珍珠白泡舌图	白苔积粉舌图
（第四十）	（第三十三）	（第三十）

黄色舌总图 二

根淡红微黑尖黄舌图	黄苔黑心舌图	白尖黄根舌图	黄尖舌图
（第五十）	（第四十七）	（第四十四）	（第四十一）
红心黄滑舌图	黄苔中黑通尖舌图	黄根白尖短缩舌图	根中渐黄舌图
（第五十一）	（第四十八）	（第四十五）	（第四十二）
黄双沉香色舌图	黄尖黑根舌图	黄大胀满舌图	黄尖白根舌图
（第五十二）	（第四十九）	（第四十六）	（第四十三）

纯黑舌图	黑色舌总图 三	黄苔黑斑舌图	黄苔灰尖舌图
（第六十）		（第五十六）	（第五十二）
全黑无苔舌图		黄苔尖瓣舌图	黄苔灰根舌图
（第六十一）		（第五十七）	（第五十四）
中心黑苔舌图		黄苔黑刺舌图	黄苔黑点舌图
（第六十三）		（第五十八）	（第五十五）

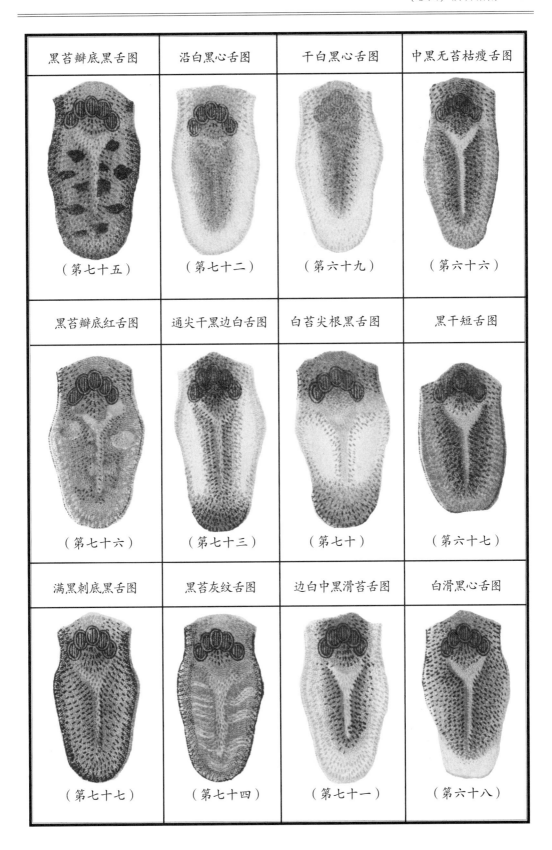

黑苔瓣底黑舌图	沿白黑心舌图	干白黑心舌图	中黑无苔枯瘦舌图
（第七十五）	（第七十二）	（第六十九）	（第六十六）
黑苔瓣底红舌图	通尖干黑边白舌图	白苔尖根黑舌图	黑干短舌图
（第七十六）	（第七十三）	（第七十）	（第六十七）
满黑刺底黑舌图	黑苔灰纹舌图	边白中黑滑苔舌图	白滑黑心舌图
（第七十七）	（第七十四）	（第七十一）	（第六十八）

红尖黑根舌图	里圈舌图	边红通尖黑干舌图	满黑刺底红舌图
（第八十七）	（第八十四）	（第八十一）	（第七十八）
红中淡黑舌图	红舌黑尖舌图	里黑舌图	弦红中微黑舌图
（第八十八）	（第八十五）	（第八十二）	（第七十九）
黑烂自啮舌图	红根黑尖舌图	中焙舌图	红边黑心滑苔舌图
（第九十）	（第八十六）	（第八十三）	（第八十）

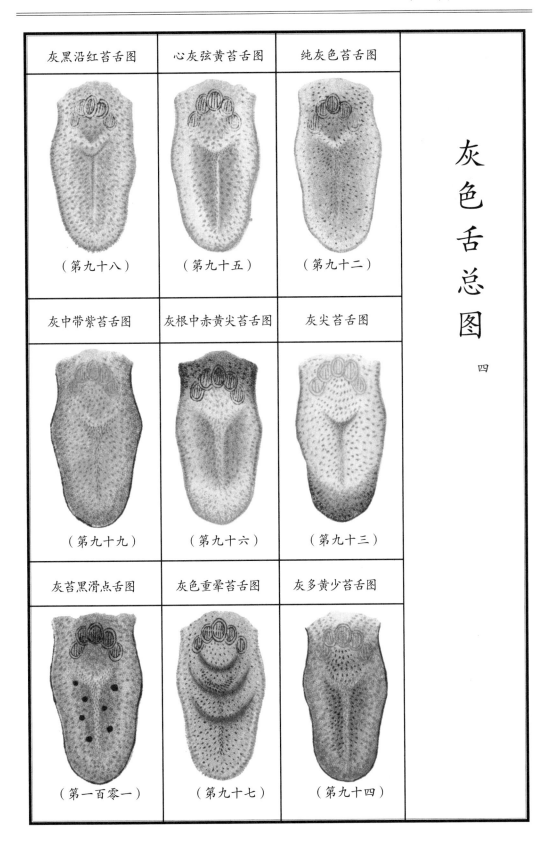

灰黑沿红苔舌图	心灰弦黄苔舌图	纯灰色苔舌图
（第九十八）	（第九十五）	（第九十二）
灰中带紫苔舌图	灰根中赤黄尖苔舌图	灰尖苔舌图
（第九十九）	（第九十六）	（第九十三）
灰苔黑滑点舌图	灰色重晕苔舌图	灰多黄少苔舌图
（第一百零一）	（第九十七）	（第九十四）

灰色舌总图

四

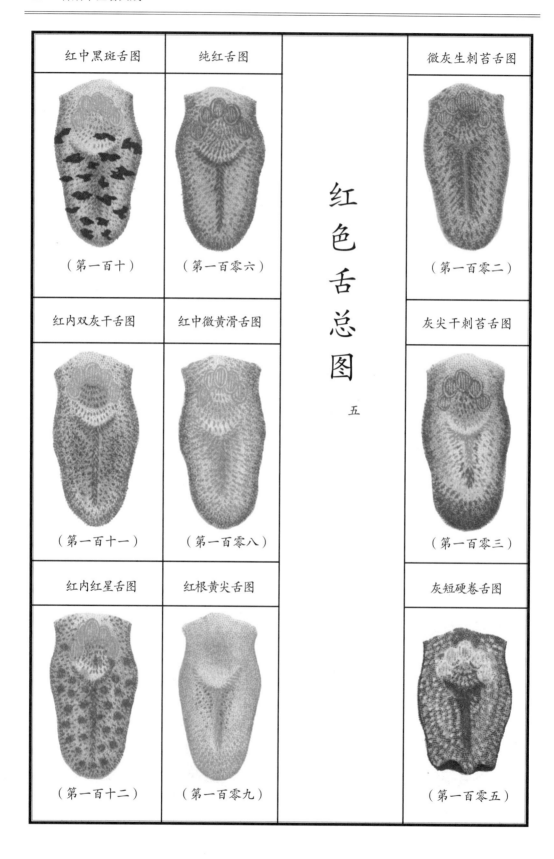

红中黑斑舌图	纯红舌图	红色舌总图 五	微灰生刺苔舌图
（第一百十）	（第一百零六）		（第一百零二）
红内双灰干舌图	红中微黄滑舌图		灰尖干刺苔舌图
（第一百十一）	（第一百零八）		（第一百零三）
红内红星舌图	红根黄尖舌图		灰短硬卷舌图
（第一百十二）	（第一百零九）		（第一百零五）

紫色舌总图 六	红胀出口舌图	红色人字纹舌图	红内白泡舌图
	（第一百十九）	（第一百十六）	（第一百十三）
	厥阴舌图	红尖出血舌图	红色紫疮舌图
	（第一百廿四）	（第一百十七）	（第一百十四）
		红细枯长舌图	深红虫碎舌图
		（第一百十八）	（第一百十五）

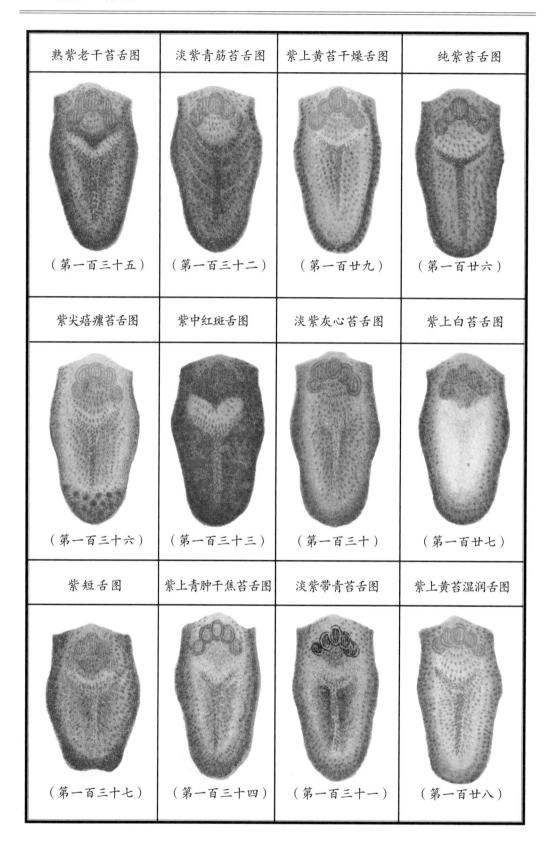

熟紫老干苔舌图	淡紫青筋苔舌图	紫上黄苔干燥舌图	纯紫苔舌图
（第一百三十五）	（第一百三十二）	（第一百廿九）	（第一百廿六）
紫尖瘪瘰苔舌图	紫中红斑舌图	淡紫灰心苔舌图	紫上白苔舌图
（第一百三十六）	（第一百三十三）	（第一百三十）	（第一百廿七）
紫短舌图	紫上青肿干焦苔舌图	淡紫带青苔舌图	紫上黄苔湿润舌图
（第一百三十七）	（第一百三十四）	（第一百三十一）	（第一百廿八）

蓝色舌图	纯霉色苔舌图
（第一百四十二）	（第一百三十九）
蓝纹舌图	中霉浮厚苔舌图
（第一百四十三）	（第一百四十）
葡萄瘟舌图	霉黄色苔舌图
（第一百四十四）	（第一百四十一）

蓝色舌总图　八

霉酱色舌总图　七

《辨舌指南》彩图刊误表①

第十三图　白苔黑根舌至根渐渐而黑，非如图中舌根黑色如截。

第十五图　白苔黑点舌红色太多。

第十八图　白苔尖灰刺舌白苔下多一"黄"字；尖灰色误黄色。

第二十四图　根白尖红舌根白色误微黄色。

第四十九图　黄尖黑根舌舌心淡黄，至根渐渐而黑。

第五十七图　黄苔隔瓣舌黄苔隔灰色花瓣形，非黑点。

第七十七图　满黑刺点红舌舌黑起刺，拨开刺底浅红，非如图中舌质淡红。

第一百零一图　灰苔黑滑点舌图中"点"字误"底"。

第一百零八图　红中微黄滑舌"滑"字误"根"字。

---

① 原勘误中指出的3处文字错讹，已在彩图中径改。现保留的内容主要是对彩色舌图在印刷过程中出现的颜色失真、形态不当等问题做出纠正说明。

绪　言

尝观近世科学家之学说，莫不先有理想，而后成实验。医学一道，何莫不然？如听病有筒，诊脉有表，探淋有管，度寒暑有针，食管、尿管、直肠各有探，耳、目、喉、阴俱有镜，此外医家用器，不胜枚举，皆可补耳力、目力、药力所不及，较之我国之四诊法，可谓精而细，约而明，然亦只能辨其有形之实迹，不能察其无形之气化。若我中医望舌一端，用以察病，纤毫攸分，较之用器尤为明著。陶保廉①云：舌无隔膜，且为心苗，目视明澈，胜于手揣。林慎庵曰：观舌为外症要务，以其能别虚实死生也。《利济外乘》②云：欲知消化器之情形，可辨舌色如何，便知大略。周雪樵③云：舌膜与消化部各器具连，故能显消化部之病。又与津液器、循环器亦有密切之关系。《新灵枢》④云：舌与消化器有密切之关系，凡肠胃有病，必现于舌苔。《舌鉴辨正》云：舌居肺上，腠理与肠胃相连，腹中元气熏蒸蕴酿，亲切显露，有病与否，昭然若揭。徐灵胎曰：舌为心之外候，苔乃胃之明征，察舌可占正之盛衰，验苔以识邪之出入，有病与否，昭昭若揭。柯为良⑤云：凡舌上面有刺，刺中有脑蕊⑥，能主尝味，有苔可以察病。刘吉人⑦云：舌为胃之外候，以助输送食物入食管、胃脘之用。其舌体之组织，系由第五对脑筋达舌，其功用全赖此筋运动。舌下有青紫筋二条，乃下焦肾脉上达，有穴二，名曰金津、玉液，所以生津液

以濡舌质，拌化食物者也。舌之表面，乃多数极小乳头铺合而成。此乳头极小微点，以显微镜窥之，则时见形如芒刺，

① 陶保廉：字拙存，别号淡庵居士（1862—1938），清末浙江秀水（今嘉兴）人。曾任《清史稿》纂修。曾随父任职西北，在新疆时因病请梁玉瑜诊治，得其传示诊之学，录成《舌鉴辨正》二卷（1894）；又撰梁氏论医之言，成《医学问答》四卷（1895）。

② 利济外乘：《利济学堂报》中的"十二门"之一，为该刊物介绍医学知识的一个版块。《利济学堂报》是清光绪二十三年（1897）由维新思想家陈虬（1851—1904）在浙江温州创办的综合性刊物，是我国最早的高校科学学报。利济医学堂是中国最早的中医学府。该报社、学堂与利济医院、心兰书社等组织构成了互为支撑的独特经营模式与传播机制，在中国期刊演化史上具有里程碑式意义。

③ 周雪樵：字维翰，清末医家，江苏常州人。约于1903年迁居上海，次年创办《医学报》及医学研究会，提倡引进西洋医学。1905年与蔡小香、丁福保、何廉臣等人一起组建"中国医学会"，提倡中西医汇通。著有《西史纲目》。

④ 新灵枢：近代著名藏书家、文献学家与医学家丁福保所编著的主要介绍西医解剖、生理学的书籍。丁福保（1874—1952），字仲祜，号畴隐居士，江苏无锡人。曾创办丁氏医院、医学书局，并编译出版近80种国内外医学书籍，在古籍整理、书目编纂和佛学研究上都有较大建树。

⑤ 柯为良：原名 Dauphin William Osgood，清末来华的美国传教士医生，在福州行医十年，于1880年中暑而殁，年仅35岁。他强调解剖学的重要性，根据当时西方权威解剖学教材编译成《全体阐微》一书，于1881年刊行，并多次再版，是中国近代影响很大的一部解剖学教科书。

⑥ 脑蕊：当指味蕾。其生于舌乳头之上，形如花蕾，故曰"刺中有脑蕊"。

⑦ 刘吉人：原名刘恒瑞，号丙生，清末医家。著有《察舌验症新法》（又作《察舌辨证新法》）《伏邪新书》《外科学讲义》等书。

摸之棘手，或隐或见，或大或小，或平滑，或高起，随时随症，变易不定。中医以舌苔辨症者，苔即胃中食物腐化之浊气，堆于乳头之上，此明舌苔之所由生也。常人一日三餐，故苔日亦三变，谓之"活苔"，无病之象也。其所以能变者，因饮食入胃时，将腐浊遏郁下降，故苔色一退；至饮食腐化，浊气上蒸，苔色又生。胃中无腐浊，则苔薄而少，有腐浊，则苔厚而多，此其常理也。嘉约翰[1]云：凡各种重病，舌皆有苔。伤风发热病第一层时，喉核生炎，舌上有一层白蜜色之苔；发热病第二层，舌有厚黄色或黑色之苔。若胃肠中有燥粪，胆汁则逆流而上，其色即黄。苔色黑者，表明血中有炭气[2]，为有毒也。血不清洁，生津不爽，并大便恶臭之时，舌有一层厚黑干苔[3]。牙有黑垢，舌有紫色干苔。惹厌之病将退，舌即渐变湿润。黄疸病，舌有胆汁色之苔。身虚泄血病，舌有湿苔。好饮酒，其舌上常有裂纹，则舌体多紫。其他病理，西医重实迹，中医重气化，科学哲学，事实不同，惟辨舌苔参西衷中，义理皆同，然西医不若中医之精且细也。盖上古之言舌苔者，始自《内经》，继则仲景、华佗。《素问》云：舌转可治[4]。《金匮》云：舌黄下之[5]。《伤寒论》云有舌白苔滑，及舌干即下诸说。华佗《察色诀》云：舌卷黑者死[6]。观舌察病，自古有之，惟古人略而不详耳。至元杜清碧之《金镜录》，始增至三十六舌，逮后《观舌心法》[7]增广至一百三十七舌。张氏诞先取《观舌心法》，正其错误，削其繁芜，共得一百二十舌，名曰《伤寒舌鉴》。而后西蜀王文选[8]所编《活人心法》，内有《舌鉴》一卷，据云合张氏一百廿舌、《金镜录》三十六舌、段正谊瘟疫十三舌[9]，择录一百

四十九舌，张氏之说亦居其九。厥后梁特岩将王氏原文逐条辨正，更为精密。其他如《伤寒舌辨》一百三十五舌、徐洄溪《舌鉴》一百二十九舌，皆有可考。《脉理正义》[10]、汪氏《遵经》[11]、

---

[1] 嘉约翰：原名 John Glasgow Kerr（1824—1901），美国长老会教徒，最早来华的著名传教士医生之一。曾在广州创办中国最早的教会医院博济医院，建立中国第一所精神病医院，设立西医学校，编辑出版中国最早的西医杂志《西医新报》，编译医学书籍34种，为西医西药在中国的传播起到了奠基作用。

[2] 炭气：即二氧化碳。

[3] 苔：原作"舌"，据文义改。

[4] 舌转可治：出自《素问·大奇论》。原文为"不瘖舌转，可治"。

[5] 舌黄下之：出自《金匮要略·腹满寒疝宿食病脉证治》。原文为："舌黄未下者，下之黄自去。"

[6] 舌卷黑者死：见于《脉经》卷五《扁鹊华佗察声色要诀》。其言："病患汗出不流，舌卷黑者，死。"亦见于《备急千金要方》卷二十八《脉法》所录"扁鹊华佗察声色要诀"。

[7] 观舌心法：即明代申斗垣所撰的《伤寒观舌心法》。原书已佚，其内容被张登所录，并删繁正误，参入其父张璐与个人的治案，编撰成《伤寒舌鉴》一书。申拱辰，字子极，又字斗垣。明代医家，长洲（今江苏吴县）人。具体事迹不详。

[8] 王文选：王锡鑫（1808—1889），字文选，号席珍子、亚拙山人，万邑（今四川万县）人。清代医家，著述甚多，代表作有《医学切要》《寿世医鉴》等，并编辑《活人心法》一书。本书卷五后录其为《伤寒舌鉴》作的跋。

[9] 段正谊瘟疫十三舌：该说法见于《舌鉴辨正·凡例》。

[10] 脉理正义：明代邹志夔所撰的脉学著作，六卷，刊于1635年。邹志夔，字鸣韶，号丹源子，明代医家，丹阳（今江苏丹阳）人。

[11] 汪氏遵经：即清代汪宏所撰的《望诊遵经》，二卷，为诊断学专著，成书于1875年。汪宏，字广庵，清代医家，安徽歙县人，精研望诊，倡望诊乃四诊之首一说。

《伤寒折衷》①、胡玉海《伤寒一书》②、郭元峰《脉如》③、周澂之《伤寒补例》④《形色简摩》⑤《诊家直诀》⑥、叶氏《温热论》⑦、《医门棒喝》⑧、马氏《医悟》⑨等书，虽非辨舌专书，然皆各有经验发明，犹当参考。又如近出刘吉人《察舌辨证心法》绍兴医会刊印流行，能独具识见，多特别发明，为诊断上所需之常识，亦医家必要之书也。他如何廉臣君刊行之《感症宝筏》，原名《伤寒指掌》，为吴坤安⑩注，邵仙根⑪评，其辨舌亦甚精确，何氏增入梁氏《辨正》、马氏《医悟》，更为完备。如"辨舌十法⑫"，原书仅六法，自第七"瓣晕"起至第十，从《舌鉴辨正》补入。"察舌八法⑬"录《舌鉴辨正》者十之八、马氏《医悟》者十之二，惟吴氏原书无此篇，为何君所增订，亦嘉惠后人之盛心也，余愿为表扬之。其余辨舌之法，虽散见各书，然其间有博而不精，或略而不详，且东鳞西爪，不易卒读，犹不能尽备其书。如《伤寒舌鉴》一书，近世虽已风行海内，然其断病用药有非治温暑时疫所宜。以致初学者无入门之直径，有"有书不如无如"之叹。据炳章二十余年临证之实验，无论内伤外感，以察舌为最有确凭。早有斯见，爰将古今名家医书百五六十家、东西洋近译医书三十余家，及各埠医报杂志三十余种等书广搜博采，凡关于验舌治病诸法，摘录无遗，先后十年，积稿盈箧。戊午春，悉心董理⑭，以删繁就简，去粗存精，计存四册。凡生理、解剖之实质，则参用西法；气化理想之经验，则仍衷中医。越时三载，稿凡五易。首总论，以明舌之生理、解剖及功用，与生苔种种之原理；二编总纲，以察形容、质本、神色、津液、苔垢、颜色之要领；三编证治，以识诸家察舌辨证之法及舌病治法；四编各论，以别各舌病证之用药，并附精绘十一色彩图一百三十余枚；五编杂论方案，以征明辨舌察

---

① 伤寒折衷：明末清初医家林澜所撰的《伤寒论》研究专著，二十卷，其中有"杂说舌法"等八卷。林澜，字观子，一作观之，浙江杭州人。

② 胡玉海伤寒一书：指《（秘本）伤寒第一书》，四卷，附余二卷，成书于清代雍正乾隆年间，为沈月光首传，再传龚藩臣、车质中，最后由胡玉海编订完成。诸人皆对此书进行了增补，如胡玉海增补"八卦图说一篇，伤寒凡例则例七十六条"，并在乾隆四十五年（1780）为该书做叙言，述其内容和流传过程。

③ 郭元峰脉如：清代医家郭治所著的诊断学专书，二卷，成书于1753年。郭治，字元峰，广东南海人，清代岭南名医。

④ 周澂之伤寒补例：清代周学海所撰的《伤寒论》专著，共二卷，成书于1905年。周学海（1856—1906），字澄（澂）之，号健之，建德（今浙江建德）人，清末官吏与医学家，光绪十八年（1892）进士。潜心医学，脉学尤精。

⑤ 形色简摩：即周学海所的《形色外诊简摩》，二卷，诊断学专著，成书于1894年。书中对望诊的论述尤为系统全面。

⑥ 诊家直诀：周学海所撰的脉学著作，二卷。该书与《脉义简摩》八卷、《脉简补义》二卷、《辨脉平脉章句》二卷一起被收入《周氏医学丛书脉学四种》，刊于1896年。

⑦ 叶氏温热论：由清代名医叶天士所述、门人顾景文整理而成，为温病学的经典著作。

⑧ 医门棒喝：清代医家章楠所编撰的医论著作，四卷，成书于1825年。章楠，字虚谷，清代著名医家，会稽（今浙江绍兴）人。

⑨ 马氏医悟：马冠群编著的综合性医书，十二卷，成书于1893年。马良伯，字冠群，孟河（今江苏武进）人，晚清医家。

⑩ 吴坤安：吴贞，字坤安。清代医家，归安（今浙江湖州）人。著《伤寒指掌》四卷，成书于嘉庆元年（1796）。后经何廉臣重订增补，改名为《感症宝筏》。

⑪ 邵仙根：字芝生。清代医家，乌程（今浙江吴兴）人。于热病颇有研究，曾评吴坤安《伤寒指掌》，其证治见解为后世医家所重。

⑫ 辨舌十法：《感症宝筏》此章节作"辨胎十法"。

⑬ 察舌八法：《感症宝筏》此章节作"察色八法"。

⑭ 董理：整理。

病之实据。厘定六卷，列为三十二章，名曰《辨舌指南》。兹将各章总目重述于下，俾明大要。

第一章，辨舌之生理、解剖及功用，分舌之构造、舌之乳头、舌之脉管、舌之脑气筋①、舌之骨与舌根、舌之细胞与神经、舌之唾液腺、舌之能别味与发声功用，为八节。第二章，辨舌之味觉神经之机能。第三章，辨舌审内脏经脉之气化，分手少阴心、足少阴肾、足太阴脾、足阳明胃、足太阳膀胱、手少阳三焦、足厥阴肝，为七节。第四章，辨舌察脏腑之病理。第五章，辨舌明体质禀赋之鉴别。第六章，辨舌生苔之原理。第七章，辨舌苔有根、无根之鉴别。第八章，辨舌察时温与伏热。第九章，观舌之心法。第十章，辨舌之形容，分软硬、胀瘪、战痿、歪斜、舒缩、吐弄，为六节。第十一章，辨舌之质本，分刺点、瓣晕、星斑、裂纹、凸凹、直横，为六节。第十二章，辨舌之神气，分浓淡、深浅、荣枯、老嫩，为四节。第十三章，辨舌之津液，分润燥、滑涩、腐腻、糙黏，为四节。第十四章，辨舌之苔垢，分常变、触染、偏全、薄厚、化退、滞郁，为六节。第十五章，辨舌之颜色，分白苔、黄苔、红色、绛色、灰色、黑色、紫色、青滑、蓝色，为十节。第十六章，仲景察舌辨证法。第十七章，胡玉海察舌辨证法。第十八章，吴坤安察舌辨证歌。第十九章，察舌辨证之鉴别，分虚实、寒热、真假、阴阳、顺逆、生死，为六节。第二十章，辨舌病证治之鉴别，（甲）舌之体质病，分肿舌、木舌、重舌、舌菌、舌黄、舌疔、舌痈、舌疮、舌衄、舌断，为十节；（乙）舌之功用病，分舌强、舌瘖、舌痹、舌麻、舌纵、舌啮、舌吐、舌短，为八节。第

二十一章，辨舌病之治疗法，分舌病简效方、舌病针灸法、舌病导引法，为三节。第二十二章，白苔类诊断鉴别法计三十四舌。第二十三章，黄苔类诊断鉴别法计二十五舌。第二十四章，黑苔②类诊断鉴别法计三十二舌。第二十五章，灰舌类诊断鉴别法计十四舌。第二十六章，红舌类诊断鉴别法计二十舌。第二十七章，紫舌类诊断鉴别法计十三舌。第二十八章，霉③酱色舌类诊断鉴别法计三舌。第二十九章，蓝舌类诊断鉴别法计三舌。统计一百四十四舌，附彩图一百二十二枚④、墨图六枚。第三十章，辨舌杂论补遗。第三十一章，察舌辨证医案。第三十二章，辨舌证治要方。每编列章分节，或由节再分子目，条分缕晰，各有发明。须将各条互相参合，方能知其真理，能知纲要，则其变化自可类推隅反⑤也。且可认色分经，据证立方，先浅见而后精深。非敢贡高明之研究，第以为初学之导线。至于精益求精，密益加密，仍当参之诊断诸书，以穷其变而达其微，庶几审病用药，靡有孑遗矣。是乎否乎，敢质博雅诸君，务乞指余之不逮，则余实厚幸矣！

中华民国九年九月重九日四明⑥曹炳章赤电氏序于越城和济药局

---

① 脑气筋：即脑神经。
② 苔：原作"舌"，据正文改。
③ 霉：原脱，据正文补。
④ 一百二十二枚：卷四、卷五"辨舌各论"中实附舌象彩图119幅。此处的统计数量当包括之前的舌象总图3幅。
⑤ 隅反：指类推，举一端即知其余。出自《论语·述而》："举一隅不以三隅反，则不复也。"
⑥ 四明：宁波的别称。因其境内有四明山得名。

第一编　辨舌总论

第一章　辨舌之生理解剖及功用

第一节　舌之构造

舌为动物司器官，在口中下颚上，乃一块赤色筋肉质纤维所成。其中有多丝能自由运动，且以生津液。表面包以黏膜如皮，并浸口液之内，有多数小粒之隆起，即味觉之乳嘴体，内含血管及与脑相连之味神经，满布其中，以辨食味，而分布味神经及舌神经之小枝于其内。故舌能显明内筋条，并脑线器具之情形，并行血法①与生津液器具之情形，特能显明消化器津液情形者，因舌与胞膜及消化器相接，为感觉最敏锐处也。

第二节　舌之乳头

舌乳头当分三种：图见前。

（一）丝状乳头　在舌旁及舌面，其上面有丝形突起之绒。

（二）蕈状乳头　散在丝状乳头之间，于舌尖为最多。

（三）轮廓乳头　在舌根近旁，排列如人字形，较前数种为大，内藏味神经之末梢曰味蕾。物质溶解后，触于乳头时，即透入内部，而刺激末器味神经，传之于脑，故感觉其味。

第三节　舌之脉管

舌之脉管，由舌脸及上咽头之管而来。

第四节　舌之脑气筋

即分布舌上之脑气筋也。上连于脑，有司味神经及动舌神经之别，以司辨其运动舌体之用。盖舌之脑筋，每半边各三，即第五筋之司味枝，散于舌前端及边之芒，并舌咽头之舌枝。散于舌底与舌边之嫩膜及大芒，并舌下筋散于舌之肌质。司味筋两枝，乃寻常知觉兼司味之用。其舌下者，乃运动舌之筋，司味筋之一，以供舌之芒与微膜，其全路之列俱深同下牙，先列于外后蹬肌之下，即牙筋之里边，与内牙床脉管之一枝相合，其中窍丝亦与此处相合而为尖角；后则此筋行于内后蹬肌与牙床枝里边之间，斜过舌边咽头上缩肌之上。

第五节　舌之骨与舌根

舌骨　附列于喉与舌根之小骨，形U，以韧带连于喉头，只有一枚，为躯干骨之一。

舌根　犹言舌本，谓舌之近喉处也。

第六节　舌之细胞与神经

凡舌面有刺，名曰乳头。其两旁有小刺，名曰味蕾。内合细长之细胞，一个至十个，即味细胞。味细胞之下端，味神经伏焉，供给辨味之物质，变成液体，浸及味蕾，刺激神经，传之于脑，

---

① 法：疑为"液"字之误。

遂生味觉。《心理学要览》

味神经　触神经蔓布全身，而味神经惟口中有之。此神经归宿于舌皮及口后部之皮肉。舌皮内有无数之小体，状若花蕾，名曰味蕾。味蕾展其外端于口内，其中心有细胞，细胞之末梢极细，视之宛如纤绒，因名曰丝棉梢。丝棉梢植立于味蕾之罅隙内，味神经达于味蕾，并于其细胞间分枝。食物未经溶解，则不能辨其味，必先溶化下降于味蕾内，围绕丝绒细胞之梢，而后味神经传至脑髓，告以所尝之物为何味也。

第七节　舌之唾液腺

唾液腺　即分泌唾液腺之一，有耳下腺、颚下腺①、舌下腺三对。末端各有球囊，如葡萄血管缠络，其周围如网，有排泄细管，常分泌唾液，滋润口内，口含食物，则腺之机能忽发分泌物甚多，又饥饿而见食物及感香气，亦能流出唾液。

耳下腺　最大，在外耳之直下，别有管，开口于上颚面齿之近旁，以输送唾液。喉痧及感冒时，往往热肿发胀，俗称痄腮。颌下腺在下颌之内前部，舌下腺在口底黏膜之下，其输送管皆开口于舌尖舌部之两侧。黏液腺由唾液腺分泌之液，亦曰口津，以润舌面及润湿口腔及消化食物之用。

（甲）唾液性质　唾液者，稀淡无色而黏滑之碱液也。流出之始，有泡沫而透明，无何其上面清澄而生纯白之沉淀物。以显微镜观之，见微细之颗粉，少许之油球，及薄扁平之鳞形物，即口窝里膜剥落之内皮细胞也，又有口中黏液膜所出之少许小球细胞混合之。

（乙）唾液效用　唾液以湿润口内言语及咀嚼时，使舌易运动。又溶解有味物之分子，渗入舌之黏膜而觉其味。咀嚼之际，混淆于食物，使成易咽之软块。此皆唾液之效用也。

第八节　舌之功用—别味，二发声

舌字从干从口。干，干戈也。凡物入口，必干于舌，故舌之功用，为食物辨味及发声。凡食物自口下于胃，谓之下咽。下咽有三期：第一期，由口及口盖之筋，送食物于咽喉；第二期，由咽喉之筋，移于胃管；第三期，由胃管之筋，下之于胃。

（一）别味　舌为味官，能辨食物之优劣。凡物有味者，无②甘酸辛苦，皆溶解于水，惟金石不溶解，故多无味，但其味可溶而含于物，其物自具一种味之原质。然往往因多尝和料姜、桂、芥、辣等及习惯常食物，亦不克辨原嗜之味，亦反失其功用。味觉统常辨甘、酸、苦、咸四种，涩与辣乃为皮下筋之收缩，非真味觉。谢氏《生理学》③云：舌背感咸味、苦味最敏，而此处之脑腺为第九对，与胃相感，食咸与苦，每致呕吐，职是故也。舌之两旁，感甘、酸最敏，而是处之脑腺为第五对，其分支至面部，故食酸则面现绉容。《新智囊》④云：舌之尖端司辣及酸之味觉，舌背司甘及苦之味觉，舌根司烧肉及其他脂肪甚浓厚食物之味觉。

---

①　耳下腺颚下腺：现称"腮腺""颌下腺"。原书中称唾液腺包括耳下腺、颚下腺、舌下腺的说法，与今日的日文教材仍相同。

②　无：此下疑脱一"论"字。

③　谢氏生理学：当指谢洪爽编写的《生理学》，大概成书于20世纪初，为中国医学校使用的早期生理学教材之一。

④　新智囊：即曹炳章编辑的《医界新智囊》一书，主要介绍当时流传的西方医学知识。

且味觉有时与嗅觉、视觉、触觉等相联络，联络嗅觉而感物之香味，联络触觉而辨物之为水质或脂肪质，联络视觉而就物色之美恶以知味之如何。

（二）发声　舌者，声音之机也。唐容川[①]云：舌为心苗，言为心声，故舌能辨音。究音之所由生，则根于肾气。盖肾挟舌本，故先舌动而后能发音。横骨者，神气之所使，主发舌者也。横骨在舌本，心藏神而开窍于舌，故横骨为其所使，以为发音之机，以舌在口中作声曰咤，语音不正曰譚𧬈[②]。以上辨舌之生理、解剖及味觉功用，已略备大概。其他味觉神经之科学上实验研究，下章引据霍令斯荷斯教授及和布芬勃葛博士[③]之新发明详辨之。

第二章　辨舌之味觉神经及机能

楼英[④]曰："浊气出于胃，走唇舌而为味。"凡物体入口，溶解触于舌面而生感觉，能判断其甘苦辛酸之作用，谓之味觉，且为消化器之保护。此作用虽专属于舌，其两颊之内侧与口亦少助之。谢氏《生理学》云：司尝之职，舌与上颚之小刺任之。滴醋一滴于舌上，对镜视之，即可见刺之簇竖，舌之皮突起，小刺之上，细如毛发，观之不啻丝绒也。功能收吸所尝之液而达于脑腺，故曰味觉。此就其大要言之。至于从科学上实质之研究，兹再节录《学生杂志》之霍令斯荷斯教授及和布芬勃葛博士之辨舌觉之新发见，以俾我中医界参考实质之借镜。专载《学生杂志[⑤]》第七卷三号"学艺门"《关于味觉的新发见》

第一节　味觉神经

从头盖过面庞到口内之头盖神经共有三条，是皆含有味觉神经纤维。其第一为舌神经，其纤维占在舌面前部及两侧及舌尖，约当全舌之长三分之二；其第二为第九神经，或称喉舌神经，其纤维[⑥]占在舌根和软颚；其第三为肺胃神经，自胃而来，其纤维占在舌之极根及喉头。此谓满布全舌之神经纤维之来源。

第二节　神经种类及机能

味官和脑筋处，有许多各自分离小圈，每小圈各自成一体，体内包含一核和两组神经细枝管中。其一组是极短极多；又一组比较略长，却单独一支。凡圈一群，成一神经节，为传达感觉之枢纽，连络脑筋和味觉。神经节有四个，皆经过舌本，和味细胞缠绕。味细胞在味蕾之内，至于神经节他端之神经支管，便直通脑海，至大脑中枢而止。其直接之神经干，便是大头盖神经之中枢，神经名加色令神经节。若将加色令神经割去，据理知觉亦失，岂知事实上则不然，并不全舌知觉失却，只有前半部约占全

① 唐容川：唐宗海（1846—1897），字容川，四川彭县人。清末医学家，中西医汇通派早期代表人物之一。著有《中西汇通医书五种》，于1884年刊行；对于血证的论治亦有独到之处，《血证论》为其代表著作。书中所引本于《中西医汇通医经精义》下卷《全体总论》。

② 譚𧬈（tāntiān）：《玉篇》释为"言不正也"。

③ 霍令斯荷斯教授及和布芬勃葛博士：即 Professor H. L. Hollingsworth 和 Dr. A. T. Poffenbarger。二人曾发表论文，介绍当时关于味觉研究的最新成果，该文被茅盾编译成《关于味觉的新发见》一文，发表在1920年3月《学生杂志》第7卷第3号上。

④ 楼英：一名公爽，字全善，号全斋（1332—1401），浙江萧山人，明初医家，代表作有《医学纲目》四十卷。书中引文出自《医学纲目》卷二十五《脾胃部・面》。

⑤ 志：原作"注"，据上文改。

⑥ 维：原作"微"，据文义改。

舌三分之二失却知觉，似乎舌上其余各部之神经纤维并不与神经节关联，却另从一条路绕到脑中。此是实验时第一次奇异之发见。后又照此法实验一次，割后若干时，前部已失之知觉仍能回复原状，此是第二次之发见。且味觉可以借用耳神经逆达脑海。据近世科学家详考之后，始知散布在舌前半部之神经纤维，虽从第七头盖神经之神经节所发生，而实则先须绕过耳鼓神经，然后能达到舌头前部。所以耳鼓神经亦可以传导味觉到脑海。此是霍斯荷斯教授所发明。（图一）①

科学②家再加研究，又试验耳鼓神经，不但能代传达知觉到脑海，并且能够直接感受味觉，可以在中耳耳腔内耳鼓神经上实验得之。何以验之？假如耳腔内之耳鼓神经上行，使一种机械刺激，便能令脑海起一种酸味觉；倘然行使一种化学刺激，便起甜味觉；行使电力刺激，便起苦味觉；只无咸味味觉。此是屡试不爽。和布博士③又考查耳聋之人，味觉亦钝。又如患伤寒热病热甚时，舌起厚苔，致失味觉，而耳亦聋。此更是味觉与耳朵有密切之关系，为实验证明之实情。

再观舌官和脑海直接连络之神经，即是上文所说。自神经细胞一端发出之神经支干，其络点便是居于脑底之"延髓穴"延髓，是脊髓之顶端，位在颅内，较脊髓略大，如绳端上一个结，就是触觉神经和脑海之联络，是借脊髓做传达中枢。味觉神经和脑海，却有直接联络神经做传达中枢，不靠脊髓转达。但味觉神经仍和"动作神经中心"及咀嚼神经、吞咽神经有关连，此关连是在延髓中。因此，味觉器官与脊髓中枢有关系，所以味觉能引起他官之感应，比如吾人

见了美食，便不知不觉口内流涎，此即是胃液分泌，吾人从此可以证明胃觉神经和动作神经协作。此皆说明味觉神经内部之组织，实有神妙不可思议之奇异。

再说舌头外部，即表面之味觉神经之组织，亦有研究之价值。第一先辨舌头表面。凡舌头正面之皮最粗糙，且最厚，因常和食物相接触，所以格外生得厚些。其余如舌尖和舌边之皮，比较就薄了。其正表面糙粗部分，又可分为外内两部，有感觉神经头露出，即是和味觉相关连，内部便都是血管、神经纤维和无数之腺，外部更有许多小点，形状不同，分布亦甚散乱，即此小点，便是画分舌面为内外两部之表记。内外部区分之处，以一排较大之点为界线，此等大点，约数十二，排列两面，成个英文V字形式，看图中之（三）便知。V字形是尖端向内，开端朝外，又从V字尖处起，有条沟直达舌尖，好比把舌面平分为两边。（图二）

再辨舌乳头，可分四类：（一）围状乳头；（二）覃状乳头；（三）线状乳头；（四）卷叶乳头。围状乳头，就是排列成V字形之十二（或十）个大乳头，此种大乳头，中有小洼，四围略高，犹如墙围，所以曰围状乳头。上文所讲关连味觉之感觉神经头，便是露在此乳头上，尤以在乳头四围高起部分者为多，总有几百个。故食物进口时，皆从外部感觉味之好歹。舌尖正面虽有极灵感觉，其反皮却无感觉。其余除舌面内部是无感觉，前已说过，外如软腭及扁桃腺，皆略有

---

①　括号中的图示序号为整理者根据原图出现在正文中的顺序所加。

②　学：原作"觉"，据文义改。

③　和布博士：原作"布博士"，据下文改。

感觉，嗓子顶头和嗓口亦略有感觉，惟上腭完全无感觉。以上所云感觉是专指味感觉。又嗅觉器官且有味感觉，如甜味和咸味，鼻子亦可以略辨一二耳。（图三、图四）

再看上文所说小乳头，如（二）（三）（四）种是何构造。曰其小乳头内皆含有无数小体，称为"味杯"，察其形状，实似未开之花蕾，所以又改名为味蕾。味蕾和外界相通之路，名为"味窍"，为极细极微，人目所不能见之，孔开在小乳头面上。味蕾所以要如此深藏密躲，无非使外界略粗食物不能接触耳。味窍之对径，有人测量之，大约一英寸一千分之一，可谓小至极矣。味蕾上面，又有毛刷一般，从味蕾发出，散布味窍左右，以便收取食物之味，传达于味蕾。（图五、图六）

第三节　味觉之错觉

味觉亦常有错觉。譬如糖属及硫酸镁和其他一二物，在舌边及舌尖尝时，其味是甜，但在舌根上尝，其味变为苦。还有许多食物，吾人常说有味，其实无味。不过因此物有浓唔①，唔入鼻中，因而觉得，所以亦可说是味觉之错觉。比如樟脑，人皆说有味，实在无味，试掩鼻而舐之，便知是无。又如咖啡和金鸡纳霜之味一般，苹果和洋葱之味亦是一般，却因为各有各香气，便使味觉起了错觉，所以不同也。注：尝，探味也。口中不须齿，以舌解滋味曰尝，儿尝胶饴之类是也。舐，凡舌出取无渣食物曰舐，或作咶及餂，如犬舐遗白仙药是也。

凡原质之味，只有四种，甜、酸、咸、苦是也。其余之味皆不纯粹，与各感觉官皆略有关系，与嗅觉关系亦最多。曾有人实地试验，证明食物之中，肉类、面包、牛油、乳油、橄榄油，以及各种果子、各色蔬菜，皆是相同之味。若将食物形状遮住食之，便分别不出是何食物。鸡肉、火鸡、鹌鹑等等，更不能从味道上分别耳。不过是香味、形状、名目、联念等等合之，不是从味道可以定名也。

又说甜和苦是绝对相反之味，那知舌上感觉甜和苦之味，却不在同一部位。大概舌尖最能辨甜，舌根最能辨苦，所以直吞苦物，往往不觉得苦。舌边最能辨酸。又成人味觉和小儿味觉又有不同。上文说过成人舌尖反面舌中一条没有一点味觉，小儿便不然，几乎满口筋肉皆有味觉，所以最喜满口含物，此因为满口含有味觉。大抵一切生理状况近乎等生物，此即是证据。

又如舌上小乳头感觉机能，亦各不同。有些只能感觉一味，有些便能感觉二个以上。据科学家精细实验，晓得一百二十五人之中，六十人是对于甜、酸、苦三味皆起感觉，十二人只感酸和甜，余十二人只感酸，又七人感受苦和酸，四人感受苦和甜，三人只感得甜。

此外，味觉之幻觉最显著者，是甜和咸之比较。若用一点咸水滴在舌头一侧，同时又将一点无味之蒸馏水滴在舌头又一侧，竟觉得蒸馏水变为甜。此是证明两性相反之缘故，能使无味之水，生出相反之味感觉。若改用糖水和蒸馏水，照前法试验，则蒸馏水又变为咸，其理正同。所以味之性质，若依感受性之难易而定次序，便是（一）甜，（二）酸，（三）咸，（四）苦是也。

以上从霍教授及和布博士之新发明，

---

① 唔：此字原同"螫（zhāi）"，即"啮"，啃、咬之义。此处据文义看，当为作者自创的"香"的异体字。

参以生理学诸书而成之。

第三章　辨舌审内脏经脉之气化

《彻膆八篇》①云：男子生鼻之后，目即生焉，目应肝胆；女子生鼻之后，舌即生焉，舌应心肠。目现于体外，阳之用也；舌隐于体内，阴之用也。盖舌为心官，主尝五味，以布五脏，故心之本脉系于舌根，脾之络脉系于舌旁，肝脉循阴器，络于舌本，肾之津液出于舌端，分布五脏。又云：舌为心之外应，其本达于气管，有窍曰玄膺②，为肾之上津，上通七窍，乃真气出入之关。知之者生，不知者死。《蠡海集》③云：心之窍通于舌。舌虽心窍，而津液生之，则心肾交媾，水火既济，阴阳升降之理也。李时珍曰④：舌下有四窍，两窍通心气，两窍通肾液。心气流于舌下为神水，肾液流于舌下为灵液。道家谓之金浆玉醴。溢为醴泉，聚为华池，散为津液，降为甘露，所以灌溉脏腑，润泽肢体。是以修养家咽津纳气，谓之清水灌灵根。人能终日不唾，则精气常留，颜色不槁；若久唾，则损精气，易成肺痨，皮肤枯涸。故曰远唾不如近唾，近唾不如不唾。人若有病，则心肾不交，肾水不上，故津液干而真气耗也。大抵无论内伤外感，无不显现于舌，因舌与内脏经脉均有连系，故辨舌质可诀⑤五脏之虚实，视舌苔可察六淫之浅深。兹篇就其内脏气化外应喉舌本旨，详辨于后。

第一节　手少阴心经

《素问·应象大论》云：心主言，在窍为舌。又云：手少阴之别系舌本。《经筋篇》⑥云：手少阴之筋，支者系舌本。《经络篇》⑦云：心气通于舌，心和则舌能知五味矣，心病则舌卷短、颧赤，故舌为心之主。《五阅五使篇》云：舌者，心之官也。注云：心开窍于舌，故舌为心之官。《脉要精微论》云：心脉搏坚而长，当病舌卷不能言。注云：搏坚而长者，搏击应手，有力而长，此为太过之脉。心火太过，故当病舌卷。心主言，故不能言也。乔岳⑧曰：心绝则舌不收及不能语。《经脉篇》云：手少阴之别，名曰通里，去腕一寸半，别而上行，循经入于心中，系舌本，属目系，其实则支膈，虚则不能言。注云：手少阴之别络，与经相干，名曰通里之间，去腕一寸半，别经而上行，循经入于心中，系舌本，属目系。其气实膈间，若有所支而不畅，虚则不能言。盖心主言，而经别络舌本也。

第二节　足少阴肾经

《经络篇》云：足少阴循喉咙、挟舌

---

①　彻膆八篇：即《彻膆八编》，清代刘思敬编著。刘思敬，字觉岸，号碧幢山隐，上元（今江苏江宁）人，顺治四年（1647）进士，通经史。历数十年编成该书，内容包括日月星辰、山川疆域及古今故事等。其中《内镜》一部，录敬身格言、四大为身论、头面脏腑形色观、诊候微商等内容，为养护身心的医学著作。

②　玄膺：道教术语，指咽头和喉头的中央部位。

③　蠡海集：明代洪武永乐年间钱塘人王逵编撰的一部博物学著作。

④　李时珍曰：此处引自《本草纲目·人部第五十二卷·人之一·口津唾》。

⑤　诀：通"决"。决定，判断。

⑥　经筋篇：此下引文出自《灵枢·经脉》，非《灵枢·经筋》。

⑦　经络篇：此下引文出自《灵枢·脉度》，非《素问·经络》。

⑧　乔岳：明代医家，曾注《内经》，为《证治准绳》等书所录；并撰有《五脏绝歌》，为《古今图书集成医部全录之儿科》所收载。

本，至任脉廉泉穴而终。《疾病篇》① 云：足少阴之脉，贯肾，系舌本。《忧恚无言篇》云：足之少阴，上系于舌，络于横骨，终于会厌。《卫气篇》云：足少阴之标在背腧与舌下两脉也。《经别篇》② 云：足少阴之正，直者系舌本。舌纵涎下烦悗，取足少阴。《玄珠》③ 曰：舌之下窍，肾之津液所潮也。注云：下窍廉泉穴也，一名舌本，在颏下结喉上。《灵枢》又云④：廉泉、玉英者，津液之道也。孙文垣⑤ 曰：廉泉穴，肾之津液所关。《灵枢》曰⑥：胃热廉泉开，故涎下也。《灵枢·经脉篇》云：肾足少阴之脉，循喉咙，挟舌本。是主肾所生病者，口热舌干，咽肿上气，嗌干及痛，烦心心痛。注云：夫肾主藏精，如主肾所生之病，则精液不能上滋，而为口热舌干、嗌痛、烦心诸证。盖水不上济，则火盛于上矣。《素问》云⑦：刺足少阴之脉重虚出血，为舌难以言。景日昣⑧ 曰：有寒伤肾，帝⑨ 中肿者，禁针。帝中即喉花，关于性命，不可不知。

第三节　足太阴脾经

《经别篇》云：足太阴之正，贯舌中。《经水篇》云：足太阴之正，上至髀，合于阳明，与别俱行，上结于咽，贯舌中。《卫气篇》云：足太阴之标，在背腧与舌本也。《脉度篇》云：脾气通于口，脾和则口能知五谷矣；心气通于舌，心和则舌能知五味矣。当曲颊入系舌本。注云：口能辨五谷，舌能辨五味。心脾和，则口与舌俱和，而五谷、五味入口即辨矣。《素问》云⑩：中央黄色，入通于脾，故病在舌本。李东垣云⑪：舌者心也，复能知味，是舌中有脾也。王肯堂云⑫：舌主尝五味，以荣养于⑬身，资生于脾，以分布津液于五脏，故心之本脉⑭

系于舌根，脾之络脉系于舌旁。《灵枢·经脉篇》云：脾足太阴之脉，上膈挟咽，连舌本，散舌下。是动则病舌本强，食则呕，胃脘痛，腹胀善噫，得后与气则快然如衰，身体皆重。注云：舌本，舌根也。舌本强、食则呕等证，皆脾经之所为病也。善噫者，脾气上走心为噫也。得后与气则快然如衰者，厥逆从上下散也。《灵枢》又曰⑮：足太阴是动，则舌本强，所生病者，舌本痛。又云⑯：刺舌

---

① 疾病篇：《内经》无此篇名。此处引文本于《灵枢·经脉》。

② 经别篇：此下引文后半句出《灵枢·寒热病》。

③ 《玄珠》：又名《玄珠密语》，十卷，唐代王冰阐发《素问》之书，其在序中云："辞理秘密，难粗论述者，别撰《玄珠》以陈其道。"宋代高保衡等校正《素问》时，曾详考王氏《玄珠》。

④ 灵枢又云：此下引文出自《灵枢·胀论》。

⑤ 孙文垣：即孙一奎，字文垣，号东宿，又号生生子，安徽休宁人。明代医家，生活在嘉靖、万历年间（1522—1620）。

⑥ 灵枢曰：此下引文本于《灵枢·口问》。

⑦ 素问云：此下引文出自《素问·刺禁论》。

⑧ 景日昣：字冬旸，号嵩崖（1661—1733），河南登封人。康熙年间进士，官至户部侍郎，为当时名臣及名儒，曾任乾隆幼时的老师。文史著述甚多，其中《嵩崖尊生书》十五卷为著名的医学论著。

⑨ 帝：通"蒂"。指蒂丁，又名喉花，为悬雍垂的古称。

⑩ 素问云：此下引文出自《素问·金匮真言论》。

⑪ 李东垣云：此下引文见于元代医家王好古《此事难知》卷上。该书为王氏编集其老师李杲的医学论述，故称"李东垣云"。

⑫ 王肯堂：此下引文出自明代医家王肯堂《证治准绳·杂病》第八册《七窍门下·舌》。王肯堂（1549—1613），字宇泰，一字损仲，号损庵，又称念西居士，江苏金坛人。编著《证治准绳》四十四卷，为当时医学的集大成之作。

⑬ 于：原作"为"，据《证治准绳》改。

⑭ 脉：原作"末"，据《证治准绳》改。

⑮ 灵枢又曰：此下引文出自《灵枢·经脉》。

⑯ 又云：此下引文出自《素问·刺禁论》。

下中脉太过，血出不止为癔。注云：舌下脉，脾脉也。喑，不能言也。孙景思[1]云：舌者，心气之所主，脾脉之所通。二脏不和，风邪中之，则舌强不能言；蕴热攻之，则舌肿不能转。更有重舌、木舌、舌肿、出血等证，皆由心、脾二经风热所乘而然也。

第四节　足阳明胃经

《营卫生会篇》云：上焦出于胃上口，并咽以上，贯膈而布胸中，走腋循太阴之分而行，还至阳明，上至舌，下足阳明。注云：上焦出于胃上口者，上焦所归之部署也。并咽以上，贯膈而布胸中，出走腋下，循太阴之云门、中府之分而行，还至阳明之天鼎、扶突而上，至舌复下于足阳明之分也。《藏象篇》云：其浊气出于胃，走唇舌而为味。张鸡峰[2]曰：脾胃主四肢，其脉连舌本，而络于唇口。胃为水谷之海，脾气磨而消之，由是水谷之精化为营卫，以养四肢。若起居失职，饮食不时，则致脾胃之气不足，而营卫之养不周，风邪乘虚而干之，则四肢与唇俱痹，语言塞涩，久久不治，变为痿疾。《经》云"治痿独取阳明，谓足阳明也"。治法宜多用脾胃药，少服去风药，则可安矣。

第五节　足太阳膀胱经

《灵枢·经筋篇》云：足太阳之筋，其支者别入结于舌本。

第六节　手少阳三焦经

《灵枢·经筋篇》云：手少阳之筋，其支者当曲颊入系舌本。其病舌卷。

第七节　足厥阴肝经

《灵枢·经脉篇》云：足厥阴气绝则筋绝。厥阴者，肝脉也。肝者，筋之合也。筋者，聚于阴器，而脉络于舌本也。故脉不荣，则筋急，筋急则引舌与卵，故唇青、舌卷、卵缩，则筋先死。庚笃辛死，金胜木也。注云：足厥阴之气主筋，故气绝则筋绝矣。厥阴者，肝脉也。肝者，筋之合。谓厥阴之气合于肝脉，肝藏之气合于筋也。聚于阴器者，筋气之会于宗筋也。筋聚于阴器，而络于舌本，故脉不荣于筋，则筋急而舌卷、囊缩矣。厥阴气绝，则筋先死。庚笃辛死，金胜木，而肝藏之木气绝也。《诊要经终论》云：厥阴终者，中热咽干，善溺心烦，则舌卷而卵上缩而终矣。注云：肝合筋，筋聚阴器络舌本，故舌卷卵缩而终也。

第四章　辨舌察脏腑之病理

盖心者生之本，形之君，至虚至灵，具众理而应万事者也。其窍开于舌，其经通于舌。故舌者心之外候也，是以望舌可测其脏腑、经络、寒热、虚实也。屠渐斋[3]云：辨舌欲知脏病，当先观其舌形。如舌瘦而长者为肝病，短而尖者为心病，厚而大者为脾病，圆而小者为肺病，短阔而动如波起伏者为肾病，此大要也。而尤以察胃气为至要，有胃气则舌柔和，无胃气则舌板硬。如中风入脏，则舌难言，伤寒舌短，即为死证，皆板

---

①　孙景思：明代医家，新安（徽州）人，著有《孙景思医论》（已佚），其言被《续医说》《证治准绳》《医门法律》《经络全书》等书所录。

②　张鸡峰：即张锐，字子刚，宋代医家，原为蜀地人，后迁居河南郑州。著有《鸡峰普济方》三十卷，对宋以前的医疗经验进行了总结，故称"张鸡峰"。

③　屠渐斋：清代医家，宜兴人，事迹无考。曾传八珍加味汤之述，为顾尔元《医中一得》所录。

硬而无胃气也。

不但病时之舌能辨内脏寒热虚实，且无病之舌亦能察人之性情。假如长舌之人，快活而具勇敢之气；长舌而阔，雄辩之才；长舌而细，居心狭窄；短舌之人，忧郁而有伪善之性；广舌之人，多辩，不堪胜任大事；舌广而厚，气度轩昂；舌大且阔，中心坦直；狭长之舌，临事而乏诚意；短广之舌，虚伪而放大言；舌形短小，中心多伪；舌形短窄，非佞即妄；尖舌之人，发言锐利而耸人听闻；薄舌之人，多言而利；舌形尖细，喜谈鬼怪。此无病之舌关于为人性情之鉴别也。

其他如过啖五味，内伤脏气，则舌亦现特征。《千金方》[1]云：心欲苦，多食苦则舌皮槁而外毛焦枯；肺欲辛，多食辛则舌筋急而爪干枯；肝欲酸，多食酸则舌肉肥而唇揭；脾欲甘，多食甘则舌根痛而外发落；肾欲咸，多食咸则舌脉短而变色。此五味内合五脏，本其所欲，然太过于常，皆能致病，而舌亦能发现各种特征矣。

又如舌通各经内脏，内脏有病，无论属寒属热，与舌之味觉亦有特殊征象，可辨寒热虚实，亦宜知之。如胃虚则舌淡；胆热则舌苦；脾疸则舌甘；宿食则舌酸；寒胜则舌咸，脾肾虚留湿，亦咸；风热则舌涩；郁热则口臭；凝滞则生疮；心火郁则舌出血；上焦热则舌尖裂；风火兼痰则舌胖短；风痰湿热则舌本强；脏热则舌生疮，引唇揭赤；腑寒则舌本缩，口噤唇青；肝壅则舌出血如涌；脾闭则舌白如雪；三经[2]为四气所中，则舌卷不能言；七情气郁，则舌肿不能语；舌下有小舌者，心脾壅热；舌出数寸者，因产后中毒及大惊。舌肿者，病在血；舌痿者，病在肉。舌偏斜者，病在经；舌缺陷者，病在脏。舌战动者，病在脾；舌纵舌缩者，病在肝。舌裂舌烂者，病在脉。舌卷舌短者，心肝之证候；舌强舌硬者，心脾之病形。弄舌者，太阴之形证；啮舌者，少阴之气逆。此即病在内而显现于舌之证据也。

薛己[3]云：舌虽为心苗，以证言之，五脏皆有所主。如口舌肿痛，或状如无皮，或作热作渴，为中气虚热；若眼如烟触，体倦少食，或午后益甚，为阴血虚热；若咽痛舌疮，口干足热，日晡益甚，为肾经虚火；若四肢逆冷，恶寒不食，或痰甚眼赤，为命门火衰；若发热作渴，饮冷便闭，为脾胃实火；若发热恶寒，口干而渴，食少倦怠，为脾经虚热；若舌本作强，腮颊肿痛，为脾经湿热；若痰盛作渴，口舌肿痛，为上焦有热；若思虑过度，口舌生疮，咽喉不利，为脾经血伤火动；若恚怒过度，寒热口苦，而舌肿痛，为肝经血伤火动。病因多端，当因时制宜耳。

第五章　辨舌明体质禀赋之鉴别

辨舌审病，虽有确据，然亦体格、体质人有不同，男女老少，又有分别。有平时有苔，而病时反无苔者，诸如此类，尤不胜枚举。兹就体格、体质、禀赋胪列于下。

[1] 千金方：此下所引文字本于《备急千金要方》卷十四《小肠腑方·舌论第三》。
[2] 三经：指太阴、少阴、厥阴三阴经。
[3] 薛己：字新甫，号立斋（1487—1559），吴郡（今江苏苏州）人。明代著名医学家，曾任医，兼通各科，著述颇多，传有《内科摘要》《外科枢要》《女科撮要》《正体类要》等书。此下所引文字出自其著《口齿类要·舌症四》。

第一节　体格

盖体格之良否，虽关于健康，然于疾病发生时，以及日后可治与不可治，亦多有研究之价值。兹将体格在医学上当分为三种列下。

（甲）**强壮体**　平时舌质阔厚而坦，舌色淡红，舌背常有滑苔，或白或微黄，有神彩。骨骼强大，胸廓广阔，筋肉坚细而不粗松，皮肤滑润而有光泽。

（乙）**薄弱体**　舌质尖薄，边尖多红，或紫，或有瘰，甚则沿边屈曲如锯齿形。舌心苔少，或无苔。外证骨骼细弱，胸廓狭小，筋肉瘦软，皮肤宽浮。

（丙）**中等体**　舌质狭长不厚，色亦淡红，微有薄苔，尖边淡红。其外证骨骼、筋肉、皮肤亦介于两体格之中间者也。

第二节　体质

人之有体格，而后有体质，故体质在医学上亦当别之为四。兹就各质之形状列下。

（子）**肺痨质**　全身构造薄弱，头长如鹤，皮色苍白，胸狭小或扁平，颜细长，颧骨稍赤，眼球大而有一种光泽，其外貌秀丽。其舌质坦薄，边尖红赤，舌根有苔厚腻，中尖①无苔，口中常有津。病至二期，则根苔灰白，边紫红，干咳涩痰，甚则痰中带血丝、血块。重至三期，舌转红赤，无垢苔，咽痛，咳嗽脓痰或仍涩痰，潮热盗汗，便溏胃钝，为终期也。

（丑）**卒中质**　骨骼筋肉均肥大，全身富于脂肪，颜大而白，或亦有兼苍兼赤，颈短而厚，肩高而耸，其外貌虽甚强健，而身体略为运动则呼吸因之迫促。其舌质阔厚而长，尖端平圆，舌淡红而白，舌面常有白腻垢苔。此质因常多脂肪少血，平素肝胃多有痰湿贮藏，故常有苔垢，病则胃中聚痰更多，舌质常呈胖短，甚则强硬或胀大，牙关亦紧，口不能出声。肺气管窒塞则不治矣。

（寅）**神经质**　神经质之特性，不在体格、体质，而在其举动行为。容貌伶俐，视物敏极，发润而光，言语爽快，教以学问，按艺则比常人易于领悟，惟其意思无常，时兴奋，时郁闷，凡作事性急。其舌质薄小而端尖，边红微紫，虽有乳刺，上无浮垢，或有苔亦薄。此质之人，阴液亏，肝火旺。其有外邪之时，其苔白而带灰，不厚腻。若多服温燥药，则易变光绛舌。

（卯）**腺病质**　主在小儿期，皮色苍白，筋肉瘦而不润，额面如浮肿，颜面狭小，身体细弱，皮肤易变，静脉透于外面，往往生皮疹。其舌质薄短而尖，色多紫红，苔色灰白而少。

第三节　禀赋

前论体格、体质之强弱，不拘男女与壮少。今论禀赋，则男女又有别，少壮亦有殊，且孕妇与产后亦各有异谛，不可不分别详之。爰再述于后。

（甲）**男女**　男女气血当面异体，证治亦有大端不同者。男子气壮，血不易瘀。舌黑耳聋，血络痹也；如热入血室，舌卷囊缩，血痹之甚，筋失养也；亦有未及化热，两肋血络先痹者。其证舌苔忽黄忽白，必带灰黑；小便忽闭忽通，烦躁不能安眠，或有一边不良于眠；其脉忽长忽短，忽洪忽紧，全无定象。必须攻血通瘀，方可治之，未有瘀不化、黑不退而病能愈者也。若妇人血盛，经

---

① 尖：疑应作"间"。

水适来适断，与病相触，肝胃之络最易停瘀，舌黑、谵语事所常有，但耳不聋、乳不缩，不为败证；即耳微聋而谵妄狂躁者，亦邪正相搏之象；惟声息低微，不能转侧，乃为危象。其舌或蓝、或灰、或黑，有仅在一偏，有全舌皆透，均不得据为凶候。故治妇科伤寒温病，起手即宜兼和血以防之，否则病愈而络瘀不净，积为胃痛、腰痛痼疾。又世以黑而芒刺为热，湿润为寒，然瘀血舌黑，虽热而不生芒刺。盖男子之血，必因寒而瘀，因热而瘀，因温病过服寒剂，遏热闭络而瘀；妇女不必因寒因热，邪在血不必相入而血能自瘀，故病愈而黑不退者有之。节录《伤寒补例》张石顽①云：夏月热病邪火与时火内外燔灼，苔黑易生，犹可攻治；冬月伤寒舌苔全黑，决难救也。周澂之云：此乃指黑而润者，是血因寒而瘀，夏热瘀易行，冬月瘀难行也。若热瘀则冬夏皆凶。

（乙）孕产　凡妊娠温暑伤寒，必先固其胎，胎安病易治。既察其脉，又审其色，面以候母，舌以候子，色泽则安，色败则死。《脉理正义》若面舌俱带白者，寒证也，宜温之。若舌色绛赤，热入血分，恐逼胎下坠也。面舌俱红者，母子俱生；若面舌色赤，口中吐沫者，母死子活也；唇舌俱青，口中沫出者，母子俱死也。申氏②曰：产妇亦有面舌俱白，色黯无神，气血俱虚，亦死证也。舌见灰黑而有青筋，子已受伤，急下其胎，母尚可保。若舌见青黑，子已全死，外证面如黄土色或干白，口出白沫，胸闷、脐腹痛冷，胎停不动，甚则胸塞，口吐白沫而有臭秽气，或指甲亦黑，则母子均不救矣。其他产后辨舌，亦有不同。《脉理正义》云：产后百脉皆虚，以心主血也。《经》云：少阴气绝则血不行③。舌紫黑者，为血先死，亦谓不治。此皆余临证目击如此，学者不可不知也。

（丙）老年　老年气血衰颓，津液枯涸，一经染病，元气不能抵抗，邪气内溃，故舌与少壮异。凡老年阴阳俱不足者，苔虽白必浮。中有裂纹者，中阳虚者，质胖无华者，浊阴内聚，虽润而非液者，两畔厚白，中有裂纹，质绛为痰火，质白为痰气。此苔易脱，脱后色绛，胃阴竭也；脱后色白，肺阴涸也，均为不治。上半有薄白苔，下半如刀切齐者，是生气不至于胃，上有而下竭，待心、肺、胃三经津液尽而死矣。上半无苔而光绛，乃胃火旺，阴将涸也，宜急救其阴。若下半有白厚湿苔，用蒸动肾气法，十中可救一二。亦有因前医误用温燥之剂，肝阴受烁，其苔必干白无液，或如豆瓣，厚薄不匀，不可再用劫阴之药。若初起厚白苔，服药后苔脱去，苔根或起泡，或显红刺，为痰热化解；使一脱之后并无泡刺，而苔质现干绛裂纹，亦为伤液之征，宜滋其阴。苔聚于中，两旁化露，而老黄干厚，热伤肺胃，心营受烁也，非紫雪、至宝④合玉女煎之类不可。如干厚见黑色涕涎一条者，结津也，危在顷刻。若脱后舌上如涂墨者危，须问曾否食过青果、山楂、石榴等酸味之物，否则即属肾气上泛而欲气促痰升之兆，急用救逆回阳之法。如头汗、面黑

---

① 张石顽：张璐（1617—约1699），字路玉，晚号石顽老人，长洲（今江苏苏州）人。明末清初著名医学家，与喻昌、吴谦并称为我国清初三大医家之一。著有《张氏医通》《伤寒缵论》《本经逢原》等书。其言论及部分医案由其子张登收录编入《伤寒舌鉴》一书。

② 申氏：即明代医家申斗垣。

③ 少阴气绝则气不行：出自《灵枢·经脉》。原文为"手少阴气绝则脉不通……脉不通则血不流"。

④ 至宝：原作"紫宝"，据文义改。

等象已显，是其机已发，不可救药矣。此《医学抉微》①中语，余屡试验，不失毫厘，故转录之。余治验一高年阴液大亏，素有肝阳上亢之病，一经温暑之病，医者初误芳燥淡渗，大便不下，身热增剧，舌黑燥无津；继用甘寒阴柔，热退身凉，脉沉弱无力，舌仍干燥，硬如栗壳一层，口燥不喜饮，大便始终不下已十余日，小便清长，人体不能动，凡用凉泻之品，日见沉困。后邀余治，余谓此因初服芳燥，重伤其津，继用凉润阴柔，而无助输运之品，故大便不下，甚至命火亦被熄灭，其肠中宿垢同药汁冰伏下焦，以致气化失蒸腾之职，故仍口燥，舌仍干黑，而津液不能上升故也，故如此。余用熟地、麦冬、淡苁蓉以益肾阴，盐炒党参以立中气，炮姜、肉桂以温脾壮命火，大黄、玄明粉以消润导下。服一剂，大便即下盈斗，下后舌苔仍不退，惟口齿已润。后改用复脉汤加减五六剂，干苔脱去，如壳一片，舌质淡红而光软无津。仍用复脉五六剂，则苔渐生，而胃纳始动，元气渐复。此亦为治老年水亏木旺，热病过凉，立温润攻下之例也。

（丁）婴孩　凡小儿三四岁以下，患温热杂病，辨舌与常人略同。惟产生至一二岁，其舌有特种疾患，不可不防之。美医嘉约翰云：小儿之病，舌上每有白衣。若初生小儿，舌上白膜裹住，或如石榴子，或遍舌根，哭不出声，若不刮去，其儿必哑，或发惊。先将舌上白膜用指甲刮破令出血，煅白矾末二分，绿豆粉一分，和敷之。若出血不止，用发灰掺之即止。若小儿舌根下，忽有筋一条，绊其舌尖，不能吮乳，或舌下总筋上生白膜，连舌尖绊住，用银针磨尖，轻轻挑断之。其法用簪横刺膜中，直勒至舌尖下，断其膜。须仔细下簪，勿穿在总筋之内，

及误伤舌根及小舌，为祸不少。挑后拭去血涎，用蒲黄、海硝②研末掺之，或陈墨亦可。若初生儿，舌上或生黄泡出水，此为心脾之火。用大螺蛳肉三枚焙为末，加上腰黄末三分，灯芯灰五分，共为末，掺之愈。若小儿初生，舌上生白屑如米，剧者口鼻亦有之，此由胞胎中受谷气盛，所谓鹅口是也。用冰片一分，煅月石二分，研和，吹掺白粒上。凡小儿舌大肿硬，不能转动，此心火挟痰也，用竹片轻刮拭净，不可用手按，舌根乃损，长成语言不正。若舌肿满口，或胀出口外，难纳药者，用僵蚕、牙皂等分为末，少许吹鼻中，口自开，顽痰自出，再用箸绕丝绵，蘸甘草汤润其舌，然后用蒲黄末掺之。此皆小儿所特有也。

第六章　辨舌质生苔之原理

章虚谷曰：观舌质可验其正之阴阳虚实，审苔垢即知其邪之寒热浅深。《诊家直诀》云：凡察舌须分舌苔、舌质，舌苔虽恶，舌质如常，胃气浊秽而已。《形色简摩》云：舌苔可刮而去者，属气分，主六腑。若刮而不去，即渐侵血分，内连于脏，全属血分与五脏。舌尖上红粒细如粟者，乃心气挟命火真火而鼓起者也。然此皆属舌质也，至于苔，乃胃气之所熏蒸，五脏皆禀气于胃，故可藉以诊五脏之寒热虚实也。章虚谷曰：舌苔由胃中生气所现，而胃气由心脾发生，故无病之人常有薄苔，是胃中之生气，如地上之微草也。若不毛之地，则土无生气矣。又云：苔者，如地上之草，根从下生；垢者，如地上浮垢，刷之即去。

---

①《医学抉微》：当指林慎庵《四诊抉微》一书。

② 海硝：即海螵蛸。

无根者，表分浊气所聚，其病浅；有根者，邪气内结，其病深。有根之苔，当分其厚薄松实，厚者邪重，薄者邪轻；松者胃气疏通，实者胃气闭结也。吴坤安云：舌之有苔，犹地之有苔。地之苔，湿气上泛而生；舌之苔，胃蒸脾湿上潮而生，故曰苔。平人舌中常有浮白苔一层或浮黄苔一层。夏月湿土司令，苔每较厚而微黄，但不满、不板滞。其脾胃湿热素重者，往往终年有白厚苔，或舌中灰黄。至有病时，脾胃津液为邪所郁，或因泻痢，脾胃气陷，舌反无苔，或比平昔较薄。其胃肾津液不足者，舌多赤而无苔，或舌尖边多红点。若舌中有红路一条，俗称鸡心苔，血液尤虚。此平人之常苔也。周澂之曰：尝见舌中心如钱大，光滑无苔，其色淡紫，但苦常遗滑，余无他病；又见舌质通体隐隐蓝色，余无他苔，但患胃气痛者，此皆痰血阻于胃与包络之脉中，使真气不能上潮，故光滑不起软刺，是血因寒而瘀也。通体隐蓝，是浊血满布于微丝血管也，故舌苔无论何色，皆属易治。舌质既变，即当察其色之死活。活者，细察底里隐隐犹见红活，此不过血气之有阻滞，非脏气之败坏也；死者，底里全变，干晦枯萎，毫无生气，是脏气不至矣，所谓真脏之色也。若血败凝淤于中，而舌必强硬而死也。故察舌之吉凶，则关乎舌质。章虚谷曰：凡舌光如镜，毫无苔垢，或有浮垢，刷之即光者，其色红活，是胃中虚热。色赤者，营中邪热，皆胃津干润，必多烦渴，当用凉血滋阴，兼助胃气，其苔可以渐生。若舌质红紫杂现，而色不匀，营血淤滞也。苔垢杂色并现，或中有边无，中无边有，胃气不化也。若舌绛而光亮，或绛而不鲜，甚至干晦枯萎，或淡而无色，如猪腰样者，此胃肝肾阴枯极，而舌无神气者也，急宜加减炙甘草汤，如沙参、玉竹、鸡子黄、生龟版等类，濡润以救之。若舌本

淡白，或如煮熟猪肝者，此元阳败，胃无生气，如不毛之地，故光而无苔，必不能进食也。纵服大剂参附后，不能生苔，或如浮皮，此残灯余焰，必死不治。倘有薄苔渐生，则渐思食，方为生机，然百中无一二者。其有舌本全白如纸，毫无红色，不论有苔无苔，元阳已绝而死。刘吉人云：舌上无苔，质光如镜，为胃阴、胃阳两伤，胃肠中之茸毛贴壁，完谷不化，饥不受食之候。完谷伤阴，脉必细涩。亦有顽痰胶滞胃中，痰滞胃中，脉必洪滑而大。茸毛亦不起，皆有此候。又有前半光滑无苔，后根上有肉瘤两粒，如舌肉色者，阴虚痨病之象也。如表面无苔，而皮内有一块如钱大，或黄或白者，正气不足，血液亏虚，兼有痰凝之候。

第七章　辨舌苔有根无根之鉴别

周澂之云：前人只论有地无地可以辨热之浮沉虚实，不知有根无根亦可察中气之存亡也。地者，苔之里一层也；根者，舌苔与舌质之交际也。夫苔者，胃气湿热之所熏蒸也。湿热者，生气也。无苔者，胃阳不能上蒸也，肾阴不能上濡也，前人言之晰矣。至于苔之有根者，其薄苔必匀匀铺开，紧贴舌面之上，其厚苔必四围有薄苔辅之，亦紧贴舌上，似从舌里生出，方为有根。若厚苔一片，四围净洁如截，颇似别以一物涂在舌上，不是舌上所自生者，是无根也。此必久病，先有胃气而生苔，继乃胃气告匮，不能接生新苔，而旧苔仍浮于舌面，不能与舌中之气相通，即胃肾之气不能上潮以通于舌也。骤饮[1]误服凉药伤阳、热药伤阴，乍见此象者，急救之犹或可复，若病势缠绵日久，渐见此象，真气已索，无能为矣。常见寒湿内盛之病，舌根一块白厚苔，如久经水浸之形，急用温里，

----

① 饮：《形色外诊简摩》作"因"。

此苔顿退，复生新薄苔，即为生机。余亦见寒湿内盛之人，初病舌不见苔，及服温化之药，乃渐生白苔，而由白转黄，而病始愈。又如寒湿在里，误服凉药，呃逆不止，身黄似疸，而舌反无苔，脉象沉细无力，此脾胃气陷之征也。水气凌心，胃阳下陷，忽变无苔，日久即变黯紫也。郭元峰《脉如》苔亦有内热闭滞，致脾气不行，饮食津液停积于胃，故舌生苔。若脾气不滞，则饮食运化，津液流通，虽内热，未必有苔也。周氏又云：亦有常人胃中夙有冷痰凝血，舌上常见一块光平如镜。又凡有痞积及心胃气疼者，舌苔亦多怪异，妇人尤甚。又见病困将死之人，舌心一块厚苔，灰黄滞黯，四面无辅，此阴阳两竭，舌质已枯，本应无苔，而犹有此者，为病中胃强能食，五脏先败，胃气后竭也。或多服人参，无根虚阳结于胸中，不得遽散，其余焰上蒸，故生此恶苔，甚或气绝之后，半日[1]胸中犹热，气口脉犹动也。余又见一肾阴肾阳大亏之人，舌质紫红，润泽无垢，近舌根生一块黑润厚苔，其苔上生紧密黑毛，长二三分，百药罔效。余用大剂温肾填阴，服多剂，黑毛始脱，黑苔亦逐渐化尽而愈。此肾命大亏，浊阴上结而生苔毛，肾得温补，命火蒸腾，浊阴渐化也。

第八章　辨舌苔察时温与伏热

吴坤安云：凡外邪之入，先到卫分；卫分不解，而后入气分而营分；再不解则深入血分。如风热无湿者，舌质白润无苔，或有苔亦薄，热兼湿者，必有浊苔而多痰，此邪在卫分，可汗解之，如麻、杏、薄荷之类；如舌苔白厚而干，邪在气分，宜解肌清热，如荆、葛、翘、荷之类。白内兼黄，仍属气分之热，不可用营分药；白苔边红，此温邪入肺，灼干肺津，不可辛温过表，清轻凉散为

当。若气分化热不解，则入营分，此由卫而气，由气而营，由营而血，逐层递进，顺传之径也；或温邪由口鼻吸入，上焦心肺先受，而后竟入营分，舌苔亦由白而绛，为逆传也。邪热入营，舌质必绛而燥，惟犀、羚、栀、翘、鲜大青为妙品，以能透热于营中也。邪在营分不解，渐入血分，入血分则舌质深绛，烦躁不寐，时有谵语，宜急清血分之热，如鲜生地、丹皮、金汁、犀角之类。若舌质红，苔白，根带黄，此热虽入营，温湿之邪尚在气分流连，可冀战汗而解；若舌红绛中仍带黄白等色，是邪在营卫之间，当用犀、羚以透营分之热，荆、薄以解卫分之邪，两解以和之。此由外而内，自上而下，顺逆传经法也，外感温病，风寒诸感，无不皆然。若伏气温病，自里出表，乃先从血分，而后达于气分。故温暑初起，舌即绛者，因内挟伏气，而邪不入气分而直窜营分也，宜先清营分之热，如鲜地、大青、丹、栀、豆豉、白薇之类。大抵寒温自表传里，发病即现白苔，而舌质之色如常无变；温暑之邪自里达表，初起舌质光红，虽有浮垢，反而无根。马良伯云：凡风寒湿诸热病，始起则舌滑而薄；温热暑风，始起则舌即绛色。盖温暑病，里先有郁热，故宜清泄，甚或用凉，切忌辛温芳燥。邵仙根云：伤寒邪从肌表而入，以舌之白黄分表里而汗下之；温暑从口鼻吸入，以舌之绛白分营卫而清解之。更以舌质之燥润，辨津液之存亡。炳章按：凡伏气暑温起病之初，往往舌红润而无苔垢，诊其脉软，或弦或数，口未渴而心烦恶热，即宜投以清解营阴之药，迫邪自营从气分出而化苔，然后再清其气分热可也。若伏邪重者，初起即舌绛咽干，甚则有肢冷脉伏之假象，亟宜大清营分伏邪。而发现厚腻黄浊之苔，此即

----

① 日：原作"月"，据《形色外诊简摩》改。

内伏之邪外达也，既达于气分，则从气分治之。更有邪伏于深沉，不能一齐化达者，如前化出之苔已退尽，色亦淡红，惟口苦或甜黏，其内伏未尽之邪仍留也。逾一二日，舌复干绛，苔复黄燥，当再清之化之，正如抽蕉剥茧，层出不穷。秋月伏暑深沉者，屡多此类之症。余前治姚姓妇伏暑，因初病时尚食肉品麦面，兼服补品，迨热重胃闭始停，而后身灼热，胸痞便闭，小溲短涩。因热逼血室，经水适来，俄顷未净即止，以至热入血室，耳聋目闭，神昏谵语，手足瘈疭，便闭溲涩。前医皆遵热入血室例治，多罔效，至病势危殆，始邀余诊治。余诊其脉弦数搏指，舌底苔灰黑黄焦，浮铺苔上，且黏厚板实，舌尖深绛，边紫兼青。询其前由，阅其服方，参考现证，为其疏方，遂重用蚕砂、鼠粪化浊道而通胞门之淤塞，硝、黄、牙皂以涤垢攻坚积，地鳖、桃仁逐瘀通血络，鲜生地、大青叶、羚羊、钩藤清血热而熄肝风，鲜菖蒲、天竹黄豁痰而开心窍。服一剂而大便下黑垢瘀块，成团、成粒者甚多，瘈疭即定，神志略清。次晨复诊，脉势已平，而舌苔松腐，黑垢满堆，刮去瓢余，未减其半，且逾时又厚，继进桃仁承气汤加减，服至五剂，舌垢始净，身凉胃动，调理而瘥。按此证因先病伏暑挟湿，继则挟食，再则阻经停瘀，湿蒸热灼，便闭溲涩，邪无去路。又值经来，邪热竟入血室，经水被热煎熬，以致凝瘀淤塞胞门。前医虽当热入血室治，然药性不能直入淤塞之胞门，故皆罔效。证因挟湿、挟食、挟瘀、挟痰，堆积至重重叠叠，余治以先通胞门淤塞，其血室内之热亦可同时引导下出。舌苔因化反厚者，此因积藏过多，如抽蕉剥茧，层出不穷者是也。又有湿遏热伏之证，亦同前状，初起脉沉濡而数，舌尖绛，边绛略淡，中根灰白或灰黄厚腻，日晡热甚，便不畅，溲短涩，此为热伏于内，

湿遏于外，伏暑、秋瘟、秋燥均多此证。治法以蚕砂、滑石、蒌皮、郁金化浊宣气开郁；鲜生地、豆豉、青蒿、白薇、焦栀以清透营热从外达，湿化热透，大便自下，小溲亦长。若误用荆、防、枳、朴，反增胸闷干呕；若用硝、黄妄下，则下利稀水，口舌化燥，胸闷干呕，热亦反增，脾胃浊垢反不下。此余屡验之矣。

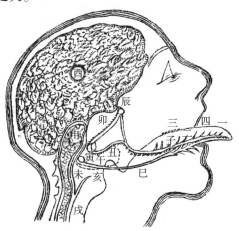

图1　味觉器官与脑海连络形状图

此图是味觉器官和感觉神经和动作神经连络之全图。图中（子）是舌；（丑）是神经分支，即带味觉神经纤维经过耳鼓神经的；（寅）是耳鼓；（卯）又一神经分支，即带味觉神经至神经中枢者；（辰）是在脑海外之味觉神经中枢，专司舌尖的味觉；（巳）是又一神经分支，带布在舌根之味觉神经纤维到（午）；（未）是专司舌根味觉之神经中枢；（申）是延髓穴，即转接各种器官之报告，而达之最高脑府者；（酉）脑；（戌）从腹部来之胃神经，连合肠胃和脑海之东西；（亥）胃神经之支管，接收喉头所感得味觉，因而起涎，以便送食物进胃（注意：凡物味佳者始起涎）。

又图中之（一）（二）（三）（四）表示舌之分段，详见下面之舌面分段图，又可参阅下文之线状点、蕈状点、围状点三种解剖分图和味蕾之解剖图。

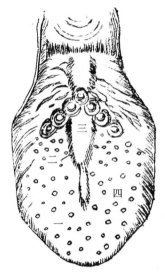

图2　舌面分段图

此图中（一）是蕈状乳头，（二）是线状乳①头，（三）是围状乳头（注意他之形状像个井栏），（四）卷叶乳头。图中仅示（一）（二）（四）三者所占之地段而已，详图另列之。

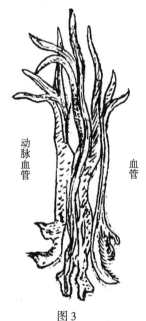

图3

上图即线状乳头内味觉神经纤维形状。形如毛刷者，即神经头也。

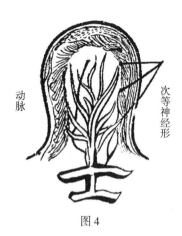

图4

上图是蕈状乳头内部构造解剖图。其蕈状表皮极薄，颇灵感。

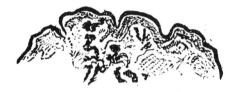

图5

上图是围状乳头解剖后所见之解剖面。平常肉眼所见围状乳头形状颇似井栏，现在解剖后用显微镜照察，始知此形。

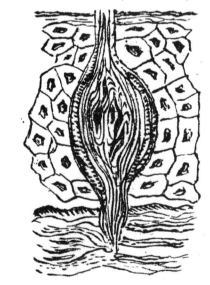

图6

---

① 乳：原脱，据上下文补。

上图即是"味蕾"之解剖放大之图。"味蕾"是各种乳头内皆有，为传达味觉到脑海之机关，颇是重要。图中上面一根，便是毛刷形之东西，他之大小，可以表示味窍之大小。此图是放大五百倍之形。

第二编　观舌总纲

第九章　观舌之心法

临证观舌，最为可凭，然亦未可执一。《正义》[①] 云：凡见黑舌，问其曾否食酸、甜、咸物，因是物能染成黑色，非因病而生也。然染成之黑，必润而不燥，刮之即退。虚寒舌润能染，若实热舌苔干燥，何能染及耶？凡临证欲视病人舌苔燥润，禁饮汤水，饮后则难辨矣。王秉衡[②]曰：淡白舌苔，亦有热病；黄厚满舌，亦有寒症；舌绛无津，亦有痰症。当以脉证便溺参勘。又白苔食橄榄即黑，酸物亦然。食枇杷即黄；又如灯下看黄苔，每成白色。然则舌虽可凭，而亦未尽可凭，非细心审察，亦难免于误治矣。其他观法，再举于后。

一　舌色

凡病人欲察舌之时，宜先诊而后食，则苔之厚薄易分；诊而后饮，则苔之滑涩易辨。至于干黑之舌，又当以蜜拭其苔垢，然后视其形色，红赤者可治，青黑者不可治，亦望舌之所宜知也。

二　舌质

凡舌质亦有色，如绛、红、紫、青、蓝，即其色也。血热之症，舌质底色紫。又有大小，如湿热有痰之症，舌质胀大满口，迹[③]有齿印。

三　舌尖

凡舌尖属心，如满舌白苔，舌尖有红刺，此心火旺盛，勿用温燥之药。

四　舌心

凡舌四边有苔，中心则无，或中有直裂，或有直槽，或有横裂，皆心胃阴液不足，亦忌温燥。

五　舌边

苔色与边齐否。舌边缺曲如锯齿者，不治也。舌边红者，脾热也。舌边青色一条者，木克土也。胡玉海云：舌边肝胆部位有一点紫泡如黄豆大，此热毒归脏，在左者重，在右者轻，在中间更轻。其证舌红面赤，而两手见阴脉，或脉来摆摇无根、恍惚难凭者，为不治也。

六　舌根

凡根后有无苔色接续、有无大肉瘤，亦须注意。

七　燥润

若以手摸之，或滑润，或燥刺棘手。有看之似润，而摸之燥者；有看之似燥，而摸之滑者。

八　变换

刘吉人云：观其变换与不变换，总之苔黄为正，白次之。无论何症，若用药当，皆由白而黄，由黄而退，由退复生新薄白苔，此为顺象。若用药不当，

---

① 正义：即明代邹志夔所著的《脉理正义》。
② 王秉衡：王学权（1730？—1810），字秉衡，晚号水北老人。原籍盐官（浙江海宁），后迁钱塘。清代医家，为王孟英的曾祖父。1808年起撰《医学随笔》，未竟而终，后经王孟英评注付梓定名为《重庆堂随笔》。
③ 迹：疑应作"边"。

则由黄而白，由白而灰，由灰而黑，由活苔变为死苔，此逆象也。骤退骤无，不由渐退，此陷象也。更有气聚苔聚，气敛苔敛；气化苔化，气散苔散。气散布，苔亦散布；气凝聚而结，苔亦凝聚而结；气结于一边，苔亦结于一边。故气郁之症，苔边整齐如石阶之起边线，线内有苔，线外无苔，但红边而已。若气化则布散，由密而疏散，则不似斩然齐一之边矣。故苔有边齐如斩者，皆气聚也，有积滞抑郁者也。

第十章　辨舌之形容

心者生之本，其经通于舌，其窍开于舌，故舌为心之外候也。察舌质形容，可定内脏之虚实；观舌苔垢色，可以辨外邪之寒热。所谓形容者，如舌之软硬、舌之胀瘪、舌之战痿、舌之歪邪、舌之伸缩、舌之吐弄是也，皆能辨脏腑、经络之寒热虚实。病之可治与不可治，于此已可判矣。故先录此例如下。

第一节　软硬

软者，痿柔也，气液自滋；硬者，强硬也，脉络失养。有胃气则舌柔和，无胃气则舌板硬。舌软者，软而不能动也。舌红痿软难言者，心脾虚也。心清语塞，舌软无力难言者，营卫不足也。软而淡红者，宜补气血；深红者，宜凉气血；赤红者，宜清凉脏腑；紫红者，宜寒凉攻泻；鲜红灼红者，宜滋阴降火；绛红而光痿软者，阴亏已极，不治之症也。舌萎软黄燥，腹满不得睡，将发黄也。声乱音嘶，舌萎声①不得前者，因误发其汗也。舌萎、人中满、唇反者，脾经气绝也。在病后乏力之时，舌亦萎软不能言，养胃益阴则自复也。

舌强硬者，如木舌、重舌、肿舌、大舌之类，皆脏腑俱热，而心经尤为热极也。舌忽肿而不硬者，木舌也。舌肿满口，溢出如猪胞，气息不得通，硬如木石者，血壅气滞也。舌木硬者，厥阴病也。舌红而强硬失音者，死候也。凡红舌强硬，为脏腑实热已极，不如燥火内伏，误服温药，则舌根亦强硬不能言语。或时疫直入三阴，皆里症实热。宜苦寒救补汤即服。舌边四围红色，中间至根有干硬黑色，如有长小舌，其上有刺者，热毒坚结大肠也。宜白虎合承气汤下之。有痰者，舌灰胖而硬，宜豁痰。亦有白苔干硬如砂皮者，俗名水晶苔。此邪热在表时，津液已干燥，后虽入胃，不能变黄，宜增液承气汤下之，下后白苔润泽者生。凡疫症苔如积粉，此火极水化，若误认为寒，妄投温燥，其苔愈厚，津液愈耗，水不上升，二火煎熬，变白为黑，其坚硬似铁，其厚似甲，敲之戞戞有声，言语不清，非舌卷也，专用甘寒以充津，如五汁饮、增液汤之类。大抵温暑热症，舌硬不语，下症为多。杂症舌强硬，胃气将绝也，如中风入脏则舌难言。伤寒舌短，亦为死症，皆板硬无胃气也。凡板硬之舌，不论何色，不治者多。有苔硬如石，如茧裂为龟纹，刮之不去，在舌心者可治，满舌如是者不治。

第二节　胀瘪

胀者，浮而肿大也，或水浸，或痰溢，或湿热上蕴；瘪者，薄而瘦小也，或心虚，或血微，或内热消肉。舌肿胀者，病在血②。舌赤、胀大满口者，心胃之热也。舌赤、肿满不得息者，心经热

---

① 声：疑应作"伸"。
② 血：疑应作"心"。

甚而血壅也。舌肿大者，或因热毒，或因药毒也。唇舌紫黯青肿者，中毒也。舌紫肿厚者，酒毒上堕，心火炎上也；或饮冷酒，壅遏其热也。舌紫短团圝①者，食滞中宫而又热传厥阴也，宜即下之。如神志清爽，舌胀大不能出口者，此属脾湿胃热，郁极化风、化痰、毒延口也，邪在脾胃，唇口亦肿也。如胀大不能出口，神不清者，病在心脾两脏也，用大黄磨汁，和入煎剂内。更须参辨苔色：如舌色白滑、黑滑者，多由水气浸淫，宜通阳利水；黄腻满布者，由湿热郁而化毒，宜清湿火化毒；白腻、黄腻者，痰浊相搏，上溢为胀也，宜蠲痰化浊。舌黄胀大满口者，乃胃府湿热蕴结不消也；舌红胀大满口者，乃心胃俱有热毒也；红舌胀出口外不餂者，热毒乘心也；外用银针，砭去恶血，以梅冰、人中黄末掺之。舌形圆大胖软者，足少阴虚症也，生有红点者，热毒乘心也。若舌肿、耳干、下血不止，脚浮者六日死，足肿者九日死，肾绝也。又耳干、舌肿光绛，溺血，大便赤泄，足肿者肉绝，九日死；胃绝，五日死也。嘉约翰云：舌之肿大，或有出于心火发炎，或因于疔毒者，或因于过服汞药而致者，间有舌微肿，一伸出即现齿印者。

舌瘦者，薄瘦也。舌肉属心脾，心脾虚则舌瘦瘪也。亦须辨其舌②色：若淡红、嫩红者，心血不足也；紫绛、灼红者，内热动风也；舌干绛，甚则紫暗如猪肝色者，皆心肝血枯也；舌紫枯瘪，形如猪肝色，绝无津液，乃不治证也；舌质不赤，中黄无苔，枯瘦者，乃过汗津枯血燥，死证也；舌红干瘪不能言者，亦死证也；舌红干瘪能言者，因证治之，或可救也。

第三节　战痿

舌为心苗，其伸缩展转则筋之所为，肝之用也。舌战者，舌颤掉不安也。舌红而战动难言者，心脾虚也，汗多亡阳者有之。舌挺出振战者，多见于酒客湿热。病神经衰弱者，大抵舌战，由于气虚者，蠕蠕微动；由于肝风者，习习煽动。更宜参之舌色：如舌色淡红而战者，气血俱虚也；嫩红而战者，血虚液亏也；鲜红而战者，血液亏，肝风内动也；紫红而战者，肝藏热毒动风也。

舌痿者，舌软而不能动也，为舌神经麻痹所致。亦有暴久之分。如暴痿多由于热灼，故常现于红干之舌。如深红者，宜清凉气血；紫红者，宜泄肝热、通腑气；鲜红，宜滋阴降火；色淡红者，宜补气血。若病久，舌色绛而痿软者，阴亏已极，津气不能分布于舌本，为不治。叶天士云：若舌绛而不鲜，干枯而痿者，肾阴涸也。宜阿胶、鸡子黄、地黄、天冬等治之。吴坤安云：舌形敛束，伸不过齿，紫绛痿软，为肝肾阴液枯涸而败。若其舌色红泽而光，或其色鲜红者，属胃阴干涸，犹可滋养胃阴。章虚谷云：舌本或短或痿，而赤色苔厚者，为邪闭。色淡白如煮熟猪肝而痿者，不论有苔无苔，皆为正败，死不可治。

第四节　歪斜

歪者，斜偏一边也，痉痹与偏枯常见。当再辨其色。若色紫红势急者，由肝风发痉，宜熄风镇痉；色淡红势缓者，由中风偏枯，若舌偏歪、语塞、口眼㖞斜，半身不遂者，偏风也，舌偏向左者

---

① 团圝（luán）：团聚。
② 舌：原作"苔"，据文义改。

左瘫，舌偏向右者右瘫，宜补气舒筋，通络化痰。嘉约翰云：舌伸出有偏于一边者，乃第九对脑筋坏也，偏右者则坏右之半面，偏左者则坏左之半面，而将发半身不遂之病也。

第五节　舒缩

舒者，伸也。伸之无力者，气虚也，宜补中。欲伸如有绵吊者，经脉不和，非燥即寒也。热病舌难伸出，伸则频振，语言不清者，正气虚弱之险症也。舌出不能收，不能语者，心绝也。舌伸长收缓，面红烦燥，口渴溺赤者，心经有热也。舌形坚干，伸出似有摺纹者，气盛有火也。若形松润，如絮浸水中者，气虚有湿也。舌常欲伸出口外者，心有热痰，舌中胀也。常以舌舐唇者，胃热而唇燥也。舌伸出长而尖者，热未甚，尚宜透邪；伸出圆长而平者，热已甚急，宜清热；伸舌圆短不能出齿外，热已盛极，速当泻火。舌绛欲伸出，而抵齿难骤伸者，痰阻舌根，内有肝风也。亦有脾肾气败而舌短不能伸者，因脾肾之脉连舌本，其形貌面色亦必枯瘁，多为死证。如舌根黄尖白，短缩不燥，硬而麻木，欲伸不能出者，肝风挟痰也，宜熄风化痰。伸而常舐唇者，脾燥也。红舐者，全舌必紫而兼瘀，脏腑为疫毒内攻，逼迫心经，所以舌出口外，时动不止，或舔上下唇、左右口角，或舐至鼻尖不等，皆宜苦寒清热泻腑也。偶时伸出弄唇者，中蛇毒也；伸出不收者，痰涎上壅也。若发热口噤，临死舌出数寸者，此女劳复，阳气虚极也。阴阳易，舌出数寸者，死证也。舌出数寸者，又有因产后与中毒、大惊之候也，据证治之，犹可生也。小儿病，舌出不能收者，心气散也，不治。若舌枯细而长，如绛色

无苔，或干枯红长而有直纹透舌尖者，阴亏已甚，心气已绝于内，不能上通舌根，故不显苔也，必死。若赤紫红色，中尚有黄黑腻苔者，虽有直纹透尖，仍宜作脏腑实热治之。余如干红舌，忽瘦而长，为心气绝也，亦不治。

缩者，卷短也，舌系收紧、不能伸长之谓也。凡舌短由于生就者，无关寿夭；若因病缩短，不能伸长者，皆危证也，邪陷三阴，皆有此证。如邪客于少阴，则舌卷而短；客乎少阳之络，令人喉痛舌卷，口干心烦；客乎阳明之筋，其病支痛，转筋舌卷；客厥阴络者，则舌卷唇青，卵上缩。凡舌短囊缩者，属热极；舌短囊不缩者，属虚寒。舌短而胖者，属痰湿。舌本短缩者，厥阴，外证必目睛直视，男子囊缩，妇人乳缩，乃脏腑热极而肝血竭也。郭元峰云：舌青紫而焦燥，或胀大，或卷缩者，为热证。然寒证亦必卷缩，筋脉得寒而收引也，然苔不焦燥为辨。凡舌短缩强硬，神昏谵语，及素有痰病，而舌本硬缩，及神昏不语者，皆不治。舌本缩，口噤唇青者，小肠府寒也。言声忧惧，舌本卷缩者，脾寒受邪，木克土也。舌形灰色，渐干缩者，死证也。舌卷缩如丹，咽唾不得，足踝微肿者，肉绝，死证也。颧赤舌短卷者，心病也；舌卷不能言者，亦心病也；汗出不流，舌卷黑者，心绝也。舌苔根黄尖白，不甚干燥，短缩不能伸出者，风痰挟宿食也。宜清化剂中加姜汁、竹沥、川贝、胆星，以化风痰，切忌滋腻①。垢腻揩去仍缩者，内有所阻，犹可治也。舌缩边卷者，胃液燥也；汤饮润之仍卷者，胃液燥极也；汤饮润之即坦者，病去而舌未和也，为可治。舌红短而有白

---

① 腻：原作"脏"，据文义改。

泡者，心火燔灼，因浮火不入血络，故有白泡也。霍乱转筋，舌卷、阴卵入腹者，肝血涸也。中热咽干，善溺心烦，甚则舌卷、卵上缩者，厥阴终也，皆不可治。窦汉卿[①]云：一人无故舌缩短，不能言，余用白芥子末，醋调敷颈项下，即时能言，再服清脾降火药，复用紫雪丹涂之愈。陈远公[②]云：一人舌缩入喉咙，不能言语者，乃寒气结于胸腹，用人参三钱，白术五钱，肉桂、干姜、附子各一钱，清水煎服。其舌自舒。此二证，一由心脾痰滞结热，一由心脾虚寒，各有区别，故其治法亦一凉一温，可不慎乎？

第六节　吐弄

脾主舌本，脾热则吐舌、弄舌。舌伸长而收缓者，为吐舌，乃心脾积热，水不上济。舌微出口外而即收者，为弄舌，属心脾亏损，兼有微热。若心火亢盛，肾阴不能上制，所以舌往外舒，肝火助焰，风主动摇，胃热相煽，舌难存放，故舌如蛇舐，左右上下，伸缩动摇，谓之弄舌。《小儿总微论》[③]云：弄舌者，其证有二。一者心热，心系舌本，热则舌本干涩而紧，故时时吐弄舒缓之；二者脾热，脾络连舌，亦干涩而紧，时时吐弄舒缓之。皆欲饮水，因心热发渴，脾热则津液耗。二证虽引饮相似，惟心热面赤，睡即口中气热，时时烦躁，喜冷咬牙，治宜清心经之热。脾热者，身面微黄，大便稠硬、赤黄色，治宜微导之，不可用凉药，又不可用下法。若误下之，则脾胃虚，津液耗，又加五心烦热，面黄肌瘦，变为疳也。冯楚瞻[④]曰：凡舌出长而收缓者，名曰舒舌；微露即收，舌干肿涩者，名曰弄舌。又曰：弄舌者，是心脾结热，舌络微紧，时时舒舌，宜泻黄散徐徐服之。若大病后弄舌者，大凶。舌如蛇舐，伸缩动摇，唇焦舌干，烦躁便秽，名曰弄舌，心脾热也，慎斋[⑤]用黄连汤，缓缓与服。凡弄舌摇头者，痫病也；病人喜扬目吐舌者，羊痫也。

第十一章　辨舌之质本

质者，舌肉也；本者，舌本也。《经》云：唇舌者，肌肉之本也。平人察舌本，即知其脾之气血，故无苔则审舌之本色，有苔则凭舌之苔也。皆无苔之谓也，如舌质生点刺，舌生瓣晕，舌生星斑，舌生裂纹，及舌中凹如剥去，及舌生凹块，舌苔之直横，皆燥热伤阴，盲肠有燥矢久留不去，其证多阴。兹将各状汇辨如下。

---

① 窦汉卿：窦默，早年名杰，字汉卿，字子声，广平肥乡（今河北肥乡）人。元初著名针灸学家，亦是著名理学家和当时名臣，累封魏国公，谥文正，卒赠太师，故人称窦太师。著有《针经指南》《流注指要赋》《标幽赋》等。

② 陈远公：陈士铎，字敬之，号远公，别号朱华子、大雅堂主人，山阴（今浙江绍兴）人。清初著名医家。撰有《石室秘录》《辨证录》《洞天奥旨》等书，颇有创见。本书所引此案，本于《石室秘录》卷四《奇治法》。

③ 小儿总微论：即《小儿卫生总微论方》，二十卷，刊行于宋绍兴二十六年（1156），作者不详。明代重刊时改名为《保幼大全》，又称《保婴大全》。本书所引此段，出自该书卷十六《弄舌论》。

④ 冯楚瞻：冯兆张，字楚瞻，浙江海盐人。清医学家，由儒入医，长于儿科。撰有《冯氏锦囊秘录》，涉及内、外、妇、儿、药性、脉诊等多方面。本书所引，出自该书《杂症大小合参卷六·小儿舌病》。

⑤ 慎斋：指周之幹（约1508—1586），又作子幹，号慎斋，宛陵（今安徽宣城）人。明代医学家，精通脉学，擅长内伤证治。著有《周慎斋三书》《脉法解》，又有后人整理的《慎斋遗书》（也作《慎斋医书》）《慎斋医案》等传世。

第一节　点刺

苔点凸而起瘰者，枭毒内伏也。凹而缺陷者，藏形萎顿也。苔点如粞①者，内有虫蚀也；若苔现槟榔纹，隐隐有点者，亦属虫蚀也，皆宜祛积杀虫。亦有红舌中更有红点如虫碎之状者，热毒炽甚也，宜苦寒清泄之。若舌绛碎而有黄腐点者，此温热邪火蕴久不宣，蒸腐气血化为淤浊。叶氏②云：舌绛而有碎点白黄者，当生疳也，黄连、金汁皆可用。即此症也。满舌红点坟起者，心火燔灼也，宜即清之。若舌紫肿而起大红点者，乃热毒乘心，以导赤加犀、连、金汁。舌红而有大红点者，营热甚也。苔白而带黑点者，亦胃热也。舌苔青蓝杂色，如斑如点者，此疫疠秽邪也。舌本不红，苔滑者，为虚寒；舌本赤而干燥者，为实热。面赤舌红，舌边有一点紫泡如黄豆大，或舌边缺曲如锯齿者，在左属肝胆者重，在右者轻，在中间者更轻。舌赤起紫泡者，心经热极也。又有舌根白苔板厚，如水泡形，而两边现红肉两点者，是下焦寒水甚结，真阳不宣也。如舌黑而灰，或黄而发泡，生虫蚀腐烂，虽为湿热，亦属肝伤，俱为危候。

舌常有刺也，无刺者气衰也。刺大刺多者，邪气实；刺微刺少者，正气虚。叶天士云：舌上生芒刺者，皆上焦热极也。当用青布拭冷薄荷水，揩之即去者轻，旋即生者险矣。章虚谷云：凡舌生芒刺者，苔必焦黄或黑，无苔者舌必深绛。其苔白或淡黄者，胃无大热，必无芒刺。或舌尖或舌边有赤小瘰，是营热郁结，当开泄气分，以通营清热也。如白滑灰刺，如湿润刮之即净，为真寒假热；干厚刮不净，是脾胃湿热困心肺，里症热极也。白苔黑刺满舌者，如刮之

黑刺即净，光润不干，渴不多饮，在杂病为真寒假热；若刮之不净，干燥粗涩，乃表经皆热极，传入阳明，里症始有此舌。又有白苔满布，中有朱砂点子者，是暑疫失解，抑郁心阳，宜凉透开泄之。如厚黄苔燥刺，或边黄，中心焦黑起刺，脐腹胀满硬痛，乃阳明里症也。若纯红、鲜红起刺，此胆火炽，营分热，即用犀角、知、丹等清解之。如舌尖独赤起刺，心火上炎之故，犀角合导赤散以凉散之。若舌红极而有黄黑芒刺者，热毒入腑也，调胃承气汤下之。若舌起红紫刺，心经极热，而又受疫邪熏蒸而发也。若舌尖灰黑干燥起刺，是得病后如常饮食，乃热极津枯，宿食不消也，宜调胃承气汤下之。若黑而燥刺，是热邪已入太阴，宜清火解毒，津液枯涸，宜甘露饮。黄而生芒刺黑点者，为热势极；黄而瓣裂者，为胃液干，下证尤急也。舌中红赤点，目黄头汗，小便不利者，将发黄也。

第二节　瓣晕

苔起瓣晕，由脏腑实火熏蒸，见于温湿瘟疫等病为多。瓣则黑色为多，晕则灰黑为多。瓣则一二瓣尚轻，三四瓣已重，六七瓣极重而难治。《石室秘录》云：凡舌见黄苔而隔一瓣一瓣者，乃邪湿已入大肠，即用大黄、茵陈下之。若舌黄而涩，中有花瓣形者，热入胃府，邪毒甚也。石顽云：极黄而瓣裂者，为胃液干枯，宜增液汤即下之。亦有黑苔生芒刺，及燥裂纹隔瓣者，先用青布蘸薄荷汤拭润，以生姜切平擦之，撅去隔

---

① 粞（xī）：碎米。
② 叶氏：指叶天士。书中所引本于叶天士《温热论·察舌》，但引之未全，原文为"舌绛而有碎点黄白者，将生疳也；大红点者，热毒乘心也，用黄连、金汁"。

瓣，看下瓣底，舌质红者可治，宜即下之；若舌质俱黑为不治矣；舌黑腐烂者，心肾俱绝，更不治。晕则一晕尚轻，二晕则重，三晕必死。亦有横纹二三层者，与此相同。宜急泻火解毒，急下存阴，服至灰晕纹退净，则气津血液渐复可愈。凡灰色苔起深黑重晕者，温热疫毒传遍三阴。热毒传内一次，舌增灰晕一层。最危之症，急用凉膈散、大承气汤等下之。凡舌有纯灰色，中间独两晕黑者，亦瘟疫热毒将入肾也。亦有舌根淡红，中有红晕一圈，而弦又纯黑者，乃心包络蕴热，后受邪火，二火相逼，故现此舌，宜即下之。亦有舌边黑晕二重，而中心红者，乃阳明热毒传厥阴心包[1]，亦当急下。若舌苔上见圆晕分二三色者，乃燥热内结，燥粪不下之候，其证必险。

第三节　星斑

星者，较大点也，亦属脏腑血分热也。凡纯红舌而有深红星，乃脏腑血分皆热也，燥火疫毒及实热症误用温燥药皆有之。吴坤安云：舌现红星，此因热毒乘心，外证必神昏谵语，宜用苦寒急泻其阴，狂乱者非川连、金汁不解。石顽云：红舌中起红星，心包火炎也，凉膈散[2]主之。若舌淡红，尖起紫色蓓蕾星点，乃热毒中心血也，时疫、酒湿、梅毒等证皆有之，宜犀角、大青、银、翘、金汁等解之。舌红而起白星点者，乃心火有邪也。若红舌上起白星点如珍珠者，乃火极水化之象，较之紫赤黄苔上芒刺者更重，瘟疫多见此舌，即宜解毒清泄。亦有冬月伤寒，白苔呕恶，误用白虎，以致脉伏，舌苔成圆圈如白豹纹者，用正气散加姜、桂数服愈。若舌红而有黑星点者，乃胃热已极，将发斑疹之证。大抵舌上星点鼓起者，皆心火胃热也；

在两旁主肝胆；热在尖，主心热。淡而陷下者，胃虚也，在小儿为有滞、有虫。

《正义》云：凡红舌中见紫斑者，将发斑也，宜玄参升麻汤。斑已见，宜化斑汤。舌淡红中见红赤斑点，将发黄也。章虚谷云：舌红极有紫斑及红斑，如遍身发斑者，阳毒入心，宜人参白虎汤加犀、连。若舌浑紫，满舌有红斑，为酒毒内蕴，湿中生热，宜化斑汤、消斑青黛饮。石顽云：舌紫中有红斑，或紫而干黄、紫而短缩，俱宜凉膈散下之。何报之[3]云：若酒毒内蕴，舌必深紫而赤或干涸，若淡紫而带青滑，则为寒证矣，须辨。若白苔黑斑舌，如刮之即净者，为湿热微也；刮不净者，为脏腑皆实热，阴液欲竭也，即以苦寒合甘寒救阴。舌见紫斑，身疼恶寒，发热腮赤者，将发斑也。

第四节　裂纹

平人之舌无纹也。有纹者，血衰也。纹少纹浅者，衰之微；纹多纹深者，衰之甚。舌生横裂者，素体阴亏也。舌生裂纹如冰片纹者，老年阴虚常见之象也。淡白舌有发纹满布者，乃脾虚湿侵也。舌红露黑纹数条而苔滑者，水乘火位，寒证也。舌淡红中见紫黑筋数条，肝经寒证也。全舌绛色无苔，或有横直皲纹而短小者，阴虚液涸也。舌现蓝纹者，在伤寒为胃气衰微，在杂病为寒物积滞

---

①　包：原作"胞"，据文义改。下文"心包""包络"等原作"胞"者，径改不注。

②　凉膈散：原作"消膈散"，据文义改。

③　何报之：何梦瑶（1693—1764），字报之，号西池，广东南海人。清代岭南名医，雍正年间进士。代表作有《医碥》七卷，论述内科杂病，力陈滥用温补之弊。该处引语转引自王孟英《温热经纬》卷三《叶香岩外感温热篇》。

中宫。碎裂者，血痕伤迹也。舌衄与抓伤当辨，凡有伤痕血迹者，必问曾经抓挖否，不可见有血而便认为枯证也。如裂纹出血者，血液灼枯也，此因内热失治，邪火炽甚者有之，宜急下存阴。如舌尖出血，乃手少阴心经邪热壅盛所致，宜三黄泻心加犀角治之。凡舌见裂纹断纹，如人字、川字、爻字，及裂如直槽之类，虽多属胃燥液涸，而实热内逼者亦有之，急宜凉泻清火。中有裂纹者，多属胃气中虚，忌用寒凉，宜补阴益气。间有本无裂纹，经下后反见人字纹者，此为肾气凌心，宜纳气益肾。若舌根高起累累如豆，中露人字纹深广者，胃有积也。若舌红而开裂纹如人字者，乃邪初入心，宜石膏、黄连以解之。程杏轩[1]治一农人，伤寒数日，寒热交作，自汗如雨，脉虚神倦，舌白滑，分开两歧，宛如刀划。考《己任编》[2]有阴症误服凉药，舌见人字纹之语。先与六味回阳饮，继进左右二归饮，数剂舌苔渐退而愈。阴证误用凉药，舌赤亦现人字纹，如杏轩医案是也。舌红润而有黑纹，为厥阴之寒候。若舌纯红干燥，中露黑纹两三条，为火极似水，一带纯黑者，俱不可治。舌黄如有虎斑纹者，为气血两燔之候，急宜清泄之。舌红赤、苔腻厚而裂纹者，脏腑实热也，即宜苦寒泄热。如无苔无点而裂纹者，阴虚火炎也，宜苦寒兼育阴。舌红极而裂纹，燥热入肝也，宜清凉兼下。凡舌绛光燥裂纹，为阴液大伤；但裂不光，为胃阴不足，痰热凝结。若舌色绛红，边尖破碎，舌有血痕而痛者，此阴液大亏，心火上炽也，宜费氏大泽汤西洋参、生地、天冬、麦冬、龟版、丹皮、柏子仁、茯神、蛤粉、石膏、灯芯、竹叶、藕汁主之。舌大赤裂，大渴引饮者，上消之证也。

第五节　凸凹

凡舌起瘰而凸者，多见温毒时疫症，多肠胃枭毒内伏，急宜凉泻，速攻其毒。其凹陷而有缺点者，有虚有实。实者，舌间先起糜[3]点，糜脱去现凹点；虚者由胃阴中竭，气盛则凸，气陷则凹。余如霉点性溃，溃则舌上乳头缩小成凹。亦有舌生疮，久蚀成穴，屡服凉剂不效，用黑锡丹以镇浮阳而得瘥。舌生疮者，上焦热也。舌生疮裂破，引唇揭赤者，心藏热也。舌黑中烂凹陷者，不治。舌中剥蚀，边有腻苔者，湿痰停积也。更有红点坑烂，凸似虫蚀草者，乃水不济火，热毒炽甚也。

第六节　直横

合病舌，则直分二三路者，以表里分，中间为里，两边为表，左主肝胆，右主脾胃。并病舌，则横分两三截者，以三焦分，尖为上焦，中为中焦，根为下焦。再辨其颜色，可以决其寒热虚实也。如伤寒邪入胃经，则白苔中黄；邪中少阴，则白中变黑。若满舌一色，为一经症；边与中间两色，俱传经证。若从根至尖直分两路者，是合病与夹阴寒证舌也。合病则白中兼两路黄，夹阴则白中兼两路黑润及灰色也。若从根至尖横分两三截者，是并病舌也。合病者，一邪而伤两经也。或虽由此经传彼经，而仍是寒邪，谓两经合病于一邪也。并病者，此经寒邪蕴为彼经热病，或一经而有寒热之二病，谓两邪合并于一身也，

---

[1]　程杏轩：程文囿，字杏轩，号观泉，新安人。清代医家。撰有《程杏轩医案》，分初集、续录、辑录三集，合刊于 1829 年。该处所引医案摘自《程杏轩医案·初集》。

[2]　己任编：即《医宗己任编》。清代杨乘六辑评高鼓峰《四明心法》《四明医案》、吕用晦《东庄医案》及董废翁《西塘感症》四部书而编成，成书于1725 年。本书所引出自该书卷三《四明心法（下）》。

[3]　糜：通"糜"，碎烂。

故尖白根黄、尖白根黑，为并病。以上下焦分，若半①苔灰滑者，为半表半里证。白苔多而滑者，黄黑苔少者，表证多也，尚宜和解；若黄黑苔多而白苔少，或生芒刺黑点干燥者，里证多也，必下无疑。虽中心黄黑而润，边仍白者，此表证未尽，风寒尚未全化热也，伤寒则大柴胡汤而解之，温热时疫则凉膈散，或白虎合承气攻下之。张石顽曰：中间一路舌质润，苔黑燥，两边或黄或白者，此因素有蓄血，正气内虚，邪气外实，边黄则调胃承气，边白则大柴胡汤。若中间一路黑滑薄苔，两边白滑，此表里俱虚，胃中虽有留结，急宜附子汤温之。凡黑苔为凶，因心气为瘀血所阻，故见此舌，邪气内溃更神速矣。

第十二章　辨舌之神气

《通俗伤寒论》②曰：舌色如朱柿，或如锦面，或如去膜腰子，或敛束如栗子肉，或干枯细长，而有直纹透舌尖者，病皆不治。更有舌质已枯，生气将绝，而舌质上面反罩一层苔色，洁白似雪花片，呆白似豆腐渣，或如嚼碎饭子，㿠白兼青枯，白而起糜点，视其舌边舌底，必皆干晦枯瘘，一无神气，乃舌质之坏，脏气绝也，病必不治。张景岳云③：黑舌连地，灰黯无神，此其本原已绝，死无疑矣。若舌心焦黑，质地红活，未必皆为死证，阳实者清其胃火，火退自愈。亦有元气大损而阴邪独见者，其舌色黄黑，真火涸竭者，其舌亦干焦，此肾中水火俱亏，原非实热之证，但察其神气脉色，自有虚实可凭，而从补从清，反如冰炭矣。故凡焦黑干涩者，尚有非实火之证，再若青黑少神，而润滑不燥者，则无非水乘火位，虚寒证也。若误认为

火，苦寒一投，则余烬随灭矣。凡见此者，但详求脉证神气以定寒热虚实，亦不可以其焦黑断热言清火也。兹将舌之神气，分淡浓、深浅、荣枯、老嫩为四节，胪举如下。

第一节　淡浓

舌色本红。淡红者，血虚也。淡红无苔，反微似黄白苔者，气燥不化液也。淡红兼青者，血分虚寒也。妇人子宫冷者，舌色亦多青；胎初死腹中，舌亦见淡青。若平素有痰，必有舌苔。其心虚血少者，舌色多淡红，或淡晦无神，邪陷多危。若舌质淡红无苔者，热初入阴分也。红而浓者，气不化津也。舌质淡红无苔，中有直沟如刀背印成者，阴津元气皆虚也。舌淡白者，气分寒有水；白而有发纹者多湿；淡白而青者寒深。淡黑者，气血虚寒。红之浓者绛也。舌尖绛者，心火上炎也；舌根绛者，血热内烁也；通绛无苔，反似有苔黏腻者，血热又挟秽浊也；若绛而无苔，亦属阴虚；更有病后绛舌如镜，发亮而光，或舌底嗌干而不饮冷，此肾水亏极也。唐烈三④云：大红舌色无苔者，是心火之色浮越于外，盛极将衰，欲化灰也。若舌

---

① 半：后原有一空格，疑脱一"截"字。

② 通俗伤寒论：清代俞根初所著，十二卷。后曹炳章补其缺漏，徐荣斋复予重订，改名为《重订通俗伤寒论》。俞根初，名肇源，浙江绍兴人。清代医学家，世业医，精研《伤寒论》，擅治外感热病。

③ 张景岳云：此处所引至"言清火也"一段，出自《景岳全书》卷之七《伤寒典（上）·舌色辨（十八）》。

④ 唐烈三：唐大烈，字立三，又作烈三，号笠山，一号林嶝，长洲（今江苏苏州）人。清代医家。曾汇集江浙地区医家文章约百篇，编成《吴医汇讲》十一卷，刊于1792—1801年，为具有医学刊物性质的早期文献，保存了不少医学资料。此处引文本于《吴医汇讲》卷五《拟张令韶〈伤寒直解〉辨证歌》。

色纯红，必肾气素虚之人，无他症而忽现此舌者，宜用附子引火归原。又有瘟疫将发之时，舌现纯红，乃热蓄于内而病将发也，不问何经，用透顶清神散治之。若绛而深紫而干晦者，肝肾内竭也；紫而浓者，热伤阴液也；紫润而暗者，中脘瘀也；紫而专①黑黑者，络瘀化毒，血液枯涸也。舌本无苔，隐隐若掺烟煤者，若兼之烦渴，乃平素胃燥舌也，吸烟体多有之。不渴而肢冷也，为阴症，舌光黑苔者，肾水凌心也。

第二节　深浅

诸色深者邪实，诸色浅者正虚。赤为热，赤之深者实热，赤之浅者虚热。青为寒，青之深者实寒，青之浅者虚寒。舌明润而或赤或青则生；枯暗之浅者，虽病轻而当死。舌赤者，心之正色也。赤者，火之色也；干红，火之烟也。赤黑相杂，则为紫色，水克火也。火少甚，则舌尖起刺，火之焰也；火亢甚，则舌中焦刺。深赤者为太过。若朱红，喜热②饮者，为龙雷之火上炎也。浅红者为不及。深而紫者，血分热深。青者，瘀血疼痛。深赤而黑者，热极。深黄腻厚者，大热也；浅黄腻薄者，微热也。刘吉人云：又有似白非白，如画工以胭脂调粉者，为雪青色，亦有深浅二种。深者如雪青杭纺色，此乃暑热二邪已入血分之候；浅者如雪青湖绸色，此乃热邪入营初候。此苔类似薄白，但舌质红，而细看有乳头微点者，故以雪青色名之。为邪热入血分必由之苔，但人多以白苔视之，多误作寒治，故特提出。如舌质深红，如红萝卜干有盐霜者，此乃热邪深入久留，误服攻燥之药，胃阴大伤之候。

第三节　荣枯

荣者，有光彩也，凡病皆吉；枯者，无精神也，凡病皆凶。荣润则津足，干枯则津乏。荣者谓有神，神也者，灵动精爽，红活鲜明，得之则生，失之则死。明润而有血色者生，枯暗而无血色者死。凡舌质有光有体，不论黄白灰黑，刮之而里面红润，神气荣华者，诸病皆吉；若舌质无光无体，不拘有苔无苔，视之里面枯晦，神气全无者，诸病皆凶。凡病初起舌即干者，津竭可知；病久而舌犹润者，胃气尚存。望之若干，扪之却润，其色鲜红者，湿热蒸浊也，色紫而暗者，瘀血内蓄也。望之若润，扪之却燥，其苔白厚者，气浊痰凝也，苔白而薄者，气虚伤津也。

第四节　老嫩

凡舌质坚敛而苍老，不论苔色白黄灰黑，病多属实；舌质浮胖兼娇嫩，不拘苔色灰黑黄白，病多属虚。舌圆大胖嫩，其质红润者，皆属心经虚热，病尚可治；舌枯小卷短，其质焦紫者，皆属肝肾阴涸，病多速死。若舌本无苔，而舌皮光薄，且红白柔嫩，宛如新生，望之若有津唾，抹之燥涸殆甚者，此因妄汗吐下，走亡血液所致，虽不板硬，亦死不治。若舌红色柔嫩，望之似润而实燥干者，数行汗下，津液告竭也，病多不治。如淡红、嫩红、白中带红，是温邪之轻证，初起微寒，继则发热不已，口渴甚者是也，宜柴、芩、栀、翘等清解之。舌心绛干而老，乃胃热上烁心营，宜清心胃。舌尖绛干，乃心火上炎，宜

---

① 专：疑应作"转"。
② 热：此下原衍一"热"字，据文义删。

导赤散以泻其腑。余如黄苔亦有老嫩之不同。刘吉人云：老黄色为胃阳旺盛之候。若厚腐堆起，此胃中饮食消化，腐浊之气上达之候，为湿温化热之始，湿热传入阳明之候。黄如炒枳壳色，为胃阳盛极，阳亢阴虚之候，胃气欲伤，胃汁干槁，故苔色如枳壳炒过状，以其苔色干枯不润泽也。嫩黄色者，由白而变为黄，乃胃阳初醒之吉兆也，为饮食消化，腐浊初生也。牙黄色者，为胃中腐浊之气始升也。牙黄无孔谓之腻苔，中焦有痰也。裱心纸色，苔虽黄而兼灰青，此伤风初候，或阳明抑郁，则苔无正色，当舒气化郁。黄如粟米，颗粒分明，此谓胃阳太旺，胃热之候。黄如蜡敷，湿温痰滞之候。

第十三章　辨舌之津液

夫肾主津液，内溉脏腑，经系舌本，外应病症。故察津液之润燥，可知胃[①]气之盛衰；察津液之滑涩，可知病气之寒热。其他如腐腻，可辨津液与湿浊；糙黏，可辨秽浊与痰涎。此四者为察津液之要纲，兹别列如下。

第一节　润燥

滋润者其常，燥涩者其变。润泽为津液未伤，燥涩为津液已耗。湿症舌润，热症舌燥，此理之常也。舌色红润属表，属阴，属寒，属虚；舌燥有苔属里，属阳，属热，属实。无论润燥，大抵有苔垢者湿病为多，无苔垢者热病为多。然亦有湿邪传入血分，气不化津而反燥者，如热症传入血分而舌反润。亦有误用燥药，津液被劫，逼迫而上，胃阴不能下济，舌反润者。何报之云：凡脾胃有痰饮水血，则舌多不露燥象，不可误认为

寒也。凡舌苔不燥，自觉闷极者，为脾湿盛也。张石顽云：脾胃有痰饮水血者，舌多不燥，不可因其不燥而延缓时日致误也。若阴虚夹食，亦黄而不燥，总宜即下，但下法微有分别耳。凡发热内夹瘀血者，舌心多黑润，不可误作阴症治。凡舌绛而润为虚热，舌绛而燥为实热，舌绛而光亮为阴液不足。舌无苔而干燥者，肾藏不足，津液虚极也。舌中心黑厚而干燥者，谓之焙舌，邪传少阴，热甚津枯也。口干舌燥而渴者，少阴病也。舌上苔津液干燥，毒邪传里也。舌白者，阳气虚不能化津上润也。白而干者，津液已枯，虽有表邪，宜作里治。舌黄燥，下利不渴，胸中实，下不止者，死证也。腹满口干舌燥者，肠间有水气也。如润滑姜黄色苔者，为太阴寒化也。焦燥不渴者，阴液枯槁也。舌苔黄燥，若足冷脉沉，非纯阳症，切忌硝、黄。无病舌红而润，偶见红心点者，将欲发黄也。凡干燥之舌，皆属热毒亢甚，胃阴欲竭之势，切忌温燥淡渗伤阴之品，必须以存津为先。若燥而垢者，痰毒甚也；燥而黄者，胃热极也；燥而黑者，热极而阴竭也。若全舌黄黑积滞，或干焦、罅裂、芒刺者，实热也，宜清凉之。苔黑而燥，为痰热结胸；苔黑而润，为虚寒夹湿。灰黑苔为湿食停滞。若初病发热，胸闷，遍舌黑色而润，外无险恶情状，此胸膈素有伏痰也，即用薤白、桂枝、半夏一剂，黑苔即退，或不用桂枝，即枳壳、桔梗亦效。唐烈三云：凡舌黑如淡墨，不分燥润，总属肾水克心火，阴盛阳衰之候，宜温补之法。若久病舌起烟煤，为胃虚液涸。亦有舌无苔而有如烟煤隐隐者，不渴肢寒。如口渴烦热而

---

①　胃：据上文，疑应作“肾”。

燥者，平时胃燥也，不可攻之。若燥者，宜甘寒益胃。若不渴，肢冷而润者，知夹阴病也，宜甘温扶中。若黑燥而中心厚苔者，为脾燥肾竭，急以咸苦下之。若舌黑，望之虽燥而生刺，但渴不多饮，或不渴，其边或有白滑，其舌本淡而润者，亦属真寒假热，治宜温补。其舌心并无黑苔，而舌根有黑苔而燥者，热在下焦也，宜即下之。若舌本无苔，惟舌尖黑燥，为心火自焚，不可救也。若全舌燥苔，由舌边渐渐润至舌心者，为病退佳兆。大抵辨舌之法，不论黄白灰黑，先宜区分燥润，及刮拭坚松，以定胃肠津液之虚实。若无苔而舌色变幻，多属心肾虚证，或肝胆风火证，甚则脏腑绝证。

第二节　滑涩

滑者津足，扪之而湿；涩者津乏，扪之且涩。滑为寒，寒有内外上下之分；涩为热，热有表里虚实之辨。滑苔者，主寒主湿也，有因外寒而滑者，有因内寒而滑者。全舌淡白滑嫩，无点、无罅缝、无余苔者，虚寒痰凝也。如邪初入里，全舌白滑而浮腻者，寒滞中宫，胃阳衰也。若全舌白而有点花、罅裂、积沙等苔者，真热假寒也。舌苔刮不净，底色却隐红，多刮欲呕，重刮则沙点旁或出血少许，此假证也，最易惑人，宜辨之。白滑者，风寒湿也。滑而腻者，湿与痰也。滑腻而厚者，湿痰与寒也。惟薄白如无，则虚寒也。但滑腻不白者，寒湿与痰也。两条滑腻者，非内停湿食即痰饮停胃也。白浮滑薄苔刮去即还者，太阳表症受寒邪也。白浮滑而带腻带涨，刮之有净有不净者，邪在半表半里少阳症也。王肯堂云：如舌上滑苔者，不可下，是邪未全化热，犹带表寒故也。及其邪传里为热，则舌上

苔之不滑而滑①涩也。舌上白苔而腻滑，咳逆短气者，痰饮也。咳而口中有津液，舌上苔滑者，肺寒也。舌上无苔而冷滑者，少阴中寒也。脏结舌上白苔滑者，难治也。舌色淡红，苔薄而滑者，内寒也；舌色深红，苔厚而滑者，外寒也。苔黄而滑，目黄，头汗齐颈而还，小便不利者，必发黄也。舌黑而滑者，水极似火也。黑舌俱系危证，惟冷而滑如淡黑然者乃无根虚火，可以化痰降火治之。若黄苔光滑，乃无形湿热，中虚之象。

涩为热。苔薄而涩，舌淡红者，虚热也；苔厚而涩，舌深赤者，实热也。苔白而涩，热渐入里也；苔转黄腻，深入胃也。舌白粗涩，兼有朱点、罅裂纹之苔，粗涩则不光泽，朱点者显其脏腑有热，罅裂纹多因误服温药之故。白干胶焦燥满苔，刮不脱或脱而不净者，刮去垢泥后，底子仍留污质腻苔，不见鲜红，皆里热结实也。又有其白苔在舌，如面上敷粉，刮之多垢，其白色与舌为两物，是实热也。成无己②云：舌上白膜白滑如苔，甚则或燥涩黄黑，是邪热浅深之别也。若舌苔干涩如雪者，脾热也。舌赤明润，苔厚燥涩者，形气病气俱有余；舌淡红枯暗，苔薄冷滑者，形气病气俱不足。舌干口渴，苔不滑而涩者，邪传厥阴也。嘉约翰云：大抵初起白苔，而后干燥，或粗涩，或硬，渐变黑色者，重也。更有血枯而津液不清，及不能改换炭气，则遗毒而致病者，舌亦干涩，此险症也。余如温暑之证，其舌红干，内脏发热，及

---

① 滑：疑应作"且"。

② 成无己：金代医学家，聊摄（今山东聊城）人。为第一个逐条注疏《伤寒论》的医家，撰有《注解伤寒论》《伤寒明理论》。此处引文本于《伤寒明理论》卷上《舌上苔》。

瘄①痘者，其舌亦多干涩。总之口干者，舌汁少也。由此而推，而舌干涩者，即知五脏内津液少也。凡病，舌先干而后渐润者轻，舌先润而后干枯者重。

第三节　腐腻

腐者无迹，揩之即去，为正气将欲化邪；腻者有形，揩之不去，为秽浊盘踞中宫。刘吉人云：腐与腻不同。腐者，如腐渣，如腐筋，如豆腐堆铺者，其边厚为阳有余，能鼓胃中腐化浊气上升，故有此象。腻者，则中心稍厚，其边则薄，无毛孔，无颗粒，如以光滑之物刬②刮一过者，亦有刮而不脱，满积而干，而舌本尚罩一层黏涎，此谓厚腻之常苔，为阳气被阴邪所抑，必有浊湿、痰饮、食积、瘀血、顽痰为病，宜宣化。一为阳气所余，一为阳气被抑。盖厚腐之苔无寒症，由胃阳上蒸，浊气上达，故苔腐厚，忌用温燥宣化之剂，尤忌发表，宜清降导下。或中有直槽，气虚不能运化之故，宜补气。不得因苔色尚白而温表之、宣燥之，犯之必变灰暗，不可不知也。厚腐虽由胃中腐浊上泛，然尤有脓腐、霉腐之别。如舌上生脓腐苔，白带淡红，黏厚如疮脓，凡内痈多现此苔。肺痈及下疳、结毒多白腐，胃痈多黄腐，肝痈多灰紫腐。若霉腐满舌生白衣，为霉苔，或生糜点如饭子样，谓之口糜，此由胃体腐败，津液悉化为浊腐，蒸腾而上，循食道上泛于咽喉，继则满舌，直至唇齿上下颚皆有糜点，其病必不治矣。上参《通俗伤寒论》《医原》③云：此因胃肾阴虚，中无砥柱，湿热用事，混合熏蒸，证属不治。

苔黄而腻，为痰热、湿热。黄腻而垢，为湿痰初结、腑气不利及食滞。滑厚而腻，为热未盛，结未定，宜清下之。

黄腐苔如豆渣炒黄堆铺者，下证也。白滑而腻者，湿浊与痰也。滑腻厚者，湿痰与寒也，滑腻不白为湿痰。两条滑腻，非内停湿食即痰饮停胃。舌苔黑而湿滑者，脏结证也。刘吉人云：黄苔无孔而腻，水黄舌，如鸡子黄白相间染成之状，此黄而润滑之苔，为痰饮停积温湿正候，或为湿热病而有水饮者，或热伤胃阴，误服燥药变生此苔者，宜以脉参断。

第四节　糙黏

糙者，秽浊也；黏者，痰涎也。苔白如糙石糙手者，此燥伤胃汁，不能润舌，肾气不能上达之候。亦有清气被抑，不能生津者，如舌苔黄黑相间，如锅焦黄色，摸之刺手，看之不泽，此④胃中津液焦灼，舌干口燥之候。然亦有阳气为阴邪所阻，不能上蒸而化为津液者，当以脉证分别断之。凡黄苔有质地而起浊腐而黏者，邪已结里，黄浊愈甚，则入里愈深，热邪愈结，焦黄则热甚，宜下之。平人舌上有⑤黏黑苔垢，拭之不净，经久不退，且口甜气秽，便是胃脘发痈之候，宜凉膈散下之。若津液如常，口不燥渴，身发热而苔白滑，迨寒化热，则舌苔不滑而枯，以热耗津液，糙者津液已燥也。若舌燥苔渐厚，是邪热入胃，挟浊饮而化火也，此时已不辨滋味矣。迨厚苔而转黄黏，邪热化火已入阳明胃府。若热甚失治，津液渐枯，则舌苔黑

---

① 瘄（cù）：疹子。

② 刬（mǐn）：削。

③ 医原：医论著作，三卷，清代石寿棠撰，刊于1861年。石寿堂，字芾南、湛棠，安东（今江苏涟水）人。世医出身，儒医兼修。该处引文出自《医原》卷上《望病须察神气论》。

④ 此：原作"如"，据体例改。

⑤ 有：此下原衍一"有"字，据文义删。

色，胃火已甚也。若擦去厚苔，而舌底红色者，火灼津亏也。此皆表邪传里，由津液多少之变也。

第十四章　辨舌之苔垢

苔者，如地上之草，根从下生；垢者，如地上浮垢，刷之即去。无根者，表分浊气所聚，其病浅；有根者，邪气内结，其病深。有根之舌，又当辨其无病常苔及病时所变，有无食物触染与苔之偏全与厚薄。偏者，邪结一脏；全者，苔全铺满舌也。有虚有实，厚者邪重，薄者邪轻，及化退先后，郁滞内结，然后参以脉证，则寒热立判，虚实可辨。兹将各节列举于下。

第一节　常变

常者，舌苔始终一色，不拘白黄灰黑，即有厚薄、滑涩、干润、浓淡之不同，总属常苔。变者，如苔色一日数变，或由白而黄，由白变黄，以嫩黄色者为顺。由黄而黑，或乍有乍无，乍赤乍黑者，皆为变苔。感变、缓变者吉，暴变、骤变者凶。欲知其变，先察其常。如平人无病常苔，宜舌地淡红，舌苔微白隐红，须要红润内充，白苔不厚，或略厚有底，然皆干湿得中，斯为无病之苔，乃火藏金内之象也。所谓变者，有因感触而变，有因得病而变者，有因病中误药而变。感触及因病而变者，如阴虚火旺之人，平时舌质淡红无苔，偶因用力过度或行路太急，则舌质骤变深红；或常舌淡红，素不饮酒，而强饮至醉，则舌亦变深红，甚则红紫；或平时舌淡红无苔，在早起食物未进之前，亦有淡薄白苔一层，食后仍退者；亦有平时苔润，在卧时口不紧闭，则醒觉后舌必干燥，因肾系蒸腾

之气液随口开而外出，故舌干燥也。亦有在惹厌之时，舌小而尖；痰阻胸膈之时，舌胖短而润。在晕绝并停呼吸之时，舌之热度减少；在霍乱吐泻时，舌之热度更极少，并其呼吸亦稀；在热病热退后，再用凉降药太过，舌色先青，而后黑润而冷，呼吸气亦稀而寒。新病血足者，色或鲜红；久病血枯者，色必淡白。周雪樵云：血热而多则舌色红，血寒而少则舌色淡，此皆余之经验也。《利济外乘》云：无病之舌形色各有不同，有常清洁者，有稍生苔层者，有鲜红者，有淡白色者，或为紧而尖，或为松而软，并有牙印者，或当伸出之时润而软弱，或收束紧时而成尖锋，此因无病时各有禀体之不同，故舌质亦异也。其他如常人胃气现于舌，舌上亦必有淡白薄苔。一经感寒，白苔必滑，舌质淡红；伤暑伤热，舌质必红，即或质上有苔垢，亦必薄白。然亦有无病常见白厚苔者，多里滞脾虚湿胜也。有病而苔不显者，多中亏胃枯液涸也。病本无苔而忽有者，胃浊上泛也；病本有苔而忽无者，肾阴将绝也。苔之变色，亦有因误药而致者。如唐笠三云：常人舌上必有薄白苔垢，俗医误用消导药，以致光赤无苔，必须调养胃气，至渐能思食，则白苔亦渐生。余常见久病厚苔满舌者，一用消攻药，忽然退去，光而且燥，乃胃气渐绝之征。刘吉人云：如白如银色者，谓光亮似银，此热症误补之变苔也；白如旱烟灰色者，不论润燥，皆热症误燥之变苔也；白如银锭底者，谓有如银锭底式，此因热病误补误燥，津液已伤，元气欲陷，邪将深入之候也；白如腐渣堆积者，此因热病误燥，腐浊积滞胃中，欲作下症也。如中心开裂，则为虚极反似实症之候，宜补气养胃，更参脉症分别之。又如妇

人病伤寒，舌最易生黑苔，不得遽以为凶。若内有瘀血，舌即转黑，虽有内热而不遽生芒刺。若瘀血兼挟痰水，则苔灰黑。有烟瘾之人，苔亦常带灰黑糙刺，此非内有真热，乃肺胃津伤耳。凡见灰黑之苔，无硬刺者，必须兼用行血。若火症热甚现此苔，必有神昏谵语、灼热便利症状，无寒热者，必胸膈有一块结热，内烦而夜不安眠也。

第二节　触染

林慎庵云：凡临症欲视病人舌苔，必须禁饮汤水，余谓亦有未然。若灼热液涸之人，舌干焦黑糙，舌缩口内无津，必须先润以汤水，其口能开，舌可舒伸。苔之燥润糙黏，须以指摸为准。若舌本红白，偶食酸甜等物，皆能染成黑色，非因病而生也。又如食枇杷白苔则成黄色，食橄榄则成黑色。然染成之色必润而不燥，刮之即净。如虚寒，舌润能染；若舌苔干燥，实热之证亦不染也。章虚谷云：有黄白苔垢，而食酸味其色即黑，尤当辨其润而不燥。又如灯下看黄苔，亦似白色。凡吸烟之人，无病常见燥苔，一经染病，不拘白苔、黄苔，必兼灰黑或兼裂纹。故临诊之时，先须问其吸烟与否，常苔染苔斯可攷分。爰吸烟之人，上焦皆燥痰，中焦皆积滞，下焦则寒湿也，其热在腑，其虚在脏，且脉象、便尿亦与常人不同。虽然我民国政府烟禁森严，吸食之人渐次绝迹，然于诊断上，仍须备具一格耳。余如因受事物感触，舌亦变色，宜参前节"常变"互考。

第三节　全偏

全舌，苔铺满地也，为湿痰滞中；偏者，其苔半布也，有偏内、偏外、偏左、偏右之分。凡偏外者，外有苔而内无也，邪虽入里，而尤未深也，而胃气先匮；偏内者，内有苔而外无也，里邪虽减，胃滞依然，而肠积尚存，及素有痰饮者，亦多此苔；偏左滑苔，为脏结证，邪并入脏，最为难治；偏右滑苔，为病在肌肉，为邪在半表半里。再看苔色，以分表里。白色多表证，宜和解；黄黑灰色多及生芒刺、黑点、裂纹，皆里热已结，宜和解兼下。又有从根至尖直分二三条，为合病；从根至尖横分二三截，为并病。已见前"横直"中，兹不再辨。又如边厚中薄或中道无苔者，阴虚血虚也；中道一线深陷，极窄如隙者，胃痿也；舌根高起，累累如豆，中路人字纹深广者，胃有积也。舌中小舌者，传变危象也。舌有中道一条，或拇指大黑润浮苔，两边或黄或白者，两感证也。石顽曰：凡舌苔半黄半黑，或半黄半白，或中燥边滑，或尖干根润，皆为传变之邪，寒热不和之候。舌有根黑而尖带红者，乃肾中热邪未散也；舌根黑而尖白者，乃胃火乘肾也；舌根黑而尖黄者，乃邪热将传肾也；舌纯红而尖黑者，乃肾虚心火来乘也。舌中心红晕，而四围边旁纯黑者，乃君相二火炎腾，急用大黄重加生地而救之。舌中心灰黑，而四边微红者，乃邪结大肠也，下之则愈，不应是肾水枯槁，又[1]能润之推送。舌外红而内黑也，此火极似水也，亦宜下之。又如内黑而外白，内黑而外黄，皆前证也，与上同治，十中可愈五六。惟舌中淡黑，而外或淡红、外或淡白、内或淡黄者，较前稍轻，俱可前法减制治之，

---

① 又：疑应作"不"。

十中可痊七八也。李梴①云：舌黑有数种。有四边红，而中灰黑成路者，失下也；有黑圈者，过经未解也；有黑尖者，虚烦也；有舌见黄，而中有黑至尖或杂黑点者，热毒深也；有弦红心黑，或白苔中见黑点者，表未解也。有根黑尖黄，脉滑者可下之，脉浮者可汗之。有尖黑而有乱纹，脉滑实者急下之，脉数无力者必发渴而死。此皆论偏苔舌也。若全舌光滑无苔者，虚寒也；有苔者，微热也。满舌俱白，隐隐黑色者，大虚大寒也。有苔散堆满舌，如雪松厚满边者，胃气绝，心火自焚也。如全舌淡白兼微红，无苔垢者，无病之舌也。若瘟疫见此舌，舌上必有烟雾白色盖满，外必有发热恶寒等证也。若全舌苔白起砂，四围肉色紫红者，即白砂苔。为湿遏热伏之温邪，伏于膜原者宜达原以透邪。若四围肉色腻者，为白碱舌，为中宫寒阻气滞，与食积相搏，宜芳淡兼消导。若黄苔见于全舌者，为脏腑俱热；见于某部，即某经之热也。若舌无苔，全舌黄如金色者，脏气交绝也。

第四节　薄厚

苔垢薄者，形气不足；苔垢厚者，病气有余。苔薄者，表邪初见；苔厚者，里滞已深。白而苔薄者，寒邪在表或气郁不舒。薄白无苔为虚寒。白而苔厚者，为中脘素寒或湿痰不化。薄黄为热。薄黄而滑，表犹未罢，热未伤津。苔黄而厚，湿热内滞。黄苔有根地而浊者，邪已入里，黄浊愈深，入里愈深，热邪愈结。若望之似有薄苔，一刮即净，全无苔迹者，血虚也。一片厚苔，或黄或白，如湿粉所涂，两边不能渐匀渐薄者，胃绝也。若白厚粉湿滑腻苔，刮稍净，而又积如面粉发水形者，里寒湿滞也。凡

舌苔初则粗白，渐厚而腻，是寒邪入胃，挟浊饮而欲化火也。迨变黑则胃火已甚也，或干而燥裂则毒火更甚也。若苔厚渐退，而舌底红色者，火灼水亏也。平人舌中常有薄苔者，胃中之生气也。《诊家直诀》云：凡舌苔以匀薄有根为吉。白而厚者，湿中热也。忽厚忽薄者，在轻病为肺气有权，在困病为肾气将熄也。刘吉人云：舌苔薄白，如米饮敷舌者，此伤寒中寒之初候也；如无表症，为饮停膈上也。如白而滑润，如稠白豆浆敷舌者，伤寒、中寒、湿邪、痰饮等候也。若舌薄白不润泽，舌质不甚红者，伤燥表证也。白而厚，如豆腐脑铺舌者，痰热症也；亦有如白豆腐筋堆舌者，谓白苔厚而有孔，如豆腐煮熟有孔者，曰筋。谓有二三条白者，余则红色，或圆或长，此胃热痰滞，腐浊积聚，误燥，当下不下之候。过此不下，则无下症可见矣。若白而疏，如米粉铺红者，伤寒、伤暑初传之候也。白如粟米成颗粒者，此热邪在气分也。

第五节　化退

《医级》②云：苔随食化者，中虚之候，因朝起未食，则舌苔食后则苔退。又如舌苔忽剥蚀而糙干，为阴虚；剥蚀边仍有腻苔，为湿痰。剥换由尖及内，症可渐平；四围旁退中留，胃败变至。刘吉人云：苔之真退真化，真退必先由

---

① 李梴：字健斋，南丰（今江西南丰）人，明代著名儒医。著有《医学入门》，于万历三年（1575）刊行。本处引文出自《医学入门·外集》卷三《论伤寒杂证》。

② 医级：又名《医级宝鉴》，十二卷，综合性医书，清代董西园编纂，成书于1777年。该书摘录历代医著辨证立方，作为学医入门之阶墀，故名之。董西园，字魏如，浙江杭州人，清代儒医。

化而后退。假如苔由厚而退薄，由板而生孔，由密而渐疏，由有而渐无，由舌根外达至舌尖，由尖而渐变疏薄，乃里滞减少，是为真退。由退而后生薄白新苔，乃胃气渐复、谷气渐进之先兆。若骤然退去，不复生新苔，或如驳去，斑斑驳驳存留，如豆腐屑铺舌上，东一点，西一点，散离而不连续，皆逆象也。皆因误用攻伐消导之药，或误表之故，胃气胃液均被伤残，故现此候。若满舌厚苔忽然退去，舌底仍留污质腻涩，或见朱点，或有发纹者，是为假退，一二日间即续生厚苔。亦有满舌厚苔，中间驳落一瓣，或有罅纹，或有凹点，底见红燥者，须防液脱中竭。若厚苔忽然退去，舌光而燥者，此胃气渐绝也，病多凶危。假如风温之邪首伤肺经气分，故舌多无苔，即有黄白苔，亦薄而滑；渐次传里，与胃府糟粕相为搏结，苔方由薄而厚，由白而黄、而黑、而燥，其象皆板滞不宣；迨下后苔始腐，腐者，宣松而不板实之象；由腐而退，渐生浮薄新苔一层，乃为病邪解尽。

第六节　滞郁

凡食滞于中宫，则舌现灰白；滞积甚，则黄厚。灰白宜消运，黄厚宜攻下，食消则苔必自退。邪郁于血分则舌红，郁甚则舌紫。紫而枯燥者，血郁热甚也；紫而滑润者，寒郁血瘀也。若舌本红紫杂现而色不匀者，营血瘀滞也。郁于气分者，则舌苔薄白，湿而不浮。苔如地生之草，胃气和调，苔必升浮；中气郁滞，苔必紧闭也。阳为阴郁则舌青，升阳则青退。阴竭则舌光亮，阴枯多死。

第十五章　辨舌之颜色

马良伯云：舌根心、脾、肾三脏之阴，司肠胃传化之变。外淫内伤，脏腑失和，则舌上生苔。故白苔者，病在表；黄苔者，病在里；灰黑苔者，病在肾。苔色由白而黄，由黄而黑者，病日进；苔色由黑而黄，由黄而白者，病日退。吴坤安云：白苔肺经，黄苔胃经，黑苔脾经，绛苔心经，鲜红胆经，紫色肾经，焦紫起刺肝经，青滑肝经。李壖文[1]云：凡病在太阳、太阴舌白，入胃则苔黄厚，入三阴则舌灰黄或黑。虚人舌多裂纹。津液少，舌光赤无苔。痨病、坏病舌起白浮点。此皆一定之颜色也。其他如黑与黄间，红与紫呈，白与黄杂，红与黑形，此兼经互呈，犹当鉴别。兹分类条辨于后。

第一节　白苔肺经 候卫分气分之表邪也

吴坤安曰：肺主卫，主气，主皮毛。风寒先入皮毛，内应乎肺，又太阳经亦主一身之表，故肺家之邪，即可以候太阳之表。仲景麻黄汤亦散肺分之邪也。

舌无苔而润，或微白薄 风寒在表，故无苔而或薄白者，风寒也。外症必恶寒发热，而口不渴。宜温散之。

舌苔白而燥刺者，温邪也。外症初必微寒，继即发热不已。此邪在手太阴肺经，宜凉散之，忌足经辛温药。

舌白而黏腻者，湿邪在于气分也。外症必发热，头重身痛，而口不渴。宜解肌去湿，如桂枝、秦艽、羌活、紫苏、

---

①　李壖文：字彦仲，江苏吴县人。晚清医家。于《伤寒论》多有研究，著有《订正医圣全集》（又名《订正仲景伤寒论释义》）《保寿经名医必读》。

二陈、二苓之类。

肺分虽兼太阳，惟寒邪可用足经辛温药。若风温入肺，症见发热口渴，咳嗽喉痛，舌苔白燥，或白兼边红，治宜轻清凉解肺经，如焦栀、豆豉、桑叶、杏仁、栝蒌皮、象贝、前胡、薄荷、苏子、黄芩、桔梗之类。

凡风寒湿初中皮腠，则苔白薄，当疏散之。寒湿本阴邪，白为凉象，故白苔滑者，风寒与湿也；白滑而腻者，湿与痰也；滑黏而厚者，湿痰与寒也；但滑腻不白者，湿与痰也；两条滑腻者，非内停湿食即痰饮停胃，亦宜温化。

白苔黏腻，吐出浊厚涎沫而口甜者，为脾热湿聚，当用佩兰叶、蔻、滑、通草芳淡而化之。

舌白不燥，或黄白相兼，或灰白不渴，此湿热郁而未达，或素多痰饮。虽中脘痞痛，亦不可攻，宜用开肺化浊。

舌苔白腻，胸膈闷痛，心烦干呕，时欲饮水，水入则吐，此热因饮郁，宜辛淡化饮。

舌苔薄白而干者，为肺津已伤，宜用清润之品，如麦冬、银花露、鲜芦根等。

白而燥者，肺阴亡也。宜麦冬、花粉、玄参之类。

白厚而干燥者，此胃燥气伤也。宜加甘草于滋润药中，使之甘守津还之意。

舌苔燥如白砂者，此温邪过重，宜急下之。白燥而厚者，谓胃承气下之。

苔白底绛，为湿遏热伏，防其就干，当先泄湿透热，再从里透外，则变润矣。初病舌就干，如神不昏，急加养正透邪之药；神已昏，则已内匮，脉沉脘闷，则为痰阻于中而液不上潮，补益未可投也。

苔如碱者，胃中宿滞挟浊秽而郁伏，当急急开泄，否则闭结中焦，不能从膜原达出矣。

苔白不燥，而口中自觉黏腻者，湿渐化热也。宜用厚朴、槟榔等苦辛微温之。

苔白不燥，而口中苦渴者，邪已化热也。宜用淡渗苦降微凉之。

苔白不燥，而渴喜热饮者，邪已化热，而痰饮内盛也。宜用清热而蠲饮。

初病舌苔白燥，症见发热口渴、咳嗽喉痛者，风温入肺也。宜轻清凉解肺经，如桑叶、杏仁、栝蒌皮、象贝、前胡、焦栀、桔梗之类，忌用辛温。

苔白滑而脉右缓者，秽湿着里，邪阻气分也。宜草果、查肉、神曲以运脾阳。

白苔渐退，而舌心反见裂纹者，此湿热已转燥矢。

苔白滑而光亮无津者，此湿蕴津伤之候，勿投香燥。

苔白而滑厚者，寒饮积聚膈上，又脏结症也。

白浮滑薄，其苔刮之即还①者，太阳表分受寒邪也。

白浮滑而带腻、带胀，刮之有净有不净者，伤寒邪在半表半里也。

全舌白苔浮腻、浮胀，渐积而干微厚，刮去浮面，其底仍有者，寒邪欲化火也。

苔白厚粉湿滑腻，刮稍净而又积如面粉发水形者，里寒湿滞也。用草果以醒脾阳，则地气上蒸，天气之白苔可除。

满舌苔白，干胶焦燥，刮不脱或脱不净者，为里热结实也。

舌起白苔如雪花片者，此俗名雪花苔，为脾冷而闭也，不治。

---

① 还：疑应作"退"。

舌与满口生白衣如霉苔，或生糜点者，胃体腐败也，多死。

粉白实热

马良伯云：舌厚腻如积粉者，为粉色舌苔。旧说并以为白苔，其实粉之与白，一寒一热，殆水火之不同道。温病、热病、瘟疫、时行，并外感秽恶不正之气，内蓄伏寒伏热之势，邪热弥漫，三焦充满，每见此舌。与热在阳经者异，与腑热燥实者亦异。治宜清凉泄热。粉白干燥者，则急宜大黄黄连泻心汤等，甚或硝、黄下之，切忌拘执旧说，视为白苔则大误矣。又有舌正赤，苔如积粉不滑，外证若烦热发渴，亦当以白虎清内热也。又脾胃有水饮者，舌多不燥，不可误认为寒证也。

全白虚寒

王晋三[1]云：戊午岁之疫，舌苔白者居多。伤寒脏结症，舌上白苔滑者难治，戒之不可攻。而《舌鉴》白苔十九症，皆用汗下辛热之法。余阅历多年，未有能治之者。夫白苔虽有白滑、白屑、白粉之异，原其义皆由热胜寒复、火胜水复、热极反兼胜己之化也。用炮姜、附子，则白苔厚而液燥；用芩、连，则手足冷而阳脱。余寻思舌为心之外候，其色当赤，白为肺之色，反加心火之上，是侮其所胜，显系寒邪入肺，郁蒸见于舌，是卫实营虚，乃以大剂生姜汁泄卫，肉桂通营，人参、南枣、当归助营卫之正气，服之皆应手而愈，名曰姜桂汤生姜汁三钱，肉桂二钱四分，人参三钱，当归二钱四分，南枣三枚。上水二钟，煎八分，冲姜汁，分三服，随时服之，宗仲景心营肺卫立方也。

按：温热症初起舌白。瘟疫症舌白如粉而滑，四边色紫绛者，乃疫邪初入募原，未归胃府，当即与透解，如前条粉白症是也。此方不可误投。《治法汇》[2]

曰：脾热则舌滑而苔，脾闭则白苔如雪。

陈准斋云：二句不论内伤外感，皆以脾热闭论，大抵当以症象参脉互断之，不可专执舌苔。

沈尧封[3]云：项肿如匏[4]，按之热痛，目赤如血，而足冷便泄，人事清明，六脉细数，右手尤软，略按即空。尧封云：此虚阳上攻也。唇上黑痕一条，如干焦状，舌苔白如傅粉，舌尖亦白不赤，是皆虚寒确据。况便泄足冷、脉濡、断非风火。若是风火，必痞闷烦热，燥渴不安。岂有外肿如此，而内里安贴如平人者乎？

按：此即喻氏[5]浊阴从胸上入，即咽喉肿痹，舌胀睛突；从背上入，即颈项粗大，头项如冰，浑身青紫而死之类也。末句辨症尤为精切不易。最眩人者，在热痛目赤，若非此著，虽足冷便泻，脉濡不空，犹未能决为真寒也。上二条录之，以反复探索白苔之实热虚寒也。因证状疑似难明，故特列专条以申辨之。

白兼黄

凡白苔由白转黄者，风热从火化也，

---

① 王晋三：王子接，字晋三，长洲（今江苏苏州）人。清代医学家，生活在康雍时期。著有《绛雪园古方选注》，三卷，刊于雍正十年（1732）。门人甚多，叶天士亦曾求学其门下。

② 治法汇：综合性医书，八卷，明代张三锡撰，王肯堂校，成书于万历三十七年（1609）。此书为张三锡所撰医学丛书《医学六要》的一部分。张三锡，字叔承，号嗣泉，原籍旴江，后居南京。明代医学家，出身世医。

③ 沈尧封：沈文彭，字尧封，浙江嘉善人，清乾隆年间医家。著有《医经读》《伤寒论读》《女科辑要》等。

④ 匏（páo）：匏瓜，葫芦的一种，剖开可作水瓢。

⑤ 喻氏：喻昌（1585—1664），字嘉言，号西昌老人，新建（今江西南昌）人，清初医学三大家之一。代表作有《尚论篇》《医门法律》《寓意草》等。该处所引说法出自《医门法律》卷二《中寒门》。

治宜清泄。

有苔而黄白者，热滞胃脘也。宜枳实、厚朴、玄明粉之类。

舌苔白中带黄，或微黄而薄者，邪初入阳明也。如兼微恶①寒，犹带表症也，宜凉散之。

舌苔由白而黄者，白苔主表，黄苔主里，但看舌苔带一分白，病亦带一分表。必苔纯黄无白，邪方离表而入里。

苔黄白相兼，而脘闷者，外邪未解而里先结也。宜轻苦微辛，如杏、蔻、桔、橘等以宣气滞。

舌尖白根黄，不甚干，而短缩不能伸出者，痰挟宿食也。宜下之。

白兼红

凡舌苔先白后红者，温邪从口鼻吸入，上焦心肺先受邪，先入气分而后入营分也。

白中带红，外症初起微寒，继即发热不已、口渴者，此温邪之轻症也。宜芩、栀、翘、赤等清解之。

红中兼有白苔者，更感非时之寒也。

舌白无苔而兼淡红者，肺胃虚寒也。

苔白底红，脉形弦细者，阴虚而挟湿热也。

四边色红中心干或白燥，外症烦渴烦热者，乃上焦气热烁津，宜急散无形之热。此非邪入血分，勿用血分药。

左半边光红，右半边白苔，湿滑如水晶粉团之色者，此肝营被劫，而痰浊又变②于胃也。

白兼绛

凡舌苔白而底色绛者，湿热自气分伤营也，及湿遏热伏也。当先泄湿透热，防其即干也。从里而透于表，则变润矣。

舌苔白腻，底绛尖红者，湿遏热伏之征也。

色绛而白苔满布者，肺胃热也，宜清肃肺胃。若兼神气昏瞀者，伏痰内盛也，宜兼开其痰热。

舌底绛，望之黏腻，独舌心有苔白厚如豆大一瓣者，伏暑内挟痰饮也。

深绛而苔白厚腻者，温邪入营而兼伏湿也。

白兼灰

舌白滑灰者，寒湿也；灰白不浊者，寒兼痰湿也。为阳气不化，阴邪壅滞，不可乱投苦寒滑泄以伤阳。

从根至尖白，中直纹两条灰色而润者，湿热兼夹阴寒食也。

舌白半边苔灰而滑者，伤寒半表半里症也。

白兼黑

凡白苔带黑点，或苔见黑纹而黏腻者，太阴气分之湿也。宜行湿和脾。

黑苔望之虽燥而生刺，但渴不多饮，或不渴，或边有白苔，其舌本淡红而润者，假热也。治宜温补。

全黑由淡白忽然转色，其间无变黄之一境，望之似焦黑芒刺干裂，刮之必净，湿之必润，外证唇白不红，为寒结在脏，真寒假热也。

从根至尖白，中直纹两条黑润者，夹阴寒症也。

尖白根黑者，伤寒半表半里也。

白兼青

凡舌色㿠白兼青者，中焦生气已绝也，不治。

白兼黄红

凡绛色中兼黄白苔者，为热初传营分，气分之邪未尽也。泄卫透营两和之。

白兼黄黑

凡白苔变黄，由黄变黑，刮之不脱，

---

① 恶：此下原衍一"恶"字，据文义删。
② 变：疑应作"恋"。

润之不润者，为寒邪传里化火，热极伤阴也，甚则芒刺、干焦、罅裂。宜用苦寒以泻阳，急下以救阴。

中间一拇指大黑润浮苔，两边或黄或白者，两感症也。

由白苔渐黄而灰黑者，传经症也。或生刺点燥裂，不拘在根在尖，皆宜急下。

若苔黄黑白杂见，或中燥边滑，或尖干根润，皆并病合病，寒热不和之候。

白兼灰黑

凡白苔而带灰黑，更兼黏腻浮滑者，此太阴在经之湿邪，是从雨雾中得之。宜解肌渗湿，如五苓加羌、防之类。

白兼绛紫

凡苔白如粉而滑，四边色紫绛者，瘟疫病初入膜原，未归胃府也。急宜透解，勿使传入而为险症也。

第二节　黄苔胃经候阳明里症之热邪也

阳明燥金从土化，故黄色应胃。盖白苔主表，黄苔主里，太阳主表，阳明主里，故黄苔专主阳明里症。辨证之法，但看舌苔带一分白，病亦带一分表。必纯黄无白，邪方离表入里。

如见舌苔白中带黄，或微黄而薄，是邪初入阳明，犹带表症，微寒恶寒。宜凉散之。

如苔黄而燥，外症不恶寒、反恶热，是伤寒外邪初入阳明之里，或温热内邪欲出阳明之表，斯时胃家热而未实，宜栀豉、白虎之类，清之可也。如厚黄燥刺，或边黄中心焦黑起刺，脐腹胀满硬痛，乃阳明里症也，宜承气汤下之。

若嗜酒之人，湿热内着，从饮食中得之，苔必厚黄黏腻，痞满不饥，呕吐不纳，惟泻心汤最效，川连、干姜、赤苓、半夏、枳实、茵陈、通草之类。

舌黄或渴，当用陷胸、泻心。若光滑者，乃无形湿热，已有中虚之象，大忌前法。其腹或满、或胀、或痛，此邪已入里，表症必无，或十之一二，亦须验之于舌，或黄甚，或如沉香色，或如灰黄色，或老黄色，或中有断纹，皆当下之，如小承气汤加槟榔、青皮、枳实、玄明粉、生首乌等。若未见此舌，不宜用此法。

舌中苔黄而薄者，脾热也。

舌中苔厚而黄者，胃微热也。

黄苔不甚厚而滑者，表犹未罢，热未伤津，犹可清热透表。

黄薄而干者，邪虽去而津受伤也。宜甘寒轻剂养之。

苔或黄或浊而有地，并不光滑，并脘中痛或痞胀者，邪已入里，当用苦辛泄之，以其入腹近也。

或黄或浊而光滑者，此无形湿热也。只宜开泄横疏，如杏、蔻、橘、桔等味。

老黄色或中有断纹，而脐以上之大腹或满，或胀，或痛者，邪已入里也，当下之。

舌中有黄燥苔者，肠中有燥矢也。然腹无硬痛之状，只宜养阴润燥，不可妄用下法。

舌苔黄而脉沉实者，邪积聚于阳明也。

平素多黄苔者，其人必胃热。黄苔刮之洁净光明，见淡红润泽底者，为无病矣。黄苔刮之，仍留粗涩垢腻如薄浆糊一层，或竟不脱者，均热证也。

浅黄腻薄者，微热也。

干涩深黄厚腻者，大热也。

老黄芒刺焦裂者，热极也。

全舌黄苔者，脏腑俱热也。

黄苔滑厚而腻者，热未盛，结未定也。冬时未可遽攻；夏月伏阴在内，里热即炽，而苔不燥，即当用下。

黄燥而生芒刺，中心瓣裂者，热结甚也。当速下以存其阴。

黄兼红

凡热时舌色干红，热退舌色黄腻者，为湿遏热炽，将燥未燥也。又阴液已伤，而湿热犹盛也。

四边色红，中心干或黄，并烦渴、烦热者，乃上焦气热灼津。急用凉膈散，散其无形之热，勿用血药。

黄兼绛

凡苔黄不甚厚而舌绛者，热初入营，邪结未深也，尚可清热。以辛开之药，从表透发。

黄兼灰

凡舌先灰滑后黄燥，大便坚结，为湿久生热，热必伤阴也。

黄兼黑

凡舌苔黄中带黑，而浮滑、而黏腻者，太阴湿热内结，宜利湿清热。

边黄中心焦黑起刺，外症兼脐腹胀满硬痛者，阳明里症也，宜下之。

舌芒刺焦裂老黄，夹黑色苔者，里热极也，亦宜下之。

舌燥苔黄，中黑通尖，下利臭水者，肠胃腐败也，十不救一。

舌苔老黄甚则黑者，黑，水色也，火极而似水也。

黄兼红黑

凡舌反赤为黄，反黄为黑者，乃热极反兼水化，至危之候也。

红中兼黄黑有芒刺者，邪热入腑也。

黄赤兼黑者，此名霉酱色，乃脏腑本热而夹有宿食也，且内热久郁者、夹食中暑者、夹食伤寒传太阴者，皆有之。

黄兼青紫

凡苔黄厚，而舌中青紫者，阴寒夹食也，甚则碎裂，口燥，而舌不干，宜斟酌温下之。

第三节　红色胆经候少阳内发之温邪也

少阳相火从火也，故红色应胆，少阳以木火为用。温邪内发，必借少阳为出路，乃同气之应也。

如淡红、嫩红、中带红，是温邪之轻者。初起微寒，继则发热不已、口渴甚者是也。宜柴、芩、栀、翘等清解之。

如纯红、鲜红、起刺，此胆火炽而营分热，急宜犀角、翘、丹等清解之。如不解，此温邪伏于少阴，而发于少阳之表也。症非轻渺，速宜重加鲜生地、麦冬、玄参之类，以滋少阴之水，而少阳之火自解矣。大忌风药。

凡风温瘟疫等症，如舌苔鲜红者，当从手少阴治，或从手厥阴心包络施治，亦即是治心。

如舌尖独赤起刺，心火上炎之故，犀角合导赤散以泻之。

舌尖红而出血者，心经邪热壅盛所致，亦宜清之。

舌尖赤者，心热也。尖赤而起芒刺者，心热甚也。

舌边色赤者，肝热也。甚则起芒刺者，肝热极也。

舌形胖嫩而色淡红，外症见躁扰不安，六脉迟微，或动气内发，腹寒畏冷，或初起吐利，手足逆冷，或格阳躁狂，六脉洪数无根者，为肾气大亏，坎中火衰也。宜益火之源。

更衣后舌苔去，而见淡红有神者，佳兆也。淡红无神或干而色不荣者，为胃津伤而气不化液也。当用炙甘草汤，不可用寒凉药。

红嫩如新生，望之似润，而燥涸殆甚者，为妄行汗下，以致津液内竭也。多不治。

舌干红，知饥善纳者，水亏阳亢，土燥于中也。宜投咸苦寒剂。

舌心干红者，为阴伤也。宜用甘寒。

平素舌多红赤者，其人必营虚。

全舌淡红，不浅不深者，为无病平人之常苔也。

全舌无苔色浅红者，气血虚也。

全舌无苔色赤红者，脏腑俱热也。

全舌纯红而有黑小点者，脏腑皆热极也。

舌色鲜红无苔点，舌底无津，舌面无液者，阴虚火炎也。

舌色灼红无苔点而胶干者，阴虚水涸也。

舌色灼红无苔点而有裂纹者，阴虚火炎也。

舌红，中有裂纹如人字形者，心火燔灼，热毒炎上也。

红舌中有红点如虫碎之状者，热毒炽甚也。

舌红碎痛者，肝家风火，炎炎之势渐迫心君也。

舌光如朱红柿者，君火上炎也，又相火下炽，引动君火，皆危险之候也。

红兼灰

凡舌红中夹两条灰色者，湿热兼夹寒食也。

红兼紫

凡全舌无苔，色紫红、瘀红者，脏腑热极也。中时疫者有之，误服温补者亦有之。

红兼青

凡舌淡红带青者，血分虚寒也。妇人子宫冷者常有之，久痢虚极者亦有之。

第四节　绛色心经候营分、血分之温热也

凡邪热传营，舌色必绛。绛，深红色也。心主营主血，舌苔绛燥，邪已入营中，宜清络中之热、血分之火，忌用气分药。马良伯云：满舌明红，并无他苔者，为绛色，心之本色也。舌绛而润为虚热，舌绛而干为实热，绛而起刺为热甚，绛而光嫩为阴液不足，绛光燥裂为阴液大伤。凡温病、热病、瘟疫、伤寒，邪热内传，三焦熏灼，心包先受热蒸，则本脏之色见，故治宜清心存阴化热。章虚谷曰：热入营分，舌色必绛。风热无湿者，无苔或有苔亦薄；热兼湿者，必有浊苔而多痰也。然湿在表分者亦无苔，或有苔亦薄，其脉象必细涩也。

温邪从口鼻吸入，上焦心肺先受。如舌苔先白后红者，邪先入气分，后入营分也；如初起舌即绛色者，邪不入气分而入营分也。宜清解营分之热，如犀角、鲜地、丹皮、玄参之类。

凡初传绛色，中兼黄白色，气分之邪未尽也，泄卫透营，两和可也。白苔邪在气分，宜解表，忌清里；绛苔邪在营分，宜清热，忌发汗。

绛纯鲜色者，包络受病也。宜犀角、鲜生地、连翘、郁金、鲜菖蒲等清泄之。

若平素心虚有痰，外热一陷，里络就闭。有痰者必有舌苔。心虚血少者，舌色多不鲜赤，或淡晦无神。邪陷多危而难治。若邪火盛而色赤，宜牛黄丸。痰湿盛而有垢浊之苔者，宜至宝丹以开其闭。

再邪已入营，则舌色绛。胃火烁液则中心干者，乃心胃火燔，劫烁津液，宜鲜生地、犀角、黄连、石膏等以清营热而救胃津，或白虎汤加犀、地、竹叶、莲心、黄连亦妙。

若干绛延及舌尖者，为津干火盛，宜玉女煎再加西洋参、花粉、蔗浆、梨汁。

舌尖绛独干者，此心火上炎。其热

在气分者必渴，以气热烁津也；热在血分，其津虽耗，其气不热，故口干而不渴也。宜导赤散加童便治之。

舌绛赤，外症耳聋目赤者，为温病从少阳发出也。宜犀角、鲜大青、栀、翘、鲜地、丹皮之类，以解木火之郁，大忌汗散。

舌赤无苔，其证神昏内闭，此系湿热伤阴，宜犀角、鲜地、银、翘、菖、郁、芦根、梨汁、竹沥、姜汁等。

绛而光亮者，胃阴亡也。急用甘凉濡润之品，如炙甘草汤去姜、桂，加蔗浆、石斛、饴糖。

舌绛而上有黏腻，似苔非苔者，中挟秽浊之气，急加芳香逐之。

舌绛望之若干，扪之原有津液者，此津亏而湿热熏蒸，将成浊痰蒙蔽心包也。

舌绛而苔滑泽者，温邪入营而平素有痰也。

绛而抵齿难伸出口者，痰阻舌根，有内风也。

舌绛无苔无点，光亮如镜，或半舌薄小而有直纹，或有泛涨而似胶非胶，或无津液而咽干滞涩不等，红光不活，绛色难名者，水涸火炎，阴虚已极也。

舌绛无苔，干枯红长而有直纹透舌尖者，心气内绝也，必死。

绛舌者，因实热症误补、温补，灼伤真阴，或误服滋补腻涩、酸敛胶黏，实热引入阴分，俾郁火耗烁真阴，致现此舌，而为阴虚难疗矣。

舌虽绛而不鲜，干枯而痿者，肾阴涸也。急以阿胶、鸡子黄、生地、天冬等救之，缓则恐涸极无救矣。

病后绛舌如镜光亮，或舌底嗌干而不饮冷者，肾水亏极也。宜急救其津液，否则立涸矣。

舌尖独红绛者，心营暗炽也。宜犀、羚、鲜石斛、鲜生地等。

舌根绛者，血热内燥也。

全舌无苔，色深红者，气血热也。

舌肉绛者，邪居血分也。

舌绛不渴，夜甚者，邪入营也。

无苔而红绛者，热伤血分也。宜丹皮、地黄、麦冬、玄参等。

舌色绛而润者，虚热也。

舌色绛而干者，实热也。

绛而起刺者，热甚也。

绛而有黄白碎点者，将生疳也。

绛而光者，阴液不足也。

满舌红紫色而无苔者，两色合而成绛，肾虚也。

第五节　灰色脾经候三阴之寒热也

灰色苔者，即黑苔之轻也。如以青黄和入黑中，则为灰色也。当与黑苔同治。为痰水注于脉中，致微丝血管停阻而瘀，而呈斯苔。然有直中、传经之殊，盖传经热邪始自白苔而黄，由黄而灰，或生芒刺、黑点、纹裂、干燥。不拘在根在尖，俱宜攻下泄热。

舌灰而润，并无苔垢，更不变别色，始病即见，非由白黄渐变者，为夹食中寒及停饮、蓄血症。当用消，用补，用燥，用攻，因症而治。

又有屡经汗下而灰黑不退，或滋润，或不润，亦不燥者，脉必虚微无力。此因汗下太过伤阴使然，急宜救阴津，固不得用硝、黄，亦不可用姜、附。

灰色即黑之轻也，与黑同治。兼有表者，双解散；下利者，解毒汤；内实者，承气汤。但少阴寒症亦见灰色，见在一二日无苔而冷滑是也，四逆汤主之；下利者，理中汤。

舌中尖见灰色者，外症消渴，气上

冲心，饥不饮食，食则吐蛔，乃伤寒邪入厥阴也，宜乌梅丸。若杂病见此舌，为实热里症，则宜大承气汤与白虎汤合用。

全舌纯灰无苔而少津者，火邪直中三阴也。宜三黄、白虎、大承气并用。

舌苔灰色重晕者，为温病热毒传遍三阴也。急去表药，用凉膈散合承气以下之。

舌灰唇焦者，中焦有浊积也。

舌灰目黄者，湿中生热也。

舌灰齿煤，其脉细涩若无，身已不热者，此火过呈炭，须大剂补阴，宜熟地、西参、麦冬、阿胶、龟版、鸡子黄等。不必寒凉，以其病已无热也。

无苔而有如烟煤隐隐，并不渴、肢寒而润者，挟阴病也。宜甘寒扶中。

无苔如烟煤隐隐，口渴烦热者，平时胃气燥也。宜甘寒益胃。

久病舌起烟煤者，胃虚液涸也。

凡舌见灰色者，病皆非轻，均里症，无表症，有实热症，无虚寒症，有邪热传里症，有时疫流行症，郁积停胸症，蓄血如狂症，其症不一。治法不外寒凉攻下，寒凉以救真阴，攻下以除秽毒。在当用之时，不得以此言为戒伐焉。

第六节　黑色脾经候太阴湿土之寒热也

太阴湿土所主，而水就湿，故脾家见症每每舌现黑色。

有始病即舌心黑色，非由白黄变化，舌转瘦小者，为真脏中寒。此寒水凌心，肾气外现，急宜用温，稍缓则误事。

有中黑而枯，并无积苔，边亦不绛或略有微刺者，为津血燥症，急宜养阴生津。误用攻下或温经皆必死。

夏月中暑，多有黑苔，为湿痰郁热，亦有黑滑腻厚舌，又不可与传经症同论。

有苔黑腐烂者，为心肾俱绝；舌黑而卷缩者，乃肝绝，皆不治。若黑薄而润滑者，可治。

如苔灰黑而滑者，此寒水侮土，太阴中寒症也。外症腹痛吐利，手足指冷，六脉沉细。宜理中汤主之，甚加附子。

若杂症而现黑滑苔者，必是湿饮伤脾。宜温中和脾逐饮治之。

若黑而燥刺，是阳症注入太阴之热邪，宜清火解毒，兼阳明治。如屡清不解，腹无痞满硬痛之症者，不可妄投承气，是胃中津液干涸，少阴肾水不支，宜大小甘露饮主之。

如舌苔黑刺，大便闭结，脐腹硬满耕痛，此燥矢为患也，承气汤下之，仍从阳明治。

若黑而坚敛焦刺，如荔子形者，乃阳亢阴竭，胃汁、肾液俱涸也，不治。不得已用大剂滋阴清热之法，药勿间断，间有生者。

以上吴坤安辨黑舌法也。

凡舌苔由白而黄，由黄而焦，或枯黑燥裂，其舌边胖大，舌底滑润者，甚有舌底亦燥，而绝无津液，其糙刺如沙皮，敛束如荔子者，皆因劳伤脾肺，气虚发热，误用发散，益虚益热，复用寒冷，重阴内逼，以致虚火上炎，所以白上加黄，黄上加焦，而枯黑燥裂也。大剂参附养荣汤，不时灌服，多有得生者。

更有其舌同[①]一黑色，一属寒水侮土，一属肾气凌心。盖寒水侮土者，其黑色正聚于舌中，系阴甚于内，逼阳于外，外假热，内真寒，格阳症也，宜附子理中汤。

肾气凌心者，其黑色直抵于舌尖，然未有不胖且嫩者，干燥滑润在所不拘，

---

① 同：原作"以"，据文义改。

系阴盛于下，逼阳于上，上假热而下真寒，戴阳证症，宜人参八味汤。若是实火症，则其形必坚敛，其色必苍老，而万无胖嫩者耳。此一虚二寒症，皆验舌所必知，为杨云峰[①]之言也。

黑苔舌，有水竭津枯一候，不宜凉药，宜重用壮水之剂。世多习而不察，率投苦寒，遗人夭殃。殊不知脉虚数或微细，胸腹无胀满，日多错语，舌虽焦黑干枯，肿而生刺，乃真水衰竭，水不制火使然，大禁凉剂，以大剂生料六味地黄汤饮之。虚寒者苔黑而松，加桂、附、五味子，则焦黑刺肿涣若冰释。此余所亲验。故看黑舌苔，须分燥润及刮之坚松，以定虚实寒热为要法，此即林慎庵之法也。凡黑苔有寒热之分，辨别不精，死生立判。汪苓友[②]谓舌苔虽黑，必冷滑无芒刺，斯为阴症无疑。诚扼要之言也。舒驰远[③]《伤寒集注》云：黑苔干刺为二症。一为阳明热结，阴津立亡，法主大黄、芒硝，急夺其阳以救其阴，阴回则津回；一为少阴中寒，真阳霾漫，不能熏腾津液，以致干燥起刺，法主附子、炮姜，急驱其阴以回其阳，阳回则津回。据此则黑苔冷滑者，必无阳症；而黑苔干刺者，有阳症复有阴症矣。临证者可不慎欤？

苔黑而口黏淡者，当从太阴脾湿治，不可便泥肾气凌心也，其因亦不仅虚寒、实热、伏痰、挟血而已也。

舌中苔厚而黑燥者，胃大热也。

舌心有黑燥苔者，肠中有燥粪也，然腹无硬痛之状，只宜养阴润燥，不可妄用下法治之。

舌中心焦黑者，肾阴涸，心胃火炽也。宜犀角地黄汤清之。

舌中苔黑燥而连牙床，唇口俱黑者，胃将蒸烂，非生大黄等大剂不能救也。

然以舌燥不燥为别，黑而不燥者非是。

舌根黑苔而燥者，热在下焦也。

舌本无苔，惟尖黑燥者，为心火自焚，不可救药。

黑苔焦枯者，火炽水竭也，不治。

中黑无苔，而舌底干燥有小点纹者，胃经实热，非六气侵扰也。宜白虎、三黄等。

中黑无苔，而舌底湿嫩光滑无点纹者，胃经虚寒也。宜理中温之。

初病遍舌色黑而润，发热胸闷，外无险恶情状者，此胸膈素有伏痰也。宜用薤白、栝蒌、桂枝、半夏即退，或去桂枝用枳壳、桔梗亦效。

舌黑湿滑无苔、无朱点、无芒刺、无罅裂，刮之明净，如水浸猪腰，有淡淡融融之形，外症口不苦、唇不燥者，为脏腑极寒也。

全黑无苔，而底纹粗涩干焦，刮之不净者，热极也。

全黑无苔，而无点、无罅裂，干燥少津，光亮似镜者，即绛舌之变，阴虚肾水涸也。孕妇亦有之。宜大剂甘寒。

全黑无苔，有点、有罅，干燥无津，涩指如锉者，极实热症也。宜大剂苦寒。

黑色暗淡无苔，无点、无罅，非湿非干，似亮不亮者，阳虚而气血两亏也。久病见之不吉。

---

① 杨云峰：江苏吴县人。清代医家，对诊法颇有研究，著有《临症验舌法》。

② 汪苓友：汪琥，字苓友，号青溪子。长洲（今江苏苏州）人。清代医家，约生活于康熙年间，为由儒入医者。对伤寒造诣甚深，代表作有《伤寒论辨证广注》十四卷。

③ 舒驰远：舒诏，字驰远，号慎斋学人，江西进贤人。清代医家，主要活动于雍正年间，曾得名医喻嘉言弟子罗子尚传授医学。擅长脉理，推崇伤寒，代表作有《伤寒集注》十卷（附五卷），刊于1750年。

舌淡黑如淡墨，乃肾虚火炎，为无根之火也。

黑舌燥裂、芒刺、隔瓣者，津液焦灼，少阴真水垂涸，最为凶象。用新青布蘸薄荷汤湿润，揩去刺瓣，舌质色红者可治，急攻下其热滞。若刺瓣下仍黑色者，则肾阴已竭，脏色全露，不治。

苔黑腐烂者，心肾俱绝也，不治。

舌黑而卷缩者，肝绝也，亦不治。

舌黑咽燥，烦渴不寐者，热入心营而血液受劫也。

黑兼灰

伤寒已经汗解，而见舌尖灰黑者，此有宿食未消，或又伤饮食，热邪复盛之故也，以调胃承气汤下之。若杂病里热见此舌，宜大承气汤重加黄连。

淡灰转黑者，伤腐脾胃也，不治。

黑兼青

平素舌常如水黑青色者，其人多虚寒。

若因跌仆而舌青黑者，瘀血内蓄也。

因痘疹而舌青黑者，疫毒内陷也。

因痈疽而舌青黑者，毒气内攻也。

因中寒而舌青黑者，邪气入脏也。

因发斑而舌青黑者，胃烂也。

因痢疾而舌青黑者，胃腐败也。

第七节　紫色肾经候少阴本脏之虚邪也

少阴君火从火化，故紫色应肾。六经惟肾无实症，故仲景于少阴症中，揭出"脉微细，但欲寐"为主病，示正气之虚也。

如见舌形紫而干涩，口渴唇燥，外见少阴症者，此肾阴不足，坎中水亏，宜壮水为主，六味饮、一阴煎之类。如兼谵语神昏，又当从手少阴治，微清痰火，如生地、丹参、茯苓、川贝、菖蒲、钩藤、天竹黄之类。

如舌形胖嫩而色淡红者，外症必见烦躁不宁，六脉迟微；或动气内发，腹寒畏冷；或初起吐利，手足逆冷；或格阳躁狂，六脉洪数无根。此肾气大亏，坎中火衰，宜益火之原，人参八味汤主之。

舌形紫燥，唇焦齿黑，二便俱闭，此为阴中兼阳，可兼阳明以治。

凡舌形圆大胖嫩，皆属足少阳虚症。

不拘伤寒、杂症，如见舌色紫如猪肝，枯晦绝无津液者，此肾液已涸。痢疾见此苔，胃阴已竭，必死。

伤寒更衣后，舌苔顿去，而见紫色如猪肝者，此元气下泄，胃阴已绝，不治。如舌苔去，而见淡红有神者佳。上录吴坤安舌诊

马良伯云：紫如猪肝色，上罩浮滑苔者，邪热传里，表邪未净也。既不可下，又不可表，治宜清中以解外。

若全舌紫光暗，并无浮苔者，阳极似阴也，多不可救。急下之，间有得生者。

若酒后中寒，及痰热郁久者，往往亦见紫色苔。

叶桂云：热传营血，其人素有瘀阳宿血在胸膈中，挟热而搏，其舌色必紫而暗暗，即晦也，扪之潮湿不干，以凉膈散加入散血之品，如琥珀、丹参、桃仁、丹皮等。不尔，瘀血与热为伍，阻遏正气，遂变如狂、发狂之证，乃其人胸膈中素有虚瘀，与热相搏，宜犀、地、丹皮、丹参、赤芍、郁金、花粉、桃仁、藕汁等味凉血化瘀。

若晦而干者，精血已枯，邪热乘之，故为难治。

紫而肿大者，酒毒攻心也。于应用药中急加黄连以清之。

深紫而干润者，酒毒内蕴也。

紫如去膜猪腰者，危险之候也。

舌敛束如荔子肉，而绝无津液者，亦危险之候也。

紫兼红

周澂之曰：红紫二舌，均指舌质言之，固无红苔，亦断无紫苔。其有见紫苔者，必舌面已腐，或兼微黑苔，与赤红相映而然也。

舌紫肿大，而生大红点者，热毒乘心也。用导赤散加犀角、黄连、金汁治之，或稍加大黄。

紫兼青

淡紫而带青滑者，寒症也，或为直中阴经症。治宜用温。

淡紫带青而湿润，又绊青黑筋者，寒邪直中三阴经。其身凉，四肢厥冷，脉沉缓或沉弦，宜四逆汤、理中汤；小腹痛甚者，回阳急救汤。若舌不湿润而干枯，乃是实热。

青紫无苔多水，滑润而瘦小者，伤寒直中肾肝阴经，吴茱萸汤、四逆汤温之。

紫舌中心带青或灰黑，下症复急者，热伤血分也。宜微下之。

紫兼蓝

淡紫转蓝者，邪毒攻心也，不治。

第八节　焦紫肝经候厥阴阳毒之危症也

厥阴风木从火化，故焦紫应肝。

舌苔焦紫起刺，如杨梅状者，此阳邪热毒已入肝脏之险症也。大便闭者，更衣丸下之；金汁、人中黄之类大清、大解之。

舌苔两旁有红紫点者，肝脏伏毒也，大凶之症。急用犀角尖、人中黄透之、解之。

第九节　青滑肝经候厥阴阴毒之危症也

肝属木，故青色应肝。

舌苔青滑，乃阴寒之象，急宜四逆、吴萸辈温之。外症若见面青唇紫、囊缩厥逆、筋急直视等症者，厥阴败症也，不治。

凡舌苔紫焦如刺，厥阴热毒难治。青滑，厥阴寒邪，吴萸温之即愈。

舌边色青者，有瘀血郁阻也。有热者用赤芍、生瓦楞壳、竹茹等治之。

舌青口燥，漱水不欲咽，唇痿胸满，无寒热，脉微大来迟，腹不满、其人自言满者，内有瘀血也。

产母舌青而面赤者，子已死于腹中也。古方用黑神散下之；或平胃散加芒硝，下之更稳。

孕妇面舌俱青者，母子俱死。

第十节　蓝色肝经候肝脏之本色也

蓝者，绿与青碧相合，犹染色之三蓝也。

马良伯云：有苔滑中见蓝色苔者，肝脏本色也，邪热传入厥阴，阴液受伤，脏色外见。深而满舌者，法在不治。有微蓝而不满舌者，法宜平肝熄风化毒。旧法主用姜、桂，邪热鸱张，肝阴焦灼，逼其本脏之色外现，再用姜、桂，是抱薪救火也。

瘟疫及湿温热郁不解，亦有此舌，感受不正之气，蒸热不解也。治宜芳香清泄。

满舌滑腻中见蓝色者，湿痰痰饮，为阴邪化热之候。法宜清化。

蓝色苔者，湿热郁蒸也。

舌见蓝色者，肺气已绝，肝木独盛，来侵土位也。微蓝者，肺气犹在，可生；深蓝者，必死。宜大剂补肺脾而制肝木也。

蓝色有苔者，脏腑尚能生苔，虽伤未甚，犹可医治。

光蓝无苔者，不论何脉，皆属气血极亏，势必殒命。

孕妇舌见纯蓝者，胎死腹中也，宜即下之。

周澂之曰：余尝见痫厥及胃气久痛者，舌体全蓝，此亦瘀血在胃，肝气不舒也。故青、黑、蓝、绛皆谓之浊，皆竭血分，须辨寒、热、燥、湿及痰血、宿食、燥屎、癥块而治之，总以松动血分为主。

第三编　辨舌证治

第十六章　仲景察舌辨证法

白　苔

《伤寒论》曰：阳明病胁下硬满，不大便而呕，舌上白苔者，可与小承气汤①。上焦得通，津液得下，胃气因和，身濈然而汗出解也。病如结胸状，而饮食如故，时时下利，寸脉浮，关脉小细沉紧，名曰脏结。舌上白苔滑者，难治。脏结无阳证，不往来寒热，其人反静，舌上苔滑者，不可攻也。成无己曰：邪气在表者，舌上则无苔；及邪气传里，津液结搏，则舌上生苔也。寒邪初传，未全成热，或在半表半里，或邪气客于胸中者，皆舌苔白而滑也。经云②：舌上如苔者，以丹田有热，胸中有寒，邪初传入里者也。阳明病胁下硬满，不大便而呕，舌上白苔者，可与小柴胡汤，是邪气在半表半里者也。阳明病若下之，则胃中空虚，客气动膈，心中懊憹，舌上苔，栀子豉汤主之，是邪客于胸中者也。脏结宜若可下，舌上苔滑者，则云不可攻也，是邪未全成热，犹带表寒故也。及其邪传为热，则舌之苔不滑而涩也。

干燥

太阳病，重发汗而复下之，不大便五六日，舌上燥而渴，日晡时小有潮热，从心下至少腹硬满而痛不可近者，大陷胸汤主之。伤寒病，若下后七八日不解，热结在里，表里俱热，时时恶风，大渴，舌上干燥而烦，欲饮水数升者，白虎加人参汤主之。《金匮要略》云：肺中寒者，两臂不举，舌本燥，喜太息，胸中痛，不得转侧，食则吐而汗出也。腹满口舌干燥，此肠间有水气，己椒苈黄圆主之。消渴病，渴欲饮水，口干舌燥者，白虎加人参汤主之。病人胸满唇痿，舌青口渴，但欲漱水不欲咽，无寒热，脉微大来迟，腹不满，其人言我满，为有瘀血。成无己曰：经云"伤寒七八日不解，热结在里，表里俱热，时时恶风，大渴，舌上干燥而烦，欲饮水数升者，白虎加人参汤主之"，是热耗津液，而滑者已干也。若热聚于胃，则舌为之黄，是热已深也。

黄　苔

《金匮要略》云：病者腹满，按之不痛为虚；痛者为实，可下之。舌黄未下者，下之黄自去。成无己曰：舌黄未下者，下之黄自去。若舌上色黑者，又为热之极也。《黄帝针经》③云：热病口干

---

① 小承气汤：《伤寒论》原文作"小柴胡汤"。
② 经云：此段引文出自成无己《伤寒明理论》卷上《舌上苔》。其谓之"经"当指《伤寒论》，但仅宗其义，文字不同。
③ 黄帝针经：具体指何书不详，代表性说法认为即指《灵枢》。但此处所引文字不见于现传之《灵枢》。

舌黑者死。以心为君主之官，开窍于舌，黑为肾色，见于心部。心者火，肾者水，邪热已极，鬼贼相刑，故知必死。观其口舌，亦可知其顺逆矣。

第十七章　胡玉海察舌辨证法

头痛身热恶寒，脉浮滑，阳明太阳。

身热口燥，脉弦滑，阳明少阳。

身热，舌苔白，脉洪滑，正阳阳明。

舌苔微黄，正阳阳明。

舌苔前白后黄，正阳阳明。按：是上寒下热、外寒内热。

前黄后白，正阳阳明。按：是上脘化热，而中焦有水饮。

四围白，中间黄，正阳阳明。

白带灰色，阳明将入太阴。

白带有路，阳明太阴。

微白燥黄色，阳明太阴。

粉白微红，阳明少阳。

无白微桃红，阳明少阴。

前半红、后半白，少阳太阴。

前半红、后半黄，少阴太阴。

前半黄、后半黑，阳明太阴。

前半黄、后半赤，太阴少阴。

前半黄、后半紫，太阴厥阴。

纯黑色，太阴。

纯黄色，太阴。

黄分八字，阳明太阴。

一边黄，一边白，阳明太阴。

一边黑，一边黄，阳明太阴。

焦黑，太阴。

润黑，太阴。

花黄灰黑，阳明太阴。

纯红镜面，太阴。其形色光如漆桌。如光而不湿，舌下华池①皆干者重。宜细审之。

舌厚如三个厚，少阴。

舌阔如三个阔，少阴。

舌圆，少阴。

舌平无尖，少阴。按：旧谓舌边缺如锯②齿者死。

白苔有一点点红，阳明少阳。

白苔有一点点黑，阳明太阴。

白苔有一点点黄，正阳阳明。

尖红后赤，少阴少阳。

尖赤后紫，少阴少阳。

以上三十五法，乃辨症之大略。余照此类推之可也。

广东、福建、浙江、江苏、扬州分野，鱼盐海滨之地，肠胃脆薄，气盛血热，所以风邪一客即病。头虽痛，不如斧劈；项虽强，尚可转侧；背虽牵制，尚可动摇。风邪入胃，肺则凝塞。所以一日为风，二日为热，三日为火，热甚之故。热与风火相搏，凝寒成毒。此毒，胃主肌，脾主肉，不在肉而在肌。肌，毛窍之内也。故点点然如斑之状，如疹之形，红色鲜明。一日三潮，三日九潮，故毒必三日，虽不治，亦疏散也。脉左寸浮，右关滑，气口大，无有正伤寒也，故太阳经虽病不病，此阳明之正病也，谓之阳明太阳。舌苔白，一日不口渴，二日不大便，至三、四、五、六日，大便解，则腠理开，汗出而解。如阳明第四日，血热成毒，不能发越，毒郁在中，腠理不开，郁遏邪热，则传入少阳。一日口渴，左关洪大，右关洪滑，右寸气口闭遏，此肺经热邪冲遏，气道不舒，斑在肌腠，血凝在皮，少阴虽然受热，而未尝着病。二日目赤，舌苔红，耳鸣，左关脉洪大而数，此热甚邪胜也。第三日谵语，不能眠，右关洪滑而实。四日

---

① 华池：口中的舌下部位，能分泌唾液，故称。

② 锯：原作"铭"，据《形色外诊简摩》等书改。

斑出，则少解；斑不出，狂叫不安，右关滑实有力，左关脉洪数微弦，左尺脉虚大，此邪气将入于里。第五日耳聋，不欲眠，起坐不休，谵语欲狂，此斑毒不得发越，口干消水。舌苔红黄色，邪尚未曾传里也；舌苔红紫色，将入于脾。左①关弦，右关实，乙木怒极，热郁之甚。耳聋，肾之火闭也。斑毒出于胸项脊背，此阳邪有余；隐于胸项脊背，此阳毒将陷于阴分。六日大便解，邪气得下，斑必发出。六日不解，火气闭于幽门，小便短涩，毒反熏胃，肺闭，大肠热，目直视，不欲见人，脉数，舌焦。邪传太阴，目黄、面黄，此风胜湿郁。第七日耳聋，口渴，目黄，两颧黄赤，舌苔焦，脉与六日同，此病尚在阳分未除，邪虽入里，犹可挽回。少阳不得解，邪传入里，流入太阴脾经。一日右关洪大而软，左关弦劲，左寸闭，此热邪客于包络；神昏气短，白珠红，肺经郁抑；斑毒，则颈项上见者②红色，两颊无有，心胸不见，季肋有微点，腹上点点红色，手臂前俱有红色，舌苔黄黑。虽然传里，阳证未除。二日右寸见弦脉，风邪客于肺，将发白斑，气促者死，鼻煽者死，耳聋者生，面颊红者生，闭目不欲见者生，鱼口鸦声者死。第三日右关数，左寸不见，右尺洪大，此邪热客于肾；唇紫，舌焦黑，目直视，不欲见人，此毒郁于小肠，燥粪不得下，斑隐于肉内。怒狂叫骂者生，口渴消水者生，小便不滋润者死。第四日左寸闭，左关弦，左尺洪大，右关虚软，右寸见芤脉，右尺不见，血热在中焦，斑见蓝色。第五日左右手关脉不见，两尺洪大，声嘶欲哭，斑郁不得发越，目黄、身黄者死。第六日尺寸俱无，两关弦紧，舌苔湿滑，此火盛感寒，头凉，舌苔燥裂，仍以火论。

或阳明第五日，斑发不透，邪毒不入少阳，竟入太阴，此非越经传也，或饮食所伤，或药饵所误。太阴一二日，季肋痛，下痢，左关弦软，右关弦长，气口脉洪，尺脉大，口渴甚，嘴唇干，舌燥，神气清，舌苔黄厚、黑灰色。第三日舌根黑、中黄、尖白，目赤，面青，左关脉数，右关滑大有力，肺脉大，两尺脉闭，头面有斑，颈项无斑，胸背有斑，肚腹无斑，此阳气不得发越，阴气凝塞。太阴四日，左三部闭，右关软，肺脉大，尺脉洪，口渴甚，目红，面赤，鼻青，唇黑者死，伏斑下陷。太阴五日，尺寸俱浮，右关芤，左关紧，时作寒战，头痛目赤，鼻黑舌青，唇紫者也，斑毒乘于肝，非传厥阴，邪中厥阴也。太阴之脉利于无力，邪入于脾，气盛血热，流于四肢，分布百体，贯注于心，心神失司其权，是以相火之邪甚炽，心神与相火失位，则一身无所主矣，故四肢百骸俱痛，腹满，口干，舌黄、舌黑，唇燥，五脏与大小肠、膀胱、三焦皆受其制。脉之细小者，胃气不伤；脉之滑大者，胃气已坏。胃主纳谷，脾主消谷；胃主受纳，脾主转输；胃之受纳在于肺，脾之转输在乎肝。在上者为痰，在下者为糟粕。膈气实，则痰滞于膻中；心气热，则糟粕滞于小肠。渴欲饮冷者，膈气热也；饮水不小便者，肺叶焦也。肺气盛者，则大肠之道不行。夫邪在阴分，不利见阳脉；病在阳分，不利见阴脉。太阴之病，利于细小虚软，不利于洪大滑实。通其经络，导其闭塞，毋使风木成邪，致人九窍不通而死。太阴之脉非独

---

① 左：原作“右”，据“左关候肝胆”之医理改。

② 者：疑为“有”之误。

取右关，左寸、左关、右尺皆可概见也。独肺居华盖，肺气凝涩，更利于细小，不利于实大。与正伤寒之病传入太阴，皆脉大者病进，脉[1]小者病退；有力者病进，无力者病退；滑实者病进，虚软者病退；紧实者病进，芤软者病退；洪数者病进，细软者病退。如病之外现，目红面红，舌红唇红，手足摇动，坐立不宁，舌苔焦黑，此毒邪炽甚；脉见细小，此皆有胃气，不可谓不治也。如目青面青，唇青舌白，脉见微细者，毒气下陷，将出汗而死矣。太阴病，面赤目赤，唇紫舌黑，两关见数脉者危，见促脉者死。面白目赤，鼻青唇青，舌苔灰色，左尺右关见紧脉者死。目赤面黄，鼻煽唇青，右寸见数脉，关部见弦脉，两尺不应者死。神气如常，舌苔微黑，两关见革脉者死。舌黄目青，面白唇白，脉见微弱，手足厥冷，身发白斑者死。舌光如镜，目红面青，两关洪大，两尺洪数，两寸不应，毒陷下焦，颈项斑不出者死。舌上芒刺，苔色灰黑，胸腹胀满，渴甚不欲饮水，右寸见弦，右关见软，左关见涩，结胸者死。舌尖平，季胁痛，舌苔焦黑，时下清水，口渴不欲饮汤水，左尺见结，右寸见代，右关见牢，热结小肠者[2]死。舌苔黄白，点点红紫，唇青面白，目赤，左关见软，右关见牢，肺脉不应者死。舌苔厚白，上灰黑色，脾部干燥，唇红目赤，左关见软，右关沉实，两寸不应，颈项发白斑者死。舌苔红紫，目赤面黄，唇干胸满，神气昏沉，手足厥冷，右关不应，左关弦紧，左尺空大，斑毒陷下者死。舌焦圆厚，华池干燥，唇焦齿黑，目红目赤，神气昏愦，脉见细小，频叫不知人者死，知人者可生。大便频解，不知人者死；大便频解，渐知人者可生。舌不出口，发战者死。大便解后，舌不润转者，死不治。大便解后，神气倏清，舌虽润，即出汗者死。大便解后，脉见独大，必定血从口鼻出，急服更衣散一服，使肝分得凉，藏血可生；如迟，吐血必死。夫病至太阴，死证已多；若传入少阴，则邪甚正衰，危者十九，死者亦多；传入厥阴，则风木成邪，九窍将闭，不必细论矣。

凡舌红面赤，而两手见阴脉，或脉来摇摆无根，恍惚难凭，舌边肝胆部位有一点点红泡或紫泡，如黄豆大者，此热毒归脏，或舌边缺如锯齿者，皆不治之证。在左肝胆位者重，在右者轻，在中间者更轻。察其脉，可救者须救之。

第十八章　吴坤安察舌辨症歌

六淫感症有真传，临证先将舌法[3]看；察色分经兼手足，营卫表里辨何难。白苔主表，黄苔主里，足经之邪，分表里治之；白苔主卫，绛苔主营，手经之邪，分心营肺卫治之。邵仙根评

凡诊伤寒，当先察舌之形色，分别足经手经、卫分营分、在表在里，再参脉证施治，无不获效。若拘定足六经治病，非但无效，且病亦鲜有合乎六经者。

白肺绛心黄属胃，红为胆火黑脾经；少阴紫色兼圆厚，焦紫肝阳阴又青。此条统论手经、足经，以舌之形色辨之。邵仙根评

此以形色分六经，兼心肺两手经。足六经不言太阳者，以太阳初感，舌未生苔也。故凡临证，见舌无苔而润，或微白而薄，即是太阳。若黄苔，阳明；

---

① 脉：原作"病"，据文义改。
② 者：原脱，据文义补。
③ 法：原作"苔"，据吴坤安《伤寒指掌》卷一《察舌辨症歌》改。

红色，少阳；黑苔，太阴；紫色，少阴；焦紫，厥阴阳邪；青滑，厥阴阴邪。太阳与肺同主表，邪尚在表，故舌无苔，而或薄白。邵仙根评

表白里黄分汗下，绛营白卫治天渊①；次将津液探消息，泽润无伤涩已亏。

白苔属表，当汗；黄苔属里，当下；绛苔营分之热，宜清忌表；白苔卫分之邪，宜汗忌清。治法天渊。再以舌之燥润，验其津液之存亡。不拘何色，但以润泽为津液未伤，燥涩为津液已耗。热病以存津液为主，故宜深察。

白为肺卫仍兼气，绛主心营血后看；白内兼黄仍气热，边红中白肺津干。

凡外邪之人，先到卫分；不解，然后入气分而营分；不解，然后入血分。白内兼黄，仍属气分之热，不可用营分药。白苔边红，此温邪入肺，灼干肺津，不可辛温过表，清轻凉散为当。

卫邪可汗宜开肺，气分宜清猛汗难；入营透热羚犀妙，到血惟②清地与丹。

凡舌苔白润而薄，邪在卫分，可汗，开肺即是开太阳，如麻黄、羌活之类。如苔白而厚，或兼干，是邪已到气分，只宜解肌清热，如葛根、防风、连翘、蝉蜕、薄荷之类，不可用辛温猛汗也。若寒邪化热，过卫入营，或温邪吸入，竟入营分，则舌苔红绛而燥，惟羚、犀为妙品，以能透热于营中也。邪在营分不解，渐入血分，则发热不已，宜清血分之热，鲜生地、丹皮之类。

白黄气分流连久，尚冀战汗透重关；舌绛仍兼黄白色，透营泄卫两和间。

凡舌苔白中带黄，日数虽多，其邪尚在气分留连，可冀战汗而解。若舌红绛中仍带黄白等色，是邪在营卫之间，当用犀、羚以透营分之热，荆、防以泄卫分之邪，两解以和之可也。此条是泄卫透营之要法。惟荆、防不如薄荷、连翘之稳。邵仙根评

白而薄润风寒重，温散何妨液不干；燥薄白苔津已少，只宜凉解肺家安③。

此辨风寒与风热治法不同。凡风寒初入太阳，则舌无苔，或生苔白润而薄，此寒邪重，津液不亏，辛温汗之可也。如白苔虽薄而燥，或舌边、舌尖带红，此风热之邪伤于气分，病在手太阴肺经，津液已少，不可过汗，只宜轻清凉解气分，如前胡、苏子、杏仁、连翘、黄芩、薄荷、桔梗、淡竹叶之类。

苔若纯黄无白色，表邪入里胃家干；更验老黄中断裂，腹中满痛下之安。舌苔纯黄无白，邪入胃经，热而未实，宜白虎等汤，清热凉润。若焦黄断裂，热入胃腑而燥实，症必腹满坚痛，故可下之。邵仙根评

凡治病先要辨清营卫表里。上文辨营卫，此论辨表里。然表症即属卫分，故此专论里证。伤寒由表入里，故舌苔先白后黄，至纯黄无白，邪已离表入里，即仲景所云"胃家实"也。然舌苔虽黄，而未至焦老裂纹起刺，大便虽闭，而未至痞满硬痛，尚属胃家热而未实，宜清不宜攻。必再验其舌形黄厚焦老、中心裂纹或起刺，腹中硬满胀痛，方用承气，下之则安。舌中心属胃。凡肠中有燥矢，舌中心必有黄燥、黑燥等苔。若腹无硬

---

① 天渊：原作"分歧"，据吴坤安《伤寒指掌》卷一《察舌辨症歌》改。

② 惟：原作"未"，据吴坤安《伤寒指掌》卷一《察舌辨症歌》改。

③ 安：原作"寒"，据吴坤安《伤寒指掌》卷一《察舌辨症歌》改。

满耕痛之状，亦只须养阴润燥，不可妄用承气攻之。二条论外邪，以舌之黄白分表里。惟舌燥有津亏、邪实之不同，须分别施治。邵仙根评

太阴腹满苔黏腻，苍朴陈苓湿结开；黄燥若还①胸痞满，泻心小陷②二方裁。湿邪结于太阴，症必胸腹满闷，湿阻气机，宜以苦温开之。若痰热湿邪结于心下而痞痛者，邪泄中宫，宜泻心、陷胸，以开痞涤痰。邵仙根评

阳明实满，舌苔老黄燥裂；太阴湿满，舌苔白而黏腻。阳明实满，满及脐下少腹；太阴湿满，满在心下胃口。此数句辨症确切，当熟记之。邵仙根评湿邪结于太阴，则胸腹满闷，宜苦温以开之，苍、朴、二陈、二苓之类。若苔黄而燥，胸中痞满，此阳邪结于心下。按之痛者，热痰固结也，小陷胸法；呕恶溺涩者，湿热内结也，泻心法。

微黄黏腻兼无渴，苦泄休投开泄安；热未伤津黄薄滑，犹堪清热透肌端。

病有外邪未解而里先结者，如舌苔黏腻微黄，口不渴饮而胸中满闷是也。此温邪结于气分，宜白蔻、橘红、杏仁、郁金、枳壳、桔梗之类开泄气分，使邪仍从肺卫而出则解矣。不可用泻心苦泄之法，逼邪入里。黄苔虽主里，如苔薄而滑者，是热邪尚在气分，津液未亡，不妨用柴、葛、芩、翘或栀、豉、翘、荷之类，轻清泄热，以透表邪，亦可外达肌分而解也。

湿留气分苔③黏腻，小溲④如淋便快联；湿结中焦因痞满，朴陈苦温⑤泄之安⑥。

此以黏腻舌苔为湿邪之验，白而黏腻者寒湿，黄而黏腻者湿热。更验其小便不利，大便反快，为湿邪痞满，乃湿邪结于中焦，宜厚朴、苍术、二苓、二陈之类，苦温以开泄之。若舌黄黏腻，

痞满呕恶，大小便俱不利，此湿热结于中焦，宜泻心法之类，苦辛寒以开泄之。

上焦湿滞身潮热，气分宣通病自瘥；湿自外来肌表着，秦艽苏桂解肌先。

凡看舌苔，或白或微黄，而黏腻不渴者，总属湿邪。但湿自内出，恒结于中焦而成痞满；若湿自外来，上焦气分受之，每见潮热自汗。医者表之不解，清之不应，不知热自湿中来，只要宣通气分，如淡豆豉、茯苓皮、滑石、半夏、猪苓、米仁、广皮、白蔻、黄芩之类，气分湿走，热自止矣。若冒雨雾，湿邪留于太阴卫分之表，发热自汗不解，口不渴饮，身虽热、不欲去衣被，舌苔灰白黏腻，宜桂枝、秦艽、紫苏、茯苓皮、二陈、姜皮之类，解肌和表，湿邪自去。

湿热久蒸成内着，厚黄呕吐泻心权；若兼身目金黄色，五苓栀柏共茵煎。

湿热内着，从饮食中得之，嗜酒人多此苔，必厚黄黏腻，痞满不饥，呕吐不纳，惟泻心最效，川连、干姜、赤苓、半夏、枳实、茵陈、通草之类。湿热内结，若误治必致成疸，宜五苓加茵陈、栀、柏之类。

舌绛须知营分热，犀翘丹地解之

---

① 若还：原作"还兼"，据吴坤安《伤寒指掌》卷一《察舌辨症歌》改。

② 小陷：原作"陷胸"，据吴坤安《伤寒指掌》卷一《察舌辨症歌》改。

③ 苔：原作"治"，据吴坤安《伤寒指掌》卷一《察舌辨症歌》改。

④ 溲：吴坤安《伤寒指掌》卷一《察舌辨症歌》作"溺"。

⑤ 苦温：吴坤安《伤寒指掌》卷一《察舌辨症歌》作"温苦"。

⑥ 安：吴坤安《伤寒指掌》卷一《察舌辨症歌》作"痊"。

安；若兼鲜泽纯红色，包络邪干菖郁攒；素有火痰成内闭，西黄竺贝可加餐。

舌绛为邪入营中，宜泄营透热，故用犀角以透营分之热邪，翘、丹、鲜地以清营分之热邪。邪入心包络，则神昏内闭，须加广郁金、石菖蒲以开之。若兼有火痰，必致痰潮内闭，更当加西黄、川贝、竹黄、竹沥之类，清火豁痰。

心承胃灼中心绛，清胃清心势必残；君火上炎尖独赤，犀兼导赤泻之安。

如黄苔中心绛者，心受胃火蒸灼也，于清胃药中加清心药如石膏、川连之类是也，其势必孤矣。如舌尖①独赤起刺，心火上炎之故，犀角合导赤散以泻之。

若见边红中燥白，上焦气热血无干；但清膈上无形热，滋腻如投却疾难。

凉膈散去芒硝、大黄，加石膏，能清膈上无形客热。其邪不在血分，妄投滋腻，必增病矣。舌苔边红中心燥白，乃上焦气分无形之热，其邪不在血分，切勿妄投滋腻血分之药，宜轻清凉解为治。邵仙根评

绛舌上浮黏腻质，暑兼湿浊②欲蒸痰；恐防③内闭芳香逐，犀珀菖蒲滑郁含。

暑蒸湿浊则成痰，暑湿兼秽，恐蒙闭心包，故用菖蒲、郁金，藉其芳香逐秽，犀角以透营分暑邪，琥珀、滑石清暑利湿。舌绛黏腻上浮，暑湿酿蒸痰浊，蒙蔽心包也，急用芳香逐秽、宣窍涤痰之法。痰多可用西黄、天竹黄之属。邵仙根评

白苔绛底因何故④？热因湿伏透之难；热毒乘心红点重，黄连金汁乱狂安。

舌苔白底绛者，热因湿邪遏伏，宜泄湿以透热，如犀角、滑石、茯苓皮、猪苓、米仁、茵陈、黄柏之类。若湿温症，舌现红星点点，此热毒乘心，必神昏谵语，宜苦寒之品治之。狂乱者，非黄连、金汁不解。如无金汁，以人中黄代之。黄连清心火，金汁解热毒。

舌绛碎生黄白点，热淫湿蛊欲生疳；古名狐惑皆同此，杂症伤寒仔细探。

舌碎绛而有黄白腐点者，此湿热邪毒，蕴久不宣，蒸腐气血，化为瘀浊，得风木之气化而成虫也。上邵仙根评狐惑即牙疳、下疳之古名也，近时惟以疳名之。牙疳即惑也，蚀咽腐龈，脱牙穿腮破唇。下疳即狐也，蚀烂肛阴，由伤余毒与湿蛊为害。若胃强能食，能任苦寒重药者可治。按：狐惑，虫症也。上唇有疮，虫食其脏，兼咽烂，名惑；下唇有疮，虫食其肛，兼声哑，名狐。面色乍白、乍黑、乍赤，恶闻食气，情志默默，此其候也。此参《准绳》与《金匮》之言相同。又云：狐惑，虫病也。惑当作䘌。看其上唇内生疮如粟，唾血，心内懊恼而痛，此虫在上，食其五脏；下唇内生疮者，其人不痛，此虫食下部也。《金匮》：食于上部则声哑，甘草泻心汤；蚀于下部则咽干，苦参汤洗之；蚀于肛者，雄黄熏之。邵仙根评

舌绛不鲜枯更萎，肾阴已涸救之难；紫而枯晦凋肝肾，红泽而光胃液干。

舌形紫晦如紫肝色，绝无津液者为枯；舌形敛缩，伸不过齿为痿。此肝肾已败，不治。若舌色红泽而光，其色鲜

---

① 尖：原作"刺"，据吴坤安《伤寒指掌》卷一《察舌辨症歌》改。

② 浊：原作"秽"，据吴坤安《伤寒指掌》卷一《察舌辨症歌》改。

③ 防：原作"傍"，据吴坤安《伤寒指掌》卷一《察舌辨症歌》改。

④ 故：吴坤安《伤寒指掌》卷一《察舌辨症歌》作"事"。

明者，属胃阴干涸，犹可滋养胃阴，甘凉纯静之品主之，如鲜生地、鲜石斛、蔗浆、梨汁之类。

黄厚方知邪入里，黑兼燥刺热弥深；屡清不解知何故？火燥津亡急救阴。

舌苔黑燥，为阳明之热。腹无痞满硬痛，非承气症，只宜清解。若清之不应，是肠中燥火与热邪固结，胃土过燥，肾水不支，胃中阴液已干，宜大小甘露饮以救胃汁，阴液充溢，阳邪自解，二便自通。

黑滑太阴寒水侮，腹疼①吐利理中宜②；更兼黏腻形浮胖，伏饮凝痰开逐之③。

舌苔黑滑，为太阴之寒，所谓寒水侮土，理中症也。若兼黏腻浮胖，是湿痰寒饮伏于太阴，当用温药和脾，如二陈、厚朴、姜汁合五苓之类，开之、逐之，痰饮自去。

舌见边黄中黑腻，热蒸脾湿痞难禁；吐呕便闭因伤酒，开泄中焦有泻心。

胃热蒸脾湿，则舌黄中带黑腻，中焦痞满呕吐，小便不利，嗜酒人多此症。舌苔边黄，中心黑腻，是胃热蒸动脾湿，蕴结中宫，以致痞满、呕吐、便闭，用泻心汤开泄中焦。邵仙根评

寒湿常乘气分中，风兼二气自从同；舌④将黄白形中取，得诀才将脉症通⑤。

寒湿二气都入气分，风兼寒湿亦入气分，风兼温热或入气分、或入营分矣。气分之邪，于舌苔之黄白取之；营分之邪，于舌苔之红绛取之。得此要诀，再将脉症兼参，病无遁形。

温邪暑热走营中，兼入太阴气分同；吸受心营并肺卫，暑温挟湿卫营通。

温暑二气常入营分，兼入气分。盖温暑都从口鼻吸入，则上焦先受，故或入心营，或入肺卫，或先卫后营。惟湿邪常走气分，必暑挟湿，湿挟暑，则三焦营卫通入矣。

伤寒入里阳明主，热病阳明初便缠；先白后黄寒化热，纯黄少白热蒸然。

太阳主表，阳明主里，伤寒由表达里，故在表属太阳，入里即属⑥阳明府病。热病自内发外，借阳明为出路，故初起即在阳明。但看舌苔，先白后黄者，伤寒由表达里，寒化为热也；若初起纯黄少白或黄色燥刺，是病发于阳明，由里出表，热势蒸然内盛也。更参外症，初起恶寒发热为伤寒，壮热无寒为热病。

热病无寒惟壮热，黄芩栀豉古今传；恶寒发热伤寒症，发汗散寒表剂先。

凡温热之症，不可发汗，如仲景阳明病之栀豉汤、少阳病之黄芩汤，皆可通治。此条亦伏气所发之热病，切不可辛温发汗，宜用栀豉、黄芩等方清解少阳、阳明。若是伤寒，可用表剂发汗矣。邵仙根评

少阳温病从何断？舌绛须知木火

---

① 疼：吴坤安《伤寒指掌》卷一《察舌辨症歌》作"痛"。

② 宜：吴坤安《伤寒指掌》卷一《察舌辨症歌》作"寻"。

③ 之：吴坤安《伤寒指掌》卷一《察舌辨症歌》作"斟"。

④ 舌：原作"重"，据吴坤安《伤寒指掌》卷一《察舌辨症歌》改。

⑤ 通：原作"痛"，据吴坤安《伤寒指掌》卷一《察舌辨症歌》改。

⑥ 属：原作"入"，据吴坤安《伤寒指掌》卷一《察舌辨症歌》改。

燃；目赤耳聋身热甚，栀翘犀角牡丹鲜①。

凡温病、热病，皆纯热无寒。热病发于阳明，温病发于少阳。当以何法断之？但看舌苔黄燥，为阳明热病；绛赤，为少阳温病。温病宜用犀角、栀、翘、鲜地、丹皮之类，以解木火之郁，大忌汗散。舌绛赤，外证耳聋、目赤者，是温病从少阳而发出也，当清解木火之郁，与伤寒少阳症之可用表散不同，故忌汗散。邵仙根评

若是温邪从上受，窍中吸入肺先传；芩翘栀豉桑蒌杏，气燥加膏肺分宣②；邪入心营同胆治，再加玄麦③郁菖鲜。

温邪从内发者，以少阳胆经治之。若因天时晴燥太过，其气从口鼻吸入，则上焦心肺受邪。舌苔白燥边红，治在气分；舌色鲜红，治在营分。营分与少阳胆经同法，亦用犀角、丹皮、鲜生地之类，再加玄参、麦冬、广郁金、鲜菖蒲以清心开窍也。春时温邪从口鼻吸入，受而即发，舌苔不燥者，邪先入肺也，从肺卫气分治之。若舌鲜红而绛，邪入心营也，治与少阳胆经同法，加入清心开窍之品。邵仙根评

寒温二气前粗辨，暑湿相循病必缠；温病已陈黏腻舌，只将暑症再提传。上文论伤寒、温病，以下言暑邪、湿温。邵评

暑伤气分苔因白，渴饮烦呕咳喘连；身热脉虚胸又满，无形气分热宜宣。蒌皮贝杏通芩滑，栀豉翘心竹叶煎；或见咳红荷叶汁，痞加朴蔻郁金川。

邵仙根云：此条暑伤气分，治从肺卫。如肺气郁，则暑邪逆入营中，故咳红。

暑入心营舌绛红，神呆似寐耳如聋；溺淋汗出原非解④，失治邪干心主宫。犀滑翘丹玄地觅，银花竹叶石菖

同；欲成内闭多昏昧，再入牛黄即奏功。

暑热之邪，上蒙清窍则耳聋，不与少阳同例，忌用柴胡；乘于包络则神昏，宜清心开闭。凡邪在手经，忌足经药。凡温热暑邪，由口鼻吸受，邪在手经，从三焦立法，忌用足经药，此与治伤寒分别处也。邵仙根评

暑湿合邪空窍触，三焦受病势弥漫；脘闷头胀多呕恶，腹痛还防疟痢干；栀豉杏仁芩半朴，银花滑石郁红安。

暑邪挟湿，从口鼻空窍触入，则三焦气分受病，头胀、脘痞、呕恶，此邪初入见症，其势尚轻，故只用栀豉等以清宣气分。余如鲜枇杷叶、通草、淡竹叶之类亦可加入。暑热之邪，留于膜原则变疟，入于肠胃则成痢。治宜随症加减。

湿温气分流连久，舌赤中黄燥刺干；咯血毋庸滋腻入，耳聋莫作少⑤阳看。三焦并治通茹杏，金汁银花膏滑寒；若得疹痧肌内透，再清痰火养阴安。

凡暑湿合邪，轻者气分微结，重者三焦俱病。清解不应，即属湿温重症。肺气不得宣畅，则酿成脓血；湿热上蒙清窍，则耳聋无闻。治当急清三焦，气分一松，则疹痧得以外达，再议清火清痰，渐入养阴之品。

---

① 鲜：原作"先"，据吴坤安《伤寒指掌》卷一《察舌辨症歌》改。

② 宣：原作"先"，据吴坤安《伤寒指掌》卷一《察舌辨症歌》改。

③ 麦：原作"参"，据吴坤安《伤寒指掌》卷一《察舌辨症歌》改。

④ 解：原作"鲜"，据吴坤安《伤寒指掌》卷一《察舌辨症歌》改。

⑤ 少：原作"三"，据吴坤安《伤寒指掌》卷一《察舌辨症歌》改。

苔形粉白四边红，疫入膜原势最雄；急用达原加引药，一兼黄黑下匆匆。

凡时症初起，苔形粉白而厚，四边红绛者，此疫症也。邪在膜原，其势最雄，顷刻传变，诊家不可轻视。吴又可用达原饮加引经表药透之、达之，如兼太阳加羌活，阳明加葛根，少阳加柴胡。如舌变黄燥色，乃疫邪入胃，加大黄下之。如变黑色，入里尤深，用承气下之。疫势甚者，其舌一日三变，由白变黄，由黄变黑，当速下之。

若见鲜红纯绛色，疫传包络及营中；清邪解毒银犀妙，菖郁金黄温暑通。

湿疫一症，治分两途。但看舌苔白而黄、黄而黑者，疫邪自表达里，汗之、下之可也。如见舌苔鲜红、绛色，此疫邪入于营分及包络之间，汗下两禁，惟宜清营解毒，逐秽开闭，如犀角、银花、菖蒲、郁金、西黄、金汁、人中黄之类，与温热暑症治法相通。

温邪时疫多斑疹，临证须知提透宜；疹属肺家风与热，斑因胃热发如兹。

邵仙根云：此条温暑斑疹，与伤寒发斑不同。疹属肺经风热，斑是胃家伏热。时疫斑疹，兼有毒气，均宜提透清解热毒。

疹斑色白松肌表，血热知丹犀莫迟；舌白荆防翘薄力，舌红切忌葛升医。

疹斑发于气分，其色淡红而白者，舌苔亦白，宜葛根、防风、蝉衣、荆芥、连翘、薄荷、牛蒡等松肌达表。若见赤斑丹疹，邪在营分、血分，舌必绛赤，宜犀角、连翘、鲜生地、人中黄、净银花等透营解毒，大忌升、葛足经之药。邵仙根云：白疹邪在气分，舌白淡红，宜松肌达表，从肺[1]清透；红疹邪在营分，舌苔绛赤，宜清营宣透。

凡属正虚苔嫩薄，淡红微白补休迟；厚黄腻白邪中蕴，诊者须知清解宜。

不拘虚寒杂症，正气虚者，其舌苔必娇嫩而薄，或淡红，或微白，皆可投补。若见黄而白厚、而腻，总属内邪未清，不可遽进补药。

邵仙根云：此条凭舌苔以验其虚实，分别宜清、宜补之总诀。

又云：以上三十九歌，皆察舌辨症之要法，语语的传，可谓时病金针矣。后学当熟读之。

第十九章　察舌辨症之鉴别

盖心之本脉系于舌根，脾之络脉击于舌旁，肝脉循阴器络于舌本，肾之津液出于舌端，分布五脏，心实主之，故舌者内通五脏，外系经络，上达脑府神经，下应外肾二便，有病与否，皆可于此决之。如虚实、寒热、真假、阴阳、顺逆、生死等项，由斯辨之。亦能审其病之宜补宜泻，因温因凉，是真是假，属阴属阳，察其顺逆，以定生死。因内藏之病，无不显现于舌也。兹就上述各举于后。

第一节　虚实

邪气盛则实，正气夺则虚。舌色深赤，邪气实；舌色淡红，正气虚。舌深赤，苔薄而滑者，正胜邪；舌淡红，苔厚而涩者，邪胜正。不知病之属实者，其舌必坚敛而苍老；病属虚者，其舌必

---

[1]　肺：此下原衍一"肺"字，据文义删。

浮胖而娇嫩。正气虚者，其舌苔必娇嫩而薄，或淡红，或微白，皆可轻补；若见苔黄而白厚而腻，总属内邪未清，不可投补。又实热之证，全舌必有黄黑苔，积滞、干焦、罅裂、芒刺等苔。阴虚之症，全舌必绛色无苔，虽有横直罅纹，而舌则短小不等。若全舌无苔，有津，湿而光滑，或其苔白色，与舌为一，刮之不起垢腻，口唇必润泽无缝，淡白透明，是虚寒也。如纯熟白舌，光滑无苔，乃脏腑气血皆虚寒也。故白薄而淡及白而嫩滑者为虚。舌无苔垢而色变者，虚也。舌白无苔而明淡，外症热者，胃虚也。舌白唇白，或流血过多，或脾有虚病也。舌苔黄浊者为实；若黄①白相兼，间有淡灰者为虚。黄厚糙刺者为实；黄薄光滑者为虚。章虚谷云：凡苔薄舌本赤者，为营热；若淡而不红者，为心脾气血素虚，虽有黄苔，亦必不甚厚。此辨本元之虚实，邪气之轻重也。又如黑苔有芒刺者为实，黑如烟煤隐隐而光滑者为虚。吴贞曰：舌黑而润滑者，属肾虚也；若舌淡黑如淡墨一般，乃肾虚火炎，为无根之火；若满舌红紫无苔，亦属肾虚。王士雄②云：凡黑苔虚寒证，其舌色必润而不紫赤。更有阴虚而黑者，苔不甚燥，口不甚渴，其舌本甚赤，或舌心虽黑，无甚苔垢，舌本枯而不甚赤，证虽烦渴便闭，腹无满痛，神不甚昏。俱宜壮水滋肾，不可以为阳虚也。更有病后绛舌如镜，发亮而光，或舌底嗌干而不饮冷，此亦肾水亏极也。周澂之曰：若舌中忽一块如镜，无苔而深红者，此脾胃包络津液大亏，润溉不用也；亦有瘀血在于胃中，无病或病愈而见此苔者。宜疏消瘀积，不得徒滋津液。按：舌细如鱼子者，心与命门真火所鼓。若包络有凝痰，命门有伏冷，则舌面时忽生一

块，光平如镜。若舌如泥色者，为脾肾虚极也。

第二节　寒热

舌上无刺而津润者，中寒也。舌上青黑无刺而津润者，中寒也。舌无苔而冷滑者，少阴之寒证也。舌黑少神而润滑者，虚寒也。舌灰黑无苔，脉沉者，寒中三阴也。舌黑无苔而燥者，津液受伤，虚阳上越也。若脾胃虚寒，则舌白无苔而润，甚则连口唇面色俱痿白者，此因泄泻，或受湿，脾无火也。若苔黄厚，而舌中青紫，甚则碎裂口燥，而舌不干者，此夹阴寒症也，宜温下之。张三锡云：白苔属寒，外症烦躁，欲坐卧于泥水中者，乃阴火逼其无根失守之火而然，脉大不鼓，皆从阴症治。若不大燥，呕吐，从阴症夹食治之。脾热者，舌中苔黄而薄；心热者，舌尖必赤，甚或起芒刺；肝热者，边赤，或亦有芒刺。其舌苔厚而黄者，胃微热也；舌中苔厚而黑燥者，胃大热也；黑燥如中心厚者，胃浊邪热干结也。章虚谷云：凡现黄苔浮薄色淡者，其热在肺，尚未入胃；胃热则苔厚而色深。或苔薄而舌本赤者，营热也。极红紫如猪肝色者，为火灼胃烂，死证也。《医镜》③云：赤为热，深黄为湿热食滞，黄薄为湿寒水饮，灰白为脾阴④虚寒，紫黑为热极，或脾胃有瘀血伏痰。满舌黑苔而生大刺，干燥底红者，实热也。舌生芒刺者，结热甚也。舌变棕黑色者，亦热甚也。又有舌色干

---

①　黄：原作"兼"，据文义改。

②　王士雄：字孟英，号梦隐、梦影，又号潜斋。清末著名温病学家。

③　医镜：综合性医书，四卷，明代医家王肯堂撰，其再传弟子蒋仪校订，刊于崇祯十四年（1641）。

④　阴：疑应作"阳"。

黄，刮之不净，为热甚也。浅黄腻白者，微热也；干涩深黄厚腻者，大热也；芒刺老黄垆裂者，热极也。润白为寒。若白色如碱，或白如腻粉，为实热也；粉白干燥，为实热更甚也。如舌由黄而黑，或肿或起焦刺，或卷短坚硬、黑而芒刺，皆实热。如黑而兼青黑而濡滑，黑而柔软，皆寒症也。又如阴寒舌黑，苔必湿冷而滑，不燥不渴，脉必沉细，证必足冷，当以四逆汤温之。

第三节　真假

真者有迹，刮之底色不去；假者无形，一刮底色全无。如白苔黄边舌，刮之见淡红润泽之底，为微邪也；若底留粗涩垢腻，如薄浆腐一层者，是内热也；再刮之仍不净，是脾胃真热假寒也。黄色真热，白色假寒。如白苔上起黑刺，刮之黑刺即净，光润不干，亦为真寒假热之症。若白苔黑根而且干厚，刮之黑刺即净，光润不干，亦为真寒假热之症。若白苔黑根而且干厚，刮之不厚，无津燥苔，口渴消水者，真热假寒也。亦有食枇杷则苔黄，食橄榄则舌黑，然染成黑苔，则刮之即见本色。凡见黑苔，先以指甲刮之，真者刮之不去，假者一刮即去。凡舌须有地质，坚敛苍老，不拘苔色黄白灰黑，由舌中延及舌边，揩之不去，刮之不净，底仍粗涩黏腻，是为有根之真苔，中必多滞。舌无地质，浮胖娇嫩，不论苔白黄灰黑，满布舌中，不及舌边，揩之即去，刮之即净，底亦淡红润泽，不见垢腻，是为无根之假苔，里必大虚。若清晨苔色满布，饮食后苔即脱去，舌质圆浮胖嫩者，亦为假苔。《活人心法》云：凡以手扪舌，滑而软者，病属阴；粗而燥者，病属阳。尚是。然虚寒者，舌固滑而软，而邪初传里及真热假寒者，

亦间有滑软之舌。其鉴别胪举如下。

虚寒症　必全舌淡白滑嫩，无余苔，无点，无罅缝。

邪初传里症　全舌白滑而有浮腻苔。

真热假寒症　全舌色白而有点、花、罅裂、积沙各实苔不等，而舌面之苔刮亦不净，底色且隐红。多刮欲呕。若重刮之，沙点旁或出血少许。此真热证也，宜慎辨之。以上为滑软之别。

实热症及邪热入阴经症　实热症，全舌必有或黄、或黑，积滞、干焦、罅裂、芒刺等厚苔。若松浮而不及边沿，一轻擦即脱净，舌底必淡白而不红，或淡红而舌圆大胖嫩，为邪热入阴经。

真寒假热症　全舌亦或黑苔、干焦、裂纹、芒刺厚苔，惟用生姜切平轻擦即脱净，舌底必淡白而不红，或口呼渴而不喜饮水者，为真寒也。若用生姜擦之，而苔坚不退，或口极渴而饮水多者，是实热甚也。

阴虚水涸症　全舌必绛色无苔，或有横直罅纹，而舌短小不等。

第四节　阴阳

凡察舌，以手拭舌，滑而软者，病属阴；粗而燥者，病属阳。阴虚阳盛者，其舌必干；阳虚阴盛舌，其舌必滑。阴虚阳盛而火旺者，其舌必干而燥；阳虚阴盛而火衰者，其舌必滑而湿。舌苔有剥落不生者，为心阴不足，心阳有余，或胃阴将涸。舌无苔，结成干赤光皮，似煨热猪肾，乃阳中伏阴也。凡舌无苔，有因误下，湿陷于里，阻遏气机，使命门之真阳不得上达蒸腾腐化，而反无苔也。

第五节　顺逆

舌苔有由白而黄，由黄而黑者，顺

症也；有由白而灰，由灰而黑，不由黄转黑音，此谓之黑陷苔，逆症也。此因误用温燥之药过多之故，难得挽救。其由黄而黑者，乃阳明热结之故，润下得法，胃府炭气得以外出也，故曰顺症也。若黄转黑枯者，真阴将绝也。《遵经》云：舌上有苔者，必自润而燥，自滑而涩，由白而黄，由黄而黑，甚至焦枯，或生芒刺。此用药不当，邪气传里，由浅入深之逆证也。刘吉人云：苔黄为正，白次之。无论何症，若用药当，皆由白而黄，由黄而退，由退而复生新薄白苔，此为全愈，顺象也；若用药不当，则由黄而白，由白而灰，由灰而黑，由活苔变死苔，此逆象也；若骤退骤无，不由渐而退，此陷象也。如夏月人病黑苔，是时气与邪火内外炎烁，尚有可生；如冬月黑苔厚刺，正不胜邪，必难治也。若伤寒初起二三日即见黑苔，心肾之气败绝，内脏真气外现；又如舌全黑而不见赤色者，是水来灭火，皆必死之症。若白苔中心渐渐黑者，乃邪热传里；红色上渐渐有黑心者，乃湿热瘟疫传变，坏病将至也。大抵尖黑犹轻，根黑最重也。

第六节　生死

生死之决于脉者，前贤垂训明且备矣，然验之于舌，则尤显而易见也。兹将舌所经验之危症汇录于下。

唇青舌黑，如去膜猪腰者，为亡津液，不治之症也。

舌如镜面者；《舌鉴》云：舌色红光滑，柔嫩无津者是也。良由汗下太过，元津耗伤，宜大剂生脉散救之，尚可复生。舌如朱红柿者；舌糙刺如砂皮，而干枯燥裂者；舌敛束如荔子壳，而绝无津液者；舌如烘糕者；舌本强直、转动不活，而语言蹇涩者。以

上皆危候也。然危候虽见，而执诊者胸有灼见虚实寒热之纲领，犹可生也。

如舌见白苔如雪花片者，脾冷而闭也；若全舌竟无苔，久病胃气绝也；如舌因误服芩连，而现人字纹者；如舌卷而囊缩者。以上各证，见一必死。然败象虽见，凡吾辈亦宜百不一治之症当作万有一生之望，竭力挽救。修短[1]虽有定数，然返之吾心，可告无罪也。

其他如舌忽变棕黑色者，热病将死也。舌焦干黑而脉代者，死证也。痔病耳边有青脉，舌上有焦点者，不治也。痔病口渴，饮水不止，舌黑者，死证也。舌见蓝色者，肺气伤也，微可治，深必死。舌短卷、痿软、枯小者危。舌淡灰转黑，淡紫转蓝，邪毒攻心已甚，而伤腐脾胃者，危不治。舌黑烂而频欲啮，必烂至根而死。舌底干燥，不拘苔色，黄白如豆腐渣者，或如啮碎饭子者，皆死。此俗名饭花苔。舌与满口生白衣如霉苔，或生糜点，胃体腐败也，多死。舌干晦枯痿而无神者，必死。舌绛无苔，干枯细长，而有直纹透舌尖者，心气内绝也。舌燥苔黄，中黑通尖，利下臭水者，胃肠腐败也，十不救一。舌㿠白兼青，此中焦生气已绝也，多死。若孕妇面舌俱青，母子俱死。舌黄，全舌见姜黄色苔及淡松花色苔，皆津枯液涸而冷，阳衰胃败之征，亦多不治。舌边缺陷如锯齿者，内脏已虚惫，亦不治也。

第二十章　舌病证治之鉴别

《千金方》云：舌重十两，长七寸，广两寸半，善用机衡，能调五味。《遵经》云：手少阴通舌本，足少阴挟舌本，

————————
[1] 修短：长短。指人的寿命。

足厥阴络舌本，足太阴连舌本、散舌下。舌本在下，舌尖在上，舌中为内，舌边为外。左病应左，右病应右。舌膜由三焦腠理直达胃肠，舌本由经络直通心脾肾。故凡舌之偶生疾患，如肿、疮、疔、痛、重、木①、菌、黄、衄，及二强、瘖、疭、痹、麻、啮、短等病，皆由脏腑风毒邪热搏于血气，随其虚实发现于舌，着而生病。犹当分其舌之体质病与舌之功用病为二种。如心脾热壅为肿舌；舌根粗大木闷而硬为木舌；舌根肿胀为重舌；风湿相搏则舌生疮，或为痛；脾热则生黄；心火上炎则生疔，或生菌；肝壅则出血，为舌衄；惟舌断由于外伤，非发自内也。此皆舌之体质病也。余如心之本脉系于舌根，脾之络脉系于舌旁，故主舌强、舌纵；肝脉循阴器，络舌本，故为舌痹、舌麻、舌短；七情气郁，则舌不能言，为舌瘖；少阴厥气逆上为啮舌。此皆舌之功用病也。兹条举两类于后。

（甲）舌之体质病

第一节　肿舌

舌肿一症，皆由心火旺盛，逼血挟痰上壅所致。内必烦躁闷乱，甚则不能出声。有舌卒肿如猪胞者，有肿硬如木石者，有胀塞满口不能通声者，有舌下形如蝼蛄形或如卧蚕形者，皆宜急将肿突处砭去其血，仍用釜底煤以盐调厚傅之。《得效方》②云：舌卒肿如猪胞者，以针刺舌下两旁大脉，血出即消。切勿刺中央总脉，误刺则血不止而死。若误刺，以铜箸火烧烙之，或醋调百草霜涂之，须臾自消；或用冰片一分、火硝、硼砂各三分、青黛、胆矾各三分、僵蚕五分共为末，吹之即愈。《三因方》③云：凡舌

肿，舌下如有噤虫状，形如蝼蛄、卧蚕有头尾，其头小白，可烧铁烙，烙头上即消。不急治，能杀人。张戴人④云：一老人身热数月，舌根肿起，和舌尖亦肿，肿至满口，比原舌大三倍。用镩针磨令锋极尖，轻轻砭之，日砭八九次，出血约一二盏，病减肿消。此亦心火旺极之候。如舌肿满口，不能出声，由心脾之火并结于舌，宜蒲黄散蒲黄、海蛸等分为末掺之。蒲黄性寒，能清瘀凉血即愈。如暴肿如猪肝状，满口不能出声者，亦宜醋调釜底墨涂舌下，脱即更傅。如舌肿，咽生息肉而痛者，宜秤锤烧红，淬醋一盏饮之。如舌下忽然高肿起核，名舌垫者，宜荆荷汤荆芥、防风、薄荷、白芷、僵蚕、蝉衣、黄连、鲜生地、香附煎汤服之。如口唇肿痛，状若无皮，或发热作渴，此属脾胃虚热，宜清热补气汤太子参、生於术⑤、浙茯苓、生甘草、生白芍、全当归、鲜金钗、乌玄参、破麦冬、五味子、竹叶煎服，如不应，加炮姜三四分。如眼如烟触，体倦少食，午后益甚，此属阴血虚寒，宜清热补血汤四物汤加玄参、知母、黄柏、丹皮、五味子、麦冬、柴胡、怀牛膝。如舌肿由于酒客膏粱，积热内盛，上焦痰实者，宜凉膈散清泻之。如七情所郁，舌胀满不得息，宜舒郁清上焦，

---

① 木：此下原衍一"疔"字，据文义删。

② 得效方：元代名医危亦林所撰的《世医得效方》，十九卷，一本二十卷，初刊于1345年。此处引文出自该书卷十七《口齿兼咽喉科·舌病》。危亦林（1277—1347），号达斋，元代南丰州（今江西南丰）人。

③ 三因方：南宋名医陈言所著的《三因极一病证方论》，十八卷，成书于1174年。此处所记的"烙肿法"出自该书卷十六《舌病证候》。陈言，字无择，南宋青田（今浙江青田）人。

④ 张戴人：张从正，字子和，号戴人，金元四大家之一。此处所引医案出其所著《儒门事亲》卷六《火形·舌肿》。

⑤ 於术：原作"居术"，据文义改。

外用生川乌、生南星、干姜等分为末，醋调手足心。又有痰包亦如肿舌，乃痰饮乘火流行，凝注舌下，结而疱肿，绵软不硬，有妨言语，甚则塞令满口，疼痛不安，用鈹针对包上捻之如钻，破出稀痰如鸡子清，稠黏不断，拭净，用冰硼散梅冰片一分，煅硼砂五钱，辰砂一钱，淡牙硝一钱末搽之，内服二陈汤加芩、连、薄荷、牙皂。若痰包破后复发者，宜清金如圣散。方见《万病回春》① 若舌上痰核，乃痰气结于舌上，作痛强硬者，用细针点破出血水，亦用冰硼散吹之。若飞丝入口，间亦生泡肿，用嫩苏叶细嚼，白汤送下。

第二节　木舌

凡舌不能转掉，肿而不柔和者，名曰木舌。先有风寒伤于心脾，热壅生痰，以致舌肿粗大，渐渐硬塞满口，气不得吐，如木之不和软者然。其外证憎寒壮热，齿浮肿痛。不急治，即胀塞杀人。内服宜黄连汤川连、鲜生地、归尾、焦栀、赤芍、麦冬、犀角、薄荷、生甘草，水煎，食后服；外以针日砭八九次，令出血二三盏，自然肿消痛减。再用龙脑破毒散淡牙硝二钱，上青黛、僵蚕、生甘草各八分，蒲黄五钱，马勃三分，片脑、麝香各一分，共研极细末，指蘸擦患处即瘥；或用硼砂末，以生姜片蘸揩，少时即消。又有一症，舌肿生舌根下，状如白枣，有紫筋，不能速愈，初起不疼，不发寒热，渐渐肿大，速治可愈。皆由忧郁所发。窦汉卿曰：木舌证，硬如穿山甲，见人舌做一拳，外证憎寒壮热，语言蹇涩，此心经受热。治法以小刀点紫黑处，出紫黑血盏许，内服外搽，治法同前。又有舌上有白苔结硬，必作木舌，药味不得入者，揩拭洁净，用竹刀刮舌，然后用药。凡肝经热甚，舌亦木

硬。张百宪云：舌忽胀大肿硬，胀塞满口，即时气绝，名曰霢舌。用胆矾不拘多少，新瓦上煅红，放地上，俟冷细研，擦舌立愈。窦汉卿云：此证因心经热毒，或因酒后温床厚被，以致热气攻心，故令舌胀而紧。急吹导痰开关散，吐去风痰，急用三棱针刺舌下金津、玉液二穴，及刺乳蛾破出血痰，接用龙脑破毒散方见前，井水调成膏，细咽，即吐恶血自愈。

第三节　重舌附莲花舌 重腭 重龈

重舌乃舌下生一小舌，其色鲜红，外证颏下浮肿，有硬核。此因心经热毒，或由心经遏郁，忧思过度，心脾郁而生热。其状附舌下而近舌根，形如舌而微短小。当以针刺点患处上，出恶血；内服黄连泻心汤或一味黄连汤；外吹用冰硼散方见"肿舌"搽之，或用紫雪丹青矾煅、硼砂、玄明粉各三钱，梅冰一钱，麝香五分，研极细②末掺舌下，流出毒涎，或用牙皂炒，一钱、玄明粉三分研细掺之，涎出自消。

莲花舌，是舌下生三小舌，其状如莲花之形。皆由思虑太过，心火上炎，或酒后当风取凉，以致风痰相搏而成。此候急用清凉解毒汤加减服之；外以针刺出恶血，以竹沥调黄柏末涂之。顾练江③云：莲花舌，男妇多因思虑过度，每

---

① 万病回春：明代著名医家龚廷贤（1522—1619）撰，八卷，成书于万历十五年（1587）。书中未见清金如圣散一方，惟在卷之五《口舌》中有治疗舌肿的清热如圣散，药物组成为枳壳、天花粉、黄连、连翘、荆芥、薄荷、牛蒡子、山栀、柴胡、甘草、灯心等。

② 细：原脱，据文义补。

③ 顾练江：顾世澄，一作顾澄，字练江，号静斋，安徽芜湖人。清康雍年间医家，精于外科，著有《疡医大全》四十卷，刊行于1760年，是现存内容最丰富的一部中医外证全书。此处引文出自该书卷十五《舌部》。

生此舌。若因循日久，以致溃烂腐秽，舌头一烂，外壳虽存，其中如烂鱼腐肠相似。切不可用升降药吹搽。偶一误用即血出如泉，至穿腮腐根，百不一生。

重腭，其有着颊里及上腭生一疮，形如杨梅，谓之重腭。外证无寒热，但作事烦心。先以甘桔汤重加焦栀，后服黄连解毒汤；外用冰硼酸吹之，不宜用刀；或常以紫雪丹方见前噙化。

重龈，其着于齿龈上下者，名曰重龈。宜砭刺出血；用乌犀膏牙皂二条研末、焰硝、百草霜各一钱，人参二钱，白梅少许，好酒一合，全前药搅匀令稠，以鹅翎点入喉中蘸点喉中，以出尽顽痰为度；外以天南星散生南星去皮脐，研极细末用醋调涂，男左女右脚心，厚皮纸贴，如干，再用醋润。凡治重舌，用陈醋一碗，五灵脂一两入铜勺内，煎三沸为度，离火用箸搅之，沫平再煎，俟冷，将醋少许频含，待涎沫满口，即吐，忽咽下。外用牙皂四五支去皮弦炙焦，荆芥二钱共为末，以米醋调涂肿处，即消；又以蛇脱①烧灰研极细，少许傅之。

第四节 舌菌

《心法》名舌疳。由心脾毒火所致，其证最恶。初起如豆，次则如菌，头大蒂小，其色红紫，疼痛异常，甚则红烂无皮，朝轻暮重。轻则用溏鸡屎和冰片涂上，盖用蒲黄末，或蜘蛛丝缠紧，忍痛自落。若落后出血，用蒲黄末或百草霜、乌梅末、铜绿掺上皆止。重而急者，用北庭丹番硇、人中白煅各五分，瓦上青苔、瓦松、溏鸡屎各一钱，用银管子二个，将药装在罐内，将口封固，用盐泥固济，以炭火煅红，俟三柱香为度。候冷开罐，将药取出，再加冰片、麝香各一分，共研极细末，以磁针刺破舌菌，用丹少许点，再以蒲黄末盖之，自然消缩而愈。若失治，则焮肿突如泛莲，或如大木耳，或

如鸡冠，舌本短缩，将妨害言语饮食，时流臭涎，再因怒气上冲，忽然崩裂，血出不止。久久延及项颔，肿如结核，坚硬臀②痛，皮色如常，顶软色黯，破后时流臭水，腐如烂绵。其证虽破，坚硬肿痛，仍前不退，此为绵溃。甚至透舌穿腮，汤水漏出，是以名瘰疬风也。内服汤药宜用导赤汤加川连、焦栀，重则解毒汤加焦栀、犀角、鲜地；外治或用锦地罗蘸醋磨敷。自古治法虽多，然此证治愈者，十不得一。

第五节 舌黄

奎光③曰：舌黄乃舌生黄肿疼痛，亦属心脾之火。先用冰片散掺之；内服凉心清热，如玄参升麻汤治之。又如舌生黄肿至满口，以蛇脱一张，含舌下即消。

第六节 舌疔

《心法》云：舌疔者，乃心脾火毒，舌生紫泡，其形似豆坚硬，寒热疼痛，应心而起。宜用蟾酥丸含放舌下，随化随咽，或再服三丸以解内毒。甚者以银针刺之，内服黄连解毒汤，甚则犀角地黄汤，兼擦紫雪丹。余师愚④云：若舌上发疔，或红或紫，大如马乳，小如樱桃，三五不等，流脓出血，宜甘露饮方见《温热经纬》增石膏、犀角、连翘，加银花、金汁水，重清心火。舌上成坑，愈后自平。

---

① 蛇脱：蛇蜕。
② 臀（xìng）：肿。
③ 奎光：不详。或指朱奎光，字健庵，清代医家，著有《万全医书》，已佚。其语出自顾练江《疡医大全》卷十五《舌部》。
④ 余师愚：余霖，字师愚，江苏常州人。清代医学家，善于诊治疫病。撰有《疫疹一得》，二卷，成书于1794年，为温病学代表作之一。此处引文出自《疫疹一得》卷上《疫疹之症》，亦为王孟英《温热经纬》卷四《余师愚疫病篇》所录。

舌上宜搽锡类散。

第七节　舌痈

奎光曰：舌痈初起，舌红而肿大，心经火盛，地角①亦红。初起用金丹、碧丹；方见《疡医大全》。煎药用黄连、焦山栀、犀角、连翘、木通、生地、丹皮、生甘草、麦冬、赤芍，水煎服。

第八节　舌疮

舌疮，有心热火毒上炎而生者，有下虚阴火上浮而生者。若口中生疮于舌上，吐出在外寸余，上结成黄靥，难以食物，此热毒在心也。用冰片一分，入蚌口内，立化为水，乃以鹅翎敷扫其上，立刻收入；外服清火凉心之药。亦有舌上病疮久蚀成穴，屡服凉剂不效，后服黑锡丹渐愈。此因下虚上实之证，即远公所云：下焦元虚不降，投养正丹遂愈是也。窦梦麟②云：舌上生疮如黄粟，外证口张憎寒，亦宜先用蚌水或田螺水漱净，然后吹药，如冰硼散、紫雪散皆可用之。

第九节　舌衄

凡舌上出血，名曰舌衄，多由心脾热甚，逼血妄行。若舌上无故出血，如线不止，乃血热上溢心苗，宜用犀角地黄汤、黄连泻心汤选用，外以槐花炒研细末，干掺之。或出血，窍如簪孔者，以杜赤豆一升，煎取汁一杯，不拘时服，外亦用槐花末掺之，或用露蜂房顶上实处一两、川贝母四钱、芦荟三钱为细末，蜜为丸，雷丸大，每含一丸。若舌上出血如泉者，乃心火旺极，血不藏经也，宜用六味地黄汤加炒怀牛膝、槐花，外掺用文蛤散五倍子炒、白胶香、牡蛎粉，等分为末，不令潮，每用少许掺患处，或烧热烙铁

烙孔上亦止。有因肝热血上壅而衄者，先用木贼草四钱煎浓汁漱口，外掺炒蒲黄末即止。沈金鳌③云：如舌忽然肿硬如石，血出如涌泉者，宜蒲黄散方见"舌肿"掺舌上；亦有不硬，肿痛流血者，宜凉血清脾饮、犀角地黄汤；凡红尖舌出血，乃心经热毒壅盛，心血不藏，妄行而溅，用三黄泻心汤加犀角、翘、柏。《正义》云：舌红而出血如衄，为热伤心包，犀角地黄汤主之。慎庵将前方加蒲黄、川连更妙。大抵病心经热极者，多舌出血，有病愈而血仍不止者，用煅人中白一钱、冰片五厘，研细末掺之，即止。

第十节　舌断

《秘录》④云：偶含刀在口割断舌头，已垂落而未断者，用鸡子白外软皮袋住舌头，以破棺丹花粉三钱，赤芍二钱，姜黄、粉白芷各一两，为末以蜜调涂舌根断血，却以蜜调黄蜡稀调得所，敷在鸡子皮上，常勤添敷，三日舌接住，方去鸡子皮，只用蜜蜡勤敷，七日全安。愈后舌硬，以白鸡冠血点之即软。《医林》⑤若舌断重生，用活蟹一只，炙干为末，每用二钱，同乳香、没药各二钱五分敷之，即生肉。若穿断舌心，血出不止，以鹅翎蘸米醋

---

① 地角：下颏，即下巴。
② 窦梦麟：明代医学家，为窦默的后人。精于外科。承继先人著述，辑有《疮疡经验全书》（即《窦氏外科全书》）十三卷，成书于1569年。
③ 沈金鳌：字芊绿，号汲门、再平、尊生老人（1717—1776），江苏无锡人。清代医家，中年后由儒入医。著作有《杂病源流犀烛》《伤寒论纲目》《妇科玉尺》等七种，总其名为《沈氏尊生书》，七十二卷，刊于1773年，颇有影响。
④ 秘录：从此处所引"补断舌法"看，应是清代《喉科备要秘旨》一书。
⑤ 医林：不详。此处所引之法亦见于龚廷贤所撰《寿世保元》卷六《口舌》。

频刷断处，其血即止；仍用蒲黄、杏仁、硼砂少许为末，蜜调成膏，含化而安。《入门》若舌头被人咬去，即用黑铅、水银炒成沙子，寒水石、轻粉、硼砂为细末，先以乳香、没药煎水噙口中止痛，抹上药，即长全有效。《回春》

（乙）舌之功用病

第一节　舌强

舌强者，舌质坚硬、不能运动、语言不清之谓也。则第九对脑筋功用有欠缺之因，当察其所因之故，方有治法。《内经》谓[①]舌强不能言者，足少阴之病也。如卒中风，则舌强不能言，神不清，大概用小续命汤，寒用理中汤，热用甘桔汤加防风、枳壳、黄芩。如风寒湿痰，舌强不能语者，用矾石散枯矾、桂心等分为末每一钱，按舌下，或正舌药。痰热舌强，壅肿或短，外治亦用矾石散，或牙皂末按舌下，内服甘露饮加化痰药；或牛黄散方见《医书汇参》[②]，或用蛇蜕烧、全蝎焙等分为末敷之。风懿舌强不能言，奄忽不知人，喉中噫噫然有声，发其汗身转软者生，汗不出、身直者七日死。若咽嗌不能言，邪结于舌根者，死不治。舌卷不能言者，亦死。小儿撮口脐风，舌亦强直者，死证也。若舌硬，外生膜衣，用犀黄、朱砂各一分、玄精石二钱共为末，将舌尖刺出紫血，用此药掺之。

第二节　舌瘖

舌瘖者，中风而舌不转运，舌强不能言者是也。冯楚瞻曰：足四经之脉皆止于舌，邪中其经，则痰涎闭其脉道，舌不能转运而为之瘖矣。有喉瘖者，劳嗽失音，即喉咙声哑是也。故喉瘖者，喉中之声嘶，而舌本能言；舌瘖者，舌本不能言，而喉中之声音如故。中风而舌瘖者，舌与喉俱病，而音不能发于会厌也。有因外感实火上炎，则暴瘖；有因内伤心肺肾，以致壅塞上窍而为瘖；有因气血两虚，不能上荣，则舌机不动，亦为喑；有因肾虚而气不归原，不能上接清阳之气而为喑。然中风不语之症有六，有失音不语者，有神昏不语者，有口噤不语者，有舌强不语者，有舌纵语塞不语者，有舌麻语蹇不语者，可不详辨欤？

第三节　舌痹

舌痹者，强而麻也。乃心绪烦扰，忧思暴怒，气凝痰火而成。用荆芥、雄黄各等分、木通煎汤调下；有痰壅舌麻痹者，宜生矾研末掺之，或牙皂末掺之。若舌蹇语声迟重者，脾窍在舌，湿邪阻窍也。亦有舌无故常自痹者，由心血不足，不可作风热治，宜理中汤加附子、当归，或归脾汤加炮姜服之。

第四节　舌麻

舌麻者，血虚也。麻木而伸不出者，内风挟痰也。若舌麻木连口，延及嘴角头面，证见呕吐痰涎者，痰多气滞也。有因风依于木，木郁则化风，肝风震动而舌麻也；亦有因五志过极，阳亢阴衰，风从火出而舌麻也。皆宜柔润养血熄风，挟痰者，兼豁痰宣痰。

---

① 内经谓：此说法当本于《素问·奇病论》中论"重身而瘖"之因"少阴之脉，贯肾系舌本，故不能言"。

② 医书汇参：即清代蔡宗玉所编的《医书汇参辑成》，二十四卷，刊于嘉庆十二年（1807），为一部综合性医书。蔡宗玉，字象贞，号著庄。清代江西龙泉县人，其祖、父皆以儒工医。

第五节　舌纵

涎下者，多唾也。《经》云：饮食者，皆入于胃，胃中有热则虫动，虫动则胃缓，胃缓则廉泉开，廉泉开，故涎下，补足少阴①。若口角流涎不止，口眼歪斜，手足痿软，宜神龟滋阴丸龟版四两、川柏炒、知母炒、枸杞子各二两，五味子、锁阳各一两，干姜五钱，共为末，猪脊髓为丸，每服三钱，服之中病则止。有风痰者，宜清心导痰丸白附子、天花粉各一两，制南星、制半夏各二两、炒川连、黄郁金各七钱五分，僵蚕、羌活、天麻各五钱，制川乌二钱，共为末，姜汁糊为丸。若舌纵语塞不语者，用薄荷油一滴，和白蜜、姜汁搽之。若流涎不止，喜笑舌瘤，脉洪大，用芩、连、蘗②、栀、苍术、半夏、竹沥、姜汁，服五日，涎止笑息。凡流涎者，息然③流出也，气虚则舌纵而麻。

第六节　舌啮

《经》云：此厥气逆上，脉气皆至也，少阴气至则啮舌，少阳气至则啮颊，阳明气至则啮唇，视主病者，则补之④，宜东垣复气汤柴胡、归身各六分，羌活、藁本、甘草各八分，半夏、升麻各七分，白葵花五朵去心，人参、防风、陈皮、李仁、桃仁各五分，蔓荆子三分，后下黄芪、草蔻各一钱，再下川柏、川连、枳壳、生地、川芎、北细辛各三分主之。此方专治咬颊、咬唇、咬舌及舌根强硬如神。若舌黑而频啮者，必烂至根而死也。舌色灰黑，时时自欲啮舌者，少阴气逆之死证也。

第七节　舌吐

舌吐长不能收者，名曰阳强；舌短缩不能言者，名曰阴强。阳强之证，如仲景言伤寒热病后，犯房事得病，为阴阳易，舌出数寸而死；如《医说》⑤言伤寒热病愈后，不能调摄，舌出寸余，累

日不收，必以梅冰为末掺舌上，应手而缩，须用多方效。吴崑⑥云：舌出者，热实于内，而欲吐舌泄气也；不能入者，邪气久居，舌强而不柔和也。以冰片辛热而气清香，可以利窍，可以柔筋，可以泄气，故得之而舌即入矣。若热病舌肿，舒出口外，以蓖麻子油蘸纸作燃，烧烟熏之。吴崑云：此心脾热胜则肿也。本草云：蓖麻主浮肿恶气，取油熏之、涂之；叶主风肿不仁，捣蒸敷之，则其能解风肿内热也明矣。然用烟亦有妙义，烟乃轻清之物，一入于口，呼吸传变，可使径达心脾，非惟治标，亦可治本。《医通》云：舌暴肿出口，用巴豆霜一分以纸捻卷之，纳入鼻中，舌亦即收。此亦取其辛烈开窍散火、引毒流散之意，与小儿口疳贴囟同法。李梴云⑦：一妇因产子受惊，舌出不收，医以朱砂敷其舌，令仍作产子状，以两女扶掖之，乃于壁外掷瓦盆于地作声，声闻而舌即收矣。《经》云：舌者，心之苗⑧。因产心惊。《梦溪医案》云：吐舌不收，仍惊之则自收矣。一人中蜈蚣毒，亦舌出口外寸余，他医以前各法治，皆不效。李梴命取鸡冠血涂之，使人持铜镜立其后，掷镜于地，声大而腾，病者愕顾而舌收矣。张

---

①　饮食者……补足少阴：此句引文出自《灵枢·口问》。

②　蘗（bò）：又作"檗"。黄柏。

③　息然：疑应作"忽然"。

④　此厥气逆上……则补之：此句引文出自《灵枢·口问》。

⑤　医说：南宋医家张杲（1149—1227）所著，十卷、四十七门，于1224年定稿并刊刻，是我国现存最早的医学史料性书籍。张杲，字季明，新安（今安徽歙县）人，南宋著名儒医和医史学家。

⑥　吴崑：字山甫，号鹤皋，自号参黄子（1551—1620），新安（今安徽歙县）人。明代著名医学家，其代表著作为《医方考》。此处所引出自《医方考》卷五《口齿舌疾门》。

⑦　李梴云：此下所引医案载于《医学入门》卷首《历代医学姓氏》，为元代医家周真（字子固）治验。

⑧　舌者心之苗：出自《素问·阴阳应象大论》"心主舌"马莳注："舌为心之苗，故心主舌。"

杲《医说》云：人有中仙茅毒，舌胀出口外，渐大与唇齐，因以小刀劙[①]之，随破随合，劙至百数，始有血一滴出，曰可救矣，随煮大黄、朴硝各五钱与服，外以药掺之，应时消缩。此火盛性淫之人，过服仙茅之害也。

第八节　舌短

舌短者，有生就与因病之别，种类甚多，已详辨于第十章第五节"舒缩"条下。此不重辨，特列之以备一格耳。

第二十一章　辨舌病之治疗法

舌病治法，内服外涂，皆已详于前，兹摘录经验单方及针灸法、导引法，条列于后，以俾参考合用。

第一节　舌病简效方

舌上生芒刺燥涩，或如杨梅刺者，皆热结甚也。宜用生姜切厚片蘸蜜，于舌上揩之。陶华[②]云：伤寒舌上生苔，不拘滑白黄黑，用井华水浸青布片洗净后，用生姜切作片，时时浸水刮之。轻者其苔自退，重者难退，必须大下之后，津液还而苔自退矣。

舌生疮，或白苔干涩如雪，语言不清，薄荷自然汁和白蜜等分，调匀傅之良。又方如生姜蜜水揩洗后，用朱砂、雄黄、硼砂、脑麝各少许，为末傅亦良。《三因》《得效方》内有结热，而舌生红粟点，宜竹沥调寒水石末掺之。《尊生》舌生芒刺，结热甚者也。若舌生红粟，以紫雪和竹沥涂之。《入门》

若劳心人，舌生疮菌，宜琥珀、犀角涂之。《入门》

脾热则舌苔干涩如雪，宜冰梅丸。

口舌生疮如粟，宜冰柏丸黄柏、薄荷、

硼砂等分，冰片减半，为末，蜜丸如弹子大含化。

心热，则舌裂而疮，无论重、木舌，宜三黄丸末，水调贴脚心；又用白矾、大黄、朴硝擦漱；又醋调五灵脂末、乌贼骨、蒲黄涂之；服清肝经实热之药。

舌疮由虚阳上浮者，吴萸醋炒、干姜炮。各五钱、木鳖五枚，去壳研末，每用五分，水调纳脐中，外纸贴盖。《医彀》[③]

舌肿塞满口，不能饮食，用真蒲黄一味，频刷舌上，甚则加干姜末从治之。若能服药，即以一味川连煎浓汁呷之，以泻心火。《医通》方

舌肿满不得息，因七情所郁，宜乌梅、姜末，贴两足心。

舌肿胀出口，硼砂为末，生姜片蘸药揩肿处，即退。《纲目》[④]

重舌肿胀，因怒气而得者，取铁锈锁烧红，打下锈研末，水调一钱噙咽。

木舌肿胀，因痰气壅闭者，用生川乌尖、巴豆研细，醋涂调刷，涎出即愈。

木舌肿满，不治杀人。蚯蚓一条，以盐化水涂之良，久渐消。《圣惠方》

悬雍舌肿，咽生息肉，羊蹄草煮汁，热含，冷吐之。同上

小儿重舌，用三棱针于舌下紫筋刺出血，即愈；又用竹沥调蒲黄末敷舌，

---

①　劙（lí）：割；划开。

②　陶华：字尚文，号节庵（1369—1463），浙江余杭人，明代医家。精研伤寒，其著于1445年合辑为《伤寒六书》，流传甚广。此处所引之法出自该书《杀车槌法》卷之三。

③　医彀：又名《简明医彀》，综合性医书，八卷，明代医家孙志宏撰，刊于1629年。孙志宏，字克容，别号台石。钱塘（今浙江杭州）人，当地名医孙桂岩之子，亦由儒入医者。此处引文出自《简明医彀》卷之五《舌证》。

④　纲目：即楼英的《医学纲目》。此处所引之法出自卷十七《心小肠部·舌》。

立效。《幼幼近编》①

舌上生疮，用羊胫骨中髓和胡粉涂之妙。《圣惠方》

口舌生疮，烂久不瘥，用蔷薇根浓煎汁，稍稍含漱，温含冷吐，即效。冬聚、夏取茎叶用。《本草》

重②肿出血如泉，海螵蛸、蒲黄各等分研末，井华水调敷。

舌硬出血不止，取刺蓟汁和酒服，干者为末，冷水服。《普济》

舌硬出血，取木贼草煎汤漱之愈。《圣惠方》

舌缩口噤，以生艾捣敷之，干艾浸湿亦可。《圣济总录》

飞丝入口，至舌间生泡，取苏叶嚼白汤送下，立效。丹溪

第二节　舌病针灸法

东垣云：廉泉一穴，一名舌本，在颔下结喉上，治舌下肿难言，舌纵涎出口噤，舌根急缩，下食难。《刺疟论》云：舌下两脉者，廉泉也。《刺禁论》云：刺舌下脉太过，血不止为瘖。《刺节真邪论》云：取廉泉穴，血变而止。以明宜③出血禁用针。或问取廉泉二说不同：一说取颔下结喉上，一说舌下两脉，何者为当？答曰：舌本者，乃舌根蒂也。若取舌下两脉，是舌梢也、舌标也，此法误也。当取颔下者为当，此舌根也。况足阳明之脉，根于厉兑，结于廉泉，颔下乃足阳明之所行也。若取舌下两脉，非足阳明经也。戊与癸合，廉泉足少阴也，治涎下解云：胃中热上溢，廉泉开，故涎下，当出血，泻胃中热。又知非舌下两脉也。颔下、结喉上者为准矣。《胀论》云：廉泉、玉英者，津液之道路也。按《针经》云：少阳结于廉泉④。今曰阳明者误也。景岳云：廉泉治舌下肿、口

疮、舌纵、舌根急缩，金津、玉液两穴刺出血。

舌下肿难言，舌纵喎戾不端，通谷主之。《甲乙经》《千金》主廉泉、然谷。

舌下肿难言，舌纵涎出，主阴谷。

舌下肿难言，口疮，舌纵涎出，及舌根急缩，廉泉针三分，得气即泻，灸三壮。

舌肿胀甚，先刺舌尖或舌上、或舌旁出血，唯舌下廉泉穴禁针。《万病回春》

舌卒肿，满口溢出，如吹猪肚胞，气息不得通，须臾不治杀人。急以指刮破舌两边，去汁即愈；或以铍刀⑤决两边破之，再以疮膏敷之。

又方，刺舌下两边大脉出血，勿使刺着舌下中央脉，血出不止。如上治不愈，或血出数升，则烧铁箆令赤，熨疮数过，以绝血也。《得效方》云：舌肿如猪胞，以针刺舌下两旁大脉，血出即消。切勿刺中央脉，血出不止则死。急以铜箸火烧烙之，或醋调百草霜涂之，须臾自消。

凡舌肿，舌下必有禁虫⑥，状如蝼蛄、卧蚕，有头有尾，少白，可烧铁烙，烙头上即消。

厥口僻失欠，下牙痛，颊肿恶寒，

---

① 幼幼近编：又名《证治大还幼幼近编》，四卷，清代陈治撰。陈治，字三农。华亭（今上海松江）人，清代医家，世医出身，撰有《证治大还》四十三卷，于1697年刊行，《幼幼近编》即为该书之一部分。

② 重：疑应作"舌"。

③ 宜：疑为"已"之误。

④ 针经云少阳结于廉泉：《针灸甲乙经》卷二《经脉根结第五》作："少阴根于涌泉，结于廉泉。"

⑤ 铍刀：又作"铍针"。中医古代医疗器械，下端剑形，两面有刃，主要用来刺破痈疽，排出脓血。为《灵枢》所称的"九针"之一。

⑥ 禁虫：亦即"噤虫"。古人将舌下肿胀之形认为是虫伏于内，导致言语不利，故名。

口不收舌，不能言，不得嚼，大迎主之。

舌急则哑门，舌缓则风府。

舌缓涎下烦闷，取足少阴。

舌缓，瘖不能言，舌急语难，主风府。

舌上黄，身热，主鱼际。

舌本痛，主中冲。

侠①舌缝脉青，主天突。

舌干胁痛，主尺泽。

重舌，刺舌柱以铍针。

舌本出血，取扶突、大钟、窍阴。

舌卷口干，心烦闷，主关冲。

舌卷不能言，主复溜。

舌卷，独取手少阳络。《经筋》云：邪客手少阴之络，令人喉痹舌卷，口干心烦，臂外廉痛，手不及头，刺手中指、次指爪甲上，去端如韭叶，各一痏②。又云"手阳明之筋，其病支痛，转筋舌卷，治在燔针劫刺，以知为度，以痛为输"

是也。凡治重舌、木舌、紫舌胀等疾，肿胀疼痛、强硬不语，又兼舌根并两齿合径尽处作肿，瘀肉涂塞，口噤难开，俱用此法刺之。用粗绵针扎在箸头上，在患处点刺出血，红紫毒轻，紫黑毒重，患甚者数十点皆可。血尽温汤漱之，甚者金锁匙，轻者冰硼散搽患上，流去热涎，内服凉膈散。《医学纲目》

第三节　舌病导引法

重舌擦法：重舌急证，用指去爪，先于舌下筋上擦至根，渐深深探入，如此三次；又用指蘸水，取项后燕窠上小坑中筋，自上赴下，至小屈深深擦入，亦三次。小儿若饮乳胜前，则病去矣。《得效方》

舌下重舌，先用患处推散，肾水升至舌下洗之；推开肺经，呵而吸之。《保生秘要》③

---

① 侠：通"夹"。在两旁，夹住。

② 痏（wěi）：针刺后的创痕，引申指针刺的次数。

③ 保生秘要：全名《道元一炁保生秘要合抄》，为曹士珩所著的一部气功导引著作。原书少见，其内容散见于《沈氏尊生书》及《古今图书集成》。曹士珩，字元白，明代人。

第四编　辨舌各论

第二十二章　白苔类诊断鉴别法 计三十四舌附彩图廿七枚

白苔总论一

【舌鉴】舌乃心苗。心属火，其色赤。心居肺内，肺属金，其色白。故当舌地淡红，舌苔微白，而红必红润内充，白苔微不厚或略厚有花，然皆干湿得中，不滑不燥，斯为无病之苔，乃火藏金内之象也。一经伤寒，白苔必滑；伤温伤热，红光必外露矣。是以伤寒苟能尽解其所伤之邪，而不脱其苔本来之白，此善能使邪正分局，元津、元气无伤焉。其温病、热病之舌，亦必使红色渐敛、渐淡，白苔渐有、渐生，此邪始得分越，而元阴日渐内充也。当知红乃脏气所蕴所发，白为津液所布所结耳。夫伤寒邪犯皮毛，舌上先有白沫，继则白涎、白滑，再后则白屑、白砂，甚则白泡、白疳，有舌中、舌尖、舌根之不同。见寒邪入里之浅深微甚，即元气之厚薄、邪热之轻重从此可测矣。盖舌固心之苗，其色本当赤，今反见白苔滑甚者，是火不制金，乃水来克火之象，故称大病。其寒郁毛肤，毛窍不得疏通，阳气不得外发，故恶寒发热。在太阳时，头痛身疼，项背强，腰脊痛。至阳明经，则有白屑满舌，证虽烦躁，脉如浮紧，犹当汗。系少阳者，白苔不滑，小柴胡汤和之。胃虚白苔滑甚者，理中汤加桂枝托之。边白中黄，大柴胡、小承气分轻重下之。白苔亦有死症者，即水来克火之贼邪也。其温病、热病，实由火烁金伤，元阴告匮。剧症脏气安危，皆关验舌。虚实寒热之机，一一分别，图论于下。

【辨正】白色为寒，表证有之，里证有之，而虚者、实者、寒者、热者皆有之。故白色舌苔辨病较难。凡白色亦可以辨伤寒，其类不一。白浮滑薄，其苔刮去即还者，太阳表证，受寒邪也。白浮滑而带腻、带涨，刮之有净、有不净者，邪在少阳症半表半里也。全舌白苔，浮涨、浮腻、渐积、渐干，微厚而刮不脱者，谓刮去浮面，而其底仍有。寒邪欲化火也。辨伤寒舌大约如此。伤寒有黄苔、黑苔，分论于后。若杂病之人，舌白嫩滑，刮之明净者，里虚寒也。无苔有津，湿而光滑，其白色与舌为一，刮之不起垢腻，是虚寒也。口唇必润泽无缝。白厚粉湿滑腻苔，刮稍净，而又积如面粉发水形者，里寒湿滞也。舌白粗涩，兼有朱点、有罅裂纹之苔，粗涩则不光泽，朱点则显其脏腑有热，裂罅纹多，因误服温药之故。白干胶焦燥满苔，刮不脱或脱而不净者，刮去垢泥后，底子仍留污质腻涩，不见鲜红。皆里热结实也。此舌频多。其苔在舌，比之面上傅粉，刮之多垢，其白色与舌为二物，是热症也。又按：此与前论之虚寒舌相反。当认明此苔由浅而深，将黄未黄或竟黑变者，不可用温补之药也。若白苔夹变别色，见于某部，即是某经病重，凡表里、寒热、虚实症皆同。嘉约翰云：凡验病人之舌，而见其色或白或黄与及或湿或燥，即可知其病之轻重也。如舌苔有白而湿、湿而厚者，此必身发微热，而非大热也。至若舌白唇白，则恐流血过多，或因久病，或因肺有坏所致也。其他小儿之病，舌上每有白衣。内伤者，身体弱极，其舌亦有白衣。倘以显微镜照之，见其形似生草丝样者，险症也。白为肺色，胃中阳气被饮食抑遏，胃中正气不能直达而上，故有暂白之时。凡病初起体温不高，津液未消耗，舌必淡白而有涎沫。若因消化器有妨碍，又食物过多，停滞不化，而口腔起酸酵腐败，发生浓厚浊沫，则舌起黏糊浊苔。若因病有内热，使口腔津液失杀菌之力，而细菌乘机发育，则舌起白屑如鹅口样。若因病菌发生毒素，妨碍吸养放炭①之机能，致炭多养少，而分泌之口涎必腐败，则舌起白色浊腻苔。若因传染病之毒素传至口腔，与口涎津液等化合，则舌起白苔如积粉。此参黄国材法也。

白苔证治图说计三十四舌

微白薄苔舌第一

【图说】中根微白，边尖淡红，苔光滑有津。

【舌鉴】此无病之舌，元气、元津不厚，故见此舌。

【辨正】此脾胃寒而心胆虚也。无病人见此舌可勿药。里虚症有此舌，宜投温补。若初感寒邪在太阳，头痛身热，恶寒无汗，脉浮紧，而见此舌，宜温散表药。凡感邪尚浅者，多未显于舌，必执此为伤寒之舌则谬。凡风寒初入表分，则舌无苔，或生苔亦白润而薄，虽有发热恶寒，而口必不渴。此风寒之邪虽重，而津液不亏，宜辛温汗之可也。

白苔略厚舌第二 无图

【图说】中根白苔滑厚有花，舌尖红，舌边淡红。

【舌鉴】此苔不但无病，乃元津、元气充厚，故见此舌。

【辨正】此脾胃微寒而心经热也。无病人有此苔可勿药。

薄白滑苔舌第三 无图

【图说】中根苔薄白而滑，尖深红或淡红。

【舌鉴】此太阳里症舌。二三日未得汗，致邪热深入丹田，急宜汗解。或太阳与少阳合病，宜柴胡桂枝汤汗之。若舌白苔滑有津，尖淡红，为寒邪初入太阳，头痛、身热、恶寒，宜香苏饮、羌活汤发散之。

【辨正】此脾胃微寒而心经热也。若偏于脾胃寒湿，则舌白滑，湿而多津，宜用辛温表散之；若偏于心经热重，则舌深红少津，宜用清凉药。若初感热邪，在太阳则头痛、身热、无汗、眩晕、口干、鼻气热者，宜用辛凉散邪，得汗自愈。此系初感邪，未见于舌也。不可拘定白色为寒，误用温散。《舌鉴》泥二三日伤寒未曾汗，太阳与少阳合病，方有是舌，则谬甚。凡白舌苔虽薄而燥，或舌边、舌尖带红，此风热之邪伤于气分，病在手太阴肺经，只宜轻清清凉解气分，如前胡、苏子、杏仁、连翘、黄芩、薄荷、竹叶之类。若舌苔边尖深红少津，是温邪入肺，灼干肺津，不可辛温过表，宜清凉轻散为当。

厚白滑苔舌第四

【图说】中根白厚滑苔，边尖淡红。

【舌鉴】病三四日，其邪只在太阳，苔纯白而厚，却不干燥；证发热头疼，脉浮紧，不渴。仍须汗解而愈。

【辨正】此脾胃有寒湿也，表里证皆有之。伤寒邪在太阳，口不干，舌不燥，头痛发热，无汗恶寒，身痛，脉浮紧者，宜麻黄汤发汗自愈。凡表症，两脸必热。若杂病里症，宜茯苓、苍术、干姜、附子等味。若舌厚白不滑，无津而燥，是实热也，断不可用此温燥药。《舌鉴》治法亦合，仅言表证，未及里证耳。如舌白苔厚而干，是邪已到气分，宜解肌清热，如葛根、荆芥、薄荷、连翘之类，不可用辛温猛汗也。

---

① 吸养放炭：即吸入氧气，呼出二氧化碳。养，即养气，"氧气"的旧称。炭，即二氧化碳。

干厚白苔舌第五 无图

【图说】中根干白，苔厚无砂，边不红。

【舌鉴】病四五日未汗，热深微渴，过饮生冷，停积在内，营热胃冷，故发热、烦躁、厥冷，苔白干厚，满口白屑，四逆散加生姜、淡豆豉。《脉理正义》云：舌见白苔而干厚者，此太阳热病过服寒剂或误饮冷水，抑遏其热而致也。先以姜、桂彻其寒，而后以香苏饮汗之。张石顽云：白厚滑苔为胃虚寒饮结聚膈上之候，每于十三四日过经改变，不可泛视也。

【辨正】此脾胃热滞也。里证宜三仙丹黄芩、川朴、枳实加鲜石斛、山楂、麦芽等。若伤寒表证见此舌，是邪热在少阳，其证多口苦耳聋、发热烦躁、四肢逆冷、寒热往来，宜小柴胡汤。《舌鉴》说营热胃冷未合。若舌苔白厚而干燥者，此胃燥气伤也，而浊结不能化，当先养津，而后降浊。若苔薄而干者，肺津伤也，必用轻清之品方能达肺，如麦冬、芦根汁之类。若初病舌即干，是津气素竭也，急当养正，略佐透邪。若初起舌干，脉滑脘闷，乃痰阻于中，液不上潮，宜宣肺顺气，清热化痰，未可投补也。

淡白透明苔舌第六

【图说】全舌明净无苔，淡白湿亮，间或稍有白浮胖，似苔且非苔也。

【舌鉴】年高胃弱，虽有风寒，不能变热，或误服汤药，伤其胃气，故无苔而舌淡白通明也。补中益气汤加盐水炒益智、醋炒升柴。

【辨正】不论老幼见此舌，即是虚寒，宜补中益气汤加姜、桂、附。如风寒伤寒证，均无此舌。此舌为虚寒之本色。若感寒邪者，必有薄浮滑苔，故云伤寒无此舌。《正义》云：舌白无苔而色淡，外症热，胃虚也。凡言苔者，有垢上浮是也。若无苔垢而色变者，则为虚也。林慎庵云：光亮无苔，俗名镜面舌，多见于老弱久病之人，是津液枯竭之候。余尝用大剂生脉散合六味地黄汤治之，因而得生者多矣。

左边白苔舌第七

【图说】全舌淡红薄白苔，惟左边中截至根白苔偏厚。

【舌鉴】此脏结之症。邪并入脏，最难疗治。若属阳症，口渴、腹胀、喜冷者，宜承气汤下之；若阴结口渴，而不喜饮冷、胸中痞满者，宜济川煎当归、川芎、苁蓉、升麻、泽泻、枳壳。

【辨正】云：《舌鉴》治法是也。

右边白苔舌第八

【图说】全舌淡红薄白苔，惟右中截至根白苔偏厚。

【舌鉴】此舌病在肌肉，邪在半表半里，必往来寒热，宜小柴胡汤和解之。

【辨正】《舌鉴》之说是也。或加茯苓。有咳嗽引胁下痛而见此舌，宜小青龙汤。夏月自利多汗，宜人参白虎汤。

白苔黄心舌第九

【图说】全舌白苔，中心黄苔，仍润滑者热轻，老黄兼黑者热重。

【舌鉴】太阳初传阳明府病，舌微黄仍润，再宜汗之。苔燥，腹痛，葛根汤加大黄下之。发热、呕吐、烦躁，大柴胡汤加减下之。亦有下淡黄水沫、无稀粪者，大承气汤下之。

【辨正】此舌伤寒传至阳明也。若微黄而滑润，仍当汗解，宜葛根汤。若苔焦，口渴烦躁，谵语烧热，宜白虎、三黄等汤。若苔燥大便闭，宜大柴胡汤柴胡、大黄、枳壳、半夏、赤芍、黄芩、生姜、大枣。若杂病里症见此舌，中黄刮不净者，脾胃实热也，宜白虎、三黄，大黄酌用。若中间黄苔一刮即明净，余苔俱白色不红，而多津湿润者，则为寒证，宜分经辨准，用辛温药。《舌鉴》未尽善。《正义》云：凡舌见白苔中微黄者，此太阳阳明合病也。如太阳未罢，双解散；太阳已罢，选承气下之。张石顽：若舌苔中心黄黑，而边白滑润者，表证未尽，风寒尚未化热也。伤寒，则大柴胡汤解之；温热时疫，则凉膈散或白虎合承气汤攻下之。

白苔黄边舌第十

【图说】中根白滑，边黄薄滑苔。

【舌鉴】舌中白边黄，此里寒外热。兼恶寒者必泄泻，五苓散加姜、豉；恶热者，败毒散加葛根、木香。

【辨正】白苔黄边舌，如刮之净者，无病人也。所谓净者，必须清洁光明，见淡红润泽之底。若底留粗涩垢腻，如腐浆一层，为不尽，即是内热。刮不脱或不净者，是脾胃真热假寒黄色是真热，白色是假寒。心、肺、膀胱、肝为阳火逼迫邪热实火，均为阳火而移热于大肠也，其为病多咳痛，心胸热，小便涩，大便或结或泄，或泻红白痢热极则脾缩不灵，故亦泻不等，宜生石膏、知母、三黄、花粉、竹茹等药。小便涩者，宜木通、车前、三黄等药；大便结或泄者，宜调胃承气汤下之；红白痢者，宜芩连治痢汤。《舌鉴》拘于白为寒误也。

白苔双黄舌第十一

【图说】白苔中夹两条黄色苔，然必不如图之整齐。

【舌鉴】此阳明里证夹温舌也。邪热上熏，土色上溢，故令双黄。脉长、烦躁、恶寒、转矢气者，大柴胡汤下之，或用调胃承气汤。

【辨正】治伤寒以前说是也。若别证见此舌，是脾胃热而诸经无病，宜用生大黄、三黄、枳壳、厚朴等药治之。

半白滑半黑黄舌第十二

【图说】半边白苔，半边或黑或老黄苔，不拘或左或右。

【舌鉴】此舌皆寒邪结热在脏也，黄连汤加附子、淡豉。结在咽者，不能语言，宜生脉散去五味、加葱白，合四逆汤，十中可救一二。

【辨正】家训云：历见此舌，依此等治法，十无一生。白滑无苔舌，虚寒体也。感寒邪者，色亦如此。若半边有黄黑苔，则寒邪已传里，郁结在脏，久而化火矣。当舍其白滑，急治其标。看某边色见老黄或黑者，即从黄黑边治。左黄黑者，邪火逼肝也，宜用胡黄连、羚羊角、犀角、青蒿、山栀、石膏、知母等药；右黄黑者，邪火逼胆也，宜龙胆草、青蒿、柴胡、石膏、知母、三黄等品。黄黑苔不论结左右，喉痛不能言语者，宜山豆根、石膏、知母、三黄、大黄、桔梗、甘草等药，对病施治，瞑眩乃瘳①。见此舌能知治法，可保万全。《脉理正义》云：舌上白苔，或左或右，而余见黄黑，外证下利，痛引少腹者，热结也。热甚者，桂枝大黄汤下之；无热者，用真武汤。十中可救一二也。

白舌黑根苔第十三

【图说】舌苔白，渐黑至根者。非如图式，中根之黑白如截也。

【舌鉴】舌黑根中尖苔白者，为火被水克之象，虽下亦难见功。

【辨正】若黑根无积腻，白苔薄滑，刮之即净，舌上多津，口不渴，或渴而不消水者，真寒假热也，宜十全辛温救补汤加减，不次急投，黑根自退病即愈。若黑根积腻粗涩，白苔干厚，刮之不净，无津燥苔，口渴消水者，真热假寒也，宜十全苦寒救补汤加减，不次急投，黑根渐退疾乃瘳。《舌鉴》泥于火被水克之象，固甚谬甚。

白苔双黑舌第十四

【图说】黑苔两轮，布于白苔中。

【舌鉴】乃太阳少阳之邪并入胃府，中气衰竭，水反上侮，故手足厥冷，胸

---

① 瞑眩乃瘳：指用药一定要达到治病应有的分量，进而出现瞑眩反应，痼疾才能好转。瞑眩，指服药后出现头晕目眩等不适的反应。瘳，病愈。典出《尚书·说命上》："若药弗瞑眩，厥疾弗瘳。"

中结痛，理中汤、泻心汤合用。如邪结在舌根，不能言者，不治。

【辨正】此舌乃寒邪入里化火，热逼脾胃也。实热杂证皆有之。宜白虎汤去粳米、甘草，加大黄治之。《舌鉴》用理中汤，医家多如此，误人不少。宜慎之。

白苔黑点舌第十五

【图说】全舌白苔，中见黑点是也。

【舌鉴】此少阳阳明也。有表者，凉膈散合小柴胡汤；里症已具，调胃承气汤；身有斑者从斑治，用化斑汤。

【辨正】凡伤寒白苔中，黑小点乱生，尚有表症者，其病来之虽恶，宜用凉膈微表之连翘、焦栀、桃仁、大黄、甘草、朴硝、条芩、竹叶、薄荷、白蜜；表退即当下，用调胃承气汤。《舌鉴》说是也。

白苔黑斑舌第十六

【图说】白苔中黑斑满布。

【舌鉴】此苔为火伏水乘，即是水来克火。凉膈散加炮姜、附子炭下之，十中可救一二。

【辨正】白苔黑斑舌，如刮之即净者，微湿热也，宜泻湿清热。若刮不净者，底子腻涩粗燥干枯。十二经皆实热，阳火烧阴将竭也。皆里证，无表证。不论伤寒传里及诸病，证见此舌者，宜十全苦寒救补汤加减，不次急服，至黑斑退尽方愈。《舌鉴》指白中斑点谓水克火，仅能十救一二，谬甚。

白苔黑刺舌第十七

【图说】白苔上满生黑芒刺。

【舌鉴】白苔中生满干黑芒刺，乃少阳不解，热郁阳明府也。其证不恶寒、反恶热，脉实者有宿食，大柴胡汤加芒硝急下。然亦多危证也。

【辨正】白苔满黑干刺舌，如刮之黑刺即净，光润不干，口渴而消水不多，身灼热，欲剥衣滚地者，在杂病为真寒假热之里症，甘温除大热法加减，甘温救补汤治之愈。若刮之不净，干燥粗涩，乃十二经皆热极，不独伤寒传阳明里症始有此舌也。《舌鉴》谓其证不恶寒而恶热者，大柴胡汤加芒硝急下之，遵《伤寒舌鉴》不错。今人惑于时书，偏说谓芒硝等药不可轻服，见有此舌，不敢急投，或限以一日一剂，误人多矣。能辨舌利害者，凡各病里症见此舌，即以十全苦寒救补汤生石膏、知母、黄芩、黄连、黄柏、大黄、芒硝、川朴、枳实、犀角不次急救，服至黑刺退尽为止，履险不必如夷。

白苔尖灰刺舌第十八

【图说】白滑苔尖微黄，而有灰刺。图上白苔下多一"黄"字。

【舌鉴】夹食伤寒，胃冷膈热。脉长者，小承气加黄芩、淡豉。脉弦者死。

【辨正】如湿润，刮之即净者，真寒假热也，表里证均有，宜辛温燥湿。若干厚刮不净者，是脾胃为湿热所困，心肺热极，里证也，宜苦寒药。若伤寒见此舌而干厚者，亦邪热入里，热逼心肺矣。不必论脉之长短，即用大承气汤，不次即下，以灰刺退净为止，十不失一。若服药限于一日一剂，则非救急之法。《舌鉴》指为阳明兼少阳舌，脉弦数者死，拘定旧法，不能急泻里热，宜其死也。《脉理正义》云：舌见白苔，尖微有刺者，此少阳阳明也。表未罢者，柴葛汤；表已罢者，承气下之。津润者生，干枯者死。

白苔尖中灰根黄舌第十九

【图说】全舌苔白，尖中兼灰，根黄色。

【舌鉴】此太阳经湿热并于阳明也。舌根黄润、面黄、目黄、小便黄，宜茵陈蒿汤加淡豆豉、紫背浮萍。

【辨正】此舌太阳经湿热并于阳明也。如根黄色间白，目黄、小便黄者，宜茵陈蒿汤加减。如《舌鉴》之说是也。

白苔双灰舌第二十

【图说】全舌白苔，双路灰色。

【舌鉴】此伤寒夹冷食舌。七八日后见此舌，而有津者可治，枳实理中汤—本理中、四逆选用加淡豉、葱白；无津者不治。如干厚见里症者，下之得泻后，次日灰色去者生。

【辨正】白苔双灰舌，如润滑、一刮即亮净者，中寒郁滞也，宜姜、桂、附、厚朴、春砂、香附等药；如干厚无津、刮不净者，乃伤寒化火，郁热攻里也，宜大承气急下。灰色退净乃愈。《舌鉴》云"无津者不治"，非也。

白苔尖红舌第二十一

【图说】满舌白苔，而尖色鲜红。

【舌鉴】此乃热邪内盛，而复感客寒，入少阳经也。小柴胡汤加淡豆豉。

【辨正】若舌根白，舌尖红，湿渐化热，余湿犹滞，宜辛泄佐清热，如蔻仁、半夏、豆卷、连翘、菖蒲、焦栀子、绿豆衣、六一散。若舌边尖红，中心燥白，乃上焦气分无形之热，其邪不在血分，切勿妄投滋腻血分之药，宜轻清凉解为治。

白苔中红舌第二十二

【图说】白苔舌，中轮红，尖亦兼白。

【舌鉴】此太阳经初伤寒邪之舌。乃元津内亏，亦有少阳受寒、经血素虚而郁热俱不能解者，均宜小柴胡汤去半夏加淡豆豉。又云：有汗者解肌，无汗者发汗。

【辨正】白苔中红舌，太阳经初传也。无汗发汗，有汗解肌。亦有在少阳者，小柴胡汤加减治之。《舌鉴》之说是也。

白苔尖红根舌第二十三

【图说】舌尖苔白，根里红润。

【舌鉴】此邪居半表半里，经血内亏，而郁热不解。小柴胡汤去半夏加淡豆豉。

【辨正】白尖红根舌，邪在半表半里也。其证寒热往来，耳聋口苦，胁①痛，脉浮弦，小柴胡汤和解之。《舌鉴》之说是也。

根白苔尖红舌第二十四

【图说】舌尖红，根苔白厚。与二十一舌不同。

【舌鉴】此表邪不解，而遏热不化。故恶寒、身热、头疼者，汗之；不恶寒、身热、烦渴者，此邪在太阳之里，五苓散主之。

【辨正】舌红尖是本色，白苔为表邪。白浮薄滑者。如恶寒、头痛、身热，宜汗之；不恶寒、身热、头痛、烦渴者，太阳表证也，宜五苓散两解之。《舌鉴》尚是。若表证初起，往往不显于舌；若白苔厚腻，则又为里热证也。薛生白云：舌根白，舌尖红，为湿渐化热之兆。

白尖红根黑舌第二十五

【图说】舌尖中心红，舌根灰黑。

【舌鉴】为少阳邪热传腑，热极而伤冷饮也。如水停津液固结而渴者，五苓散；自汗而渴者，白虎汤；下痢而渴者，解毒汤。如黑根多、白尖少、中不甚红者，难治。

【辨正】白尖中红黑根舌，如舌尖白，而根灰黑少者，乃少阳邪热传腑，热极而伤冷饮也，照《舌鉴》治法甚是。若黑根多，白尖少，中鲜红或不甚红而干涩者，宜大承气汤，不次急投，黑根退净乃愈。

白苔弦淡红舌第二十六 无图

【图说】全舌白苔，边沿淡红。

---

① 胁：原作"脚"，据文义改。

【舌鉴】白苔薄白沿红，在表证为邪初入里，丹田有热，胸中有寒，乃少阳半表半里证，宜小柴胡汤、栀子豉汤。

【辨正】《舌鉴》治法甚善。凡邪在半表半里者，多宜散表防里。若里症见此舌白苔一刮即光净者，乃寒结脾胃也，宜理中汤。

白苔红点舌第二十七

【图说】白苔满布不滑，中有朱砂红点。

【舌鉴】此暑疫失解，抑郁心阳，故见此舌，宜青蒿石斛饮汗之。痧疫舌亦如之，脉芤涩有别，宜清凉至宝饮。

【辨正】此舌暑热入营，表邪未解。宜清营热，泄暑邪。

纯熟白苔舌第二十八　无图

【图说】白苔老极，如煮熟相似，到底不变，厚如物裹舌者。

【舌鉴】此舌多心气绝，而肺之真脏色见也。因食瓜果冰水冷物，胃气先伤，阳气不得发越所致，为必死之候。急用枳实理中，间有生者。

【辨正】纯熟白舌，乃气血两虚，脏腑皆寒极也，宜十全甘温救补汤加姜、桂、附，不次急投，至白色生活转为淡红乃愈。若用药迟疑，虚寒过度，急①难治。伤寒证无此舌。如《舌鉴》谓冷食停滞，用枳实理中汤，必致十无一生，所见多矣。

遍白舌第二十九　无图

【图说】全舌光白无苔。

【舌鉴】全舌光白，为虚寒也。如淡白兼微红无苔，则无病人也。若瘟疫见此舌，则舌上必有烟雾白色盖满，而有恶寒发热、胸脘不清，或呕吐、头痛身痛、日晡烦热、口臭难闻等证，宜以十全苦寒救补汤急救之。非表症也。《舌鉴》云：疫邪在表，用达原饮槟榔、川朴、

草果仁、知母、白芍、黄芩各一钱，生甘草八分，二剂安者，或是白滑苔舌则可，否则谬。盖辨色未明，懵然施治，而偶中者也。

白苔积粉舌第三十

【图说】白苔厚腻如积粉，边沿红者。

【舌鉴】此瘟疫初犯膜原舌，宜达原饮。见三阳表症，随经加柴胡、葛根、羌活；见里症，加大黄。

【辨正】吴坤安云：凡时疫初起，苔形粉白而厚，四边红绛者，此疫症初入膜原，未归胃府，其势最雄，顷刻传变。吴又可用达原饮加引经表药，透之达之。如兼太阳加羌活，阳明加葛根，少阳加柴胡。章虚谷云：瘟疫白苔如积粉之厚，其秽浊重也。若舌本红绛，则邪热为浊所闭，故当急急透解。此五疫中之湿疫，又可主以达原饮。梁特岩云：倘舌白如积粉遍布，滑而不黄者，乃寒滞也，宜温中行滞。表症无此舌。《舌鉴》云：邪在胃家。又三阳表症用柴葛羌活汤，里症加大黄俱谬。余师愚云：疫症苔如腻粉，此火极水化。误认为寒，妄投温燥，病反增剧，其苔愈厚，精液愈耗，水不上升，二火煎熬，变白为黑，其坚如铁，其厚如甲。言语不清，非舌短也。宜甘露消毒饮增石膏、玄参、犀、连、知、翘，加花粉等味。

白苔燥裂舌第三十一

【图说】舌苔白厚，甚燥而裂。

【舌鉴】伤寒胸中有寒，丹田有热，所以心烦；舌白因过汗伤营，血不能上荣于舌，故满舌无津燥裂；胃无实结上熏，故舌不黄黑也。宜小柴胡汤加芒硝微利之。脉不沉数，急宜清热养津。

【辨正】白苔燥裂舌，《舌鉴》用小

---

① 急：疑应作"即"。

柴胡加芒硝微利之，此说似是而非，此方罕效。白苔燥裂，多因误服温补，灼伤真阴所致，非伤寒过汗所致也。无黄黑色者，真阴将枯竭。舌上无津，苔已干燥，故不能变显他色。脏腑有逼坏处，故舌形皲裂也。治宜大承气汤合增液汤，急下以救其阴，历试良效。

白苔干硬舌第三十二

【图说】白苔干硬舌，有似砂皮，或燥如白砂。

【舌鉴】白苔干硬舌，一名水晶苔。凡厚白苔本能变黄色，若此苔当其白时，津液已干，燥邪虽入胃，不能变黄，宜即下之。然白苔润泽者，邪在膜原也。邪微苔即微。邪毒既盛，苔如积粉满布，此时未敢遽下。而苔色不变，口渴喜饮冷者，宜服三消饮即达原饮加大黄、羌活、柴、葛、姜、大枣，次早即显黄色苔。梁氏《辨正》亦云如是。

【辨正】石芾南云：其有初起白苔即燥如白砂者，亦名白砂苔。此温燥之邪过重，宜速下之，佐以甘凉救液。亦有苔至黑不燥者，或黄黑苔中有一二条白者，或舌前虽燥、舌根苔白厚者，皆夹湿、夹痰饮之故。亦有苔虽黄色，浇薄无地质者，胃阴虚故也。

珍珠白泡舌第三十三

【图说】舌质红或紫，起粉白薄苔，间杂白泡如珍珠。

【舌鉴】舌上白泡如珍珠，乃火极水化之象，较之紫、赤、黄、黑古人谓之芒刺者更重。宜甘露消毒饮增石膏、犀、连、玄参、连翘，加花粉、银花、金汁水之类。亦有舌见白苔，组成栏圈子者，曾见冬月伤寒呕恶，误服白虎汤，脉伏，舌苔成圈如白豹纹，用正气散加肉桂、丁香、炮姜，数服愈。

孕妇白苔舌第三十四　无图

【图说】孕妇白苔，与前各条鉴别无异，然必须兼察面色。

【舌鉴】孕妇初伤于寒，即见面赤、舌苔白滑、发热恶寒，当微汗以解其表。如误与凉剂，则腠理密秘，而邪气漫无解期；甚则入里，必厥逆吐利而死。

【辨正】孕妇伤寒白舌，初伤于寒，身热、头痛、无汗，两脸鼻气俱热，脉浮，舌上白浮滑者，宜温散，太阳表药，得汗则愈。若无表邪，而有白浮滑苔，或白嫩无苔湿润者，则里虚寒也，宜温中之药。《舌辨》云：舌白面赤，言孕妇初伤于寒，微汗之，表解邪退则安，不然恐邪传经。如八九月胎受邪热，致令不安，恐有堕坠之惊，汤内可加黄芩、白术，保固其胎。又云：孕妇面白舌亦白，皆因伤寒四五日发热，多食冷水瓜果冷物，致令阳极变阴。虽有烦躁，而手足厥逆，当先治厥逆为重，以温中之药加减治之则安。若见烦躁，用清凉则危殆矣。又一孕妇伤寒症愈，次病头面肿大，而痛甚难禁，余用三黄俱酒浸煮鼠粘子、薄荷、白芷、石膏，四剂全安。

第二十三章　黄苔类诊断鉴别法计二十五舌附彩图廿一枚

黄苔总论二

【舌鉴】黄苔者，里证也。伤寒初病无此舌，邪传少阳亦无此舌。直至阳明府实，胃中火盛，或邪遏胃虚，土气洋溢，均能见此。初起微黄不滑，次则深黄苔尚滑，甚则干黄、焦黄也。种种不同，当分轻重治之。夫微黄不滑者，火初入胃，宜清解，栀子豉汤主之；深黄苔尚滑者，乃邪郁胃虚，热迫于胃，而土气洋溢也，宜汗解，葛根解肌汤；干黄，邪虽外解，火实内炽，宜白虎汤；焦黄，土燥火炎，阴液告竭，宜急下，调胃承气汤。若湿热发黄，则目黄如金，身黄如橘，茵陈蒿汤分利之。至蓄血发黄，在上焦，犀角地黄汤；中焦，桃仁承气汤；下焦，代抵当汤。然必大热不解，大渴饮水或漱水不欲咽，及便秘谵语，痞结自利；或小腹满硬，小便不利[①]，大便反黑，脐下作痛。此血瘀证也，见血必愈。不可与饮冷水，饮之必死。方可议清、议下，若胃虚黄色外溢，又当补中，而佐以和解。大抵舌黄证虽重剧，脉长，是中气有权，为可治。如黄中见黑，脉急弦细，为水土无气，必不可治矣。

【辨正】黄色舌苔，表里实热证有之，表里虚寒证则无。刮之明净，即为无病。必须清洁光明，见淡红润泽之底。凡言净者，皆仿此。刮之不净，均是热证。刮后仍留粗涩垢腻，如薄浆腐一层者，或竟刮不脱者。浅黄腻薄者，微热也；干涩深黄腻厚者，大热也；芒刺焦裂，老黄或夹灰黑色者，极热也。黄苔见于全舌，为脏腑俱热；见于某部，即是某经之热。表里证均如此辨，乃不易之理也。表证风、火、暑、燥皆有黄舌。惟伤寒邪在太阳、少阳时，均无黄苔。待邪传阳明府，其舌必黄，初浅久深，甚则老黄或夹变灰黑，其证多大热大渴，或无汗，或自汗，谵语痞结，咽干目暗，大小便闭，衄血吐血，蓄血如狂，自利清水不等。以舌脉相较，审证无误。皆邪火里逼。实热里结诸危证，其脉往往伏、代、散乱，奇怪难凭，则当舍脉凭舌，专经急治，斯为尽善。若泥于"火乘土位，故有黄苔"之说，迂执误人矣！凡舌苔淡黄为正色。虚病黄苔必嫩而润，实病黄苔必粗而燥。黄苔有因病热渐重，而口涎为病毒变坏，酸素[②]减少，炭气堆积，致满口秽浊，故苔厚而黄，如化学之轻绿[③]然，活则色黄。亦有因胆汁不能出清，肝液困在血里，而舌现黄色也。

黄苔证治图说计二十五舌

初病微黄色舌第三十五

【图说】舌边淡红，中根淡黄而润滑。

【舌鉴】初病舌微黄者，此表邪将罢而入里也，双解散主之；表未罢者，小柴胡汤合天水散；表已罢者，大柴胡汤下之。

【辨正】伤寒初病失汗，谓当用表散之时，失误未表也。表邪入里。见此舌者，每发谵语，宜并用双解散防风、荆芥、连翘、麻黄、薄荷、川芎、当归、白芍、白术、山栀、黄芩、石膏、桔梗、甘草、滑石。解表兼解里，调气复和血，故曰双解、解毒汤，汗下兼行。《舌鉴》之说亦是。若热邪内传入深，及杂病里症见此舌，均为实热，宜白虎、三黄等汤治之。

久病微黄舌第三十六　无图

【图说】舌微黄而不甚燥。

【舌鉴】表邪失汗，而初传于里也，用大柴胡汤。身目俱黄者，茵陈蒿汤。

【辨正】日久微黄舌，如伤寒表病未罢者，宜小柴胡汤合益元散；若微黄而兼腻者，宜大柴胡汤下之；若身目俱黄者，热湿也，宜茵陈蒿汤。表里并除，《舌鉴》是也。如杂病里症见此舌者，均为实热。如黄色一刮极净者，为无病，可以勿药。张石顽云：黄湿而滑之，为热未盛，结当未定，不可即攻，攻之初硬后溏也。冬时宜守此例，俟结定乃攻；不得已，大柴胡汤微利之。若在夏日，一见黄苔，便宜润下，以夏月伏阴在内，多有下证最急。而苔不燥者，不可泥也。若苔黄薄而滑者，是热邪尚在气分，津液未亡，宜用柴、葛、芩、翘、栀、豉、薄荷之类，轻清泄热，以透表邪，从肌分而解。

微黄不滑舌第三十七　无图

【图说】白中带黄，或微黄而薄，苔不滑，边尖仍淡红。

---

① 小便不利：《伤寒论》蓄血证原文作"小便自利"。

② 酸素：氧的旧称。日语现仍称氧为酸素。

③ 轻绿：即氯气。氯气旧译为"绿气"，因其在常温常压下为黄绿色气体。

【舌鉴】少阳症罢，初见阳明里症，故苔变黄色不燥。兼矢气者，大柴胡汤倍半夏以下之。若舌见黄苔而涩者，此必初白苔而变黄，正阳阳明也，大承气汤下之。下后黄不退者死。身有黄者，茵陈大黄汤。

【辨正】白苔变微黄舌，伤寒表邪失于汗解，初传阳明。寒邪已化火，其证多大热大渴，宜竹叶白虎汤，从阳明经发汗清解之自愈。此邪在半表半里，不可骤下，如《舌鉴》急下之，必致陷胸矣。如全舌皆变黄而苔涩，则宜大承气汤下之。吴坤安云：如见舌苔白中带黄，或微黄而薄，是邪初传阳明，犹带表症，微兼恶寒，宜凉散之。若微黄黏腻，口不渴饮，而胸中满闷者，此湿邪结于气分，宜白蔻、橘红、杏仁、郁金、枳壳、桔梗之属，开泄气分，使邪仍从肺卫而出则解矣。不可用泻心苦泄之法，逼邪入里。凡舌苔黏腻，口不渴，为湿邪之证据。白而黏腻者，寒湿；黄而黏腻者，湿热。更验其小便不利，大便反快，为湿邪。痞满结于中焦，宜苍、朴、二苓、二陈之类，苦温以开泄之。若舌黄黏腻，痞闷呕恶，大小便俱不利，此湿热结于中焦，宜泻心法之类，苦辛寒以开泄之可也。

深黄尚滑苔第三十八

【图说】苔色深黄而滑，边尖淡白微红。

【舌鉴】邪热失汗，迫于中宫，故见此舌。急宜凉解以发泄之，不致斑黄狂乱耳。

【辨正】凡舌见黄滑苔，外症身目俱黄、小便亦黄，宜用茵陈栀子汤；如便闭，加大黄下之。《舌辨》舌见黄苔而滑者，此身已发黄，茵陈栀子汤、茵陈五苓散。《正义》黄滑而湿者，为热未盛，结当未定，不可便攻。石顽黄苔不甚厚而滑者，热未伤津，犹可清热透表。苔虽薄而干者，邪虽去而津受伤也，苦重之药当禁，宜甘寒轻剂可也。叶天士

纯黄微干舌第三十九 无图

【图说】全舌纯黄，微干少津。

【舌鉴】舌见黄苔，胃热迫于内，黄色见于舌，火灼津干，急宜调胃承气汤下之。勿令变黑致危耳。《舌辨》云：舌见纯黄苔，胃热已极，宜急下之。迟恐由老黄变黑色，为恶症。调胃承气汤下之。张石顽云：苔黄厚而燥者，为热已盛，下之无疑。厚苔渐退，而底见红色如猪肝者，火灼水亏，津液枯竭也。

【辨正】纯黄微干舌，伤寒传经至阳明府，寒邪已化火，故舌中尤黄，其证多大热大渴、谵语不等，宜白虎汤，不次急投，至黄苔渐退乃愈。如杂病里症见此舌者，是脏腑皆热极，宜三黄、承气酌用。吴坤安曰：舌苔黄而兼燥，外症不恶寒、反恶热，是伤寒外邪初入阳明之里，或湿温内邪欲出阳明之表。斯时胃家热而未实，宜栀豉、白虎汤清之可也。又云：苔虽黄而未至焦老、裂纹、起刺，大便虽闭而未至痞满硬痛，尚属胃家热而未实，宜清不宜攻。必再验其舌形黄厚焦老、中心裂纹或起刺，腹中硬满胀痛，方用承气下之则安。

黄干舌第四十

【图说】全舌干黄。

【舌鉴】舌见干黄，里热已极，急下勿缓。下后脉静身凉者生，反大热而喘、脉躁者死。《正义》云：舌中心黄苔者，此太阳阳明也，必作烦渴呕吐之证。兼有表者[①]，五苓散合益元散；表证已罢，调胃承气汤下之。

【辨正】黄干舌，全舌干黄，脏腑均大热，有病皆属里证。不论伤寒、杂证见此舌，即为实热，宜十全苦寒救补汤，不次急投，虽大热喘烦、频泻亦不虑，以服至黄退色润为愈，十无一失。《舌鉴》云：下后脉静者生，大热喘烦者死，是未知舍脉凭舌之法，又不敢连用苦寒，何以望生？

---

① 兼有表者：此下原衍"兼有表者"四字，据文义删。

黄尖舌第四十一

【图说】中根淡红，舌尖苔黄。

【舌鉴】舌尖苔黄，此热邪传入胃府，而元阴素亏也，调胃承气汤加人参、生地。脉浮、恶寒，表未尽解，大柴胡加生地、人参。《正义》云：黄苔在尖者，此太阳合阳明也。表未罢者，双解散；表证已罢者，调胃承气汤。其根红者为太阳；其根白者为少阳；其根黑者，死候也。

【辨正】黄尖舌，邪热初传胃府也，宜调胃承气汤大黄、芒硝、甘草。如脉浮、恶寒，表邪未尽，则宜大柴胡汤两解之。《舌鉴》是。

根中渐黄舌第四十二

【图说】根中渐黄，边尖白滑厚苔。

【舌鉴】根中渐黄舌，外有白厚苔，热邪传膜原也。舌根渐黄至中央，邪初入胃也。如有疫症已传三阳，宜达原饮。如胸膈满痛、大渴烦躁者，伏邪内攻也，宜急用三消饮下之。如既下后大便燥结，又难再攻者，宜清燥养荣汤知母、花粉、当归、白芍、陈皮、地黄汁、甘草、灯芯。疫为热病，暴攻之后，余邪未尽，阴血未复，不可遽补，致生异症。凡阴枯血涩者，宜用此汤或承气养荣汤即小承气加知母、当归、白芍、生地，治伏邪未尽、攻补两难者。如痰壅不清、胸闷胁胀者，宜蒌贝养荣汤知母、花粉、贝母、栝蒌霜、橘红、白芍、当归、苏子、生姜，如痰中带血，加藕节、鲜茅根。

【辨正】《舌鉴》治法甚是。

黄尖白根舌第四十三

【图说】黄尖中根白厚。

【舌鉴】舌根白尖黄者，其色倒见，反乎寻常，必少阳邪热传入阳明府也。阳明证多者，大柴胡汤；少阳证多者，小柴胡汤；若谵语烦躁，调胃承气汤少和之。

【辨正】黄尖白根舌，伤寒少阳胆经传阳明府病也。若阳明证多者，宜大柴胡汤；少阳证多者，宜小柴胡汤；如谵语烦躁内热者，宜调胃承气汤。前说是也。

白尖黄根舌第四十四

【图说】舌尖白，舌根黄苔。

【舌鉴】凡尖白根黄，乃表邪将解而里热盛也，天水散、凉膈散合用。如阳明无汗、小便不利、心中懊侬者必发黄，茵陈蒿汤。

【辨正】《舌鉴》治法亦是。如大便难、胸中闷、睡时多梦者，里证实热也，宜调胃承气汤。又云：如伤寒见尖白根黄，为表证未罢，宜先解表热，然后攻里。如大便塞者，宜凉膈散；小便涩者，宜四苓散合益元散加木通是也。若杂病见此舌，属实热里症，宜分经审病，用苦寒药。《舌辨》云：黄根白尖，乃合病有之，足太阳表证传入阳明里证，循经而传也。如有表邪一分，必须解表。必待表邪尽，方可攻里也。《正义》云：根黄尖白，表少里多，宜天水一、凉膈二合服之。脉弦者，防风通圣散。又云：舌上黄苔在根者，此邪传太阳也。身有黄者，茵陈大黄汤；身无黄者，凉膈散加硝、黄。其尖白者，桂枝大黄汤。小便涩者，五苓散合六一散，加木通、生姜汁。其说亦是。

黄根白尖短缩舌第四十五

【图说】舌根黄，中心红，尖色白，短缩不能伸出口外。

【舌鉴】根黄尖白，短缩不能伸出，但多谵妄烦乱，此痰挟宿食，占据中宫。大承气汤加生姜、半夏治之。

【辨正】若黄根白尖，短缩而硬，不燥不滑，但不能伸出，口不渴，其证多谵语烦乱，乃痰挟宿食，占据中宫，大承气汤加姜汁、半夏，前法是也。若黄根白尖、中红赤者，表少里多也，宜凉膈散。

黄大胀满舌第四十六

【图说】舌黄，胀大满口。

【舌鉴】舌黄胀大，乃阳明胃经湿热

蕴结不消也。身黄便闭、口渴烦躁，茵陈蒿汤。小便不利、无热者，四苓散加茵陈、栀子、黄连治之。

【辨正】黄大胀满舌，乃阳明胃经湿热上乘心位也。致令人眼黄身黄、身热便闭、口渴烦躁，茵陈蒿汤。茵陈先煎，栀子、大黄后入。若小便不利而发黄者，宜四苓散白术、茯苓、猪苓、泽泻加茵陈、栀子、黄连、木通。如《舌鉴》是也。如大便自利而发黄者，宜茵陈栀连汤治之。如无上各证，而发热烦躁、胸中满闷、困倦不安者，宜大承气汤。叶天士云：若神情清爽，舌胀大不能出口者，此脾湿胃热，郁极化风酿痰，而毒延口也。用大黄磨入当用剂内，则舌胀自消矣。

黄苔黑心舌第四十七

【图说】全舌黄苔，中心黑滑或通尖。

【舌鉴】舌黄而有黑滑心者，阳明里热甚也。虽不干燥，亦当下之。下后身凉脉静者生；大热不止、脉躁者死。若黄苔中心黑腻，是胃热蒸动脾湿，蕴结中宫，以致痞闷呕吐、便闭，用泻心汤开泄中焦。嗜酒人多此症。此亦《舌鉴》说也。

【辨正】黄滑黑滑舌，其黑滑在中者，均阳明胃里症，宜白虎汤加三黄，不次急投，至舌净而止。如大便闭，则加大黄。《舌鉴》谓下后身凉脉静者生，大热脉躁者死。若舍舌执脉，以判生死，实因阅历未深，欺己欺人耳。下同　《正义》云：舌中心起黑苔者，此阳明症也，以大承气汤下之。津滑者生，干涩者死。未伤饮食可治，脉沉微者难治。若黑色浅淡而有表证，双解散加解毒汤。吴坤安曰：舌中心属胃。凡肠中有燥矢，舌心必有黄燥、黑燥等苔。若腹无硬满耕痛之状，亦须养阴润燥，不可妄用承气攻之。

黄苔中黑通尖舌第四十八

【图说】全舌黄苔，从中至尖皆黑色。

【舌鉴】黄苔从中至尖通黑者，乃火土燥而热毒最深也。两感伤寒必死；恶寒甚者亦死。如不恶寒，口燥咽干而下利臭水者，可用调胃承气汤下之，十中可救四五。口干、齿燥、形脱者不治。

【辨正】黄苔中黑通尖舌，乃心、肺、脾、胃、肾、大肠、小肠均热极也。皆里症，无表症。若两感伤寒见此舌，则邪已入阴矣。治法与实热证同。若昏愦，或恶寒、或不恶寒，口干苦，齿燥咽干，头面自汗如珠、出至颈而止，大小便闭，下利臭水，六脉怪奇伏代，各证若见此舌，医书俱云不治。然用十全苦寒救补汤，分为三黄白虎汤、大承气汤、白虎汤，三剂分三服则[1]力足循环连服，不次急投，约两点钟内，三剂各饮一服。如舌中黑渐退，则可略疏。至黑苔退净乃愈。此舌多为危病，能对症用药，十可救七。《舌鉴》用调胃承气汤，又不急投，十中恐难救一。

黄尖黑根舌第四十九

【图说】舌尖黄，中根皆黑，黄少黑多。

【舌鉴】尖黄少，根黑多，虽无恶证恶脉，诚恐暴变一时，以胃气竭绝故耳。《舌辨》云：根黑多而尖黄少，为心胃无气。虽无热候，脉虽有力，恐暴变一时耳。

【辨正】黄尖黑根舌，黑处多而尖尚黄，是各经皆极热，而心经尚未甚极也。不论何病，皆属里症。即用苦寒救补汤，分单间服，以大承气另为一单。不次急投，以服至黑根退净为准，病即愈。若畏用苦寒，虽胃气未竭，亦必转瞬而绝也。如《舌鉴》之迂，甘心坐视，见死不救矣。

根淡红尖黄舌第五十

【图说】舌根淡红，中灰黄，尖嫩黄，苔滑腻。

【舌鉴】舌根红尖黄者，乃湿热乘于

---

① 服则：原作"则服"，据文义改。

心位也。伤寒里症初受，其证身热燥渴、便闭，大柴胡汤主之。温热初病亦有此舌，凉膈散、解毒汤酌治之。

【辨正】黄尖红根舌，温热初病多有此舌，宜凉膈散连翘、大黄、芒硝、甘草、栀子、黄芩、薄荷、竹叶、解毒汤黄连、黄芩、黄柏、黄栀等消息之。《舌鉴》之说是也。

红心黄滑舌第五十一

【图说】舌根黄滑，中淡红，尖红赤。

【舌鉴】湿热内盛，阳明胃府受病，故舌根微黄。头汗、小便难者，茵陈蒿汤加栀子、香豉。

【辨正】中红根微黄滑苔，伤寒邪传阳明胃府，宜白虎汤。若头汗、身凉、小便难者，宜茵陈蒿汤加栀、豉。《舌鉴》之说是也。若无病人见此舌，为脏腑微热，可以勿药；倘有病发，勿投温补。

黄变沉香色舌第五十二

【图说】舌苔老黄，而兼灰焦燥之状，似沉香之色。

【舌鉴】黄变沉香色，老黄焦燥之状也。若胸满热甚，则全舌将变黑生芒刺，邪毒最深，宜三消饮加重大黄，或以大承气下之，后酌用养荣诸汤。

【辨正】吴坤安云：舌苔老黄燥裂，即沉香色。为阳明实满，满及脐下少腹；若舌苔白而黏腻，为太阴湿满，满在心下胃口。太阴湿满，宜苦温开之，苍、朴、二陈、二苓之类。阳明实满，按之痛者，热痰固结也，小陷胸汤主之。呕恶溺涩者，湿热内积也，宜泻心法。石芾南云：若色如沉香色，或黄黑而燥，脉沉实而小甚者，沉微似伏，四肢发厥，或渴喜热饮，此皆里气不通，酌用三承气汤下之。阴伤者加鲜生地、玄参、鲜芦根之类。速下其邪，即所以存津液也。必得

苔退、脉静、身凉，舌之两旁生白薄新苔，方为邪尽。

黄苔灰尖舌第五十三

【图说】舌根黄，中淡红，尖灰色。

【舌鉴】舌乃心位。今见根黄尖灰，是胃土来侮心火。不吐不利、心烦而渴者，乃胃中有郁热，邪火甚则上乘客位。或渴甚、有转矢气者，调胃承气汤加黄连，下之乃安。

【辨正】《舌鉴》治法亦是。因舌尖属心，灰色在尖，故兼清心。吴坤安云：黄苔中心绛者，心受胃火蒸灼也。于清胃药中加清心之品，其势必孤矣。

黄苔灰根舌第五十四

【图说】舌根灰色，而中尖黄滑。

【舌鉴】舌根灰色而尖黄，虽比黑根稍轻，再过二三日亦黑根也，难治。无烦躁、直视，脉沉有力者，宜大柴胡加减治之。如烦躁、直视，宜大承气汤下之。

【辨正】《舌鉴》治法甚是，惟只举一端耳。

黄苔黑点舌第五十五

【图说】全舌黄苔，上间生黑点。

【舌鉴】黄苔黑点舌，乃脏腑俱热也。宜先投调胃承气汤，后进双解散。

【辨正】黄苔黑点，为脏腑实热也。如伤寒传里化火，或感暑热邪逼里，及杂病实热里症，皆有此舌。均宜白虎汤与大承气汤间服，不次即投，候黑点退净方愈。《舌鉴》治法尚非妥当。

黄苔黑斑舌第五十六

【图说】全舌黄燥，间生黑斑无津。

【舌鉴】黄苔中乱生黑斑者，必大渴、谵语，身不发斑，大承气汤下之。如脉涩谵语，循衣摸床，身黄斑黑者，俱不治。下出稀黑粪者死，见黄粪者生。《正义》云：舌见黄苔而中有斑者，此身有斑也，化

斑汤合解毒汤治之；无斑者，大承气汤下之，次进和解散。十中可救四五。

【辨正】黄苔黑斑舌，在杂病为脏腑实热，在伤寒为邪传阳明，转入三阴。其证或大热大渴，谵语狂乱，口燥咽干，循衣摸床，身热，黄黑斑不等。医书多云不治。如见此舌，即用十全苦寒救补汤倍加生石膏，限定时刻，不次急投，服至黄黑苔渐退，则病立愈。《舌鉴》治法未周到。

黄苔隔瓣舌第五十七

【图说】舌黄干涩，中隔有花瓣形。

【舌鉴】舌黄干涩而有隔瓣者，乃邪热入胃，毒结已深。烦躁而渴者，大承气汤。发黄者，茵陈蒿汤《舌辨》加大黄下之。少腹痛、小便利者，有瘀血也，抵当汤。结胸头汗，大陷胸汤。水在两胁作痛，十枣汤。

【辨正】黄苔生瓣舌，苔黄而涩，中有花瓣形者，热入胃府，邪毒深矣。心火烦渴，宜大承气汤急下之。身黄如橘、目黄如金者，宜茵陈蒿汤。如下焦蓄血者，宜桃仁抵当汤。热在下焦，少腹硬满，瘀血在里，小便自利，屎硬，如狂善忘诸症，宜通瘀汤大黄、生地、归尾、桃仁、穿山甲、玄明粉、猺桂心。蓄血在胁内肿胀者，宜十枣汤芫花醋炒，甘遂面煨，大戟蒸晒，大枣先煮。结胸甚者，宜大陷胸汤伤寒当表而误下之，胁痛烦躁、心下硬痛者，为结胸。方用大黄、芒硝、甘遂，先煮大黄。有瘀血者，宜大黄泻心汤。《舌鉴》书善。凡用诸方，皆须重剂，勿妄用。须熟于伤寒，随症详审。

黄苔黑刺舌第五十八

【图说】全舌老黄苔，中有黑刺。

【舌鉴】舌苔老黄极，中有黑刺者，由失汗邪陷，毒结已深，急用调胃承气汤下之，十中可保一二。

【辨正】黄苔黑刺舌，乃脏腑热极

也。在杂病为实热里结，在伤寒为邪已传里。不论何病，均宜白虎汤及大承气汤，循环间服，至苔刺退净乃愈。《舌鉴》用调胃承气，仅微下之，不敢连投苦寒，脏腑必坏。逡巡亦是误人。吴坤安曰：如厚黄燥刺，或边黄中心焦黑起刺，脐腹胀满硬痛，乃阳明里症也，承气汤下之。叶天士曰：舌上生芒刺者，皆上焦热极也。章虚谷云：凡舌生芒刺者，苔必焦黄。或黑无苔者，舌必深绛。其苔白或淡黄者，胃无大热，必无芒刺。或舌尖、或两边有赤小瘰，是营热郁结，当开泄气分，以通营清热也。上焦热极者，宜凉膈散主之。秦皇士[①]云：凡渴不消水，脉滑不数，亦有舌苔生刺者，多是表邪夹食，用保和汤加竹沥、莱菔汁，或栀豉汤加枳实并效。若以寒凉抑遏，则谵语、发狂愈甚，甚则口噤不语矣。亦不可不知也。

孕妇黄苔舌第五十九　无图

【图说】孕妇黄苔，燥润老嫩，同前看法，然必须参合面色。

【舌鉴】孕妇伤寒，发热不恶寒，舌苔黄，此邪入阳明，表里俱热，当清解以泄其热，热解而胎自安矣。孕妇面赤舌黄，一二月是表症，当汗之，芎、苏等药轻表出汗则安。如五六月见里症时，无凶证，当微利之，庶免热邪伤胎之患。若面色俱黄，此失于发汗，湿热入里所致，当用清热利水药。

【辨正】孕妇伤寒黄苔舌，邪已化火，宜白虎汤，急服则愈。若稍迟疑，恐即传三阴。伤寒治法，男女无殊。若非伤寒，即为里热，宜白虎、三黄，审证酌用。

---

① 秦皇士：秦之桢，字皇士，云间（今上海松江）人。清代医家，明代名医秦昌遇之侄孙。撰有《伤寒大白》四卷，刊于1714年。并得其伯祖遗稿，补辑编成《症因脉治》四卷，刊于1706年。

第二十四章　黑苔类诊断鉴别法计三十二舌附彩图廿七枚

黑苔总论三

【舌鉴】伤寒五七日，舌见黑苔者，最为危候。热在表无此舌。如两感一二日间，偶见黑舌，此心肾之气败绝于内，脏色外见于舌。黑独见而赤不见者，水能灭火，为必死也。若白苔上渐渐中心黑者，是伤寒邪热传里之候。红舌上渐渐有黑心者，乃湿热疫疠传变，坏症将至也。盖舌色本赤，今反见黑者，是水来克火，水极似火，火过炭黑之理。然有纯黑，有黑晕，有芒刺不隔瓣，更有瓣底红、瓣底黑之不同。舌苔虽黑，苔底舌红，外证虽危，尚可救治。大抵尖黑犹轻，根黑最重，如全黑而舌底亦黑者，虽有神丹，亦难救治也。

【辨正】凡舌苔见黑色，病必不轻，寒热虚实各证皆有之。均属里症，无表证也。在伤寒病，寒邪传里化火，则舌苔变黑。自舌中黑起延及根尖者多，自根尖黑起者少。热甚则芒刺、干焦、罅裂。其初必由白苔变黄，由黄变黑，甚至刮之不脱、湿之不润者，热极伤阴也。病重脉乱，舍脉凭舌，宜用苦寒以泻阳，急下以救真阴。在杂病见黑苔，皆因实热传里也，亦惟连泻炽火，毋使枯竭。若虚寒而舌黑者，则必湿滑无苔，多津，口不苦，唇不燥，无朱点，无芒刺，无罅裂，刮之明净如水浸猪腰，有淡淡融融之形，是脏腑极寒之舌也，宜用十全辛温救补汤。亦有真寒假热证而见黑舌者，其舌必全黑而不分经，且必由淡白之时忽然转黑，其初无变黄之一境，约略望之，似有焦黑、芒刺、干裂之状，

然刮之必净，湿之必润。环唇皆白而不红焦，寒结在脏也，其证亦周身大热、烦躁、恶衣被，与实热邪火证相似，实则中宫寒极，阳气尽发于外也。口大渴，喜饮冷水且不多，与实热诸证略异，外假热内极寒也。患此假证之人，必烦乱昏沉，六脉必迟弱无力，大便结，常欲下而不下，宜甘温救补汤。更有肾阴水亏而舌黑者，颇似寒舌之光亮无苔，又似热舌之焦干无津，宜六味地黄汤加减即投。然阴虚内阳之舌，大多绛色无苔。若肾虚绝，则舌黑过尖，言归于命，别无治法。舌色全黑，当即死，而有迟延未死者，非脏腑热极，即为极寒，尚留一线生机。苟能辨准，且可不死。亦有烟瘾舌黑与误食物而染黑，看法当比平常病人之黑舌减二等推算。按：舌现黑色者，因肺不能改换炭气，渐侵营分而入血分。黑色者，血分火烁，瘀浊之极也。若燥硬而隐隐见紫者，是因血分受热蒸灼，以致血络中被酸素燃烧，放出炭酸二空质于舌上，故舌呈黑色之苔。熏蒸日久，则血败坏，故舌质亦黑，为不治症也。若舌柔润，隐隐淡黑者，水饮结而气不流行，以致血瘀也。若苔燥黑，为热邪深入少阴，阴液全干，血瘀气浊，发见枯滞之死色也。

黑苔证治图说计三十二舌

纯黑苔舌第六十

【图说】全舌纯黑，有润有燥。

【舌鉴】全舌黑苔，火极似水也，脏气已绝也，脉必代结，一二日必死。

【辨正】满黑舌，凡舌色纯黑，本为阴绝，当即死。而有迟延未死者，非脏腑极热，即为极寒，尚留一线生机。苟能辨准寒热，却可不死。如全黑无苔，而底纹粗涩干焦，刮之不净者，极热也。不论何证何脉，皆宜十全苦寒救补汤，数倍生石膏，急投必愈。如全黑无苔，而底纹嫩滑湿润，如浸水腰子，淡淡融融，洗之不改色者，极寒也。不论何证何脉，宜十全辛温救补汤，重加姜、桂，

急投可愈。《舌鉴》有谓水来克火，百无一生，则迁甚矣。

纯黑无苔舌第六十一

【图说】全黑无苔无点刺。

【舌鉴】全舌无苔，而中心淡黑、冷而滑者，少阴寒证也。四逆汤主之。

【辨正】全黑无苔舌，如无点、无罅、湿滑多，如水浸腰子，淡淡融融者，极虚寒也，宜十全辛温救补汤。如无点、无罅，干燥少津，光亮似钱①者，即绛舌之变，阴虚肾水涸也，妊娠者亦有之，宜十全甘寒救补汤生地、麦冬、天冬、生玉竹、玄参、北沙参、山药、丹皮、地骨皮、泽泻加减酌用。如有点、有罅，干燥无津，涩指如锉者，极实热也，宜十全苦寒救补汤，数倍生石膏，不次急投，服至黑色转红则痊。如黑色暗淡，无苔、无点、无罅，非湿非干，似亮不亮者，阳虚气血亏也，久病见之不吉，宜十全甘温救补汤。凡见此舌，皆危证也。寒热虚实，务当详辨，稍有不明，便易取祸。

纯黄黑苔舌第六十二 无图

【图说】纯黄舌质，满黑苔垢滑润者。

【舌鉴】舌黄而苔黑滑者，阳明里证全也，宜下之。下后身凉脉静者生，仍大热烦躁者死也。

【辨正】纯黄黑苔舌，乃实热已极，逼伤真阴也。不论何病何脉，均里症，无表症。病人气血不舒，脉多伏乱难凭。确见其舌纯黄兼黑苔厚干涩，刮不净谓底子不清洁光明，不显淡红润泽之色也或刮不脱者，即用破格三黄白虎汤黄芩、黄连、黄柏、生石膏、知母，破格重用也与大承气汤大黄、芒硝、川朴、枳实循环间服，不次即投，服至黑苔退净则愈。

中心黑苔舌第六十三

【图说】边黄白色，中心黑苔。

【舌鉴】中心黑苔舌，若身热、溲短、便闭者，宜承气汤酌下之。

【辨正】中心黑苔舌，若刮之即净，湿润多津者，真寒假热也，治宜十全辛温救补汤，不次急投，至舌色不黑则病愈。若刮之不净，干焦腻厚者，脾胃热极也，不论何症何脉，宜破格苦寒救补汤加石膏，不次急投，服至黑净则愈。《舌鉴》但知用承气下之，而不兼凉脾胃，势难全愈也。

黑燥厚心苔舌第六十四 无图

【图说】舌中心黑厚苔干燥，而边尖红色。

【舌鉴】中心黑厚干燥、边红者，此邪热灼烁，津液枯槁之候，宜生脉散合黄连解毒汤、黄龙汤以下之。

【辨正】中心黑厚苔，舌苔燥厚，脾胃热极也，宜破格三黄白虎、大承气汤相间连服，至黑净乃愈。《舌鉴》用生脉散合黄连解毒汤，虽无大误，然病难愈。

吴坤安曰：舌苔黑燥，为阳明之热。腹无痞满硬痛，非承气症，只宜清解。若清之不应，是肠中有燥矢与热固结，胃土过燥，肾水不支，胃中津液已干，宜大小甘露饮以救胃汁。阴液充溢，阳邪自解，二便自通也。

中黑无苔干燥舌第六十五 无图

【图说】舌黑无苔，边红干燥。

【舌鉴】此津液受伤，而虚火用事也。脉必细数，证必昏沉。急宜生脉散合附子理中汤主之。

【辨正】中黑无苔干燥舌，此舌宜详辨。如中黑无苔，而舌底干燥有小点纹可见者，乃胃经实热，并无六气侵扰也，宜破格白虎三黄汤治之。如中黑无苔，而舌底湿嫩光滑，无苔、无点纹者，乃胃经虚寒，亦非六气所扰也，宜附子理中汤加肉桂、黄芪治之。《舌鉴》不辨寒

---

① 钱：疑应作"镜"。下文"光亮如钱"同。

热，专用生脉散合附子理中汤，误人不少。

中黑无苔枯瘦舌第六十六

【图说】舌形枯瘦，质不甚赤，色黑无苔。

【舌鉴】伤寒八九日，过汗，津枯血燥，舌黑无苔而枯瘦，大便五六日不行，腹中不硬满，神昏不得卧，或时呢喃叹息者，炙甘草汤减桂，加当归、知母主之。

【辨正】《舌鉴》治法是也。若杂病里症见此舌者，乃脾胃素热而又误服温补，辛燥药伤其真阴也，宜大承气汤下之。张石顽曰：中黑而枯，或略有微刺，色虽黑而中无积苔，舌形枯瘦，舌质而不甚赤，其证烦渴、耳聋、身热不止，大便五六日或十余日不行，腹不硬满，按之不痛，神识不昏，昼夜不得睡，稍睡或呢喃一二句，或常笑，或叹息，此为津枯血燥之候。急宜炙甘草汤或生料六味地黄丸，换生地，合生脉散，加桂滋其化源，庶可获生。误与承气必死；误与四逆亦死。亦有直中少阴真寒，始病不发热，舌心便黑色，非由黄白而变黑，其苔虽黑而滑，舌亦瘦小，此真脏寒，外证必厥冷昏沉、自利呕吐，脉沉迟，四逆、附子辈急温之，稍缓则不救。吴坤安云：若苔黑而坚敛焦刺，如荔子形者，乃阳亢阴竭，胃汁、肾液俱竭也，不治。

黑干短舌第六十七

【图说】舌干焦黑短缩。

【舌鉴】黑干短舌，乃手厥阴三焦、足厥阴肝经二经热势已深，至危症也。或食郁热极，舌肿所致。急宜①大承气汤《舌辨》加芒硝下之。服后粪黄热退则生；粪黑、热不止者，虽下亦死。

【辨正】黑干短舌，《舌鉴》谓厥阴

热极，或食填中脘，肿胀所致，急用大承气下之，所论甚是。又云十中可救一二，服后粪黄热退则生，否则死者，此识见未透。仅知试用承气，而不敢多投，若能连服，十中必能救八九也。

白滑黑心舌第六十八

【图说】边白苔，中心黑苔。

【舌鉴】白苔中黑，为表邪入里之候。若太阳不解，大热谵语，承气等加淡豉、鲜生地下之。倘食复，发热不止、下利者死。

【辨正】白滑苔黑心舌，若刮之即净而湿润者，真寒假热舌也，宜十全辛温救补汤附子、干姜、肉桂、半夏、豆蔻、川椒、丁香、藿香。若刮不净，而腻涩粗燥者，实热里症也，宜平阳清里汤生石膏、知母、黄芩、黄连、黄柏、犀角、羚羊角、生甘草。表邪入里者亦有之。大热谵语或食复发热不止者，皆宜十全苦寒救补汤加减，不次急投，凡言不次急投者，皆当循环连进，此余历代家传经验者也。服至黑苔退净为准，迟疑难治。

干白黑心舌第六十九

【图说】舌心燥黑，边干白无神。

【舌鉴】舌苔边白，中心干黑，太阳汗出不彻，热已入腑也。头汗者可下之，调胃承气汤少加淡豉、多加鲜生地。二三日未汗者死。

【辨正】干白苔黑心舌，其黑苔湿润，一刮即净者，里症真寒假热舌也，当以十全甘温救补汤人参、黄芪、白术、大熟②、川芎、归身、鹿茸、白芍、茯神、甘草。若干黑刮不净，是伤寒邪已化火，传阳明胃腑，症常发热谵语、口干渴、不恶寒，或自汗从头面出、至颈而止者不等，宜白虎汤，不次急服，至黑苔渐退，周身

---

① 急宜：原作"宜急"，据文义改。
② 大熟：即大熟地。

出汗透彻，烧退即愈矣。倘服白虎数剂，而中苔仍干黑，烧热未退，大便闭结，继以大承气汤，间用破格白虎三黄汤，不次急投，必俟干者湿、黑者退，则病愈。若不明利害，偏执臆断之书，忌用苦寒，自误其生，别无补救之法。如《舌鉴》云二三日未汗，有此舌必死，皆因临证少，未能凭舌求治耳。辨伤寒舌，必拘几日见某色，是食古不化，以耳为目，误己误人矣。

白苔尖根黑舌第七十

【图说】中边白苔，尖根黑苔。

【舌鉴】根尖俱黑而舌中尚白者，金水交衰，火土气绝于内也。伤寒得之，虽无凶证，终不可治。

【辨正】白苔尖根俱黑舌，干厚刮不净者，乃心肾热极，脾胃真热假寒也。其证多发热谵语，呃逆干呕，食物即吐，昏迷似睡、而却非睡。惟十全苦寒救补汤，不次急投，勿稍迟缓，黑色退净方愈。《舌鉴》谓金水太过，火土气绝，乃临证少、治法穷之论也。

边白中黑滑苔舌第七十一

【图说】中黑滑，边尖白滑。

【舌鉴】舌中心黑滑舌，边尖白滑，此表里虚寒，夹湿相搏之候，脉必微弱，证必畏冷，附子理中汤温之。夏月过食生冷，而见此舌，则宜大顺、冷香二方选用。张石顽云：黑而滑润或边白者，必夹寒食，古法用大顺散，然不若理中合小陷胸汤最当。若挟痰者，多见灰色之苔，多由邪热关及血分致此。余如蓄血一证，亦有寒有热，亦辨于苔之燥润也。

【辨正】中黑边白滑舌，《舌鉴》谓表里俱虚寒，脉必迟弱，外证畏寒，附子理中汤人参、白术、附子、干姜、甘草。夏月过食生冷而见此舌者，则酌用大顺散肉桂、

杏仁、干姜、甘草。治虚寒人，夏月停冷食、呃呕者、冷香散生附片、草果仁、橘红、甘草、生姜。治同上。然此舌必当慎辨。若黑色润泽光滑无苔，刮之平静者，是寒也，可遵《舌鉴》治之。若黑苔微厚粗腻，虽滑而刮之不净口苦唇燥，外无寒证，脉非迟弱者，则是实热，宜用清凉脾胃药。寒热之判，势如冰炭。吴坤安云：如白苔而兼灰黑色，更有黏腻浮滑者，此太阴在经之湿邪，是从雨雾中得之。宜解肌渗湿，五苓散加羌、防之类。如杂病而现黑滑苔者，必是湿饮伤脾。宜温中和脾逐饮治之。

沿白黑心舌第七十二

【图说】弦边白燥，中根黑苔。

【舌鉴】【辨正】弦白黑心舌，在伤寒为邪入阳明，化火已久，热逼太阴、少阴也，宜破格白虎汤及大承气汤轮服，不次急投，黑心退净则愈。在杂病为实热证，如吐血者，宜三黄白虎汤加犀角；大便闭者，宜大承气汤；大热大渴者，宜白虎汤。若据于弦白为寒，而不用苦寒药，则无救法。《舌鉴》用五苓散大谬。凡寒证，舌底光滑湿润，刮之明净，无点罅丝纹者是也。

通尖干黑边白舌第七十三

【图说】两边白燥厚苔，中心黑干通尖。

【舌鉴】两感是少阴先伤。一二日间便见中黑边白厚苔者，虽用黑膏汤合调胃承气汤，恐终无济于病矣。《正义》云：此少阴瘟也。五六日见之，大柴胡汤、凉膈散下之。无下证者，竹叶石膏汤。又云：舌尖白二分，根黑一分，外证身热恶寒，曾饮水者，五苓散；自汗、渴者，白虎汤；下利者，解毒汤。

【辨正】通尖黑干边白舌，是脏腑实热独盛，火燥烦躁，熏蒸湿气，故边白也。其证多大热大渴、谵语烦躁、便闭咽干不等，宜白虎汤、大承气汤合用连

服，以黑退为度。如《舌鉴》指为阴阳两感伤寒，用大羌活汤羌活、独活、防风、细辛、知母、生地、防己、黄芩、黄连、苍术、白术、川芎及冲和灵宝饮即大羌活汤去独活、防己、黄连、苍术、白术，加柴、葛、白芷、石膏，误人多矣。盖拘定白黑判阴阳，而不知黑舌均里症、无表症，况既干而通尖，里急已极，尚可杂投驱风燥药乎？

黑苔灰纹舌第七十四

【图说】中心黑，两畔起灰纹重晕者。

【舌鉴】中黑灰纹舌，若脉实者，急用大承气汤下之；若脉浮，渴饮水者，凉膈散。十人可救一二。

【辨正】前人治法，不过如斯而已。实则见此舌，不论何证何脉，用十全苦寒救补汤，不次急投，服至黑灰退净则立愈。非临症多者，不知其妙也。亦有淡灰色中起深黑重晕者，为瘟疫热毒攻里，急用凉膈散、双解散等清中逐邪。《舌辨》云：灰黑重晕舌，乃邪毒传于手足少阴经也，宜即下之。解毒汤用大黄酒浸、窜芒硝，量轻重大小治之。

黑苔瓣底黑舌第七十五

【图说】全舌黑苔，拨开瓣底黑色。

【舌鉴】凡黑苔瓣底黑者，不可用药。虽无恶候，脉必暴绝，死不可救。

【辨正】黑苔瓣底黑舌，此乃脏腑实热已极，或因六气之燥火侵淫，或因百药之燥火逼迫，燥火与阳火病人素有，实火曰阳火，虚火曰阴火是也交战于中，熏蒸于上，而成此舌。犹之当暑炎热，土木生菌；惟大雨时行，即自消灭。可知舌有黑瓣，非大寒凉药断难起死回生。此证多热，大渴，口开吹气，或绞肠痛绝，或头眼胀痛求死，或口噤不言，或浑身发臭难闻，或卒然仆地、不省人事、双目直视不等。不论见何怪脉，舍脉凭舌，看黑瓣尚未敷满，仍可救治，急用十全苦寒

救补汤，生石膏八两，知母六钱，川柏四钱，黄芩钱半，犀角四钱。四倍石膏，或分为三黄白虎汤及大承气汤，分二罐主之。不拘时刻，不次急①投，凡言不次急投，皆不限定剂数，须轮流急灌。服至黑瓣退净，舌底渐红则病愈。知此法者，虽危不死；倘不明利害，忌服苦寒或不敢多服，必死无疑，别无救法也。如《舌鉴》云：见此舌不可用药，虽无恶候，脉必暴绝不治。此拘于切脉，无知妄断，医家卸肩之积习耳。

黑苔瓣底红舌第七十六

【图说】舌根淡红，全舌黑苔夹瓣，瓣底舌红。

【舌鉴】黄苔失治，久而变黑，乃实热亢极之候，而又未经服药，肆意饮食，而脉亦伏，目闭口开，谵语或自语。如伏脉男见左、女见右主脉者，宜大承气汤下之，燥粪必黑，蛔虫必死。医见此舌，必撅而视之，瓣底红者生，瓣底黑者死。

【辨正】黑苔瓣底红舌，脏腑热甚，灼血烁津也。多因实热，人误服温药燥药，逼伤阴血，故瓣底见淡红，其证口开目闭、烦躁谵语、狂妄便闭不等。勿论脉之伏、代、怪、奇，即用破格三黄白虎汤加犀角，与大承气汤循环间服，不次急投，黑瓣脱净方愈。若《舌鉴》仅以承气下之，而不敢重用苦寒、急凉血分，知其一而不知其二，安能救人乎？

满黑刺底黑舌第七十七

【图说】满舌黑苔黑刺，芒刺底肉色亦黑。

【舌鉴】满黑舌起刺，芒刺底亦黑，凡见此舌，不必辨其何脉何经，虽无恶候，必死不治。

【辨正】刺底黑舌，刮开芒刺底下舌

----

① 急：原作"即"，据文义改。

色俱黑也。用第七十五舌"黑苔瓣底黑舌"苦寒急救之法，尚有可医。《舌鉴》谓不必辨其何经何脉，虽无恶候，必死勿治，此固医家搪饰之常法。然病家往往见重证，安于必死，执定勿用苦寒，亦足以酿成时医之恶习也。

满黑刺底红舌第七十八

【图说】满舌黑苔干燥而生大刺，揉之如鲨鱼皮触手而响，拨开黑刺瓣底红者。

【舌鉴】满黑燥苔起刺，拨开刺底红者，心神尚在，下之可生。凡肥盛多湿热人感冒发热，痞胀闷乱，一见此舌，急用大陷胸丸攻下之，后与小陷胸汤调理。《舌辨》云：下之热退脉静者生。

【辨正】满黑刺底红舌，全舌黑苔干燥而生大刺，手揉之有声，掘开刺底尚见红色，不论何病，皆里证脏腑热极，宜合用破格三黄白虎汤、大承气汤，不次急投，以黑刺退净为止，病必愈。《舌鉴》但知以大陷胸汤下之，而不知寒凉急投，其黑刺必不退。倘能十救一二，亦幸事也。

弦红中微黑舌第七十九

【图说】舌心淡黑，边沿淡红多津。

【舌鉴】弦红中微黑舌，外淡红、淡黑者，恶风则表证未罢，用解毒汤、双解散各半，以微汗之，汗罢即下之。下后热不退者不治。

【辨正】《舌鉴》治法甚是。如结胸烦躁、目直视者，宜大陷胸汤及大承气间服。《舌鉴》云不治者，非也。

红边黑心滑苔舌第八十

【图说】舌心黑滑有津，边红润不燥。

【舌鉴】红边中黑滑舌，必表热里寒。证见谵语者，因邪在表时，未曾服药，不戒饮食，冷物结滞于胃而相搏也。

虚人，黄龙汤去朴硝、加干姜，或枳实理中汤合小陷胸汤；壮实者，备急丸热下之。夏月中暍，亦多此舌，以人参白虎汤主之。林慎庵云：此等舌属大虚之候，宜合脉证，审慎而施也。

【辨正】红边中黑滑舌，是脾、胃、肝、胆俱热，而夹有湿邪也。若伤寒证见谵语者，为初传阳明，宜白虎汤发汗自愈；大渴、大热则倍用之。《舌鉴》谓冷食结滞，虚人用黄龙汤即大承气加党参、甘草、当归、桔梗、姜、枣。邪热传里，谵语发渴，身热，心下硬痛，下利皆清水，此名结结利症，非内寒而利也，宜此汤。若年已衰老者，去芒硝，壮实人用备急丸巴豆霜一钱、干姜三钱、大黄三钱，共研细末，米糊为丸如豆大。治热邪暴炽，夏月中暍者用人参白虎汤。三法虽不甚谬，然难见效。吴坤安云：若全舌黑滑，为太阴之寒，理中症也。若兼黏腻浮胖，是湿痰寒饮伏于太阴，当用温药和脾，如二陈、厚朴、姜汁合五苓之类，开之、逐之，痰饮自去。《舌辨》云：若红边中黑而津滑者，必谵语。因寒伤于营，营伤则恶寒而汗，头疼表症时未曾服药，只以饮食为主，因而食滞，内外俱伤，轻而变重，重而致此。急下之，再不可食，如犯之不可救也。

边红通尖黑干舌第八十一

【图说】舌边红，中心黑干通尖。

【舌鉴】瘟疫内炽，宿食不消，故干黑通尖而边红也。急下一二次，稍解再下之，以平为期。

【辨正】边红通尖黑干舌，脏腑实热，而心肺脾胃尤亟亟。伤寒传少阴证，燥暑中少阴证，瘟疫症、杂病实热皆有之。不论何病何脉，宜十全苦寒救补汤，不次连服，则必愈。《舌鉴》急下、再下，以平为期是也。

里黑舌第八十二

【图说】外见纯红色，内有干硬黑色如小长舌形，甚则其上有刺。

【舌鉴】里黑舌，外见红色，内有干硬黑苔，似小长舌，其上有刺者，热毒盛炽，为实热坚结大肠。急用调胃承气汤下之。

【辨正】《舌鉴》治法虽是，然不如用白虎汤、大承气汤，相间连服必愈。张石顽云：亦有因中暑误认外感，而加温覆，多致中黑、边极红而润，脉必虚大，急用白虎汤清之，虚者加人参、竹叶。如更误认阴寒，而与热药，必致烦躁不救也。夏月中暑，多有黑舌，黑而中干者，白虎无疑。

中焙舌第八十三

【图说】舌色纯红，中心黑厚而干，形似小舌。

【舌鉴】舌苔中心黑厚而干，形如小舌，边畔纯红，名中焙舌。乃邪热结里，心火炽甚，宜凉膈散、大柴胡汤。又云：此舌为热盛津枯之候，急用生脉散合黄连解毒汤以解之。林慎庵以甘露饮加人参、黄连，或生料人参固本丸加牛膝、玄参、知母、地骨皮。

【辨正】张三锡云：余常见外感挟内伤，宿食重而结于心下者，五六日舌渐黄，或中干厚而边润，名中焙舌。此则里热尚浅。若全舌干，无论黄黑，皆属里症，分轻重下之。若曾经下或屡下不减，乃宿滞结于中宫也。诊其脉之虚实及中气何如。实者，润而下之。虚者，神气不足，当生津固中气，有用生脉对解毒汤而愈者；有用附子理中汤冷服而愈者。一则阴极似阳，一则阳极似阴，不可不辨而正之。

里圈舌第八十四

【图说】舌根至中淡红，中夹红晕，而尖沿皆纯黑。

【舌鉴】里圈舌，淡红中有红晕，而弦又纯黑，乃心包络蕴热，复受邪火侵

入，二火相逼，故显此舌。宜大承气汤下之。

【辨正】《舌鉴》治法甚是。炳章按：此包络热甚，宜清包络之热，如犀角、连翘、鲜生地、黑玄参，合承气下之，则更妥当。

黑尖红舌第八十五

【图说】中根红，舌尖黑，而有紫黑刺。

【舌鉴】瘟疫汗后食复，而见红尖紫黑刺，证甚危殆，急宜栀子枳实豉汤加大黄下之。刮去芒刺，不复生者安，再生则更危。

【辨正】红尖紫黑刺舌，乃心经极热，而又受邪熏蒸也，宜大承气汤加黄连五钱、连翘三钱，急服则愈。《舌鉴》用枳实栀子豉汤加大黄，虽下而不甚凉，芒刺再生，又不敢连投，安得不危？

红根黑尖舌第八十六

【图说】舌中根红，而尖黑燥。

【舌鉴】舌本红而尖黑者，足少阴温热乘于手太阴也。竹叶石膏汤。

【辨正】红内黑尖舌，为脏腑皆热，而心经尤热也。伤寒邪火逼手少阴，温热直中手少阴，误服补心药，心血热者有之。宜大承气汤加川连三钱、连翘、黄芩、黄柏各二钱，服至黑尖退净则愈。《舌鉴》谓足少阴温热乘手太阴，用竹叶石膏汤未妥。

红尖黑根舌第八十七

【图说】中尖纯红，舌根黑色或灰黑。

【舌鉴】瘟疫二三日，舌根黑色，热邪炽甚，而宿食不消也，凉膈、双解微下之。至四五日火极似水，渐变深黑，少阴肾气已绝，下亦无济矣。若邪结咽嗌，目瞑脉绝、油汗者，一日夜必死。

【辨正】红尖黑根舌，心肾火炽，脾

胃受困也。伤寒邪入阴分，瘟疫毒中阴经，实热郁伤阴分皆有之。不论何证何脉，用大承气汤急下以去其毒，用三黄白虎急凉以救其阴，二方连环服，至黑退则愈。《舌鉴》治法未善。彼谓瘟疫二三日可微下之；四五日后舌变深黑，下无济矣；若邪结于咽、目瞑、脉绝、油汗者，一二日死。盖微下则不能去毒，仅一下之，而不间大凉药，则不能挽回已伤之阴，又偶尔尝试，无胆无识，安得不死耶？

红中淡黑舌第八十八

【图说】红舌中见淡黑心，苔滑润者。

【舌鉴】乃温热发于太阳也。如有表症恶寒，双解散合解毒汤微微汗之，汗罢急下。若结胸、烦躁、直视者不治。章虚谷云：红中有黑苔者，热毒入少阴也。大承气合白虎汤治之。

【辨正】红中淡黑舌，脏腑实热也。不论何病何脉，皆里证。伤寒传里，大发烧热、结胸烦躁、二便闭、双目直视，或疫毒中三阴，均有此舌。宜十全苦寒救补汤，不次急投，舌净必愈。《舌鉴》说先汗后下，又以结胸为不治，殊未当也。

红中焦黑心舌第八十九 无图

【图说】舌红色，中有焦黑厚苔，形如小舌。

【舌鉴】乃瘟疫之毒内结于胃，火极反兼水化也，宜凉膈散。若黑而干硬，指甲剔之有声，急用调胃承气汤下之，迟则不救。

【辨正】红中焦黑舌，脏腑俱热，而脾胃尤热也。误服补剂及中时疫者有之。不论何脉，皆属里证。宜十全苦寒救补

汤倍加生石膏，不次急投，勿稍迟疑，以服至焦黑退净为准，则必愈。《舌鉴》近是，尚嫌姑息。

黑烂自啮舌第九十

【图说】舌苔黑烂，频欲自啮。

【舌鉴】乃心肾火灼，无以自安也，必烂至舌根而死，切勿用药。《正义》云：舌黑而中烂者，死候也，不治。《舌辨》云：白烂疮堪治；黑舌啮烂根，言黑烂，无治法也。

【辨正】黑烂自啮舌，脏腑极热，兼受秽毒也。患杨梅疮者多有之，他症罕见。宜三黄、银花、承气汤等剂，土茯苓作茶饮。治如不效，则将如《舌鉴》所云：黑烂而频欲自啮，必烂至舌根而死也。

孕妇黑苔舌第九十一 无图

【图说】孕妇舌黑，有微黑、深黑，大不同。

【舌鉴】孕妇伤寒发热，舌苔黑，此邪入少阴，热伤胎元也，其子必死。当下死胎，以救其母。凡孕妇面舌俱黑，不必问其月数，子母俱死。面赤舌微黑者，还当保胎。如见灰黑，乃邪热入子宫，其胎必不能固。若面赤者，为根本未伤，当急下以救其母。

【辨正】孕妇伤寒灰黑舌，乃热逼三阴之候。不论伤寒传阴、实火伤阴，必须苦寒急凉，宜三黄白虎汤，生大黄、玄明粉、川朴、生枳壳等酌用。热清则胎安，慎勿妄用安胎补药，致益热而胎上冲。《舌鉴》谓面舌俱黑，水火相刑，子母俱死下略云云，此皆医家相传粉饰之谈耳。《舌辨》云：面赤舌黑，如舌微黑，还可保胎；如黑甚必坠。用井底泥固脐内，服清热安胎药，如黄芩、知母、竹茹、柴胡、栀子等药治之。若胎安则稳，不然必坠之。

第二十五章　灰苔类诊断鉴别法计十四舌附彩图十二枚

灰苔总论四

【舌鉴】灰色舌苔，有阴阳之异，寒热之辨。直中阴湿，即时舌便灰色，而无积苔。热传三阴，必四五日表证罢而舌变灰色黑苔也。有在根、在尖、在中之分，亦有浑舌俱灰色者。大抵传经热症则有灰黑干苔，法当攻下泄热以存其阴。若直中三阴，见灰色无苔之舌，又当温经散寒，以扶其阳。更有蓄血证，其人如狂，或瞑目谵语，亦有不狂不语、不知人事，而面黑舌灰者，当分轻重，以治其血。切勿误与冷水，引领败血入心，而致不救也。

【辨正】灰色不列五色，乃色不正也。舌见灰色，病概非轻。均里症，无表症。有实热症，无虚寒症。有邪热传里症，有时疫流行症，郁积停胸症，蓄血如狂证，其证不一。而治法不外寒凉攻下。寒凉以救真阴，攻下以除秽毒。在当用之时，不得訾为戕伐焉。《舌鉴》总论为热传三阴，则有灰黑干苔，皆当攻下泄热是也；又谓直中三阴，见灰黑无苔者，当温经散寒。此说甚谬。盖灰黑与淡黑色颇相似，惟灰则黑中带紫、淡则黑中带白之殊耳。若寒邪直中三阴者，其舌淡黑无苔，宜温经散寒；如热邪直中三阴者，其舌灰黑无苔，宜三黄、白虎、大承气汤并用连投。失出失入，其害非轻，故望舌者，小心谨慎焉。石顽云：灰黑舌者，足三阴互病。如青黄和入黑中，则为灰色也。为痰水注于脉中，致血微停瘀也。然有传经、直中之殊。盖传经热邪，始自白苔而黄，黄而灰黑，或生芒刺黑点，不拘在根在尖，俱宜攻下泄热。灰色之苔，据化学原子分析之，由炭尼酸①与铁化合而呈此灰色苔也。

灰苔证治图说计十四舌

纯灰色舌第九十二

【图说】全舌灰色，或润或燥。

【舌鉴】舌灰滑无苔者，直中三阴而夹冷食也，脉必沉细而迟，不渴不烦者，附子理中、四逆汤酌治之。次日舌变灰中有微黄色者生；如渐渐灰黑干缩者，必死。吴坤安曰：舌苔灰黑而滑润，此寒水侮土，太阴中寒症也。外症必腹痛吐利，手足指冷，六脉沉细。宜理中汤，甚则加附子。

【辨正】纯灰舌，全舌无苔而少津者，乃火邪直中三阴证也。外证或烦渴，或二便闭，或昏迷不省人事，脉必散、乱、沉、细、伏、代不等。舍脉凭舌，均属里证，凡灰舌无表症。治宜三黄、白虎、大承气并用，急连投服，至灰色转黄、转红为止，病则立愈。《舌鉴》专指为寒，用附子理中汤、四逆汤，安得不致渐渐灰缩干黑而死乎？张石顽云：凡直中三阴，始病无燥热，便见灰色，舌润无苔，更不变别色，此必内挟寒食及冷痰水饮，或蓄血如狂等证，当随证治之。又有感冒夹食，屡经汗、下、消导，二便已通，而舌上灰黑未退，或湿润，或虽不湿亦不干燥者，不可因其湿误认为寒，妄投姜、附，亦不可因其不润，误与硝、黄。此因汗下过伤津液，虚火上炎所致，其脉必虚微少力，治宜救阴为急。虽无心悸、脉代，亦当用炙甘草汤主之，内有生地、阿胶、麻仁、麦冬之甘润，可以滋阴润燥。盖阳邪亢盛，则用硝、黄以救阴；阴血枯涸，则宜生地以滋阴。可不辨乎？

灰尖舌第九十三

【图说】舌尖灰黑，中渐渐红至根。

---

① 炭尼酸：也作单宁酸。鞣酸（tannic acid）的音译。

【舌鉴】已经汗解，舌尖见灰色者，宿食在胃口，或又伤饮食，热邪盛于膈内①也，调胃承气汤下之。此釜底抽薪法也。

【辨正】灰黑尖舌，伤寒已经汗解，而见舌尖灰黑，有宿食未消，或又伤饮食，热邪复盛之故也，以调胃承气下之。《舌鉴》是也。若杂病里热见此舌，宜大承气汤重加黄连。

灰多黄少舌第九十四

【图说】中尖灰多，惟根黄色苔。

【舌鉴】舌灰色而根黄，乃热传厥阴，膈热盛而胃有食停也，调胃承气汤下之。苔去后发热下利、汗出不止者死，正气脱也。

【辨正】灰黑根黄舌，如苔厚干燥，刮之不净者，乃热入厥阴，脏腑实热，而脾胃之火尤炽也。其证多胃有积滞，二便闭，发烧热，大渴消水，自汗不止、出至颈以下不出者。诸病急宜十全苦寒救补汤以收汗，服至二便利，则热渴自汗必止，待舌色明净则愈。《舌鉴》谓伤寒六七日不利，便发热而渴、汗出不止者，正气脱必死，其说未尽然也。

心灰弦黄舌第九十五

【图说】舌心中根灰色，边弦皆淡黄。

【舌鉴】灰舌中，边有微黄色者，是阴回阳复，胃土有气，即宜调胃承气。不可轻忽，否则不治，当随现症治。中虚邪少者，补中益气汤加温暖药治之。

【辨正】心灰弦黄舌，脏腑本热，疫毒复中脾胃也，宜三黄、大承气急下之则愈。或伤寒证误服补中药，燥伤脾胃者，宜大柴胡汤下之。如下见黑粪，急以破格苦寒救补汤，不次急投，至舌净必愈。《舌鉴》云"否则不治"者，误也。

灰根中赤黄尖舌第九十六

【图说】舌根灰色，中红，尖黄色。

【舌鉴】灰根黄尖中赤舌，乃肠胃燥热，真水涸竭之候，必大渴谵语，五六日不大便、转矢气者，急下以存真阴。如温病、热病恶寒脉浮者，凉膈散、双解散两下之。

【辨正】灰根黄尖中赤舌，乃肠胃燥热也。如大渴谵语，五六日不大便者，以大承气汤急下之。如瘟疫证、热证，恶寒脉浮者，酌用凉膈散、双解散。《舌鉴》之说是也。

灰色重晕舌第九十七

【图说】淡灰舌中，起灰黑重晕一二层，或灰舌黑晕。

【舌鉴】此瘟疫热毒传遍三阴也。热毒传内一次，舌增灰晕一层。最危之症。急用凉膈散或双解散，黄连解毒汤、大承气酌用之。一晕尚轻，二晕为重，三晕必死。亦有横纹二三层者，与此重晕不殊。《舌辨》云：如有表邪，先宜解表，表邪尽，宜再攻里。下黄粪者生，下黑粪者危。

【辨正】《舌鉴》之论尚合理。惟热毒传里已深，凉膈、双解二方，嫌有表药，亦不宜；解毒汤太轻；大承气仅能利下，而不能凉透脏腑之热。不如用十全苦寒救补汤，四倍加生石膏，不次急投，服至灰晕退净为止。虽见二三重晕，均能救治。周澂之云：此由病久寒热互结，夙有痰饮蓄血，又新加停滞也。若因内传一次，即见一重，于理难通。或者邪气化寒化热、化燥化湿，转变一次，即增一重；又或伤寒伤热、伤食伤饮，多伤一次，即增一重也。又有灰舌黑晕舌，乃热毒中脏腑，火气交攻，故令舌灰色，内兼黑晕，为时疫热毒内中脾胃，逼及于肾，多见此舌，伤寒救治失宜，邪陷厥阴亦有此舌。不论何证何脉，将十全苦寒救补汤分为二剂，先服大

---

① 盛于膈内：原作"盛膈于内"，据文义改。

承气汤，后服三黄白虎汤等药，循环急投，至黑晕灰苔渐退则愈。若用酒泡大黄旧说有此法则误矣。凡治实热及疫症，宜用生大黄，专泻阳明之火。治阴虚证，宜酒浸九蒸九晒之熟大黄。治伤寒证，宜酒洗大黄，以一洗为度，若炮制太过，失其生气，凝而不走，润而不凉，投之实热人，必将阳分之病引入阴分，更难治也。

附 灰晕微红舌无图

【图说】舌边围灰黑晕，中心有红晕者。

【舌鉴】此邪热入心包之候，灼烁血分也。脉必数大，证必昏妄，宜凉膈散、承气汤下之。《正义》云：舌苔黑晕二重，而中心红者，阳明传厥阴，热入心包也，大承气汤下之。

【辨正】凡黑舌偶有寒者，红舌则无寒证。故黑晕间红，可断为热也。

灰黑沿红舌第九十八

【图说】舌心灰黑，边沿与尖皆红。

【舌鉴】此乃伤寒化火，传入阳明而逼太阳，宜承气汤，下三四次方退。若五六次下之不退者，不治。

【辨正】灰黑沿红舌，乃脾胃实火郁结，不得流通也。伤寒化火，传入阳明而逼太阳者亦有之。不论何证何脉，大承气汤不次急投，服至灰黑色退净则必愈。《舌鉴》云：三四次下之方退，若五六次下之不退不治者，此未彻底明白之谈也。

灰中带紫舌第九十九

【图说】边围淡灰，中根淡紫。

【舌鉴】舌边灰色，舌中淡紫，时时自啮其舌尖，为夹阴症也。乃少阴厥气上逆，不自知其痛苦也，不治。

【辨正】淡灰中紫舌，瘟疫中脏者居多，伤寒邪传手少阴、热逼心营者亦有之。其症多卒然倒地，不省人事，或狂妄昏迷，或疾呼大叫，或自啮舌尖，或拍胸嗟恨不等。治宜三黄泻心汤加黄柏、连

翘、木香、甘草，不次急投，服至舌色渐净则必愈。若稍涉迟疑，则淡灰转黑，淡紫转蓝，为邪毒攻心已甚，而伤腐脾胃则不治矣。《舌鉴》云：自啮舌尖，少阴厥气逆上，非药可治者，盖误于迟疑耳。

灰中红底舌第一百 无图

【图说】全舌红底，中央灰色。

【舌鉴】凡灰色见舌中央，而消渴气上冲心，饥不欲食，食即吐蛔者，此热传厥阴，寒伤胃口之候，乌梅丸主之。《舌辨》云：下之利不止，六七日来又当入腑，胃虚客热，饥不欲食，蛔闻食则出而吐。年壮者生，老弱者恐不治也。

【辨正】灰中舌，乃伤寒症热邪传入厥阴。舌中央灰色，其证消渴，气上冲心，饥不欲食，食则吐蛔者，宜乌梅丸乌梅、细辛、干姜、当归、黄连、附子、川椒、桂枝、人参、黄柏。此丸能治寒痢。《舌鉴》是也。若杂病见此舌，为实热里症，宜大承气与白虎汤合用。

灰苔黑滑点舌第一百零一

【图说】舌淡灰色，中间有滑苔点子四五点，深黑如墨汁。

【舌鉴】此邪热传里，内夹宿食不化也。大柴胡汤加干姜、芒硝少许下之。《舌辨》云：余见一人有此舌，墨滑数点。余用大柴胡汤加减下之，次早则舌滑俱无，而见少微红色，后调理而愈。

【辨正】灰中黑滑舌，淡淡灰色，中间有滑苔四五点如墨汁，此热邪传里，而腹有宿食未化，宜大柴胡汤。《舌鉴》是也。

微灰生刺舌第一百零二

【图说】全舌微灰，燥生芒刺。

【舌鉴】此乃疫邪实热中脾胃也。宜三消饮，老人生脉散主之。

【辨正】微灰生刺舌，乃疫邪中脾胃居多，或实热人误服温补辛燥药所致。不论老少，何证何脉，见此舌者，即宜十全

苦寒救补汤分两剂，先大承气，后三黄白虎。不次急投，至苔刺退尽乃愈。《舌鉴》用三消饮，则兼有表药舌色属里证，不宜表药，如羌、葛、柴胡，温燥皆忌、温药槟榔、草果、姜、枣等温药皆忌，老人用生脉散人参、麦冬、五味子，甘补酸敛，热邪不解矣，皆误，不可从也。

灰尖干刺舌第一百零三

【图说】舌尖灰黑，干燥有刺。

【舌鉴】此乃热极津枯，得病后又加饮食之故，是宿食不消也。虽证见耳聋胁痛、发热口苦，不得用小柴胡。必用大柴胡汤或调胃承气汤下之，或解毒汤加消导药，方可取效。

【辨正】如《舌鉴》治法甚是。

全灰干刺舌第一百零四 无图

【图说】全舌灰黑，满生干刺。

【舌鉴】灰黑舌中，又有干刺满舌，而见咽干口燥，喘满昏妄。乃邪热结于手足少阴，肾水涸极之候。不下必死。调胃承气下之。又云：然必待其转矢气者，方可下。若下之早，令人小便难。

【辨正】灰黑干刺舌，伤寒邪传少阴，口燥咽干证，偶见此舌，宜大承气汤下之。或脏腑实热已极，烦躁大渴，胸中胀满、肉①痛，饮食不进，一食即吐，常作干呕等症。宜十全苦寒救补汤，不次急②投，服至灰黑色退净则愈。《舌鉴》必待其转矢气乃下之，迟疑误人矣。《伤寒·阳明篇》云：少与承气汤，腹中转矢气者，有燥屎也，乃可攻之。彼以热邪初传阳明，故用探试之法。今见灰黑舌，且有干刺，是热邪已结阴分，无可疑矣。若灰黑舌起裂纹者，血液灼枯也，内热失治，邪火毒炽者有之，宜增液承气汤鲜生地、黑玄参、麦冬、小枳实、生锦纹、芒硝急下以救真阴，则裂纹自平。

附　灰黑裂纹舌无图

【图说】灰黑苔干燥，满舌裂纹。

【舌鉴】舌见灰黑起裂纹，是手足太阴二经邪毒至甚也。凉膈散、调胃承气汤均可酌下。十中可救二三。下后渴不止、热不退者死。

【辨正】灰黑苔干裂纹舌，此脏腑热极，又因误食热物，或误服温补辛燥药，灼伤真阴所致，凡裂纹者，多因误食温燥之故。治宜破格十全苦寒救补汤，不次急投，服至灰黑色退，纹裂自平，则立愈。如《舌鉴》仅用凉膈散、调胃承气汤下之，热不退则不敢再用寒凉，遂归于不治，姑息贻祸也。

灰短硬卷舌第一百零五

【图说】舌灰黑而燥，卷短而硬。

【舌鉴】【辨正】短硬或卷舌，凡舌短由于生就者，乃初生时，将含口之血吞下之故。无关寿夭。若因病缩短不能伸出者，危证也。伤寒邪陷三阴，及实热证火逼三阴，皆能致舌短。不论何脉，当辨其苔色。如确是内热，则宜大承气汤急下以救其阴。若少阴自绝症，则不治。凡舌硬者，即重舌、木舌、肿舌、大舌、强舌之类。脏腑俱热而心经尤热也，宜十全苦寒救补汤加羚羊角三钱，不次急投则愈。

附　孕妇卷短舌无图

【图说】舌干卷短，或黄黑刺裂。

【舌鉴】孕妇伤寒发热至久，热深热极，舌干卷短，或黄黑刺裂，乃里证至急。不下则热邪伤胎，下之则危在顷刻。如无谵妄直视、循衣撮空等危证，下之或可救十中之一二。

【辨正】孕妇卷短舌，面黑而舌干卷短，或黄黑刺裂，乃伤寒化火，传足厥阴也。宜大承气汤加玄明粉，急泻之则愈。《舌鉴》谓不泻则热邪伤胎，下之则危在顷刻，此见识未透耳。若明于医者，除暴即以安良，无多疑虑。

---

① 肉：此字疑误。

② 急：原作"即"，据上下文改。

第二十六章　红舌类诊断鉴别法计二十舌附彩图十四枚

红舌总论五

【舌鉴】红色者，舌之正色也。舌属南方火，其色本当红。第红光外露，不能内藏，斯为有病之舌。夫红舌是少阴伏热蓄于心胃，乃自里而达于表也。仲景云：冬伤于寒，至春变为温病，至夏变为热病。故舌本煊红，而面色亦赤。至温疫之候，一方之内，老幼皆相似者，舌亦正赤，而加以积苔也。如或失治，则蕴热内蒸，岂但色赤而已，必舌疮疳腐、瘪细长短，病斯剧矣。然病有轻重，舌有微甚，且舌有根尖、中下、左右种种之不同，皆瘟毒蕴热之所化，以见病之浅深、轻重有殊。治法亦各不相侔。当清化者，内解其毒；宜攻下者，搜涤其邪。纵使元阴、元气无伤，庶不失中和之治。若论攻邪无过，达源解毒，栀子、淡豉、三黄、石膏、大小承气皆是；至于养正，又须滋阴养营，六味、七味、保元、左归、生脉无疑矣。

【辨正】全舌淡红，不浅不深者，平人也。有所偏则为病。表里、虚实、热症皆有红舌，惟寒证无此舌。如全舌无苔，色浅红者，气血虚也；色深红者，气血热也；色赤红者，脏腑俱热也；色紫红、瘀红者，脏腑热极也。中时疫者有之，误服温补者有之。色鲜红，无苔无点、无津_{出舌底}无液_{液出舌面}者，阴虚火炎也。有苔可作热论，虚极不能生苔。色灼红，无苔无点而胶干者，阴虚水涸也。色绛红，无苔无点，光亮如钱，或半舌薄小而有直纹，或有泛涨而似胶非胶，或无津液而咽干带涩不等，红光不活，绛色难名，_{如猪腰将腐，}难以言状。水涸火炎，阴虚已极也。瘦人多火，偏于实热，医者拘于外貌，辄指为虚，误服温补，灼伤真阴；或误服滋补，_{名为滋阴降火，实则腻涩酸敛，胶黏实热，引入阴分。}俾郁火渐耗真阴，亦绛舌，而为阴虚难疗矣。_{其初必有黄苔，医者不知，久之内伤已甚，不能显苔而变绛色矣。凡阴虚火旺之病，自生者极少，多由医家误服补药逼成也。}不论病状如何，见绛色舌则不吉。《舌鉴》引仲景云：冬伤于寒，春变为温病，至夏变为热病，故舌红面赤。此专言瘟疫与伤寒也。而红舌各病，实非瘟疫、伤寒所赅括，勿泥古以致误。

红舌证治图说计二十舌

纯红舌_{第一百零六}

【图说】红赤如瘀血之色，不杂他苔。

【舌鉴】乃温热内蓄，自里而达于表也。宜败毒散去防风，加淡豆豉、葱白，或葛根解肌汤。_{炳章按：暑证多见此舌，宜鲜地、栀、翘、豆豉、黄连、黄芩、知母、青蒿、薄荷、益元散之类，不宜此法。}

【辨正】纯红舌，非纯而不杂，即瘀血之色也。脏腑极热者，中时疫者，误服温补者皆有之。宜三黄白虎汤加连翘，或大小承气汤等药酌用。此舌亦有表证者，则两脸周身必发热，头晕目眩，乍寒乍热，脉浮数，邪热在太阳也。宜用薄荷、荆芥、葛根、竹叶、生甘草等以凉散表邪，不可遽用寒凉攻下。《舌鉴》专指表证，用人参败毒散_{人参、羌活、独活、柴胡、前胡、桔梗、川芎、枳壳、茯苓、甘草。}余恪守家训，不敢妄用人参、柴胡以升燥少阳经，及羌、独活逼燥诸经，必须风邪深入方可用。若热邪在太阳，用之适引邪入他经。

光红柔嫩舌_{第一百零七 无图}

【图说】全舌鲜红柔嫩，光而无津液。或谓镜面舌。

【舌鉴】舌色光红，柔嫩无津，良由汗下太过，元精耗极于内，宜生脉、保元清补之。张石顽云：光红舌，柔嫩如新生，望之似润，而燥涸殆甚者，为甚行汗下，津液竭也，多不治。宜生脉散合三白汤主之。更有病后绛舌，如钱发亮而光，或舌底咽干而不饮凉，此肾亏已极，宜大剂六味地黄汤投之，以救其津液。凡少阴虚证，舌形必圆大胖嫩。吴坤安曰：如舌形胖嫩而色淡红者，外症必见躁扰不宁、六脉迟微，或动气内发、腹寒畏冷，或初起吐利、手足逆冷，或格阳躁狂、六脉洪数无根。此肾气大亏，宜人参八味汤主之。

【辨正】红嫩无津舌，全舌鲜红柔嫩而无津液，望之似润，而舌燥涸者，乃阴虚火旺也。宜十全甘寒救补汤常服之。旧说用生脉散、人参三白汤人参、泽泻、茯苓、白术、白芍、姜、枣，医家积弊，误人不少。五味、白芍酸敛，人参燥肺，苓、术、姜、枣皆温补。以此治阴虚人，则肾火愈旺、真水益亏矣。若舌绛而光亮者，胃阴亡也，急用甘寒濡润之品，如炙甘草去姜、桂，加鲜石斛、蔗浆、麦冬。叶天士云：舌淡红无色者，或干而色不荣者，当是胃津伤，而气无化液也，宜用炙甘草汤，不可用寒凉药。章虚谷云：淡红无色，心脾气血素虚也；更加干而色不荣，胃中津液亦亡也。故不可用苦寒之药，以炙甘草汤养营血以通经脉，其邪自可渐去矣。薛生白云：舌光如镜，外证口大渴，胸闷欲绝，干呕不止，此乃胃液受劫，胆火上冲。宜西瓜汁、金汁水、鲜生地汁、甘蔗汁，磨服木香、郁金、香附、乌药等味。章虚谷云：此营阴素亏，肝火素旺者。肝火乘胃，耗其津液，故舌先无苔。实津枯，非浊壅。胸闷欲绝者，肝胆气上逆也。故以诸汁滋胃液，辛香散逆气。凡治阴虚气滞者，可以仿此用药。此证近时甚多，特附录之。

红中微黄滑舌第一百零八

【图说】淡红舌，中见黄滑薄苔。

【舌鉴】红中微黄滑舌，乃伤寒五七日，舌中见黄苔，则为阳明证热势初盛也。如脉沉实，谵语，虽苔滑，亦宜大柴胡汤。若苔干燥者，内邪热盛也，急以大承气汤下之。

【辨正】凡伤寒见此舌，《舌鉴》治法甚是。如无病人有此舌，是脏腑本热，而饮食复留湿热也，行动即消化，可勿用药。吴坤安云：若舌质绛，黏腻苔上浮，暑湿酿蒸痰浊，蒙闭心包也。急用芳香逐秽、宣窍涤痰之品，如西黄至宝丹、鲜菖蒲、天竹黄、川贝母之类。若舌绛中仍带黄白等苔，是邪在营卫之间，当用犀、羚以透营热，荆、薄以散卫分表邪，两解以和之可也。章虚谷云：若其舌四边红而不绛，中兼黄白苔而渴，此热不在血分，尚在上焦气分，当用凉膈散清之。勿用血药，引入血分，以滋腻难散。若舌绛望之若干，以手扪之原有津液，此津亏湿热熏蒸，胃中浊气成痰，蒙闭心包，宜用宣窍涤痰等法。若舌苔白底色绛者，热被湿遏，不得外透也，用犀角、滑石等药以泄湿透热。

红根黄尖舌第一百零九

【图说】舌根红赤，尖苔黄色。

【舌鉴】乃湿热上乘心位。温热初起多见此舌。宜银翘散、凉膈散酌治之。

【辨正】《舌鉴》法甚是。当再与"黄苔类"第四十一、五十一舌参看。

红中黑斑舌第一百十

【图说】全舌纯红，中有小黑斑点。

【舌鉴】乃瘟疫热毒陷于阳明也。热极则斑黄、狂乱，身上亦有红紫斑者，解毒汤合调胃承气汤急下之，迟则不救。《正义》云：舌红而中见紫斑者，将发斑也，玄参升麻葛根汤。斑已见者，化斑汤。舌淡红而中见红赤点者，将发黄也，茵陈五苓汤。

【辨正】生斑舌，全舌纯红而有小黑斑点者，脏腑皆热也。伤寒邪传阳明府失治，以致邪火逼入三阴证，或疫毒直中三阴证，或实热人误用辛温药，燥伤三阴证，均有之。不论老少，何病何脉，见此舌，即宜十全苦寒救补汤，倍加犀角尖，连服必愈。《正义》用玄参升麻葛根汤及化斑汤人参、生石膏、知母、生甘草，误人多矣！非阴火何可用玄参？非表证何可用升麻、葛根？热毒正旺时以补邪火，吾愿后起学者勿再泥古不化，甘受其误矣！章虚谷云：舌红极而有紫斑及红斑，且周身亦发斑者，此阳毒入心，人参白虎汤加犀角、黄连治之。吴坤安云：若舌上见赤斑，而身上亦见赤斑丹疹者，此邪在营分、血分，舌质亦必绛赤。宜犀角、鲜大青、连翘、鲜生地、人中黄、银花等透营解毒，大忌升、葛足经之药。若斑疹发于气分，其色淡红而白者（名曰白㾦），其苔苔亦白，宜葛根、防风、蝉衣、荆芥、连翘、薄荷、牛蒡等，松肌达表。此斑、疹、㾦各证治法也。

红内双灰干舌第一百十一

【图说】全舌红色，两畔夹两路红灰苔。

【舌鉴】乃疫热内炽，夹宿食不化也。故身热、谵语。脉滑者，一下即安。如脉涩，下黑粪者死。张石顽云：红中夹两路灰苔者，温热而夹寒食也。凉膈散加消导药一二味。

【辨正】红中双灰干舌，乃脏腑皆热，而脾胃尤甚也。伤寒邪入胃府，发热谵语、循衣摸床、神昏撮空者有此舌，实热人饮食郁结者亦有之。不论何脉，宜十全苦寒救补汤，分二剂，先大承气汤，后三黄白虎。不次急投，循环速服，将黑粪下净则愈。《舌鉴》谓下黑粪者死，谬甚。

红内红星舌第一百十二

【图说】纯红舌中，满布深红红星，如珠鼓起。

【舌鉴】纯红舌中，红星满布，如疮如瘰，乃温热伤于心脾也，盦①而将欲发黄。宜茵陈蒿汤合五苓散主之。石顽云：红舌中，红珠鼓起如红星者，心包络之火上炎也。凉膈散主之。

【辨正】红星舌，乃脏腑血分皆热也。中燥火者，中疫毒者，实热人误服温补者皆有之。其病多大热大渴，心胸胀满，皮肤燥痒，日夜不能眠，大便闭，小便涩不等。宜十全苦寒救补汤，急投则

愈。《舌鉴》指为伤寒将发黄，用茵陈蒿汤合五苓散，误也。按：热毒传里，茵陈蒿汤不济事，五苓散内有苓、术、肉桂，皆不宜于热症。吴坤安云：湿温症症现红星点点者，此热毒乘心，必神昏谵语，宜苦寒之品清之。狂乱者，非川连、金汁水不解。

红内白泡舌第一百十三

【图说】舌红短而起白泡。

【舌鉴】口疮，舌短而起白泡，声哑咽干、烦躁者，乃瘟疫强汗，伤其津液；伤寒未汗，遏热伤经。瘟疫，黄连犀角汤清之；伤寒，三黄石膏汤汗之。张石顽云：舌红短、起白泡者，火气燔灼也。因浮浅不入血络，故起白泡。宜三黄石膏汤去麻黄。

【辨正】《舌鉴》治法亦是。

红内紫疮舌第一百十四

【图说】纯红舌，上起紫色疮。

【舌鉴】瘟疫多此舌。乃疫毒上熏，肺胃受病，故烦躁作渴，咳嗽多痰，宜解毒汤并益元散，加玄参、薄荷。尺无脉者必死，战栗者亦死。《正义》云：舌红而尖起紫泡者，此心经热毒也，黄连泻心汤。张石顽云：红舌起紫疮者，此火气郁伏也，宜解毒汤。

【辨正】红色紫疮舌，疮在心肺经位者，乃时疫毒中心肺，或杨梅毒注心肺皆有之。宜十全苦寒救补汤，倍加生石膏、黄连，不次急投，至疮平则愈。《舌鉴》谓疫气烦渴或咳，用解毒汤并益元散加玄参、薄荷，此时非大承气不能驱毒，非白虎不能救阴解毒。益元散轻不济事；玄参为阴分凉药，病属阳火，而反泻阴火，则无益有损；薄荷亦不对症。尺脉无则死，病重脉乱，当舍脉凭舌。皆不明治法之论也。

深红虫碎舌第一百十五

【图说】深红舌中，更有红点坑烂，如虫蚀之状。

【舌鉴】乃水火不能既济，热毒炽盛

---

① 盦（ān）：覆盖。

于中也。不拘日数，宜小承气汤下之。不退，调胃承气汤下之。《正义》云：舌红而碎烂如虫蚀者，少阴瘟毒也。小承气汤二三下可愈。张石顽曰：红苔红点坑烂者，湿热入脾也。小承气汤加芩、连、半夏。

【辨正】虫碎舌，红舌中更有红点如虫碎之状者，热毒炽盛也。宜小承气汤下之；不退，再用大承气汤下之。《舌鉴》之说是也。然不如将十全苦寒救补汤分为大承气、三黄、白虎等，二剂循环连服，以舌净为度。吴坤安云：舌绛碎而有黄白腐点者，此湿热邪毒蕴久不宣，蒸腐气血化为瘀浊，得风木之气化而成虫也。叶桂曰：舌绛而有碎点黄白者，当生疳也。黄连、金汁皆可加入。

红色人字纹舌第一百十六

【图说】深红舌中，有裂纹如人字、川字、爻字者。

【舌鉴】相火上乘君位，致令舌红燥而纹裂作痛也，宜黄连解毒汤加麦冬以寒润之。红极而纹裂者，燥热入肝也，大承气加柴胡、白芍，甚则加芩、连。如舌色赤红，苔厚腻而裂纹者，脏腑实热也，宜十全苦寒救补汤倍加犀角。如灼红色（即比绛色略鲜），无苔无点而裂纹者，阴虚火炎也，黄连解毒汤加麦冬可也。阳火阳药，阴火阴药，误投必败。舌深红而碎裂如人字纹者，乃阳明热毒熏蒸于膈上，传热于少阴心也，凉膈散加白蜜以润之。如内实腹胀、口渴而转矢气者，大承气汤合解毒汤下之。若舌淡红而碎裂如川字纹者，外症神昏自利，用导赤散加黄连，后再用生脉散加黄连、枣仁。

【辨正】人裂舌，红色中有裂纹如人字者，君火燔灼，热毒炎上，故发裂也。如渴甚、躁热者，宜大承气汤下之。《舌鉴》亦是。然不论白、黄、红、黑各舌，若中有裂纹如川字、爻字、人字不等，或

裂直槽者，多有实热人误服温补药，以致热火在脏腑相争。大承气虽能下毒，而未能凉沁肠胃，宜以白虎汤与承气循环服。不知者以为太重，实则力求周密之策也。凡治实热内逼之症，皆宜如此。

红尖出血舌第一百十七

【图说】全舌红绛舌，舌尖出血如溅。

【舌鉴】邪热内逼心脏，心血不藏，故舌尖出血如溅也。宜犀角地黄汤加大黄、黄连治之。《正义》云：舌红而出血如衄，此热伤心包也，犀角地黄汤或回生丸。林慎庵将前方再加黄连、蒲黄炭，更效。

【辨正】红尖出血舌，乃手少阴心经邪热壅盛所致，宜三黄泻心汤加川柏、连翘、生地各三钱、真犀角尖四钱，不次急投则愈。《舌鉴》论证尚合，用药嫌杂，如犀角地黄汤黑犀角、鲜生地、西赤芍、粉丹皮内之丹皮辛窜上升，皆于邪盛时不宜。

红细枯长舌第一百十八

【图说】舌色干红，枯而细长。

【舌鉴】乃少阴之气绝于内，石顽云：干红舌，忽瘦而长，为心绝也。而不上于舌也。虽无危症，脉若衰绝，朝夕恐难保矣。吴坤安云：舌形紫晦如猪肝色，绝无津液者，为枯，不治。

【辨正】红细枯长舌，如绛红无苔，干枯红[1]长，而有直纹透舌尖者，此阴亏已甚，手少阴之气已绝于内，不能上通舌根，故不显苔也，命绝难治。即用滋阴降火，亦为敷衍而已。若赤紫红色，中间尚带显苔腻者，黄黑不等。虽有直纹透尖，亦为脏腑实热症，不作阴虚。宜三黄、白虎、大承气汤合投可愈。倘用二地、二冬等滋腻药，引邪入阴分，即难治矣。辨之详慎，方不误人。

红胀出口舌第一百十九

【图说】舌红长大，胀出口外，不

---

① 红：疑应作"细"。

餂者。

【舌鉴】乃热毒乘心，舌本弛长也。内服三黄泻心汤；外用银针砭去恶血，从舌之脾经部位，轻以出毒。若误治伤筋络，则血出不止，亦足误人。以梅冰片和人中黄末掺于舌上即愈。

【辨正】《舌鉴》治法甚善。如不针，则合用大承气、三黄泻心汤，不次急投，必大泻、频泻乃愈。

红餂舌 第一百二十 无图

【图说】全舌紫红，频出口外，餂至鼻尖上下或口角左右。

【舌鉴】乃热伤心脏，热极生风，舌故动摇，餂出时弄不止也。急用解毒汤加鲜生地，效则生，不效则死。《正义》云：舌红而吐弄者，此热在心脾也，安神汤主之。

【辨正】红餂舌，天行燥火时疫症多有之，全舌必紫而兼瘀。脏腑为疫毒内攻，逼迫心经，所以舌长出口外，时弄不止，或餂上下唇、左右口角，或餂至鼻尖不等。宜十全苦寒救补汤，倍加川连、生石膏，不次即投，至舌收回乃愈。知治法者可以十全，否则十无一生。《舌鉴》用解毒汤加生地，必不效也。

红战舌 第一百二十一 无图

【图说】全舌深红或淡红，蠕蠕眲动于口中。

【舌鉴】此因汗多亡阳，心阳不振，故漏风心悸而舌战也。宜十全大补汤、大建中汤酌用。《正义》云：舌淡红而战动难言者，此心脾虚也，汗多亡阳者有之。应用方中，多加人参可救。

【辨正】红战舌，颤掉不安，蠕蠕微动也。深红、赤红而战者，宜三黄、石膏等汤；紫红、瘀红而战者，宜三黄、白虎、大承气汤；淡红而战者，宜十全大补汤党参、白术、茯苓、甘草、当归、黄芪、川芎、白芍、熟地、肉桂；鲜红、灼红而战者，宜六味地黄汤熟地、黄肉、丹皮、怀药[①]、茯苓、泽泻。此舌虚火、实火皆有之，误治即坏。《舌鉴》指为汗多亡阳或漏风所致，且不详辨，而概用温补，谬也。

红痿舌 第一百二十二 无图

【图说】舌本痿软，不能举动，色淡红、深红、赤红、灼红不等。故不能列图。

【舌鉴】舌本痿软，不能转动，此心脏受伤，心气不振也。当参脉证施治，然亦十难救一也。《正义》云：红而痿软不能言者，此心脾虚极或有痰也，死不治。张石顽云：舌痿不能转动者，肝绝也，不治。

【辨正】痿者，软而不能动也。淡红痿者，宜补气血；深红痿者，宜凉气血；赤红痿者，宜清凉脏腑；紫红痿者，宜寒凉脏腑，并攻泻之；鲜红、灼红痿者，宜滋阴降火；惟绛红痿者，为阴亏已极，无药可救。《舌鉴》但云红痿不治，而不分类，谬甚。叶天士云：其有虽绛而不鲜、干枯而痿者，肾阴涸也，急以阿胶、鸡子黄、天冬、生地等救之，缓则恐涸疾而无救矣。吴坤安云：舌形敛缩，伸不过齿，紫绛不鲜者为痿，为肝肾阴液枯涸而败。若舌色红绛而光，其色鲜明者，属胃阴干涸，犹可滋养胃阴，如鲜生地、鲜石斛、鲜大青叶、蔗浆、梨汁之类。

红硬舌 第一百二十三 无图

【图说】全舌深红或紫红，舌根强硬不语。

【舌鉴】邪结咽喉，舌根强硬，失音不语，死证也。脉若有神，外无危证者，急用清心降火兼去风痰药，亦有得生者。《正义》云：舌红而强硬失音者，死候

---

① 怀药：即怀山药。

也。有痰者，舌必灰胖而硬，宜胆星、橘红、半夏、菖蒲、竹茹主之。内实者，可下之。大抵温热暑邪，舌硬不语，属下证为多。杂证不语，同中风，治用黄芪防风汤，或人参汤加竹沥。

【辨正】红硬舌，脏腑实热已极，又为燥火浸淫。或误服温药，则舌根强硬，不能言语；或时疫直中三阴者亦有之。均里症、实热症，无表症、虚寒症。宜十全苦寒救补汤，不次急投，必愈。若舌尖能动，而舌根胖硬，不能言语，此痰阻舌根，有内风上逆也，宜开降豁痰中加辛凉咸润，以熄内风也。脾肾之脉皆连舌本，亦有脾肾气败而舌短硬不能伸者，其形貌面色亦必枯瘁，多为死证也。

厥阴舌第一百二十四

【图说】全舌纯红或紫红，内有黑丝纹满布。

【舌鉴】厥阴舌，旧图全舌纯红或紫红，内有黑丝纹环其后，方正而不达边。余以为凡舌色纯红，兼显黑丝，必非寒证，当是热气结于足少阴，宜用寒凉药。《舌鉴》指为阴毒中厥阴，以理中、四逆汤温之，未知合否。寒温[1]之判，吉凶所系。余未见此舌，不敢妄断，请识者辨之。参《辨正》

孕妇纯赤舌第一百二十五 无图

【图说】全舌纯赤。若有兼色，当参前各证看法。

【舌鉴】孕妇伤寒温热[2]，而见面舌俱赤，宜随证汗下，子母无虞。若伤寒，面色㿠白而舌赤者，母气素虚，宜温中，如姜、桂等温暖药治之。桂不坠胎，安常[3]所言是也。若面黑舌赤，亦非吉兆。若临分娩，则子得生而母当殒也。五六个月之胎岂能生乎？亦必同死。《舌辨》云：母面白如膏，舌赤似朱，此心热乘肺。热虽在里，因初感寒邪尚轻，宜小柴

胡汤加减以平其热。若面黄舌赤者，面黄有浅深，舌赤有轻重，言感邪之多少也，宜清热安胎，如黄芩、白术、栀子等药，治之则安。

【辨正】孕妇纯赤舌，凡孕妇发温，舌色纯赤，此阴血素虚，少阴伏热外发，脏腑俱热也，必发斑，当养阴泄热以安胎。实热盛者，宜三黄、白虎汤并投，则子母俱安，万无可虑。《舌鉴》泥定伤寒，又指面白为气虚，而投姜、桂，窃虑如火益热，有损无益，岂可不辨乎？

第二十七章　紫舌类诊断鉴别法计十三舌附彩图十二[4]枚

紫舌总论六

【舌鉴】紫色舌苔者，乃酒后伤寒也。或由大醉露卧，当风取凉；或凉饮停积不散；或已病仍饮不节；或感冒不即解散，妄用姜、葱发汗，汗虽出而酒热留于心包，伏于经络，血气不能上荣于舌；或酒后雄饮冰水，致令酒之余毒冲行经络。酒味入心，汗虽已出，心包络内还有酒毒不尽，皆能令舌现紫色，且又有微白苔膜也。苔之初结舌之根尖左右，长短、厚薄之变，红、黄、白、黑之色，涎滑、干焦之异，刺瘰、隔瓣之殊，种种不同，当参脉证调治之。周澂之云：推其所以，皆由寒气束于肌表，酒力不能外行，而内积于胃与包络也。

---

[1]　温：原作"凉"，据文义改。

[2]　温热：原作"湿热"，据《伤寒舌鉴·妊娠伤寒舌总论》改。

[3]　安常：宋代名医庞安时（约1042—1099），字安常，蕲水（今湖北浠水）人。著有《伤寒总病论》六卷。

[4]　十二：原目录作"十三"，误。据实际彩图数改。

【辨正】紫见全舌，脏腑皆热极也。紫之微甚，亦热毒之微甚也。见于舌之某部，即某经之郁热也。伤寒邪化火者，中时疫者，内热熏蒸者，误服温补者，酒食湿滞者，皆有紫舌。有表里实热症，无虚寒症。若淡紫中夹别色，则亦有虚寒症矣。凡辨舌，无苔则论舌之本色，有苔则凭舌之见色，参之望、问，以判表里、寒热、虚实之真假，虽不中不远矣。余数十年来，但知有紫色舌，未闻有紫苔舌；但见紫舌为各种热症，未闻概属酒后伤寒。《舌鉴》专指酒后伤寒，未免拘执。

紫舌证治图说计十三舌

纯紫苔舌第一百二十六

【图说】全舌浑紫舌，上无浮苔。

【舌鉴】舌见浑紫舌者，乃酒后伤寒舌也。或伤寒在表，不用药而以葱酒发汗，或未汗又饮烧酒取汗，致令酒毒入心。心含酒毒，故舌见紫色，况汗未尽，邪热至甚，又加酒毒，愈助其热。宜升麻葛根汤加石膏、滑石治之，解酒毒又解其表也。若心中烦或懊侬不安者，栀子豉汤主之。否则发斑。身有斑者，黄连化斑汤加葛根、青黛。

【辨正】《舌鉴》治法尚是。然紫舌非专属伤寒也，如伤寒寒邪化火，或中时疫毒，或误服温补药，或内热郁结诸症，皆有之，均宜十全苦寒救补汤急服。

紫上白苔舌第一百二十七

【图说】全舌紫色，中心白苔上罩。

【舌鉴】舌紫而中心见白滑苔者，此醉后伤寒或误饮冷酒，停积不散，亦令人头痛、身热、恶寒，是酒毒在太阳也。有表者，葛根汤加生石膏，或兼服葛花解酲汤皆治之。《舌辨》用麻黄葛根汤以取汗。

【辨正】紫上白滑舌，此脏腑本热，或因感冒时邪，身热、恶寒、头痛者，宜紫苏、薄荷、荆芥、甘草等轻表之。若白苔不滑而厚腻，则实热内蓄也。如无表证，宜苦寒清里药。《舌鉴》谓酒后感寒或误饮冷酒所致，亦令人身热、头痛、恶寒，随证解表可也。

紫上黄苔湿润舌第一百二十八

【图说】外淡青紫色，中有黄滑湿润苔。

【舌鉴】此食填胃口，寒伤太阴也，心下必痛，小承气汤加附子，或黄龙汤主之。张石顽云：若舌质青紫，苔且黄厚，甚则裂纹，但觉口燥，舌仍不干者，此阴证夹食也。周澂之云：青紫是有瘀血，非阴证也，是湿邪[1]蕴结，深陷于血分也。脉或沉细而伏，或虚大而涩，按其心下或脐旁硬痛，此结痰与瘀血相挟，而间有矢气者，即宜大承气，另煎生附子佐大黄下之。若脉虚者，黄龙汤主之。热极烦躁者，更加鲜生地、麦冬，夏月尤宜。若冬时阴证夹食、夹痰瘀者，舌上苔黄必不燥，宜附子理中合承气下之。时常矢气，非有宿食燥矢，即为气脱之候，不可救药也。总之，凡中宫有痰饮水血者，舌多不燥。不可因其不燥，而延缓时日致误也。

【辨正】紫上黄苔湿润舌，外淡青紫色，而中有苔湿润而滑，此食伤太阴[2]也。脉必沉细，而心下脐旁按之必硬痛，或转矢气者，小承气加附子，或黄龙汤。《舌鉴》尚是，而石顽治法更备。余意热邪既已深入，无须温以附子、表以桔梗、补以参姜枣。原本专指伤寒证之伤寒者，若杂病里症有黄苔必热，宜下而兼凉。

紫上黄苔干燥舌第一百二十九

【图说】外紫干色，中有黄燥苔。

【舌鉴】乃嗜酒食辛之人又伤寒邪。

---

[1] 是湿邪：原作"湿是邪"，据文义改。

[2] 太阴：原误作"太阳"，据上文改。

至四五日，舌紫，上积于黄苔者，是湿火内盛，宜大承气汤加芩、连、葛根。如表证未尽，用大柴胡汤。如邪在半表半里，其舌色微黄者，必有胁痛、耳聋，止可用小柴胡汤，内少加鲜生地之类。

【辨正】紫上黄苔干燥舌，乃脏腑素热，脾胃尤甚。或嗜酒积热，或燥火入里，或误服温补所致，皆实热里证。宜十全苦寒救补汤，对证加减，连服则愈。《舌鉴》用大承气汤近是，用大柴胡汤则非也。

淡紫灰心舌第一百三十

【图说】外边皆淡紫，舌心带灰或青黑不燥。

【舌鉴】淡紫舌，中心生薄青紫苔，或略带灰黑，而不燥不湿。此湿中生热，热伤血分也。下证复急者，犀角地黄汤加酒大黄微利之。

【辨正】淡紫灰心舌，或青黑不燥不湿者，为伤寒邪伤血分。虽有下证，只宜犀角地黄汤犀角、鲜生地、丹皮、西赤芍加酒洗大黄微利之。《舌鉴》近是。

淡紫带青舌第一百三十一

【图说】全舌淡紫带青，滑润无苔，舌质瘦小。

【舌鉴】舌色青滑，乃直中肾肝阴证，阴寒之象，急宜吴茱萸汤、四逆汤温之，再加化痰之品。外证若见面青唇紫，男子囊缩，妇人乳缩，厥逆筋急，直视等症，厥阴败症也，不治。

【辨正】淡紫带青色，青紫无苔，多津滑润而瘦小，为伤寒直中肾肝阴证，宜吴茱萸汤吴茱萸、人参、姜枣。治胃气虚寒，中夹寒饮者效、四逆汤温之。《舌鉴》是也。肝色青，肾色黑，青黑相合，而见于舌，变化紫晦者，肾肝色泛也。此舌虽无邪热，亦必难治。

淡紫青筋舌第一百三十二

【图说】舌淡紫中带两路青黑筋而润者。

【舌鉴】此寒邪直中厥阴，真寒证也。外证必身凉，四肢厥冷，脉沉面青。宜理中、四逆二汤，并加葛花治之。脉沉面黑者，不治。

【辨正】淡紫青筋舌，舌淡紫带青而湿润，又绊青黑筋者，乃寒邪直中阴经也。必身凉，四肢厥冷，脉沉缓或沉弦，宜四逆汤、理中汤。小腹痛甚者，宜回阳救急汤即四逆、理中①，又加肉桂、半夏、五味子、茯苓、陈皮。《舌鉴》之说是也。若舌不湿润而干枯，则是实热，宜用凉润之剂。何报之曰：酒毒内蕴，舌必深紫而赤，或干涩。若淡紫而带青滑，则为寒证矣。须辨。

紫中红斑舌第一百三十三

【图说】舌浑紫，而有红斑满舌者。

【舌鉴】舌浑紫色，而上满舌红斑，或浑身亦发出赤斑者，此酒毒内蕴，湿中生火之证也。宜化斑汤或三黄解毒汤加青黛、葛根。有下证者，凉膈散或消斑青黛饮主之。吴坤安云：舌苔两旁有红紫点者，肝藏伏毒也。急用犀角尖、鲜大青、人中黄透之解之。

【辨正】《舌鉴》治法亦是。惟消斑青黛饮青黛、川连、石膏、犀角、柴胡、人参、甘草、知母、山栀、玄参、生地、姜、枣，加醋一匙和服。大便实者，去人参，加大黄。此陶节庵方之人参、玄参、生地、柴胡、姜、枣、醋七味，皆与阳火实热里证不当，除去乃效。若泥古亦足误人。张石顽云：若紫中有红斑，或紫而干黄，紫而短缩，俱宜凉膈散主之。

紫上青肿干焦舌第一百三十四

【图说】舌边紫，而中心赤肿或青肿。

【舌鉴】紫上赤肿干焦舌，乃是阳明受邪或已下后即食酒肉，邪热复聚所致。若赤肿青润，大柴胡汤微利之。若烦躁、厥逆、脉伏，先用枳实理中汤即理中汤加枳

---

① 理中：原作"连中"，据文义改。

实、茯苓，次用小承气汤下之，或加芩、连、葛花亦佳。

【辨正】《舌鉴》是指伤寒证之寒食结胸也。若杂病见此舌，乃脾胃实热已极。不论何脉，将十全苦寒救补汤分两剂，一：大承气汤，二：三黄白虎汤。循环急投，服至赤肿消尽则必愈。过于迟疑，势必误人。凡舌忽然紫肿作疼，不能言语、饮食者，用玄明粉、枯矾、蒲黄、飞盐各二钱，飞月石、薄荷、僵蚕各一钱，煅皂矾钱半，共研极细末，频频吹之。吐去涎痰遂愈。

熟紫老干舌第一百三十五

【图说】舌全紫干老，如煮熟猪肝者，即死肝色也。

【舌鉴】乃湿热传入厥阴，胃气不化，阳极似阴。其外证必厥冷，脉必沉滑，血脉瘀阻，阳郁不达。急宜当归四逆汤加酒浸大黄、桃仁下之。然多不救。周澂之曰：当归四逆尚嫌近补，大黄又嫌泄气。此证宜宣散化血、通脉，使血开气达耳。

【辨正】熟紫老干舌，乃脏腑热极，又因邪热传厥阴也。惟有十全苦寒救补汤，分剂连投，先服大承气汤，次服三黄、白虎汤加犀角尖等药。服至舌色嫩净则愈。迟疑则不治。《舌鉴》明知是热邪传阴，而仍用当归四逆汤之温补，谬极。

紫尖痞瘰舌第一百三十六

【图说】舌色淡紫，尖痞瘰。

【舌鉴】感寒后不戒酒食，或醉饱后感寒，遏热于里，血气不得流通，而见咳嗽生痰，烦躁不宁，舌色淡紫，尖生痞瘰。乃酒毒伤胆，咳痰伤胃所致也。宜小柴胡汤加葛花、滑石、鲜生地、赤芍治之。

【辨正】紫尖痞瘰舌，乃热毒中心血也。时疫、酒湿、梅毒等症皆有之。宜三黄、犀角、连翘、银花、生大黄、鲜大青叶各三钱治之。《舌鉴》谓伤寒不戒酒食

所致，殊未当也。若舌苔焦紫起刺，如杨梅状者，此阳邪热热[1]已入肝脏，险症也。大便闭者，急以更衣丸下金汁水、人中黄之类。

紫短舌第一百三十七

【图说】全舌色紫，短而团圝。

【舌鉴】紫短舌，乃食滞津亏，热传厥阴也。而筋脉挛缩，五六日间至危困，恐邪毒又遗于脾土，即用大承气汤下之。下后热退脉静、舌舒者生，不然难治。《正义》云：紫紫且肿厚者，此酒毒而又饮冷，壅压其热也。外证烦躁四逆。先进以理中九彻其在上之寒，次以承气汤下之。微有脉者可治。

【辨正】紫短舌，色紫短而团圝，乃食滞中宫，又热传厥阴也。急以大承气汤下之。《舌鉴》尚是。又云下后热退脉静、舌柔和者生，否则死，是不知舍脉凭舌之治法也。余意必当下净其积，凉透其热，以十全苦寒救补汤分两剂，循环急投。若偶尔尝试，迟疑误人。

孕妇紫青舌第一百三十八　无图

【图说】全舌紫色带青，不杂他色。

【舌鉴】孕妇伤寒，面赤舌紫，乃感寒。头痛，身热，腰脊强，恶寒，脉浮而紧，此寒邪在表，当发太阳经之汗即安。若误用葱酒发汗一二次，致令酒毒逼内传经，则烦躁懊憹，宜栀子豉汤。不然则发斑矣。若不发热、但恶寒，乃酒毒内传，寒邪直中阴证。兼夹冷食者，舌必淡紫带青，恐胎损腹中，枳实理中汤加味治之。如面赤舌青，母虽无妨，子殒腹内，宜即下死胎，用平胃散加芒硝下之；或用玄明粉三钱，研末，童便送下；或天花粉三钱为末，长流水调送下，胎即出也；或用黑龙丹研灌，皆能下死胎于俄顷也。

【辨正】孕妇紫青舌，伤寒无此舌。其或有者，乃热体误投温补，胞胎受热上

---

① 热热：疑应作"邪热"。

冲所致，宜用三黄解毒汤。误药则母子俱危。紫青为热，若青紫则为寒，辨之宜慎。《舌鉴》谓伤寒夹食，非也。

第二十八章　霉酱色舌类诊断鉴别法 计三舌附彩图三枚

霉酱色舌总论七

【舌鉴】霉酱色苔者，为黄赤兼黑之色，如物经久雨青黑，而曰霉色是也。乃夹食伤寒而复夹湿热，胃气不化，熏蒸于舌，故见此象也。伤之轻者，苔色薄，虽腹中疼痛，不止下利[①]，恶寒者，可用桂枝汤加枳、朴、橘、半；痛甚、便闭不通者，加姜汁煮大黄；因冷食不消，加干姜、厚朴、草蔻，甚则调胃承气汤加炮姜下之。其苔色厚而腹痛甚，服药不应者，必危。要知霉酱色乃老黄兼黑色酿成，食填太阴，郁遏不得发越，久盦而成酱色也。确是土邪克水，水精不获上荣，故口齿燥，唇干焦，下利，大渴不能多饮。如胃气绝，脉结代者死。虽应下夺，鲜有克愈者。《正义》云：舌生厚苔而如霉色者，此夹食伤寒也。色淡者生，色浓者死。下之得通者生，不得通者死。周澂之曰：此即沉香色也。总是血瘀气浊所致，湿热夹痰亦常有之，不仅夹食也。霉，音梅。

【辨正】霉酱色者，有黄赤兼黑之状，乃脏腑本热而夹有宿食也。凡内热久郁者，夹食中暑者，夹食伤寒传太阴者皆有之。凡见此舌，不论何症何脉，皆属里证、实热证，无表证、虚寒证。《舌鉴》谓苔薄用桂枝汤加枳、橘、半夏，苔色厚为土邪克水，鲜有得愈者，皆谬说也。

霉酱色舌证治图说 计三舌

纯霉酱色舌 第一百三十九

【图说】全舌黄赤兼黑之色，如沉香色。

【舌鉴】舌见霉酱色，乃饮食填塞于胃，复为寒邪郁遏，内热不得外泄，湿气熏蒸，盦而变成此色也。其脉必沉紧涩数，其人必烦躁腹痛。五七日下之不通者必死，太阳、少阴气绝也。

【辨正】纯霉酱色舌，为实热蒸胃，为宿食困脾。伤寒传阴，中暑躁烦，腹痛泻利或闭结，大渴大热，皆有此舌。不论老少，何病何脉，宜十全苦寒救补汤，连服而愈。《舌鉴》谓下之不通必死，骇人、误人。

中霉浮厚舌 第一百四十

【图说】全舌灰黑兼紫，中霉厚苔如酱饼，浮于舌中。

【舌鉴】乃食结中宫，湿滞不化之象。如脉有胃气，不现结代，嘴不尖[②]，齿不燥，不下利者，揩去舌苔不再长者，可用枳实理中汤加姜汁炒川连。若舌苔揩去复长仍前者，必难救也。

【辨正】中霉浮厚苔，乃宿食在中，郁久内热，胃伤脾困也。或刮不净而顷刻复生者。不论何证何脉，宜十全苦寒救补汤分三剂，先大承气汤，次三黄、白虎等药。循环急服则愈。《舌鉴》用枳实理中汤加姜炒川连，此治寒实结胸者。与此舌不对。

霉黄色舌 第一百四十一

【图说】舌霉色中有黄苔者。

【舌鉴】此乃湿热之物郁滞中宫也，二陈汤加枳实、黄连。若苔干焦黄，更加

① 不止下利：《伤寒舌鉴·霉酱色苔舌总论》作"不下利"。

② 嘴不尖：此当指味觉不灵敏。

酒大黄下之。

【辨正】霉黄色黄苔舌，全舌霉色，中有黄苔，实热郁结显然可见，宜大承气连服。《舌鉴》谓二陈加枳实、黄连，恐未必效也。

第二十九章　蓝色舌类诊断鉴别法计三舌附彩图三枚

蓝色舌总论八

【舌鉴】蓝色者，肝脏之纯色也，因无胃气，而发见于外也。如伤寒日久，屡经汗下，失于调理，致胃气伤极，精微不能上奉，而心火无气，胃失其所依，而肺亦乏其生气，则肝寡于畏，反假浊污之气以上乘膈中，而胃脘之阳和顿失，故纯蓝之色见于舌上也。明是肺肝相并，心脾气绝之候，是以必死。《正义》云：舌见蓝色者，为肺气已绝，肝火独盛，来侵土位也。如舌色微蓝，或略见蓝纹者，脉不沉涩，因正气不至，脉形断绝不匀也。犹可温胃强脾，调肝益肺，十中可救其一。脉微弦者，气能至而血阻之，故脉绷急也。为脏气未绝，可治，用小柴胡汤加肉桂、炮姜主之。若纯蓝色见，确是肝木独旺，胃失阳和，虽无剧证，必死无疑。至葡萄瘟疫，其舌色青蓝，或兼紫、兼酱，乃是病邪致然，非若伤寒之蓝舌，必关脏气为死候矣。宜并参合之。

【辨正】蓝者，绿与青碧相合，犹染色之三蓝也。舌见蓝色，而尚能生苔者，脏腑虽伤未甚，犹可医治；若光蓝无苔者，不论何脉，皆属气血极亏，势难延年。《舌鉴》泥于五行肺肝相并，心脾气绝，不分有苔无苔，概云不治，亦管窥之见耳。马良伯云：有微蓝而不满色者，法宜平肝熄风化毒。《舌鉴》主用小柴胡汤加姜、桂，然邪势鸱张，肝阴焦灼，逼其本脏之色外见，再用姜、桂，是抱薪救火也。瘟疫及湿温，热郁不解，亦有此舌，治宜芳香清泄。湿痰痰饮症，亦有舌满滑腻中见蓝色者，为阴邪化热之候，法宜清化。周澂之曰：余常见痛厥及胃气久痛者，舌体全蓝，此亦瘀血在胃，肝气不舒也。故青、黑、蓝、绛皆谓之浊，皆竭血分，须辨寒热燥湿，及痰血宿食、燥屎癥块而治之，总以松动血分为主。

蓝色舌证治图说计三舌

纯蓝色舌第一百四十二
【图说】全舌纯蓝，如染布三蓝之色。
【舌鉴】舌见纯蓝，乃中土气衰，胃阳将绝之候。见之则百不一生矣。
【辨正】纯蓝色舌，凡病舌见蓝光无苔者，不治。若蓝色而有苔者，心肝肺脾胃为阳火内攻，热伤气分，以致经不行血也。其证有癫狂，大热大渴，哭笑怒骂，捶胸惊怪不等。宜十全苦寒救补汤，倍生石膏、黄连，急服则愈。若孕妇舌见蓝色者，胎死腹中也，宜下之。

蓝纹舌第一百四十三
【图说】全舌微蓝，如靛花五分、铅粉五分调和之色也。上有蓝色之纹。
【舌鉴】舌见蓝纹，乃胃土气衰，肝气相乘之候。小柴胡汤去黄芩，加炮姜、桑叶。若寒物积滞中宫，急宜附子理中汤或大建中汤。
【辨正】蓝纹舌，有蓝色之纹也。在伤寒为胃气衰微，小柴胡汤去黄芩加炮姜。若因寒食积滞者，宜附子理中汤或大建中汤黄芪、当归、桂心、芍药、人参、甘草、半夏、附子、姜、枣急救。《舌鉴》之法尚合。

葡萄瘟舌第一百四十四
【图说】全舌微蓝，中兼青、兼紫、兼黄、兼酱等，具有五色杂呈。
【舌鉴】葡萄瘟疫乃瘟病中之一，原杂病气、尸气与杂气蕴酿而成。其舌或青、或紫、或酱、或黄、或蓝，犹可按法治之。

【辨正】口舌起泡如葡萄，并有青、黄、紫、黑、绿色罩于舌上，唇肿咽痛，口秽喷人，臂斑或蓝或紫，或起紫泡，甚则心胸亦见，灼热神昏，便闭溲短，彻夜不寐，脉形细数而涩。此痰阻上焦，热伏营分，气机郁结，热毒上涌也。宜急用鲜生地、鲜大青叶、黑玄参、人中黄、焦山栀、连翘壳、紫草、天花粉、金银花、竹茹、枇杷叶、夏枯草、蔷薇根、海蜇煎汤，调神犀丹等味为剂，不次急投，服至舌本转赤，舌苔转黄，泡平肿消为止。外以紫雪丹涂口舌紫泡上，并用锡类散吹喉。

附　孕妇辨舌通论

妊娠伤寒，邪入经络，舌苔渐生，轻则子殒，重则母伤。枝损果必坠，母伤胎必倾。母子安危，当验于舌。舌青面赤，子死母活；舌赤面青，母死子活；舌面俱赤，子母皆活。

《舌辨》云：舌灰是伤寒里症，热入子宫，恐胎不固，宜小柴胡汤加白术、苎麻根等药，内解邪热，外固胎元。若面黑舌蓝，主子在胎将死，因母伤寒后已过经，失于调理，致令如此，恐二命皆难保也。

梁特严云：余家训望舌分经，察色辨苔，但求于表里、寒热、虚实，详审明确，即得治法要领。初无男妇老少之殊，亦无妊娠伤寒之异名也。治孕妇勿误用损胎之药，然亦不能妄用保胎药以助火而扰胎。夫表有感邪，必发散之；里有虚寒，必温补之。倘里有实热，留之为害，亦必攻泻之，《内经》所谓"有故无损[1]"也。有故者，有病也。宜用重药时，适对其病，则病当之，而无害也。如孕妇或有黄黑舌厚苔腻苔芒刺，大便闭者，亦可酌用生大黄、玄明粉等药，以去大热，而不伤胎也。如此，则不必别立"妊娠伤寒"一门。旧本《舌鉴》既有图说，因踵[2]为之

辨，不敢人云亦云，将错就错。旧论谓邪入经络，轻则母伤，重则子伤。而视母舌，以知子命，色泽则安，色败则毙。面赤[3]舌青者，子死母活；面舌俱青出沫者，母子俱死。亦有面舌皆白，而母子俱死者，盖色不泽也。

梁玉瑜云：以上一百四十四舌，伤寒、杂病皆有之，大半为重病不常见者。其轻病常见之舌，分经别色，辨其表里及某经寒热虚实，不必拘定图说，庶能随机应变，虚则卫母，实则泄子，急则治标，缓则治本，审病用药，以平为期，补泻温凉，无或轩轾[4]。本书后附古案、新案诸条，力言用补药保全黑舌，不可枚举，命意偏重温补。是但知甘温为补，而不知当用苦寒之时，虽泻亦补也。原本又论燕都王生黑舌，既用甘温大剂，复用冷水一二斗，妄治而愈，彼亦不知其故，辄归功于温补。以余观之，安知非热病而得力于冷水乎？总之，黑舌有实热、有虚寒，区别之法已详总论。若不将病源认明在先，而以探试幸中之药味，表彰于后，断定某药可治某舌，鲜不传误。

附　王文选跋语[5]

王文选《伤寒舌鉴》跋云：以手拭舌，滑而软者病属阴，粗而燥者病属阳；胸喜热物者病属阴，胸喜冷饮者病属阳。病在阴者，宜温、宜散；在阳者，宜解、宜下。数语尚是。然阅者若固执鲜通，必多遗误，何也？虚寒者，舌固滑而软，邪初传里者，真热假寒者，亦间有软滑之舌；实热者与邪入阴者，舌固粗而燥，阴虚水涸者，真寒假热者，亦或有粗燥之

---

① 有故无损：《素问·六元正纪大论》作"有故无殒"。

② 踵：追随，继承。

③ 赤：原误作"青"，据上文医理改。

④ 轩轾：车前高后低为"轩"，车前低后高为"轾"，引申为高低、轻重、优劣。

⑤ 王文选跋语：此标题原无，据目录补。

舌。其别异处：虚寒证，必全舌色淡白滑嫩，无点、无罅缝、无余苔。邪初传里证，全舌白滑而有浮腻苔。寒滞积中者，舌亦相类，惟问所因以辨证耳。真热假寒证，必全舌色白，而有点、花、罅裂、积沙各实苔不等。面苔刮不净，底色却隐红。多刮欲呕或干呕，重刮沙点旁或出血少许。假证最惑人，宜慎辨之。以上为滑软舌之别。真寒假热证，全舌亦或有黑色干焦、罅裂、芒刺、厚苔，惟用老生姜切平，轻擦即脱净，舌底必淡白而不红，或口呼渴而不多饮水者也。若用姜擦之而苔坚不退，或口极渴而饮水常多者，是实热甚也。寒热之判，关乎生死。实热者与邪火入阴之证，全舌必有或黄或黑积滞，干焦、罅裂、芒刺等苔。阴虚水涸者，全舌必绛色无苔，或有横直罅纹，而舌短小不等。以上为粗燥舌之别。至若胸喜热物者，不必定属虚寒；胸喜冷饮者，不必定属实热。真

寒假热者，胸亦喜冷饮。又当别之舌色、舌苔，参之望、闻、问、切，以穷其变。

辨证诸条，辄言用苦寒重剂，不次急投。盖察舌色、苔状与病证毫无疑义，确知急病不可缓治，必神速方能奏功。苟逡巡退缩，拘于一剂一日，势必贻误。古所谓药到病除者，谓用药已到胜病之分量，病方能痊。到者，药力之到也。或数剂而到，或数十百剂方到，非入口即愈也。此中消息，惟阅历深者知之，若心气粗浮，察舌不准，审证未确，遽执余说，妄投重剂，又将致祸。所谓辨舌者，小心谨慎于表里、寒热、虚实六字，鉴别至当，庶几经权正变，悉合中庸。余恪遵家训，用自摄养，非欲与世争长，过承垂询，不敢人云亦云，罄布愚忱，遑问知我罪我。

第五编　杂论方案

第三十章　辨舌杂论补遗

本章专采诸家辨舌精论，能阐幽发微，故辨论不嫌其详，以期推源寻流，互相参考。庶几察舌用药，能决死生于俄顷也。间有已见前卷各条者，未免偶有重复，惟前则东鳞西爪，未窥全斑，此皆摘录全编，可无遗憾焉。

编述者志

伤寒辨舌总论一

舌乃心之苗。心为君主之官，应南方赤色。甚者或燥、或涩，或青、或白、或黑。是数者，热气浅深之谓。舌白者，肺金之色也，由寒水甚而致火不能平金，则肺自甚，故色白也。舌青者，肝木之色也，由火甚而金不能平木，则肝木自甚，故色青也。色青为寒者，讹也。仲景云：少阴病，下利清谷①，色青者，热在里也，大承气汤下之。舌黄者，由火盛则木必衰，所以一水不能制五火，而脾土自旺，故色黄也。舌红为热，心火之色也，或赤者，热深甚也。舌黑亦言为热者，由火热过极则兼水化，故色黑也。五色应五脏固如此。敖氏以舌白者，邪在表，未传于里也。舌白苔滑者，痛引阴经，名脏结也。舌之赤者，邪将入也。舌之紫者，邪毒之气盛也。舌之红点者，火亢极也。舌之燥裂者，热深甚

也。或有黑圈、黑点者，水之萌发也。舌根黑者，水之将至也。舌心黑者，水之已至也。全舌黑者，水之体也，其死无疑。舌黄者，土之正色也，邪初入于胃，则本色微黄。发见舌黄白者，胃热而大肠寒也。舌之通黄者，则胃实而大燥也，调胃承气汤下之，黄自去矣。舌灰黑者，厥阴肝木相承，速用大承气汤下之，可保五死一生。

舌乃心苗，心开窍于舌。心属火，主热象离明②。人得病，初在表则舌自红，而无白苔等色。表邪入半表半里之间，则舌色变为白苔，而滑见矣。切不可不明表症，故邪传于里，则舌必见黄苔，乃邪已入于胃，急宜下之，苔黄自去，而疾安矣。至此，医者或误用汤丸，失于迟下，其苔必黑，变症蜂起，遂为难治。若见舌苔如漆黑之光者，十无一生。此心火自焚，与邪热二火相攻，热极则有兼化水象，故色从黑而应水化也。若乃脏腑皆受，邪毒日深，其证必作热证，急宜下之，以去胸中之热，否则其热散入络脏之中，鲜有不死者。譬如火之自炎，初则红，过则薪为黑色炭矣。此亢则害，承③乃制之理是也。上见《敖氏

---

① 清谷：《伤寒论·辨少阴病脉证并治》作"清水"。全句为"少阴病，自利清水，色纯青，心下必痛，口干燥者，可下之，宜大承气汤"。

② 离明：原意是日，日光。离，八卦中代表火。离明，相当于阳明，此处亦指热象。

③ 承：原误作"诚"，据文义改。

伤寒金镜录》

伤寒辨舌秘法二

凡见舌系白苔，邪火未甚也，用小柴胡汤解之。舌系黄色者，心热也，可用黄连、栀子以凉之。凡见黄而带灰色者，系胃热也，可用石膏、知母以凉之。凡见黄而带红者，乃小肠、膀胱热也，可用栀子以清之。见舌红而白者，肺热也，用黄芩、苏叶以解之。见舌黑而带红者，乃肾虚而挟邪也，用生地、玄参又入柴胡以和解之。见舌红而有黑星者，乃胃热极也，宜用石膏以辛凉之，玄参、干葛亦可，终不若石膏之妙。见舌红而有白点者，乃心中有邪也，宜用柴胡、黄连以解之，心、肝同治也。见红舌而有大红点者，乃胃热而带湿也，须茵陈五苓散以利之。盖水湿必归膀胱以散邪，非肉桂不能引入膀胱，但止可用一二分，不可多入。见舌白苔而带黑点者，亦胃热也，宜用石膏以凉之。见舌黄而有黑者，乃肝经实热也，用柴胡、栀子以解之，不使入里。柴胡乃半表半里之药，不可不用。见舌中白而外黄者，乃邪入大肠也，必须五苓散以分水，水分则泻止矣。见舌中黄而外白者，乃邪在内而非在外，邪在上而非下，止可加柴胡、枳壳以和解，不可骤用大黄以轻下也。天水散加五苓散亦可，终不若柴胡、枳壳直中病源，少加天水则更妥，或不加用天水散，加五苓散亦可也。见根黄而光白者，亦胃热而带湿也，亦须用石膏为君，而少加利水之品，如猪苓、泽泻之味。见舌黄而隔一瓣一瓣者，乃邪湿已入大肠，急用大黄、茵陈下之，不必用抵当、十枣汤也。若下之迟，则不得而用之。然须辨水与血之分，下水用十枣汤，下血用抵当汤。见舌有红中如虫蚀者，乃水未升而火上乘也，亦须用柴胡、黄连以和解之。见舌红而开裂如人字者，乃邪初入心，宜用黄连、石膏以解之。见舌有根黑而尖带红者，乃肾中有邪未散，宜用柴胡、栀子以解之。见舌根黑而尖白者，乃胃火乘肾，宜用石膏、知母、玄参以解之，不必论其渴与不渴，亦不必问其下利也。舌根黑而尖黄者，亦邪将入肾，须急用大黄下之。然须辨其腹痛与否，若腹痛拒按者，急下之，否则只用柴胡、栀子以和解之。见舌纯红而尖独黑者，乃肾虚而邪火来乘也，不可用石膏汤，肾既虚而又用石膏，是速之死也。当用玄参一两或二两以救之，多有能生者。见舌有中心红晕，而四围边旁纯黑者，乃君相二火炎腾，急用大黄加生地两许，下而救之，十中可救五六。见舌有中央灰黑，而四边微红者，乃邪结于大肠也，下之则愈，不应则死。以肾水枯槁不能推送，故润之。此时又不可竟用熟地补肾之药，盖邪未散不可补，补则愈加胀急，适所以害之也。必邪下，而后以生地滋之则可，然亦不可多用也。见舌有纯灰色，中间有两晕黑者，亦邪将入肾也，急用玄参一两许，少加柴胡治之。见舌有外红而内黑者，此火极似水也，急用柴胡、栀子、大黄、枳实以和利之。若舌又见刺，则火亢热之极矣，尤须多加前药。总之，内黑而外白，内黑而外黄，皆前证也，与上同治，十中可得半生也。惟舌中淡黑，而外或淡红，外或淡白，内或淡黄者，较前稍轻，俱可以前法治之，十中可愈八人。见舌有纯红而露黑纹数条者，此火极似水也。一带纯黑，俱不可治。伤寒能知舌之验法，便有把握，庶不至临证差误耳。

黑色　阴寒而直中肾经，舌黑眼闭，下身尽黑，上身仍青，大便出，小便遗。此更危急之证。余用救心汤，人参五两，附子一枚，白术八两，肉桂一两，菖蒲五分，良姜三钱，水煎服。此方参、术多用者，少则力不能胜任，以驾驭附、桂之热药也，故必多加，而后可望其通达上下，以尽祛周身之寒毒。若得大便止，而小便不遗，便有生机。再进一剂，则目开而舌黑亦退，而身黑、身青俱尽解也。苟服药后，仍前大小便不禁，不必再服药，听其身死而已矣。十中可救一二耳。

生刺　人有火盛之极，舌生芒刺，唇口开裂，大渴呼饮。虽非伤寒之症所得，而患此病即不身热，亦去死不远也。白虎汤亦可救，但过于太凉，恐伤胃气，往往有热退而生变，仍归于亡，故白虎汤不可轻投也。宜清凉散。玄参二两，麦冬一两，甘菊、青蒿各五钱，白芥子、生地、车前子各三钱，水煎服。此方妙在玄参为君，以解上焦之焰；麦冬为臣，以解肺中之热；甘菊、青蒿为佐，以消胃中之火。尤妙在车前子、白芥子、生地为使，或化痰，或凉血，尽从膀胱以下泻其大热之气。是上下之间，无非清凉，而大热自散，又不损胃，故能扶危而不至生变也。

燥裂　亡血之后，舌燥裂不能饮食者死。盖亡血自然无血以生精，精涸则津亦涸，必然之势也。欲使口舌之干者重润，必须使精血之竭者重生。补精之方，六味丸最妙，然而六味丸单补肾中之精，而不能上补口舌之津也。虽补肾于下，亦能通津于上，然总觉缓不济急。余今定一方，名上下相资汤，熟地、麦冬各一两，山萸肉、北沙参、当归、怀牛膝、生玉竹各五钱，人参、玄参各三钱，北五味子二钱，车前子一钱，水煎服。此方补肾为君，而兼以补肺之药，子母相资，上下兼润，精生而液亦生，血生而津亦生矣。安在危亡之证，不可庆再生耶。

干肿　燥证舌干肿大，溺血、便血不止，亦是死证。盖感暑热之毒，至秋而燥极，肺金清肃之令不行，大小便热极，而齐出血也。论理见血宜治血矣，然而治血，血偏不止，及至燥添而不可救。吾不治血而专治燥，方用兼润丸。熟

地、当归、白芍各一两，玄参、麦冬、北沙参各二两，生地、车前子各五钱，地榆三钱，水煎服。一剂减半，二剂血止，便有生机。此方纯是补血妙品，惟用地榆以清火，车前子以利水，火清水利，不治血而自治也。上录陈远公《石室秘录》

舌病之原三

心开窍于舌。舌者，心之官也。心属火，而火性升，其下降者，胃土右转，金敛而水藏也。胃逆而肺金失敛，则火遂其炎上之性，而病见于舌，疼痛热肿于是作矣。火之为性，降则通畅，升则堙郁，郁则苔生。舌苔者，心液之瘀结也。郁于胃则苔黄，郁于肺则苔白。火盛而金燥，则舌苔白涩①；火衰而金寒，则舌苔白滑；火衰而土湿，则舌苔黄滑；火盛而土燥，则舌苔黄涩。五行之理，旺则侮其所不胜，衰则见侮于所胜。水者，火之敌。水胜而火负，则苔黑而滑；水负而火胜，则苔黑而涩。凡光滑滋润者，皆火衰而寒凝；凡芒刺焦裂者，皆火盛而燥结也。心主言，而言语之机关则在于舌。舌之屈伸上下者，筋脉之柔和也。筋司于肝，肝气郁则筋脉短缩，而舌卷不能言。《灵枢·经脉篇》云：足厥阴气绝，则筋急。筋者，聚于阴器，而脉络于舌本。脉弗荣，则筋急，筋急则引舌与卵，故唇青、舌卷、囊缩。足太阴气绝，则脉不荣其唇舌。脉不荣，则舌萎，人中满。《素问·热论》：少阴脉贯肾，络于肺，系舌本，故口燥舌干而渴。足三阴之脉皆络于舌。凡舌病之疼痛热肿，则责心火之升炎。若其滑涩燥湿、挛缩弛长诸变，当于各经求之也。

---

①　白涩：原作"内涩"，据《四圣心源》卷八《七窍解·舌病》改。

上录黄坤载①《四圣心源》

舌苔辨四

舌者心之官，法应南方火，本红而泽。伤寒邪气在表者，舌无苔。及邪气传里，津液相搏，则舌生苔矣。《明理》舌上苔滑者，以丹田有热，胸中有寒，邪气相传入里也仲景。寒变为热者，则舌上之苔不滑而涩，是热耗精液，而滑者已干也。若热聚于胃则舌黄。《金匮》云：舌黄者，下之黄自去。若舌上黑色者，又为热之极也。《灵枢》曰：热病口干，舌黑则死。心开窍于舌，黑为肾水之色，水火相刑，故知必死。《明理》肾虚有火，是为无根虚火。舌色淡黑二三点，用补肾降火之药。凡舌黑俱系危症。惟冷而滑如淡墨然者，乃无根之火也。上录《东医宝鉴》②

舌色辨五

舌为心之官，本红而泽。凡伤寒三四日以后，舌上有苔，必自润而燥，自滑而涩，由白而黄，由黄而黑，甚至焦干，或生芒刺。皆邪气内传，由浅入深之证也。故凡邪气在表，舌则无苔。及其传里，则津液干燥而舌苔生矣。若邪犹未深，其在半表半里之间，或邪气客于胸中者，其苔不黑不涩，止宜小柴胡之属以和之。若阳邪传里，胃中有热，则舌苔不滑而涩，宜栀子豉汤之属以清之。若烦躁、欲饮数升者，白虎汤加人参之类主之。大都舌上黄苔而焦涩者，胃府有邪热也，或清之，或微下之。《金匮》曰：舌黄未下者，下之黄自去。然必大便燥实，脉沉有力而大渴者，方可下之。若微渴而脉不实，便不坚，苔不干燥芒刺者，不可下也。其有舌上黑苔而生芒刺者，则热更深矣，宜凉膈承气

汤、大柴胡汤之属酌宜下之。若苔色虽黑，滑而不涩者，便非实邪，亦非火证，非惟不可下且不可清也。按伤寒诸书，皆云心为君主之官，开窍于舌，心主火，肾主水，黑为水色而见于心部，是为鬼邪相刑，故知必死。此虽据理之谈，然实有未必然者。夫五行相制，难免无克，此其所以为病。岂因克为病，便为必死？第当察其根本何如也。如黑色连地，而灰黯无神，此其本原已败，死无疑矣。若舌心焦黑而质地红活，未必皆为死证。阳实者，清其胃火，火退自愈，何虑之有？其有元气大损而阴邪独见者，其色亦黄黑；真水涸竭者，其舌亦干焦。此肾中水火俱亏，原非实热之证。欲辨此者，但察其形气脉色，自有虚实可辨。而从补从清，反如冰炭矣。故凡以焦黑干涩者，尚有非实非火之证；再若青黑少神，而润滑不燥者，则无非水乘火位，虚寒证也。若认此为火，而苦寒一投，则余烬随灭矣。故凡见此者，但当详求脉证，以虚实为主，不可因其焦黑而热，言清火也。伤寒固尔，诸证亦然。上录《张景岳全书》

辨舌法六

舌尖属心，舌根属肾，中间属脾胃，两边属肝胆。赤为热深，黄为湿热，食滞厚白为湿寒，水饮灰白为极虚极寒，紫黑为热极或脾胃有瘀血、伏痰，芒刺燥裂亦为热极，红紫如猪肝为火灼胃烂，死证也。录《医镜》

---

① 黄坤载：黄元御（1705—1758），一名玉路，字坤载，号研农，别号玉楸子，山东昌邑人。清代著名医学家，尊经派代表人物。著述多种，代表作有《四圣心源》《素灵微蕴》《伤寒玄解》等。

② 东医宝鉴：朝鲜许浚（1539—1615）编纂的一部大型医书，二十五卷，成书于1610年，3年后刊行。

舌者心之窍，凡病俱现于舌。能辨其色，证自显然。舌尖主心，舌中主脾胃，舌边主肝胆，舌根主肾。假如津液如常，口不燥渴，虽或发热，尚属表症。若舌苔粗白，渐厚而腻，是寒邪入胃，挟浊饮而欲化火也，此时已不辨滋味矣，宜用半夏、藿香。迨厚腻而转黄色，邪已化火也，用半夏、黄芩。若热甚失治，则变黑色，胃火甚也，用石膏、半夏。或黑而燥裂，则无半夏，而纯用石膏、知母、麦冬、花粉之属以润之。至厚苔渐退，而舌底红色者，火灼水亏也，用鲜生地、麦冬、石斛以养之。此表邪之传里者也。其有脾胃虚寒者，则舌白无苔而润，甚者连唇口面色俱痿白，此或泄泻、或受湿，脾无火力，速宜党参、焦术、木香、茯苓、炙甘草、干姜、大枣以振之。虚甚欲脱者，加附子、肉桂。若脾热者，舌中苔黄而薄，宜黄芩。心热者，舌尖必赤，甚则起芒刺，宜连心麦冬、竹叶卷心。肝热者，舌边赤或生芒刺，宜柴胡、黑山栀。其舌中苔厚而黄者，胃微热也，用石斛、知母、花粉、麦冬之类。若舌中苔厚而黑燥者，胃大热也，必用石膏、知母。如连牙床唇口俱黑，则胃将蒸烂矣，非石膏三四两，生大黄一两，加金汁水、鲜生地汁、天冬、麦冬汁、银花露大剂投之，不能救也。此唯时疫发斑及伤寒症中多有之。余尝治一独子，先后用石膏至十四斤余，而斑始透，病始退，此其中全恃识力。再有舌黑而润泽者，此系肾虚，宜六味地黄汤。若满舌红紫色而无苔者，此名绛舌，亦属肾气虚乏，宜生熟地、天麦冬等。更有病后绛色舌，如钱发亮而光，或舌底咽干而不饮凉，此肾气亏极，宜大剂六味地黄汤投之，以救其津液，方不枯涸。上录《笔花医镜》[①]

苔因内热致脾气闭滞不行，饮食津液停积于内，故苔见于外。若脾气不滞，则饮食运化，津液流通，虽热甚不必有苔也。吾每诊寒湿内盛者，往往舌不见苔。及服温散之剂，乃渐生白苔，转黄而病始愈矣。舌青或青紫而冷滑者，为寒证；青紫而焦燥，或胀大，或卷缩者，为热证。寒甚亦必卷缩，筋脉得寒而收引也，然必不焦燥。凡舌强硬短缩及神昏妄语者，不治。亦有痰病而舌本硬缩及神昏不语者，当以形证色脉参之。热病舌本烂，热不止者死。伤寒阴阳易，舌出数寸者死。按：此乃房劳复，非阴阳易也。上录郭元峰《脉如》

舌苔辨寒热七

伤寒表里轻重，验舌色，辨苔垢，亦得大半。今余分立白苔、黑苔、黄苔、燥苔、滑苔五者以为要。若舌色如常，身虽大热，是表热而里未有热也，但治其表。如见白苔而滑，邪在半表半里，未入于里也，但宜和解。若见黄苔者，热在胃家。苔黄而干裂者，热已入里，宜清里热；若有下症者，可以下之。若见黑苔者，有二条分别：黑而焦裂硬刺者，里热已极，火极似炭之苔也；黑而有水，软润而滑者，里寒已甚，水来克火之寒苔也。以上五者，验舌之大节目也。然仍要看症切脉，以参定之。

如舌上黑苔，燥裂有刺，此里热无疑矣。然或身痛，或足冷，或无汗，或脉浮，或脉伏，仍从表症治之。虽不可用辛温之药，必宜辛凉散表，然后清里。若过用清热，则表汗不出，表邪不解。

如舌上生苔，口渴不能消水，脉浮大不数，用清热之药。及加谵语神昏，

① 笔花医镜：又名《卫生便览》，四卷，清代江涵暾著，成书于 1824 年。江秋，字涵暾，号笔花。

此症多见不治。以舌苔主里热，渴宜消水，脉宜沉数，脉症相反故耳。然余以渴不消水，脉滑不数，拟以食滞，用消导治之，亦有生者。自此而知，表邪夹食之症亦有舌苔生刺者也。大凡察病人之舌，沿边缺陷如锯齿状者，此不治之症也。以上录秦皇士《伤寒大白》

然有苔黑属寒者，必舌无芒刺，口有津液也。即小便之赤白，口中之润燥，舌苔之润涩，亦皆因乎津液之荣枯，未足凭以遽断寒热也。故尤宜以脉之有力无力细辨之。总之，医家治病，须随机应变，活泼泼地，不可胶执一方，不可泥滞一药。不必以药治病，惟以药治脉可也。古今气运不同，旧方新病，何能符合？只可读其书，广其文，考其方，得其理，潜心默究，自得其神。即罗氏譬之拆旧料而改新房，务必工稳耳。上录顾练江《疡医大全》

舌色辨吉凶八

在表则无苔；按：白苔亦属表症。在半表半里，苔白而滑；在里则黄苔，热甚则黑苔芒刺。不热不渴，黑苔有津，为寒舌，乃心苗红为本色，故吉，黑为水色，故凶。凡舌硬、舌肿、舌卷、舌短、舌强者，十不救一二。舌缩、神昏、脉脱者，死不治。夏月黑苔可治，冬月黑苔难医。黑苔刮不去，易生刺裂者死。凡见舌苔，以井水浸青布擦净舌苔，以薄荷细末，蜜调敷之。吐舌者，掺冰片末即收。上录李士材[①]《伤寒括要》

温热辨舌心法九

心开窍于舌，脾之大络系于舌本，肝肾脉亦通舌本。凡木舌、重舌、舌衄，属心经燥热；舌菌、舌垫、舌肿大塞口，属脾经湿热，挟心火上壅；舌本强硬，

为热兼痰；若舌卷短，痿软枯小，则肝肾阴涸，而舌因无神气矣。温病初起，舌苔白而少津者，宜杏仁、桔梗、牛蒡之类辛润以解搏束，桑叶、菱皮之类轻清以解燥热，佐栀皮、连翘之微苦微燥。舌苔白而底绛，湿遏热伏也，须防变干，宜辛淡轻清，泄湿透热，如三仁汤以蔻皮易蔻仁，稍佐滑石、淡竹叶、芦根之类以清化之。初病舌苔白燥而薄或黄燥而薄，为胃肾阴亏。其神不昏者，宜鲜生地、玄参、麦冬等味以救阴，分两不宜过重，恐遏伏邪热。银花、知母、芦根、竹叶等味以化邪，尤须加辛润以透达。若神即昏者，加以开闭，如普济丹、清上丸，此二方无考。开闭可用紫雪丹、王定牛黄清心丸可也。迟则内闭外脱，不治。舌苔燥如白砂者，此温邪过重，宜速下之，佐以甘凉救液。白燥而厚者，调胃承气汤下之，佐以滑润养阴，如鲜生地、玄参、梨汁、芦根之类。若白腻不燥，自觉闷极，口甜，吐浊涎沫，宜加减正气散加佩兰、神曲。若舌胀大不能出口，属脾湿胃热郁极，前法加大黄汁利之。舌白不燥，或黄白相兼，或灰白不渴，此湿热郁而未达，或素多痰饮，虽中脘痞痛，亦不可攻，宜用开化，如杏、蔻、枳、桔、陈皮、茯苓、通草之类。舌苔白腻，胸膈闷痛，心烦干呕，欲饮水，水入则吐，此热因饮郁而生，宜辛凉化饮，如白芥子、细辛、通草、茯苓、猪苓、泽泻、米仁、滑石、竹叶、芦根。如饮热并重，舌苔黄腻，宜辛苦通降，佐以淡渗，如小陷胸汤，半夏泻心汤去参、甘、大枣，以

[①] 李士材：李中梓（1588—1655），字士材，号念莪，华亭（今上海松江）人。明末著名医学家。著述多行于世，如《内经知要》《医宗必读》《伤寒括要》等，影响较大。

姜汁炒黄连代干姜，加通草、茯苓、蒌皮、薤白等味，黄芩滑石汤、黄连温胆汤均可选用。邪传心包，神昏谵烦，如舌苔黄腻，仍属气分湿热内蒙包络，宜半夏泻心汤、小陷胸等汤，或用杏仁、白芥子、姜汁炒川连、盐水炒木通、连翘、滑石、淡竹叶、芦根、蒌皮之类，辛润以通之，咸苦以降之，清淡以泄之，凉膈散亦可间用，宁上丸、普济丹亦效。若舌赤无苔，此证与前证同一神昏，而虚实相反，前系湿热明征，此系伤阴确据。神昏为内闭之象，闭则宜开，心宫用虚灵之所，虚则忌实，宜犀角、鲜生地、连翘、银花、郁金、鲜石菖蒲、鲜芦根、梨汁、竹沥，少和姜汁，缓煎热服，再用宁上丸、普济丹开闭养阴。地黄用鲜者，取其滑利，少和姜汁，凉药热饮，取其流连，此即阴阳开阖之理。芦根尤宜多用，轻清甘凉，两饮金水，又能泄热化湿，从膀胱而解。如此治法，断无不效之理。最忌一派苦寒冰伏，阴柔浊腻。今时习俗，尤误于温病伤阴之说，不知气分热郁烁津之理，每见舌绛，便用大剂阴柔，是浊热已遏上焦气分，又用浊药，两浊相合，逼令邪气深入膏肓、深入骨髓，遂成固结不解之势。又或舌苔黄腻，明系气分湿热熏蒸，法宜辛苦开化，乃不用开化，而用大剂凉药，亦足逼令邪气深伏。邪伏则胃气不得上升，舌苔因之亦伏，转成舌绛无苔矣。若舌色紫暗，扪之湿润，乃其人胸膈中素有虚瘀，与热相搏，宜鲜生地、犀角、丹皮、丹参、赤芍、郁金、花粉、桃仁、藕汁等味，凉血化瘀。舌紫肿大或生大红点者，乃热毒乘心，用导赤、犀角加黄连、金汁治之，或稍加大黄汁利之。舌绛欲伸而抵齿难伸者，此痰阻舌窍，肝风内动，宜于清化剂中加竹沥、姜汁、

胆星、川贝等味以化热痰，切勿滋腻遏伏火邪。其有因寒凉阴柔遏伏者，往往愈清愈燥，愈滋愈干，又宜甘平甘润，佐以辛润透邪，其津乃回。若舌与满口生白衣为霉苔，或生糜点，谓之口糜，因其人胃肾阴虚，中无砥柱，湿热用事，混合熏蒸，证属难治，酌用导赤、犀角、地黄之类服之。舌心绛干，乃胃热上烁心营，宜清心胃。舌尖绛干，乃心火上炎，宜导赤以泻其腑。舌绛而光亮，绛而不鲜，甚至干晦痿枯者，或淡而无色，如猪腰样者，此胃、肝、肾阴枯极，而舌无神气者也，急宜加减炙甘草汤加沙参、玉竹、鸡子黄、生龟版等类，甘平濡润以救之。黑为肾色，苔黑燥而厚，此胃肠邪结，伤及肾阴，宜大承气汤咸苦下之。黑燥而不甚厚，调胃承气汤微利之，或增液承气汤润下之。若舌淡黑而津不满者，此肾虚，无根之火上炎，用复脉、生脉辈救之。舌苔黄厚，脉息沉数，中脘按之微痛，大便不解，或虽解无多，或虽多而仍觉不爽，宜于辛苦剂中，兼用酒制大黄为丸，缓化而行。往往服一二次，大解一次，再服再解，如此五七次，而邪始尽也。若舌如沉香色，或黄黑而燥，脉沉实而小，甚者沉微似伏，四肢发厥，或渴喜热饮，此皆里气不通之象，酌用三承气汤下之。阴伤者，加鲜生地、玄参、知母、芦根之类足矣。盖速下其邪，即所以存津液也。必得苔退、脉静、身凉，舌之两旁生出白薄苔，方为邪尽。一切外邪、伏邪均系如此。

按：此篇诊舌之法，颇为精细，录于石芾南《医原》中。至于舌苔白燥、黄燥、黑燥，始用承气汤下之，亦未尽善。余曾治温病数人，往往数日不大便，燥粪已结，而舌苔始终滑润，无舌苔可

据者。要之，余所遇者其变，石氏所论者其常也。知常知变，而后可与言医。

舌质舌苔辨十

凡察舌，须分舌质、舌苔。舌苔虽恶，舌质如常，胃气浊恶而已。苔从舌里生出，刮之不能全净者，气血尚能交纽，为有根也。

凡舌苔，以匀薄有根为吉。白而厚者，湿中有热也。忽厚忽薄者，在轻病为神气有权，在困病为肾气将熄。边厚中黄，或中道无苔者，阴虚血虚也。中道一线深陷，极窄如隙者，胃痿也。舌根高起，累累如豆，中路人字纹深广者，胃有积也。舌上星点赤而鼓起者，胃热也，在两旁主肝热，在尖主心热。淡而陷下者，胃虚也，在小儿为有滞、有虫。望似有苔，一刮即净，全无苔迹者，血虚也。一片厚苔，或黄或白，如湿粉所涂，两边不能渐匀渐薄者，胃绝也。

舌上津液如常，邪尚在表。见白苔而滑厚而腻，是寒邪入胃矣。黄而厚者，已化热也；黄而燥者，热已盛也。厚苔渐退，而底色红如猪肝，火灼水亏，津液将竭也。见黑苔有二：如黑而焦裂硬刺者，为火极似炭之热苔；如黑而有津，软润而滑者，为水来克火之寒苔。如连牙床唇口俱黑者，则胃将蒸烂矣，在时疫、斑疹、伤寒、热病多有之。更有舌中忽一块如钱，无苔而深红者，此脾胃包络津液大亏，润溉不周也，亦有瘀血在于胃中。无病或病愈而见此苔者，宜疏消瘀积，不得徒滋津液。按：舌面细如鱼子者，心与命门真火所鼓。若包络有凝痰，命门有伏冷，则舌面忽一块光平如镜。此论伤寒外感也。

温热初发，便烦热发渴，舌正赤而多白苔如积粉者，虽滑，亦当以白虎清内热也。又中宫有水饮者，舌多不燥，不可误认为寒证也。亦有虚热者，舌心虽黑或灰黑而无积苔，舌形枯瘦而不甚赤，其证烦渴耳聋，身热不止，大便五六日或十余日不行，腹不硬满，按之不痛，睡中或呢喃一二句，或带笑，或叹息，此津枯血燥之虚热也。宜大料六味汤，若误与承气必死矣。此论温热也。

黑苔者，血瘀也。灰苔者，血瘀而挟痰水也。妇人伤寒时病，最易生黑苔，不得遽以为凶。旧法：黑苔以芒刺燥裂、湿润细腻分寒热。余历诊瘀血苔黑，虽内热而不遽起刺；有烟瘾人，苔易燥刺，而非必内有真热，不过肺胃津伤耳。凡见灰黑二苔，总宜兼用行血。其证寒热甚者，必神昏谵语；无寒热者，必胸肋有一块结热，内烦而夜不安眠也。若僵缩言语不利，或身重不能转侧，及一边不能眠，乃凶。舌枯晦而起刺者，血燥热结也，虽结黑壳，犹有生者。平人胃中夙有冷痰、瘀血，舌上常见一块光平如镜。又凡有痞积及心胃气痛者，病时舌苔多见怪异，妇女尤甚。以上摘录周澂之《诊家直诀》

第三十一章　察舌辨证之医案

一、黑苔医案八则

薛立斋云：余昔留都时，地官主事郑汝东妹婿患伤寒，舌见全黑。院内医士鲁禧曰：当用附子理中汤。人咸惊骇而止。及其困甚治棺，鲁与其邻，往复视之，谓用前药，犹有生意。其家既待以死，拚①而从之，数剂而愈。大抵舌黑之证，有火极似水者，即杜学士所谓薪

① 拚（pàn）：舍弃，不顾惜。

为黑炭之意也，宜凉膈散之类以泻其阳；有水来克火者，即鲁医士所疗是也，宜理中汤以消阴翳。又须以老姜切平擦其舌，色稍退者可治；坚不退者，不可治。

又弘治辛酉[1]，金台姜梦辉患伤寒，亦得黑苔，手足厥冷，吐逆不止。众医犹作火治，几致危殆。判院吴仁斋用附子理中汤而愈。夫医之为道，有是病必有是药。附子疗寒，其效可数，奈何世皆以为必不可用之药，宁视人之死而不救，不亦哀哉！凡用药得宜，效应不爽，不可便谓为百无一生而弃之也。

张景岳云：余在燕都[2]，尝治一王生，患阴虚伤寒，年出三旬，而舌黑之甚，其芒刺干裂，焦黑如炭，身热便结，大渴喜冷，而脉则无力，神则昏沉。群医谓阳证阴脉，必死无疑。余察其形气未脱，遂以甘温壮水等药大剂进之，以救其本。仍间用凉水，以滋其标。盖水为天一之精，凉能解热耳，可助阴，非若苦寒伤气者之比，故于津液干燥，阴虚便结，而热渴火盛之证，亦所不忌。由是水药并进，前后凡用人参、熟地各一二斤，附子、肉桂各数两，冷水亦一二斗，然后诸证渐退，饮食渐进，神气俱复矣。但察其舌黑则分毫不减，余甚疑之，莫得其解。再后数日，忽舌上脱一黑壳，而内则新肉灿然，始知其肤腠焦枯，死而复活。使非大为滋补，安望再生？若此一证，特举其甚者纪之。此外，凡舌黑用补而得以保全者，盖不可枚举矣。所以凡诊伤寒者，当以舌色辨表里，以舌色辨寒热，皆不可不知也。若以舌色辨虚实，则不能无误。盖实固能黑，以火盛而焦也；虚亦能黑，以水亏而枯也。若以舌黄、舌黑悉认为实热，则阴虚之证万无一生矣！上录《金镜录》

龚子才[3]曰：一人舌青黑有刺，乃热剧也，欲以舌贴土壁上则可。良由思虑过度，怒气所得。为制一方，名清心散，服之即效。方用赤茯神、枣仁、麦冬、胡麻仁、黄连各一钱、远志五分、木通、连翘各八分、甘草三分，清水煎服。

《舌辨》云：一妇人症已危笃甚，其舌黑而厚隔瓣。余掘开其舌底，有红色。余曰：症虽危，可救。以大承气汤加减。一剂则知人，二剂而安。

又云：一人有此舌，墨滑数点，用大柴胡汤加减下之。次早则舌滑俱无，而见稍微红色。次调理而安。

又云：一孕妇伤寒症已愈，次病头面肿大，痛甚难禁。余用三黄俱酒煮牛蒡子、薄荷、白芷、防风、石膏，四剂全愈。

梁特严云：余于辛卯七月，道出清江浦，见船户数人，同染瘟疫，浑身发臭，不省人事。医者俱云不治，置之岸上，徐俟其死。余目系心悯，姑往诊视，皆口开吹气，舌则黑苔黑瓣底。其亲人向余求救，不忍袖手，即教以十全苦寒救补汤，生石膏加重四倍，循环急灌，一日夜连投多剂。病人陆续泻出极臭之红黑粪其多。次日，黑中舌瓣[4]渐退。复连服数剂，三日皆全愈。是时清江疫疬大作，未得治法，辄数日而死。有闻船户之事者，群来求治。切其脉，皆怪绝难凭；望其舌，竟皆黑瓣底。均以前法告之，其信者皆一二日即愈；其稍知医书者，不肯多服苦寒，仍归无救。余因稍有感冒，留住十日，以一方救活四十

---

[1]　弘治辛酉：明弘治十四年（1501）。

[2]　燕都：即北京。

[3]　龚子才：龚廷贤（1522—1619），字子才，号云林山人，江西金溪人。明代著名医家，世医出身。著有《万病回春》《寿世保元》等书。

[4]　黑中舌瓣：疑应作"舌中黑瓣"。

九人，颇得仙方之誉。

王孟英治王氏妇，年七旬有三，风温伤肺，头晕目眩，舌缩无津，身痛肢厥，口干不饮，昏昧鼻鼾，语言难出，寸脉大。症属痰热阻窍。先清气分邪热，杏仁、象贝、羚羊、花粉、嫩竹茹、桑叶、焦山栀，一服症减肢和。但舌心黑而尖绛，乃心胃火燔，惧其入营劫液，用鲜生地、犀角汁、玄参、丹皮、麦冬、阿胶、蔗浆、梨汁，三服色润神苏，身凉脉静。但大便未通，不嗜粥饮，乃灼热伤阴，津液未复。继与调养胃阴，兼佐醒脾，旬日霍然。

二、红舌医案二则

孟英治姚某，年未三旬，烟瘾甚大。适伊母病温而殁，劳瘁悲哀之际，复病温邪，胁痛筋掣，气逆痰多，壮热神昏，茎缩自汗。医皆束手。所亲徐丽生嘱其速孟英视之。脉见芤数，舌绛无津，有阴虚阳越、热炽液枯之险。况初发即尔，其根蒂之不坚可知。与犀、羚、玄参、知母壮水熄风，苁蓉、楝实、鼠矢、石英潜阳镇逆，沙参、麦冬、石斛、玉竹益元充津，花粉、栀子、银花、丝瓜络蠲痰清热。一剂知，四剂安。随以大剂养阴而愈。

又治姚令舆室，素患喘嗽，复病春温。医知其本元久亏，投以温补，痉厥神昏，耳聋谵语，面赤舌绛，痰喘不眠。医皆束手矣。延孟英诊之，脉犹弦滑，曰：证虽危险，生机未绝，遽尔轻弃，毋乃太忍。与犀角、羚羊、玄参、沙参、知母、花粉、石膏，以清热熄风，救阴生液；佐苁蓉、石英、鳖鱼甲、金铃、旋覆、贝母、竹沥，以潜阳镇逆，通络蠲痰。三剂而平。继去犀、羚、石膏，加生地，服旬日而愈。

三、紫泡舌医案二则

程杏轩治汪木工，夏间寒热呕泻，自汗头痛。他医与疏表和中药，呕泻止而发热不退，汗多口渴，形倦懒言，舌苔微黄而润，脉虚细。用清暑益气汤加减，服一剂，夜热更甚，谵狂不安。次早复诊，脉更细，舌苔色紫，肉碎，凝有血痕，渴嗜饮冷。此必热邪内伏未透，当舍脉从证，改用白虎汤加鲜生地、丹皮、山栀、黄芩、竹叶、灯芯。服药后，周身汗出，谵狂虽定，神呆，手足冰冷，按脉至骨不见，阖目不省人事，知为热厥。舌形短而厚，满舌俱起紫泡，大如葡萄，并有青黄黑绿杂色罩于上。后用紫雪丹蜜调涂舌上；前方再加入犀角、黄连、玄参以清热，金汁、人中黄、银花、绿豆以解毒，另用冬雪水煎药。厥回脉出，舌泡消，苔退，仅紫干耳。再剂，热净神清，舌色如常。是役也，程谓能审其阳证似阴于后，未能察其实证类虚于前，自咎学力未到，以初用清暑益气汤之误也。

王士雄治徐月岩令正[①]，年逾四旬，暮春患痰嗽发热。医者询知病当汛[②]后，于荆、防发散中加当归、姜、枣为方。服三剂，血随痰溢，口舌起泡如紫葡萄者八枚，下唇右角肿凸如拇指大，色如黑枣，咽痛碍饮。或云瓜瓤瘟，或云葡萄瘟，医者望而却走。浼余往视，口秽喷人，颊颚如漆，舌紫、苔色如靛，臂斑或黑或蓝，溲若沸油，渴呃多汗，脉形细涩，数夜无眠。此乃阴分素亏，热伏营分，气机郁结，痰阻上窍。询其胸背，斑已遍身。幸而血溢汗多，毒邪犹有出路，故不昏陷。令取锡类散吹喉，

① 正：妻子。
② 汛：此指月经来潮。

并以童溺、藕汁、梨汁频灌；随用玄参、丹参、紫草、花粉、银花、焦栀、连翘、鲜石斛、鲜大青、竹茹、枇杷叶、夏枯草、蔷薇根、海蛇①、煎调神犀丹。两剂后，舌本转赤，苔色见黄。四剂后，血止咽松，脉转弦数。六剂便行，口秽始减，泡平而唇肿亦消。八剂嗽平而苔退，脉柔和，斑回而痕如黑漆。始改轻清善后径愈。

四、人字纹舌医案二则

白苔亦有人字纹。如程杏轩治一农人，患伤寒数日，寒热交作，自汗如雨，脉虚神倦，舌苔白滑，分开两歧，宛如刀划。考《己任编》有"阴证误服凉药，舌见人字纹"之语，先与六味回阳饮，继进左右二归饮数剂，舌苔渐退而愈。

黑苔亦有人字纹。如杨乘六②治沈姓外感症，危甚，舌黑而枯，满舌遍裂人字纹。曰：脉不必诊也。此肾气凌心八味症也，误用芩连，无救矣。逾日果殁。他如《伤寒金镜录》有裂纹如人字形者，因君火燔灼，热毒炎上而发，用凉膈散治之。以上两案，一则舌白，一则舌黑，皆用温药，尤当辨明脉证，分别治之。

五、蓝舌医案二则

《舌辨》云：余治孙仁泉伤寒后月余，舌蓝如靛，其斑亦蓝，如大萍遍身。自服表剂不应。询其故，曰：斑不赤，故表之。余曰：非表可治，三脏气已绝矣。因心不能生脾，脾不能生肺，肺不能制肝，肝木猖獗，脾土受克，则不食，四肢堕，脾痞，口不知味。余谓不治。果旬日而殁。

又云：浑蓝舌者，乃病后失于调理，脾胃全无生气也，必死。曩治一伤寒后二十余日，失于调理，恣意饮食，得此舌苔。胸微闷，脉微细。余不下药，何

也？盖肝色纯蓝，而胃土无气也。众不信，翌日果死。

六、舌强医案四则

薛己治一妇人，善怒，舌本强，手臂麻。薛曰：舌本属脾，被木克制故耳。用六君子汤加柴胡、白芍治之。

又治郑秋官，过饮，舌本强肿，语言不清。此脾虚湿热。用补中益气汤加神曲、麦芽、干葛、泽泻而愈。

又学士吴北川，过饮痰壅，舌本强硬。服降火化痰药，痰气益甚，肢体不遂。薛作脾虚湿热，治之而愈。

又一男子舌下牵强，手大指、次指不仁，或大便闭结，或皮肤赤晕。薛曰：大肠之脉散舌下。此大肠血虚风热，当用逍遥散加槐角、秦艽治之。

七、舌肿医案五则

宋度宗欲赏花，一夜忽舌肿满口。蔡御医用蒲黄、干姜③末等分，干掺而愈。盖舌乃心之外候，而手厥阴相火乃心之臣使，蒲黄活血凉血，得干姜是阴阳相济也。《芝隐方》④

薛己曰：一膏粱之人患舌肿，敷服皆消肿之药。舌肿势急，与刺舌尖，反两旁出紫血杯许，肿消。二更服犀角地黄汤二剂，翌早复肿胀，仍刺去紫血杯许，亦消一二。仍服前汤。良久舌大肿，又刺去黑血二杯许，肿渐消。忽寒热作呕，头痛作晕，脉浮洪而数。此邪虽去，

---

① 海蛇（zhà）：即海蜇。
② 杨乘六：字以行，号云峰，西吴（今浙江湖州）人。清乾隆时期医家，擅长舌诊。撰有《临症验舌法》二卷，《潜村医案》二卷，又辑有《医宗己任编》八卷。
③ 干姜：原脱，据下文之用药分析及《续名医类案》卷十八《舌》中同案补。
④ 芝隐方：方书名，未见。书名曾见于《本草纲目》卷一《序列上·引据古今医家书目》。

而元气愈伤，与补中益气汤倍参、芪、归、术，四剂而安，又数剂而愈。

张子和曰：南邻朱老翁，年六十余岁，身热数日不已，舌根肿起，和舌尖亦肿，肿至满口，比原舌大二倍。一外科以燔针刺其舌两旁下廉泉穴，病势转凶，将至颠𰁔①。戴人曰：血实者宜决之。以铍针磨令锋极尖，轻砭之，日砭八九次，血出约一二盏。如此者三次，渐而血少，痛减肿消。夫舌者，心之外候也。心主血，则血出则愈。又曰：诸痛痒疮，皆属心火。燔针艾火，是何义也？一妇人木舌胀，其舌满口，诸药不愈。余用铍针小而锐者，砭之五七度，肿减，三日方平，计所出血几至盈斗。

缪氏子，年十六岁，舌上重生小舌，肿不能言，不能食物。医以刀割之，敷以药。阅时又生，屡治不痊，精力日愈。向余求药。检方书，用蛇脱烧灰，研末敷之立愈。后不复发。

八、舌出医案四则

元顺帝之长公主驸马刚噶勒藏庆王，因坠马得一奇疾，两眼黑睛俱无，而舌出至胸。诸医罔知所措。广惠司②卿聂济尔，乃伊啰勒琨③人也，尝识此证，遂剪去之。顷间复生一舌，亦剪之，又于真舌两边各去一指许，却涂以药而愈。录《辍耕录》④

凌汉章⑤治一男子，病后舌吐。凌兄亦知医，谓曰：此病后近女色太早也。舌者心之苗，肾水竭，不能制心火，病在阴虚，其穴在左股太阳，是当以阴攻阳。凌曰：然。如其穴针之，舌吐如故。凌曰：此知泻而不知补也。补数针，舌渐复如故。《明史》

何首庸治前锋赖将军，舌本肿出不能缩入。何曰：心气亟热也。如久则饮食不下而死矣。炙饮器灼之肿消，再投

以汤剂立愈。《云南通志》

《古今医统》⑥曰：王贶⑦治一大贾，因失惊舌伸出，遂不能收。经旬食不下咽，尪羸已甚。国医不能疗，其家榜于市，曰：有能者，酬千金。贶医名未著，学且未精，因检《针经》，有针法治此疾，遂往治之。用针舌之底，抽针出，舌遂伸缩如平时。

九、舌缩医案一则

冯楚瞻治一人，无故舌缩，不能言。用白芥子研末，醋调敷颈项下，即能言。服清脾降火等汤，再用紫雪冰片散，吹之而安。

十、舌烂医案三则

先兄口舌糜烂，痰涎上壅，饮食如常，遇大风欲仆地，用补中益气汤及八味丸即愈。间药数日，仍作，每劳苦，则痰盛目赤。漱以冷水，舌稍愈，顷间舌益甚，用附子片嚼之即愈。服前二药，

---

① 颠𰁔（xī）：癫狂。颠，通"癫"。𰁔，《儒门事亲》卷六《火形》同案作"𰁔"，音同，险恶之义。

② 广惠司：元代所设的掌管回回医药的机构。

③ 伊啰勒琨：《辍耕录》又作"也里可温"，是元朝人对于基督教徒的称呼。

④ 辍耕录：又名《南村辍耕录》，三十卷。元末明初人陶宗仪（字九成）著。是有关元朝史事的札记，记录了宋元时期政治经济、社会文化等各方面的史料，内容丰富。该案载于卷九"奇疾"，但人名译音略有差异。

⑤ 凌汉章：凌云，字汉章，号卧岩，浙江归安双林人。明代著名针灸家，约生活在成化、正德年间（1465—1506）。《明史·方伎传》有其传略及治验数则。

⑥ 古今医统：即《古今医统大全》，又名《医统大全》，明代儒医徐春甫所撰的一部医学全书，一百卷，成书于嘉靖三十五年（1556），次年刊行。

⑦ 王贶：一作王况，北宋医家。曾于宣和年间授官，故人称"王朝奉"。长于针刺治疗奇疾。著有《全生指迷论》（又称《全生指迷方》）四卷。

诸症方痊。《薛氏医案》①

　　工部徐检斋，口舌生疮，喜冷饮食，或咽喉作痛，大便秘结，此实热也。同上

　　王孟英治段春木之室②烂喉，内外科治之束手，姚雪蕉孝廉荐孟英视之。骨瘦如柴，肌热如烙，韧痰阻于咽喉，不能咯吐，须以纸帛搅而曳之。患处红肿白腐，龈舌皆糜烂，米饮不沾。月事非期而至。按其脉，左细数，右弦滑。曰：此阴亏之体，伏火之病，失于凉降，扰及于营。先以犀角地黄汤，清营分而调妄行之血；续与白虎汤加西洋参等，肃气道而泻燎原之火；外用锡类散，扫痰腐而消恶毒；继投甘润药，蠲余热而充津液。日以向安，月余而起。

十一、舌痛医案一则

　　仲侍御，多思虑，舌作痛。用苦寒降火药，发热便血，盗汗口干，肢体日瘦。此脾气亏损，血虚生热，用加味归脾汤而愈。薛己治验

十二、舌断医案二则

　　有人自行被攧③，穿断舌心，血出不止。米醋用鸡翎刷所断处，其血即止。仍用真蒲黄、杏仁去皮尖、硼砂少许，研为细末，炼蜜调药，稀稠得所，噙化而安。《得效方》

　　钱国宾④治板桥李氏仆刘二，与租房之妇私，年余不收其租。一日，主人算账无抵，刘二坐逼，妇恨将刘舌咬下二寸。延视，根肿满，汤水不下。制金疮药，用败龟版烧烟带黑色一两、血竭一钱、冰片三分，共末掺上，血痛俱止，肿尚未消。其人昏厥不省，梦关帝示以半红半白鸡豆子大药一粒，用无根水吞服，即生矣。惊觉难言，讨笔书，众人方知。自是其肿渐消，可灌饮汤或薄粥。其舌长完，比前大小一样，日服参芪归术

汤愈。

第三十二章　辨舌证治要方

　　察病于舌色，较切脉更有把握。盖舌无隔膜，且为心苗，目视明澈，胜于手揣。病既察定，然后立方用药，自必效如桴鼓。兹就本书引用应备各方，分列发表、攻里、和解、化利、清凉、温散、补益、杂治为八节，聊备参考。略附主治效能于各方之下，俾互相发明。

第一节　发表之剂二十二方

香苏饮

　　生香附钱半　紫苏叶二钱　陈皮钱半生甘草七分

　　加姜、葱煎。咳嗽加杏仁、桑皮；有痰加半夏；头痛加川芎、白芷；伤风鼻塞头昏加羌活、荆芥。

加味香苏饮《医学心悟》

　　即前方加秦艽、荆芥、川芎、蔓荆子各一钱

　　参苏饮　治外感风寒，内积痰饮，虚热便血。表里虚实兼治之剂。

　　西党参　紫苏叶　干姜　前胡　半夏　茯苓　陈皮　生甘草　炒枳壳　桔梗　木香

　　加姜、枣煎。外感多者，去枣，加葱白；肺中有火者，去人参，加杏仁、桑叶；泄泻者加扁豆、白术。

---

　　① 薛氏医案：又名《薛氏医案二十四种》，为明代薛己及其父薛铠所撰集校注的医书共二十四种合刊而成，初刊于明代万历年间。此处又指薛己的医案。

　　② 室：指妻子。

　　③ 攧（diān）：跌，摔。

　　④ 钱国宾：字君颖，钱塘（今浙江杭州）人。明代医家，临证多有奇效。著有《女科百病问答》《备急良方》《寿世堂医案》等。

大羌活汤

羌活　防风　独活　细辛　防己　黄芩　黄连　苍术　白术_炒　生甘草　知母　川芎　生地黄

水两碗，煎一碗服。

冲和灵宝饮

即前方去独活、防己、黄连、苍白术、知母，加柴胡、白芷、葛根、石膏。

柴葛解肌汤　治太阳阳明合病，头痛，鼻干，不眠，恶寒无汗。

柴胡　葛根　羌活　白芷　黄芩　芍药　桔梗　甘草　生石膏

加姜、枣煎服。无汗恶寒甚者，去黄芩；冬月加麻黄，春月少加，夏月加苏叶。

葛根汤　治头项强痛，背强，脉浮，无汗，恶寒。兼治风寒在表而自利者。

葛根　麻黄　生姜　桂枝　芍药　甘草　大枣

水煎服。

升麻葛根汤_{钱氏}　治阳明表热下利。兼治痘疹初发。

升麻　葛根　芍药_{各二钱}　炙甘草_{一钱}
加生姜，水煎服。

柴胡桂枝汤　治心腹卒痛，肝木乘脾土。

柴胡　黄芩　半夏　生甘草　芍药　桂枝　大枣　生姜

人参败毒散

人参　茯苓　枳壳　桔梗　前胡　柴胡　羌活　独活　川芎_{各一钱}　生甘草_{五分}

加生姜煎。烦热口渴加黄芩。本方加陈仓米名仓廪散，治噤口痢。

藿香正气散　治外感风寒，内伤饮食，憎寒壮热，胸膈满闷。

藿香　紫苏叶　白芷　大腹皮　茯苓　白术_炒　陈皮　半夏曲　厚朴　桔梗

生甘草

加姜、枣煎。

小续命汤　治中风喎斜不遂，语言蹇涩，及刚柔二痉，亦治厥阴风湿。

防风_{钱半}　桂枝　麻黄　人参　酒芍　杏仁　川芎　黄芩　防己　甘草_{各八分}　附子_{四分}

加姜、枣煎服。

香薷饮

香薷　制川朴　扁豆衣

黄连香薷饮　即前方加黄连。

五物香薷饮　即前方加茯苓、生甘草。

六味香薷饮　即五物香薷饮加木瓜。

十味香薷饮　即六味香薷饮加参、芪、陈、术。

二香散　即五物香薷饮合香苏饮。

藿薷汤　即三物香薷饮合藿香正气汤。

香葛汤　即三物香薷饮加葛根。

银翘散_{辛凉平剂}

金银花　连翘壳　苦桔梗　苏薄荷　竹叶　生甘草　淡豆豉　荆芥　牛蒡子　鲜苇根

水煎服。

葱豉汤　治虚人风热，伏气发温，及产后感冒皆效。

葱白_{一握}　香豉_{三合}
水煎，日三服。

栀豉汤　治汗下之后，正气已虚，尚有痰涎滞气凝结上焦。以此引吐。

栀子_{十四枚}　香豉_{四合}
水四升，先煮栀子得二升半，同豉煮取升半，去滓，分为二服。得吐止后服。

玄参升麻汤

黑玄参　牛蒡子　绿升麻　僵蚕　连翘　防风　黄芩　黄连　桔梗　生

甘草

水煎服。

化斑汤

犀角　鲜生地　黑玄参　丹皮　生石膏　肥知母　鲜大青叶　生甘草　金银花

水煎服。

人参化斑汤

即前方加人参。

黄连化斑汤

即前方加黄连。

消斑青黛饮

犀角　黄连　青黛　生石膏　知母　栀子　玄参　鲜生地　柴胡　人参　生甘草　姜　枣

水煎服。加醋一匙冲。大便实者，去人参，加大黄。

葱豉白虎汤

鲜葱白三枚　淡豆豉三钱　生石膏四钱　知母三钱　北细辛三分　生甘草五分　生粳米三钱

水煎服。

第二节　攻里之剂二十二方

大承气汤　治阳明病，痞满燥实，谵语烦渴，腹痛便闭。

大黄酒浸，四钱　芒硝二钱　川朴姜制，四钱　枳实麸炒，二钱

水煎，温服。

小承气汤　治阳明病，心腹痞满，潮热，狂言而喘。

大黄酒浸，三钱　厚朴二钱　炒枳实一钱

水煎温服。

调胃承气汤　治阳明病，不恶寒，反恶热，大便闭，谵语者。

大黄酒浸，三钱　芒硝三钱　炙甘草二钱

水煎，温服。

白虎承气汤

大黄三钱　芒硝钱半　知母三钱　甘草钱半　生石膏六钱　粳米一钱

水煎，温服。

增液承气汤

鲜生地　黑玄参　麦冬　大黄　芒硝

水煎，温服。

桃仁承气汤　治热结膀胱，小腹①胀满，大便黑，小便利，燥渴谵语，蓄血发热如狂，及血瘀胃痛、腹痛、胁痛。

桃仁五十粒　大黄四钱　芒硝　甘草　桂枝各二钱

水煎，温服。

抵当汤　治脉微而沉，反不结胸，其人如狂者。以热在下焦，小腹当硬满，小便自利者，必有蓄血，令人善忘。所以然者，以太阳随经，瘀热在里故也。

水蛭三十个，猪脂熬黑　虻虫三十只，去头足翅　桃仁二十枚，去头尖研　大黄四两

桃仁抵当汤　治热在下焦，小腹硬满，瘀血在里，小便自利，屎硬，如狂，善忘等症。

大②黄三钱　鲜生地四钱　当归尾二钱　桃仁三钱　炒穿甲钱半　玄明粉钱半　猺桂心五分，冲

水煎，温服。

养荣承气汤

大黄酒浸，二钱　厚朴　枳实各一钱　知母　当归　芍药　鲜生地各一钱

加姜煎。

小陷胸汤　治痰热塞胸。

栝蒌实五钱　黄连钱半　半夏三钱

水煎，温服。

---

① 腹：原作"便"，据《伤寒论》及文义改。

② 大：此字原脱，据文义补。

大陷胸汤

煨甘遂一钱　生锦纹二钱　玄明粉钱半

水煎，温服。

更衣丸

芦荟七钱　朱砂五钱

上药研末，滴烧酒为丸。

备急丸　治热邪暴死。

巴豆霜一钱　干姜三钱　大黄三钱

共为末，糊丸，如绿豆大。

十枣汤　治水蓄积胁内肿胀者。

芫花醋炒，三钱　甘遂曲煨，三钱　大戟蒸晒，三钱

共研末，枣肉煮烂为丸。

己椒苈黄丸　治腹满，口舌干燥，肠间有水气。

防己　川椒目　葶苈子熬　大黄各等分

上四味为末，蜜丸，如梧子大，先食饮服一丸，日三服。口中有津液，渴者，加芒硝半两。

陶氏黄龙汤　治胃实失下，虚极热极，循衣撮空，不下必死者。

人参钱半　熟地三钱　当归二钱　大黄酒浸，三钱　芒硝二钱　枳实二钱　厚朴钱半

水煎，温服。

新加黄龙汤

鲜生地五钱　人参钱半　生大黄三钱　芒硝一钱　玄参五钱　生甘草二钱　麦冬五钱，连心　当归钱半　海参二条　姜汁六匙

水八杯，煮取三杯。先用一杯，冲参汁五分、姜汁二匙，顿服之。如腹中有响声，转矢气者，为欲便也。

十全苦寒救补汤

生石膏八两，研粉　生知母六钱，去毛　黄柏四钱　黄芩六钱　生大黄　玄明粉各三钱　制川朴一钱　生枳实钱半　黑犀角尖四钱

水煎，温服。

三黄泻心汤

大黄三钱　小川连一钱　青子芩钱半

水煎，温服。

大黄黄连泻心汤　此泻虚热，非荡实热也。

大黄三钱　黄连钱半

麻沸汤①渍之，须臾后去滓，分温再服。

半夏泻心汤

半夏　黄芩　干姜　炙甘草　人参各二两　黄连一两　大枣十二枚

水一斗，煮取六升，去滓再煎取三升。温服一升，日三服。

济川煎方

当归三钱　川芎一钱　淡苁蓉三钱　泽泻三钱　升麻一钱　炒枳壳钱半

清水②煎服。

第三节　和解之剂十六方

小柴胡汤

柴胡三钱　黄芩二钱　人参　炙甘草各二钱　半夏三钱　生姜二钱　大枣三枚

水煎，温服。

柴胡汤

柴胡三钱　黄芩一钱　陈皮一钱　生甘草一钱　大枣二枚

小柴胡用人参、半夏，今表实，故不用人参；无呕吐，不加半夏。

大柴胡汤　治表有寒热，胁痛诸症。

柴胡四钱　姜半夏钱半　黄芩二钱　芍药一钱　生姜二钱　大枣一枚　枳实一钱，炒　大黄酒浸，二钱

水煎，温服。

达原饮

槟榔二钱　厚朴一钱　草果仁五分　知

---

① 麻沸汤：滚开的水。

② 水：此字原脱，据文义补。

母一钱　芍药一钱　甘草五分　黄芩一①钱

上水二钟，煎八分，午后温服。

三消饮

槟榔二钱　草果五分　厚朴一钱　白芍一钱　甘草一钱　知母一钱　黄芩一钱　大黄一钱　葛根一钱　羌活一钱　柴胡一钱

水煎，温服。

防风通圣散　治憎寒壮热，二便秘涩，表里俱热。

防风　荆芥　薄荷　麻黄　当归　川芎　白芍　炒白术　连翘　栀子　大黄酒浸　芒硝各五分　桔梗一钱　黄芩一钱　滑石三钱　甘草二钱

水煎服。

增损双解散　此温病时毒主方。

白僵蚕酒炒，三钱　蝉蜕十二枚　广姜黄七分　防风一钱　薄荷叶一钱　荆芥一钱　全当归一钱　白芍一钱　黄连一钱　连翘去心，一钱　栀子一钱　黄芩二钱　桔梗一钱　生石膏六钱　滑石三钱　生甘草一钱　大黄芒硝各二钱

水煎去滓，冲芒硝，入蜜三匙，黄酒半酒杯和匀冷服。

甘露饮

大生地三钱　鲜石斛三钱　淡天冬钱半　麦门冬二钱　生甘草八分　西茵陈一钱　青子芩一钱　炒枳壳八分　枇杷叶三钱

先用熟地六钱切丝，泡，取汁两碗，代水煎药。

小甘露饮

鲜生地四钱　鲜石斛二钱　西茵陈一钱　黄芩　苦桔梗各一钱　焦栀子一钱　升麻三分

水煎，温服。

甘露消毒丹　治湿温时疫，发热倦怠，胸闷腹胀，肢酸咽肿，斑疹身黄，颐肿口渴，溺赤便闭，吐泻疟痢，淋浊疮疡等证。但看病人舌苔淡白，或厚腻，

或干黄者，是暑湿疫热之邪尚在气分，悉以此丹治之立效。

飞滑石十五两　绵茵陈十一两　淡黄芩十两　石菖蒲六两　川贝母　木通各五两　藿香　射干　连翘　薄荷　白蔻仁各四两

上药晒燥，生研为末，每服三钱，开水调服，日二次。或以神曲糊为丸，如弹子大，开水化服亦可。

清瘟败毒饮

生石膏大剂六两至八两，中剂二两至四两，小剂八钱至一两二钱　小生地大剂六钱至一两，中剂二钱至五钱，小剂二钱至四钱　乌犀角大剂六钱至八钱，中剂三钱至四钱，小剂二钱至四钱　真川连大剂四钱至六钱，中剂二钱至四钱，小剂一钱至钱半　焦山栀三钱　桔梗钱半　黄芩三钱　青连翘三钱　赤芍二钱　白知母三钱　粉丹皮二钱　乌玄参三钱　鲜竹叶五十片

先煮石膏数百沸，后下诸药。犀角磨汁，和服。

加减法：头面肿大，加紫花地丁草五钱、生锦纹酒浸，钱半；痄腮颈肿，加金银花二钱、上青黛五分；红丝绕目，眼光昏瞀，加羚羊角钱半、龙胆草八分、滁菊花三钱、藏红花五分；耳后肿痛，加大青叶钱半、紫花地丁草四钱；嗒舌弄舌，加木通一钱、童便一杯冲；舌上白点如珍珠，加蔷薇根五钱、金汁水一两；舌上发疔，或红或紫，甚则流脓出血，舌上成坑，加银花露、金汁水各一两冲入，外以锡类、珠黄散掺之；舌苔如腻粉，言语不清，加梨汁、竹沥、西瓜汁、蕉根汁各一瓢，冲；舌衄、齿衄、鼻衄，加鲜茅根五十支、陈京墨汁、童便各一钟，冲；气粗呃逆，加鲜竹茹五钱、鲜枇杷叶一两，去毛抽筋，煎汤代水，冲沉香、青皮、广郁金、小枳实汁各一匙；气粗胸满，去地、芍、甘、桔，加栝蒌仁六

---

① 一：此字原脱，据《温疫论》补。

钱、旋覆花三钱、再用萝卜、淡海蜇各四两、活水芦根三两煎汤代水；咽喉肿痛，加山豆根八分、金汁水一两冲，再以生萝卜四两、西藏橄榄二钱、安南子五枚煎汤代水，外以锡类散吹之，吹后漱口净，以玉霜梅含之；筋脉抽惕，甚则循衣摸床撮空，加羚羊角钱半、滁菊花三钱、龙胆草八分，再以嫩桑枝二两、丝瓜络一个煎汤代水；若气实者，宜兼通腑，加生锦纹三钱、风化硝二钱、小枳实二钱；血虚者，兼养阴，加鲜金钗三钱、熟地露一两、童便一杯同冲；骨节烦疼，腰如被杖，加黄柏钱半、木通一钱；口秽喷人，加鲜佩兰钱半、野蔷薇露、金汁水各一两冲；里急后重，或下恶垢，或下紫血，似痢非痢，加玄明粉四钱、青泻叶一钱、净白蜜一两，煎汤代水；小便混赤短涩，甚则血淋，加滑石四钱、琥珀末四分冲，再以鲜茅根五十支、鲜车前草两株、杜牛膝五钱煎汤代水。

按：此十二经泻火之大剂。凡一切温毒热疫，表里俱热，狂躁心烦，口干咽痛，大热干呕，错语不眠，吐血衄血，热甚发斑，头痛如劈，烦乱谵妄，身热肢冷，舌刺唇焦，上呕下泻，六脉沉细而数，即用大剂；沉而数者，即用中剂；浮大而数者，即用小剂。如斑一出，即加鲜大青叶二钱，少佐升麻四五分，引毒外透。此内外化解、浊降清升之法，得一治一，得十治十。此余师愚《疫症一得》之言也。若六脉细数沉伏，面色青惨，昏愦如迷，四肢逆冷，头汗如雨，其痛如劈，腹内搅肠，欲吐不吐，欲泄不泄，男则仰卧，女则覆卧，摇头鼓颔，由热毒深入厥阴，血瘀气闭所致。此为闷疫，毙不终朝，清瘟败毒饮不可轻试。治法宜急刺少商、曲池、委中三穴，以泄营分之毒；灌以瓜霜、紫雪丹八分至一钱，清透伏邪，使其外达；更以新加绛覆汤，加来复丹钱半至二钱，通其阴络，庶可挽回。

升阳散火汤

人参　当归　麦冬　柴胡　白术　芍药　甘草　茯苓　陈皮　黄芩

水煎，温服。

梁氏三仙汤

淡黄芩　制川朴　炒枳壳

清水煎服。

四逆散

柴胡五分　炙甘草五分　白芍药钱半　炒枳实八分

水煎，温服。

柴胡桂姜汤

柴胡　生牡蛎煅。各一钱　桂枝　干姜　黄芩　甘草各五分　栝蒌仁一钱

清水煎服。

甘桔汤

桔梗　生甘草各一钱

水煎，温服。

邹润安[1]曰：肾家邪热循经而上，肺不任受，遂相争竞。二三日邪热未盛，故可以甘草泻火而愈。若不愈，是肺窍不利，气不宣泄也，以桔梗开之。肺窍既通，气遂宣泄，热自透达矣。

第四节　化利之剂十三方

二陈汤

姜半夏二钱　白茯苓钱半　陈皮　甘草　生姜各一钱

水煎，温服。

三仁汤

苦杏仁五钱　飞滑石六钱　白通草二钱

① 邹润安：邹澍（1790—1844），字润安，晚号闰庵，江苏武进人。清代医学家。其刊行流传的著作主要为本草学研究方面，如《本经疏证》《本经续疏》等。

白蔻仁二钱　制川朴二钱　竹叶二钱　生米仁六钱　制半夏五钱

甘澜水八碗，煮取三碗，每服一碗，日三服。

四苓散　治中风发热，六七日不解而烦，有表里证，渴欲饮水，水入则吐者。

焦白术　浙茯苓　猪苓　泽泻

为末，以白饮和服。

五苓散

即前方加官桂。

六一散

飞滑石六两　生甘草一两

研末，和匀。

平胃散加芒硝汤

茅山苍术五两　制川朴　广皮红各三两二钱　炙甘草二两　芒硝一两

为末，每服三钱，水一盏，姜一片，同煎七分，温服。

导赤散

鲜生地　木通各三钱　甘草梢　淡竹叶各一钱

水煎，温服。

黄芩汤

黄芩三钱　炙甘草　白芍药各二两　大枣十二枚

水煎，温服。

黄连汤　治太阳伤寒，胸中有热，胃中有邪，腹痛呕吐者。

黄连　桂枝　人参　半夏　生甘草　大枣　生姜

水煎，温服。

芩连治痢汤

黄芩　黄连　炒枳壳　新会皮　制川朴　油当归　归尾　桃仁泥　麻子仁

水煎，温服。

黄芪防风汤　又名理气防风汤

柴胡　升麻　黄芪　防风　陈皮　羌活　甘草　藁本　豆蔻　黄柏

水煎，温服。

茵陈蒿汤

茵陈蒿六钱　栀子十四枚　大黄三钱

水一斗，先煮茵陈减六升，入栀子、大黄，煮取三升，去滓，温分三服。小便当利，溺如皂角汁状，色正赤，一宿腹减，病从小便去也。徐洄溪云：先煮茵陈，则大黄从小便出。

附子汤　治少阴病，身体疼，骨节痛，手足冷，脉沉者。

淡附片一钱　茯苓　炒白术各三钱　人参　芍药各二钱

水煎，温服。

第五节　清凉之剂十九方

三黄汤《金匮》倍大黄，名泻心汤

黄连酒煮　黄芩酒炒　大黄酒浸。各等分

麻沸汤二升渍之，须臾绞去汁，温服。

本方去大黄，加黄柏等分煎，名金花汤。更加栀子，名栀子金花汤即黄连解毒汤。为末，蜜丸，名金花丸。金花汤蜜丸，名三黄丸。加黄柏等分，滴水丸，名大金花丸。张石顽云：金花汤止芩、连、柏三味作丸，名三补金花丸；较汤多栀子，作汤名解毒；更加大黄，则名大金花汤。汤、丸虽异，功用则同。

黄连解毒汤

黄连　黄芩　黄柏　栀子各一钱

水煎，冷服。

平阳清里汤

生石膏研　知母　黄芩　黄连　黄柏　黑犀角　羚羊角　生甘草

清水煎，温服。

十全甘寒救补汤

鲜生地　黑玄参　麦冬　天冬　生玉竹　北沙参　怀山药　粉丹皮　地骨皮　建泽泻

水煎，温服。

凉膈散又名连翘饮子

连翘四两　大黄酒浸　芒硝　生甘草各二两　黄芩　薄荷　栀子各一两

为粗末，每服三五钱，加竹叶七片，水一碗半，煎一碗，去渣，入白蜜一匙，微煎温服。

与四物各半服，能和营泄热，名双和散。《本事方》加赤芍、干葛，治诸热累效。徐洄溪云：此泻中上二焦之火，即调胃承气加疏风清火之品也。

白虎汤

生石膏八两　知母三两　炙甘草一两　粳米三合

水一斗，煮米熟汤成，去滓一升，日三服。

白虎加人参汤

即前方加人参一两五钱

煮服同前法。

竹叶白虎汤

生石膏　知母　淡竹叶

水煎，温服。

三黄白虎汤

黄连一钱　黄芩二钱　生栀子三钱　生石膏八钱　白知母三钱　生甘草八分　粳米三钱

煎服同前法。

三黄石膏汤一方无知母、玄参、甘草，加豆豉、麻黄，治表里大热，脉洪长滑数者。

黄连一钱　黄芩二钱　黄柏一钱　知母钱半　生石膏三钱　生栀子一钱　黑玄参二钱　生甘草七分

煎服同前法。

清营汤

犀角尖三钱　鲜生地五钱　黑玄参三钱　麦冬三钱　丹参二钱　黄连二钱五分　金银花三钱　连翘三钱，连心

水八杯，煮取三杯，日三服。

黄连犀角汤

黄连　黄芩　焦山栀　川柏　鲜生地　黑犀角　丹皮　赤芍

水煎，温服①。

犀角地黄汤　治温热入络，舌绛烦热，八九日不解，得此汤立效。

黑犀角磨汁　连翘各三钱　生甘草五分

水煎，去滓服。

又方

黑犀角　鲜生地　西赤芍　粉丹皮

水煎冲入。

犀角导赤散

黑犀角　鲜生地　连翘　生甘草　木通　淡竹叶

水煎，温服。

清凉至宝饮

薄荷　黑玄参　花粉　焦山栀　丹皮　地骨皮等分　细辛钱半

水二三钟，煎七分，稍冷服。

王定**牛黄清心丸**

西牛黄　上腰黄　黄连　黄芩　栀子　黑犀角　广郁金　辰砂各一两　珍珠粉五钱　梅冰　麝香各二钱五分

上药各研极细净末，蜜丸，每重一钱，金箔为衣，蜡封固。

西黄至宝丹

生黑犀角　生玳瑁　琥珀　镜面辰砂研　上腰黄研。各一两　西牛黄五钱　梅冰片研　麝香研。各一钱　安息香一两五钱，酒研飞净一两，熬膏。用水安息亦妙　金箔　银箔各五十片，研细为衣

上药先将犀、瑁为细末，入余药研匀，将安息膏重汤煮，凝成后入诸药中，和捣成丸，如梧子大，蜡护，临服剖开，用人参汤化下三丸至五丸。《本事方》有人参、南星、天竹黄。

----

① 服：原作"补"，据文义改。

局方紫雪丹

飞滑石　生石膏　寒水石各一斤　磁石二斤　黄金三千页　一本无黄金

以上并捣碎，用水半斛，煮至二斗，去滓，入下药：

羚羊角屑　犀角屑　青木香　沉香各一斤十两　紫丁香七钱　玄参　升麻各六两　炙甘草三两

以上各药，再入前药汁中，煮取七升半，去滓，入下药：

玄明粉三斤五两　淡牙硝一斤五两

二味入前药汁中，微火上煎，柳木篦搅不住，俟有三升半，投入木盆中半日，欲凝，入下药：

辰砂一两　当门香四钱

二味入前药中，搅调令匀，瓷器收藏，药成霜雪而色紫，新汲水调下。《鸡峰方》磁石、滑石、硝石只用各十两，丁、沉、木香各五两，升麻六两，朴硝二斤，麝香用三两，六味同。徐洄溪云：邪火毒火，穿经入脏，无药可治，此能消解，其效如神。

叶氏神犀丹　治温热暑疫诸邪，不即解散，耗液伤营，逆传内陷，痉厥昏狂，谵语发斑等证。但看病人舌色干光，或紫绛，或干硬，或黑苔，皆以此丹救之。若初病即觉神情昏躁而舌赤口干者，是温暑直入营分，酷暑之时、阴虚之体及新产妇人患此最多，急须用此，多可挽回。

黑犀角磨汁　石菖蒲　黄芩各六两　鲜生地二斤　金银花一斤，捣汁　金汁水　连翘各十两　板蓝根九两　淡豆豉八两　黑玄参七两　天花粉　老紫草各四两

各生晒研忌用火炒，以犀角、生地汁、金汁水和捣为丸切勿加蜜，可将香豆豉煮烂，每重三钱，凉开水化服，日二次。小儿减半。

第六节　温散之剂十方

理中汤加附子，名附子理中汤

人参　焦冬术　炙甘草　干姜各三钱

水煎，温服。呕者冷服。

枳实理中汤

即理中汤加枳实钱半、茯苓三钱。

四逆汤

淡附子三钱　干姜四钱　炙甘草二钱

水煮，温服。呕者冷服。

回阳救急汤

淡附子钱半　淡干姜三钱　炙甘草二钱　西党参三钱　焦白术三钱　浙茯苓三钱　肉桂五分　半夏三钱　五味子五分　新会皮钱半

水煎，冷服。

吴茱萸汤　治胃气虚寒，中有寒饮者。

淡吴萸一钱　西党参三钱　生姜三钱　大枣三枚

水煎，温服。

大建中汤

炙义芪三钱　全当归三钱　桂心六分　炒白芍三钱　西党参三钱　炙甘草钱半　制半夏二钱　淡附片一钱

姜、枣煎。

乌梅丸　此丸又治寒痢。

乌梅肉　细辛　干姜　当归　黄连　附子　川椒　桂枝　人参　黄柏

为末，蜜丸。

大顺散

甘草炙，钱半　干姜一钱　杏仁三钱　肉桂心六分

水煎，温服。

冷香饮子

淡附子　陈皮　草果各一钱　炙甘草钱半　生姜五片

水煎，冷服。

王士雄云：此方与大顺散皆治阴寒冷湿之气客于太、少二阴，而为霍乱吐下之方也。多由畏热而浴冷卧风、过啖冰瓜所致。乃暑月之中寒证，非病暑也。

十全辛温救补汤

淡附片一钱　干姜　肉桂心　白豆蔻　木香各一钱　陈皮钱半　川椒　公丁香各六分　半夏三钱　藿香钱半

水煎，温服。

第七节　补益之剂十七方

十全甘温救补汤

黄芪　人参　白术　熟地　川芎　归身　鹿茸　白芍炒　茯神　甘草

水煎，温服。

参附养荣汤

西潞党　淡附子　焦白术　浙茯苓　炙义芪　全当归　熟地　炒白芍　五味子　新会皮　远志肉　肉桂心

加姜、枣煎。

清燥养荣汤　凡阴枯血燥者，宜此汤。

生地黄　全当归　炒白芍　新会皮　肥知母　天花粉　生甘草　灯芯

水煎，温服。

按：疫为热病，暴攻之后，余邪未尽，阴血未复，不可遽补，致生异症。宜此方。

蒌贝养荣汤　如痰中带血，加藕节、鲜茅根。

肥知母　天花粉　川贝母　栝蒌霜　橘红　炒白芍　全当归　苏子　生姜

水煎，温服。

十全大补汤

大熟地三钱　炒白芍钱半　全当归钱半　川芎　肉桂各五分　人参　白术　茯苓　炙甘草　炙黄芪各钱半

水煎，温服。

归脾汤

西潞党　炒白术　炙黄芪　全当归　浙茯神　远志肉各一钱　炙甘草　炒枣仁　广木香　龙眼肉各五分　姜一片　枣一枚

煎服。

复脉汤

肉桂　炙甘草各五分　大生地三钱　麦冬　麻子仁各二钱　阿胶一钱

加姜、枣煎。

人参三白汤

西潞党二钱　炒白术　浙茯苓　炒白芍　生姜各三钱　大枣三枚

水煎，温服。

参胡三白汤

即前方加柴胡三钱。

补中益气汤

清炙芪　陈皮　人参　当归　炒白术各一钱　升麻　柴胡　炙甘草各五分

水煎，温服。

清暑益气汤

西党参　清炙芪　炒白术　广皮　神曲　泽泻各五分　苍术　升麻各一钱　麦冬　炙甘草　葛根　当归　黄柏各二分　青皮二分半　五味子九粒

水煎，温服。

人参固本汤　治瘟疫虚极、热极，循衣撮空，不下必死者。下后神思稍苏，续得肢体振寒，怔忡惊悸，如人将捕之状，四肢厥逆，眩晕昏迷，项背强直。此大虚之兆，将危之候也。此方救之。

按：此等症竟有至十日外，昏迷不醒，四体冰冷，形如死人，而心口微动者，以附子理中回阳渐苏，静养而愈。但不可多用、久用耳。服后虚回即止服。

西党参　生地各二钱　熟地三钱　炒白芍钱半　天冬　麦冬　五味子　知母　炙甘草　陈皮各一钱

水煎，微温服。

六味地黄汤

大熟地　炒萸肉　浙茯苓　丹皮
怀山药　建泽泻

水煎，温服。

人参八味汤

即六味汤加西党参、附子、肉桂。

生脉散

北沙参三钱　破麦冬二钱　五味子三分

水煎，温服。

增液汤

大生地八钱　破麦冬四钱　黑玄参六钱

水煎，温服。

局方黑锡丹

黑锡　硫黄各三两，同炒结砂，研至无声为
度　胡芦巴　沉香　熟附子　桂心各五钱
大茴香　破故纸　肉豆蔻　金铃子去核
木香各一两

上药研末，酒煮，面糊为丸，如梧
桐子，阴干，以布袋擦令光泽。

第八节　杂治之剂九方

黑龙丹又名琥珀黑龙丹　治产难胞衣不
下，血迷血晕，不省人事，一切危急恶
候，垂死者。但灌药得下，无不全活。
亦治产后疑难等症。

大熟地　全当归　五灵脂　川芎
良姜各二两，切片，入砂锅内，纸筋盐泥固济，火
煅过　百草霜一两　硫黄　乳香各二钱　琥
珀　花蕊石各一钱

上药共研细末，醋糊为丸，如弹子
大，每用一二丸，炭火煅红，投入生姜
自然汁中，浸碎，以童便调灌下。

黑神散一名乌金散，又名玉桂散　治产难
及热病胎死腹中。或因跌仆，或从高坠
下，或房室惊搐，或临产惊动太早，触
犯禁忌，或产时未至，经血先下，恶露
已尽，致血干胎死，身冷不能出。

熟地焙干　蒲黄　当归　交趾桂　白
芍　炮姜去皮　甘草各一两　小黑豆炒，二两
百草霜五钱

上为末，每日二钱，米醋半合许，
沸汤六七分，寝起温服。疑似之间，且
进佛手散，酒水合煎。二三探之，若未
死，子母俱安；若已死，服，立便逐下。

【方考】查《局方》黑神散，无百草
霜，用童便、酒各半调服二钱。《良方》
黑神散，有蒲黄、炮附子半两。《简易方》
黑神散，止用百草霜一味。又一方，加
乳香、血竭，亦名黑神散。《纲目》用熟
地一斤、生姜半斤，同炒干为末，乌梅汤
下二钱，为治产后血块痛之黑神散。俱
各有证治，录此以别黑神散之方不一，
聊备参考。

导痰开关散　治顽痰毒涎上壅，牙
关紧闭。用此吹入喉关，能引痰吐出。

土牛膝根汁晒粉五钱　牙皂五钱，去皮
弦　炒僵蚕三钱　枯矾二钱五分

共研细用。

锡类散　治烂喉时证，及乳蛾牙疳，
口舌腐烂。凡属外淫为患，诸药不效者，
吹入患处，频死可活。

象牙屑焙　珍珠各三分　飞青黛六分
梅冰片一分　壁钱二十一个，即泥壁蟢子窠①
西牛黄　人指甲男病用女甲，女病用男甲，须分
别。各五厘

上研极细末，密装瓷瓶内，勿使
泄气。

玉丹

将明矾如指头大者入罐内，放桴炭
火上熔化，以箸试看罐底，无块时，随
投火硝如矾一两，下硝三钱为则、硼砂亦每矾一
两，下硼砂三钱，少顷又投。明矾化尽，又
下硝、硼如前法，逐层投完。待罐口铺
地如馒头样，方用武火炼至干枯，用净

---

① 窠：此下原衍一"窠"字，据文义删。

瓦覆罐口，一时取起。将研细牛黄少许，用水五六匙调和，以匙挑滴丹上。将罐仍入火内烘干即收起，连罐覆净地上，以纸衬地上，用瓦盖七日，收贮听用。

碧丹　碧丹消痰清热，解毒祛风。

玉丹三分配百草霜半匙研匀，入灯芯灰一厘、甘草末三匙、苏薄荷末三分。上药研极细，然后入好冰片六厘再研匀，入小瓷瓶内，勿泄气。此丹宜临用合，不可日多。

金丹　功主消肿出痰，并牙咬舐舌，穿牙疔毒，专用此丹治之。

提净牙硝一钱八分、生蒲黄末四分，共研细；次下僵蚕末一分、牙皂角末一分，研成淡黄色，加梅冰片一分再研。此药可以久留。冰片临用时加更佳。如证重者，本方再加牛黄。喉肿及喉风，倍加僵蚕、牙皂。

盖碧丹消痰清热，解毒祛风，固为良剂，尚属平缓；不如金丹消肿毒，除风热，开喉闭，出痰涎，最为神效。但喉证初起，金丹不宜多用，因其能直透入内，且善走散，初起若多用之，恐轻证不胜药力，反扞格难入也。凡喉症及单双蛾，只用碧丹；其它重证，金碧兼之。须分先后多寡。初起碧丹九、金丹一，吹五管；后碧丹八、金丹二；再吹碧丹七、金丹三。如证重者，碧丹、金丹各半，用至三五次后，痰涎必上涌，然后金丹六、碧丹四，将管直入喉中，重吹一次，随收出管，即吊出痰。竟用金丹八、碧丹二亦可。

珠黄散

珠粉二分　牛黄二分　川贝母六分　辰砂二分

共研极细末。

牛黄散　治重舌、木舌、肿舌，心脾火甚者。

西牛黄　人参　大黄炒　炙甘草各五钱　茯苓七钱五分　全当归　辰砂　麝香各二钱五分

共为末，每服五分，沸汤调服。

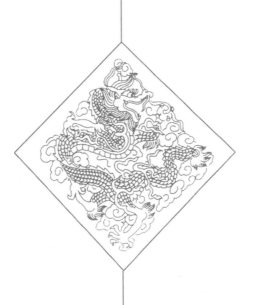

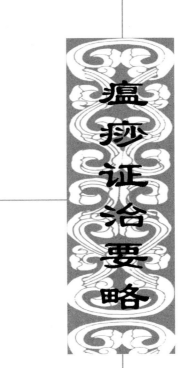

瘟痧证治要略

内容提要

　　该书为传染病专著，对瘟疫、痧胀诸证做了较为详尽的辨识。全书共分七章。第一章述瘟痧之病源；第二章为瘟痧之诊断，包括唇舌、脉象、痧毒、赤发、痧邪等方面；第三章为瘟痧病所之鉴别，主要从十二经脉角度进行；第四章详述瘟痧种类之鉴别，包括瘟疫 30 种，痧胀 32 种，翻挣杂疫共 74 种；第五章为瘟痧之治疗法，包括外治与内服方药；第六章为瘟痧之看护法；第七章为瘟痧之预防法。虽其罗列诸证近乎繁复，但可见作者辨析之精细，对今日急性传染病的辨治仍有一定参考价值。

民国丙子春，同人等以祈求医药学，受业于陈云门先生之门。先生讲授至曹氏炳章所撰《瘟痧证治要略》，为言是书分章别节，竟委穷源，征引精当，补苴周浃，诚为救济急症，有功群物之作。同人等服膺前哲，读既终编，深惧济世良方难期普遍，爰集资付梓，供诸同好，俾希世珍本益广流传，而读是书者，亦以见翻印之非同窃掠为利。此同人等秉承师训，刊行是编之微旨也。

马云程　孙伯启　刘挹清　黄石芝　游德纯　陆文宏　秦仲皋　纪翰芸　张巨川　卿成敬　赵凤洲等谨识

黄　序①

　　《说文》无"瘟""痧"二字。《内经·胀论》系专指卫气逆行，发为脉胀、肤胀，非今之所谓痧胀。惟《抱朴子》言：经瘟役②则不畏。役，近役使，有似传染。然《集韵》诂"瘟"为心闷，又诂为小痛，则与今之所谓瘟，所谓痧，亦究不同，可知汉以前并无此病名。不然，张机就六经六淫以治外感，何不专立瘟痧一门，为特别救济之道耶？大抵瘟痧立名，由于元会递变，气候迭更，病随时增，后人缕析条分，因地穷究，特设为简单急标之治，"瘟""痧"二字，乃新以发明耳。曹氏炳章，习医有素，搜罗前说，旁征近闻，著述几等身矣。以瘟痧为生人之急证，死活俄顷，怒③焉忧之，因特辑为《瘟痧证治要略》一编，凡七章。先病源，溯④因也，次诊断，则病所与种类之区别，了如指掌也。夫然后瘟疫与痧胀之证治，翻挣与杂疫之证治，种种瘟痧之因方言而异名者，皆若网在纲，元珠独握。而外治与内服之疗救法，可应手而奏绩矣。至既病后之看护，与未病先之豫防，则尤曹氏之仁术慧心，补苴周浃，所以卫群物而生死人者也。虽然曹氏以作述济世，可云勤矣，余尤希曹氏之心解力行。以瘟痧为例，每遇一证，勤恳谛诊，密切用药，立一方以治一病，必确知何病，而后立方以治之，针芥纤合，无稍颠顸。庶所著不托空言，不为弋猎，起病者众，名实以孚。善乎曹氏之言曰：瘟痧病情，皆有寒热虚实，挟内伤外感之别。曹氏能就此旨，坐言而起行之，恳恳施治，此书方不作河汉。而人之读是书者，亦当知曹氏之苦心，竟委穷端，实实体认，为临时救济之地。张子之著书也，以误治伤寒而立论，知其所以误而呕心出之，故方无不慎，治无不验。曹氏其深长思哉！读曹氏之书者，其亦深长思哉！

　　　　　中华民国六年岁在丁巳秋九月於越⑤旧史氏黄寿奁⑥志

---

① 黄序：原作"序"，据抄本改，以区别各序，下同。

② 役：《抱朴子内篇》卷六《微旨》作"疫"，下句"役"同。

③ 怒（nì）：忧伤。

④ 溯：原作"瘠"，据文义改。

⑤ 於（wū）越：春秋时越国，在今浙江省一带。亦以指浙江。

⑥ 黄寿奁：字补臣，绍兴人，光绪二十一年进士。兼通医理，著有《梦南雷斋医话》《温病三焦方略》《言医随笔》等医书。

裘　序

东西医药家发明外因之病，无不有病原菌为之传播，以发之骤者属急性，发之缓者属慢性。瘟疫与痧胀，实一种急性传染之外因病也。吾国医学，虽重气化而略形质，言外感之病，多属六气。然于瘟疫、痧胀剧烈之症，隋时巢氏已有疠瘴与温病不同，及射工、沙虱、溪毒中人为病之说。彼时无显微镜等之器械为辅助，得以鉴别病原至如是，可谓难能矣！惜后之人，言六气之书，不啻汗牛充栋，论瘟痧之书，几如凤毛麟角，欺世误人。有道君子，反因之不屑挂齿也。故凡代人治瘟治痧者，泰半为不学无术辈。而瘟病、痧症之名目，又无奇不有，甚则同一证焉数呼之。如瘟病之有头目肿大者，即曰大头瘟；其咳音嘶哑者，即曰虾蟆瘟；痧症之见指螺瘪凹者，即曰瘪螺痧；其早发夕死者，即曰子午痧。讵知头目肿大，属病之形；咳音嘶哑，属病之声；究病之原，同是毒冒清阳耳。指螺瘪凹，属病之状；早发夕死，属病之候；究病之原，同是痧邪中三阴耳。虽病之因形色而立名，东西国亦所常有，例如黑死病、猩红热等。然亦不以一病数名，故衒其奇异，以近无稽而遭人讪。予友曹君炳章，著《瘟痧证治要略》。初见于本邑《越铎日报》，窃讥其罗列名目，未能免俗。洎夫揭载完篇，捧而读之，始知作者别具慧眼也。盖其分章别节，将古来漫无次序之学说，一一以新程式编列之。且有最足服膺予心者，即见症称呼之病名，删定属于瘟者三十，属于痧者三十二，附翻与挣各三十二，杂疫十。此中审择，要非不加思考，随声附和者，所不能率尔操觚也。夫吾国医书著述繁夥，大别之可分二种：一为出其心得之作，多偏于缺略，而经验则颇确当；一为采集大成之作，多偏于庞杂，而理论则较详备。今曹君之作，近于集大成而不犯庞杂，并亦出有心得之经验参乎其间。前清苍溪管赓堂氏序自刻《痧法备旨》，曰：有是病斯有是治。古之圣师，不能逆知今之有痧病，是以阙然不一言；今人能言，以补古人所未备。予读曹君之作，而转其语曰：有是病斯有是书。昔之著者，不能规定瘟痧之名称，是以读者多惑；今有是书，以使后人有标准矣。爰乐为刊行以传于世云尔。

丁巳冬月吉生裘庆元序于绍兴医药学报社

附：史序①

《素问遗篇·刺法论》：黄帝曰：余闻五疫之至，皆相染易，无问大小，病状相似。不施救疗，如何可得不相移易者？此古代言疫病传染之急速，预定救疗之法也。迫至《病源候论》，则谓一岁之内，节气不和，寒暑乖候，或有暴风疾雨，雾露不散，则民多疾疫。人无少长，率皆相似。此言疫病之原因，与传染之酷烈也。

至于瘟疫之名称，始于明代吴又可先生。因崇祯辛巳年②，疫气流行山东，于是推究病源，参稽医案，特著《瘟疫论》一书以行世。明季发现羊毛瘟，登时遍身疮肿，中有白毛数茎，不治则半日死，有砭出恶血而得生者。清之随万宁始发明羊毛瘟证，而有《羊毛瘟论》之专书。又如道光之初，民病霍乱，在夏秋之间，流行甚速，阖境皆然，甚则有转筋之危候。有王孟英先生，特著《霍乱论》一书行世。至光绪二十八年夏，东瓯③霍乱大行，死亡接踵。有陈葆善先生出，而有《瘟疫霍乱问答》之撰述。此皆古圣先贤关于瘟疫证治之著述也。

痧胀之病，素乏专书。虽李氏《纲目》载，滇广山涧中，沙虱能蚀人肌，又名射工，朝涉者惮之。此为沙毒之始，然非今之所谓痧也。今之所谓痧者，俗称痧气。是天之厉气、地之恶气，郁结于沙碛之中，偶值秽浊之熏蒸，触人口鼻，中人肌肤，辄令腠理闭塞，营卫不通，或由表及里，或自胃入肠，一发即有生命之危险。清代康熙时，郭右陶先生谓痧之重者，胀塞肠胃，壅阻经络，名曰痧胀。乃著《痧胀玉衡》一书行世。又有费友棠先生谓痧之发，无不由于停滞郁积，邪秽感触，潮湿熏蒸而发。惟痧则尤发之骤，或病发深夜，迫不及待。因辑《急救痧证全集》之专书。此皆痧胀证治之良法也。

四明曹炳章先生，鉴于瘟疫与痧胀，皆是急性之危症，诚恐穷乡僻壤，或在深夜，迫不及救。特从古圣先贤所撰辑之各种书籍，参以五十年之经验，凡关于瘟疫与痧胀之病源、诊断、病所、种类、治疗、看护、预防等法，并列各地方土命名，如满洲病、曰翻、曰痧、曰挣等名

---

① 史序：此序原无，据抄本补。因其对瘟痧之著述作一回顾，作序人与本书及作者皆颇有渊源（详见"校注说明"），故附之以飨读者。

② 崇祯辛巳年：崇祯十四年（1641）。

③ 东瓯：温州及浙江省南部沿海地区的别称。

目，分章列节，编撰《瘟痧证治要略》一书。始载于绍兴之《越铎日报》，继刊于《绍兴医药学报》。兹因原书售罄，为此重行校正，以备研究瘟痧证治之同志，以及病家临时之稽考而按症施治，俾未病者得以平时预防之意也。是为序。

公元一九五五年一月 日绍兴史久华介生谨识于卧龙山麓仓桥直街之寓次

瘟痧证治要略目录

绪言 …………………………… 172

第一章　瘟痧之病源 ………… 172

第二章　瘟痧之诊断 ………… 173

第三章　瘟痧病所之鉴别 ……… 174

第四章　瘟痧种类之鉴别 ……… 175

　甲　瘟疫证治之鉴别 ………… 175

　乙　痧胀证治之鉴别 ………… 179

　丙　翻挣杂疫证治之鉴别 …… 185

第五章　瘟痧之治疗法 ………… 190

　甲　外治手术法 ……………… 190

　乙　内服方药法 ……………… 192

第六章　瘟痧之看护法 ………… 193

第七章　瘟痧之预防法 ………… 195

绪　言

瘟疫名病，自古皆有；痧字病名，古书则无。若痧胀之病，则自古有之，如古之中恶、中暍、中满、寒霍乱、白虎、青筋，皆即今之所谓痧也。考"痧"字名病，始于《医说》，有用蚕退纸治痧之法。乃江民莹①误为解㑊，虽早为杭堇浦②所讥，然亦可见当时痧胀之不多，故略而不详也。厥后崇祯时有羊毛痧之蔓延，迨至清初，其病渐盛，自北而南，所以有曰满洲病，曰翻，曰痧，曰挣等名目，各以方土命名耳。后则别立治痧之法，如康熙时王养吾之《痧症全书》，郭右陶之《痧胀玉衡》，乾隆时天台僧之《晰微补化》，嘉庆时丹平山之《异痧奇方》，陆乐山之《养生镜》，李守先之《七十二翻》，道光时欧阳调律之《治痧要略》及《痧症指微》，何书田之《痧症汇要》，日本岸吟香之《痧症要论》，沈金鳌之《痧症燃犀照》等书。或分七十二症，或分四十九症，或重汤药，或重针灸，其大旨皆略相同。惜其所列之病，匪独指疫为痧，甚则举一切杂病亦统名曰痧。无怪乎近世庸工，将一切风暑寒热之时感，辄用挑痧之法，且不按经穴，随手妄施，误人甚多。讵知疫者无定症之通病也，痧者有实征之专名也。名之不正，病将安治？虽然疫与痧其为急性传染病则一，据其病情，皆有寒热虚实、挟内伤挟外感之别，非可一概混施也。兹就诸家发明，参以临证实验，爰将疫与痧③之证治各法，分章别类，胪举于下。

第一章　瘟痧之病源
第二章　瘟痧之诊断
第三章　瘟痧病所之鉴别
第四章　瘟痧种类之鉴别
第五章　瘟痧之治疗法
第六章　瘟痧之看护法
第七章　瘟痧之预防法

第一章　瘟痧之病源

疫乃感受时行不正之气，即所谓非其时有其气，如春应温而反寒，夏应热而反凉，秋应凉而反热，冬应寒而反大温。而人日在气交之中，感触即病者，曰伤寒、伤风，曰中暑、中湿，应时而名，非为疫也。疫者，在四时不正气中，复发生一种恶毒厉气，散布于空气之中，从口鼻吸入；或随淫雨下降，流入河井，从饮料而入。既经口鼻吸受，舍于伏脊之内，去表不远，附近于胃，即所谓膜原也。其发病无论老少，类多相似，故曰天行疫也。亦有因平时注意卫生，正气充旺，能抵抗邪气，不染者亦多。痧胀乃仓卒闭塞之病，死亡更速，皆由平时喜饮醇酒，贪食厚味如猪羊肉、煎炒及臭腐如霉千层、臭腐干等物，或饮池潦污秽积水，或吸山岚瘴气，或触坑厕臭秽，亦有从口鼻吸入，郁于经络腠理，阻滞血管流行。其发病之轻重，亦随吸毒之多寡为衡；其为病也，属温属热者多。亦有因贪食肥甘，食后复吃冰水、瓜果、生冷等物，席地当风露卧，内停冷食，外中寒邪，顷刻直入太阴，扰乱中宫，吐泻腹痛交作，即俗所谓吊脚痧、瘪螺

---

①　江民莹：江瓘，字民莹，号篁南。明代安徽歙县溪南人。著有《名医类案》十二卷。

②　杭堇浦：杭世骏（1695—1773），字大宗，号堇浦。清代经学家、史学家、文学家、藏书家。曾为魏之琇重订江瓘之《名医类案》作序。参见《重订名医类案》卷一杭氏之"与魏玉横论解㑊书"。

③　疫与痧：原作"痧疫与映"，据抄本改。

痧是也；其为病，属阴寒者多。《脉药联珠》云：痧胀之症，多属奇经为病。盖奇经为十二经之支流也。五脏之清气不升，六腑之浊气不降，譬犹五湖四渎，漫溢泛滥，尽入江河，而清浊已混；更因水甚土崩，泥沙混扰，流荡不清，井俞壅塞，故其病有痧胀之名。痧胀者，犹沙涨也。总由十二经清浊不分，流溢入于奇经，而奇经脉现，则为痧症也。邪气滞于经络，与脏腑无涉，不当徒用药味攻内；宜先用提刮之法及刺法，使经络既通，然后用药，始堪应手。其论痧症属奇经，未经人道，理实确而可信也。余验痧气从秽气发者，先吐泻而后心腹绞痛为多；从暑气发者，先心腹绞痛而后吐泻为多；从寒气久郁而为火毒发者，先心胸昏闷，痰涎胶结，遍身肿疼难忍，四肢不举，舌强不言为多。此皆痧胀之病理原因也。

第二章　瘟痧之诊断

中医诊断学首重辨舌察脉，此疫痧与各病皆然。惟诊痧胀，脉舌之外，更须审痧毒，验赤发，探痧邪。兹将各法，条列如下。

（一）辨唇舌

疫邪轻者，即时头痛发热，舌上白苔，宜用辛温散邪。稍重，则苔白厚而燥，或兼淡黄，当用辛凉解散。邪已重者宜汗解。若邪热传里，苔如积粉满布，当用达原饮。若不从汗解，内陷入胃者，则舌兼三色，或根先黄，渐至中央，宜三消饮。若舌苔纯黄而厚，或深黄，腹必胀满，小便赤涩，脉实者，以诸承气酌下之。舌由深黄而转黑者，三消饮加清凉之品下之。亦有阳极似阴，虽近火拥被，躁动不常，唇舌必红而燥，目生

眵屎，气粗而臭，溺短涩，渴喜冷饮，此伏阳在内，当即下之，如增液承气之类。

凡痧胀之舌，色淡红者轻，色黄者重，深黄者挟食，淡白者痰湿，深红者内热。亦有急痧，一时昏迷不醒，口噤脉伏；必须辨其唇色，黑者死，紫者重，红者生，白者多气，黄者多食。此辨唇舌法也。

（二）察脉象

瘟疫之脉，传变后与风寒无异，初起时与风寒迥别。盖瘟疫从中道传变，自里出表，一二日脉多沉迟。迨自里出表，脉始不沉不浮而数，或兼弦兼大，而皆不浮，至数模糊不清。沉者邪在里；迟者邪在阴分，此非阴寒，缘热蒸气散，脉不鼓指，但当解热。

痧胀因经络气血凝塞，其气不能直达于四末，致有十指麻木。斯时脉必离经，大小不匀，迟速不等，但略浮耳。入血分则沉涩而滞。阻经络则四肢厥冷，脉必沉迟而代。入脏腑则冷汗淋漓，脉必迟微，甚至沉伏，或一手伏为单伏，两手伏为双伏。更有直中经络脏腑，立时昏厥，手足强直，脉皆沉伏，或迟微，急用刮刺，俟其气血流通，脉亦渐复。若脉伏时，必须再诊其两足太冲、跌阳、太溪等穴脉息之有无。或两足俱伏，百难活一；两足未伏，急用刮刺，庶可救也。又如痧胀，夹风则脉浮微数，夹痰则脉滑，夹食则气口紧盛，夹外寒则人迎紧盛，夹内寒则弦迟，夹内热则沉数。此诊疫痧脉法也。

（三）审痧毒

凡审辨痧毒，当分痧点、痧筋为两种。

（甲）痧点　凡痧在肌表未发出者，隐隐在皮肤之间。若既发出，必有细细

红点，状如蚊迹，粒如瘩瘐，疏疏累累，密则连片。更有发过一层，复发二三层者。此的痧毒也，宜焠刮之耶！

（乙）痧筋　凡视痧筋，一在两腿湾，一在两臂湾，一在舌下，余则散于胸胁等处。若痧毒在血分，则痧筋必显现；痧毒在气分，而为食所阻，则痧筋必微现；在气分无食滞者，则痧筋亦乍隐乍现；痧毒结血分，复为积所滞，则痧筋亦隐而不现。入于气者开之，入于血者行之，阻于食者消而降之，滞而积者驱而破之，则痧筋无不显。凡两臂湾、两腿湾及舌下，有细筋深青色，或紫色，或深红色，或浅红色，即痧筋是也。刺之有毒血出，则痧毒解矣。

（四）验赤发

凡疫疠、痧胀诸恶证，初起时即解散其发，细细视之，如有赤发，急拔去之。脱去其衣，细看胸背，如有长毛数茎，必尽拔之。盖疫痧之毒，深入营分，发乃血之余，毒焰上炎，故见赤发，甚至硬如鬃鬣，亦须知之。

（五）探痧邪

凡初起时，生黄豆细嚼不腥，白矾吮之不涩者，皆痧也。既用试病，又解痧毒。若饮菜油不臭者，为绞肠痧；嚼生芋而甘者，为[1]羊毛痧；神清而嚼姜不辣者，为吊脚痧。凡试疫痧又法：用大雄鸡一只，放病人腹上，以鸡口朝其面。鸡即伏而不动，即痧也；痛止，鸡即跳下。并治尸厥中恶。诚试痧之[2]要法也。

第三章　瘟痧病所之鉴别

瘟疫自中道传变，由里出表；风寒自表入里。传经虽不同，其邪之所在之经及发病现状，且与伤寒六经略同。惟疫邪自内发外，为内外皆病，或愈或死，故较伤寒甚且速也。夫痧胀之发，其表里寒热起伏，虽不同于寒疫，初起犯于何经，亦无一定，每随邪气接近之经而犯之。侵犯何经，亦必有何经之现状。医明乎此，庶可见证，随经施治。知十二经脉起止，即可施焠、刮、针刺各法，试条列于下。

（一）膀胱经

腰背头项连风府，上巅顶，胀痛难忍，或头痛发热，甚则身大热，小便血。其脉起足小趾外侧之端。引经药黄柏、苍术。

（二）胃经

两目红赤如桃，唇干鼻燥，但热不寒，胸中满闷，腹中绞痛。其脉起足次趾外间，又一支入足中趾外间，又一支入足[3]大趾端。引经药葛根、川朴、白芷少用。

（三）胆经

胁肋肿胀，痛连两耳，及耳旁微肿作痛，或耳聋，寒热[4]往来。其脉起足四趾间。引经药柴胡、青皮。

（四）脾经

腹中板痛，不能屈伸，四肢无力，身凉而重，泄泻不已。其脉起足大趾端。引经药炒白芍。

（五）肾经

痛连腰与外肾，小腹胀硬，或恶寒倦卧。其脉起足小趾。引经药独活、盐、酒。

（六）肝经

胸胁吊痛，下连小腹，及两肋肿胀，身[5]沉重，难转侧，晡热内热，甚则吐

---

① 为：原作"有"，据抄本改。

② 试痧之：原作"痧试间"，据抄本改。

③ 足：原脱，据抄本补。

④ 寒热：原作"往寒"，据抄本改。

⑤ 身：原无，据抄本补。

血。其脉起大指丛毛上。引经药柴胡、青皮、川芎。

（七）肺经

咳嗽声哑，气逆发呛，痰喘微热，甚则鼻衄。其脉起手大指端。引经药葱白、桔梗、白芷少用。

（八）心经

心痛或胀，额汗如珠而冷，身或寒或热或凉，或昏迷不醒，狂言谵语。其脉起手小指内侧，出其端①。引经药独活、细辛。

（九）心包经

或醒或寐，独语一二句，默默昏昏，叫之则应者。其脉起于中指端。引经药柴胡、丹皮。

（十）小肠经

半身疼痛，麻木不仁，小便癃闭，甚则溺血，左足不能屈伸，或身热者。其脉起手小指端，循外侧上行。引经药②羌活，宜少用。

（十一）大肠经

半身胀痛，俯仰俱废，右③足不能屈伸，及下痢脓血，呕吐身热。其脉起手食指端。引经药白芷，宜少用。

（十二）三焦经

胸腹热胀，揭去衣被，干燥之极，烦躁不宁，卧不安枕，升则口渴，降则便闭。其脉起手无名指端。引经药川芎，宜少用。

第四章　瘟痧种类之鉴别

古人论疫痧翻挣，种类繁多，各有专书。且近数年来，更复有异疫奇痧之发现。往往考之古书所未载，以致误治枉死者甚多。兹将散见古籍，及近年发现之罕见奇异疫痧之病状疗法，分列两类如下。

甲　瘟疫证治之鉴别

（一）大头瘟

头面壅肿，脑后、项腮与目亦赤肿而痛，发热似伤寒，目不能开，咽喉不利，舌烂唇焦，热渴而喘，宜河间双解散全方与之。若邪轻者，普济消毒饮去人参、升、柴，加桑叶、苦丁茶以治之。若头大项肿者，亦名虾蟆瘟，用贯众三钱，黑豆卷钱半，生甘钱半，僵蚕一钱，芦根二钱，水煎服即愈。

（二）哑巴瘟 清宣统三年闰六月发现于黑龙江省南门外

初起颈项微肿，即不能言语，若中风状。宜射干兜铃汤 射干、兜铃、桑皮、桔梗、薄荷、花粉、玄参、贝母、芦根、枳壳、银花、甘草、蝉衣、僵蚕主之。便闭，加大黄。

（三）鸬鹚瘟

是症两腮肿胀，憎寒恶热。外敷用赤小豆、侧柏叶，共捣烂，水、醋调敷。服薄荷汤。

（四）虾蟆瘟

其症咽喉肿痛，涕唾稠黏，甚则往来寒热，身痛拘急，大便闭结。与捻颈瘟相似，但腹不痛胀为异。宜凉膈散和解攻下。又于初起时，用手腕捋数次，用带将手扎住，不令恶血走散。用针刺少商，并十指近甲正中薄肉上，捻去恶血则愈。外治用侧柏叶汁，调蚯蚓粪敷之。

（五）龙须瘟

是症喉硬舌强，并牵耳中。急以针刺喉上，横七针，竖七针。再用朱砂二

① 端：原在上句"内侧"前，据抄本改。
② 药：原脱，据抄本补。
③ 右：原作"左"，据《痧胀玉衡》卷上"治痧当分经络"改。

钱，研细，入蜜一匙，烧酒和匀灌之。

（六）蟹子瘟

是症喉痛发热，恶心，痛连腮颊，头亦痛，喉旁有疙瘩四散，红丝如蟹爪。压舌针挑之，要挑爪，不挑顶，每爪上一针，令血出，旋以朱砂末搽之，再含咽醋少许即愈。如误刺中顶，即为伤蟹盖，必出脓，不食而死。

（七）捻颈瘟

初起喉痹失音，颈大腹胀，形如虾蟆。宜荆防败毒散玄参、荆芥、防风、羌活、独活、川芎、桔梗、生甘、茯苓、枳壳、前胡、柴胡、僵蚕加牛蒡子、人中黄。

（八）扣颈瘟

又名扣颈伤寒，即如百合病之形。治用九气汤香附、郁金、雄黄，以开膻中之郁，加二陈以开膈中之痰，更加羌活、细辛温肝逐风，鬼箭羽、赤小豆通心包而泄火邪自愈。

（九）肿眼瘟清咸丰八年秋发现

初起忽然目痒，揉之即肿赤不开。感发迅速，一时能传染数百里，不七日自已。邪之轻者，以防风通圣散去芒硝加麦芽。外以烧酒洗目，初觉痛，再洗遂安，洗毕即可开视矣。

（十）黄耳瘟

凡初起，耳中策策痛者，风入肾经也，不治。流入肾，卒然变恶寒发热，脊强背直如痉①状。宜荆防败毒散方见（七）主之。外治用苦参磨水，滴入耳中；或用猴姜②根汁，滴入耳中亦佳。

（十一）红皮瘟民国五年南京发现

病状似烂喉痧。其证全身之皮通红，红皮上另起大白点如粟状，颗粒疏落，状似大颗白痦，其气短促。目起红丝，亦有不起红丝者。有烂喉者，有不烂喉者。其毒不在喉之烂与不烂，烂者固然毒重，不烂者其毒亦不轻。其病重在心、肺二经。因肺不能呼炭吸养，则心房失收束之力，不能逼血运行，改换毒血，其血不能再入回血管，而遍流于全身之微丝血管，故全身皆显出红皮也，其舌亦紫绛色。即用清解血毒药，如金银花、连翘、鲜生地、鲜大青叶、丹皮、紫草、桑叶、苦杏仁、焦山栀、杜角刺、紫地丁草、蒲公英等味。喉中吹以吊痰之药，如导痰开关散、玉钥匙，或有可望生者。若初起不治，或治不得法，则三日必死，多则至第六日死。

（十二）葡萄瘟

初起发于皮肤，结成青紫斑点，色如葡萄，甚则周身头面皆发。久则热毒传胃，牙根出血，舌苔紫绛。初起宜服羚羊角散羚羊角、鲜生地、鲜大青、麦冬、玄参、知母、黄芩、薄荷、牛蒡子、生甘草、银花、竹叶，清热凉血。久则益胃汤，滋益其内。牙根腐烂，人中白散人中白煅一两，儿茶五钱，黄柏、薄荷、青黛各三钱，冰片二分半，共为细末。先用温汤漱净，吹药于上，日六七次。涎从外流者吉，内收者凶。

（十三）虏疮瘟汉建武中南阳击虏所得，故名

初起发热，先发斑疹，头面及身，须臾周匝状如火疮，或戴白浆，随刺上下。此恶毒之极，须急以好蜜摩疮上。以蜜煎升麻，数数拭之愈。

（十四）紫泡瘟

疫毒郁遏于肌腠，不内攻则外溃。日久发为紫泡，如圆眼大，或如蚕豆大，溃有紫血，内陷一坑。须刺十手指尖、十脚趾尖、两臂湾、两腿湾，去尽毒血。内服用苏木、泽兰、金银花之类。热毒甚，加牛黄治之。

---

① 痉：筋脉拘挛强直。
② 猴姜：即骨碎补。抄本作"猴枣"，猴枣一说为柿，一说为猴的体内结石，疑皆非。

（十五）赤膈瘟

凡胸膈红肿疼痛，发热恶寒，头痛身痛，宜荆防败毒散方见（七），加赤芍、芩、连、栝蒌仁、紫荆皮、玄参、升麻。若表邪已退，大便燥实，宜凉膈散连翘、焦栀、黄芩、薄荷、生甘、竹叶、大黄、玄明粉加蒌仁、紫荆皮、枳壳、赤芍、桔梗。肿处宜针刺出血。

（十六）瓜瓤瘟

凡胸高胁起，呕血如汁，宜生犀饮犀角二钱、炒苍术一钱、黄连一钱、黄土五分、鲜大青三钱、金汁水半盏。大便闭结，加大黄。渴，加花粉。表热，去苍术、黄土，加薄荷、荆芥。便脓血，去苍术，倍黄土，加黄柏。便泻，人中黄代金汁，或以小承气合犀角地黄汤亦妥。大虚者，加人参。

（十七）疙瘩瘟发现于明崇祯十六年，又见清光绪卅三年正月盛京一带

凡疙瘩瘟，发块如瘤，遍身流走，朝发夕死。即看腿湾，后有筋突起。红者，急深刺出血。紫者无救。旧法用人中黄散辰砂、雄黄各钱半，人中黄一两，为末，用薄荷、桔梗煎汤下，日三服，夜二服。清盛京将军咨江督治疙瘩瘟一方，云救活甚多。用罗天鹏军用方生锦纹五钱、蟾酥二钱、酒发麻黄二钱、公丁一钱、钩藤一钱、薄荷一钱、藿香二钱、滑石一钱、麝香三分、腰黄一钱、茅术二钱、牙皂五分炙、法夏二钱、木瓜一钱、根朴一钱、重楼三钱、扁豆三钱、猛桂五分、天麻三钱、生甘一钱，共为末。糯米煮汤，糊为丸，如莱菔子大，朱砂二钱为衣，每服三四分，或五六分，不过一钱。用生姜、黄土汤送下。口渴，加乌梅一枚。此药专治疫毒伏藏膜原，气滞血瘀，结成疙瘩，呕恶喉痛，乍寒乍热，腹痛眩晕，四肢散败，及诸般疫症，服无不效。载《南洋官报》第七十七期

（十八）羊毛瘟

初起头痛腹痛，手足强硬麻木，身发寒热，神昏，腰痛作胀，或腰中如一带捆住，或指甲青黑，上吐下泻，或不吐泻。即看头顶，有细毛，急拔去。一面用多年熟烟筒，取筒中烟屎油冲水食。如味甜而不辣，或不辣不甜，即服雷击散二钱，另用一分吹鼻。外擦用新鲜鸡蛋，在蛋壳顶开一小孔，用蛋青擦前心、背心、两腰眼、尾脊骨五处，每处擦三四次，每次用蛋青三四分放手心，用轻力擦完为一次。如背胀痛，即在胀处擦之；如擦后又胀，再擦自安。擦出黑白毛，或如鸡毛管样，不可拔动。用新棉花铺毛上，又用绸子捆好，其毛自落。明崇祯十六年，此疫盛行，呼病即亡，八九两月死者数百万。有闽人晓解病由，看膝湾后有筋突起，紫者无救，红者速刺出血可活云。载《谈往》

（十九）杨梅瘟

素有梅疮之遗毒性，复感天行之疬气，忽然遍身发出紫块，形似疙瘩瘟。宜清热解毒汤黄连、黄芩、白芍、鲜生地、玄参、石膏、羌活、知母、生甘、升麻、葛根、土茯苓，下人中黄丸大黄三两，尿浸人中黄一两、苍术、滑石、桔梗各二钱，玄参、川连、防风各五钱，香附钱半，姜炒为末，神曲糊为丸。每服三钱，开水送下，并刺块出血。如疮烂出血，以千里光草熬膏搽之，并可调服。

（二十）肉行瘟

初起头痛发热，恶心口渴，神昏欲寐，四肢不举。其肉推之则一堆，平之则如故。盖人身之肉，应脾属土，土燥则崩，土湿则流。其邪感于血脉、肌肉，由血枯而感不正之气，当补气血而祛风，宜行气活血汤鲜生地、归身、首乌、赤芍、枸杞子、鲜大青、丹皮、羌活、秦艽。若纯用发散之药，立死无疑。

（二十一）结胁瘟

初起但胁肋疼痛，余无所苦。甚恶

不治。宜即用萝卜切片，蘸烧酒擦痛处，出痧即愈。又方：用豆油一大钟，铜杓内熬三分之一，服之愈。

（二十二）急心瘟清同治二年正月发现

初起状如霍乱，身壮热，头汗出，呕吐，忽然心慌气促。得之一日可治，二三日即死。若迟治误治，则心紧汗出，不识人事而死矣。京师传刻一丸，方用赤芍四两、藿香、檀香、降香、细辛各一两，苍术、陈皮、厚朴、槟榔、贯众各二两，郁金、朱砂、雄黄、人中黄各一两，共为末，炼蜜为丸，雀卵大。每用以白开水研化，服一丸，一日服二三丸，而病失矣。此疫传染甚速，且病情如一。脉乍大乍小，或伏而沉紧，或浮而弦长。家有一病，即能传染全家。

（二十三）虫颠瘟清咸丰八年发现

凡人一经感受，即迷不识人，扬手掷足，目瞪妄语，两手于身如捕捉虫蚁，或觅刀杖，欲火燎虫。外无渴热之形，误用热药，顷刻即死。宜达原饮厚朴、槟榔、草果仁、知母、黄芩、白芍、生甘加鲜生地、鲜菖蒲、郁金、川贝、僵蚕与之。先令服大黄汁半盏，继进以药。一剂醒，二剂愈。

（二十四）骨眼瘟

初觉头昏，心乱烦躁，渐而心腹疼痛，即是此症。有急性、慢性之分。急性者，立刻殒命。急以针刺大眼角内白皮，及两耳梢、鼻尖、脑门、太阳穴，见血即愈。按：即宜挑破皮，捻出血，不可直刺深入为要。

（二十五）化金瘟

此症初觉，即昏不知人，不治即死。急以生豆令嚼，味甘美不腥即是。治以幕①上有"河"字钱一文，放入喉中即化，有化至三四枚而愈者。

（二十六）软脚瘟

此湿热之变证，便清泄白，足肿难

移是也。宜苍术白虎汤苍术、石膏、知母、粳米、甘草主之。按：此热邪挟湿，传经侵于脾胃，故热利清水，足肿而疼。外证必有热形，以苍术燥湿、白虎撤热，甚然。

（二十七）麻脚瘟清道光二年发现

初起呼足麻木，舌即强不能言而倒，麻至心即死。市上交易，一手执物，一手收钱，收钱者倒毙，执物者惊走，亦死于道旁。宜即服红灵丹及雷击散药肆皆有。杨振祖②《普济良方》云：骨麻瘟，从顶麻至心，及足膝而死。以人粪烧灰，研末，豆腐浆调饮即止。外治以银针，刺病者手足四湾出黑血，舌强者刺舌下黑筋，血出即能言。再服荆防败毒散方见（七），其病若失。又有手足麻瘟，先少腹痛，作羊毛瘟挑之无血，随作疙瘩，手足麻，麻至不知人而死。急令人以足踏病者手之三关脉上，男左女右。用力踏勿放，待四肢不麻，病人自觉心头火发，方可放之。自愈。

（二十八）版肠瘟

初起如伤寒热病，三四日小腹胀满。若不即治，数日必死。用麻一缕，先自两尖头刮至手腕，刮出紫疙瘩，用针刺破，挤去恶血。男先左，女先右。又自咽窝刮至脐下，刺法如前。即时得汗愈。

（二十九）烂肠瘟

初起胁肋痛，痛极则发寒热。此瘟邪不能外攻上透，伏着于胃之膜络。盖胃之下口接小肠，小肠下口接大肠，大肠之下接膀胱出溺之处，后接直肠出粪之处。邪盛热极，不能下降。是时急用银花、连翘、石膏、竹叶、灯芯以清心

---

①　幕（màn）：钱币的背面。《史记·大宛列传》"钱如其王面"，唐司马贞所引韦昭云"幕，钱背也"。

②　杨振祖：杨绍先，字振祖，号省斋。清代江苏阜宁县大河卫人。曾刊刻其父所辑《普济良方》。

火。再用五虎丹下之。若上部不清，痧毒难解，先以滑石一钱，麻油一两和服，以吐尽黏瘭为度，方可下之。不即医治，必先由胃口①延烂至脾及大、小肠，饮食不进，至大小便出血，已无救矣。治后若有余邪，流入脾及大、小肠等处，必须按明痛处，以蒜片垫艾灸之，以散其邪。在夏月不可灸，宜刮刺出血而愈。

（三十）毒痢瘟 道光戊戌②、咸丰丁巳③、民国三年夏秋皆发现

初起腰酸身痛面④热，二三日后，腹痛后重，下痢脓血，脐腹急疼，时时欲利。治如不当，变利红水、黑水而死，非平日秋痢可以绵延时日。初病时，先服吴氏三消饮一剂。若表证去，痢仍在者，以秘录治痢饮 当归酒炒、白芍酒炒各二两，槟榔、厚朴各三钱，车前子、莱菔子炒各二钱，银花沙糖炒八钱，广木香一寸磨汁，浓煎四杯，日夜分四次服加减与之。如红痢火甚，加酒蒸大黄汁冲服。如发呕者，为难治，当用蒜头切片贴脐上，艾火灸三五壮，或加吴黄五分、炒川连一钱。如白痢如鱼脑，加白槿花三钱、炙甘草一钱，煎服愈。

以上所述，皆具有特别现状之疫症而言。若普通寒疫、热疫之治法，则仍须考求《瘟疫论》⑤及《疫症一得》《松峰说疫》⑥《寒疫合编》等书为要。余不具论，阅者谅之。又有感受瘟疫，视其症脉不至于死，而突然无气身直，甚至无脉，且不可惊慌，视为命终，此疫厥也。急用腊月雄狐胆，温水研灌即活。若牙关已闭，即用乌梅擦而搅开灌之。更须先针少商穴，并十指上薄肉，捻去恶血。用猪牙皂末吹鼻取嚏，或用飞龙夺命丹吹鼻可活。按：狐胆，北京、满蒙等处有购。治急性瘟疫，亦须预备。

乙　痧胀证治之鉴别

（一）吊脚痧

俗名瘟螺痧，即古之寒霍乱是也。初起或吐或泻，或吐泻并作；有腹痛者，有腹不痛者。或吐泻数次后，即两腿抽搐，手足拘挛，痛愈甚，抽亦愈甚；顷刻肌肉尽削，渐觉气短声嘶，眼窠深陷，渴欲饮冷，周身冷汗如冰，六脉渐无，十指螺纹瘟陷。其症乃寒邪直中三阴，甚则半日即死，或夕发旦死，旦发夕死。其治法与温痧、热痧不同；脉、舌、病状，亦与诸痧迥别。兹将其病状、脉、舌、疗法，条分于后。方药详细各法，宜再考徐子默《吊脚痧方论》自明。

（子）气闷 凡暑热之时，切忌饱食贪凉露卧。或微觉不爽，胸中泛泛，顷刻非吐即泻，承其周身不爽。尚未吐泻者，宜即用鲜藿香、白蔻仁、广皮、广木香、焦六曲、干姜、半夏等味煎服之，重者转轻，轻者即愈。或服圣治丸 炒冬术、制川朴各二两，老贡檀、降香各一两，广皮二两，共为末，以杜藿香六两用鲜加倍，煎浓汁泛丸，如黄豆大二三钱，细嚼和津咽下，药力到即止。此方治中秽湿霍乱最效。

（丑）吐泻 吐者轻，泻者重，先吐后泻、先泻后吐者皆重。吐泻一二次即止者轻，吐泻三四次不止者重。若吐泻一二次，手足即冷，脉渐细隐，亦重；吐泻三四次，手足温和，脉仍分明者，

---

① 胃口：原作"口胃"，据抄本改。
② 道光戊戌：道光十八年（1838）。
③ 咸丰丁巳：咸丰七年（1857）。
④ 面：抄本作"而"。
⑤ 考求瘟疫论：原作"求瘟疫考论"，据抄本改。
⑥ 松峰说疫：清代名医刘奎所撰的温疫著作，六卷，约成书于1785年。刘奎，字文甫，号松峰。清代山东诸城县人。

尚轻可治。

（寅）**厥冷**　寒结中宫，上冲于胃，则胃窍闭，故作吐；下冲于脾，则脾窍闭，故作泻。脾胃为中土，能旁达四肢。中土一衰，则无气四布，而先冷足、后冷手。先冷足者重在脾肾，先冷手者重在脾肺。四肢厥冷，经络之气闭矣；经络气闭，则寒邪踞住要路，不使正气出入，血液因受冷逼而凝矣；血液凝，故筋脉渐缩而不能伸也。若当时急用霍乱定中酒<small>大茴香、广木香、公丁香、陈广皮各三钱，研粗末，白洋樟、鸦片末各三钱，用的烧酒一斤，浸二星期，必须将瓶口塞紧，每日动摇一次。然后搓滤去渣，再加入太仓薄荷油一钱，搅匀听用。专治吊脚、瘪螺、绞肠诸痧及胃脘寒痛。用此酒五分，加白糖少许，开水冲服即瘥。外擦四湾，立能舒筋定痛、通络回阳，皆屡试屡效</small>涂擦手足湾及背胁等处，即能转冷为温。如厥冷久，气渐败，再用急救雷公散<small>上猺桂心八钱，母丁香一两二钱，倭硫黄五钱，吴萸一两八钱，当门香四钱，上药各研极细末，和匀。每服二三分，纳入肚脐内，外用膏盖贴，即愈。或症重手足厥冷，不省人事，用炒热盐放膏上，或用生姜盖膏上，再用艾火灸之，则药力愈速。惟此药不能可吃。孕妇忌用</small>一分填入脐内，外用生姜一厚片盖脐上。用艾绒如大豆大，放姜上，灸十余壮。腹中若温暖，接服温经通阳之药以助气，亦须重用姜、桂。

<small>定中酒、雷公散，绍城和济药局有购。</small>

（卯）**抽掣**　凡属热症之筋脉抽掣，必不甚痛而手足温和；寒症之筋脉抽掣，必大痛而手足作冷。若先吐泻而后抽掣者，无论手足温与不温，皆属寒症；若未吐下，手足先冷后抽掣者，更为寒症。亦有不抽掣者，一为寒轻，一为气败，再审外象轻重，以决死生。

（辰）**烦躁**　大抵阴不犯阳，则清气安于上而无吐症；阳不陷阴，则浊气安于下而无泻症。若见吐泻，则清浊混淆，阴阳易位，三焦失其所司，胸中亦反格

塞气闷。迨至龙雷之火上腾，其人必须躁渴欲饮冷，甚则或撤衣被。此内真寒、外假热之格阳症也，即吊脚痧用热药之理，深得仲景治三阴之要旨也。若误进凉剂、生冷，是速其死也。医者不可不知。

（巳）**舌色**　凡热霍乱之舌色多红，吊脚痧之舌色多白，缘寒邪结于胸中，故舌现白苔。如病初起，舌上无苔，虽极口渴，舌必不燥而后现白苔，因寒邪已透发也，仍宜用温药。若转黄苔，方可用清凉。凡纯用阳药，如用桂不用芍，用姜、附不用归、芍、苓、牡，则阳药固能治寒，而太过亦能伤阴。每见多服热药后，舌现镜面红色，内仍杂白苔成堆者，盖胃中之寒邪未尽，肾中之阴津已涸也，最为难治。此为纯用温热者戒。

（午）**脉象**　若一见吐泻，六脉尽伏，重按如鱼翔、虾游为最重。或病虽未发，寒邪已中入，脉现沉细如丝，亦为危候。其外象必冷汗频出，周身如冰，脱在顷刻间矣。或病势虽重，六脉虽细，犹可分明者，尚可救治。若尽伏之脉，因进药而顿起，反洪大者亦死，脉微续者可生。至脉复之后，必须手足转温，吐泻渐止，方可无虑。亦有两寸洪大而兼数，关尺模糊，兼泄泻者，为吊脚痧之格阳症。人必烦躁发狂，渴欲饮冷。更须辨其寸关洪大之有力、无力。有力者按之如有线索，尚为可救；无力者按之东荡西泛，不循线索，则难治矣。

（未）**疗法**　治吊脚痧之法，首在温经通阳，以祛寒邪而归纳阴火。凡选用诸方，然必合众方以相参，主一方以用药。如大、小建中汤，以建立其中气者，中气虚寒，胸中作痞，须参用之。桂枝汤、四逆汤、吴茱萸汤，则四肢厥冷，阴寒下利，腹中疼痛者，亦宜取用。真

武汤，则取镇定北方，不使阴寒水势上泛。参附汤、姜附汤，则治冷汗欲脱，元气尽败，救阳中之阳也。十四味建中汤、六味回阳汤，则救阴竭阳危，阴阳并脱也。黄连进退汤、乌梅丸，则救阴伤口渴烦躁，呕吐下利，中脘隔住，津液不能上潮也。以上数方为主，症轻者分两轻，症重者分两重，随兼症加减用药。庶几不泥古，而不离于古矣。

（申）守服药　吊脚痧之重症，与常病不同。初煎不效，二煎再进无益，必须加重，另煎头煎以服之。若服后诸证悉平，须改用养阴凉剂，不可见其有效，再增服一剂。若误用轻剂，药性只到胸前，反助其浮阳。二者反之，皆能致死。假如服药后，手足须温；如不温，吐泻须止；若不能止，要胸中宽松不痛，手足不吊为减轻。又如病势盛时进药，须尝之味辣，方可服之。再病有因津液下迫而口渴，阴火上升而烦躁，若热药热服，恐拒而不下，随饮随吐者有之；必须热药冷服，且药味尤宜上口即辣，否则反为寒助矣。盖热药冷服，冷味可去浮阳，热性可散阴寒；阳无阴不入，阴无阳不化；所以仲景于四逆汤中，有加猪胆汁之法，亦即此意也。

（二）绞肠痧

心腹绞切大痛，或如板硬，或如绳转，或如筋吊，或如锥刺，或如刀割，痛极难忍。轻者亦微微绞痛。肚痛异常，外治宜针刺放血，内服宜宝花散郁金、细辛、降香、荆芥煎服。先用沉香丸沉香、槟榔各五钱，莱菔子、川朴、枳实各七钱，三棱、莪术、天仙子、广皮各六钱，蔻仁、乌药各四钱，木香二钱，姜黄五钱，共为末，水泛为丸。每服三十丸，砂仁汤煎[①]，冷服。专治痧症气急、胸腹胀痛、迷闷昏沉等症，清茶稍冷饮之。并再投散痧解毒、活血顺气之剂即愈。

（三）抽筋痧

先两足筋抽疼，后忽一身青筋胀起如箸粗[②]。必须处处大放毒血。宜丁香阿魏丸五灵脂、莱菔子、山楂、神曲、青皮各一两，莪术、川朴各八钱，三棱、槟榔各七钱，蔻仁、乌药、姜黄各五钱，沉香、木香各三钱，阿魏二钱，丁香一钱，为末，水泛为丸。每服一钱，紫荆皮汤下。治痧有食积成块，痛而不已，推上移下，日久叫喊，筋脉抽掣。此方主之，凉茶吞服三钱。

（四）羊毛痧

凡天气炎热，露体贪乘凉风，游丝沾着皮肉，钻入毫窍。无论头面、胸背、腰胯、手足，卒然刺痛，刻急一刻，发时心中难过，口吐白沫。以雄黄二钱，青布包之，蘸热烧酒在前后心四围擦之，自大收小，归于当中。重擦之，必有羊毛沾于布上。若前后心有一簇红点子，即针挑之，随服五毒散紫背天葵子、紫花地丁、蒲公英、野菊花各钱半，银花三钱，加酒引。

（五）斑痧

头晕眼花，恶心呕吐，身有红紫色斑痧。此痧毒在血分，急用刮放各法，即服清凉至宝饮薄荷、骨皮、丹皮、焦栀、玄参、细辛、花粉。迟则渐入于里，必发黑斑。周时不治，必口吐黯血，刺之无血，而无救矣。此又名五紧痧，因五脏俱受毒也。

（六）血痧

胸中胀闷，饮食俱废，两胁疼甚，口中尝吐淡红血沫，如西瓜瓤。宜净乳香为君，佐以茜草、寄奴之类治之。又有血逆上行，心内无伤者呕鲜血，有伤者呕紫血。宜刺两间使穴、两大陵穴，出微血。若心中大痛，用滑石末三钱，以麻油调服，吐出血痰。如不痛，不服

---

① 煎：抄本作"稍"。
② 箸粗：原作"筋抽"，据抄本改。

药亦可愈。

（七）乌痧

面目黳黑，身有黑斑。毒在脏腑，气滞血凝，以致疼痛难忍。因受寒而发者，先发寒战，牙齿、眼白俱黑，周身、四肢俱胀痛，甚则胀痛入腹，延至周时不治则死。因受热而发者，先身热如火，牙齿、眼白亦黑。先由四肢胀痛，后入腹者，半日不治即死。通治宜服阿魏丸方见（三）。外治以三指拍曲池穴即臂湾，一路拍上至臂臑，拍出黑块，不拘多少，刺出黑血。寒症用鸡毛向喉中搅，令作呕，呕出黏痰而愈。热症用麻油四两、滑石末三钱，和服之，吐出臭水而愈。

（八）青筋痧

遍身青筋，痧发时面色如靛，甚则满身青筋胀起，粗如箸状，其痛自小腹起，攻上胸胁，困倦不堪。宜急刺两臂湾、两足湾，令出黑血。并服涤痧丸用千年石灰去杂色泥土，为末，水飞过，丸如梧桐子大，每服五十丸，用烧酒送下。

（九）铁痧

头面俱黑，手足十指如锅煤色，其周身血液凝滞故也。急深刺委中，令出黑血，用烧酒擦周身。

（十）铜痧

浑身上下，头面眼珠，尽如姜黄色。目直视，四肢僵直，六脉似有如无，一时又如沸羹，大小便闭，淹淹①欲死。急服涤痧丸方见（八）五十丸。刺指臂曲池穴、足湾委中穴，令出黑血。再服枳实大黄汤赤芍、陈皮、桃仁、枳实、茵陈、黄芩、栝蒌、银花、焦栀、连翘各一钱，大黄三钱，水煎微温服。

（十一）落弓痧

忽然昏闷不醒，或痰喘不已，眼目上吊。宜用宝花散方见（二），加砂仁清煎，冷服而醒。再扶起放痧，去其紫黑毒血。又用防风散痧汤防风、荆芥、陈皮、银花、蝉衣、红花、泽兰，加丹参、山楂、菔子而安。

（十二）满②痧

初起跌倒，牙关紧闭，不省人事，捧③心拱起，鼻煽耳鸣。急宜大放毒血。宜阿魏丸延胡索、苏木、灵脂、莱菔子、天仙子各一两，莪术、广皮、三棱、枳实、川朴、槟榔、姜黄各七钱，乌药五钱，降香、沉香各三钱，阿魏二钱，香附四钱，为末，水泛为丸，砂仁汤下。专治食积壅阻、气滞血凝、痧毒瘀痛难忍、头面黑色、手足俱肿、胸腹胀闷等症，或沉香阿魏丸灵脂、广皮各一两，青皮、天仙子、三棱、莪术、姜黄各七钱，枳实六钱，蔻仁、乌药各五钱，木香、沉香各二钱，阿魏一钱，制法、服法同沉香丸。专治气壅血阻、昏迷不醒、遍身沉重、不能转侧等症，苏木④散苏木、刺蒺藜、延胡、桃仁、红花、羌活、降香、姜黄、赤芍、大黄、灵脂、香附、乌药、莪术、陈皮、青皮、角刺，为末，每服三钱，清酒调下。

（十三）紧痧

其痛甚急，霎时晕倒，不过半刻即死。宜急放血、焠刮，宜服涤痧丸，或可救。

（十四）晕痧

一时头晕眼暗，昏迷跌倒，乃痧毒所攻，必致败坏脏腑，甚急。此因毒血与食积、痰气，结聚心腹胸膈，经络不通，刺之血不流，刮之痧毒不显。宜服沉香丸、沉香阿魏丸主之。

（十五）闷痧

痧毒冲心，忽发晕闷倒地，似中暑中风状，昏迷不醒。不治，即时而毙。急投涤痧丸。如晕不醒，必须审其果系

---

① 淹淹：气息微弱，濒于死亡。
② 满：原作"蒲"，据《痧症全书》痧名改。
③ 捧：抄本作"拱"。
④ 木：原作"术"，据《痧胀玉衡》卷下《玉衡备用要方》方名改，下同。

何因。先用宝花散、沉香阿魏丸煎灌，然后再用刮放毒血而痊。

（十六）噤口痧

默默不语，语亦无声，形如哑子。此乃痧毒壅盛，热痰上升，阻逆气管，故咽喉闭塞。先用导痰开关散四分<small>细牙皂一两去皮弦，直僵蚕五钱，枯矾五钱，土牛膝根汁末一两，取根捣汁去渣，将汁晒干研末，上药共研极细末听用</small>。和剂药局已备，开水调灌，引去痰涎，即能开声。外治宜刺放其毒血。内服宜陈皮厚朴汤<small>陈皮、青皮、山楂、厚朴、乌药</small>。痰多，加贝母、芥子。口渴，加薄荷、花粉。血凝，加香附、桃仁、延胡。痧筋不现，加细辛、荆芥。

（十七）脱阳痧

小腹急痛，肾囊瘪缩，面黑气短，自汗肢冷。急用连须葱白三茎研烂，酒四碗，煮一碗，作三服。又用炒盐熨脐下气海穴，令卫气温暖，自愈。

（十八）阴肿痧

妇女癸水来时，感触风寒秽恶，及惊恐恼怒，郁火无由发泄，结成此症。初起阴户微痛而胀，小便闭塞，肿起青筋；四五日后，胀急如臌，身热，饮食不进，用利小便退热药，反呕出痰涎，下仍闭塞；过八九日，则不治。治法当以针刺玉门，针头向上，刺入二分，切勿向下，俟渗出微血，小便随手而出，即时热退清爽，不必服药。或再以瓷器刮阴户两旁，出紫块而除根。若腹上青筋胀急，用紫石英末、艾绒各一两，铜杓炒热，包绢熨小腹下；再以温汤洗澡，自然渗出痰涎而愈矣。

（十九）扑鹅痧

痰涎壅盛，气急发喘，喉声如锯。痛若鹅喉，但鹅喉之症，喉内肿胀，痧则只如鹅喉之痛而不肿胀；又形似急喉风，但喉风之症，痛而不移[①]，痧则痛无

一定；且痧有痧筋，鹅喉风俱无痧筋，此可辨也。此三焦、心包络之痧，于臂指青筋刺十针，腿湾青筋刺三针，出紫血。用沉香郁金散<small>郁金、沉香、木香各一钱，乌药三钱，降香二钱，细辛五钱，共为末</small>，每服二钱，砂仁汤冷服。或兼服救苦丹<small>枳实、莱菔各一两，郁金二钱，乌药、连翘各八分，共为末</small>，清茶稍冷送下。外吹冰硼散，又用荆芥银花汤<small>刘寄奴、荆芥、红花、香附、茜草、丹皮、赤芍各一钱，乌药五钱，蒺藜八分</small>，水煎微冷饮，三剂而平。附冰硼散方<small>天竹黄二钱，飞月石二钱，朱砂一分，玄明粉八厘，冰片五厘，共研末，吹喉中</small>。

（二十）角弓痧

心胸胀极，痧毒内攻，故头项而上，形如角弓反张，是脏腑已坏，死症也。然反复试验，又得一治法。胸腹胀满，自不必言，身难转侧，或手足拘挛，不能屈伸，有时蜷缩，有时反张。急将毛青布一块，蘸油烧抹其手足拘急处，再口含火酒，喷其通体。少顷，定觉舒展松动。然后用药，或可回生。宜兼服宝花散<small>郁金二钱，细辛一两，降香三钱，荆芥五钱，共为末</small>，每次三匙，清茶调下。或三香散<small>木香、檀香、沉香，等分为末</small>，每服五分，砂仁汤微冷送下。

（二十一）瘟痧

寒气郁伏于肌肤血肉之中，至春而发，变为瘟症，是名瘟痧；又暑热伤感，凝滞于肌肤血肉之中，至秋而发，亦名瘟痧。但秋时发者，最能传染。其发也，必恶寒发热，或腹痛，或不痛，似疟非疟，或气急发喘，头面肿胀，胸膈饱闷，或变下痢脓血，轻者牵连岁月，重者危急一时。治宜放血，消食积为主，俟痧毒已泄，然后和解清理，除其寒热，再

---

① 移：原作"遗"，据《痧症全书》卷下改。

健脾养血。忌饮热汤。用阴阳水一碗，加明矾三分饮之。又投阿魏丸，微冷饮之，少愈。至次日痧筋复现，刺十指尖十针、臂湾二针。又投以活血解毒之品，诸症渐安。

（二十二）疯痧

疯痧者，天地之疠气蕴于血肉，散于肌表，留于经络，面目预败，手足蜷挛，眉毛俱脱，形似麻疯，即疯痧也。宜用金银花六钱，苦参四钱，川牛膝三钱，赤芍、红花、生地各二钱，黄芩、角刺各一钱，日日服之，以渐而痊。

（二十三）嗜睡痧

心烦嗜睡。痧气冲于心胸，故心烦，或嗜睡。此慢性痧症，若误以心烦嗜睡治之，必日甚；倘误吃热汤、热物，必转剧。治法以刺血为主，可不药而痊。

（二十四）身重痧

痧症初发，势虽凶暴，未必身重。若饮热汤、热酒，痧即阻塞经络血肉之间，遍身重痛，不能转侧，或呕吐腹胀，脉伏。放痧之后，治宜消瘀解毒，如当归枳实汤<small>归尾、枳壳、赤芍各一钱，山楂、莱菔子各二钱，厚朴八分，水煎，微冷服</small>。服后如痧气渐减，宜再放痧，再用桃仁红花汤<small>桃仁、红花、苏木各一钱，青皮八分，乌药四分，独活六分，刘寄奴一钱，白蒺藜一钱二分，水煎，微温服之即痊</small>。

（二十五）块痛痧

痧毒留于气分，成气痞痛；留于血分，成血块痛；壅于食积，成食积块痛。盖因刮痧放痧稍愈，痧毒未尽，不用药消之之故。治法在气分者，用沉香、砂仁之类；在血分者，用桃仁、红花之类；由食积者，用槟榔、莱菔子之类。或气血俱有余毒者，当兼治之。有因痧症不忌食物，其痧毒裹食物而结成痧块，两胁下痛，且痧块变症多端，故难治。若初发时不知忌，或饮温水、食热物，则毒血凝结，亦成胁痛，瘀之日久，则亦成块。宜苏木散<small>方见（十二）</small>，及沉香阿魏丸<small>方见（十二）</small>加贝母、芥子，阿魏丸<small>方见（十二）</small>、三香丸<small>沉香、木香各五钱，砂仁、莱菔子各八钱，檀香三钱，灵脂六钱，为末，水泛为丸，每服五分，白汤下</small>，皆可酌用。

（二十六）肿胀痧

痧者多由暑热、时疫、恶疠之气，攻于里则为痰喘，为瘀血，为昏迷不醒。若元气壮实，内脏不受邪，即散其毒于肌肤血肉之表，则为肿为胀，或腹大如鼓，手足俱肿。脉洪数有力，方为脉症相符，此慢性痧之为患也。视其腿湾，果有青筋，连刺五针，紫黑血如注。如未愈，又刺左右十指头十针，宜用宝花散及桃仁红花汤<small>方均见前</small>即愈。

（二十七）吐泻痧

凡吐痧初起，霎时头晕，汤水入口即吐。急用伏龙肝研碎，水泡澄清，饮之即定。或以藿香汤<small>藿香、香附各一钱，薄荷八分，炒枳壳、连翘、山楂、玄胡各一钱</small>，仍用伏龙肝二两，煎汤代水煎药。兼触秽气者，宜加砂仁。泻痧则忽然胸闷腹疼，水泻不计遍数。不可用下、用温、用涩，惟分理阴阳。用五苓散去桂、白术，加苍术、车前子、丝通，用阴阳水煎服。

（二十八）阴阳痧

凡阴痧，腹痛而手足冷者是也，宜用火焠。或因秽气所触而致，宜藿香汤<small>方见二十七</small>。阳痧，腹痛、手足暖者是也，出血即安。或因气郁滞不通，宜用荆芥汤<small>荆芥、防风、川芎、连翘、青皮、陈皮，水煎冷服</small>。如兼食滞，加楂肉、莱菔子。有积，加槟榔。心烦热，去川芎，加焦栀。痰多，加贝母、芥子。气壅，加乌药、香附。血壅，加红花、桃仁。闷郁不舒，加细辛。暑热，加香薷、川朴。大便闭，加大黄、枳实。小便闭，加木通、泽泻。

（二十九）风痧

其症头疼腿酸，身热自汗，咳嗽腹痛。此因时气所感，不可作伤风治。当先用刮法。服药宜防风散痧汤防风、细辛、陈皮、枳壳、金沸草、荆芥，水煎冷服。

（三十）暑痧

其症头晕恶心，自汗如雨，脉洪拍拍，上吐下泻，腹痛或紧或慢。宜薄荷汤香薷、薄荷、银花、厚朴、木通、连翘，水煎冷服。若兼暑胀不已者，宜紫苏厚朴汤香薷、苏叶、厚朴、楂肉、枳壳、陈皮、青皮①，水煎冷服，切忌热汤。汗多，去紫苏。或用竹叶石膏汤、六一散，俱效。

（三十一）红痧

其症皮肤隐隐红点，如痦疹相似。此痧在肌表，感受虽浅，热酒、热汤亦不可犯。外治用焠刮。内服宜荆芥汤方见二十八，加葛根、薄荷、蝉衣即愈。

（三十二）暗痧

心中闷闷不已，欲食不食②，行坐如常；即饮温热，虽不见凶处，心腹腰背不痛，但渐渐憔悴，日甚一日，此亦慢性痧症而轻者也，放之即愈。亦有头痛发热，心中作胀，类于伤寒；亦有寒热往来，似疟非疟，闷闷不已；亦有咳嗽烦闷，身体重滞，有似伤风；亦有头面肿胀，两目如火；亦有四肢红肿，身体重滞，不能转侧，此痧之慢而重者也，误吃热汤、热酒，遂乃沉重，或昏迷不醒，或痰喘气急狂乱。如遇此症，必先审脉辨症，果系何因。在表者刮，在中者放，在里者或丸，或散，或煎剂，必须连进数服。俟其少安，渐为调理。

以上诸痧，皆从时行疠气，或触秽而发，具有特别病状，其治法亦与时感

症不同，此即养吾先生所谓正痧是也。又有以痧之发，或类他症，或变他症，或兼外感，或兼内伤，皆有必然之势。诸家痧书，亦多牵入痧类，考其治法，亦多不妥，故从删之。

丙　翻挣杂疫证治之鉴别

痧胀之初起于满蒙，故在北方曰满洲病，在吾江浙则曰痧，在秦晋则曰翻，曰挣。虽由发现地方言之异而命名，然各有意义存乎其中，而对于证治则无殊也。刘松峰曰：诸挣证治，余得之岱宗石壁间。遇患是疾者，如法施治，历经奇效。兹择其与吾浙痧胀不同之翻挣并杂疫各证治，分列于后。

子　翻症之证治

（一）狼掐③翻

初起心中不安，旋不能言，牙关紧闭，不省人事，身冷出冷汗，以手试其两颊下，有斜出一硬物碍手便是。急用竹箸撬开口，入指探喉两旁，有物如麦大，有单有双，并掐破出血。初病则血鲜，久病则血紫。血出立愈。指顶则先用盐擦。

（二）蜒蚰④翻

初起鼻涕，两目红肿，日夜叫号。以针密刺太阳穴两眉尖后如指大一块，立愈。刺后以芋头捣烂，敷印堂至山根，即愈。

（三）椅子翻

其症不语不食，形如痴呆。用旧椅

---

①　青皮：原脱，据抄本补。另《痧症全书》卷下"三号遁象方"多卜子一药。

②　欲食不食：抄本作"饮食不进"。

③　掐：原作"搯（搯）"，据《松峰说疫》改。

④　蜒蚰：即蛞蝓，软体动物。形似蜗牛，无壳，有触角。生于阴湿地，能分泌黏液，爬行后留有银白色的痕迹，俗名鼻涕虫。

子圈以手拿处，削下木片，煎服即痊。

（四）扁担翻

其症发于两胁，撑胀难忍。用扁担肩挑处，削下木片，煎服愈。

（五）王瓜翻

两胁形如王瓜，胀痛。用针自咽喉挑起，从上而下，密挑至脐上，横挑两胁，挑至腰脊骨对头，即愈。不然，再发不救。

（六）绕脐翻

其症先绕脐痛，渐痛至满腹，旋气塞胸胁，两胁胀满，甚则上冲咽喉，气不得通，不省人事。不急治，即死。先以针挑两耳尖，次挑结喉下咽窝两骨尖，又挑背后肩胛骨下两骨尖，并令出血，立愈。

（七）蚂蚁翻

其症手足麻木，心中难受，身若虫行，舌下有红、青、黑等泡。用针刺破舌下红、青、黑等泡出血，宜往外吐，不可内咽。外用盐炒麸皮擦抹周身，再泡麸皮水洗一次，饮麸皮水半碗，立愈。

（八）蝼蛄翻

其症乳两旁似蝼蛄疮形，刺痒难忍。用盐、醋炒麸皮拭之，即愈。

（九）羊羔翻

其症声如羊鸣，口中吐沫。用雄黄、白矾、蝉蜕、姜汁，和凉水送下。

（十）马翻

其症哭喘，四肢俱凉。用马嚼环上生黄，加黄酒送下，即愈。

（十一）蛇曲驴翻

其症搐心战战，舌下有紫疗。先用针刺破舌下紫疗，烟油点之，即愈。

（十二）龟翻

其症两鬓有紫筋，伸头弯腰，心疼。用针挑破紫筋，使过鱼叉上生黄点之，即愈。

（十三）乌纱翻

其症恶心吐沫，浑身疼痛。先用针刺破左右曲池穴。再以雄黄调开水饮之。

（十四）猴腰[①]翻

其形蹴跌壅心，发热呕吐，背膊、胁肋、肢内有紫泡。用针刺破紫泡，即愈。

（十五）鹿翻

其症口吐血沫，身上发紫斑似梅花者。用针刺破斑点，以鹿角胶，黄酒送下。

（十六）骆驼翻

其状如卧牛，口吐白沫，耳后有紫疗。先用针刺破紫疗，以干牛粪烧灰，香油调搽，立效如神。

（十七）猛虎翻

其形搐头，四肢屈而不伸。治法：于涌泉穴针七针，再以雄黄酒饮之，即愈。

（十八）虫翻

先肿头，次肿腿，次肿腰。法用桑叶煎水，遍身洗之。再以苊草烧灰，和桑叶水饮之，立愈。

（十九）狮子翻

其症心慌头疼，浑身起泡。用针刺破大泡，雄黄点之，再用盐、醋水饮之，即愈。

（二十）猫翻

其形鼻吞，两手挠地拥心。先针两鬓角出血，再用雄黄酒饮之。

（二十一）老鹳翻

其症恶心，舌根强硬，呕吐不止，舌下有红疗。治宜先用针刺破红疗，再用火药点之。治同乌鸦翻。

----

① 猴腰：《绣像翻症》作"猴要"，似更合病状。

（二十二）老鼠翻

其症脖子或胸前起如老鼠疮形。法用猫前爪焙黄为末，香油调搽。

（二十三）鹅鸭翻

鹅翻，长身伸脖。用鹅毛尖三根，煎水饮之。

鸭翻，扳嘴摇头。针咽喉，出血即愈。

（二十四）喜鹊翻

其症心疼头痛，身痛眼黑，舌下有紫疔。用针刺舌下紫疔，雄黄点之。再饮雄黄酒，即愈。

（二十五）蜜蜂翻

其症哭声不断，恶心，上吐下泻，舌下有紫疔。用针刺破紫疔，以盐点之，即愈。

（二十六）蝎子翻

其形把地挺腿，似蝎卷尾，拥心。法用蝎虎爪焙干为末，黄酒送下，即愈。

（二十七）秋蝉翻

其症四肢筋青，脑后有紫筋。先用针刺破紫筋。用老鹳嘴裹煅黄为末，黄酒送下。

（二十八）蜈蚣翻

其形头出冷汗，拥心，吐黄水，细看脊骨两旁有紫筋。用针刺筋出血，雄黄点之而愈。

（二十九）螳螂翻

其症头斜不正，心疼昏迷。治法：将膊湾紫筋挑破，用老鹳鼻烧灰，点之。

（三十）蚊子翻

其状口吐黏痰，昏迷不省。用烧酒拍心口，至红住手。

（三十一）蟒蜒[1]翻

其症头疼腿肿，咽喉肿痛，口内麻木。治法：用生姜汁，和凉水送下。

（三十二）醋猪翻

其症四肢厥冷，浑身战战，心疼心热，舌下有紫疔。先用针挑破紫疔，以小盐点之。

丑　挣症之证治

（一）鸦子挣

其症胸背肿痛，小腹胀满，见食即呕，眼肿，浑身青紫，两胁攻心，大小便不通。男挑龟头，女挑阴心，出血即愈。

（二）麻雀挣

其症胸背肿痛，小腹胀满，见食亦呕，心中跳跃。挑两大腿湾，见血即愈。

（三）黄鹰挣

其症肚腹搅痛，翻上翻下。治从胳膊由上赶下至四肢，以动其气血。用带将两手扎住，各指梢抱甲肉上当中刺一针，捻出恶血，即愈。

（四）乌鸦挣　狗挣同此治法

其症头痛头重，头麻恶心，眼黑发搐，指甲青黑，上吐下泻，不能言语，小腹疼痛，甚至无脉身冷，牙关紧闭。速用箸撬开口，令病者卷舌视之，根下或有青、红、黄、紫泡。急用针刺泡出血，用雄黄末点之，盖被出汗，即愈。忌风、米汤三日。

（五）鹁鸽挣

其症浑身发烧，体灼热异常，心口一块，滚上滚下。挑肚脐并两乳，即愈。

（六）野雀挣

其症浑身发红，头痛胁胀，前后心有红、黑、紫眼。挑胁下六针，发际一针。用苋菜种煮水洗浴，即愈。

（七）鹰嘴挣

其症肚腹胀疼，心痛，头晕眼黑。用白矾水灌之，再挑后心及耳梢，即愈。

---

① 蟒蜒：即蚰蜒，节足动物，像蜈蚣而略小，体色黄褐，有细长的脚十五对，生活在阴湿地方，捕食小虫，有益农事。

（八）长蛇挣

其症腹痛打滚。先挑肚腹三针，次头顶一针，脚心三针，即愈。

（九）虾蟆挣

其症腹胀满，或疼痛。肚脐周围挑之，又挑小腹三四针，即愈。

（十）羊毛挣 与羊毛痧治法不同

其症发热无汗，心内发烧，口干呕吐，前后心毛孔紫色三四处，即此症也。治用针挑患处，将羊毛剔净，蒙被出汗，即愈。

（十一）眠羊挣

其症似睡，眉眼不开，转身疼痛，发胀喝气。治法：挑尾骶骨根，出血即愈。

（十二）猿猴挣

其症坐卧不安，心窝胀满，口舌发青，指甲青，小腹疼。挑阴囊线，即愈。

（十三）狐狸挣

其症头痛，或干哕发呕，不思饮食，头仰，浑身汗出，张口乱呼，谵语。挑咽窝并前后心，即愈。

（十四）老鼠挣

其症唇黑紫肿，咽喉肿痛，或胸膈膨胀。挑眉鬓角见血，再挑两肩中心，即愈。

（十五）莽牛挣

其症肚胁并心痛。翻起唇来，挑唇上牙花，即愈。

（十六）母猪挣

其症以头碰地打滚。先针舌根，次将两手除大指不针，其余八指将包甲薄肉，每刺一针，捻出恶血。再用猪槽水洗手腕，即愈。

（十七）海青挣

其症头痛，碰头打滚。用带扎住头额，然后将眉际、眼根 即大眼角、咽窝、顶心挑之，即愈。忌风三日。

（十八）兔子挣

其症直走旷野，趋跳不定。用凉地浆水，和宝花散灌之。只须走治，不可坐治。或用湿土蒙其首，使闻土气，即愈。或用炮药，卷舌擦之。

（十九）缠丝挣

其症头痛呕哕，胸腹胀痛，前后心或有青、紫、黄眼子。治法以针刺破，以醋擦之。如遍身麻木无此痕者，是心痧①子也。将胳②膊腕、腿③腕青筋针出紫血。用炒盐调水灌之，即愈。

（二十）哑巴挣

其症着地不能言语，颈项肿痛。用鞋底蘸凉水，打头顶门。如孕妇患此，即将顶门发分开，以手掬凉水，轻轻拍之，即愈。

（二十一）白眼挣

其症眼白翻上，不见黑睛，口吐涎沫，不省人事。宜服顺气化痰之药。外治法即灸顶门三艾；不愈，再灸三艾，即愈。

（二十二）珍珠挣

其症身上起泡，如珍珠形。治法用针遍刺出血，即愈。

（二十三）挠痒挣

其症浑身刺挠，舌下有紫疔。先用针刺破舌下紫疔，出血即愈。

（二十四）虮蜡挣

其症两腿战战，不能舒展，恶心心翻。法用虮蜡煅黄为末，黄酒送下，即愈。

（二十五）血溢挣 凡一身不论何处，皆此症也

其症血流不止。治以人指甲，用人发缠住，炉烧研末，黄酒送下，即愈。

---

① 痧：原作"杀"，据《急救异痧奇方》改。
② 胳：原作"膅"，据文义改。
③ 腿：原作"眼"，据《急救异痧奇方》改。

（二十六）雀目挣

其症如黄昏时不能见物。治用苜蓿根，煎水饮之，即愈。

（二十七）刊刀挣

其形两手在口摸捞。方用老鹳鼻烧为细末，和黄酒饮之。

（二十八）佛顶珠挣

其症脑子疼痛，脸发红色，日久难治。用楝树上老鹳鼻①，黄酒送下。

（二十九）机腿挣

其症两膊、两腿肿甚痒甚，心烦不宁。即用灰汁水洗之，即愈。

（三十）穿心挣

其症心神不宁，头眩溺涌，不知人事。即用枋箸子②打眉心，及盘曲池穴，即愈。

（三十一）壅③心挣

其症肚胀壅心，时久难治。急用雄黄末五分，和水送下一二服，腹响即愈。

（三十二）疙瘩挣

其症先寒后热，疙瘩赤紫黑色，渐至寒热。不治，即死。宜参连散_{人参、黄}_{连、冰片，麝香少许}。外以透骨草、黄龙尾_俗_{名黄一草}，煎水洗之。

寅　杂疫之证治

（一）锁喉黄

其症面黑目黄，舌白语塞，牙关紧闭，胸痛而胀，缓不过二三日即死。人皆错以乌痧瘴治之④，多致误命。如遇此症，将牙关撬开，用蓝布擦去⑤舌白，次以钱蘸盐水，刮两太阳穴_{穴在眉⑥梢、眼角}_{有坑窠者是穴}，出紫点疱，针刺出血，见黄水为度。脖项⑦两侧，亦如此刺。治后用生大黄三钱，倭硫黄一钱⑧，共捣粗末，水⑨二钟，煎一钟温服，即愈⑩。

（二）摑⑪脖子猴

其症咽喉暴肿而痛，痰涎壅盛，水浆难入，甚则脖项亦肿，寒热交作，头面烘热，或四肢厥逆，气息不顺。宜魏麝丸_{阿魏、麝香各三分，巴豆一粒去油，杏仁一粒}_{去皮尖，红枣一枚去核，共捣烂，为丸如桐子大，银}_{珠为衣，以绵纸包裹，用时将纸撕去，塞}_{鼻孔内，男左女右}。汗出即愈。避风忌口半月。

（三）项杀胀

其症脑疼心痛，上吐下泻。治法：用凉水打顶门，即愈。

（四）血腥抹心

其症饮食时即闻⑫腥气。舌下有紫疔，即刺破出血，雄黄点之。如不愈，用细辛扫眼窠内，有紫泡起，即针破出血而愈。

（五）血拥心

是症七日拥脱，或痛或不痛。宜即针舌根下，身前后打之，即愈。又方用莱菔子末，黄酒送下。若舌下有黑泡，用针刺破，雄黄点之。前后心，宜轻轻打出红黑圈，即愈。

（六）滚肠

其症腹疼壅心。法宜手凌头上与股肱湾左右，排打见紫色，打至胸间不见青紫色，即愈。不愈，再打。如有风症，用绵子七个，干蜜蜂七个，煅黄为末，

---

① 老鹳鼻：抄本此下有"煅黄为末"四字。
② 枋箸子：原作"箸枋子"，据抄本改。
③ 壅：原作"雍"，据《七十二翻全图》改。
④ 之：原作"梢"，据抄本改。
⑤ 去：原脱，据抄本补。
⑥ 眉：此下原衍"之"字，据抄本删。
⑦ 项：原作"顶"，据文义改，下同。
⑧ 倭硫黄一钱：原作"倭硫膈黄钱"，据抄本改。
⑨ 水：此字原脱，据抄本补。
⑩ 愈：此字原脱，据抄本补。
⑪ 摑（guó）：同"掴（摑）"，打也。《松峰说疫》作"虎手"。
⑫ 闻：原脱，据抄本补。

黄酒送下。

（七）吹气

其形吹气，心慌不定。治法：用针刺天门一针。如不愈，刺两肩上及前后心，各一针。

（八）抱心疗

其症肚疼连心，两胁①满，脊背痛，上连头痛。痛极，浑身强直，昏晕欲死。视其脐上，必有红丝一条，照心口蔽骨下二指，皆挑断其丝，以皂矾末挑纳空内令满，以手揉之。又于两肋骨端，亦挑如前法。即忌口，如诸豆、发食，以发所挑疮口，切忌为要。

（九）羊毛疗

明万历年间，金台有妇人以羊毛遍鬻于市，忽不见其人。继而都人皆身生疱瘤，渐肿渐大，痛死者甚众，瘤内唯有羊毛。有道人传一方，以黑豆、荞麦，等分为末，涂之，毛落而愈。

（十）柳皮疗

其症头摇，肚脐边有泡，发黯绿色如柳皮。治法：一日用针刺破，以柳疗烧黄，为末点之。久则越长越大，难治。

以上所列，曰翻、曰挣、曰杂疫，多采自《七十二翻》，及《急痧奇方》《松峰说疫》诸书，皆属急性传染时疫。治不得法，及治或稍迟，皆能殒命。其间亦有从此书曰翻，彼书则曰挣，又他书则仍曰痧；阅其治法，大意多同。是等奇症，吾中华各行省亦年有所闻，如前清乾隆年间发于黔中，道光壬午②发于粤东，近年吾江浙亦年有奇痧异疫闻。爰将各书奇症，择其义理精深、方法稳妥者，摘录翻、挣各三十二症，杂疫十症，补列于痧胀之后，以俾治瘟痧者之参考。

第五章　瘟痧之治疗法

瘟疫、痧胀之治疗，当以手术③外治为先导，方药内服为善后。故列外治手术法、内服方药法，次第于后。

甲　外治手术法

痧毒之发，突然撩乱。其邪尚在肌肤经络，即用焠刮之法，则毒不内攻。若毒在血肉，必有青筋、紫筋，即宜刺之，则毒有所泄。若痧有因寒而阻者，宜用熨灸、搨洗诸法以助之。兹将各法，条分于下。

（一）焠法

凡痧在肌表，未发出者，以灯火照之，隐隐在皮肤之间。若缓焠，则发出皮间细细红点，状如蚊迹，粒如痦麸，甚则手足厥冷而腹痛。此因痧毒入内，郁于肌肉之间则发斑，此名斑痧。宜用焠法。看其头额，及胸前两边、腹上肩腰，照定小红点，以纸撚条或粗灯芯，微蘸香油，点灼焠之。以灯火近肉即提起，立见爆响。先眉心，次鼻准，次两太阳穴、耳前听会穴，各焠一壮。焠毕，便觉胸腹宽松，痛亦即减。此火攻法也。

（二）刮法

凡痧毒在皮肤之内，若发不出，能阻滞营卫气机之流行，当刮松卫气，使已入营分之邪得以外泄，而病可松也。凡刮背脊、头骨上下、胸前胁肋、两肩臂湾，用铜钱或光滑小碗口，蘸香油，轻轻向下刮之，以渐加重。良久，觉胸中胀滞下行，始能出声。若在头额、项

---

① 两胁：抄本此下有"胀"字。
② 道光壬午：道光二年（1822）。
③ 术：原作"习"，据抄本改。

后、两臂湾、两膝湾，用棉纱线或苎麻绳，蘸香油，皆自上向下刮之；或以手从上推下，各二十四次。须要戛见红紫血点起方止。若项下及大小腹软肉内之痧，以食盐研细，用手擦之，或以指蘸清水撮之。张景岳云：凡毒深病急者，非刮背不可，以五脏之系，咸附于背。若痧既刮出，痛楚立轻矣。此刮法也。

（三）刺法

郭右陶云：东南卑湿，利用砭。所谓针刺出血者，即用砭之道也。盖痧毒入营，必刺出毒血，俾邪得外泄，然后据证用药，可以望生。但今放痧俱用铁针，若痧毒入深，一经铁气，反不能解，惟用银针刺之，则入肉无毒，更为灵妥。兹就其放痧最要之法十则，分列于下。

（甲）**百会穴**　在头顶心，只须挑破，略见微血，以泄毒气，不宜针入。

（乙）**印堂穴**　头痛甚者，用针锋微微入肉，不必深入。

（丙）**两太阳**　太阳痛甚者用之，针入一二分许。

（丁）**结喉两旁**　惟虾蟆瘟、大头瘟针之。

（戊）**舌下两旁**　舌底下有青黑筋三股，筋上如珠，名曰痧眼，男左女右，用银针刺出恶血一点。若痧久血不行，用刀挑破血筋，血即流。若血仍不出及血黑者，死症无疑，此痧毒入心胞为多。又有喉风、喉蛾亦可刺，急令吐出恶血，不可咽下。舌下中筋不可刺，刺之舌缩。又舌上面正中一针，能立开七窍。

（己）**两乳**　在乳头垂下尽处是穴。看有青筋在乳上下者刺之，不宜多刺。

（庚）**手十指**　在两手十指头。其刺法，先令病人正坐，将病者手臂，男左女右，用别人两手，从上捋下，不计遍数，将其恶血聚于指头，捏紧近脉息处，

刺十指尖出血。一法用油头绳扎住寸口，用尖锐银针，在大指甲向里如韭叶许刺之，挤出毒血，即松。重者两手并刺，随人取用。若刺指尖，不可近指甲，令人头晕。

（辛）**足十趾**　刺足十趾，与刺手十指同法。

（壬）**曲池穴**　在两臂湾陷中是穴。先蘸温水拍打，其筋自出，然后迎刺。勿伤其大筋。

（癸）**委中穴**　在两腿湾陷中。先看其上下、前后有青筋所在，名曰痧眼，即用银针，迎其来处刺之，亦勿伤其大筋。如无青筋，用热水拍打腿湾，直刺委中，深可寸许。不明[①]针穴者勿深刺。或谓：刺腿湾痧筋法，细看腿湾上下，有筋深青色，或紫红色，即是痧筋，刺之方有紫黑毒血。其腿上大筋不可刺，刺之亦无血，令人心烦。腿两边硬筋上不可刺，刺之令人筋吊。看臂湾筋色及刺法，亦如此。

以上刺痧要处，皆须切记。总之痧有青筋紫筋，或现于一处，或现于数处，皆须用银针刺之，去其毒血。若先猛浪用药，药不能到血肉之部分。盖内毒虽轻，外毒肆攻，虽轻仍能转重，重者即死，不可不知。

（四）熨灸

凡吊脚、瘪螺诸痧，属寒者多。初起或吐、或泻、或腹痛，宜即用急救雷公散一分入脐内，上盖蒜头片，或生姜片，用艾火灸二七壮。灸毕去姜，用暖脐膏封之，再以热手按之，盖薄被卧少顷，腹温暖有汗，则寒邪散。若在乡间，一时无雷公散，易用胡椒末一分以代之，

---

① 不明：此下原衍"者"字，据抄本删。

用法如前。或用生姜四两，老葱头四两，白萝卜四两，同捣烂，炒热，用布包扎，熨运肚腹。如冷，再炒再运，俟手足转热为度。或独用蒜头去皮，捣碎如泥，入铜锅内炒热，放脐下三指许名关元穴，乘热批①之，用布扎紧。或上再用艾火灸之。或以白芥子末和涂脐上。或用炒热盐一包，熨其心腹，令气透达；又以一包熨其背，待手足暖，再服神香散公丁香六分，豆蔻一钱，研末，清汤送下。或以吴茱萸、食盐各数两，炒热，包熨脐下，亦妙。又喻氏治卒中阴寒，厥逆吐泻，色青气冷，凛冽无汗者，用葱一大握，以带束紧，切去两头，留白寸许，以一面熨热按脐上，用熨斗盛炭灰，熨葱上面，俾热气从脐入腹，甚者连熨二三饼，又甚者再用艾火灸关元、气海各二三十壮，更妙。若腠理素疏，阴盛逼阳而多汗者，忌用此法。余多采熨灸各法，深恐乡僻仓卒发病，难觅特药，以便更换日用之物以代之，然力总不及转治药之灵。

（五）揩洗

凡痧毒冲心，则心复大痛，攻腹则盘肠吊痛，甚则手足厥冷，冷汗频频。若用刮刺等法，仍不愈者，宜用霍乱定中酒。以绒布蘸擦两臂湾、两腿湾及心胸、小腹等处，立转温暖。并另用开水冲服十滴，效验更速。俟手足温，冷汗敛，再进善后汤剂即愈矣。一法以大蒜捣烂，贴两足心。或用吴萸一两研末，盐卤和涂两足心。又法用辣蓼草叶狭小而光，两面皆绿，梗圆有节，微赤色，味甚辣者②是八两，杵烂，木瓜四两，老酒二斤，加水煎，乘热揩擦手足、遍身患处，切勿误入头面眼目。或用斑蝥末少许，入烧酒，摩擦患处。或用生姜汁和烧酒，涂于腿足。或一面用人缓缓捶敲其背。以上各法，皆能流通气血，可补内治所不及。

乙 内服方药法

痧胀初起失治，或治③不合法，则毒邪内攻，或结于胃肠及脾、肝、肾，或已用手术法，其肌肤经络之邪已解，而深入脏腑之邪未除。必须用内服药，或取嚏，或取引吐，或取痧丸以通闭，或用汤剂以善后，总须祛其病根为目的。假如取嚏以开其肺气，探吐以开其胃气，下夺以开其脾气，痧药以开其脏腑之气，气通，诸病自愈。兹将各法，条举于下。

（一）取嚏

痧秽中恶，皆由元气为邪所阻，以致浊气不能呼出，清气不能④吸入，遂成闭塞之危状。际此之时，先用通关散牙皂、细辛、薄荷、月石、冰片⑤、麝香，为细末，吹入鼻中取嚏，能通气道，邪气得外泄，浊气亦自出。吹之有嚏者轻，气闭者无嚏，气败者亦无嚏。若牙关紧闭，亦用通关散，搽口内及大小牙床、外之听会穴，各焠三四次，口噤即开。

（二）探吐

凡痧筋隐隐，放之而血不流，昏迷不醒，若审其无食积血痰阻滞于中，急用阴阳水即河、井水各半，或泥浆水掘净地作坎，深三尺，以新汲井水沃入搅之，少顷取清者，饮三五杯，或蚕砂水用蚕砂一两，阴阳水煎，澄清服，或细辛水用细辛三钱，井水煎汤，择对症一种用之。俟其稍醒，然后扶起，再以别法救治。有因饭后犯痧，亦宜用盐汤、矾汤冷饮，以吐去新食。

---

① 批：用手击。
② 者：此字原脱，据抄本补。
③ 或治：此二字原脱，据抄本补。
④ 清气不能：原作"清能"，据抄本补。
⑤ 片：此字原脱，据抄本补。

（三）通闭

凡痧胀中[1]恶、中暑，一时昏迷闷倒，如中风状，口眼皆闭，或神昏狂言，如见鬼祟，非有急救香透之丸散，不能救暴急之危症。宜急用通关散，并焠以灯火。若仍未知，再以紫金片五分，研冲灌下，吐去痰涎，再进行气活血之品。若触秽中恶，暴厥闷痧，绞肠痧，心腹急痛，即用急痧真宝丹杜藿香嫩叶、荜拨、公丁香各二钱，上辰砂五分，上腰黄五分，蟾酥一分，薄荷霜一钱，当门香五分，共研极细末，入瓷瓶收贮。治急痧立效一分调灌，立时松解。若中寒霍乱，吐泻腹痛，内即服回阳救急丹老东参三两，制附子四两，倭硫黄一两六钱，炒干姜二两，上药各研净末，水泛为丸。每服四钱，用藿香梗钱半，宣木瓜钱半，煎汤，分二次送下。如呕甚不能纳丸，可用是丸八钱，加川连五分，吴萸一钱，与藿梗[2]、木香各一钱五分同煎，冷服，吐则再进二三次。渴甚，加乌梅同煎。此症多口渴，亦勿因疑而不用。此丸治寒霍乱转筋入腹，甚效二三钱。凡发痧夹有食积者，宜急煎[3]楂曲平胃散二块，调紫金片三分灌下，食化即松。外治宜照前列各法救治。以上急救各药方，和剂药局均有购。

（四）用药

凡瘟痧应用汤剂，已多附于第四章各症下。大抵治痧胀用药，宜疏利不宜补滞。凡痧气之壅滞于中，故作痛作胀。用细辛、荆芥、薄荷之类，得从表而散；用青皮、陈皮之类，得从中而散；用枳实、大黄之类，得从大便而下；用木通、泽泻之类，得从小便而利；用山楂、莱菔子之类，所以治其食之阻；用银花、红花之类，所以治其血之壅；用槟榔、棱、莪之类，所以治其积之滞。此治痧用药之要诀也。

（五）忌宜

大凡瘟疫之寒热，多感温热湿浊而发，故辛温香燥之药用之，即能解散其邪。若痧胀之寒热，多由污秽口受鼻吸而入，搏击肌表，阻凝经络，而酝酿化热。如羌活、麻黄，俱在禁例。以荆芥、细辛，善能透窍。盖恶毒气由窍而入，必须令其由窍而泄，故凡遇冷痧、紧痧，以荆芥、细辛及牙皂为末，吹鼻中，立能取效。若防风，乃臣使之品，取为透窍之佐。至麻黄、羌活，专主发表，若误用之，反有升发火毒之患。且痧胀更有因污秽夹食积，壅气道经隧，霎时气滞血凝，或麻木，或疼痛难忍，及热痧液涸之症。凡宜忌相半之药，亦有不得不用者，如藿香、檀香、当归、黄连、黄芩、木通、大黄、生地、玄参、花粉、川芎、沉香、丁香、莪术、三棱之类，如必不得已而欲用之，轻者只可三四分，重者亦不可逾一钱。善在临证时，据情酌理而用之。惟补益之药，始终皆不可用。故治痧之药，以克削通利为主。盖痧在气分，作肿作胀；痧中血分，为蓄为瘀。更遇食积痰火，气血因之阻滞，积聚因之不散。盖有余者，非有余于本原，乃有余于痧毒。药虽克削，病自当之，中病即止，于本原仍无损。所以治痧之药无补法。

第六章　瘟痧之看护法

吾观近世患病之家，一病之安危，往往责之于医家；医生之良否，亦专系乎一剂之煎药。其药宜多煎，宜少煎，宜先煎，宜后入，非所知也。此外，饮食不知节，冷暖不适宜，便溺不知察，更无论矣。似此则医家之功一二，而病家之过七八，虽有卢、扁，能愈病乎？

---

[1] 中：此字原脱，据抄本补。
[2] 藿梗：抄本作"藿香"。
[3] 煎：此字原脱，据抄本补。

况重险之病机，早晚不同，传变且速，而惟恃一服之煎剂，庸有幸乎？余故曰："临病之看护，实为病家必要之智识。故凡良医之能愈病，必先开导病家，使侍疾之人，看护合法，有助医之力，无掣医之肘。夫而后病仍不治，始可归罪于医也。"余有见于斯，兹就看护上，择其最紧要、最易实行者，条列于下。

（一）择医

王士雄曰：选医难于选将。选得矣，或徒有虚名而无实学，或饱学而非通才，或通才而无卓识，或见到而无胆略，或有胆而少周详，皆不足以愈大证也。然则如何而可服其药耶？但观其临证时，审问精详，心思周到，辨证确切，方案明通，言词近情，举止大方者，虽未谋面之人，亦一见而知①为良医，方可以性命托之，其药亦可服也。周雪樵云：医家之于病人，自有密切之关系。若朝暮易医，则各骋意见，各立治法，势必温凉杂投，筑室道谋，无一人任其咎而后已。而其最为偾事者，则病家之略知医药者也，愈病不足，掣肘有余，最为良医之阻力。凡于方药之有力量者，必不敢服，曰恐其误治也；于方药之能速效者，又不敢服，曰厌其霸道也。及得至平淡之方，则安然服之，服而不效，复咎于医，曰今无良医也。近时多如是之病家，而为名医者，亦必须投其所好，学此习气。呜呼！吾目睹近数年家拥巨资，及职任重要之人，实不死于病，而多死于上述数端而已。审其原因，皆由于一知半解之误耳。

（二）镇静

凡患急证，病人无不自危。旁人稍露张皇，病者逆为必死，以致轻者变重，重者转死。故近情之医，虽临危证，必不在病人前当面言凶。倘亲友望病，亦

勿在病人前交头接耳，以增病人之惧。妇女更勿颦眉掩泪，以致弄假成真，亦不可不知也。

（三）慎药

治疫痧方药，或为丸，或研散，种类甚多；而所主治之证亦不一，有宜于暑热病者，有宜于寒湿病者，岂可随便轻尝耶！近有不经之方，群集桂、附猛厉之品，杂合为剂，妄夸无病不治，而好仁不好学者流，遂广制遍送。间有服之效者，大抵多强壮之人，风餐露宿为病也。若不辨痧之属寒属热，概施于人，多致轻者重，重者死矣。余谓服药最难，施药亦不易。必须择其药性无偏寒偏热之味，选药地道，配份均匀。须善能开关通窍、行气活血之品，如通关散、卧龙丹、太乙救苦丹、雷击散之类，尚可作统治药施送；亦须刊列证治，尤须分明现状之属寒属热。如是行之，斯为有功而无弊。如夏秋酷暑烈日之中，路途卒倒，此是中热，不可作痧胀、寒霍乱名之。设以上述泛泛之痧药治之，每致不救，甚则口鼻出血而死。此实暑毒直犯心宫，必以紫雪丹、行军散调灌之，可许有效。举此一例而辨之，余可类推矣。

（四）饮食

兹将忌饮忌食、善后调养各法，列举于下。

（甲）忌汤水 时疫痧胀，乃暑湿秽恶之邪阻其气道，故浊不降而腹痛呕吐，清不升而泄泻无噎。故凡周时内，一口米汤下咽，即胀逆不可救矣。如吊脚痧之真寒证，皆最忌汤水，愈渴愈要禁阻。解渴之法，以乌梅三枚，生姜一两，捣碎，滚一大杯，分两次服。惟吐泻已多，

---

① 知：此字原脱，据抄本补。

邪衰正虚者，犹寇去民穷，正宜抚恤。须以清米汤，接续缓缓饮之，亦不可禁之太过，反致胃气难复。

（乙）忌热汤　凡热汤、酒醴、澡浴三者，皆驱寒之事也。若因感寒邪在表，饮以热汤、酒醴、或暖房澡浴，皆可使寒邪从汗而解也。若暑湿、热疫、秽恶、痧胀，治宜清凉疏瀹，俾气展浊行，邪得下走。不但辛温、甘腻忌投，即热汤、酒醴、澡浴，皆能助热焰之披猖，不可不严为厉禁也。

（丙）忌食物　凡暑湿秽恶之邪，姜、糖断不可用。惟挟寒者，如吊脚、瘟螺诸痧，随症皆可酌用。惟糖能助湿，热能腻滞中宫，反为秽浊之邪树帜矣，必能增其中满呕吐。推而至于枣子、桂圆、甘草，一切甜腻守滞之药，皆当忌矣。余如瓜果生冷之物，能冰伏胃气，虽呕吐皆止，亦必禁食一周时。后以萝卜汤、陈干菜汤疏导其胃，再以锅焦粥饮进之，食后平安，然后渐加。四五日内，切忌面食、油腻、虾蟹、菱芋、诸豆、鸡鸭蛋及各发物等。凡疫痧已大定，数日之后口渴者，以陈米汤饮之，以醒胃气。或以清快露，或但饮细芽茶，以输送津液。知饥，以熟萝卜煮绿豆粥食之，或鞭笋汤煮挂面啖之，或藕粉及开水冲鸡蛋饮之。王士雄云：必小便清、舌苔净，始可进粥饭、鲫鱼、台鲞之类。凡油腻、酒醴、甜食，新鲜补滞诸物，必须解过坚矢，始可徐徐而进，切勿欲速，以致食复。

（五）卧室

疫痧流行传染，皆由病热气酝酿使然。故房中人勿太多，门窗宜常开通，以俾交换新鲜空气。盖覆亦不宜太暖，总以病不觉冷为度。如楼居，必移榻于清凉之所。势剧者，宜铺席于阴凉干燥处卧之。若遇路途卒倒之病人，亦宜移之阴处，然后灌以凉开之药。凡病室见

有吐泻排泄物，随时扫除净尽，毋使其气熏触，致传染旁人。

（六）被服

凡患疫痧病人之衣服被褥，宜常时洗换。换落之污服，必须即洗，不可留移，其能传染病者之家族故耳。又如衣被，皆不宜过暖，过暖亦能致病加重，以热郁于内而气不宣达也；又且太暖，则表皮汗孔疏忽，易于出汗，易感外邪。

第七章　瘟痧之预防法

赤日当空，炎热日盛，疫痧流行，斯时为烈。人民乏普通医学之常识，公家少公众卫生之设备。故每年夏秋之交死于疫痧者，实指不胜屈。际此之时，已病者急须妥求医疗及看护各法，未病者必须各个人预为之防。兹就个人易于实行之简易预防法，约分住居、饮食、身体为三项，胪举于下。

（一）住居

（甲）家屋庭园宜时时洒扫，决不令其积尘。

（乙）晴朗之日宜开窗户，以换新鲜空气，且使日光透入，以吸收湿气。

（丙）室内及卧床须常通风，使阳光透入，以期干燥。

（丁）大小便、积水等，常使其流出，或投之地窟中，不使屋内留积，以生蚊蝇以及[①]传染病菌。

（戊）牛马、猪羊之室及弃置秽物，不可设于住宅及食井之旁。

（己）不可在井旁洗肉、菜及衣服等类。

（庚）凡疫痧流行时，及天气潮湿时，室中宜常点辟瘟集祥香苍术、桃枝向东南者各十二斤、白芷、山柰各八斤、檀香、降香、甘松、大茴香、桂皮、香附各三斤，乌头二斤，贯众、鬼箭羽、

---

① 以及：原作"移"，据抄本改。

白蒺藜各一斤，雄黄、雌黄各八两，上药晒干研细，榆面拌匀。令做香匠以细竹丝为骨，做成线香，随时焚点。凡天下[1]瘟疫时病者，闻之易愈，未病者闻之亦不传染。无论家中、旅馆、舟车，均可用之，或焚降香、大黄、苍术、茵陈之类，以解秽毒。或点艾绳，亦佳。或用苍术末、红枣肉捣丸，时时烧之亦可。

（辛）食井中每交夏令，宜入白矾、雄精之类，能解水毒而辟蛇虺也。水缸内宜浸降香以解水毒、贯众以吸收水中微生物，或五更时投黑豆一握于井中，亦能免疫。

（二）饮食

（甲）勿暴饮，勿过饱，饮食勿过平时之量。

（乙）勿饮冷水与冰、荷兰水、冰麒麟、石花、凉粉[2]等物。

（丙）未煮熟食物，及其将腐败之食物如霉千层、臭腐干等，及禽兽、鱼贝之肉不新鲜者，皆不可食。

（丁）腌藏已久，及熏烤所制之饮食物，并油煎物，均不可食。凡属油腻，夏秋皆宜少食。

（戊）瓜果切开宜即吃，勿久置。能不吃，更妙。

（己）饮食物必须安置纱罩内，毋令蝇蚊聚集，以遗病菌。

（庚）鳗鳝性热助阳，龟鳖性寒滋阴，且其质味浓厚腻滞，消化极缓。夏令、内有伏湿之人，皆不宜食。

（辛）无论贫富，夏日宜供肴膳者，如冬腌干菜、冬芥菜、东瓜、萝卜、芹笋、丝瓜、蒲子、葫芦、鞭笋、笋干、白菜、大头菜、榨菜、豇豆、绿豆、黄豆。所制各物，须新鲜者。盐蛋、彩蛋、鲫鱼、土鱼、海蛳[3]、温开、干贝、白鲞、大头鲞、海蜇、海带等类，皆可食。

（三）身体

（甲）不可为过剧之劳动，及过劳心思。

（乙）宜少往酒店、菜馆饮食，及赴戏园、寺院，与众人群集之地。

（丙）勿久睡，勿在露天睡，及夜间露天久坐。勿犯房事。

（丁）日中出门，预用凉伞[4]，以遮日光。

（戊）勿触雨湿阴露，及雨至开窗，与迎风沐浴。凡沐浴，须择凉净无风处，以清洁其身体。

（己）夏月被褥，宜时时曝以日光，有湿气者不可用。

（庚）衣服宜时常更换洗濯，勿用其有垢腻者，且衣服不宜过冷过暖，必候适度为妥。

（辛）勿往有疫病之地。只或亲戚、朋友家不能不去者，须先以川椒末时涂鼻孔内，或雄黄末亦可，则不致传染。出则以纸探鼻内，能得嚏更妙，使秽气、病菌不吸入内脏矣。如觉臭腐、秽恶之气，偶骤吸入，即服紫金片，五分化服，并忍饥数分钟，即时解散。切勿遽食，补物更忌。若闻病人汗气，入鼻透胸，即散布经络，初觉头痛，即用白芥子研末，温水稠调，填脐中，隔布一二层，上以壶盛热汤熨之，至汗出而愈。

以上三项，均为个人卫生之最要，且易于实行者。苟能人人行之，不但不染疫疹，且可却病延年。愿吾国人士，废俗说，破习惯，毅然决然，一切施诸实行。彼欧洲各国，不复敢以东方病夫目我矣。

---

① 下：抄本作"行"。

② 凉粉：抄本此下有"棒冰"二字。

③ 海蛳：生长在海中的一种类似于蛤蜊的贝类。蛳，亦作蝛。

④ 凉伞：抄本此下有"或戴草帽"四字。

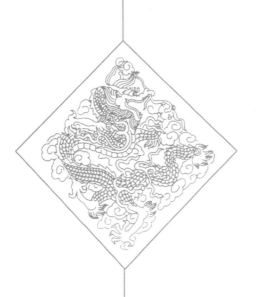

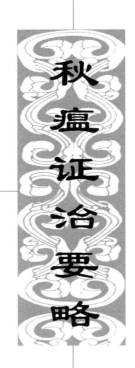

内容提要

　　该书为曹炳章在 1918 年秋季浙东瘟疫流行的背景下所著。绪言中先述当年世界流行病的情况，再结合本地发生的特点，指出疫病的性质。全书共分七章，分别为秋瘟之定名、秋瘟之病原、秋瘟之病理、秋瘟之诊断、秋瘟之证治、秋瘟现证之鉴别、秋瘟之预防法。其诊断从体质、唇舌、脉象、便溺入手，较为精细。证治共分 28 类，涵盖从初起至善后的全过程，以经典方剂为基础，加减化裁，以切实际。同时注重防疫，借鉴了当时传染病学知识，指出当从食物、饮料、衣服、居室四个方面预防疫病的发生，并介绍了隔离法和消毒法。内容简要明晰，实用性强，在当时产生了较大的影响。

序

有济人之心而无济人之术，则其心穷；有济人之术而无济人之心，则其术亦晦。古人云：不为良相，当为良医。医比于相，医诚济人之要术也。顾今之为医者，非必深究乎寒暑阴阳之辨也，非必精审乎表里虚实之分也。无疾痛切身之诚，轻心尝试，幸而中，则诩诩自负为良医。不然，则偏于攻而元气伤矣；不然，则偏于补而余邪伏矣；又不然，则据其一二经验方，秘为己有，不轻以示人。是其操术未必能精，而用心又不能公且溥，于世何赖焉？赤电曹君则不然。曹君医药学识，富有经验，本仁术以行仁心，随在见其实践，现任绍兴和济药局总理，凡关药品传讹，悉心订正，古今膏丸诸方，为之选定精制，宜乎功效卓著，遐迩信用也。其所撰著《痧症膏丸说明书》《规定药品之商榷》《喉痧证治要略》《瘟痧证治要略》《鸦片烟戒除法》《医界新智囊》，增订《医医病书》①，校勘《潜斋医学丛书》②，重校《三世医验》③已出版、《广笔记》④、《慎斋医书》已付印等书，久为识者欣赏。曹君之裨益社会，嘉惠后学，实非浅鲜。今秋时疫流行，十家九病，病家非失之迟，即误于药，死亡枕藉，栗栗危惧。究其故，由于人士不讲未病卫生，医家不知公同研究所致。言念及此，深为浩叹。故疾之一端，宣尼⑤所最慎。俞氏曲园⑥著《废医》一篇，发为愤论也。今曹君阐明病源、病理，不秘实验治法，著有《秋瘟证治要略》，登诸《越铎日报》，以饷阅者，则其至公至仁，于此可见一斑。试思鼠疫一症，中国医书凤无此名，当初发现于粤、闽等埠，苦无治法。清代光绪十七年间，罗君芝园始从《医

---

① 增订医医病书：后和济药局本另有《辨舌指南》《伪药条辨》二书。盖本书初版时，二书尚未成稿出版；11年后再版时加入。《医医病书》，二卷，清代吴鞠通的医论著作，撰于1798年。原书76条，经曹炳章增补为81条。

② 潜斋医学丛书：为王士雄、徐灵胎、魏之琇等多位医家撰辑的若干种医书的合称，有八种本、十四种本二种。清代名医王士雄的书斋名"潜斋"。

③ 三世医验：又名《习医钤法》，五卷，为明代陆岳及其子肖愚、孙祖愚撰，首刊于1838年。

④ 广笔记：即明代缪希雍所撰的《先醒斋医学广笔记》。

⑤ 宣尼：即孔子。汉平帝元始元年（1）追谥孔子为褒成宣尼公，故称。《论语·述而》："子之所慎，斋、战、疾。"

⑥ 俞氏曲园：俞樾（1821—1907），字荫甫，自号曲园居士。清末著名学者，朴学大师。著有《废医论》一文。

林改错》得解毒活血汤一方，移治此症，救活千万余人，爰著为《鼠疫汇编》。厥后鼠疫发生，照法施治，无不奏效。近来名医，研究进步，著有《鼠疫约编》[①]《鼠疫抉微》[②]《订正鼠疫良方》[③]，由是益臻完备。今年秋瘟蔓延，无家不染，既苦良医难觅，又叹良方难得，束手无策，坐以待毙。虽有时医宣布验方，不过治病初起，而其所定方药亦未尽善。至于好善之人，良方刊送，固出仁者用心，而处方不合时病，尤为利害参半。目击情形，心为之伤。曹君为本会名誉赞成员，同抱利人主义，特著《秋瘟证治要略》一书，分列定名、病原、病理、诊断、证治、现证之鉴别、瘟症之预防等[④]法，至精至详。是书刊传，医家依为指南针，病家如获救命圈，岂不善哉！岂不善哉！是则曹君之著此书，可与罗君之著《鼠疫汇编》功垂不朽矣。鄙人因越报登载，流传不广，爰印成单行本，以供留神医药、注重卫生者之需求。凡得是书者，会而通之，推而广之，亦可兼治春之风温及春温、夏之暑风及暑温、秋之秋燥及伏暑。惟加减变化，仍在人之心灵神慧，阅者果能辨症的确，而又善于化裁，自可一以贯之也。今予信手作序，固知体裁不合，而慨念世人不重卫生，每以医药书报悉置脑后，一罹瘟病，不知不觉，死于庸医之手者比比皆是，故不禁有怀欲白，感慨言之，并以劝告同胞，亟宜留神医药，以保生命云尔。

中华民国七年冬节余姚徐有成友丞氏序于宁波中华卫生公会

---

① 鼠疫约编：清末医家郑肖岩辑，成书于1901年。
② 鼠疫抉微：清末医家余德埙撰，刊于1910年。
③ 订正鼠疫良方：清末民初医家徐相宸撰。
④ 等：和济药局本无此字。

秋瘟证治要略目录

绪言 …………………………… 203

第一章　秋瘟之定名 ……………… 204

第二章　秋瘟之病原 ……………… 204

第三章　秋瘟之病理 ……………… 204

第四章　秋瘟之诊断 ……………… 205

第五章　秋瘟之证治 ……………… 206

第六章　秋瘟现证之鉴别 ………… 213

第七章　秋瘟之豫防法 …………… 215

绪　言

今秋时疫之发见，由甬而流至绍。初觉头痛，周身发热，继则头晕不举，不能言语，口噤足冷，下利赤水，旋即不起。自起病至死亡，速则二三句钟，缓则一二日者，此多吸受疠气，为传染病之属于急性者也。亦有初起头痛发热，鼻衄咳嗽，胸闷便闭，若即用辛凉轻解，三四日即愈，此新感凉燥，内伏暑热，为传染病之属于慢性者也。尝阅沪、绍各报，如京绥铁路一带，苏属之镇江、扬州，安徽之凤台，湖北之省城及各省，皆发见同样之流行病。考其病状，皆与吾绍所发见者相同。鄂督王占元有见于斯，特请中西医研究病状疗法。据中西医佥称是疫曰秋瘟见十月二十四日《申报》，谓由美国传染到此，流布既广，死亡亦多。考此类流行病，实最初发生于西班牙，今且蔓延全球，美医遂名"西班牙流行病"。据芝加哥《美国医学会月报》云：西班牙流行病近来大肆其威，欧洲各部分无论文野①，皆不获免。据日本东京消息，日本各处近来盛行是病，其剧烈之处，学校停科，各种工业皆受窒碍。据外交省所接各处领事报告，此病已传播全球。如孟买一处，自十月初至月杪，死者逾七百余人，当道设法消除此患，未获效果云。其证状畏寒头痛，肢酸，面赤，喉梗，身热在一百零一度至零四度之间，两三日后则咳呛，甚至挟有气管支炎与肺炎等状，实与流行中国者无异。考其现状，审其受病原因，确为复气秋燥，燥热化火，病所在上焦心肺部分，用药宜辛凉清宣。若误用温散升发，及过凉抑遏，或妄用攻下，诛伐无过之地，以致由轻转重，由重而死。阅《越铎》②及《民报》近日所披露之诸家鸿论，或呈意见，或待商榷，或曰说明，各表发明，原可为切磋、琢磨、研究治疫之资料，不可作疗疫之法例，此何故耶？缘今秋之疫，属燥属热，用药宜凉宜透，其法当从周澹然《温热指归》、朱瑞生《瘟病集腋》、余师愚《疫证一得》、陈祖恭《温病指南集》、王士雄《温热经纬》、吴鞠通《温病条辨》等书方为正轨。务须悉心参考，变通化裁，在于心灵意会，切勿宗吴又可之《瘟疫论》及《寒温条辨》③、仲景《伤寒论》。盖吴氏以治湿疫，《伤寒》以治"冬伤于寒"之正伤寒，故二书用药，皆守温燥升散，盖彼疫非今年之疫也。况其中治已化燥热者，亦有凉润之法。大抵前贤著书，原为救当时之偏，假如治湿疫之书已多，今年适患热疫时，著热疫之书，以补其不备。倘如明年春夏多雨，夏患湿疫，则吴又可之法犹可采用，今年治疫之书，犹不适用也。如《越铎》载谷、陆二君之论，偏从温散如桂枝、升、柴、葱、姜、芎、苏、枳、朴之类，一宗吴氏又可，一宗张氏仲景，虽然学有本源，而其证状不同何？余目睹误用温燥而死者，实指不胜屈。若误用凉遏过早，如白虎汤、犀角地黄汤等，证状未具，苟误用之，其祸亦与用温燥等。余阅诸君鸿论，绎其意旨，究其方法，似与近日流行病多不符合。炳章从宁波发见，预先探询病状，阐明病源病理，研究治法，迨至越城发见，即以预究各法，一一征诸实验，初起由

---

① 文野：文明和野蛮。

② 越铎：即《越铎日报》，创刊于 1912 年。鲁迅曾担任名誉总编辑。1927 年终刊。

③ 寒温条辨：清代杨璇著，成书于 1784 年。该书推崇吴又可《温疫论》之说。杨璇，字玉衡，号栗山。

余诊治，故无一不起。调查其死亡者，或因初起不即就医，或误投药物，二者各得其半。炳章目击心伤，不厌繁琐，爰将治验各法，分列定名、病原、病理、诊断、证治，现症之鉴别、预防等法，分章别类，胪列于下，以质诸高明。

第一章　秋瘟之定名

岁干戊午，为阳明燥金在泉。初秋，亢旱酷暑，热伏于内；深秋，暴凉骤感，燥伤本脏。盖燥病起于秋分以后，小雪以前，因阳明燥金凉气司令。吴鞠通云：秋燥之气，轻则为燥，复气为火。叶天士云：伏暑内发，新凉外加。秦皇士云：燥热疫邪，肺胃先受，故时行热病，常见有唇焦消渴者，盖暑即热也，燥即火也。王士雄云：秋燥二字，皆从火者，以秋承夏后，火之余焰未息也。沈尧封云：燥万物者，莫熯①乎火，故火未有不燥，而燥未有不从火来，温热论火，所以论燥也。病因秋燥新感，温暑内发，故鄂医命名秋瘟。瘟即温也，为热之始，故余亦承之也。

第二章　秋瘟之病原

考今年之秋瘟发生，有关于天令空气蕴酿者，有从起居饮食不洁者。今年干支戊午，燥金在泉，夏大暑至立秋亢旱，反令凉燥，秋后干旱，河枯井涸，烈日酷暑，直至白露，天仍不雨，空气干燥，而又闷热。贫苦之人，日在炎天烈日之下工作，常赤身跃入晒热之浊水河滨中，浸洗受毒，夜间车水，或卧于露天。夏则应热反凉，秋则应凉反热，此所谓太过不及，失时反常。人在气交之中，暑为相火令行，自口齿吸入，伏

于包络。苟秋后天度低降淫雨，则伏热亦即发泄，不致酿疫。奈天令亢旱，直至秋尽，皆由凉风无雨而转寒，且有时骤寒骤热，以致暑热愈伏愈深，其伏之深者，所以发之暴。更因天燥无雨，饮秽浊河水及池潦停蓄污水，或由饮食不洁，因而受疫，所以贫民之死亡者为多数。亦有因患疫病人之衣裤屎秽之物洗于河中，再经旁人淘米洗菜，因而传染者亦不少。凡患疫之后，又有蚊蝇之传染，亦是蔓延之原因。此皆关于天令反常，公众卫生不守，个人卫生失调，互相厉阶②，所以酿成瘟疫，流行遍地。现在天令渐冷，甘雨已降，河中浊水将可流通，街道粪缸迁移隐曲之地，蚊蝇渐少，总总传染之媒介既去，疫病亦或因此稀少矣。

第三章　秋瘟之病理

秋瘟者，即夏暑伏里，秋温伤表，各伤本脏。周克庵名曰暑风，即藏疫疠于内。章虚谷曰：一人受之，则为暑风；一方受之，则为疫疠。张石顽曰：时疫之邪，皆从湿土郁蒸而发，平时污秽之邪，随空气日光蒸腾，无异瘴雾之毒，人触之，皆从口鼻吸入。俞惺斋③曰：清邪中上，从鼻而入于阳；浊邪中下，从口而入于阴。在阳则发热头痛，项强筋挛；在阴则足膝逆冷，便溺妄出。章虚谷云：暑燥为天气，系清邪；风寒湿为地气，系浊邪。故中暑燥之清邪，是秋深初伤凉燥，适值夏月发泄之后，暑从

---

① 熯（hàn）：热，干燥。
② 厉阶：祸端。
③ 俞惺斋：俞震（1709—1799），字东扶，号惺斋。浙江嘉善人。清代医学家、诗人。著有《古今医案按》十卷。

上受，燥从上伤，均是肺气受病。若误认风寒，乱投温散，劫津转燥，喘急告危。当辛凉甘润之品，燥气自平而愈，慎勿用苦燥劫烁胃汁。盖暑邪伏内，温燥感外，皆在上焦，皆为热邪。此辨病理之要旨，更当参合前章之病原，则治理益明矣。

第四章 秋瘟之诊断

瘟疫能决吉凶死生者，必须从诊断学上判定之。我中医之诊断，惟察痰涎便尿，因缺显微镜，无从检查，亦一缺点。如审体质，辨唇舌，察脉象，验便溺，亦能决其死生。兹将各法历举如下。

（一）审体质

瘟疫病之与体质，有肥瘦之关系，强弱之关系。肥瘦关系者，在平时阳虚多湿痰，阴虚则多内火。如面白阳虚之人，其体丰者，本多痰湿，吸受湿热，亦必黏滞难解，须通阳气以化湿，若过凉则湿闭，而阳更困矣。若面苍阴虚之人，其形瘦者，内火易动，湿从热化，反伤津液，若从阳虚治法，正相反也。救阴在资津液，通阳在利小便，此不可不知也。强弱关系者，强者邪不易侵，弱者邪易受。气强者，受邪浅，病易愈；气弱者，受邪深，病难愈。吴鞠通曰：长夏盛暑，气壮者，邪不受也。稍弱者，但头晕片刻，或半日而已，次则即病。其不急病，而内舍于骨髓、外舍于分肉之间者，气虚者也。盖气不能传送暑邪外出，其邪必待秋凉，金气相搏而后出，故伏暑之病发也。其有气虚甚者，虽金风亦不能击之使出，必待深秋大凉，初冬微寒，相逼而出，故为尤重也。此体质肥瘦、气体壮弱与瘟疫皆有密切之关系者也，故特辨之。

（二）辨唇舌

唇者，脾之华也。疫病口唇，焦紫青肿，火炎土燥也，俱属热毒困于中焦，宜白虎汤或甘露消毒饮加连翘、川连、花粉。若紫绛且裂，或唇肿齿黑，口臭异常，皆险象也。舌者，心之苗也。胃肠有病，无不显现于舌。故舌质绛淡，以辨伏热之重轻；舌苔厚薄，以判外感之多少。如秋瘟一证，伏热在内，凉燥感外，其初病时，舌质淡红，尖独红绛，中根苔色白滑。若用辛凉轻透之剂数帖，则凉燥之邪先后外解，而舌反转纯绛之色，此表邪已解，伏热外达，为自里出表之兆。即用清泄营热，如鲜地、连翘、白薇、蒿梗等味数帖，绛色即退，病亦遂愈。此为无形暑热内伏之辨舌也。若暑夹痰湿，深伏于内者，初起往往舌无苔垢，兼察其脉软，或弦或微数，口未渴而心烦恶热，宜即投清解营阴之药，迫邪出血分，由气分而化，苔始渐平，然后再清其气分。其有伏邪重者，初起即舌绛咽干，甚则有肢冷脉伏之象，若遇庸医，必用四逆，则命危矣。急宜大清阴分伏邪，继必厚腻黄浊之苔渐生。此辨舌察伏邪与新邪先后之不同处。更有邪伏过深，不能一齐外出者，虽治之得法，而苔退舌淡之后，逾一二日，舌复干绛，苔复黄燥，正如抽蕉剥茧，层出不穷，不比外感温邪，由卫及气，自营而血也。此皆辨伏热为疫之舌也。亦有初起伏热本浅，或因误用温散伤津，热陷传营，舌色亦必转绛。有绛中兼黄白者，此气分热邪未尽也，宜泄卫透营；纯绛鲜色者，包络受邪也，宜犀角、鲜地、郁金、鲜菖蒲之类。若平素心虚有痰，外热一陷，里急就闭，须用紫雪丹、至宝丹之类，以开其闭。此章氏虚谷辨伏气之舌。以上辨说，由予经验阅历而参证之，幸勿轻视。

（三）察脉象

余师愚曰：疫气之脉多数。如浮大而数者，其热毒已发扬，一经凉散，病自霍然。沉细而数者，其毒已深，大剂清解，犹可扑灭。至于若隐若现或全现，其毒重矣。此脉初起者间有，得有七八日者颇多，何也？医者初认为寒，重用发表，先伤其阳；表而不散，继之以下，再伤其阴。不知疫热乃无形之毒，病形虽似大热，脉象细数无力，所谓"壮火食气"也，而以硝黄下之，猛烈热毒焉有不乘虚而深入耶？怯弱之人，不为阳脱，即为阴脱；气血稍能驾驭者，亦必脉转沉伏。其外证或四肢厥冷，神昏谵语，或郁冒直视，或遗溺溇流，甚至舌卷囊缩，循衣摸床，种种恶候。若误认阴症，妄投参桂，死如服毒，遍身青紫，口鼻流血而死，不可不知也。

（四）验便溺

秋瘟初起，大便多不通，因热毒冲肺，脘闷气粗，亟宜宣肺清降；日久热甚，因毒火煎熬，大肠枯燥不润，宜增液润燥，宣布肺气，或外用蜜煎导法。如舌绛者，宜清下兼施；舌有苔垢，宜疏下并用。此论秋瘟证之便闭也。

亦有毒火下泄，而成自利者。凡伤寒之太阴自利，则腹不满；秋瘟之自利，胸闷腹满。为热逼津液，下注大肠，下红色清水者重，倾肠直注、日下数十次者危。此邪热不胜谷，非脾虚也。其外症身必大热，气必粗壮，头汗大渴，唇必焦紫，腹痛不已，小溲短数，甚则四肢厥逆。急宜清化，毋得渗利。此证已危，用药再误，必不救矣。若自利，神仍昏，脉沉郁，身不大热，是火甚正虚而泻，为险候也。若下溏酱宿垢，如蛋白汁者轻。若热毒已退，便溏不止，是脾肺气虚，宜保肺理脾，亦不可用温燥之品。亦有热不自持，遗溺者，其人必昏沉呓语，遗不自知。亦有因热毒下陷逼肾，引动相火，男子遗精，自己不知，妇女带下，绵绵不断者，清解疫毒之中，必须兼加连、柏，以坚阴清相火。余目睹数人，医者亦当知之。

第五章　秋瘟之证治

凡诸邪伤人，风为领袖，能随气变化。如天令寒冷，风从寒化，而成伤寒；温暖则风从热化；凉燥则风从燥化。暑为天气之火，风燥为火之母，故燥火未有不克金。盖秋瘟为暑热内伏、凉燥外伤，始则皆从上受，虽伏热在营，而新邪尚在卫分，仍可引热外解。若邪不外解，又不下行，必致内陷营分，袭入包络，为逆传也。盖肺卫与心营相通，此系肺热侵逼包络，未尝竟入营分也。总之，邪由上焦气分下行中下二焦为顺；邪入营分，内陷心包为逆。故用药当以降泄开透，非升提温散所宜。俗医辄云防其内陷，妄用升提，不知内陷乃邪入营分，非真气下陷可比。章氏云：治上焦燥热之病，药重则过病所。吴菱山云：气有热，当辛凉轻剂。吴鞠通云：治上焦如羽，非轻不举。又云：肺为轻虚之脏，微苦则降，辛凉则平。此皆治上焦燥热之要诀也。余谓大要治法，当分卫气营血。如初起发热恶寒，邪在卫分，汗之可也，宜辛凉轻解，如桑菊饮、银翘散、翘荷汤等最妙。若不恶寒而恶热，小便色黄，已入气分，才宜清气热，然清气热不可寒凉过滞，反令邪不外达而内闭。若脉数舌绛，邪在营分，犹可透热转气，如犀、羚、玄参等物。若舌深绛，烦燥不寐，谵语，已入血分，直须凉血散血，如鲜地、丹皮、赤芍、紫草之属。此亦治法之提纲要领也。其余如逆传与顺传，及误温、误下之各证状及各治法，条分辨列于后。

（一）太阴秋瘟，洒洒恶寒，蒸蒸发热，舌白腻、边尖红，咽或痛或不痛，首用辛凉清解饮主之。

辛凉清解饮

连翘壳二钱　苏薄荷钱半　淡豆豉钱半　牛蒡子三钱　蝉衣钱半　苦杏仁三钱　金银花二钱　苦桔梗六分　淡竹叶十片

胸闷，加栝蒌皮、广郁金各钱半；喉痛，加玄参三钱，马勃一钱；鼻衄，加鲜茅根十支，焦山栀三钱。

按：桔梗少用开肺泄热最佳，多用则载药上行，反增胸闷，不可不知。

（二）太阴秋瘟，服前剂后，外邪已减，伏热外达，但热不寒，咳呛，痰涎稠腻，喉微痛，目赤多眵，舌绛无垢，烦渴胸闷，寐则自语，醒则神清。此系伏热外达，非热邪内陷，辛透双解饮主之。

按：此证状类似犀角地黄及白虎汤证。不知肺卫与心营甚近，此因肺热侵逼包络，非热邪深陷营分，以神醒不昏昧辨之。若遽与犀角地黄，无异开门揖盗。或已昏蒙窍闭，人事不清，犀、羚并牛黄清心、紫雪、至宝亦不在禁例，随证酌用可也。至白虎证，必须见脉洪大、自汗口渴、舌黄滑可以服之。倘用不合法，恐肺经之邪无出路，以致下迫大肠，而为下痢。总之，此证留恋手太阴者居多，故用药宜轻清宣解，不可用苦温、苦寒沉降之品诛伐中下二焦无过之地，不可不知也。

辛透双解散

鲜生地三钱　拌捣豆豉钱半　广郁金二钱，生打　栝蒌皮钱半　桑叶钱半　连翘三钱

焦山栀三钱　鲜芦笋一两　鲜竹叶十片

鼻衄者，加鲜茅根十支；热毒重者，加鲜大青叶三钱，人中黄钱半，或金汁水一两。

（三）太阴秋瘟，发热脉数，骨节酸或不酸，自汗或无汗，口渴或不渴，浮萍银翘汤主之。

按：发热疫之汗，莫如浮萍，故刘松峰、黄玉楸皆赞其妙。余尝考浮萍背浮水，而根亦浮生于水，面向阳而反不受水，为阴中之阳也。能由阴出阳，以其引里出表，故发汗而不伤津，为透泄无形伏热之要药也。

浮萍银翘汤

金银花三钱　连翘三钱　蝉衣钱半　薄荷钱半　豆豉钱半　焦山栀三钱　鲜芦根八钱　白桔梗六分　鲜浮萍一两

自汗者，去浮萍、薄荷，加石膏三钱；骨节酸痛者，加秦艽钱半，桑枝八钱；口渴者，加花粉二钱；痰多者，加川贝、竹茹各二钱；胸膈闷者，加栝蒌皮、广郁金各钱半。

（四）秋瘟证，发热，或有汗或无汗，头痛目眩，面红眼赤，鼻干口燥，衄血者，轻则衄解，重则衄二三次仍不解，新加银翘汤加鲜茅根、藕汁主之。表解后，衄不止，清燥救肺汤加重鲜生地主之。

按：秋瘟或失于清散，误用温散，及内热素盛之体，卫郁莫泄，冲逼营血，则为鼻衄。轻者得衄热解；若屡衄不解，及再误用温散或淡渗，往往殒命者多。其有表热时，以银翘散清其表热，重加鲜地、茅根等味，以凉其营血，平其肺气。若表邪解后，衄仍未止，肺胃津虚，兼有伏热，故以清燥救肺汤之清金养阴，加地黄以滋血枯也。

新加银翘汤

金银花三钱　连翘三钱　蝉衣钱半　鲜生地三钱　捣豆豉钱半　淡竹叶十片　焦山栀三钱　粉丹皮钱半　人中黄二钱　鲜大青四钱

加鲜茅根十支，藕汁半杯。

清燥救肺汤

毛西参钱半　破麦冬二钱　苦杏仁三钱　冬桑叶钱半　生石膏四钱　阿胶钱半　黑芝麻三钱　生甘草八分

加鲜生地八钱。

（五）秋瘟证，头胀耳聋，呃逆鼻衄，舌白、尖红燥，咽痛，加味银翘马勃汤主之。

加味银翘马勃汤

金银花三钱　连翘三钱　马勃一钱　射干钱半　炒牛蒡子二钱　淡竹茹、苦丁茶、蝉衣各钱半　焦山栀三钱　鲜枇杷叶五片　鲜茅根十支　人中黄一钱

（六）秋瘟证，热盛伤营，吐血不止，脉洪数者，新定桃仁承气汤主之。脉细数者，犀角地黄汤主之。若吐粉红血水，面反黑者，死不治。

按：此证血热妄行，法宜急下，釜底抽薪，自无后患。若用十灰散强涩之，或独参汤急补之，盖已离经之血不能再回经络，与流行之血和偕，即或暂时截止，而为瘀血，停留空隙之处，逢节必发，了无愈期，甚则变成咳嗽肺痨，卒至不救。即或不因病瘟而吐血者，当其初吐时，正气尚未甚虚，亦宜急下，以拔其病本，幸勿畏缩迁延，致令不可救药。况五劳虚极，内有干血者，仲圣犹主以大黄䗪虫丸，可知瘀血不去，则病必不全愈也。

新定桃仁承气汤

鲜生地四钱　拌捣生锦纹钱半　粉丹皮二钱　焦山栀三钱　桃仁泥三钱　风化硝一钱，冲入　川贝母三钱　藕汁、童便各半杯，冲

犀角地黄汤

黑犀角二钱，磨汁　鲜生地八钱　西赤芍三钱　粉丹皮三钱

（七）秋瘟证，寸脉大，舌绛而干，法当渴，今反不渴者，热在营中，清营汤去黄连主之。

按：邪热内陷入营，蒸腾营气上升，故不渴，不可疑不渴非热也，舌绛而干为营热可知。

清营汤去黄连方

黑犀角二钱　麦冬三钱　玄参五钱　连翘三钱

（八）太阴秋瘟，脉浮洪，舌黄，渴甚，大汗，面赤恶热，白虎汤主之，

白虎汤

生石膏一两　知母五钱　炙甘草一钱　粳米三钱

（九）太阴秋瘟，脉浮大而芤，汗大出，微喘，甚至鼻孔煽者，白虎加人参汤主之。

白虎加人参汤

即白虎汤加毛西参二钱。

（十）秋瘟证，燥夹伏热化火，咳嗽，耳鸣目赤，龈肿咽痛，新加翘荷汤主之。

新加翘荷汤

连翘三钱　薄荷梗钱半　蝉衣钱半　苦丁茶、栀皮、绿豆衣、射干各钱半　玄参三钱　桔梗五分　苦杏仁三钱　马勃一钱

（十一）秋瘟证，身大热，口渴，目赤咽痛，起卧不安，手足厥冷，泄泻脉伏，犀角银翘汤主之。

按：此疫毒内壅阳明气分，络气阻遏。乘其邪犯气分，未入营分，故尚可升散热毒而愈。

犀角银翘散

黑犀角二钱　金银花　连翘　大豆卷
人中黄各三钱

（十二）秋瘟证，身热自汗，面赤神
迷，身重难转侧，多眠睡，鼻鼾，语难出，
脉弦数者，知母石膏汤主之。

按：鼻鼾面赤，胃热极甚。人之阴
气，依胃为养，热邪内灼，胃津干枯，
阴气复有何资？所以筋骨懈怠，机关失
运。急用甘凉之品，以清热濡津。

知母石膏汤

西洋参一钱　知母三钱　生石膏五钱
麦冬三钱　竹沥一瓢　竹叶十片

（十三）秋瘟证，热渴烦闷，昏愦不
知人，不语如尸厥，脉数者，犀角清心饮
加牛黄至宝丹主之。

按：此热邪内蕴，走窜心包络，逼
乱神明，闭塞络脉，以致昏迷不语，其
状如尸，俗谓发厥是也。闭者宜开，故
以香开辛散为治。

犀角清心饮

黑犀角二钱　连翘三钱　远志钱半　鲜
菖蒲一钱　麦冬、川贝母各三钱

加牛黄至宝丹一颗，去壳，研，
调服。

（十四）秋瘟证，身大热，口大渴，目
赤唇肿，气粗烦躁，舌绛齿板，痰咳，甚至
神昏谵语，下利黄水者，犀角解毒汤
主之。

按：此秋瘟热毒，内壅肺胃，侵入
营分，上下内外，充斥肆逆。若其毒不
甚重，气壮者，尚可挽回。

犀角解毒汤

黑犀角二钱　连翘三钱　玄参四钱　麦
冬、赤芍、丹皮各二钱　紫草钱半　川贝三
钱　金汁水一两，冲

（十五）秋瘟证，不可发汗，发汗而
汗不出者，必发斑疹。发斑者，轻则化斑
汤，重则透斑汤主之；发疹者，参地银翘
汤主之。禁柴、前、羌、防、升、葛、芎、芷、
归、芍等味。

按：瘟疫热未入胃，下之太早，热
乘虚入胃，故发斑。热已入胃，不即下
之，热不得泄，亦发斑。古人有云：大
者为斑，小者为疹。赤者胃热甚，紫黑
者胃烂。余师愚云：观斑疹，以形之松
浮紧束为凭。如斑一出，松活浮于皮面，
红如朱点纸，黑如墨涂肤，此毒之松活
外见者，虽紫黑成片可生。一出虽小如
粟，紧束有根，如履透针，此毒之有根
锢结者，纵不紫黑亦死。疹既曰毒，其
为火也明矣。火之为病，其害甚大，以
是知火者疹之根，疹者火之苗也。如欲
其苗之外达，非滋润其根，何能畅茂？
一经表散，燔灼火焰，如火得风，其焰
不愈炽乎？焰愈炽，苗愈竭矣。疹之因
表而死者，比比然也。其有表而不死者，
乃麻疹、风疹之类。凡疹形宜松浮，洒
于皮面，或红或赤，或紫或黑，此毒之
外见者，虽有恶证，不足虑也。若紧束
有根，如从皮里钻出，其色青紫，宛如
浮萍之背，多见于胸背，此胃热将烂之
候，即宜大清胃热，兼凉其血，以透斑
汤加红花、桃仁、归尾，务使松活色淡，
方可挽回。凡疹色须红活，盖血之体本
红，血得其畅，则红而活，荣而润，敷
布洋溢，是疹之佳境也。且淡红有美有
疵，色淡而润，此色之上也；若淡而不
荣，或娇而艳，干而滞，此血之最热者。
深红者较淡红稍重，亦血热之象，凉其
血，即转①淡红。色艳似胭脂，此血热之

---

① 转：二版均误作"专"，据文义改。下句
"转"字，初版亦误作"专"，据和济药局本改。

极，较深红为更恶，必大用凉血，始转深红，再凉其血，而淡红矣。紫赤类鸡冠花而更艳，较艳红为火更盛，不急凉之，必至变黑，便服清瘟败毒散加紫草、桃仁。细碎宛如粟米，色红者谓之红砂，白者谓之白砂，疹后多有此证，乃余毒尽透，最美之境，愈后蜕皮。若初病不认为疫，后十日半月而发者，烦躁作渴，大热不退，毒发于颔者，死不治。以上参余师愚论斑疹法也。斑为肌肉之病，故治以化斑汤及透斑汤，以专治肌肉。疹系红点高起，为血络中病，故主芳香透络，辛凉解肌，甘寒清血，其邪即解。夫善治瘟者，原可不必出疹，多误用辛散刚燥太过，气受其灾，而移热于血，岂非由误药造就斑疹乎？

参犀化斑汤

黑玄参三钱　犀角二钱　生石膏一两
肥知母三钱　生甘草一钱　粳米一钱

热毒稍轻者用此方。

犀羚透斑汤

黑犀角三钱　羚羊二钱　鲜生地五钱
连翘三钱　紫地丁草三钱　金银花三钱　鲜大青三钱　鲜茅根五钱　老紫草二钱

热毒重者用此方。

若神昏谵语者，另用王定牛黄清心丸一颗，研，金银花煎汤调服。

玄地银翘汤

黑玄参①　鲜生地四钱　拌捣豆豉钱半
金银花　连翘、鲜大青各三钱　牛蒡子二钱，炒　桔梗五分　淡竹叶十片　丹皮二钱
薄荷钱半　鲜芦笋二两

若热甚者，加金汁水半钟；神昏谵语者，另用王定牛黄清心丸一颗，化服。

清瘟败毒散

生石膏八钱　鲜生地五钱　黑犀角一钱
川连一钱　生栀子三钱　玄参四钱　黄芩、连翘、知母各三钱　桔梗七分　赤芍、丹皮

各二钱　生甘草一钱　鲜竹叶十片

如斑难出，即用鲜大青，量加升麻三四分，以引毒外透，不可多用。

（十六）秋瘟证，斑疹隐而难出，或出而未透，热伏营分，神昏呓语，先开其闭，继清其表。开闭宜安宫牛黄丸或紫雪丹，清表宜玄地银翘汤主之。

按：近医治内闭，用丸丹急救，往往不辨凉燥，随手便用，甚至有将戈半夏以治热厥热闭者，不知戈半夏内有肉桂，善治寒湿痰及痰饮气喘、喉中痰鸣者，非治热甚动风、风甚酿痰之痰。如治热甚痰闭，则应用凉开，如至宝丹之类。余如风痰护心包，痰鸣不语如尸，舌苔白腻或黄者，宜苏合香丸；肝风酿痰，乘护心包，神识迷离者，宜叶氏牛黄清心丸；湿浊秽恶及痧毒阻滞血脉及心宫循环流行则肢厥脉伏者，温开宜太乙紫金丹，轻则紫金片；脾胃湿热，秽浊化热，蒸腾热气，内蒙包络，神识沉迷者，以叶氏神犀丹；心胃热重，侵犯包络，神志乍清乍昏者，宜万氏牛黄清心丸；元神大虚，邪热已轻，虚热煽痰，心神迷离，忽清忽混者，局方牛黄清心丸可用；若灼热神昏，热毒陷入心宫者，以安宫牛黄丸；若热毒瘀血，互塞心房，宜犀珀至宝丹；温暑热毒，内攻心包，神昏撮空者，王定清心丸最妥，轻则局方紫雪丹亦可用。此治内闭各法，亦为医者所应知也。以上各丸，绍城和济药局皆备。

玄地银翘汤

方见第十五条。

（十七）秋瘟证，失表或误表，发热无汗，脉洪大浮数，烦躁异常，必生斑疹。其营分郁者色赤，卫分郁者色白，甚则赤

---

① 黑玄参：剂量原脱。

白齐发。浮萍银翘汤主之。

按：黄玉楸云：红斑外发，则营郁泄越，卫闭未能豁开，其发非一次可尽。凡欲发斑，必生烦躁，脉必浮数，陆续出至二三日，继以白斑，则透无遗矣。白斑者，卫气之外泄也。白斑将发，人必烦躁昏晕，脉必浮大洪数，既发则脉静人安，别无余虑。因红斑易生，白斑难出，非郁极不能外发，将发之时，烦乱昏狂，困竭欲死者，往往有之。盖白疹，即白痦也。亦有因病久中虚，气分大亏，而发白疹者，其色白如枯骨，必脉微弱，而气倦怯，多成死候。亦有风热之邪，与湿热相合，流连不解，日数虽多，仍留气分，由肌肉而外达皮毛，发为白疹，即如水晶色之白痦，此邪从气分发泄者也。

浮萍银翘汤

方见第三条。

（十八）秋瘟证，斑疹悉具，外出不快，内壅特甚者，浮萍银翘汤加硝、黄微下之，得通则已。不可令大泄，大泄则内陷。

按：此表里上下双解法也。

浮萍银翘汤

方见第三条。

（十九）妇人秋瘟，经水适来或适断，热入血室，耳聋口苦，昼则脉静身凉，夜则脉数身热，甚则神昏，柴蒿鳖甲汤主之。如邪少正虚，夜微烦热者，柴胡人参汤主之。

按：妇人秋瘟之热入血室，亦有因身热甚，逼血行经者，经行则热入血室；亦有因怀孕病瘟，热甚逼胎下堕，胎下，则热乘虚亦入血室。用药亦当由血室透营，由营出卫可也。

柴蒿鳖甲饮

银柴胡三钱　青蒿一钱　鳖甲三钱　黄芩二钱　生白芍三钱　丹皮二钱　鲜生地三钱　麦冬三钱　焦山栀二钱　生甘草五分

渴者，加花粉钱半；胸胁痞满而痛者，加枳实钱半、栝蒌皮钱半。

柴胡人参汤

鳖血炒柴胡钱半　西洋参钱半　麦冬三钱　生白芍三钱　根生地三钱　炒阿胶一钱　炙甘草一钱

（二十）秋瘟证，误用辛温香燥升提，肺气上冲，舌红燥，喘嗽迫促，不得卧，口开目张，干咳声哑，痰不易出，甚则痰中带血者，旋覆清润汤主之。

按：此节明辛温香燥之禁也。秋瘟属燥属热，用药始则辛凉，继则甘凉。若误用羌、独、辛、防、芎、芷、苏、苍、柴、前，甚者麻、桂、葱、姜等味，误为升散，不知风燥之药，性皆上升，反能引火上逆，亢热弥甚，劫夺胃汁，肺无津液上供，头目清窍徒为热气熏蒸，或鼻干如煤，或目眵无泪，甚则热深肢厥，狂躁溺塞，胸高气促，皆是肺气不宣化之征。斯时苟能清降肺气，使药力不致直趋肠中，上痹即开，诸窍自爽。而又认为结胸及热结旁流，改用连、夏、枳、朴、硝、黄等，苦寒直降，则上闭愈甚，下则反为下利赤水，头汗足冷，顷刻告危。如此死者，皆误于医者诛伐无过所致也。

旋覆清润汤

旋覆花三钱，包煎　栝蒌霜一钱　川贝母三钱　甜杏仁三钱　冬桑叶钱半　鲜茅根十支　麦冬三钱　藕汁一杯　柿霜一钱　雅梨肉五钱

如舌色焦紫，血液大伤，加鲜生地汁半杯，或鲜石斛三钱；阴虚者，加玄参三钱、黑芝麻三钱；肺阴虚者，加北沙参三钱；口渴者，加花粉钱半。

（二十一）太阴秋瘟，表重里轻，医

误下之，则下利不止，身热脉促，汗出微喘，舌红润不燥者，葛根黄连黄芩汤主之。若舌红且燥，不可与也，以甘寒滋阴。

按：此条特揭出"身热，舌红润不燥"七字。盖脉促身热，则宜葛根解表；舌红润不燥，则宜芩、连坚阴。若舌红且燥，复下利不止，甘寒滋阴则益其利，苦寒坚阴则增其燥，更兼表邪不解，外闭内竭，阴液消亡，此死证也。如素禀阴虚之人，因误下而损脾阳，致先后天俱虚，因此不救，余见亦不鲜矣。盖脾阳虚，则乾健之司失职，不能生津于上，蒸动药气，引邪下行，虽按法施治，亦难奏功。若用清降之药，以治肺部之结热，则脾阳更伤；如用温通之剂，以救药误，则又虑温邪复炽，缘咽为胃之关门，主出纳之道路，不能飞渡，以胃阳之伤耳。胃为六腑之总司，主饮食之运化，亦不能舍正路而弗由也，皆由药误以致病者，一身上下，如冰炭之不相容，虽欲不死，必难求生，此皆妄用硝、黄之戒也。若遇大便燥结，五六日不解，舌黄厚腻，胃热炽甚，渴思凉饮，确是邪入胃府，舍此亦无良法。非如近时之庸医，一见便闭，动手硝、黄，误此死者，不胜计算。为此特设此条，以警告惯用攻下者。

葛根黄连黄芩汤

生葛根三钱　小川连一钱　黄芩二钱　炙甘草二钱

先煎葛根一半，入诸药，煮取二杯，分温再服。

（二十二）秋瘟证，伏暑挟湿，头痛口渴，烦热昏沉，胸闷肢厥，舌黄黏腻，清暑通气饮主之。

按：此秋瘟伏暑夹湿之治例也。

清暑通气饮

鲜芦根一两　荷梗四钱　鲜竹叶钱半　扁豆花三钱　白通草一钱　金银花三钱　制川朴钱半　豆蔻花一钱　连翘二钱　滑石粉三钱

痰多者，加竹沥一瓢，川贝母二钱；小便短者，倍芦根；壮热无汗者，加浮萍草三钱；神识昏迷者，加叶氏神犀丹一颗，犀角一钱，鲜石菖蒲、莲心各八分；窍闭不知人者，先用紫雪丹五分调服，后服汤药。

（二十三）秋瘟证，痰涎壅盛，胸下痞塞，气上冲，呕吐不利，寸脉微浮，无中焦证，瓜蒂散探吐之。诸亡血家，不可与服。

按：此痰涎壅于膈上，即吐而散之法也。内服之法，如胸膈痞满，主蒌皮、橘红；痰痞，主菖蒲；湿痞，主厚朴；郁结，主川贝；气结，主香附；呕吐，主连、苏。各当以此为主药，此亦因病加减法也。

瓜蒂散

甜瓜蒂一钱　杜赤豆一钱，二味研末　豆豉三钱

水二杯，煎，去渣，取大半杯，调药一钱温服。令吐，不吐再服。

（二十四）秋瘟证，痞在心下，按之则痛，脉浮滑者，加减陷胸汤主之。

加减陷胸汤

栝蒌仁三钱　川连一钱　竹茹三钱　石菖蒲一钱　焦山栀三钱　鲜枇杷叶五片，拭去毛

（二十五）秋瘟证，食积气滞，痞积① 心下，其人中气虚弱，不任攻下内消者，景岳卷胸法熨之。

按：凡温疫、伤寒，服药后熨之，

---

① 积：和济药局本作"在"。

汗亦易出，停药不下熨之，药亦易行，并治杂症心腹寒痛。刘濯西云：如有表邪或气滞者，生葱为君；寒多热少者，生姜为君；痰滞食积者，萝卜为君。今治食积气滞，故以萝卜为君。此亦变通化裁法也。

景岳罨胸法

生姜一两　生葱一两　生萝卜四两

捣碎炒热，布包熨患处，冷则再易热者，轮流更换，不拘回数，总以熨透为度。

（二十六）秋瘟证，燥热伤肺胃阴分，烦热干咳，咳不出声，便秘者，宣白参麦汤主之。

宣白参麦汤

南沙参三钱　麦冬三钱　生玉竹二钱
栝蒌皮钱半　桑叶钱半　杜兜铃钱半　天花粉钱半　苦杏仁三钱　连翘二钱

热不退者，加地骨皮三钱。

（二十七）秋瘟证，燥热日久，津液两伤，干咳，胸胁痛，面赤，舌红燥，口渴，便秘，清燥救肺汤主之。

清燥救肺汤

方见第四条。

（二十八）阳明秋瘟，下后汗出，当复其阴，益胃汤主之。

按：吴鞠通云：凡温热、温疫皆伤阴，下后邪解汗出，汗亦津液所化，阴液受伤，不待言矣。故云当复其阴。

益胃汤

细生地五钱　麦冬五钱　北沙参三钱
生玉竹钱半，炒香　冰糖一钱

水三杯，煮取一杯，顿服之。

上列二十八条，凡秋瘟证之治法，自初起至善后，虽曰略备，推而广之，亦可兼治春之风温及春温，夏之暑风及暑温，秋之秋燥及伏暑。惟加减变化，

仍在人之心灵神慧，必须辨症的确，而又善于化裁，不可拘执成法，缘失之毫厘，错以千里，此用方者所不可不知也。

第六章　秋瘟现证之鉴别

前章辨秋瘟之顺传、逆传，及误温、误下之显现各证状，分病所浅深、症势缓急，按证设列治法，以俾对证用药。此章复将前证之局部各现状，与非疫症之同种现状，反复详辨，以鉴别其异同，然后得见疫证之真相，以收治疗之效果，庶不致误入歧途，夭枉人命，亦作者区区之苦心。兹将局部各现状分条鉴别如下。

（一）头痛

凡疫气则头痛如劈，沉不能举，两目昏瞀，势若难支，总由热毒上冲清阳，泻火下降，则热毒自平。不若伤寒之太阳阳明头痛，虽痛不至如劈。

（二）恶寒

疫邪郁伏，营卫不和，腠理固闭，故而恶寒，乃阳热内闭之象。秋瘟之发，微恶寒而即发热者轻；恶寒甚而指麻冷者，其发热必重；下利赤水者，为热毒陷里，逼液下趋者，凶。

（三）发热

疫毒出表则发热，伏里则不热。热宜和缓，不宜烦躁。若热至遍体炎炎，较之昏沉肢冷者，而此则发扬，以其气血尚堪胜毒，一经清解，而热自透。若妄肆发表，必至内伏。如身热渐退，乃为病松而热退也。

（四）膈满

胸膈乃上焦心肺之地，而邪不易犯。惟秋瘟乃暑燥化火，火性炎上，易及于心，以火济火，移热于肺，金被火灼，其燥愈甚，郁遏胸膈拒按，而气必长呼

矣。亦宜清润清解，兼开泄之剂。若有停痰伏饮，舌白滑不渴者，宜去凉润药，轻者加橘、蔻、菖、薤，重者枳、壳、连、夏，加萝卜汁、菖蒲之类，以清燥火之闭郁，亦开痰食之停留。

（五）胸闷

秋瘟有初起六脉细数沉伏，面色青惨，昏愦如迷，四肢逆冷，头汗如雨，其痛如劈，欲吐不吐，欲泻不泻，男则仰卧，女则覆卧，摇头鼓颔，此为闷疫。由热毒深伏于内，而不发露于外，渐伏渐深，入脏而死。治法宜先刺曲池、委中，以泄营分之毒，再灌紫雪丹以清透伏邪，使其外达，或可挽回，否则不起矣。

（六）自汗

秋瘟自汗，上身为多，头汗更甚，惟下身无汗，甚则足反冷。盖头为诸阳之首，火性炎上，毒火盘踞于内，五液受其煎熬，热气上腾，如笼上熏蒸之露，故头汗独多。伤寒则无汗，以此为辨。

（七）肢冷

凡四肢逆冷，在杂证是脾经虚寒，元阳将脱，惟疫则通身发热，四肢独冷。此因热毒郁遏脾经，邪火莫透。重清脾热，手足自温。

（八）呃逆

呃逆者，皆火也。有因胃热上冲者，有因肝胆之火上逆者，有因肺气不能下降者，皆宜清其火，而呃自止也。如清泄之中，再加竹茹、枇杷叶、柿蒂；有痰于中者，加菖蒲、栝蒌皮；便闭于下者，加栝蒌仁、麻仁。

（九）呕吐

呕吐者，是发泄胃家热邪也，热平而呕自止。疫毒内郁，欲吐不吐，干呕神呆，其症更险。辨之之法：疫症之呕，胁不痛，因内有伏毒，邪火干胃，毒气上冲，频频而作；伤寒少阳之呕，胁必痛。有干呕者，是蕴毒于胃，不得发越，为更重，宜清瘟败毒饮合连苏饮加滑石等味。

（十）咳嗽

当分咳嗽、咳逆为两种。咳嗽者，连声而咳也。凡秋瘟见咳嗽，是肺闭已开，有痰者伏热已轻，无痰者伏热仍多也。咳逆者，是气逆而咳，一咳即止，如呛然也。先咳后发热者，为邪已达；热退后咳者，为余热留连。久咳不止，形瘦脉弱者，防成肺劳。

（十一）烦躁

烦躁者，疫火内攻，心君不宁也。忽躁忽静，谓之躁静不常，较之癫狂，彼乃发扬，而此嫌郁遏，总为毒火内扰，以致坐卧不安，皆宜凉润清解之剂。如舌干液亏者，可兼育阴养液。若烦躁久不止，为心神、肾志两伤，不治之证也。

（十二）谵语

谵语者，为疫毒上乘心包，心神不能主持，是以言语颠倒，急宜清泄心火。若下后热减，神识清者为轻。若先数言清，后渐错乱者，外证自汗如油，此系心神散越、元气不支之危象也。

（十三）鼾睡

是神昏已甚，迷闷似睡，而有痰声也。毒火已陷心包，比神昏尤重。亦有因误用凉遏致此者。宜辛凉开透治之，不可不知也。

（十四）不寐

不寐者，营分受热，则血液受劫，心神不安，夜静无寐。肤间斑点隐隐，风暑陷营，宜用犀角、竹叶之属。挟湿热陷入者，犀角、银花露之属；热毒壅遏，阻隔上下，故火扰不寐，宜导赤散加味，以引热毒下行；若烦躁便闭，金汁、紫雪亦可用之。惟热毒陷营，舌色必绛；暑热无湿者无苔；热兼湿者必有浊苔；湿在表分者亦无苔，或有亦薄。

（十五）目赤

目赤面红者，火性上炎也。目赤多眵者，兼有肝热也。如便闭舌绛，宜清润开达并用。

（十六）口渴

秋瘟初起，因水不上升，咽干思饮，不及半杯；或误温散，则液干灼热，则思冰饮水，百杯不足。此因火毒熬煎于内，非冰水不足以救其燥，非用石膏不足以制其焰，亟宜大剂清解。如湿邪化火化燥，皆有口渴之证。病后余邪未尽，亦有口渴。或热在血分，或湿热相兼，或挟脾湿者，亦渴多饮。

（十七）口秽

口秽者，口气臭秽也。口气由于内热，秽气由于肺胃腐烂，是以吐出之气皆秽浊也。清解之中，再加竹茹、银花、建兰叶、枇杷叶、金汁水，以导秽下行。

（十八）鼻嚏

有嚏者，是肺气发越也，为吉；无嚏者，是肺气内闭，为凶。

（十九）鼻衄

秋瘟鼻衄，乃疫毒侵逼营分，郁热上冲于脑，循鼻窍而出，甚则出如泉涌，宜清瘟败毒饮去桔梗，加鲜茅根、羚羊角。舌衄者，亦服前方，外用蒲黄炒炭，研末掺之。齿衄亦以前方，加川柏。

（二十）鼻干

鼻为肺窍。风寒袭肺，则鼻流清涕。疫邪内郁，则鼻孔干燥，治宜清化。至鼻孔黑如烟煤，乃热毒灼肺已极，急宜清下，缓则肺胃焦枯矣。

（二十一）鼻扇

鼻扇为秋瘟最忌。秋瘟邪伏肺胃，鼻扇乃肺为邪火灼伤，津液枯涸也，为

难治。若兼气促痰鸣，则更危矣。

（二十二）气促

气促是热毒结肺，以致呼吸不利其关隘，是以气机喘促也。为肺气欲绝之象，皆险候也。

（二十三）气闭

气闭，即昏闷无声。盖心之气出于肺而为声，窍因气闭，气因毒滞，心迷而神不清，窍闭而声不出。凉润清解法中，宜加兜铃、苇茎、射干之类，热甚则加紫雪丹。亦有因肺热而暂时失音者[1]，又有因久咳肺气不足、声音不爽者，当以保肺清金为治也。

（二十四）妊娠

凡妊妇病疫，热轻者以保胎为要，热重者以清邪为先。盖母之于胎，一气相连，胎赖母血以养。母病热疫，如灼热神昏，舌绛或焦黑，是毒火蕴于血中，母之血即毒血也。苟能亟清其血中之毒，使毒轻热退，则胎自安矣。须知胎热则动，胎凉则安。若执犀、羚、紫雪为动胎不用，任其疫火炎炎，甚至舍病，以轻剂保胎而敷衍，非但不保其胎，实则速其母死也。余目睹今秋妊娠染疫多死者，皆此故也。至于产后，以及病中适逢经至，当可类推。若泥产后与经期禁用寒凉，亦误人性命矣。不知禁寒凉者，在无热病时也。非灼热之病，或可不用寒凉。医者亦当知之，庶不致夭枉人命也。

第七章　秋瘟之豫防法

此次秋瘟之发生，大半为夏秋时天气不正，久旱不雨之故。如近日立冬虽过，天令暴寒淫雨，若素常内蕴伏热之

---

[1]　者：和济药局本无此字。

人，经过凉燥，再受暴冷，郁至深冬，喉痧、冬温在所难免。际此蔓延之时，已病者急须妥求治验良法，未病者必须预为设防。兹将未病及临病之豫防法列举如下：

甲　未病豫防

为患疫之处，以免除传染未病者之法也。苟能人皆遵守，再不致流行遍地。兹举食物、饮料、衣服、居室为四类，胪列于后。

元　食物

凡秋瘟病发生之时，无病人宜常食生萝卜、雅梨等凉化之物，然亦不可过量。食物宜多吃植物品，如荸荠、甘蔗、绿豆、鞭笋、菠菜、蒿菜、菘菜即白菜；少食动物品，如猪、羊、牛、鸡、鹅、鸭、鱼、虾、蟹，及一切油腻之食物。如动物之亦有可食者，如咸蛋、海蜇、海带、海蝲、鲫鱼、土鱼等。宜戒吸纸烟及水旱烟，因各烟含有毒质，助长毒火上焰，能变坏血液与脑神经故耳。

亨　饮料

宜用河水、井水滤净，煮沸饮之，煮粥饭亦须用此。若不流通之河水与池潦停蓄之水，及其水污秽变色者、井水近阴沟便所者，皆不可饮。又如未沸之茶水及隔宿之茶，与不洁之茶叶变色变味者，皆不可饮。时疫流行时，宜用绢袋一个，内盛白矾二两，小黑豆二两，雄精二两①，缚定浸缸内，能解水毒而辟蛇虺也，或浸降香以解水毒，或浸贯众以吸收水中微生物。若五更时，投黑豆一握于井中，亦能免疫。宜戒饮酒，盖酒能损血液。若未病时，觉有口燥咳呛，宜先用雅梨汁、萝卜汁各半钟，和匀，炖温服之；如热重鼻燥、大便燥结不通者，宜淡海蜇二两，大荸荠五枚，煎汤

饮之；若微有喉痛，用玄参三钱，薄荷叶钱半，泡茶饮之。证过重者，皆宜参考前之治法，及请医生诊治，非区区数味所能通治也。

利　衣服

凡疫气流行时，衣服被褥宜时常洗换，勿用其有垢腻者。衣服宜宽松，不宜过紧，紧则血液循环受其压迫，易于出汗，必以适度为妥。衣服亦不宜过暖，过暖亦易于出汗，致汗孔疏漏，易触外邪。

贞　居室

凡堂座明堂、卧室厨房，皆须洒扫洁净，不可容留污秽杂物。晴朗之日，宜开窗户，以换新鲜空气，且使日光透入，以吸收湿气。如牛马猪羊之室，及弃置秽物，不可设于住宅及食井之旁。又不可在井旁洗肉菜、涤衣服等类。凡时疫流行时及天气潮湿时，宜常焚降香、大黄、苍术、茵陈之类，以解秽毒。近病人卧床不可用，恐增病人燥热。慎之，慎之！

乙　临病豫防

若家中既有疫病之人，为子女者岂可坐视？应当侍茶奉药。然已病者，应设法救治；未病者，亦须豫防其传染。兹录临病时之隔离法、消毒法，分列如下。

（一）隔离法

家中有人染疫，将未病之小孩妇女等素所同床之人，必须另床及离居别室，不可令其与病者接近。有疫气之所不可入。别处患疫人，不可使之入境。患疫人食余之物，切勿留而食之。若至患疫处所，及入患疫死亡之家送殓，务须远

---

① 二两：和济药局本作"一两"。

隔数丈，身上宜佩川椒、樟脑、雄黄、大黄等物。若关亲戚朋友，必须接近料理者，须先以川椒末或雄黄末时涂鼻孔，则不致传染，出则以纸探鼻内，能得嚏更妙，使秽气病菌不吸入内脏。如觉病秽恶气及停尸臭气，偶骤吸入，即用紫金片五分化服，并忍饥数点钟，即时解散，切勿遽食，补物更忌。若闻病人汗臭气，入鼻透脑，即散布经络，初觉头痛，即用白芥子研末，温水调稠填脐中，隔布一二层，上以壶盛热汤熨之，至汗出而愈。

（二）消毒法

凡疫病人用过物件，如痰盂、便尿器及手巾、碗筷等物，必须用石炭酸水及石灰水洗涤。疫病人所居房舍之地板、窗户等，须随时开畅，及洒扫洁净。患疫人所吐之痰及所泻之粪，须掷石灰粉或炭酸水，倾之空旷、人迹疏稀处，埋入土中，其毒经土气自化，以免传染他人。凡患疫而死者，其断气时，应用丝棉掩其口鼻，以免疫菌传染旁人也。

以上两节，皆为时疫流行时，人人所宜知之常识。苟能如法遵守，不但不染瘟疫，且可却病延年。惟愿各界诸君留意采纳，互相告诫，则秋瘟之病，庶几可以绝迹。若任其蔓延遍地之后，再寻扑灭方法，则已晚矣。

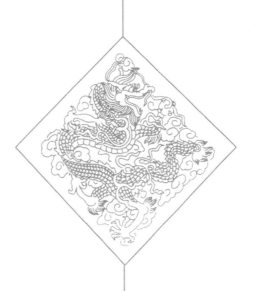

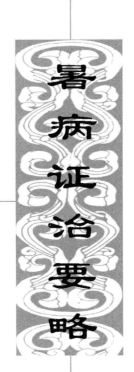

暑病证治要略

内容提要

该书为曹炳章所著的外感病专著之一。序言中称其鉴于暑病变幻最多，淹缠难愈，前贤又乏专书，因此特撰而成。全书分上下两编，上编为暑病通论，包括暑病溯源、辨冒伤中分脏之误、辨静得动得之讹、暑伏三焦膜原考四章。下编为暑病种类，包括伤暑、中暑、暑湿、伏暑、夏月伤寒五大类，每类病证分述其证因、诊断、疗法及治例，层次清晰，辨析精详。最后为结语，点明此书为"集古人治暑精思妙义，心得良方，复经著者五十年经历实验，取精撷华"。今日看来，仍不啻暑病治疗之大成者。

史　序

　　夏季之时期，日光直射点移向北半球，致北半球之时间昼长夜短。一到夏至节以后，正是小暑与大暑之节气，适值气温最高之时期。人类感受太阳之光热，觉得此时之气候酷热异常者，实因溽暑蒸腾也。盖人类当此时期，终日勤劳，或居住于短檐茅屋之中，或行走于炎天烈日之下，感受暑热，势所不免。一经患病，急性则为痉厥，慢性则为疟痢之变焉。

　　惟暑气袭人，其病有冒暑、伤暑、中暑之分，又有暑温与暑湿之异。冒暑则较伤暑稍轻，中暑则较伤暑为急。伤暑之病，又有弥漫三焦，或逆传膻中，以及在卫在营、气分血分之殊。若夏令受暑，伏而不发，至深秋感受新凉而触发者，名曰伏暑。其证寒热似疟，最难骤愈。更有因避暑而贪凉露卧、恣食生冷而为病者，是夏月之伤寒也，不得以暑病名之。上述诸病，设或辨证不清，冒昧施治，则贻害不浅矣。

　　四明曹炳章先生，鉴于暑病变幻最多，淹缠难愈，查历代先贤又乏专书，特撰《暑病证治要略》一稿，曾经披露于《中国医药研究月报》。兹为慎重起见，重行校订。书分上下两编，上编分为暑病溯源，辨冒、伤、中分脏之误，辨静得、动得之讹，暑伏三焦膜原考，共计四章。下编分为伤暑、中暑、暑湿、伏暑、夏月伤寒，共计五章，最后加以结论一章，每病又分证因、诊断、疗法、治例之四节。凡属暑病诸证，俱已条分缕析，记载详明，洵为治暑病之要书也。是为序。

　　　　　公元一九五四年十二月　日绍兴史久华介生谨识

222

弁　言

　　盖暑病者，乃季夏至新秋，历小暑、大暑、立秋、处暑之令，天暑地热，人在此气交之中，感之中之，元气虚者，则为暑病。治不合法，即能致危。兹集先哲大家实验学说，经著者五十年治验合成之。内容分为上下两编，上编为《暑病通论》，下编为《暑病种类》。凡属暑病，应有尽有，治疗完备，列方新颖，用药精审稳妥，切合实用，聊供一得之愚，不无裨益云尔。

暑病证治要略目录

上编　暑病通论 …………… 225

　第一章　暑病溯源 ………… 225

　第二章　辨冒伤中分脏之误 …… 226

　第三章　辨静得动得之讹 ……… 226

　第四章　暑伏三焦膜原考 ……… 228

下编　暑病种类 …………… 233

　第一章　伤暑 …………… 233

　　第一节　证因 ………… 233

　　第二节　诊断 ………… 233

　　第三节　疗法 ………… 234

　　第四节　治例 ………… 234

　第二章　中暑 …………… 240

　　第一节　证因 ………… 240

　　第二节　诊断 ………… 241

　　第三节　疗法 ………… 241

　　第四节　治例 ………… 241

　第三章　暑湿 …………… 243

　　第一节　证因 ………… 243

　　第二节　诊断 ………… 244

　　第三节　疗法 ………… 244

　　第四节　治例 ………… 246

　第四章　伏暑 …………… 250

　　第一节　证因 ………… 251

　　第二节　诊断 ………… 251

　　第三节　疗法 ………… 252

　　第四节　治例 ………… 253

　第五章　暑月伤寒 ………… 257

　　第一节　证因 ………… 257

　　第二节　诊断 ………… 258

　　第三节　疗法 ………… 258

　　第四节　治例 ………… 258

　第六章　结论 …………… 260

上编　暑病通论

暑为夏令之日气，人类感受，每易致病，并无动静之别、阴阳之分。先贤传讹，亟宜辨正。兹特先述暑病溯源，辨冒、伤、中分脏之误，暑分静得、动得之讹，暑伏三焦膜原考，分列四章如下。

第一章　暑病溯源

《热病论》曰：凡病伤寒而成温者，先夏至日为病温，后夏至日为病暑。王启玄①注曰：此以热之微甚也。阳强未盛，故曰温；阳热已盛，故曰暑。杨上善曰：冬伤于寒，轻者夏至前发为温病，重者夏至后发为暑病。《伤寒序例》云：暑病热极重于温，其暑病者，乃实热病也。《脉要精微论》曰：彼春之暖，为夏之暑。王士雄云：夫温即热也，热之渐也。然夏未至则不热，故病发曰温；若夏至后则渐热，则病发曰暑。盖六月节曰小暑，六月中曰大暑，是病暑即病热也，亦即伏气之病热也。故仲景以夏月热病名曰暍者，为别于伏气热病而言也。《说文》云：暍，伤暑也。故暑、热、暍三者，皆烈日之气也。《汉书·武帝纪》云：夏亢旱，民多暍死。故暑者，热也，暍也，皆夏令一气之名也。《经》又云：在天为热，在地为火，其性为暑。又云：水火太烈，炎暑流行。盖暑为日气，其字从日，曰炎暑，曰酷暑，皆指烈日之气而言也。盖日为众阳之宗，日出则燔

火无光，阳燧承之火立至，故日本称暑病为日射病，义本此也。王秉衡曰：夏令属火，日光最烈。天时乃热，人感其气，名曰伤暑，轻者冒暑，甚者中暑，或曰暑淫，是暑即是热明矣。暑为君火，属离，离中虚，故暑脉亦虚。《刺志论》曰：气盛身寒，得之伤寒；气虚身热，得之伤暑。王士雄云：寒伤形，暑伤气，寒为阴邪，暑为阳邪，截然分明。是则暑伤气，故气虚。身热为伤暑，所谓"壮火食气"也。暑为阳邪，天气通于鼻，鼻为肺窍，肺合皮毛，故暑邪由口鼻入肺，肺受火烁则多汗，与风伤卫证相似。以渴不渴辨之：渴者燥也，燥万物者，莫熯乎火。故温热暑病，仲景皆揭"渴"字为准鹄。喻嘉言云：古人以燥热为暑。得其旨矣。王孟英曰：暑从"日"，日为天上之火，故"日"字在上；寒从"冫"，为地下之水，故"冫"字在下。暑为阳邪，易入心经；寒为阴邪，先犯膀胱。霄壤不同，各从其类也。《经》云：天寒地冻，天暑地热。《经》又云：阴阳可升降，寒暑彰其兆。理极明显。或有以暑为阴邪者，岂非坐井观天，不见日面之语耶？王孟英又曰：夏至后有小暑、大暑，冬至后有小寒、大寒。暑即热也，寒即冷也，阴阳对待，乃天地间显明易知之事，并无深微难测

---

①　王启玄：王冰，号启玄子，唐代医家。曾为《素问》作注。

之理。从来歧说偏多，误人不浅，更为调停其说者，误以动静分之。动静惟人，岂能使天上暑气随人而特别乎？又有妄合湿热二气为暑者，则亢旱之年，河井皆涸，禾苗枯槁，湿气全无，而炎暑更烈，其可谓之非暑乎？况湿无定位，分旺四季。暑与湿，固易兼感，且夏季暑兼湿之证最多。若云湿与热合，始名为暑。然则合于风，合于寒，更将何以名之？且二气兼感者多矣，如风与寒，亦最易合，而仲圣严分桂枝汤、麻黄汤之异治，岂暑与湿而不分别乎？故治暑者，须知暑为火热之邪，然必审其有无兼湿而随证用药，庶不误人矣。古人讹误之点，另文辨正之。际此国医学说将欲整理之时，先贤传讹，岂可将错就错，承讹袭谬而不订正之乎？则何以作后学之楷范？爰将先贤治暑学说确有实验者，悉采录之；其有传讹，名实不符者，遵先贤学说订正之。如阴暑之类，乃夏月伤冷中寒，本非暑病，则径以夏月伤寒名之，庶几名副其实。暑用凉解，寒用温热，各不相混。其正当暑病，别为伤暑、中暑、暑湿、伏暑、夏月伤寒，各列一类。每证分证因、诊断、治疗、治例为四项，有法有方，且从最新实验方法，切合实用。是否有当，质请海内积学同志商讨之。

第二章　辨冒伤中分脏之误

朱丹溪曰：冒暑乃夏月炎暑也，盛热之气也，有冒、有伤、有中，三者有轻重之分，虚实之辨。或腹痛水泻者，胃与大肠受之；恶心者，胃口有痰饮也。此二者冒暑也，可用黄连香薷饮、清暑益气汤。或身热头痛，躁闷不宁者，或身如针刺者，此暑伤在肉分也，当以解

毒汤、白虎汤加柴胡。气虚者加人参，此为伤暑。或咳嗽发寒热，盗汗不止，脉数者，暑在肺经，用清肺汤、柴胡汤、天水散之类。急治则可救，迟则不救，盛火乘金也。此为中暑，凡治病须要明白辨别，慎勿混同施治。张凤逵曰：暑病原有轻重，分别伤、冒、中三款是也。大凡感暑而病者，皆从冒火而得，总谓之伤暑；其感火多而热重者，乃为中暑。以内外诸杂证，属证五脏，犹为近理。至以五脏分属冒、伤、中三者则误矣。其内外诸杂症，即有轻重，均从脏而发。若以分属之三证，岂不泛且左矣？名家有此误，又何以破后人之迷也？特为辨正之。

炳章按：朱氏之所谓中暑之证，咳嗽寒热，盗汗不止，乃夏月肺虚，肝火上刑。妄为中暑，而用天水散淡渗伤阴之剂，似亦有未妥。张氏之辨，其以冒、伤、中受邪之因，误为分脏，不从邪入渐进之途径，先分属脏腑，确不近理，且不能名中暑也。

第三章　辨静得动得之讹

张洁古云：静而得之为中暑，动而得之为中热。中暑为阴寒证，中热为阳证。东垣曰：避暑热于深堂大厦得之者，名曰中暑。其病必头痛恶寒，身形拘急，肢体疼痛而烦心，肌肤火热而无汗，是为房室之阴寒所遏，使周身阳气不能伸越，大顺散主之。或农夫于日中劳役得之者，名曰中热。其病必头痛发躁，恶热，扪之肌肤大热，大渴引饮，汗大泄，无气以动，乃为天热外伤肺气，苍术白虎汤主之。王安道曰：余窃谓之不然。盖暑热者，夏之司令也。火行于天地之间，人或劳动，或饥饱，元气亏乏，不

足以御，天令亢极，于是受伤而为病，名曰中暑，亦名曰中热，其实一也。今乃以动静所得分之，何哉？夫中暑热者，固多在劳役之人，劳役则虚，虚则邪易入，邪入则病，且在烈日下工作，更易伤中。若人体不虚，则天令虽亢，亦无由以伤之。彼避暑于深堂大厦，得头痛恶寒等证者，盖亦伤寒之类耳，恶得以中暑名之耶？其所以烦心与肌肤大热者，由身中阳气受阴寒所遏而作，非暑邪也，苟欲治之，非辛温发散之剂不可。今乃以大顺散治静而得之之证，吾恐不能解表，反增内烦矣。夫大顺散一方，原其初意，本为冒暑伏热，引饮过多，脾胃受寒湿而立，故甘草、干姜皆经火炒。又肉桂而非桂枝，盖温中药也；内有杏仁，不过取其能下气耳。今之世俗往往不明，类曰夏月阴气在内，大顺散为必用之药。吁，其误也不亦甚欤！阴气非寒气也，以夏月阳气发泄于外，故阴气则在内耳，岂可空视阴气为寒气，而用温热之药乎？阴果为寒，何以夏则饮水乎？其白虎汤虽宜用，然亦不可视为通行之药，必参诸治暑之方，随所见证而用之然后合理。若所谓静而得之之证，虽当暑月，原非暑证，宜分出之，毋使后人有似同而异之惑。环观仲景论，则知中暑、中暍、中热同一夏令之病，但其脉证有虚实耳。何洁古强以动静分暑热，而与夏月伤冷之候并称，此亦名不正则言不顺矣。大约暑之伤人也，劳者多得之。《阐要编》曰：暑邪中太阳，开腠理，夺正气。若随汗大泄，邪不入里，所谓“精气夺则虚”。而发热者，虚火也，脉当迟细，宜扶正气为主，带驱暑邪，清暑益气汤之类是也。若因汗大泄，邪反入里，所谓“邪气盛则实”。而发热者，实火也，脉当洪大，宜驱暑邪为主，带扶正气，白虎加人参汤之类是也。东垣又有血虚发热类白虎，惟脉不长实之辨，此又以中暑而非暑。呜呼！中暑类伤寒，伤寒又有类中暑，辨可不明，治可不慎哉！朱丹溪曰：苦暑之时，无病之人，或避暑热，纳凉于深堂大厦、凉台水阁，大扇风车。得之者，是静而得之，阴证也，其病必头痛恶寒，身形拘急，肢节疼痛而心烦，肌肤大热而无汗，此为阴寒所遏，使周身阳气不得伸越。宜用辛温之剂，以解表散寒，用厚朴、紫苏、干葛、藿香、羌活、苍术之类。若外既受寒，内复伤冰水、生冷瓜果之类，前药再加干姜、缩砂、神曲之类。此皆非治暑也，治因暑而致之病也。张凤逵曰：静得动得，分中暑伤暑。此论出自张洁古，后人因之。夫盛暑之时，炎火若炙，无处非是。故人闻避暑，而未闻避寒。深堂广厦，正以避暑，安得入而中之？且房屋深凉，正可护卫阳气，又安得而遏伤之乎？即高堂深处，必不能无冒暑应接。其伤暑者，亦于动中得之耳。老子云：人能常清静，天地尽皆阴。一静即可驱暑，从何而中也？至于冰水、瓜果等冷物，多食自伤脾胃，亦生杂证，为泻痢诸病。内有此物积聚，则可谓专以此致暑病则不可。若执口得寒物，身犯寒气，同冬时寒病治之，则谬以千里矣。王士雄曰：夏月有因畏热，因浴冷水卧凉风，或冰瓜过啖，而致夏月伤寒，亦即夏月之阴暑证，非病暑也，轻者香薷饮、藿香正气散、胃苓汤等，重者大顺散、冷香饮子等方治之。譬如避火而溺于水，拯者但可谓出之于水，不能谓出之于火也。昔罗谦甫治商参政与完颜小将军两案，俱用热药，俱不名暑病。又吴球治暑月远行人案，直曰中寒，均载《名医类案》。盖恐后世误以热药治暑，故特举病因而名之，则名正言顺矣。昧者犹不深究，妄立阴暑之名，眩惑后人。若谓夏月伤寒为阴暑，则冬月之红炉暖阁、羔酒狐裘而患火证者，将谓之阳寒矣。夫寒暑者，乃天地一定之阴阳，不容混淆。惟司命之士，须知严冬有热病，盛夏有寒病，用药皆当详审其证，庶无倒行逆施之患矣。

介生按：前哲张洁古、李东垣辈，以动而得之为中热，静而得之为中暑，而以中暑为阴证，中热为阳证者，盖动暑即奔走于长途赤日之下，暑热直中脑筋之中暑。初起自觉头目眩晕，鼻孔灼热，自汗身热，继即神识昏迷，不省人事，面色油黯，皮现紫筋，牙关微紧，此即东医所谓"日射病"，又名"热射病"也。静暑即贪凉露卧，感受阴寒。其证头痛恶寒，肢节疼痛，身形拘急，实系夏月之伤寒也。或因避暑而饮冷水寒冰，致伤脾胃，其证霍乱吐泻，肢冷汗泄，此系暑月感寒，治宜温中散寒。古人用大顺散治之，是夏月着寒之症也。谅以张洁古、李东垣辈，因为时在夏月，虽属寒证，随被"暑热"二字所囿，致立阴暑、阳暑之名耳。吴坤安曰：按暑与暍，皆日气也，不必分属。动而得之为中暍，静而得之为中暑。其说出自洁古，后人因之，未可据为确论也。盖动静不过劳逸之分，既均受暑，治法不甚相远。至于阴暑，尤宜速辨。夫当盛暑之时，炎火若炙，静处深堂大厦，正以避暑不近烈日，炎暑何来？膏粱体亦有中暑之症者，盖不能无冒暑应接，正在动中得之耳。此静中之动，即洁古所称"静得之暑"也。若乃纳凉于水阁山房，或感冒微风，或静夜着凉，此外感阴寒，遏其周身阳气，以致头痛恶寒，肤热无汗等症者，当以辛温之剂微微表散。至

若浮瓜沉李、冷水寒冰，以伤胃中之阳，又当温中散寒。此乃暑月感寒之症，不得以阴暑名之。然以辛温治阴暑，其弊在命名。若薛氏以温热之品治中暍，则贻害不浅矣。窃为辨正，以免后学之惑。

第四章　暑伏三焦膜原考

《素问·灵兰秘典论》云：三焦者，决渎之官，水道出焉。《难经·三十一难》云：三焦者，水谷之道路，气之所终始也。上焦者，在心下，下膈，在胃上口，主内而不出。中焦者，在胃中脘，不上不下，主腐熟水谷。下焦者，当膀胱上口，主分别清浊，主出而不内，以传道也。

宋苏黄门[①]《龙川略志》云：彭山有隐者，通古医术，与世诸医所用之法不同，人莫之知。单骧从之学，尽得其术，遂以医名于世。宋治平中，予与骧遇于广都，论古今学术异同。骧既言其略，复叹曰：古人论五脏六腑，其说有谬者，而相承不察。今欲以告人，人谁信者？古说左肾，其腑膀胱；右肾命门，其腑三焦。丈夫以藏精，女子以系胞。以理言之，三焦当如膀胱有形质可见。而王叔和言三焦有脏无形，不亦大谬乎？盖三焦有形似膀胱，故可以藏有所系者。若其无形，尚何以藏系者哉？且其所以谓之三焦者，何也？三焦分布人体中，有上中下之异。方人心湛寂，欲念不起，则精气散在三焦，荣华百骸。及其欲念一起，心火炽然，翕撮三焦精气，入命门之腑，输泻而去，故号此腑为三焦耳。世承叔和之说而不悟，可为长叹息也。

---

①　苏黄门：即苏辙。"门"字原脱，据文义补。《龙川略志》为其所撰的一部史料笔记。

予甚异其说。后为齐州从事，有一举子徐遁者，石守道之婿也。少尝学医于卫州，闻高敏之遗说，疗病有精思。予为道骧之言，遁喜曰：齐尝大饥，群丐相脔割而食，有一人皮肉尽而骨脉全者。遁学医，故往观其五脏，见右肾下有脂膜如手大者，正与膀胱相对。有二白脉自其中出，夹脊而上贯膈，盖此即导引家所谓夹脊双关者，而不悟脂膜如手大者之为三焦也。单君之言，与其所见悬合，可以正古人之谬矣。

曾虎臣曰：按《白虎通·性情篇》云：上焦若雾，中焦若沤，下焦若渎。据此则三焦有形明矣。愚谓闻之隐者云：三焦即黄庭也。丹书以心火、肾火、膀胱火聚于此，以猛烹极煅，焦乃武火之谓也。沈存中亦云黄庭有名无形。，与叔和之说同。然存中亦不知黄庭即三焦，叔和亦不知三焦即黄庭也，与曾虎臣谓三焦有形，亦是从《白虎通》之说也。

梁特岩曰：三焦手少阳，属腑。人生三元之气，脏腑空虚也。上焦心肺居之，中焦脾胃居之，下焦肝、肾、膀胱、大小肠居之。其气总领脏腑、营卫、经络内外左右上下之气。三焦调和，即为无病。三焦之病，即属诸脏腑，不别分表里也。

唐宗海曰：焦，古作"膲"，即人身之膜膈，所以行水道也。今医皆谓水至小肠下口，乃渗入膀胱，似未然也。盖自唐以后，皆不知三焦为何物。西医云：饮入于胃，胃之四面皆有微细血管，吸出所饮之水，散走膜膈，达于连网油膜之中而下入膀胱，即《素问·灵兰秘典论》所谓"三焦者，决渎之官，水道出焉"是矣。三焦之根，出于肾中。两肾之间，有油膜一条，贯于脊骨，名曰命门，是为焦原。从此系发生板油，连胸前之膈，以上循胸中，入心包络，连肺系上咽，其外出为手背胸前之腠理，是为上焦；从板油连及鸡冠油，着于小肠，其外出为腰腹之腠理，是为中焦；从板油连及网油，后连大肠，前连膀胱，中为胞室，其外出为臀胫少腹之腠理，是为下焦。人饮之水，由三焦而下膀胱，则决渎通快。如三焦不利，则水道闭，外为肿胀矣。西医知连网之形甚悉，然不名三焦，又不知连网源头，并其气化若何，皆不知也。

读《龙川略志》三焦之说，与唐宗海、西说亦相符合，皆云三焦源出肾中。故欲念一起，心火炽甚，翕撮三焦精气，从命门之腑而输泄之，则不能荣养肢体百脉，是则三焦膜原皆虚，不能卫外而护皮毛，则寒暑客邪，得各从其类而侵袭之。

《素问·生气通天论》曰：冬不藏精，春必病温。又《金匮真言论》曰：夫精者，身之本也。故藏于精者，春不病温。谚有之曰：寒暑必伤下虚人。是知平时节欲保身，肾气完固，正气充满，则寒暑不能侵袭之。陈平伯云：冬不藏精，春必病温。盖谓冬时严寒，阳气内敛，人能顺天时而固密，则肾气内充。命门为三焦之别使，亦得固腠理而护皮毛。虽当春令升泄之时，而我身之真气，则内外弥沦，不随升令之泄而告匮。纵有客邪，安能内侵？是《内经》所以明致病之原也。

然但云"冬不藏精"而不及他时者，以冬为水旺之时，属北方寒水之化，于时为冬，于人为肾。井水温而坚冰至，阴外阳内，有习坎之义。故立言归重于冬，非谓冬宜藏而他时可不藏精也。喻嘉言云：春夏之病，皆起于冬。而秋冬二时之病，皆起于夏。夏月藏精，则暑热之邪不能侵，与冬月藏精，寒邪不能入者无异也。故丹溪谓夏月必独宿淡味，保养肺肾二脏，尤为摄身之仪式焉。即"春必病温"之语，亦是就近指点。常见里虚者表不固，一切时邪，皆易感受，学者感此，可悟及六气之为病矣。

《素问·热论篇》曰：凡病伤寒而成温者，先夏至日为病温，后夏至日为病暑。暑当与汗俱出，勿止。然则夏至暑病，原有冬寒伏气，故仲景所辨中暑热曰中暍，是为与伏气暑病之分别。暑当与汗俱出，勿止者，是指酷暑之时，当与其自然汗出，则日常所受暑气，得随汗出而解。若强制止之，是即《内经》所谓"夏暑汗不出者，秋成风疟"，是知不与汗出，暑毒伏于膜原，至秋新凉外感而为痎疟风疟者也。

《仁斋直指》云：暑气皆从口鼻而入，凝之于牙颊，达之于心包。此暑邪从口鼻入也。非独此也，凡温热、瘟疫、湿秽、瘴气、一切不正之气皆能从口鼻而入。不即发者，隐伏于膜原三焦，至深秋初冬而发，即名伏暑。亦曰"伏暑类疟"，乃寒热如疟也。吴又可曰：疫气之来，从口鼻而入。则其所容，内不在脏腑，外不在经络，舍夹脊之内，去表不远，附近于胃，乃表里之分界，是为半表半里，即《针经》所谓"横连膜原"是也。又云：表里分伏者，邪气伏于膜原。膜原者，半表半里也。而膜原之在躯壳中，最为有用者，为膜膈。《人镜经》云：膈膜者，自心肺下，与脊胁腹周回相着，如幕不漏，以遮蔽浊气，不使熏清道是也。《甲乙经》：膈俞在第七椎圈推之。盖膈膜之系，附着于脊之第七椎，即是膜原也，亦即《素问·疟论》"邪气内薄于五脏，横连膜原"也。其道远，其气深。王冰注：膜原为膈膜之原

系。今以"横连"二字观之，则为膈膜之原系无疑矣。而膜原又所指不一。《百病始生篇》云：肠胃之外，膜原之间。盖所谓膜原者，言膜之在各脏各腑之间，而遮隔者之原系也。各脏各腑之间，皆有薄膜，而外连于皮肉孔穴。直其次者，谓之膜穴，肝膜期门、胆膜日月之类。岂脏腑位于身中，而其气，背部则从脊骨间而输出，故谓之腧穴。腹部则脏腑之膜，直着于皮肉，故谓之膜穴乎？蒋示吉曰：胃外肺下，即为膈膜，前有鸠尾，后竟十一椎，周回着脊，以遮盖中下二焦，浊气不能上熏。故暑疫热邪，亦不从下流，伏于隐处也。张隐庵注《疟论篇》云：膜原者，连于肠胃之脂膜，亦气分之腠理。《金匮要略》云：腠者是三焦通会元真之处，理者是皮肤脏腑之文理也。盖在外则为皮肤肌肉之腠理，在内则为横连脏腑之膜原，皆三焦通会元气之处。高鼓峰[1]《四明心法》云：凡脏与脏，腑与腑，或脏与腑，彼此相接之处，中间盖有虚界之膜原，而虚界中复有细丝筋膜。其为某脏之筋，便为某脏之病。其如胃与小肠相近，而邪入于胃与小肠之虚界，而彼筋膜属胃，则为阳明疟也；又如肝与脾相近，而邪入于肝脾之虚界，以筋脉属脾，便为太阴疟矣。究之脏腑虽病，皆由膜原之气迁移也。薛生白：膜原者，外通肌肉，内达胃腑，即三焦之门户，实一身之半表半里也。邪由上受，直趋中道，故病多伏膜原。章虚谷曰：外经络，内脏腑，膜原居其中，为内外交界之地。故凡口

---

[1] 高鼓峰：高斗魁（1623—1670），字旦中，浙江鄞县人，清初医家。著有《鼓峰心法》（又作《四明心法》）、《吹毛编》（又作《四明医案》），总名之曰《医宗己任》。

鼻吸受之邪，必归膜原而后入内，在内之邪欲外解，亦必由膜原传达于外。其地在腠理形层之内，脏腑之外，夹脊之界，如吴又可所谓半表半里也。

炳章按：暑邪之由口鼻吸入者，必先到肺。肺中暑秽浊气，从下宣达，即传肺下膜原。且手太阴肺经，中府为膜穴，太渊为原穴。若暑邪从口入，必先入胃，胃外有微细血管，吸出胃中暑秽，散布膈膜而入膜原，故传达最速而发无定时。正虚者，邪得深伏而发病亦迟。邵步青曰：疟发间日，如《素问》所谓夏伤于暑，秋必痎疟。又如《疟论》云：邪气内薄五脏，横连膜原，其道远，其气深。稽古无疟邪犯膜原之方，惟吴又可治疫邪而犯膜原，以达原饮为主，亦即治伏暑类疟之理。余因博考改定，列入治例，以治间日疟甚效。盖疟邪内薄，不在表分，但随经上下，其必横连于膜，深入于原矣。膜为膈间之膜，原为膈肓之原，治以常山涤膈膜之痰，槟榔达肓原之气，草果、厚朴消除肠胃之浊邪，黄芩、知母清理肠胃之热邪，复以菖蒲透膜，青皮达下，甘草和中而疟自解矣。

邵步青曰：三焦以躯壳为郛郭，主宣上中下阳气，为相火游行之部。盖三焦与肝胆同司相火，少阳生气于肝胆，流行三焦，名相火也，其义本此。张凤逵曰：暑毒变幻无常，久伏之毒深，长桑不能隔肤而见脏。盖其伤人不拘虚实，脏腑并中，经虚者寒栖之，经实者暑栖之。寒凌其弱，暑亲其类也，人受之而不即发，栖于三焦胃肠之间，膜原虚处，是伤气而不伤形。故旬日莫觉，变为寒热风疟不定，或为痢疾，或为霍乱吐泻，脘腹中满，腹痛下血，不可度量也。邵步青曰：暑伏之久而发动，但现昏愦疲倦，膈热烦闷，呕恶，二便不畅，口渴干燥，腹痛痞塞，外则烦灼不已。医者不知病在何处，证成何病，动手便错，不知暑毒伏于三焦也。暑伏三焦之理已明，而三焦分别治法惟何？夫三焦者，上焦如雾，主氤氲之天气，主纳而不出，治宜辛凉微苦。轻可去实，如薄荷、连翘、白蔻仁、大豆卷、竹叶、丝瓜叶、佩兰、枇杷叶、西瓜翠衣、苦杏仁、通草、苓皮、桑皮、川贝、橘红、白菊之类。中焦若沤，如气在乎水上，主腐熟水谷，宜苦辛宣通，如草果仁、广皮、茅术、川朴、藿香、广郁金、神曲、香薷之类。辛凉则滑石、石膏、知母、黄连、黄芩之类。下焦若渎，主宣通乎壅滞，主出而不纳，治宜通利二便，如五苓散、六一散、桂苓甘露饮、猪苓汤、承气汤之类。此三焦用药之大纲也。迨病成而变者，以何脏腑之病，则各随见症分别之。盖三焦之说，自《内》《难》经后，阐解少发明，而与温暑、瘟疫关系甚重。金刘河间以温暑分三焦，伤寒分六经，后世宗之；清叶、薛、吴、王诸先贤，亦遵河间宗法。炳章考古证今，衷中参西，爰将三焦功用及温暑受病与膜原联合关系，伏邪出入连系，博考广采，阐明三焦学理，欲知其详，请参阅拙编《三焦体用通考》。以补先贤之未详，聊作后进之参考，并质贤者正之。

介生按：人体之组织中，除血管外，尚有一水道，为循环器之补助器关，以流通淋巴液者，称为淋巴管。此管上行而合成二大管，升至脊柱内侧，其口通于左右锁骨下之大静脉中，即《素问·灵兰秘典论》所谓"三焦者，决渎之官，水道出焉，属膀胱"者是也。《灵枢·营卫生会篇》谓"上焦如雾"者，即颈淋巴腺液，随呼吸以运用，伴营血而周流也；"中焦如沤"者，即胃肠乳糜管，传于静脉及门脉以化血也；"下焦如渎"者，即腹腔淋巴，外散为体温，下入膀胱而为尿也。

凡暑伤上焦，先在卫分，卫分不解则入气分，气分不解则传中焦而入营分，营分不解则传下焦而入血分矣。治疗之际，必须辨其证势之轻重。如初起头胀，脘闷呕恶，其势尚轻，治宜栀子、豆豉、通草、竹叶等味，清宣气分。暑在上焦，则舌苔白腻，头胀身痛，肢冷胸闷，咽干溺涩。治宜泄气分之热，如连翘、杏仁、滑石、薄荷、橘红、通草、半夏、桔梗之类；热重，加黄芩、芦根；湿重，加白蔻、厚朴。如在中焦，则舌苔微黄黏腻，痞闷胸满，或目黄舌白，口渴溺赤，宜以湿热兼治，如法半夏、陈皮、赤苓、枳实、川连、通草之类。更有上焦不解，漫延中下，则胸腹板闷，二便不利，治宜急清三焦，如滑石、寒水石、石膏、杏仁、银花、竹茹、枳实、通草、金汁之类，清宣肺气。如入下焦血分，劫耗津液，急须清热滋液为主。亦有暑轻湿重，注于下焦，郁结气分，以致少腹硬满，气不宣通，而大便不下，小溲短赤，舌苔白而微黄，与伤寒之液涸大异。治法仍宜渗湿开气，则下焦郁结之邪自化，如猪苓、赤苓、滑石、通草、淡竹叶、晚蚕沙、皂荚子之类，以解下焦气分之结，则二便自通矣。但湿热结于下焦气分，必兼小腹胀满，小便不利，宜以茯苓、猪苓、滑石、寒水石、晚蚕沙、茵陈、泽泻之类，或以桂苓甘露饮滑石、石膏、寒水石、甘草、白术、茯苓、泽泻、猪苓、桂加减治之。

又有暑秽直行中道，流布三焦，结于膜原。膜原附近于胃，为半表半里之界，其证则头疼脘闷，寒热如疟。治宜辛香温化，开达膜原，如藿香梗、川郁金、紫苏、青蒿、厚朴、茯苓皮、滑石、连翘、草蔻、通草之类，或加槟榔、青皮、黄芩等味，俾暑秽两分，则寒热自瘳矣。

下编　暑病种类

暑为夏月炎热之病，种类不一，证因不同，兹分伤暑、中暑、暑湿、伏暑及夏月伤寒为五章。每章别为证因、诊断、疗法、治例之四节。谨述于下。

第一章　伤暑附：冒暑

第一节　证因

夫暑之伤人，轻者曰冒，稍重曰伤，不拘表里。其邪从口鼻吸入，毛窍感受。从口鼻入者，能直入心包络经，先烦闷后身热，行坐近日，熏灼皮肤肢体者，即时灼热烦渴；冒于肌表者，则头晕寒热，汗出咳嗽，渐至暑入肌肉，则周身烦躁，头胀肌热，或身如针刺，或有赤肿等证；若入胃与小肠，有腹痛水泻，小便短赤，口渴引饮，呕逆等证；入肝则眩晕顽麻，入脾则昏睡不觉，入肺则喘嗽痿躄，入肾则消渴，非专入心包而别脏亦能传入也。盖伤暑之病，多务农田野，旅行长途，在烈日下工作伤之者，是皆动而得之，故曰伤暑。亦由元气不足，无力抵御，即所谓气虚身热，得之伤暑，热伤气故也。

第二节　诊断

（一）脉

脉虚身热，得之伤暑。仲景太阳中暍，身热疼重而脉微弱，或弦细芤迟。热伤气而不伤形，则气消而脉虚弱，所谓弦细芤迟者，皆虚脉也。暑热有三四部无脉，被火所逼勒而藏伏耳，非绝无也，于病无妨，不同寒证。惟证阳脉阴者，死也，但照证用辛凉，火散而脉起矣。然虽无脉，必有一二部洪数为辨，方为伏脉。若两手无脉，肤冷汗泄，或吐泻不止，又为阳气涣散之候，不可概视，此辨暑脉与寒病脉不同之异谛。而伤暑各证之脉随异者，详于治例各证中，恕不赘述矣。

（二）舌

凡伤暑之邪，先到卫分；卫分不解，而后入气分；气分不解，再入营分；再不解，则深入血分。如伤暑不兼湿者，舌质白燥无苔，或有苔亦薄。有浊痰者，必有白腻苔，此邪在卫分，可凉解之，如薄荷、青蒿、银翘之类。如舌苔白厚而干燥者，暑在气分，宜解肌清热，如荆、葛、翘、荷之类。白内兼黄，仍属气分之热，不可先用营分药。白苔边红，此暑热入肺，灼干肺津，切勿再用辛温发表，宜清轻凉散为当。若气分化热不解，则入营分，营分不解，则深入血分，内陷心包。此暑邪由卫而气，由气而营，由营而血，由血而内陷心包，逐层递进，乃顺传之径也。若暑邪由口鼻吸入，先入于肺，直入心包而入营分，舌苔由白而绛，为逆传也。暑热入营，舌质必绛而燥，惟犀、羚、栀、翘、鲜大青为要品，以能透热于营中也。暑入营分不解，渐入血分，则舌质深绛，烦躁不寐，时有谵语，宜急清血分之热，如鲜生地、粉丹皮、犀角、金汁水之类。若舌质红，苔白根带黄，此热虽入营，暑湿之邪尚在气分流连，可冀战汗而解。若舌红绛中仍带黄白等色，是邪在营卫之间，当用犀角以透营分之热，荆、薄以解卫分之邪，两解以和之。此暑病由外而内，自上而下，顺逆传经之径也。

第三节　疗法

伤暑之病，先用辛凉透解，继用甘寒清热，后用酸泄敛津，不可早用下剂。若伤暑兼挟湿邪，状如外感风寒，忌用柴、葛、羌、防。如肌表但热无汗，辛凉轻剂无误，宜通上焦，如杏仁、连翘、薄荷、竹叶。初病暑热伤气，竹叶石膏汤或清肺轻剂。暑热深入，壮热烦渴，用白虎汤，气虚加人参，湿滞六一散亦可加之，香薷辛温气升，热服易吐，佐以苦降，如杏仁、芩、连则不吐矣。此治伤暑之大要也。其分证设治，精密详细各法，下项治例栏内互考之。

第四节　治例计五十一条

凡暑、热、暍三者，皆为火邪，故暑气伤人，多从口鼻毛窍吸入。从毛窍外入者，先卫分、气分而营分，不解则深入血分，此暑邪从外入里之途径也。若由口鼻吸入者，先到手太阴肺经，逆传则直犯心包络。因暑为火邪，心为火脏，同气相应，故暑邪最易入心。若顺传则由肺而胃而脾，而小肠大肠及肾与膀胱，由上及下，循三焦而传。故本节亦分三焦，及兼夹证为四项，每例首详暑伤经络脏腑，次列现病症状，又拟疗法用药，俾有系统可循。举例如下。

（一）冒暑初入肌表

[证状] 头晕肌热，汗出咳嗽，宜清暑饮。

全青蒿钱半　薄荷一钱　六一散三钱　生扁豆三钱　连翘三钱　赤苓三钱　通草一钱　栝蒌皮二钱　绿豆衣二钱

（二）冒暑入肌肉

[证状] 头胀烦躁，周身烧热，身如针刺，或有赤肿块，宜消暑解毒汤。

黄连八分　黄芩钱半　六一散三钱　参叶六分　金银花二钱　连翘三钱　绿豆衣二钱　茯苓三钱　半夏钱半　西瓜翠衣三钱

（三）冒暑入肠胃

[证状] 腹痛水泻，口渴欲饮，呕哕，小便短涩，宜增损胃苓汤。

炒茅术钱半　川朴一钱　广皮一钱　茯苓三钱　猪苓二钱　泽泻二钱　广藿香钱半　滑石三钱　淡竹茹二钱　姜炒川连八分

（四）冒暑入气分

[证状] 烦热口渴，饮水过多，胸腹胀满，小便短少，宜桂苓利水汤。

官桂七分　茯苓三钱　六一散三钱　鲜冬瓜皮子一两五钱　荷叶一角　猪苓二钱　泽泻二钱

（五）冒暑饮酒，引暑入胃肠，酒热与暑热相并

[证状] 发热大渴，汗出烦躁，小便不利，其色如血，宜黄连四苓汤。

小川连八分　西瓜翠衣三钱　天花粉三钱　鸡距子三钱　炒茅术二钱　猪苓二钱　泽泻二钱　赤苓三钱　鲜冬瓜皮子一两五钱

（六）暑伤毛窍腠理肌肉

[证状] 面垢头胀，肌肤灼热，微恶风寒，汗少，舌薄白燥腻，脉浮滑，宜清暑香薷饮。

香薷一钱　六一散三钱　西瓜翠衣五钱　丝瓜叶三片　苦杏仁三钱　通草一钱　扁豆衣三钱　银花二钱　鲜冬瓜皮子一两五钱　淡竹叶三十片　赤苓三钱

（七）暑伤卫分足太阳经

［证状］面垢头痛，项背腰皆疼，恶寒身热，无汗，舌苔薄白燥腻，脉浮濡而数，宜清暑饮。

方见（一），加苏叶_{钱半}、橘红_{一钱}、苦杏仁_{三钱}、荆芥_{钱半}。

（八）暑伤卫分足阳明经

［证状］面垢头顶痛，身痛发热，微恶寒，或寒热汗少，呵欠口燥，舌苔白燥而腻，脉浮滑濡数，宜清暑饮。

方见（一），加葛根_{钱半}、知母_{三钱}、苦杏仁_{三钱}、生米仁_{四钱}。

（九）暑伤上焦气分足阳明经

［证状］面垢头额痛，身肉刺疼，身热恶热，汗出脘痞，口渴，咳呛干呕，心烦，舌苔白燥而腻，脉洪滑濡数，宜清胃饮。

淡豆豉_{钱半}　生栀子_{钱半}　生石膏_{五钱}　滑石_{四钱}　知母_{三钱}　粳米_{一撮}　茯苓_{三钱}　竹茹_{二钱}　水芦根_{五钱}

（十）暑伤卫分足少阴经

［证状］面垢，头角侧痛，胸心两胁俱痛，不能转侧，口苦，寒热往来，或忽寒忽热，汗出口渴，舌苔白黄燥腻，脉浮弦濡数，宜清暑饮。

方见（一），去薄荷，加柴胡、黄芩_{各钱半}、连翘[1]_{三钱}、竹茹_{二钱}、鲜荷叶_{一角}以解之。

（十一）暑伤上焦气分手太阴经

［证状］面垢头胀痛，身热汗出，口渴心烦，胸闷咳呛，痰少喘逆，舌苔白燥而腻，脉浮滑濡数，宜清肺饮。

薄荷_{一钱}　栝蒌皮_{钱半}　苦杏仁_{二钱}　山栀皮_{钱半}　连翘_{二钱}　桔梗_{八分}　杜兜铃_{钱半}　飞滑石_{三钱}　通草_{一钱}　黄芩_{钱半}　带皮苓_{三钱}　西瓜翠衣_{三钱}　鲜竹叶_{三十片}　荷叶_{一角}

（十二）暑伤上焦肺气分

［证状］面垢胸闷，咳嗽黄痰，喘急，心烦口渴，身微热，舌白燥腻，脉滑濡数，宜参贝润肺汤。

北沙参_{三钱}　川贝_{钱半}　知母_{二钱}　天花粉_{二钱}　米仁_{三钱}　六一散_{三钱}　竹茹_{二钱}　玄参_{三钱}　黄芩_{一钱}　枇杷叶_{五片}

（十三）暑伤上焦太阴营分

［证状］面垢身热，心烦口渴，咳嗽呕哕，吐血喘逆，头晕目眩，暑热灼伤阳络，血溢上出，脉洪大芤数，舌红苔白燥，病名暑瘵，宜清络饮。

鲜生地_{三钱}　玄参_{三钱}　川贝_{钱半}　栝蒌皮_{钱半}　南沙参_{三钱}　杜兜铃_{钱半}　地骨皮_{三钱}　米仁_{四钱}　六一散_{三钱}　西瓜翠衣_{四钱}　竹茹_{二钱}　绿豆衣_{三钱}　鲜芦根_{一两}

（十四）暑伤上焦气分足少阳经，逆传而入手足少阴经营分，当气营两治

［证状］面垢恶热，胸闷心胸肋痛，口苦，善太息，汗出耳聋，身热夜甚，口渴，神识时昏，夜寐不安，小便短赤而涩，舌边白中红燥，脉弦大濡数，宜清肝饮。

鲜大青_{三钱}　鲜生地_{三钱}　羚羊角_{八分}　玄参_{三钱}　桑叶_{二钱}　女贞子_{三钱}　钩藤勾_{三钱}　石决明_{四钱}　青蒿_钱　鳖甲_{三钱}

加益元散_{三钱}、川连_{六分}、水芦根_{一两}、荷叶_{一角}[2]。

（十五）暑伤上焦气分，由手少阳逆传手厥阴[3]经营分者，急宜清解气分、营分

［证状］面垢胸闷，汗出，身热夜甚，心烦口渴，舌边白苔中红燥，神识不慧，夜寐不安，小便短赤而涩，脉沉

---

① 连翘：此药校本无。

② 加益元散三钱……荷叶一角：此句校本无。

③ 手厥阴：校本作"手少阴厥阴"。

弦而数，宜白虎汤加鲜生地四钱、连翘三钱、黄芩钱半、益元散三钱、川连五分、西瓜翠衣四钱、淡竹叶三十片、荷叶一角、水芦根一两。肝热甚者，加鲜大青叶四钱。

（十六）暑伤上焦手厥阴心包络营分者

[证状]　面垢而赤，身壮热，小便赤涩，鼻燥裂血，耳聋神昏，舌形拘缩色赤，郑声，语言蹇涩，手足搐搦，此暑入膻中也，须防内闭外脱，宜犀角清神饮。

黑犀角一钱，磨汁　鲜生地四钱　玄参三钱　赤芍钱半　黄芩钱半　鲜大青四钱　鲜石菖蒲一钱　连翘三钱　玳瑁一钱

另用叶氏神犀丹一颗，去蜡壳，研调服。便闭，加郁李仁肉三钱。

（十七）暑伤上焦营分手少阴经者

[证状]　面垢而赤，身热夜甚，口燥心烦，夜寐不安，神识昏迷，时有谵语，目常开或闭，舌绛而燥，小便短涩而赤，脉弦细数，宜清心饮。

鲜生地五钱　鲜大青四钱　鲜石菖蒲钱半　连翘三钱　川连八分　生栀子钱半　鲜荷花瓣二朵　莲子心六十枚　益元散四钱　广郁金二钱　玄参三钱　淡竹叶三十片

气津虚者，加毛西参钱半。

以上暑伤毛窍、卫分、气分、营分、肺、心包络、上焦各证，无其他夹杂者，计十七例。

（一）暑伤中焦气分足阳明经者

[证状]　面垢，肌肉壮热，蒸蒸自汗，渴欲凉饮，呕逆，心烦唇干，舌苔黄而燥腻，精神昏愦，谵语时清，喘咳，脉洪大滑数，宜人参白虎汤。人参宜用毛西参。

（二）暑伤中焦气分胃者

[证状]　身烦热，心下痞满，痰湿凝滞，不纳不饥，二便不畅，舌苔黄滑，脉滑数，宜半夏芩连汤。

竹沥半夏三钱　黄芩钱半　黄连一钱　苦杏仁三钱　枳实钱半　广郁金二钱　石菖蒲一钱

（三）暑伤中焦气分足少阳经者

[证状]　先寒后热，寒少热多，汗多口渴，口气热，舌红苔微黄而腻，脉滑濡数，神气昏沉者，名曰暑疟，宜青蒿二石汤。

全青蒿钱半　黄芩钱半　生石膏五钱　碧玉散三钱　知母二钱　草果仁一钱　厚朴一钱　西瓜翠衣五钱　竹叶三十片　荷叶半张

（四）暑伤上中焦肺胃气分者

[证状]　面垢恶热，壮热无汗，或汗少①，口渴，胸闷脘痞，不纳、不饥、不便，舌苔白腻而燥，中带黄色，烦闷喘逆，耳聋足冷，脉沉者，欲发白痦也，宜浮萍芦根饮。

鲜浮萍草一两　鲜芦根二两　西瓜翠衣五钱　金银花二钱　连翘三钱　大豆卷三钱　牛蒡子二钱　滑石三钱　黄芩一钱　生甘草八分②　鲜竹叶三十片③

（五）暑伤上中下三焦气分者

[证状]　面垢恶热，身热心烦，汗出口渴，胸闷脘痞，呕逆，小便赤涩，大便不解，舌苔灰白而腻，或微黄而腻，脉滑濡数，宜三石汤。

生石膏五钱　飞滑石四钱　寒水石三钱　淡竹茹二钱　生米仁四钱　扁豆衣三钱　大豆卷三钱　苦杏仁三钱　通草一钱　鲜冬皮子二两

（六）暑伤上中下三焦气分者

[证状]　面垢恶热，心热烦心，汗出口渴，胸闷脘痞，哕逆，小便赤涩，大

---

① 或汗少：校本此下有"或自汗"三字。
② 生甘草：校本此下有"桂枝"。
③ 鲜竹叶：校本此下有"无汗加薄荷"五字。

便自利，舌苔灰白而腻，或微黄滑腻，脉濡滑微数者，宜芩连滑石汤。

炒黄芩_{钱半}　炒川连_{八分}　滑石_{四钱}　通草_{一钱}　白蔻仁_{八分，冲}　川朴_{一钱}　广皮_{一钱}　赤苓_{三钱}　泽泻_{二钱}　大豆卷_{三钱}　水芦根_{一两五钱}

（七）暑伤上中下三焦营分者

［证状］面垢心烦，身热夜甚，恶热，神志不清，谵语便闭，目常开或常闭，舌绛苔微黄而燥，脉细数，宜犀地清营汤。

黑犀角_{一钱，磨冲}　鲜生地_{四钱}　川连_{一钱}　丹皮_{二钱}　玄参_{三钱}　连翘_{三钱}　莲子心_{五十枚}　广郁金_{二钱}　金银花_{二钱}　全青蒿_{钱半}　鲜石菖蒲_{一钱}　鲜荷花瓣_{二朵}　鲜竹叶_{三十片}

有痰加川贝_{钱半}，气虚加西洋参_{一钱}、麦冬_{三钱}。如窍闭不语者，加王氏牛黄清心丸一颗，去壳研，药汤调下。

（八）暑伤中焦气分足太阴经者

［证状］面垢胸满脘痞，不纳不饥，宜夏朴汤。

姜半夏_{三钱}　制川朴_{钱半}　姜炒川连_{六分}　茯苓_{三钱}　通草、广皮_{各一钱}　鲜竹茹_{三钱}　鲜荷叶_{一角}

（九）暑伤中下焦气分者

［证状］气塞填胸，躁乱口渴，邪结内踞，清浊交混，宜用太乙来复丹。

（十）暑伤上中焦元气阴液者

［证状］食不甘，寝不安，神识不清，用三才汤。

天冬_{三钱}　鲜生地_{三钱}　西洋参_{钱半}

（十一）暑伤中焦气分足少阴肾经者

［证状］胁肋痛，或咳或不咳，口不渴，无寒但潮热。此因暑热多饮水饮，积存于胁肋也，宜旋覆逐水饮。

旋覆花_{三钱，包煎}　生香附_{钱半}　带皮苓_{四钱}　苏子_{一钱}　姜半夏_{钱半}　橘红、厚朴_{各一钱}　生米仁_{四钱}　枳壳、青皮_{各一钱}

腹热痛甚，加降香片_{一钱}，水饮停积多者，加控涎丹_{一钱}，姜汤下，体弱元虚者不用。

以上暑伤中焦，或兼上下焦者，计十一例。

（一）暑伤下焦气分者

［证状］少腹硬满，小便不利，大便不下，舌苔白兼微黄，脉濡滞或迟缓，宜四苓导浊汤。

飞滑石_{四钱}　赤苓_{三钱}　猪苓、泽泻_{各二钱}　榆白皮_{二钱}　郁李仁肉_{三钱}　鲜冬瓜皮子_{二两}　通草_{一钱}　皂荚子仁_{八分}　寒水石_{三钱}　鲜竹叶_{三十片}　荷叶_{半张}

（二）暑伤下焦营分足厥阴者

［证状］四肢不热，脘腹如焚，消渴，心下板实，呕逆吐蛔，寒热如疟，下利血水，甚至声音不出，上下格拒，舌苔灰黑，脉弦而数，宜参连饮。

西党参_{三钱}　川连_{一钱}　生白芍_{三钱}　炒黄芩_{钱半}　炒枳实_{一钱}　姜半夏_{钱半}　炮姜①_{一钱}　炒川椒_{五分}　乌梅肉_{六分}

（三）暑伤下焦血分足厥阴经者

［证状］消渴麻痹，新加黄连阿胶汤主之。

川连_{一钱}　鲜生地_{四钱}　阿胶_{钱半}　麦冬_{三钱}　乌梅肉_{六分}

如心热烦躁、神识昏迷者，先与紫雪丹四分，药汁调下。

（四）暑伤下焦血分足少阴经者

［证状］消渴，治同前法。

（五）暑伤下焦血分小肠者

［证状］大热大渴，小便不利，溺赤

---

① 炮姜：此药校本无。

如血，宜二石导赤饮。

飞滑石四钱　寒水石三钱　鲜生地四钱　木通钱半　甘草梢钱半　川连八分　生栀子钱半　辰砂拌灯芯一钱　淡竹叶三十片

（六）暑伤下焦血分大肠者

[证状] 口干，漱口不欲饮水，如狂善忘，大便黑而易解，此瘀血久蓄，宜犀角地黄汤。

犀角一钱　鲜生地四钱　赤芍二钱　丹皮钱半

（七）暑伤下焦血分膀胱者

[证状] 少腹坚痛发狂，夜热昼凉，小便自利，大便闭，脉沉实者，此蓄血也，宜通瘀汤。

鲜生地四钱　拌捣生锦纹钱半　当归尾二钱　桃仁钱半　赤芍二钱　丹皮钱半　芒硝一钱

不知，用抵当汤。

大黄钱半　桃仁钱半　虻虫一钱　水蛭一钱

（八）暑伤下焦肝血分者

[证状] 烦渴干呕，耳聋发痉，妇人经水适来，脉弦数，防热入血室，宜青蒿凉肝饮。

全青蒿钱半　碧玉散三钱　鲜生地三钱　生白芍二钱　怀牛膝二钱

服药后病减，因元气虚，余邪未解，本方去碧玉散，加人参一钱、麦冬三钱、甘草一钱，有病去八九。右脉虚数，暮则微寒微热者，本方去碧玉散，加人参一钱、麦冬二钱、阿胶一钱、麻子仁钱半。

（九）暑伤下焦肝血者

[证状] 舌痿，心烦热，神气忽清忽乱，渴饮冷水，经水适至，脉右强左沉，此热瘀在里也，宜地黄汤。

鲜生地三钱　生锦纹钱半　桃仁钱半　赤芍二钱　丹皮钱半　泽兰钱半

以上暑伤下焦气营血分者，计九例。

（一）暑夹秽恶伤上中下三焦气分者

[证状] 面垢头胀痛，身热汗少，烦渴胸闷，腹痞哕逆，腹痛，溲赤短少，舌黄糙腻而燥，脉滞钝，宜芳香逐秽汤。

广藿香、全青蒿、佩兰各钱半　白蔻仁八分　薄荷一钱　苦杏仁三钱　广郁金二钱　扁豆花钱半　金银花二钱　西瓜翠衣三钱　荷花瓣二朵

（二）暑夹秽恶伤中焦气分胃者

[证状] 面垢恶热发热，头额胀痛，心烦汗出，口渴，脘疼呕逆，腹痛而泻，舌黄腻，脉濡滞，宜芳香逐秽汤。

方见前条，去银花、薄荷、西瓜翠衣，加炒黄芩钱半、炒川连七分、带皮苓四钱、猪苓二钱、飞滑石四钱、炒米仁三钱、泽泻二钱。

（三）暑夹秽恶伤中焦气分胃者

[证状] 面垢头胀痛，恶热发热，汗出心烦，口渴，脘痞腹疼，吐泻不得，六脉沉伏，而成干霍乱，大小腹绞痛欲死，此暑秽内闭也。外刮痧筋，内服太乙紫金丹。

方见《霍乱论》，研细开水调灌下。

又宜化浊饮。

晚蚕沙、飞滑石各四钱　广藿香钱半　白蔻仁八分　广郁金二钱　广木香一钱　鲜石菖蒲一钱

煎服。

另用飞龙夺命丹一分冲入，服下内闭即开，上下通达而愈。

（四）暑热先伤上焦气分，复因乘凉，当风露卧受寒，复伤肌肉卫分，抑遏暑邪，内热外寒

[证状] 头胀痛，身热体痛，恶寒无汗，心烦口渴，舌苔白腻，脉左寸弦浮，右浮数，宜清暑饮。

方见冒暑，重加香薷以透外寒。

（五）伤暑身已热，因当风露卧，冷气入于卫分者

［证状］自汗怯风，头疼身痛，去衣则寒凛，着衣则烦躁，宜六和汤加香薷、荆芥。

（六）暑伤上中焦气分手太阴经与足阳明经者

［证状］头胀痛，心烦口渴，胸闷身壮热，饮凉水过多，以致水停心下，遏伏暑邪，身重疼痛，胸闷脘痞，喘急，小便不利，宜新加香薷饮。

西香薷钱半　苏叶钱半　橘红一钱　炒枳壳钱半　川朴一钱　猪苓二钱　赤苓三钱　泽泻二钱　飞滑石四钱　通草一钱　丝瓜络三钱

（七）暑伤上焦气分，遂饮冰水，致暑毒留恋胸中

［证状］身热腹痛，精神昏愦，语音不出者，宜香薷饮。

方见前，化苏合香丸服之。若先饮冷后伤暑，心下痞闷者，五苓散主之。

（八）暑伤上焦气分，后因澡浴冷水，寒湿外伤肌肉卫分，阻遏暑邪者

［证状］头胀痛，身热体重而痛，恶寒无汗，心烦口渴，舌苔白腻，脉濡细而数，宜清暑饮。

方见冒暑，重加香薷，再加橘红钱半、生姜皮、川朴各一钱。

（九）伤暑身热，入水洗浴及冒冷雨，暑湿相搏

［证状］自汗发热，身重，小便不利，宜五苓散。

（十）暑伤上焦气分胃，灼伤津液，口渴恣饮生冷水果，以致寒包暑邪

［证状］身发大热，胸闷脘痞，腹痛，舌苔白边红，寸口脉微弱，宜芳香化浊汤。

姜炒川连八分　姜半夏二钱　川朴一钱　茯苓三钱　飞滑石四钱　扁豆衣三钱　豆蔻仁八分，冲　广藿香钱半　广皮一钱　荷叶一角

（十一）伤暑而又伤食，或因暑渴，饮食生冷者

［证状］见食恶心，脘痞胸闷，舌白厚，脉濡滞者，宜六和汤倍砂仁。

（十二）伤暑秽毒痰浊，客于上焦手太阴经者

［证状］懊热胸胁痛，痞塞上膈，食物至口即出，不能过关入胃，或上气喘急，宜六和汤。

人参、白术各钱半　茯苓三钱　甘草五分　半夏钱半　扁豆二钱　砂仁八分　苦杏仁二钱　厚朴一钱　藿香钱半　生姜一片　大枣二枚

煎成澄冷，调入麝香一分灌下，关格即开。

（十三）夏月汗衣日晒，未凉而衣之①，因而伤暑者，如夏月汗透衣被，不可于烈日中晒干。若暴雨欲来，急行收藏，则烈日之暑毒，即锢于内。如遇酷暑时偶衣之，即能暑引暑，其毒立中

［证状］全类中暑，不知者误为伤寒，治以辛温，必致发狂谵语。若误用参、芪以益气，未有不致口鼻出血不已者。其证初起身热无汗不渴者，宜黄连香薷饮。若身热自汗口渴，脉洪大者，宜白虎汤。气虚者，加人参二钱。上着暑晒之衣中暑，《洗冤录》亦载之。

（十四）夏月晒衣，暑气未退而收藏，至冬月着之而中暑者，如吴茭山治一妇，冬月患感病

［证状］漉漉恶寒，翕翕发热，恶食

———————————

① 未凉而衣之：此句校本无。

干呕，大便欲解不解。诸医皆以虚弱痰饮治之，以二陈、补心丸等药服不效，延及半月。吴诊其脉，虚而无力，类乎伤暑，众不善之。究问其病因。妇曰：因天寒换着棉衣，取绵套一床盖之，须臾烦渴发热，呕吐，绵延至今耳。吴曰：诚哉！伤暑也。盖棉套酷暑烈日中晒之，夹热收入笥中，必有暑气，尚未开泄。今人体虚，得之易入，故病如暑。其妇曰：然。遂制黄连香薷饮，连服两剂而愈。是则冬月亦有伤暑也。

介生按：夏令受暑，先伤气分，即名伤暑。伤暑之病有暑热与暑湿之异，又有暑重与湿重之殊。暑热治法，则宗白虎汤（石膏、知母、甘草、粳米）、竹叶石膏汤（竹叶、石膏、西洋参、麦冬、半夏、甘草、粳米）等剂加减之。暑重于湿者，苍术白虎汤（白虎汤加苍术）加减之。湿重于暑者，藿香正气散（藿香、大腹皮、苏叶、茯苓、白芷、陈皮、白术、厚朴、半夏、桔梗、甘草）加减。暑湿并重，则以六一散（滑石、甘草）加味治之，此其大要也。

又有气虚伤暑者，如《素问·刺志论》所谓"气虚身热，得之伤暑"者是也。夫气虚者，中气虚也，中气既虚，则皮毛不能卫外而为固，不能抵抗其邪以外达，则不觉其寒，但觉其热矣。人在盛暑之时，体腔之血液多充于肌表，则腹内贫血。若饮食不节，耗散体内之抵抗力，则外邪得以乘隙而入，而李东垣之清暑益气汤，盖为此证而设也。

有因烦劳而伤暑者，其证头痛发燥，身体壮热，大渴引饮，汗泄不已，无气以动。盖暑热先伤肺气，肺伤则卫气虚而表不固，以致汗出身热，暑热入胃而烁津液，则大渴引饮，治以甘寒之品，清肺胃之热，而保津液之耗，宜以白虎

加人参汤主之。然形气壮实者，只服六一散亦解。

至于冒暑之病，因暑热感于肌表而成，初起证状即头晕寒热，咳嗽自汗，治宜清热消暑。此病虽较伤暑为轻，倘如失治，入里则有头胀烦躁，身体壮热等证，或身如针刺，或身有赤肿，治宜清暑解毒。入于肠胃，则有腹痛水泻，小溲短赤，口渴呕逆等证矣。治疗方剂，已详于本章治例之首，皆良法也。

第二章　中暑

张洁古曰：静而得之为中暑。李东垣曰：避暑乘凉得之者，名曰中暑。其实二暑皆是夏月伤寒之证，前已有专论辩正，全无中字事实，似不可以中暑名之。考中暑与长沙中暍相同，略分轻重之异耳。盖中暑忽然卒倒，如矢石之中人，多在亢旱酷暑之时，因吸受暑毒，直入心包营分。按：暑为火邪，心为火脏，同气相感，故能直入神明之脏，此为急性中暑也。考"暑"字上从"日"，中从"耂"，下又从"日"。为暑月之时，天空烈日，地面日光照着，而人在此土地之上工作，上下受日光交逼，故西人谓暑月日光射逼脑部，卒然昏晕倒地，曰日射病，即中医所谓中暑病也。余详证因中，兹不赘述。

第一节　证因

中暑有急性、慢性之别。急性者，夏月亢旱酷暑之时，道路城市，昏仆卒死，此皆虚人，或饥饱失时，一为暑毒所中，直入心包，气不得泄，即气道闭塞，昏不知人而卒死也。若慢性者，大率有虚实之分。实者痰之实也，平素积痰充满经络，一旦感受盛暑，鼓动痰饮，

阻塞气道心窍，卒倒流涎。此暑暍合病之最危急者，当先开其痰，后清其暑，犹易为也。虚者阳之虚也，平素阳气衰微不振，阴寒久已用事，一旦感受盛暑，邪凑其虚。此中暍夹湿之得自虚寒也，宜回阳药中兼清其暑，最难为也。又有夏令受暑昏厥，即暑热闭塞孔窍所致，名曰暑厥，暑邪入络，牛黄丸皆可用之。暑者，相火行令也，火甚刑肺，肺不能制肝，则风动而手足搐搦，不省人事矣，因其卒然昏倒，故称之曰暑风也。

第二节　诊断

（一）脉

王节斋云：暑者，相火行令也。夏月人中之，自口齿而入，伤心包络之经，其脉虚，或洪大而散，或弦细芤迟，盖暑热伤气，则气消而脉虚弱也。《伤寒阐要》云：暑中太阳经，开腠理，夺正气，若随汗大泄，邪不入里，所谓"正气夺则虚"。而发热者，虚火也，脉当迟细，宜扶正气为主，兼解暑泻，清暑益气汤是也。若因汗大泄，邪反入里，所谓"邪气盛则实"。而发热者，实火也，脉当洪大，宜驱暑邪为主，兼扶正气，白虎加人参汤治之是也。东垣有血虚发热，证类白虎，惟脉不长实之辨，此中暑而非暑。呜呼！中暑类伤寒，又有类中风者，辨不可不明，而治可不慎者乎？

（二）舌

凡急性中暑，舌苔或黄或白者，即以行军散或红灵丹，急灌下立醒。若舌色紫绛，或黄黑者，暑毒更重也，急以紫雪丹灌之；灌后不甚爽慧者，营分暑毒未消也，再灌之，或以神犀丹服之亦可。如口渴，以藕汁及清童便饮之，或竹叶绿豆汤凉饮。慢性中暑，必夹痰或夹湿，舌苔白滑，或黄滑，或灰黄，甚则燥腻，此中暑辨舌之大要也。

第三节　疗法

凡急慢性中暑，用药物疗法，已详述于证因项内，兹不重赘。惟外治急救手术、灸刺各法等，亦极关重要，详述于后。

急性中暑毒，急救外治法，如行军散、红灵丹等。灌法用后，则用银针刺病人曲池即臂湾、委中即腿湾去紫毒血。再将其口撑开，看舌底有黑筋三股，男左女右，以竹箸嵌瓷锋，刺出恶血一滴。中央筋不可刺，如妄刺则血出不止而舌缩。再将其发解散细看，若有赤发，急拔去之。再看其背上，如有长毛数茎，必尽拔之。宜卧清凉处，忌饮姜汤、米汤及一切热汤。此王士雄先生法，参以著者实验经过也。

第四节　治例计七条

凡中暑之证，生死即在俄顷，而类证不多，如夹痰、夹湿及虚实二症，治疗已详证因、诊断中，兹举数例如下。

（一）夏月酷暑中入营血心包，昏迷不省人事，名曰暑厥

因暑毒从口鼻吸入，直入心包营分，即以行军散、红灵丹灌之即醒。暑毒深者，紫雪丹灌之。外治针刺救法，已述于治疗中，此证亦可用之。

（二）中暑卒倒，不省人事，名曰暑厥，乃心火暴盛，暑毒乘之，令人噎闷，昏不知人

以其人阴血素亏，暑毒深入血分，宜泼火散①。

黄连一钱　生地榆二钱　青皮、芍药各一钱

---

① 泼火散：校本作"发火散"。

（三）中暑入心者

心属火，各从其类。小肠为心之腑，利心经暑毒，由小肠中出，宜辰砂五苓散。

五苓散加辰砂。

（四）暑中上中焦气分营分者

［证状］壮热蒸汗，忽然昏倒，不省人事，气喘不语，舌红，脉沉濡滑数。此酷暑中伤心脾之气，鼓动内痰，阻于心包而然。如果手足厥冷，名曰暑厥，急宜镇心清神汤。

辰砂五分　拌滑石四钱　川贝钱半　天竹黄钱半　竹沥半夏二钱　海粉钱半　广郁金二钱　荷梗一尺

先用卧龙丹吹鼻取嚏，以开肺通窍，继以红灵丹以通心窍，再服此汤剂，自无不效。

（五）虚人夹痰中暑

体虚人或饥饱失节，或素有痰，一为暑气所中，不得泄，即关窍皆塞，气道不通，非暑气使然，乃暑夹痰秽气闭而然也，但用辛甘发散，疏导心气，与水流通则无病矣。崇宁乙酉[1]，余[2]为书局时，一马夫驰马出局中，忽仆地即绝，即以五苓散、大顺散灌之，皆不验。已逾时，同舍王相使，取大蒜一握，道上热土杂研烂，以新汲水和之，滤去渣，刿其齿灌之，俄顷即苏。至暮，此仆为余御马而归。乃[3]知药病相对，有如此者。此《避暑录话》之言也。

（六）明李梴《医学入门》云：若道途中暍、中暑卒倒，汤药不便，恐气脱难治，急扶阴凉处，不可卧湿冷地，掬道上热土堆脐上，拨开作窍，令人尿与其中，得求大蒜头捣取汁，以童便调下即苏。

（七）杨著园[4]云：中暍卒死于酷暑，烈日中远行中暑、中暍，卒倒于地，口眼盖闭，鼻无气。急令人以蒜头二枚，去皮捣烂，取路上热土日晒处净土，污泥不用、新汲井水一碗，调匀去渣，以乌梅擦开牙关灌之。五六匙后渐能动，始受而作呕，灌尽大吐，有声息，手足亦能舒动，至黄昏后方醒。自云烈日中行一里余，心烦口渴，啖麦饼晕闷而绝，不自知也。见《著园医话》

炳章按：上三案皆中暑夹湿、痰秽、恶气而卒死，故用蒜头热土，以解秽恶湿毒。与前诸条证因略有不同，故治法亦异，当缜密考虑用之，切勿大意也。

介生按：中暑之病，即近世所谓日射病。因劳役辛苦之人，奔走于赤日之下，被日光逼射于脑筋，体温增高，不能放散，以致眼花头痛，眩晕耳鸣，继则失神晕倒，昏不知人，肌肤大热，气喘不语，牙关微紧或口微开，其脉洪濡或滑数，急用通关散吹鼻取嚏，并采大蒜头汁频频灌之，即用黄连香薷饮（香薷、川连、厚朴）合益元散（辰砂、滑石），加半夏、杏仁、荷梗等味治之。或以六和汤（香薷、人参、茯苓、甘草、扁豆、厚朴、木瓜、杏仁、半夏、藿香、砂仁、生姜、大枣）去参、朴、姜、枣，加滑石、通草治之。亦有先觉头目眩晕，鼻孔灼热，继即身热自汗，神昏不语，牙关微紧，脉象弦数，舌绛无苔者，急用行军散（西牛黄、当门子、雄黄、火

---

① 崇宁乙酉：原作"唐崇宁己酉"，据《避暑录话》改。

② 余：原作"吴"，据《避暑录话》改。

③ 乃：原作"不"，据《避暑录话》改。

④ 杨著园：杨熙龄（？—1919），字铸园，一作著园。山东乐陵人，后徙居北京大兴，有医名。著有《著园药物学》三卷、《著园医话》五卷、《白喉喉痧辨正》一卷。

硝、蓬砂、梅冰、飞金、珍珠）吹鼻取嚏，继以犀角尖、鲜生地、桑叶、丹皮、益元散、银花、连翘、荷花露、紫雪丹等味急清脑热以治之。先贤雷少逸云：盖中暑忽然而发，如矢石之中人也，不似伤暑初则寒热无汗，或壮热蒸汗之可比。是病忽然闷倒，昏不知人，躯热汗微，气喘不语，牙关微紧，亦或口开，状若中风，但无口眼㖞斜之别，其脉洪濡，或滑而数。缘其人不辞劳苦，赤日中行，酷暑之气，鼓动其痰，痰阻心包所致，宜清暑开痰法治之（黄连一钱二分，香薷一钱，扁豆衣三钱，制半夏一钱五分，厚朴一钱、姜汁炒，杏仁二钱、去皮尖、研，陈皮一钱五分，益元散三钱、入煎，加荷叶梗七寸为引，汗多除去香薷）。如果手足厥冷，名曰暑厥，宜苏合香丸化开灌之，或以来复丹研末，白汤灌之，或以蒜水灌之，或剥蒜肉入鼻中，皆取其通窍也。俟其人事稍苏，继进却暑调元法（石膏四钱、煅，滑石三钱、飞，白茯苓三钱，麦门冬二钱、去心，制半夏一钱，东洋人参二钱、或用西洋人参，粉甘草六分，加粳米一撮为引）为治。

第三章　暑湿

夫春分以后、秋分以前，少阳相火、少阴君火、太阴湿土三气合行，是天本热也而益以日之暑，日本烈也而载以地之湿。我江浙两省，四面环海，地浮水上，湿气更盛。盖以天日之暑热，蒸动地湿之水气以上腾，弥漫空中，三气交动，时分时合。其分也，风动于中，胜湿解蒸，不觉其苦；其合也，天之暑气下，地之湿气上，如《素问·五运行大论》之谓"暑以蒸之"，《礼记·月令》

所谓"土润溽暑"者是也。人在此气交之中，受其炎蒸。元气强者，三焦精气足，或可抗御；元气虚者，三焦精气不足，无隙可避。故病之繁而且苛者，莫如夏月暑湿为最甚，天气无形之暑毒，与地气有形之湿秽交合，为大生广生之机益彰。然杀机每伏于生机之内，所谓"移星易宿，龙蛇起伏"者，即于是月见之，人身亦然。著者撰述是编，原为已病者集解救之法，未病者知摄身保精，三焦充满，一切暑毒湿秽，得免侵袭矣。爰述证因、诊断、疗法、治例如下。

第一节　证因

盖暑湿之邪，自口鼻吸入，由膜原中道而入。虽无表里可判，亦有浅深之分、三焦之别。夫暑为天之气，湿为地之气，暑得湿则郁遏而不宣，故愈炽；湿得暑则蒸腾而上熏，故愈横。湿暑两分，其病轻而缓；湿暑两合，其病重而速。湿多暑少，则蒙上流下，当调三焦之气以分利其湿也；湿暑俱多，则下闭上壅而三焦均困矣，当开泄清热，两法兼用。盖太阴湿化，三焦火化，有湿无暑，止能蒙蔽清阳，或阻于上[①]，或阻于中，或阻于下。若暑湿一合，则身中少火悉化为壮火，而三焦相火有不起而为疟者哉？若暑多湿少，急宜清暑泄热以分其势，庶不致上下充斥，内外煎熬，致使津枯液涸。暑为火邪，肝属风木，木火同气，因液涸动风，痉厥立至。胃中津液几何，能供此交征乎？近世庸俗，治暑湿而执投湿燥以劫津液者，宜鉴斯言。至其所以必属阳明者，以阳明为水谷之海，鼻食气，口食味，悉归阳明，邪从口鼻而入，则阳明为必由之路。王

---

① 或阻于上：原脱，据校本补。

士雄云：肺、胃、大肠，一气相通，湿暑侵三焦，以此一脏二腑为最要。肺开窍于鼻，吸入之邪，先犯于肺，肺经不解，则传于胃，谓之顺传。不但脏病传腑为顺，而自上至中，顺流而下，其顺也有不待言者。故暑热以大便不闭为易治，为邪有出路也。若不下传于胃，而内陷于心包络，不但以脏传脏，其邪由气分而入营分，更进一层矣，故叶氏曰逆传也。薛生白云：其始也，邪入阳明，则早已先伤其胃液；其继也，邪盛三焦，更欲资取于胃液。司命者，可不为阳明顾虑者哉？此不独为暑湿说法也，凡其他风寒化热之后，亦须顾此阳明津液，况温暑乎？盖人有先伤暑，又受湿，即名暑湿是也。亦有先受湿而后感暑，又名湿温者，然皆暑兼湿二气合病，源同而名异也。喻嘉言以为三气者，夏令地气已热，又加以天上之暑也。大抵暑湿之病，属阳明太阴者居多，中气实则病在阳明，中气虚则病在太阴。章虚谷曰：胃为戊土属阳，脾为己土属阴，湿土之气，同类相召。故暑湿之邪，虽自外受，而终必归脾胃也。夫外邪伤人，必随人身之变，如暑湿所合之邪。苟人身阳气旺，则即随火化而归阳明；阳气虚，即随湿化而归太阴也。病在二经之表者，多兼少阳三焦；病在二经之里者，每兼厥阴风木。以肝、脾、胃所居相近也，以少阳、厥阴同司相火，少阳之气，由肝胆而升，流行三焦，即名相火。阳明太阴，暑湿内郁，甚则少火皆成壮火，而表里上下，充斥肆逆。《经》云：少火生气，壮火食气。少火者，阳和之生气，即人之元气也；壮火者，元阳之暴气也，故反食其元气。食犹蚀也，外邪郁甚，使阳和之气悉变为亢暴之气，而充斥一身也。如暑湿蒙蔽清阳则耳聋，内扰肝

脾胃则干呕而痉厥也。此皆叶、薛、孟英之遗训，亦经著者五十年来经验有效者述之耳。

第二节　诊断

（一）脉

暑伤气，暑脉本虚，凡濡、滑、数或洪大。惟暑与湿合之证，脉无定体，或洪或缓，或伏或细，各随证现，不拘一例。如阳明热盛见阳脉，太阴湿盛见阴脉，故难拘定后人眼目也。

（二）舌

凡暑少湿邪内盛，则舌白滑；暑湿交盛，则舌质红苔黄燥；暑湿热甚而津干，则苔黄黑而燥。若黄黑起刺，口渴，撮空撩乱，胸口津液为热所耗，胃热极盛，胃汁告竭，湿火转成燥火，宜增液承气下之。承气者，所以承接其未亡阴气也。若阳虚之舌，色红淡，苔白润，或红润微苔，虽有阳越假热，口燥不嗜饮，治宜辛温，然必无干黄黑燥之苔，其便溺必溏白而非赤涩。凡邪在卫分，舌色白黄；入气分，苔黄而舌质淡红；入营分，则舌质绛苔黄黑；深入血分，则舌紫绛，苔黑干燥，液涸则舌紫绛干糙，苔焦黑干燥；入厥阴，则舌绛黑而缩；若舌尖红，舌根白，湿渐化热，余湿多而且滞；若舌光如镜，胃液受劫，胆火上炎，宜清滋营液。此暑湿证常见之舌也。

第三节　疗法

凡暑湿之证，因伤湿而后伤暑也，治在太阴，不可发汗。动而得之，为外感天日之暑热；静而得之，因受天日之暑热，又为阴湿雨露、瓜果生冷所伤。故劳苦之人，凌寒触暑，多病寒暑；安逸之人，非有饮食房劳，为之招寒引暑，

则寒暑无由入也，所以膏粱与藜藿治法不同也。

凡多湿之人，最易中暑者，何也？外暑蒸动内湿，二气交通而中暑也，益元散驱湿从小便出则愈矣。然体盛湿多则宜之；无湿之人，津液为暑热所耗，当用生脉散充其津液。若用益元散妄利小便，竭其下泉，则枯槁立至，况暑湿蒸动之病，肥人有内夹虚寒，因致霍乱吐逆，冷泻四逆，动关性命。徒恃益元散解暑驱湿，反触其脏腑而气绝者比比，岂可不辨而轻用之欤？不特此也，凡汗多之体，即不可多与滑石、猪苓、通草淡渗之品以利小便。盖胃中只此津液既以外泄，又复下行，势必立溃也。

夏月人身之阳，由汗而外泄，人身之阴，被热而内耗，由是阴阳两损，虽夹湿邪，不能多用辛温。若恣用苦燥淡渗，则阴液立见消亡，故仲景于中暍与暑同病禁用汗、下、温针。汗则伤其阳，下则伤其阴，温针则引火内攻，故俱禁之也。而其用药，但取甘寒生津保肺，固阳益阴为治。盖谓阳以阴为宅，补阳须不伤其阴；阴以阳为根，泻阴须不动其阳。过用甘温，恐犯补阳之戒；过用苦寒，恐触伤阴之祸。但用一甘一寒，阴阳两无偏胜之药，清解暑热以治之。兼湿者，佐以化浊渗利之品，此仲景所以为百世之宗也。故《金匮》治暍病，一者用白虎加人参汤，专治其暍与暑同。以夏月之暑淫，必伤其肺金，耗其津液，用之以救肺金，存其津液也。其有夹湿者，则用瓜蒂散，专治其湿。以夏月之湿淫，先伤其肺，故外溃之水，得以聚于皮间，用以嚏之，其胸中之水，或吐或泻而出，则皮间之水，得以下泄也。

附：暑湿用药例

小半夏茯苓汤，不治其暑，专治其湿，少加甘草，名消暑丸半夏、茯苓、甘草，以消暑而兼消其湿。香薷饮香薷、厚朴、扁豆为主，如暑热甚，去扁豆加黄连，湿甚则去黄连，加茯苓、甘草。缩脾饮缩砂、草果、乌梅、甘草、扁豆、葛根用乌梅、砂仁、草果以快脾，而去脾所恶之湿。大顺散、来复丹，治暑月中寒之泻利者，亦即缩脾之意而推广之也。枇杷叶散枇杷叶、陈皮、丁香、川朴、茅根、麦冬、木瓜、香薷、甘草辛香安胃，而去胃所恶之臭秽。甚则用冷香饮子附子、陈皮、草果、甘草以治暑湿之呕吐者，亦即枇杷叶散而推广之也。河间之桂苓甘露饮茯苓、泽泻、白术、石膏、寒水石、滑石、猪苓、肉桂主生津液以益胃之虚，子和桂苓甘露饮人参、茯苓、白术、泽泻、石膏、寒水石、甘草、干葛、藿香、木香、肉桂益虚之中又兼去浊，或用十味香薷饮香薷、人参、白术、茯苓、陈皮、黄芪、木瓜、川朴、扁豆、甘草以去湿热，乃至东垣清暑益气汤人参、白术、苍术、黄芪、泽泻、广皮、麦冬、五味子、神曲、葛根、青皮、升麻、甘草、黄柏补中实卫，以去其湿热，肥白内虚之人夹湿者所宜频服者也。中暑必显烦躁热闷，东垣仿仲景竹叶石膏汤例，方名清燥汤，仍以去湿为首务。又如益元散之去湿，加辰砂则兼去其暑热。五苓之去湿，加人参则益虚。此皆先贤治暑兼湿，用药变化之方法也。

且暑少湿多之人，又有体质不同者，如叶天士云：吾苏湿邪害人最多。如面色白者，须要顾其阳气，湿胜则阳微也，如法应清凉，用到十分之六七，即不可过凉，盖恐湿热一去，阳亦衰微也。面色苍者，须要顾其津液，清凉到十分之六七，往往热减身寒者，不可便云虚寒而投补剂，恐炉烟虽熄，灰中有火也。须细察精详，方少少与之，慎不可漫然而进也。又有酒客里湿素盛，外暑入里与之相搏。在阳旺之躯，胃湿恒多，在阴盛之体，脾湿亦不少，然其化热则一。热病救阴犹易，通阳最难，救阴不在补血，而在养津与测汗。通阳不在温里而利小便，较之杂证有不同也。

第四节 治例计暑温廿三条 暑湿十三条

章虚谷言：暑为火湿合化。此实误解矣。盖暑为天日炎酷之气，本为六气之一，火湿亦各为一气，如中暑、冒暑、伤暑皆自立暑名。所谓二气合化者，如暑兼湿则名暑湿，若暑兼风则名暑风。其谓火与湿合者，当名湿火，可谓名正言顺。亦且顾名思义，若火湿为暑，则名不正，言亦不顺矣。本章为暑兼湿之病，总名暑湿。偏于暑多者，别为暑温；偏于湿多者，原为暑湿。俾便简明易晓，兹列治例如下。

一、暑温

（一）暑温伤毛窍手太阴经者

［证状］头胀面赤，微恶寒，后但热不寒，微汗，口燥不引饮，午后热甚，脘闷，舌苔白燥，脉濡数者，宜清暑饮。

方见伤暑，加淡竹叶三十片、西瓜翠衣三钱。

（二）暑温伤上焦气分手少阳经者

［证状］蒸蒸自汗，壮热心烦，渴饮，精神昏愦，喘咳胸闷，舌苔微黄而腻，脉洪大而数，宜新加人参白虎汤。

西洋参钱半 生石膏五钱 知母三钱 甘草一钱 陈粳米三钱 辰砂五分 拌滑石三钱 鲜竹茹三钱 麦冬三钱 西瓜翠衣三钱

（三）暑温伤上焦手少阳经，肺气不主宣降者

［证状］身热口渴，汗出，咳嗽少痰，胸闷，两手脉濡数者。

白虎汤加川贝、杜兜铃、苦杏仁各二钱 益元散三钱 西瓜翠衣三钱 枇杷叶五片，拭去毛。

（四）暑温伤上焦气分，入手少阳经，烁肺灼伤阳络，血溢清道者

［证状］骤然吐血衄血，头目昏眩，身热心烦，口渴，咳嗽气喘，舌红苔白黄，脉洪大而芤者，宜清络饮。

方见伤暑十三，加焦山栀三钱、地骨皮三钱、鲜茅根十支、血见愁二钱。

（五）暑温伤上焦阳明，足少阳厥阴，二火上乘者

［证状］身热四五日，口大渴，胸闷欲绝，干呕不止，脉细数，舌光如镜，胃液受劫，胆火上冲，宜三汁饮。

西瓜汁、鲜生地汁、甘蔗汁，以磨服广郁金、香附、木香、乌药等味之汁以服之，此治营阴素亏之人，变通治法也。

（六）暑温伤中焦胃者

［证状］目赤身潮热，手足心汗，口燥咽干，渴喜凉饮，舌苔黄腻燥厚，脉洪实，大承气汤下之。

生锦纹三钱 枳实二钱 甘草钱半

如少腹硬痛，舌苔焦干黑者，去枳实，加鲜生地①五钱、玄明粉钱半，则肠中宿垢尽下。

（七）暑温伤上焦手太阴经者

［证状］面赤，身壮热，汗大出，口渴甚，舌白黄，右脉洪大而数，左脉反小于右，宜白虎汤主之。脉芤甚者，白虎加人参汤主之。

（八）暑温伤上焦手太阴、足太阳者

［证状］发热身重而疼痛，小便已洒然毛耸，小有劳即热，口开前板齿燥。

---

① 鲜生地：校本此下有"玄参"。

若发其汗则恶寒甚，加温针则发热甚，数下则淋甚，可与东垣清暑益气汤方见前。

（九）暑温伤上焦手太阴经者

［证状］如上条，但汗不出者，宜吴氏新加香薷饮。

香薷二钱　银花二钱　鲜扁豆花三钱厚朴钱半　连翘三钱

服香薷饮后得微汗，不可再服，重伤其表，因暑热伤气，最忌表虚，虽有余证，知在何经，依法治之。

（十）暑温伤上焦手太阴肺经者

［证状］或已经发汗，或未发汗，或汗而不止，烦渴而喘，舌白黄，脉洪大而有力者，白虎汤主之；脉洪大而芤者，白虎加人参汤主之；身重者湿也，白虎加苍术汤主之，汗多脉散大，喘喝欲脱者，生脉散主之。

（十一）暑温伤上焦手太阴经者

［证状］发汗后，暑证悉减，但头微胀，目不了了，余邪不解散，吴氏清络饮主之。

鲜荷叶边三钱　金银花二钱　西瓜翠衣二钱　扁豆花钱半　丝瓜皮二钱　鲜竹叶二钱

若邪不解而入中下焦者，以中下法治之。

（十二）暑温伤上焦气分手太阴者

［证状］但咳声高而无痰，口渴者，宜清络饮。

方见暑十三条，加甘草一钱、桔梗一钱、甜杏仁二钱、麦冬三钱、知母二钱。

（十三）暑温伤上中焦两太阴经者

［证状］但咳而且嗽，咳声重浊，痰多不甚渴，渴不多饮者，宜小半夏加茯苓汤。

半夏三钱　茯苓六钱　生姜四钱

加厚朴钱半、杏仁三钱。

（十四）暑温入上焦手厥阴经者

［证状］舌赤心烦而渴，时有谵语，脉虚，夜寐不安，目常开不闭，或喜闭不开，宜吴氏清营汤主之。

黑犀角钱半，磨汁　鲜生地五钱　玄参三钱　麦冬三钱　竹叶心二钱　丹皮二钱黄连钱半　银花三钱　连翘三钱

舌苔白滑黄滑者，皆不可与也。

（十五）暑温入上焦手厥阴者

［证状］身热不恶寒，精神不了了，时时谵语者，宜安宫牛黄丸主之，紫雪丹亦主之。

以上上焦暑温计一十五症。

暑温中下焦证

（一）暑温伤中焦气分足阳明经者

［证状］面赤身热恶热，渴喜凉饮，饮不解渴，得水则呕，按之胸下痛，小便短，大便闭，此暑与水饮结于胸也，舌苔黄腻而滑，脉洪滑，宜小陷胸汤主之。

全栝蒌三钱　黄连二钱　竹沥半夏三钱加枳实钱半。

（二）暑温伤中焦气分阳明胃者

［证状］不食不饥不便，浊痰凝滞，心下痞满，舌白滑腻，脉滑数者，宜半夏泻心汤去人参、干姜、甘草、大枣，加枳实、杏仁主之。

半夏五钱　黄连钱半　黄芩二钱　枳实钱半　苦杏仁三钱

（三）暑温伤中焦气分阳明经者

［证状］湿气已化，热结犹存，口燥咽干，渴欲饮水，面目俱赤，舌燥黄腻，脉沉实者，宜小承气汤分下之。

大黄三钱　川朴二钱　枳实钱半

（四）暑温漫延三焦，分别治之

［证状］若舌微黄而滑，邪尚在气分者，宜三石汤主之。

滑石三钱　生石膏五钱　寒水石三钱苦杏仁三钱　竹茹二钱　银花三钱　通草一

钱　金汁一两,冲

邪热久留，舌绛苔少，热搏血分者，加味清宫汤主之。

玄参三钱　莲子心三钱　竹叶心二钱　连翘心三钱　犀角尖二钱　连心麦冬三钱　加知母三钱　银花三钱　淡竹沥五茶匙,冲入

神识不清，热闭内窍者，先与紫雪丹，再与清宫汤，此吴鞠通法也。

（五）暑温伤上中焦手厥阴足阳明营分者

［证状］壮热口渴，舌焦红苔黄燥，神昏谵语，或妄笑发痉，热灼心包，营血已干，脉弦数，宜犀羚镇痉汤。

黑犀角钱半,磨汁　羚羊角钱半　鲜生地五钱　玄参三钱　金银花三钱　连翘三钱　玳瑁钱半　鲜石菖蒲一钱

先用紫雪丹五分，灯心茶调下，后服药。

（六）暑温入上中焦手厥阴足阳明营分者

［证状］如前证，开泄不效，发痉，神昏妄笑，脉洪数，舌干绛，蕴热结于胸膈，宜凉膈散。

焦山栀三钱　连翘三钱　薄荷钱半　黄芩钱半　生甘草一钱　大黄钱半　玄明粉一钱　淡竹叶三十片

若大便数日不通者，热邪闭结肠胃，可仿承气法微下之。

（七）暑温伤上中下三焦阳明营分者

［证状］壮热烦渴，舌焦红或缩，斑疹胸痞，自利神昏，痉厥，暑毒充斥表里三焦，宜镇痉解毒汤。

犀角二钱　羚羊角二钱　鲜生地五钱　玄参四钱　银花三钱　老紫草钱半　鲜石菖蒲钱半　金汁水二两

先调服紫雪丹，后服此药。

（八）暑温中焦气分足厥阴，风火上升转痉者

［证状］发热数日后，汗出热不除，或为痉，忽头痛不止者，营阴大亏，厥阴风火上升，宜龙齿清络饮，以滋液熄风为治。

鲜大青四钱　青龙齿四钱　鲜生地三钱　羚羊角一钱　玄参三钱　钩藤三钱　女贞子三钱　桑叶二钱

以上是中下焦暑温计八症。

二、暑湿

（一）暑湿伤毛窍腠理肌肉部卫分者

［证状］头胀脘闷，身体重而倦怠，微恶寒，午后身热，汗少，溲短赤，舌苔白滑或白腻，脉濡数，宜卫分宣湿饮。

西香薷一钱　全青蒿钱半　滑石四钱　浙茯苓三钱　通草一钱　苦杏仁钱半　淡竹叶三十片　鲜冬瓜皮一两　鲜荷叶一角

（二）暑湿伤上焦卫分手太阴经者

［证状］面色淡黄，皮肤肩背臂腰重着疼痛，鼻塞喷嚏，舌白滑，脉濡数，宜卫分宣湿饮加白蔻仁一钱、丝瓜络三钱、生米仁五钱。

（三）暑湿伤卫分足太阳经者

［证状］面色淡黄，头项身腰骨节重着而痛，恶寒，午后身热，汗少，舌苔白滑或白黏，脉濡数，宜卫分宣湿饮加桂枝尖八分、生甘草一钱、滑石四钱。

（四）暑湿伤卫分足阳明经者

［证状］面色淡黄，头胀，身重痛，胸闷，或微恶寒，午后身热，反恶热，口秒汗出，舌苔白，脉浮滑或细濡，宜卫分宣湿饮加白芷一钱、白鲜皮一钱、白蔻壳一钱。

（五）暑湿伤卫分足少阳经者

［证状］面色淡黄，头角侧痛而重，

忽寒忽热，寒热往来，汗出口燥，舌苔白腻，脉浮弦或细数，宜卫分宣湿饮加秦艽、黄芩各钱半、生栀皮一钱、荷叶半张。

（六）暑湿伤上焦气分手太阴经者

［证状］面色淡黄，头身重痛，胸闷，午后身热，汗出则解，继而复热，心烦咳嗽，口渴，舌苔白厚，脉浮缓细濡，宜清芬宣气饮。

滑石四钱　茯苓三钱　猪苓二钱　通草一钱　大豆卷三钱　黄芩钱半　栝蒌皮钱半　蔻壳一钱　竹叶心二钱

（七）暑湿伤上焦气分肺者

［证状］面色淡黄，头身重痛，脘闷，身热汗出，心烦口渴，咳嗽黄痰，喘急，舌苔糙腻，脉浮弦细濡，宜芦根清肺饮。

鲜芦根二两　鲜冬瓜皮五钱　茯苓三钱　通草一钱　大豆卷三钱　滑石四钱　生桑皮二钱　黄芩一钱　栝蒌皮钱半　生米仁四钱

如喉痛，加玄参三钱、薄荷一钱、生甘草一钱、生石膏四钱、射干一钱。

（八）暑湿伤中焦气分足阳明经者

［证状］面色淡黄，头角①身肉重痛，发热恶寒，汗出口渴，胸闷脘痞，咳嗽哕逆，舌苔白糙腻，脉浮弦滑数，宜栀豉宣肺饮。

生栀子钱半　淡豆豉钱半　生米仁四钱　滑石四钱　通草一钱　带皮苓三钱　姜半夏二钱　川朴一钱　蔻壳一钱　黄芩、竹茹各钱半　活水芦根一两五钱

（九）暑湿伤上中焦气分足少阳经者

［证状］面色淡黄，头角侧痛，寒热往来，汗出口渴心烦，胸闷，恶热发热，口苦，心胸胁肋痛，不可俯仰，善太息，耳聋，或疟日发，舌苔边白腻中红，脉弦大濡细，宜柴胡栀芩汤。

软柴胡钱半　生栀子钱半　黄芩钱半

碧玉散三钱　蔻壳一钱　茯苓三钱　姜半夏钱半　川朴一钱　淡竹叶三十片　鲜荷叶半张　鲜冬瓜皮一两

（十）暑湿伤上焦肺营分者

［证状］面色淡黄，头胀痛，胸闷心烦，口渴，咳嗽吐血，喘逆。此暑湿灼伤阳络，血溢清道。舌红苔微白而腻，脉濡细芤数，宜清肺益胃饮。

南沙参二钱　川贝二钱　玄参三钱　鲜生地三钱　淡竹茹二钱　炒黄芩一钱　焦山栀二钱　枇杷叶五片，去毛　鲜芦根一两　鲜茅根廿支　藕节三枚

（十一）暑湿伤上焦气分不解，或由手太阴经逆传手少阴经营分，或由足少阳经，而逆传足厥阴经营分者

［证状］面色淡黄，颊颈肿，嗌痛，颈颔肩髆肘臂皆痛，目黄耳聋，俗名大头瘟。诸筋痛，恶热胸闷，心烦口苦，心胸胁肋痛不可仰，善太息，耳聋口渴汗出，手足少阳经病。身热夜卧不宁，神识少慧，小便短涩而赤，此手少阴经营分病。舌边白中红，脉弦细濡数，宜清热消毒饮。

川连一钱　黄芩钱半　连翘三钱　鲜大青三钱　焦山栀三钱　薄荷一钱　马勃一钱　僵蚕钱半　牛蒡子二钱　生石膏八钱　滑石三钱　鲜芦根一两

（十二）暑湿伤上焦手太阴经营分者

［证状］面黄赤，身热，夜寐不安，心烦躁乱，耳聋，神识不清，目常开不闭，或闭不欲见光明，谵语妄笑，血脉瘛疭，小便短涩而赤，舌红绛，脉弦数，宜清营镇痉汤。

鲜生地五钱　玄参三钱　西洋参钱半　生栀子钱半　连翘三钱　川连一钱　琥珀八

---

① 头角：校本作"头额"。

分 鲜石菖蒲一钱 广郁金二钱 辰砂三分拌滑石三钱 莲子心二钱 荷花瓣二朵 黑犀角钱半，磨汁

证重者，先用紫雪丹五分调灌，后服此药，效更神速。

（十三）暑湿伤上焦手厥阴经营分者

[证状] 面黄而赤，身热夜甚，心烦耳聋，神志皆乱而厥，郑声谵语妄笑，血脉瘈疭，角弓反张，如瘛筋牵，或抽搐，或拘挛，鼻煤而煽，齿黑唇裂，目瞪，喉中痰潮，舌卷囊缩，妇人乳缩，舌色紫绛干黑，此灼热津枯液涸，热极生风，手足少阴厥阴症也。须防内闭外脱，宜犀羚镇痉汤。

黑犀角钱半 羚羊角钱半 玳瑁二钱鲜生地一两 玄参四钱 西洋参钱半 连翘三钱 丹皮二钱 川连钱半 琥珀一钱，研冲片竹黄二钱 鲜石菖蒲钱半 鲜大青四钱莲子心二钱 卷心竹叶三十片

另先用紫雪丹一钱调下，大虚者，用人参煎汤调下，后服此药。证势危殆，药力雄健，希得回生。或用安宫牛黄丸一颗，去壳研末，用人参汤调下更佳。

以上为暑湿伤上焦气分或入营分者计十三症。

介生按：夏令气候，由日光之直射，地面上之水分容易蒸发，空气亦更潮湿，人体调节机能失应外界之变化，致有暑而兼湿之病也。然亦有受暑之后，感冒雨露，或以冷水洗澡，或误饮冷水，或食瓜果以解渴者，皆是暑病兼湿之原因也。但暑为熏蒸之气，湿为黏腻之邪，暑湿胶结，阻于气分，治法先宜宣肺化痰，利湿清暑，用轻剂以开泄上焦无形之肺气，如芦根、杏仁、姜霜、苡仁、橘红、川贝、西瓜翠衣、通草、茯苓皮之类。因肺主一身之气，气化则湿自化，

即有兼邪，亦与之俱化。湿气弥漫，本无形质，又宜体轻而辛淡者治之，辛如杏仁、蔻仁、半夏、厚朴、藿梗之类，淡如苡仁、通草、茯苓、泽泻等味。启上闸，开支河，导湿下行以为出路。湿去气通，布津于外，自然汗解矣。

又如暑邪兼湿，凝滞胸中，致脘中痞闷，头胀目黄，脉象濡涩者，治宜川连、枳实、半夏、厚朴、郁金、草蔻、滑石、茯苓皮之类以清疏之。如入下焦气分，以致小腹硬满，大便不下，舌白兼黄，小便赤涩者。治以渗湿开气，如猪苓、赤苓、滑石、通草、竹叶、晚蚕沙、皂荚子之类，则二便自通矣。暑湿初在气分，若治不中的，则渐入营分而侵入血中。其证神昏谵语，舌色绛赤，或咳痰带红，或上蒙清窍，则耳聋无闻，上焦不解，漫延中下，则胸腹板闷，二便不利。治当急清三焦，先用三石汤石膏、寒水石、滑石、通草、杏仁、竹茹、银花、金汁，清肺卫而宣通气分，继用犀角、连翘、银花、鲜生地、玄参、川贝、知母、竹叶、绿豆衣之类，以清营分而养胃液。如暑湿乘虚而陷入厥阴，其证四肢不热，中心如焚，舌色灰黑，消渴，心下板实，呕恶吐蛔，寒热似疟，邪陷至阴，症势危险。治宜酸苦泄热，扶正祛邪，乌梅安蛔丸乌梅、黄连、细辛、附子、人参、桂枝、黄柏、干姜、当归、蜀椒加减之。

第四章　伏暑

《素问·四气调神论》曰：逆夏气则伤心，秋为痎疟，奉收者少，冬至重病。邵步青曰：此论伏暑晚发之明文也。观逆春、秋、冬三气，不过至春、至夏、至冬而病，独逆夏气，则至秋痎疟外，多"冬至重病"一句，可见心属火，旺

于夏。夏失所养，如当风取凉，冰冷瓜果，皆郁遏疏泄之气，故伤心而暑气乘之。至秋金气收敛，暑气内郁，则成痎疟，犹阳气受病，浅而轻也。惟至霜降后、冬至前，或疟痢，或发热，多阴经受病，深而重也，故曰"冬至重病"。夏伤于暑，至秋冬而病发，历三时之久，其为伏邪也明矣。凡夏伏暑湿之邪，邪气久伏，则从火化，故病发心中躁热烦渴，至霜降前后，有头痛发热，不恶寒，身体痛，小便短者，正新邪引动伏邪之病，伏邪自内发出，故不恶寒；暑热内郁，故小便短。法当外透下泄，分解治之。凡伏邪发热，非一汗可解，初起新凉外束，外解已而热不罢，即伏邪发见矣。因所感之新邪，随大汗而解，而所伏之暑邪，即随大汗而发。须审其脏腑、表里、阴阳，或和解，或缓缓达散。若阴阳两伤，虚邪因而内结者，又当和其阴阳，庶虚邪亦从外达。总之，伏邪溃散，自内达表而解，若伏于阴分者，最难得汗，须扶正托邪，方汗出至足而愈。

第一节　证因

伏暑之病，挟湿者多，如感而即发者，则为暑温、暑湿，伏至秋分霜降前后发者为伏暑，立冬后发者为伏暑晚发，发时愈迟，邪伏愈深。夫伏暑之病，其候也脉必濡滞，面赤。湿重者，面微黄无神，口舌必腻，舌质淡红，苔白腻或微黄而腻，或有微寒，或但发热，热时脘痞气窒，渴闷烦冤，每至午后则甚，入暮更剧，热至天明得汗，则诸恙稍缓，日日如是。必要二三候五日为一候外，日减一日，方得全解。倘如元气不支，或调理非法，不治者甚多。然是病比之伤寒，其势觉缓；比之疟疾，寒热又不分明。其变幻与伤寒无异，其愈期反觉缠绵。

若表之汗不易彻，攻之便易溏泻，过温则肢冷呕恶，过燥则唇齿裂血，每遇秋深，最多是症。究之古训，不载者多，独《己任编》名之曰"秋时晚发，感证似疟"，故世俗有"伏暑类疟"之名，总当以感症之法治之。要知伏气为病，虽四时皆有，但不比风寒之邪，一汗而解，温热之气，投凉即安。夫暑与湿，为熏蒸黏腻之邪，最难骤愈。若治不中窍，暑热从阳上熏而伤阴化燥，湿邪从阴下沉而伤阳变浊，以是神昏耳聋，舌干龈血，脘痞呕恶，洞泻肢冷，棘手之候丛生，竟至溃败莫救矣。遵叶天士用意，宗河间三焦立法，认明暑湿二气，何者为重，再究其病所，在卫、气、营、血何分，如下列治例，分别治之。

第二节　诊断

（一）脉

凡伏邪病，脉多郁伏不起，或三部，或六部脉俱伏，四肢逆冷，此系热深厥深，大忌误认为阴证也。但照经闭，用辛凉透解，邪达而脉起矣。初起身微热或壮热，口或渴或不渴，恶心胸闷，睡梦不宁，烦躁无奈何，或吐或泻，小便闭赤，但脉不浮，身热无汗，即热亦不寒，以此辨其真热新感耳。惟察其舌红胸闷，恶心气闷者，邪伏气分。在气者，散以辛苦温，佐以微凉；热郁甚而耗津者，纯以辛凉解散，开郁除热，使脉伏者，渐渐转浮大；微热者，渐至畅解而无热矣；若无汗者，渐至屡汗；便赤者，渐至清利，如是则邪化矣。若舌绛干光，闷瞀厥逆，日轻夜重，烦躁不宁者，必邪伏血分；在血分者，须审热甚则宜清凉甘寒，伤津液者，则宜滋液复津，昏闭宜芳香开闭，以清膻中包络之热；心烦躁渴者，宜轻清上焦心肺之热；正虚伏邪陷入者，宜扶正以托邪，使提出阳分，俾从外解为要。

（二）舌

暑为火邪，心为火脏，故暑邪多伏于膻中、营分、血分近包络之处。若伤暑不即发病，内伏于营分血分，舌色必绛。外受新凉感邪，上有浮滑白苔。如暑少湿多，伏于膜原气分，则舌淡红，上浮白腻或白黄之苔。故凡伏暑而湿微暑重者，舌质必绛，虽上有浮垢白燥苔，必上浮无根，急须清透营分以达气分，如鲜生地拌捣淡豆豉为最妙。热甚，加鲜大青、白薇、丹皮、山栀、薄荷、荆芥之类，透营热达气分，出卫分由肤表汗解。马良伯云：凡风寒湿热诸邪，初起则舌滑而薄；暑风伏暑，始起则舌即绛色。凡伏热暑病，先有郁热，伏暑更甚，故舌即缩，宜清泄营热，如鲜生地、丹、栀、连翘，切忌辛温芳燥。邵仙根云：伤寒邪从肌表而入，以舌之白黄分表里而汗下之；温暑从口鼻吸入，以舌之绛白分营卫而清解之，更以舌质之燥润，辨津液之存亡。

炳章按：凡伏气温暑，初起时往往舌质红润而无苔垢，诊其脉软，或弱或数，口未渴，心烦恶热，急宜投以清解营阴之品，迫邪自气分出而化苔，然后再清其气分热可也。若伏邪重者，初起即舌绛咽干，甚则有肢冷脉伏之假象，亟宜大清营分伏热，如鲜生地拌捣豆豉、鲜大青、丹、栀之类。而反现厚腻黄浊之苔，脉亦渐起，此即内伏之热外达也。既达于气分，则从气分治之。更有邪伏深沉，不能一齐化达者，如前化出之苔已退尽，而舌质亦淡红，惟口苦或甜腻，其内伏未尽之邪仍留也。逾一二日，舌转干绛，苔复黄燥，再当清之化之，正如抽蕉剥茧，层出不穷。秋日

伏暑深沉者，屡多此类之症，必以其舌为标准，不可误作寒症，而用芳香温燥则死矣。

又有湿遏热伏之症，亦同前状，初起脉沉濡而数，舌绛而边绛略淡，中根灰白，或黄厚腻，日晡热甚，便不畅，溲短涩。此为热伏于内，湿遏于外，凡伏暑、秋瘟、秋燥均多此症。治法以蚕砂、滑石、蒌皮、郁金，化滞宣气开郁，鲜生地捣豆豉、青蒿、白薇、焦栀以清透营热从外达。湿化热透，大便自下，小溲亦长。若误用羌、防、枳、朴则化燥，反加胸闷干呕。若用硝、黄妄下，则下利稀水，口舌化燥，胸闷干呕，热亦增剧，脾胃浊垢，因化燥而不下，此余屡验之矣。

第三节　疗法

夏秋暑邪内伏，深入重围，根深蒂固，所感既深，决非一二升汗可治。故疟在阴分，须彻起阳分者，即《格致余论》中云：脏传出之腑，乱而失期也。又当因其汗之多寡，而为补养升发之术。

凡治伏邪，须优游渐渍，屡汗而解。以邪郁脏腑经络，日久蒙蔽，邪未化而迟迟，理固然也，须款款以待势，庶无正气与邪俱耗之虞。

若伏暑蕴热内闭于肺，其气先通于心肺膻中，大燔烦热，当上下分消，宜凉膈散，大便利者去硝、黄，加竹叶。热从包络而发，心烦躁渴，昏瞀痉厥，宜宣通膻中热气，兼驱伏暑，牛黄清心丸、辰砂益元散，调入竹叶、连翘、犀角、鲜生地等汤剂中。

按：鲜生地捣豆豉及大豆黄卷，为夏秋暑湿常用之药。惟吴东旸《医学求是》擅用温燥治暑，视此三味，如同砒、鸩，未免贻误后学，特为辨正之。盖鲜

生地捣豆豉,《千金方》名黑膏,治温热温毒发颐,烦躁呕逆,生地清营血之热,滋不足之阴,豆豉达郁伏之邪,泅为热伏营分,外达卫分,求汗之法也。后贤徐灵胎、叶天士、王孟英辈,治暑伏营分舌绛者,亦常用之方。如舌白滑黄滑,邪尚在气分,不宜用也。又大豆黄卷,《千金》《外台》名大豆蘖散,《本经》治湿痹挛痛,《宣明》治周痹。湿在血脉之中,木痹不仁,上下周身疼痛,能治湿流关节及血脉中湿滞诸症,亦为治湿常用之药。切勿误信吴君谬说,湮没良药功用也。

第四节　治例计三十二条

伏暑者,乃炎夏伏暑毒,浅则伏于膜原,深则伏于膻中营分。至深秋或初冬,新凉外触,则伏暑内发。其病寒热如疟,或化正疟,或化痢疾。其有挟湿、挟秽、挟痰,治法皆以辛凉外达、清泄下夺,并随兼挟之邪轻重,而增损治之。读吴东旸先生《医学求是》光绪六年出版,初集内有《伏暑赘言》,二集有《伏暑再言》,两篇有十七页之多,其言六淫之邪,火湿合化为之暑。其说本于章虚谷之论,前在暑湿治例中已曾辨正,兹不重述。其论伏暑病,谓燥伤于外,湿伤于内,外燥内湿,郁极火生,是为伏暑。如上两说,暑为火湿合化,伏暑为燥湿合化,此等谬说,不知本于何典?其所论伏暑之证,全是湿热,绝无暑病证象,用香燥温热药施治,甚至用姜、附、川椒辛热之品,极端攻击当代医家用辛凉之误。鲜地捣豆豉及大豆卷,本为暑伏营分血分外透之要药,乃吴君反视同砒、鸩。自言云:伤寒宗仲景六经,温暑参叶、薛、吴、王诸法,并无不合。其实际治法,则与叶派辛凉治暑相反。其又说暑邪从口鼻

入,迷漫三焦,此说亦是,而何以下文有暑邪首犯太阳?太阳主皮毛,为六经之纲领。既云暑从口鼻吸受,邪从上受,应先伤手太阴肺、足阳明胃,何能首犯下焦足太阳膀胱?是吴君暑伤于上、寒伤于下之理不明。温暑分三焦,伤寒分六经,亦全不认识。其次传阳明,阳明主肌肉,其次传少阳,少阳乃三焦三焦是手少阳,非胆经之足少阳。下传太阴,曰经络病。按:手足三阴三阳,为十二经络。经络病,指何经何络?且六经中之太阴,为足太阴脾,何能主经络?再传少阴,曰血脉病。按:手少阴心经主血脉,《伤寒论》六经是足少阴肾。再传厥阴,主筋节病。按:足厥阴肝,肝主筋,为六经之终。其病液涸动风,舌卷囊缩,十不救一二,生则愈,不愈则死,无再传之理。吴云:六经传遍,则必犯脏腑。故腑气特热者,邪即入胆而成燥火证。脏气虚寒者,即成湿寒证。按:此段更为荒谬。凡伤寒传至厥阴,舌卷囊缩,必热极动风,愈者十不一二,不愈则死,岂有再传脏腑之理?其云腑气特热即入腑而成燥火,脏气虚寒者入脏而成湿寒。伤寒传经,亦非一定。如始病太阳之表而用麻黄汤,得汗出而邪解,病即愈矣。若治不合法,转成太阳坏证,或由经而入腑,如太阳经膀胱蓄血等证,皆可殒命。亦并病合病,各经皆然。非如吴君之说,六经传变,再传脏腑,甚至有腑热入腑为燥火,脏寒入脏为湿寒。若传至厥阴,已津枯液涸,热极动风,其时肝脏亦已枯瘪,经病至危,甚必入脏。此举经病入腑入脏二例,余可类推矣。如吴君之言,以六经传遍后,再传五脏六腑,有是理乎?况伤寒传足不传手,温暑传三焦,前贤已有明训。吾谓吴君实不识六经,不明寒暑传经,不辨受邪上下,不但学无根柢,且自相矛盾。此种无稽妄谈,本无评论之价值,惟恐初学偶阅此书,引入邪道,反置先贤正当治暑方法,疑似不敢信用,如在十字街头,徬徨迷途。且与本论伏暑治例,亦相抵触,特为举要纠正之。并述伏暑治例如下。

(一)长夏受暑,至秋而发者,名曰伏暑。霜未降而发者稍轻,霜已降而发者较重,至立冬后发者更重,名曰伏

暑晚发

（二）伏暑在上焦手太阴经者

[证状] 头痛微恶寒，面赤烦渴，舌白腻，脉濡而数，午后热甚，入暮更剧，至天明得微汗而解，日日如是。如舌白口渴无汗者，宜吴氏银翘散。

银花　连翘各二钱　薄荷一钱　淡豆豉钱半　牛蒡子二钱　荆芥钱半　桔梗八分　淡竹叶三十片　生甘草一钱

去牛蒡子，加苦杏仁二钱、滑石四钱。

舌赤口渴无汗者，银翘散加鲜生地四钱、丹皮二钱、赤芍钱半、麦冬三钱。

（三）伏暑在手太阴气分，表气虚者

[证状] 舌白口渴有汗，或大汗不止者，宜吴氏银翘散去牛蒡、荆芥，加杏仁二钱、石膏四钱、黄芩钱半主之。脉洪大，渴甚汗多者，仍用白虎法。脉虚而芤者，白虎加人参汤主之。

（四）伏暑在上焦手太阴营分，表虚者

[证状] 舌赤口渴汗多，宜加减生脉散。

北沙参三钱　麦冬三钱　五味子一钱　丹皮二钱　鲜生地三钱

（五）伏暑久伏上焦手太阴经者

[证状] 内外俱热，烦躁自汗，大渴喜凉饮，宜黄连香薷饮方见前，香薷少用，继进白虎汤。暑毒深入，结热在里，谵语烦渴，大便秘结，小便赤涩者，三黄石膏汤主之。

（六）伏暑在上焦手太阴经者

[证状] 烦渴而多热疾，宜黄连消暑丸。

黄连　半夏　甘草　茯苓

加姜汁少许，水泛为丸。

（七）伏暑在上焦阻其气分者

[证状] 烦渴咳呕，喘急，二便不爽，宜杏仁石膏汤。

苦杏仁三钱　生石膏五钱　竹沥半夏钱半　生米仁四钱　川朴一钱　黑栀皮钱半　竹茹二钱

（八）伏暑在上焦内迫气分者

[证状] 舌白烦渴，心中胀闷，溲短，当宣气。倘逆传膻中，必致昏厥，宜杏仁宣郁汤。

苦杏仁二钱　广郁金二钱　滑石三钱　黄芩钱半　半夏二钱　橘红一钱　栝蒌皮钱半

（九）伏暑在上中二焦气分者

[证状] 头痛脘闷，麻痹欲厥，舌白，脉左劲右濡，此暑邪内伏，蒙蔽清空，成痉之象，宜竹叶连翘饮。

鲜竹叶三十片　连翘三钱　滑石四钱　杏仁二钱　广郁金二钱　川贝母二钱

（十）伏暑挟湿阻遏膜原者

[证状] 寒热如疟，脉濡数，舌苔白滑，口不知味，宜柴胡达原饮。

柴胡一钱　厚朴　槟榔各钱半　草果仁一钱　广藿香钱半　仙半夏二钱　知母二钱　全青蒿钱半　石菖蒲一钱　六一散三钱　鲜荷叶一角

（十一）伏暑内薄膜原至秋凉白露而为痎疟者

[证状] 间日寒热，偏于热多，口渴不引饮，舌白腻，脉弦而数者，宜邵氏达原饮。

常山钱半　草果仁一钱　厚朴钱半　槟榔二钱　青皮一钱　石菖蒲一钱　黄芩钱半　知母二钱　甘草一钱

煎露一宿，发后温服。

按：此方专为膜原伏暑化疟，舌白腻，湿重暑轻而设。若暑入营分，偏于热重湿少，或已化燥，宜用清泄，此方不可服也。

（十二）伏暑挟秽，口鼻吸入，内伏上焦膜原者

[证状] 脘闷胀痛，便泄不畅，溲亦短赤，舌白腻，脉濡缓，宜芳香逐秽汤。

杜藿香钱半　苦杏仁二钱　厚朴一钱　茯苓皮三钱　仙半夏钱半　广皮一钱　香附二钱　麦芽三钱

（十三）伏暑挟湿伏在上焦膜原者

[证状] 外觉恶寒，内惟畏热，口渴不引饮，头蒙胸闷，舌白滑，脉濡微数，宜达原饮。

厚朴一钱　槟榔钱半　草果仁一钱　知母二钱　黄芩钱半　白芍二钱　甘草一钱

凡夏秋雨湿潮蒸，暑热秽浊之气，弥漫空际。人在此气交之中，口鼻吸受，直走胃络膜原，分布上下而为是病。故以芳香逐秽，淡渗通阳，偏于湿重暑少者宜之。

（十四）伏暑在上中焦太阴阳明气分者

[症状] 烦渴喜得冷饮，脉右小弱者，暑伤气分，脉必芤虚也，此非结胸，宜辛寒清解饮。

生石膏五钱　知母三钱　厚朴一钱　苦杏仁三钱　竹沥半夏二钱　生姜汁一匙，约五分，冲

（十五）伏暑内发三焦均受者

[证状] 舌白罩灰黑苔，胸脘痞闷，潮热呕恶，烦渴汗出，自利，先清上中焦为要，宜杏仁滑石汤。

苦杏仁三钱　滑石三钱　黄芩钱半　半夏二钱　厚朴一钱　橘红一钱　黄连六分　广郁金二钱　通草一钱

（十六）伏暑在上中焦手太阴阳明经者

[证状] 烦渴引饮，呕吐恶心，头目昏晕，宜枇杷叶饮。

枇杷叶五片　川朴钱半　香薷一钱　麦冬三钱　木瓜一钱　广皮一钱　生甘草八分　鲜冬瓜皮子一两

酒制黄连丸亦主之。用黄连一味酒制，末为丸。

（十七）伏暑在中下焦阳明少阳经者

[证状] 胃中不和，心下痞硬，呕苦不眠，经所谓"胃移热于胆"也，宜黄连生姜温胆汤。

黄连一钱　生姜二钱　半夏二钱　竹茹三钱　枳实　广皮　甘草各一钱　大枣二枚

（十八）伏暑在中下焦阳明少阳经者

[证状] 口大渴，由风火内注，劫夺津液所致，宜小柴胡汤去半夏加栝蒌根汤。若暑挟湿不即病，郁滞于内，至秋为疟为痢，亦宜此汤。

（十九）伏暑在中焦太阴阳明者

[证状] 霍乱腹痛，呕吐泄泻，宜藿香正气散。

藿香钱半　苏叶钱半　大腹皮三钱　甘草一钱　桔梗一钱　广皮一钱　炒白术钱半　川朴一钱　浙茯苓三钱

汗出肢冷，脉微，其势危者，人参汤下来复丹三钱。身热足冷，宜五苓散药汤下，或附子理中汤亦主之。

（二十）伏暑在中焦太阴阳明者

[证状] 虚烦懊侬，呕吐泄泻，腹痛，舌白，脉细弱者，宜香朴饮。

香薷　厚朴各钱半　人参钱半　扁豆　茯苓各三钱　甘草一钱　紫苏钱半　木瓜一钱　半夏二钱　广皮一钱　乌梅肉八分　泽泻二钱

（二十一）伏暑在上焦气分至深秋而发者

[证状] 头痛烦渴少寐，舌质淡红苔薄白，脉濡数，宜辛凉开肺饮。

薄荷一钱　淡竹叶三十片　苦杏仁二钱　连翘二钱　黄芩钱半　生石膏四钱　赤芍钱半　木通一钱

（二十二）伏暑在上焦手太阴厥阴营分者

[证状] 病经一月，耳聋神识不清，咳甚痰黏，呼吸喉间有音，夏秋湿热气内郁，新凉引动内伏暑邪，治当清解三焦。奈医者不晓伏气为病，但以发散消

食，寒凉清火为事，致胃汁消亡，真阴尽烁。舌边赤，齿板燥裂血，邪留营中，有内闭瘛疭、厥逆之变。右脉小数，左脉涩弱，热固在里，当此阴伤日久，下之再犯亡阴之戒，头面清窍，既为邪蒙，精华气血，不肯流行，诸窍失司聪明矣。议清上焦气血之壅，宜清营达痰饮。

连翘心二钱　玄参三钱　犀角一钱，磨汁　广郁金二钱　橘红一钱　焦栀皮钱半　川贝二钱　鲜石菖蒲根一钱　淡竹沥一杯，分冲

（二十三）伏暑在上焦手太阴厥阴营分。前进清上焦法，诸证略减，而神识犹未清爽

由病久阴液内耗，阳津外伤，聪明智慧之气俱被浊气蒙蔽，当以子后午前稍清，他时皆不清明，以阳盛时人身应之也，宜《局方》至宝丹，藉其芳香，是以护阳逐邪，庶无内闭外脱之虞。

至宝丹三分，灯芯、竹叶汤送下。

（二十四）伏暑热气由卫入营，在手厥阴者

[证状] 脉虚，舌赤，消渴，身热，溲短赤者，宜犀地汤。

犀角一钱，磨汁　鲜生地四钱　麦冬三钱　玄参三钱　鲜竹叶三十片

（二十五）伏暑初伤气分，微热渴饮，邪犯肺中，失治，邪复逆走膻中营分者

[证状] 舌绛卷缩，烦躁身热，小便忽闭，鼻煤裂血，口疮耳聋，神呆。由气分之邪热，漫延于血分，暑热入络，津液被劫，必渐昏瘛。所谓内闭外脱，宜清营养液汤。

鲜生地四钱　连翘三钱　玄参三钱　犀角一钱，磨汁　鲜石菖蒲一钱　金银花三钱

（二十六）伏暑在上焦肺络者

[证状] 咳嗽喘逆，面赤气粗，脉弦滑，舌淡红苔白，昼夜不安，甚至喘而不得眠者，宜葶苈泻肺饮。

葶苈子二钱　六一散四钱　杜兜铃钱半　苦杏仁三钱　枇杷叶五片，拭去毛

（二十七）伏暑在上焦手太阴手厥阴营分者

[证状] 孔窍闭塞，昏厥不省人事，急以牛黄至宝丹芳香利窍。神清以后，即以竹叶地黄汤清凉血分。

鲜竹叶三十片　鲜生地四钱　玄参三钱　麦冬三钱　犀角一钱，磨汁　生甘草一钱　连翘心三钱

（二十八）伏暑在上中焦气分营分者

[证状] 暑退热止，津津汗出。只因病魔日久，平素积劳，形色脉象虚衰，饮食少进，寤寐不安，治宜敛液补虚饮。

西党参钱半　辰砂五分　拌茯神四钱　连心麦冬三钱，打损　五味子五分　炒白芍三钱

（二十九）伏暑在上中焦肺胃气分者

[证状] 热久胃汁被劫，不饥不便，亦病后常事耳。有人病后，必究寝食。今食未加餐，寤寐神识未清，热病必消烁真阴，宜用三才汤。

人参二钱　天冬三钱　麦冬三钱　五味子五分

（三十）伏暑伤上中下三焦手足厥阴少阴者

[证状] 右脉空大，左脉小芤，寒热麻痹，腰痛冷汗。平素积劳内虚，秋暑客邪，遂干脏阴，致神迷心热烦躁。此非经络间病，乃热深劫阴而为痉厥。张凤逵曰：暑病入肝则麻痹，入肾则消渴。此其明征。宜益阴养正汤。

阿胶一钱　生地三钱　麦冬三钱　人参二钱　川连六分　乌梅肉七分

（三十一）伏暑久羁不解陷入厥阴者

[证状] 舌灰消渴，心下板实，呕恶吐蛔，寒热，下利血水。最危之症，宜加味泻心汤。

川连八分　黄芩钱半　生白芍二钱　川椒炭四分　乌梅肉五分　人参一钱　枳实一钱　地榆炭钱半

（三十二）伏暑热邪，陷入下焦厥

阴者

[证状] 十余日后，左关脉弦数，舌红苔黄腻，腹时痛，时圊血，肛门热痛，血液内燥，宜加味白头翁汤。

白头翁三钱　炒黄芩钱半　炒川连一钱　炒生地二钱　炒白芍三钱

介生按：夏令吸受暑气，被湿所遏，伏而不发，至秋时感受新凉而触发者，名曰伏暑。其发愈迟，其病愈重，此时新凉外束，里热欲出，与营卫二气交行，暑邪与二气遇触，斯为热起。临时必有微汗者，气邪两泄而然也。惟邪不能一时尽解，又与湿邪胶结，日久不解，则混处于气血之中，而为淹缠难愈之证。初起之时，邪在气分，治宜暑湿兼顾，以吴氏三仁汤（杏仁、蔻仁、米仁、滑石、通草、竹叶、厚朴、制夏），加连翘、青蒿、山栀、佩兰、荷叶等味。并须分其湿多与暑多之异，湿多者治以轻开肺气为主。肺主一身之气，气化则湿自化，即有兼邪，亦与之俱化。惟湿气弥漫，本无形质，宜以体轻而味辛淡者治之。湿去气通，布津于外，自然汗解。迨至湿开热透，其证身热愈甚，口渴心烦，舌苔渐转黄燥，脉亦转数，此是伏暑内发之势。治宜清透伏暑，兼养津液，如黄芩、蒌皮、青蒿、知母、连翘、芦根、茅根之类。倘如独热无汗，昼夜引饮，唇焦齿槁，舌苔黄燥，此伏暑发自胃经，宜以白虎汤（石膏、知母、甘草、粳米）加连翘、薄荷、竹叶、蝉衣、花粉治之。

如初起身热头疼，继即手足麻木，瘛疭神昏，脉象沉数或弦数，舌红边紫，此即张司农所谓"暑入肝经则麻木"。实系暑冲心包，热极动风而致神昏瘛疭也。宜与银花、连翘、蒺藜、木瓜、益元散、紫雪丹、鲜生地、石菖蒲、钩藤等味，以清营熄风，舒筋清暑为治。如初起恶寒发热，午后夜间较重，状似疟疾而不分明，恶心胸闷，寐多恶梦，口干而不喜饮，至晨而热稍退，惟胸腹之热不除，脉象缓滞，舌苔白腻。此系暑伏膜原之候也，宜与达原饮厚朴、槟榔、草果、知母、白芍、黄芩、甘草加减，藉以清宣疏达，凉透伏热以治之。迨至汗已外达，不恶寒而恶热，口转渴而便闭溺黄，苔转黄燥，脉转浮数，此伏暑由膜原而转阳明外溃之候，宜与凉膈散连翘、栀子、黄芩、薄荷、大黄、芒硝、甘草、竹叶加减，表里双解之。

惟伏暑病势外达，有先发瘄，次发疹，又次发斑而病始轻者，亦有斑疹并发者。倘如壮热头疼，胸闷口渴，咽喉作燥，大便闭涩，脉象滑数，舌苔焦黄无津，此系暑热蕴伏肠胃，治宜先通大便，大便得下，则伏热可退。然有先便黑酱，次便红酱，终则淡黄粪者，此即王孟英所谓"如剥蕉抽茧，层出不穷"者是也。

更有三焦伏暑内发，潮热汗出不解，心烦口渴，呕恶胸痞，舌苔白带灰黑，小便赤涩，或大便自利者。临证之际，必须辨明气分、营分之殊，随机应变，对症发药以治之。

第五章　暑月伤寒

凡避暑于深堂大厦，而得头痛恶寒等症者，古人名曰阴暑，或曰中暑，此误也。实系暑月伤寒之病也，不能以暑名之。其所以烦心与肌肤热者，由身中阳气，被阴寒所遏而作，非暑邪也。故本编别列"暑月伤寒"一章，以便与暑分别，治暑宜辛凉透解，治寒宜辛温发散，界限分清，庶不致误作暑治矣。

第一节　证因

方固庵云：寒则伤形，热则伤气。何以言之？人与天地同一橐籥①，夏月天之气浮于地表，则人之气浮于肌表，况

① 橐籥（tuóyuè）：亦作橐爚，古代冶炼时用以鼓风吹火的装置。此喻肺主气，司呼吸，调节气机的功能。

被盛暑所伤肤腠疏豁，气液为汗，发泄于外，是表里之气俱虚者。不善摄生者，暑热伤于外，生冷戕于中，若之何而能运化也？是水谷停积而为湿热，发为呕吐，为泄泻，甚则吐泻俱作而挥霍撩乱也。若不即病，湿热怫郁于内，他日为疟为痢之所由生矣。今大顺散，非治暑热之药，乃治暑月饮冷过多为病之剂也。

第二节　诊断

（一）脉

暑月寒湿之证，脉无定体，寒脉多沉细或沉伏，湿脉多濡缓涩弱。湿化热则濡数，湿化痰则滑数，入阳明化热则洪大，伤太阴呕泻则沉伏，审其兼挟变化，随证治之可也。

（二）舌

寒湿内盛，则舌白滑；湿遏化热，舌苔白腻而燥；热盛，则舌苔由白而渐黄；热极化燥，舌苔由黄变黑而燥。然此皆邪在气分，若渐入营分，则舌质始必淡红，渐绛至紫绛。此营热日渐增进也，急宜清营滋液，为治本之法也。

第三节　疗法

王安道曰：若外受寒，内伤冰水冷物，腹痛泄泻，或霍乱吐逆，宜缩脾饮或理中汤，加神曲、麦芽、苍术、砂仁，温中消食。若吐泻而脉微数者，不可用凉药，宜用大顺散加熟附子等味，或附子理中汤加炒白芍。若既伤暑湿，复伤生冷，外热内寒。宜先治其内，温中消食；次治其外，清暑益气，而以理脾为主。东垣清暑益气，已兼此意，其所以用黄芪、白术、人参、甘草、麦冬、当归、五味子、黄柏、葛根，是清暑益气；苍术、神曲、陈皮、泽泻，是温中理脾也。

故凡日中劳役而触冒其暑者，则宜辛凉解其暑毒。深居广厦，袭凉风，飧生冷，抑遏其阳而伤寒者，一切治暑清凉药，皆不得任意直施。如无汗，仍须透表以宣其阳气；如吐利，急须和解以安其中。故冒暑之霍乱吐泻，以治暑为主；避暑之霍乱吐泻，以温中为主。此其所以伤寒与伤暑不同之别也。

第四节　治例计十五条

长夏湿土司令，天暑地热，避暑于深堂大厦阴寒之处，湿气更盛，又多饮冰水瓜果，外触寒气，内伤生冷，则寒湿之病成矣。而脾为己土属阴，湿土之气，同类相召，寒湿之邪从湿化，故必归足太阴脾土也。其与冬时伤寒不同，因冬时严寒，无湿侵淫，故可辛温发表。暑月伤寒，虽不杂暑邪，兼挟时令湿秽，故治宜温中散寒，通阳利水，此其不同之异谛也。兹拟治例如下。

（一）暑月寒湿伤中焦足太阴经者

［证状］胸满，不饥不食，舌白滑，脉濡缓弱，宜半苓汤煎服。

半夏三钱　茯苓五钱　川连一钱　厚朴钱半　通草钱半

（二）暑月寒湿伤中焦足太阴经者

［证状］腹胀，小便不利，大便泻而不畅，若欲滞下，舌白，脉滞缓者，宜秦朴四苓汤。

炒茅术三钱　川朴钱半　茯苓五钱　猪苓三钱　秦皮钱半　泽泻三钱

煎服。五苓散亦主之。

（三）暑月寒湿伤中焦足太阴者

［证状］四肢乍冷，自利目黄，舌白，甚则神倦不语，邪阻脾窍，舌蹇语重，宜加味四苓汤。

生白术三钱　猪苓二钱　泽泻二钱　赤苓四钱　木瓜一钱　厚朴一钱

煎服。

（四）暑月寒湿伤中焦足太阴经者

［证状］舌灰滑，胸痞脘闷，脉濡缓滞涩者，宜草果茵陈汤。

草果仁一钱　棉茵陈三钱　茯苓皮三钱　厚朴二钱　广皮钱半　猪苓二钱　大腹皮三

钱　泽泻二钱

　　煎服。

　　（五）暑月寒湿伤中焦足太阴经者

　　[证状]胸脘痞满，面目俱黄，四肢常厥者，宜茵陈四逆汤。

　　淡附片钱半　干姜三钱　炙甘草二钱　棉茵陈六钱

　　煎服。

　　（六）暑月寒湿伤中焦足太阴经者

　　[证状]不食不寐，大便窒塞，舌白滑或灰滑，脉迟，浊阴凝聚，阳伤腹痛，痛甚则肢逆，宜椒附白通汤。

　　附片钱半　川椒炒黑，一钱　干姜三钱　葱白三枚　猪胆汁半只，去皮去渣，冲入

　　（七）暑月寒湿伤中下焦手足阳明者

　　[证状]舌白腐，肛坠痛，便不爽，不喜食，宜理中汤去甘草加广皮、厚朴方。

　　炒白术二钱　党参钱半　炮姜钱半　厚朴一钱　广皮钱半　附片钱半

　　煎服。

　　（八）暑月寒湿伤中焦脾胃两阳者

　　[证状]寒热不饥，吞酸形寒，或脘中痞闷，或酒客湿聚，宜苓姜术桂汤。

　　茯苓五钱　生姜三钱　炒白术三钱　桂枝三钱

　　煎服。

　　（九）暑月寒湿伤脾胃两阳者

　　[证状]既吐且利，寒热身痛，或不寒热，但腹中痛，名曰霍乱。寒多不欲饮水者，宜附子理中汤。

　　附片钱半　党参三钱　炒白术三钱　炮姜二钱　炙甘草钱半

　　煎汁澄冷服。

　　热多欲饮水者，宜五苓散。

　　炒白术三钱　茯苓五钱　猪苓三钱　泽泻三钱　桂一钱

　　煎服。

　　吐利汗出，发热恶寒，四肢拘急，手足厥冷，宜四逆汤。

　　炙甘草三钱　干姜二钱　附片二钱　加党参三钱

　　利止而身痛不休者，宜桂枝汤和之。

　　桂枝一钱　白芍三钱　炙甘草钱半　生姜三钱　大枣二枚

　　（十）暑月寒湿伤中焦太阴之阳者

　　[证状]初起但恶热，面黄，口不渴，神倦，四肢懒动，腹痛下利，脉沉弱者，宜缩脾饮。

　　缩砂仁三颗　乌梅肉二枚　草果仁一钱　炙甘草一钱　干葛钱半　扁豆三钱

　　煎服。

　　甚则大顺散甘草、干姜、杏仁、肉桂、来复丹等，皆主之。

　　（十一）暑月乘凉饮冷，寒湿伤中焦太阴经者

　　[证状]阳气为阴寒所逼，皮肤蒸热，凛凛畏寒，头重而痛，自汗烦渴，或腹痛吐泻者，宜黄连香薷饮。

　　炒黄连一钱　香薷一钱　川朴钱半　扁豆三钱

　　煎服。

　　（十二）暑月饮冷过多，伤中焦太阴，寒湿内留，水谷不分者

　　[证状]上吐下泻，肢冷脉伏者，宜大顺散方见前。若肢冷脉伏而有苔黄烦渴，溲赤便秘之兼证，即为暑热致病，误服此剂，祸不旋踵。

　　（十三）暑月寒邪伤中下二焦足太阴少阴者

　　[证状]腹痛下利，胸痞烦躁，口渴，脉数大，按之豁然空者，宜冷香饮子。

　　附子　广皮　草果仁各一钱　炙甘草五分　生姜三片

　　水一钟，煎滚即滤，井水顿冷服。

　　（十四）暑月寒伤中焦阳明太阴经者

　　[证状]恶寒或四肢逆冷，甚则迷闷不省而为霍乱吐利，痰泄呕逆，腹痛泻痢。此非暑气伤人，乃因暑月而自致之

病，宜先服太乙紫金丹一颗研调方见《霍乱证治要略》，继服六和汤方见前，湿秽驱逐，脾胃和调自愈。

（十五）暑月热病将发，又感盛夏暴寒，邪在太阴阳明者

[证状] 脉轻举见紧，略按则仍洪盛，治宜通解散去麻黄、苍术，加葱白、香豉，或先以连须葱白香豉汤加生姜，以撤其外寒，内用白虎加人参汤主之，以外解内清。此症应不宜下也。

介生按：吴坤安曰：方书以大顺散治阴暑，非暑也，乃暑月所受之阴寒也。然大顺散药经炒熟，重用甘草，虽有杏仁下气，皆主甘温守中，并无散寒破结之能。即内伤生冷，外受阴寒，亦非所宜。至若无病之人，避暑山房水阁，过于贪凉，感冒微风，以致寒热无汗，或头疼恶寒发热，是周身阳气为寒所遏也。当从伤寒治，轻清温散可也，苏、薄、藿、朴之类。如恣食瓜果，内伤生冷，以致腹痛吐泻，脉沉迟，手足厥冷者，此即太阴中寒也，理中汤加藿香、厚朴主之。

第六章　结论

本编定名为《暑病证治要略》，首列《暑病通论》，以明暑病之源。次列《暑病种类》，分伤暑、中暑、暑湿、伏暑、夏月伤寒为五类。夫伤暑者，冒伤暑热为病者也；中暑者，酷暑之时，在烈日下工作，或跋涉长途，卒倒昏厥者也；暑湿者，长夏湿令，受暑挟湿，但分暑重湿少者为暑温，暑少湿多者为暑湿，

乃暑与湿合病者也；伏暑者，乃长夏受暑，不即发病，伏于膜原三焦，至深秋初冬，新凉外受，则内外相引，而为寒热类疟，或为正疟阴疟，或为痢疾。《内经》云：夏伤于暑，秋必痎疟。本编约举数例，以作楷范。然疟痢二症，种别最多，原有专书，请互考之。暑月伤寒者，乃炎暑之时，避暑于深堂大厦，好饮冰水瓜果，外感寒邪，内伤生冷。因暑无从而中，寒从人事自伤，故名暑月伤寒也。凡此五者，惟暑湿与伏暑皆兼挟湿邪，故其初病虽异，迨至化火化燥，治法相同也，亦宜互考之。盖暑月伤寒，多外寒内湿，治宜温中散寒，通阴渗湿，不能与治冬月伤寒之法施治。此皆重要简辨，关系极重，不可忽视之。他如各类治例，暑从口鼻上受，应分三焦，首叙病发何经、何腑、何脏，显现何经、何腑、何脏证状及病之层次、传入之历程，如由上及下、自外入内，各有楷范系统。而先议病，后议药。如某药入气分，某药入营分，亦各有专能。如何经之病，用何经之药，热则清之，寒则温之。在卫分、气分，则宜辛凉透达解之。在营分、血分，则宜清泄分利导之。当病则止，绝无过汗妄下之弊。兹集古人治暑精思妙义，心得良方，复经著者五十年经历实验，取精撷华。当用之法，应有尽有，以供献读者，并质诸海内积学同人，批评指正，以求一是。

公元一九四八年六月廿四日　老朽曹炳章谨志于浙江江绍与绍兴城中轩亭口北首弄堂馆内之养性庐

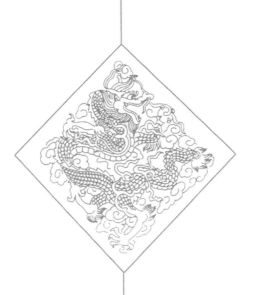

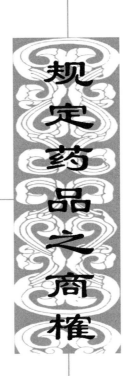

规定药品之商榷

内容提要

　　曹炳章曾主持药局事务，故对各类中药的鉴别考订颇有心得，亦热心倡导中药药品的规范化、标准化，明确指出"中医信用之存亡，总以药品之良窳为衡"，认为整顿药品是当时医事卫生的必要之事。因此编撰该书。按其绪论，原书当分为规定乱真之假托、规定仿造之伪品、规定不精之泡制、规定不良之贮藏、规定埋没之良材、规定删除之次货六部分。但此次整理经多方查找，只见其上卷付梓，包括前两个部分，即规定乱真之假托之药物 38 种，规定仿造之伪品 12 种。书中不仅引经据典，而且结合实践，显示了作者对药材鉴别、药物炮制及辨伪的熟悉，有重要的参考价值。

序

律言庸医杀人，善已。吾谓药物非杀人之真具，而医家亦非杀人之人。盖自庸庸者流，仅习于医学之皮毛，遂轻试其刀圭之手段，于是气息奄奄者，不死于病，而死于医，且死于药。其贻害何可胜道哉！吾友曹君炳章，越之医师，出其术，能活人者也。有鉴于斯，因日夕考古证今，洞明医理，著作甚富，脍炙人口久矣。尝言为良医者，必有良方；有良方者，必求良药。药不精，则方不灵，医亦不效。然则近时药品，不切实整顿之，乌呼可哉？必也辨其真伪，别其优劣，考其异同，原其生产之区，详其泡制之法。依此规定，纂成二卷，分为六类，曰乱真之假托，曰仿造之伪品，曰不精之泡制，曰不良之贮藏，曰埋没之良材，曰删除之次货，足以补《本草纲目》之阙。洵卫生之要道，济世之苦心也。故能补助中医，保全生命，抵制西药，挽回利权，岂独为一身营业计乎？仆老矣，遨游南北，阅人最多。欲秉资瑰异，无技不长如曹君者，诚落落不数觏。俞跗①之术，其一端也。

时在中华民国五年暮春之初於越莲峰万松寿谨序

---

① 俞跗：传说为黄帝时良医。

规定药品之商榷目录

绪论 …………………………… 266
规定乱真之假托 ……………… 267
　巨胜子　小胡麻 …………… 267
　榆白皮 ……………………… 267
　栝蒌　王瓜 ………………… 268
　两头尖　雄鼠屎 …………… 268
　白前　白薇 ………………… 269
　朴硝　焰硝 ………………… 269
　紫草茸　紫铆 ……………… 270
　桑寄生 ……………………… 271
　赤小豆 ……………………… 271
　文蛤　五倍子 ……………… 272
　石龙子　守宫 ……………… 273
　蜗牛　蛞蝓 ………………… 273
　海月　蝶蛤 ………………… 274
　猪肤 ………………………… 275
　石蜜 ………………………… 276
　卤碱　卤咸 ………………… 276
　硇砂　盐硇 ………………… 276
　红枣　黑枣 ………………… 276
　鸡舌香　丁香 ……………… 277
　食茱萸　吴茱萸　山茱萸 … 277
　川郁金　黑郁金 …………… 278
　马蹄决明　草决明 ………… 278
　棉茵陈　铃茵陈 …………… 279
　马兜铃　杜兜铃　青木香 … 279
　南烛草木　南天竹 ………… 280

　蒺藜　白蒺藜 ……………… 280
　淡竹叶　竹叶麦冬 ………… 281
　蜀漆　泽漆 ………………… 281
　解㾬草 ……………………… 282
　楝根皮 ……………………… 282
　山慈菇　石蒜 ……………… 282
　泽兰　佩兰　香草　省头草 … 283
　天葵　千年老鼠屎 ………… 283
　地菘　火蔹 ………………… 284
　木蝴蝶 ……………………… 284
　芸草　芸香 ………………… 284
　斑蓝根 ……………………… 285
　三白草 ……………………… 285
规定仿造之伪品 ……………… 287
　胆星 ………………………… 287
　百药煎 ……………………… 287
　秋石 ………………………… 288
　铜绿 ………………………… 288
　阿胶 ………………………… 289
　红花 ………………………… 289
　新绛 ………………………… 290
　青黛 ………………………… 290
　人中黄 ……………………… 291
　范志曲 ……………………… 291
　大枫油 ……………………… 291
　各种蜡丸　痧药　苏膏 …… 292

绪　论

华药之品，自《神农本草经》迄明李时珍《纲目》，其数已有一千八百九十二种。明至前清，新发明之药日增一日，而为当时诸前哲所实验者，载在诸家本草，迄有不可胜数。更有药已信用，而本草诸书未经收入者，亦实繁有徒。其它单方草药，草医用以治病，立致大害者固多，辄有奇效者亦不鲜。但近今药肆所备，不及千种。皆由李东璧先生后，能如斯博极群书，集其大成者，实乏其人。即间有数家，如前明缪仲淳之《本草经疏》、卢之颐①之《本草乘雅半偈》、刘潜江之《本草述》、倪纯宇之《本草汇言》、前清张路玉之《本经逢原》、张隐庵之《崇原》、叶天士之《经解》、陈修园之《经读》、徐洄溪之《百种录》，皆称本草善本。然皆启发《神农本草经》及《名医别录》者居多，而《纲目》以外之日增新药，殊鲜专书。即近时最通行者，如吴遵程之《本草从新》，所增新药仅十余种；最抉择者，如沈芊绿之《要药分剂》，所补新药不及十种；惟钱塘赵恕轩著《本草纲目拾遗》，增新旧药品七百十七种，可谓继东璧之后劲者矣。厥后能继李、赵二公者，阒②焉无闻，我国药学智识之退化已见一斑。较之欧美各国，新药等之新论说、新发明，层见叠出，日增月盛，药学之进步若骐骥千里之速者，相形见绌。安能讳莫如深，而以自尊自大之空谈足以抵制耶？近闻东西药学大家曰：华医虽然腐败，而华药确有良材，惜华政府不为之提倡，各社会亦不以之注重耳。炳章初闻其语，深味其言，不禁悲愤填胸，扼腕咨嗟，窃叹抵触不可谓不厉，激刺不可谓不深，

岂可坐观成败，置若罔闻，一任利源之日受剥削也哉？希望财力充裕、学识兼优者发起全国药学研究会，团结群力，消除私见，宽筹经费，广招人材。先于通商大埠创办中华制药大公司、中药学校、中药旬报，首将华药产地、修制、性质、效用按药规定为前提，若者胜于西药，若者精于西药，若者功用虽同，而中药有利无弊，西药利少弊多，一一从学术竞争。十年二十年间，不但我国同胞无不信用，其必有足供西人之采取，而为输入之大宗者。拙见如斯，期深望富于经济学识者，亟亟焉提倡之。

以上所述，从根本之规定，范围大，举办亦难，非五六年必不能见效果。但中医信用之存亡，总以药品之良窳③为衡，故整顿药品，实为医事卫生之必要。诚以至宝贵之民命，一经有病，无不赖医药以挽救。若医则处方不误，药则以伪乱真，必致偾事。谚有云：朽药误良方。即此谓也。从此医生之名誉、病家之生命均被其害，能无悲痛乎？尝考东西各国，医与药并重，特设药学校，授以专门。上年我民国教育部部令第廿六号“药学校规程”亦已颁行。非试验及格，不得授药学士；非药学士，不得任药剂师；非药剂师，不得调制药品，擅自贩卖。其补助医师之美意深且远矣。返观吾国，虽有泡制、煅研、炙炒、煎熬诸法，而每多以讹传讹，累世相传，一无甄别。故同一药也，彼撷其精华，我取其糟粕；同一药界也，彼着着争先，我步步退后。以致西药盛行，中药滞销。处此千钧一发之际，若不改

---

① 卢之颐：字子繇（1599—1664），又作子由、子䜕，又字自观，号晋公。明清间浙江钱塘县人。著有《本草乘雅半偈》等。
② 阒（qù）：寂静。
③ 良窳（yǔ）：精粗；好坏。

革旧惯，何能图存？况考验医生将要实行，取缔药物亦难幸免。炳章学识虽浅，然素持人道主义，自受业以来，切实整顿，旧药遵古考正，新药试验置备，无论如何之激刺，如何之抵触，抱定宗旨，一意进行，不独为一身之营业计，抑且为同胞之生命计也。兹就管见所及，将应当规定药品分为六类，按期先行登报。虽然，个人之见闻，岂能尽发其隐，灭绝其弊。且药材产非一处，即亲至产处采办，亦只知一方之物产，不能遍识天下之药物。愿与精通医理、深明药性诸君一商榷之。并请时赐教言，以匡不逮。

兹将规定药品六类，分列于下：

一　规定乱真之假托

二　规定仿造之伪品

三　规定不精之泡制

四　规定不良之贮藏

五　规定埋没之良材

六　规定删除之次货

以上六类，分订两卷，但就易于实行，与药业无所窒碍者而言。能如是研求药品，推广药用，则医家对症发药，自能效如桴鼓。药求其真，医求其精，蒸蒸日上，可预必焉。何致让泰西医药以独步哉？谨将一得之愚，就正有道。

规定乱真之假托

巨胜子
小胡麻 即黑芝麻，非茺蔚子

考《神农本经》《名医别录》，胡麻名巨胜子。《本草衍义》曰：即芝麻，又云油麻 因其内含脂油甚多，故名。《千金要方》名乌麻子。《本经逢原》云：即黑芝麻。陶弘景云：胡麻纯黑者名巨胜子。李时珍曰：胡麻即芝麻也。又云：今市肆因茎分方圆之说，遂以茺蔚子伪为巨胜，以黄麻子、大黎子伪为胡麻。《本经崇原集说》云：胡麻即今之脂麻，又名巨胜子。今市肆中一种形如小茴香，有壳无仁，其味极苦，伪充巨胜。夫巨胜系属谷类，昔刘阮深入天台，仙女饲以胡麻饭。若有壳无仁，其味又苦，何堪作饭？须知市肆之巨胜，不堪入药云云。考《齐民要术》"种收胡麻法"，亦即今之种收芝麻之法，则其为一物尤可依据。考其主治，滑肠胃，通血脉，去头风，润肌肉，亦确是黑芝麻功用 观桑麻丸效用自知。阅叶案方，每书小胡麻，彼因市肆另有一种大麻仁，故加一"小"字以别之，非近今市肆之茺蔚子也。考茺蔚子性破血，味极苦，岂可假托？总之巨胜子、小胡麻皆黑芝麻也。

榆白皮 非椿、樗白皮，即刨花树根皮

《神农本经》云：主大小便不通，利水道。《别录》云：疗肠胃邪热气，消肿。甄权云：滑胎，利五淋，治齁喘、不眠。沈芊绿云：性滑，入大小肠、膀胱、三焦，能下有形留着之物。李时珍曰：能利窍，渗湿热，去有形之积。气盛而壅者宜之。今市肆每以椿、樗白皮代之，岂知香者为椿，臭者为樗，味苦性寒。《开宝》云：主疳蜿。藏器云：主蛊毒下血，赤白久痢。《大明》[1] 云：主肠风泻血，缩小便，止血崩。丹溪云：治赤白浊、赤白带，精滑梦遗。沈芊绿云：椿、樗白皮，苦燥湿，寒胜热，涩收敛，入胃、大肠二经，为固肠燥湿之品。合观诸说，一滑一涩，功用显然各别，岂容相代，贻误病家。故近时宜采

----

[1]　大明：即《大明本草》，也作《日华子本草》。

购榆根白皮为良。

栝蒌 即今瓜蒌
王瓜 即今栝蒌

李时珍曰：栝蒌名瓜蒌非另有一种，又名天瓜。苏颂曰：三四月生苗，引藤蔓延，叶似甜瓜，窄而作叉，有细毛；七月开花似壶芦[1]，花浅黄色；结实在花下，大如拳，生青色，至九月熟，赤黄色，其形有正圆者，有长圆者。李时珍曰：其实圆长，青时如瓜，黄时如熟柿，内有扁子，大如丝瓜子，壳色褐，仁色绿，多脂。故其效用能润燥开结，荡热涤痰，清咽利肠，通乳消肿。夫人知之，而不知其能疏肝郁，润肝燥，平肝逆，绥肝急之功，皆有独擅也。魏氏玉横[2]辨识最详。今药肆中名此为瓜蒌，相传已久，不可更改。医者不察，延误者多。炳章有鉴于[3]斯，复以《本经》之王瓜为栝蒌，将其形状效用分辨如下，以便医者识其种类有讹，而效用亦异。考土瓜名王瓜，又名赤雹子，《月令》四月"王瓜生"，即此是也。非园圃之黄瓜。园圃黄瓜，一名胡瓜，《随园食单》[4]作王瓜者亦误。苏恭曰：四月生苗延蔓，叶似栝蒌而无叉缺，有毛刺；五月开黄花，花下结子如弹丸，生青熟赤；根似葛而细。寇宗奭曰：王瓜壳径寸，长寸半许，上微圆，下尖长圆，七八月成熟，红赤色，壳中子如螳螂头者。可见王瓜形状确是今之栝蒌。其效用能泻热利水，治天行热病，疗黄疸、消渴，通妇女月经闭，利大小肠，排脓消肿，下乳堕胎，实热壅滞者宜之。综观二者，栝蒌油质重浊，王瓜油质轻清，用者审之。近时虽明知其传讹，而习惯已久，殊难更改，惟愿医者暂将瓜蒌与王瓜互易其效用。将来取缔中药之法律，必要颁布实行，

诸如此类之品，必须规定。

两头尖 即乌喙，又名草乌头
雄鼠屎 亦名两头尖

《本经》乌喙名草乌头，即两头尖。《本经逢原》云：即草乌头。李时珍曰：乌喙即草乌头，亦曰竹节乌头，野产各处，偶生两歧形，尖者俗呼两头尖，因形而名，其实乃一物也。又云：其根外黑而内白，皱而枯燥。汪机曰：乌喙形如乌嘴，其气锋锐，通经络，利关节，寻蹊达经，而直抵病所。所以《本经》主治中风恶风，洗洗出汗，除寒湿痹，破积聚寒热。故《圣济总录·诸风门》三十余方如大活络丹之类及后人人参再造丸，皆用两头尖即草乌头，非鼠粪，以其能搜毒风，通络痹，开顽痰，治顽疮。此唐宋以前治顽痰毒风窜经入络之大症立法也。今之药肆，往往不揣古人立方之奥旨，每有以鼠粪误作两头尖，以合活络丹、再造丸之用。陈氏修园《经验百病方》中，已力驳用鼠粪之误。无如言者谆谆，听者藐藐[5]。兹将鼠粪之效用附识如下：考陶弘景《名医别录》云：鼠粪两头尖者为雄鼠屎。后人将此辨认语，遂以两头尖作正名矣。验其效用，只能治小儿疳积腹大，及伤寒劳复发热，男子阴易腹痛，皆取其能化胃肠浊淤宿垢。又云食中误食，令人目黄成疸。非可治大风顽痰之大症明矣。此以一味之讹，延误

---

① 壶芦：即葫芦。
② 魏氏玉横：魏之琇，字玉横，号柳州，清乾隆年间浙江钱塘名医。编著《续名医类案》，王孟英辑录并评注成《柳州医话》。
③ 于：原作"有"，当为涉上而误，据文义改。
④ 随园食单：清代袁枚所著的介绍乾隆年间江浙地区饮食状况与烹饪技术的随笔。
⑤ 藐藐：轻视冷漠貌。

全方，特将其名实辨正公布，以正传讹。

白前
白薇

陈嘉谟曰：白前形似牛膝，粗长坚直，中心空虚，根间有节，色白微黄，折之易断。陶弘景曰：白前气味甘，微温，无毒。主治胸胁逆气，咳嗽上气，呼吸欲绝。《经疏》云：白薇根黄白色，形类牛膝，头下有细须而短，柔软可曲。又《乘雅》云：根似牛膝而细长，色黄微白。《本经》云：白薇气味苦咸平，无毒。主治暴中风，身热，肢满，忽忽不知人，狂惑邪气，寒热酸痛。由是观之，白前与白薇形色异，性味异，功用更异。乃据《本草崇原集说》眉批云：苏州药肆误以白前为白薇，白薇为白前，相沿已久。近调查杭、宁药肆，相沿亦与江苏同。惟绍兴药界，早经考正，此为吾越药界之优点。务请苏杭药界诸君速为更正，免误病家。

朴硝 即今芒硝、玄明粉、风化硝之类
焰硝 即古之硝石

朴硝、火硝咸名硝石，皆生卤地，假水火二大之精以为形质。时珍曰：硝有水火二种，形制虽同，性味迥别。惟《神农本经》朴硝、硝石二条为正。《神农》所列朴硝，即水硝也。考朴硝生于斥卤之地，括扫煎汁，经宿结成，状如盐末，再以水煮，澄去渣滓，入萝卜同煮熟，倾入盆中，经宿则结成白硝。表部生有细芒如锋者为芒硝；其生牙如圭角，作六角棱，玲珑可爱者，为马牙硝；其凝底成块者，则名硝石也。其再以萝卜煎炼，至减去咸味，为甜硝；置风日中，吹去水气，则轻白如粉，为风化硝；

同甘草煎过，鼎罐升煅[①]，则为玄明粉。考其效用，朴硝味咸气寒，性下定，故能推荡肠胃积滞，折治三焦邪火。芒硝、牙硝，去气味而甘缓，故能破结软坚，推陈致新，破瘀血，除邪，去火热、胃闭，利大小便。风化硝甘缓轻浮，能治上焦心肺痰热而不泄，利小儿惊热膈痰、老年痰热结胸，此为要药；以人乳和涂，亦治眼睑赤肿及头面暴热肿痛。玄明粉佐甘草，去其咸寒之毒。甄权曰：主治心热烦燥，并五脏宿滞症结。汪颖曰：遇有三焦肠胃实热结滞，少年气壮者，量与服之，殊有速效。若脾胃虚冷、阴虚火动者，服之速其死矣。缪仲淳曰：硝者，消也，其直往而前之性，无坚不破，无热不荡，病非热邪深固、闭结不通，不可轻投，恐误伐下焦真阴故也。又曰：凡病不由邪热闭结及血枯津涸，以致大肠燥结，阴虚精乏，或大热骨蒸，火炎于上，发见头痛目昏、口渴、耳聋、咽痛、吐血衄血、咳嗽痰壅，种种虚极类实等症，均忌用朴硝、芒硝、玄明粉等品。此为用诸硝关于生命之要诀，亦我医者不可不知也。《神农》所列硝石，又名焰硝，即今火硝也，亦产于卤地，秋冬间遍地生白霜，括扫煎炼而成。亦须煎煮三次，倾入盆中，其上有芒，亦曰芒硝，有牙曰牙硝，其底亦统名为硝石。考焰硝之性质，味辛微咸兼苦，其气温，性上升，故能破结散坚，治诸热病，升散三焦火郁，调和脏腑虚寒。今军用与硫黄配合，能直上云汉，其升可知矣。故雷敩治脑痛欲死，鼻投硝末，亦取上升从治之义。后如李正宇《本草原始》，误以硝石是朴硝，云煎炼时取去芒硝，凝结在盆底如石者为硝石，兵家

---

① 煅（huǐ）：火，烈火。

用作烽燧药，得火即烟起，故有火硝、焰硝之名云云。不知投之火中即焰者，火硝也，朴硝则否。入火生焰者，与火同气也；入火不燃者，水固胜火也。此辨其性也。即就其味辨之，亦有大可异者。朴硝以咸胜，而带微苦，本于咸就下，即以归火之原也；火硝以辛胜，而亦有咸，但大逊于水硝，而苦则稍加，是本于辛以上际，正以达火之用也。刘潜江云：朴硝、硝石，水火攸分，然同源于水，同归于治热，何钦？盖朴硝治热之结，结则多属血分，所谓阴不降、阳不化者也，能行阴中之阳结，则阴降而阳自化矣；火硝乃治热之郁，郁者多属气分，所谓阳不升、阴不畅者也，能达阳中之阴郁，则阳化而阴自畅矣。再就其效用辨之，如仲景之硝石矾石散之用硝石，即所以治脏中之郁热；行军散、红灵丹、平安散之用淡牙硝即焰硝，亦治时气之郁热；大承气汤、调胃承气汤、柴胡加芒硝汤，即所以治腑中之结热；大陷胸汤、丸，木防己去石膏加茯苓芒硝汤，即所以治腑中之留癖；紫雪丹中二硝并用，是热郁欲其达、热结欲其降也。征之古人治郁、治结之旨及辨性、辨质诸说，而于朴硝属水、焰硝属火尤为吻合，二硝非一类，不辨自明。李时珍曰：火硝与硫黄同用，则配类二气，均调阴阳，有升降水火之功，煅制礞石，则除积滞痰饮。盖硫黄暖而利，其性下行；火硝暖而散，其性上行。礞石之性寒而下，火硝之性暖而上，一升一降，一阴一阳，此制方之妙也。奈汪切庵《医方集解》中之礞石滚痰丸，亦误以朴硝制礞石，药肆不察，竟遵其法。盖同名硝石，汪氏不及详考，一字之讹，药性顿异，大背古人立方之意。且其《本草备要》"礞石"条下亦附滚痰丸方，则

用火硝煅礞石，同是一人之书，尚有此是而彼非，此我医界读书之难也。且汪氏之书已风行海内，炳章特遵前贤诸说而辨正之。总之，玄明粉、芒硝、风化硝皆用朴硝遵古而制炼，如痧药所用之牙硝则用火硝所煎提，以符古人立方之本旨。

紫草茸即古紫草嫩苗
紫鈪①音矿。今作紫草茸，即紫色树脂

《本草纲目》紫草名紫丹，《别录》名紫芙，又名地血。初无所谓紫草茸者，惟时珍注中曾言其根间嫩苗白毛如茸，后人因此添一"茸"字，以眩人目。《吴医汇讲》云：痘科所用紫草茸，即紫草嫩苗也。今市肆所备色紫、形似松胶者，乃系洋松内树脂，与紫草迥异。医家不察，受害非浅。《鼠疫抉微》云：今药肆中，每以紫色树胶代紫草茸。不知紫草气味苦寒，治痘毒斑疹，用以活血凉血。若误用此树胶，反使热毒胶黏，不能透泄。一字之微，人之生命系矣。吾愿后之用紫草者，幸勿再书"茸"字。《痘科释义》云：痘科用紫草，古方推用其茸即嫩苗，取其气轻味薄，而有清凉发散之功。《活幼新书》云：紫草性寒，小儿脾气虚寒者，反能作泻。惟用茸，取其初得阳气，以类触发，所以透发痘疮耳。《叶氏痘学真传》云：紫草茸古本不见，近刻但见"紫草"项下注明，紫草茸染手者佳。竟不知另有一种。予幼时见世叔叶弘卿家有紫草茸，因方书未载，不敢擅增本草。近见《神应心书》云：紫

---

① 鈪：《广韵》："古文矿字"。

草茸，色淡红，出乌思藏①，着大树枝上，如生白蜡然，实虫所酿之窠，如蜂之酿蜜。刘清一云：此实是紫鈝。《本经逢原》云：紫鈝俗名紫草茸，乃麒麟竭树上蚁酿聚其脂液而成，与蜂酿蜜无异。出真腊为上，波斯次之。治五脏邪气，金疮，崩漏，破积血，生肌止痛，并治湿痒疮疥，齿缝出血，经水不止，产后血运。《化学易知》云：拉克，又名舍来克，中国名紫草茸，为工艺内多用之料，出于数种树上。其树有小虫，刺通树枝，流出之汁变为深红色，包住树枝。折取之，即得拉克条，从枝上剥下。考紫鈝，《唐本草》名赤胶，又名紫梗。苏恭云：紫鈝紫色如胶，作赤猹皮及宝钿，用为假色，亦以胶黏宝物云。近今胶黏玻器金石品亦用。《酉阳杂俎》云：紫鈝树出真腊国，彼人呼为勒佉，亦出波斯国。木高丈余，枝叶郁茂，叶似橘柚，经冬不凋，三月开花白色，不结子。天有雾露及雨沾濡其枝条，即出紫鈝。波斯使者所说如此。而真腊使者言是蚁运土上于树端作窠，蚁酿得而成紫鈝。李时珍曰：紫鈝出南番，乃细虫如蚁虱缘树枝造成，正如今之冬青树上小虫造白蜡一般，今吴人用造胭脂。炳章历考诸家本草，只有紫草、紫鈝二种，"紫鈝"条下亦无紫草茸之别名。紫草茸别为一品，实始于赵恕轩《本草纲目拾遗》，其所引诸说，亦多言紫草嫩苗为茸。惟《叶氏痘学真传》及《神应心书》所言皆树胶为紫草茸。叶氏亦云诸书未载，不敢擅增本草。《神应心书》非医药家言，言不足凭。且赵氏按语亦云未曾试验，故存其说，以俟后之博访云。总之用紫草者，以其质味轻清，能凉血解毒，透发痘疮，岂可再以胶质腻黏之紫鈝壅滞其气血流行，反令热毒不能透泄也。用紫鈝者，以其破瘀血，

疗金疮，生肌止痛，通妇人经闭，治齿缝出血。此辨二者效用之不同，及传讹之异谛也。紫草嫩苗之茸，近今无觅，余意不如正用老式紫草，勿写"茸"字，免再误人。

桑寄生 桑上者真，各树者伪

江浙栽桑养蚕，童桑居多，农人时常整作，寄生无从可生。今市肆大抵用杂树寄生为多，其功用亦因各树之性质而别。《本草崇原集说》云：如樟上寄生则行气，槐上寄生则凉血，桃上寄生则活血，松上寄生则化湿，枫上寄生则通络利溺。皆与苍梧之真桑下寄生益血脉、主安胎者迥别。因苍梧多山，山桑野生者多，且在崇山深林之中，往往任其自生自凋，故其多年野桑皆生寄生，土人采取以供药用。且真桑上寄生，叶如橘而厚软，茎如槐而肥脆，四月开黄白花，五月结黄赤实，大如小豆而稠黏，断茎视之，色深黄者良。炳章前有友人赠我一束，形如上述，且比本地杂树寄生叶大数倍。《沈氏女科辑要》孟英按语云：真桑寄生一时难觅，可重用桑叶暂代之，因其亦有宁络安胎之功耳。惟杂树寄生在风湿症中尚可酌用，安胎则不效。寇宗奭曰：桑寄生难得真者，真者下咽必验。若用他木寄生，未必见效，且恐有害。诚哉是言！

赤小豆 即今杜赤豆。半红半黑名相思子

考赤小豆，粒长，形如腰子，色赤黯，腰有白线、纹如凤眼者为最佳。其效用为下水肿，排痈肿脓血，疗寒热，

---

① 乌思藏：西藏旧分阿里、藏（后藏）、卫（前藏）和康（一作喀木）四部，藏人用卫藏指前后藏，元明译为乌思藏，也作乌斯藏；清译为卫藏。

治消渴，利小便，能泄血中之湿热。若色红粒大而团，此名红饭豆，可作食品，不入药用。李时珍云：此豆以紧小而赤黯色者入药，其稍大而鲜红或淡红色者并不治病，即饭豆也。又有一种半红半黑，俗亦云赤小豆，实即相思子，亦不入药。吴鞠通《医医病书》云：赤小豆即五谷中之小豆，皮肉俱赤。近日药肆中，用广中半红半黑之野豆，色可爱而性大非，即相思子。断不可用。且近今真正杜赤豆，苏浙各处皆种之，购备亦易。期望我药业皆办杜赤豆，不用饭豆、相思子，以符《本经》之效能，能固中药之信用。

文蛤 即海蛤之一种
五倍子 宋人亦名文蛤

郝氏《记海错》云：蛤蚌之属，有黄白杂纹，壳薄而光，乃文蛤也。考文蛤皆海蛤之类，种类不一，而味皆相同。《南海志》云：蛤一月生一晕。《南越志》云：凡蛤之属，开口闻雷鸣，则不复闭。读《闽中海错疏》，海蛤分列十有五种：一曰蛤蜊 壳白厚而圆，肉如车螯，二曰赤蛤 下有花纹赤色，三曰海红 形类赤蛤而大，四曰蝴蚬 形似蛤蜊而白，合口处色黑，五曰蜞蝻 形似蛤蜊而小，六曰沙蛤 即土匙也，似蛤蜊而长大有舌，名西施舌，又名车蛤，七曰红栗 似蛤而小，色白兼微红，八曰文蛤 壳有纹理，沈括《笔谈》云：今人所食之花蛤，其壳一头大、一头小，上有花纹者是文蛤也。陶弘景云：文蛤小大皆有紫斑纹，九曰海蛤 其壳久为湖涛所洗，色白圆浮，十曰白蛤 形似蛤而小，壳薄色白，一名空豸，又名混星，十一曰沙虱 似蝴蚬而壳差薄，十二曰红绿 似蛤而小，味美，色淡红兼绿，十三曰土铫 壳薄而绿，色白者味更佳，十四曰车螯 陈藏器云：大蛤也，壳有花纹，肉白色，大者如碟，小者如拳，宋庐陵王义真车螯下酒，珍可知矣，十五曰螯白 即车螯之最小

者也。尝考文蛤之名，《神农本经》为最先，且列为上品，以其功能清肺除烦、利水泄湿。后如汉张仲景《伤寒》之文蛤散、《金匮》之文蛤汤，均是此物。《伤寒》文蛤散 文蛤为散，沸汤和服方寸匕 治太阳中风，应以汗解，反以冷水噀灌，经热被却而不得去，弥更益烦，肉下起粟，意欲饮水，反不渴者，表病不以汗解，反以冷水闭其皮毛，经热莫泄，烦躁弥增，卫气郁滞，不能发升于汗孔，遂冲突皮肤，凝起如粟，烦热郁甚，意欲饮水，而热在经络，非在脏腑，则反不觉渴，是其脾土必当湿旺。若使非湿郁表，未有不渴者。文蛤除烦而泄湿也。《金匮》治渴欲饮水不止者，以脾湿堙郁，肝不得升泄，则膀胱气隆，肺亦不得降敛，则胸膈烦渴。文蛤清肺而泄水也。文蛤汤即越脾汤加麻黄减半，加文蛤五两，杏仁十枚，治吐后渴欲得水而贪饮者。以水饮既吐，胃气上逆，肺气格郁，刑于相火，是以渴而贪饮。用甘草、大枣补土而益精，石膏、文蛤清金而泄湿，杏、姜破壅而降逆，麻黄发表而达郁。阅其方义，确与《本经》文蛤之效用暗合。成无己亦云：文蛤之咸走肾以胜水气。唐容川云：文蛤壳上起纹，有瘩疙者，今之蛤子也。用其壳，以治人身躯壳外之粟粒，渗水利热，形象皆合。郭佩兰《本草汇》云：文蛤即今花蛤，大小不等，背上有斑纹者，得阴水之气也。李梴《医学入门》云：文蛤出东海，大如巨胜，有紫纹彩未烂者，为文蛤，无纹彩已烂，为海蛤之蛤。参观诸说，文蛤皆为海蛤类之蛤，独丁予怀《伤寒真诠》云：《金匮》文蛤汤与《伤寒》文蛤散药味不同，主治迥别。以文蛤汤之文蛤为海蛤类文蛤，讵知五倍子亦名文蛤，味酸性涩，能止渴生津。据证《伤

寒》当用海蛤之文蛤，《金匮》当用倍子之文蛤，通作海蛤解者亦非。余按此说更非。考五倍子名为文蛤，始于宋《开宝本草》。因《山海经》有辨棓子名槚子，形似海中文蛤，于是宋刘、马二公纂修《开宝本草》，遂以五倍子一名文蛤，取其形似之谓而作名。至张景岳《本草正》，直以文蛤即五倍子立为专条，谓为味酸涩，性敛降，以致后人只知五倍子一名文蛤，不知《本经》及《伤寒》《金匮》、唐宋以前之书另有蚌类文蛤也。蚌类之文蛤，功能利水，五倍子性主收敛，功用适相反，误用则祸不旋踵。虽然倍子名文蛤之过始于《开宝本草》，作俑则在张景岳，无怪于今之药肆遇医方用文蛤，概以五倍子用之。凡胸有结饮及小便不利等证，服之加甚。五倍子惟丸散及外治法用之，如紫金锭、片、铁桶膏、百药煎等类。用于煎剂者极少。嗣后医者凡遇用文蛤之证，可以白蛤壳代之，壳形稍异，功用则同。药肆亦当以蚌类之白蛤应之，幸勿再误用五倍子作文蛤也。

石龙子即蜥蜴
守宫俗名壁虎

《神农本经》云：石龙子味咸寒，主五癃邪结气，破石淋，下血，利小便。近时合辟瘟丹亦用之。一名蜥蜴，生平阳川谷间。吾浙杭州天竺、韬光诸山皆有，其山顶有小池，四旁皆石罅，以树枝向石罅挑擢拨之，则小龙子出矣，四足有尾，青绿色。《动物学讲义》云：蜥蜴即石龙子，栖于原野，皮肤有光泽，外被细鳞，四肢短小，舌甚短，齿亦细小，上下颚仅能少展，其尾能断而复生。《普及动物教科书》云：蜥蜴之体色，依雌雄而相异。雄之背黑，有青色线五；雌之背为茶褐色，有暗色线二，且其体较雄者尤大。鳞滑而有光泽，尾易断折，因有再生之特性。此即《神农本经》之所谓石龙子也。至于守宫，俗名壁虎，味咸寒。主治中风瘫痪，手足不举，历节风痛，风痫惊痫，疬风蝎螫，鼠瘘瘰疬，及小儿疳痢，血积成痞。《动物学讲义》云：守宫，其趾尖列生吸盘，趾下有列板，故虫避于墙壁屋顶时则有微声，好食昆虫。《普及动物教科书》云：守宫即普通栖于人家者。体边平，而全为壁色，趾端边其里有横列襞，成吸盘之作用，以得自由匐行于壁板等，捕食小虫。诸家本草每与石龙子混为一物，皆因于《本草经》有"一名蜥蜴"四字。《尔雅》云：蝾螈，蜥蜴；蜥蜴，蝘蜓；蝘蜓，守宫也。名目亦从此混淆矣。不知《神农本草》所谓蜥蜴生川谷，守宫在墙壁，川谷间安得能见？且守宫入水则死，必不能生存于川谷。本草之所谓石龙子，一名蜥蜴，非《尔雅》之"蝾螈""蜥蜴"也。李时珍《本草纲目》故另出"守宫"一条，谓一则功专利水，一则功专祛风，而同为破血之剂。自陶弘景、苏恭后，至是始为定论。虽《吴普本草》"石龙子"条下引《方言》①云：桂林之中，守宫大者能鸣，此是圆蛇之类。亦混石龙子、守宫为一物也。总之《神农本经》所列之药性乃石龙子，非守宫。守宫别有效用，岂可混入也。请精于医药者详辨之。

蜗牛即带壳蜒蚰，头有四黑角
蛞蝓即无壳蜒蚰，头只两黑角

寇宗奭曰：蜗牛、蛞蝓，二物也。蜗牛四角，背上有肉，以负壳行；蛞蝓

---

① 方言：即《辅轩使者绝代语释别国方言》，西汉扬雄著，是中国第一部比较方言词汇的重要著作。

二角，身肉止一段。若为一物，《本经》焉得分为二条。惟《蜀本草》又谓蛞蝓是蜗牛之老者，以致后人以大蛞蝓以合药者。二者效用，以其制蜈蚣毒，则尚可通，余如入小儿药及解热消毒，如外科点舌丹、蟾[1]酥丸、徐氏痈毒围之玉精炭，其效力皆不及蜗牛之胜耳。故凡修合丹丸，皆必用蜗牛。考《尔雅》无蛞蝓，止云附蜗、蚹蝓，郭注云：蜗牛也。《别录》无蚹蝓，止云蛞蝓，一名附蜗。据此则蚹蝓是附蠃，蛞蝓是附蜗。盖一类两种，因名称相通，而俱蜗与蜒蚰螺也。郭佩兰云：蜗牛即圆壳蜒蚰也，身有黏涎，能制蜈蚣、蝎毒。生池泽草树间，形似小螺，边形端尖，白色，头有四黑角，以形圆而大者胜。夏热则悬叶下，升高涎枯即死矣。其一种无壳双角者，名蛞蝓，不堪入药。其余本草或以为二物，或以为一物，皆失深考。惟许慎《说文》云跗蠃背负壳者为蜗牛，无壳者为蛞蝓，则亦一言决矣。余考古证今，亦以此说为善。

海月 即砺镜、海镜，非江瑶柱

蟹蛄 别是一种，非海镜、海月

李时珍《纲目》以海月为江瑶柱，复附海镜，不知海月即海镜，而江瑶柱非海月也。此乃承《岭表录异》之误。按《闽中海错疏》云：海月形圆如月，亦谓之砺镜。土人多磨砺其壳，使之通明，以为明瓦者是也。岭南谓之海镜，俗呼膏药盘。本草云：其肉由水沫所化，煮时犹化为水。即此是也。江瑶壳色如淡菜，上锐下平，大者长尺许，肉白而韧，柱圆而脆，与海月绝不相类，何可牵为一物耶？《海错疏》云：江瑶柱一名马甲柱。《南越笔记》云：《尔雅》注"蜃小者玉柱"，即江瑶柱也。《安南[2]异

物名记》云：江瑶如蚌而稍大，中肉腥而肭[3]，不中口，仅四肉牙佳耳。长四寸许，圆半之，白如珂雪，一沸即起，甘佳脆美，不可名状，此所谓柱也。《海物异名记》云：海蛤之美在舌，江瑶之美在柱。《通志》云：马甲柱，惠州美其名曰西施舌。《琼州志》：江瑶以柱为珍，崖州产者佳。可知江瑶柱为另一物也无疑。李氏复以海镜附于"海月"条下，注引郭璞《江赋》"璅蛣腹蟹"，以为即此物，不知璅蛣非海镜，实别有一物也。赵恕轩引《海南志》云：璅蛣状如珠蚌，壳青黑色，长寸许，大者二三寸，生白沙中，不污泥淖，乃物之最洁者也。有两玉柱能长短，又有数白蟹子在腹中，状如榆荚，合体共生，常从其口出，为之取食。然璅蛣清洁不食，但寄其腹于蟹，蟹为璅蛣而食，食在蟹而饱在璅蛣，故一名共命蠃，又曰月蛣。每冬大雪，则肥莹如玉，日映如云母，味甘柔，盖海错之至珍者。又有海镜，一壳相合，甚圆，肉亦莹洁，有红蟹子居其腹为取食，一名石镜，其腹小蟹曰蚌蛜。据此明是二物。在璅蛣腹者则白蟹子，在海镜腹者则红蟹子，又各不同。实则余见璅蛣形状，迥与海月不同。兹读吾鄞徐柳泉先生文集，有《鲒说》一篇，其辨悉较诸家明确，与余见亦相符，特录之以供究心博物者匡正之。其说曰：吾乡海物之古者，鲖酱贡于商，海蛤贡于周，鲒酱贡于汉。鲖与蛤比知之，而鲒则无识者。《说文》《广韵》《汉书》注以为蚌，《玉篇》以为鱼，《类篇》以为大蛤，

---

① 蟾：原作"蝉"，据文义改。

② 安南：越南的古名，得名于唐代的安南都护府。

③ 肭：坚劳而柔软。

郭景纯《江赋》曰"蝛蛄腹蟹"，李善注之引《南越志》云：蝛蛄长寸余，大者长二三寸，腹中有蟹子如榆荚，合体共生，俱为蛄取食。颜师古曰：鲑长一寸，广二分，有一小蟹在其腹中。《述异记》云：淮海之人呼蝛蛄为蟹奴。吾每读诸书，怪其状。夫海物惟错，虽罟师①蜑人②不能周知之，然而"鲑埼之亭"见《汉志》，"鲑酱二斗之贡"见《说文》，不可以生长海滨而乡邦掌故之物莫之见也。《汉志》所谓"鄞有鲑埼亭"者，今其地属奉化县，而鲑埼村在焉。余属村人使以生者来，则其身螺也，其首虾上而蟹下，须钳螯跪皆绝肖，一似虾据螺壳中而捕蟹者。沃以沸汤而出之，首以下略似虾肉，又其下环曲而渐锐，与螺无所别。沃汤以后，首作红色，正如虾蟹之经汤者；其身白，其尾碧，亦与熟螺无异。于是知一物具三形，而其实则螺也。以为鱼者，固妄而已，为蚌蛤者，皆未见而妄意之者。《易》曰：离"为蠃即螺、为蚌"。蚌蛤与螺绝不相类。凡蛤圆而浑，蚌蛤圆而扁。凡螺之壳上巨而末锐，层累而旋之，以至于末，故螺之字从累；蚌蛤之壳皆两扇，以自开阖，故蛤之字从合。凡螺之肉恒多坚，蚌蛤之肉恒多脆。土人之为酱也，多螺而少蚌蛤。鲗酱法不传，若鲑酱今犹汉矣。李氏谓长寸余，大者二三寸；颜氏谓长一寸，广二分。夫螺之圆浑，犹卵也，量之以圆径则可，若长广无可度者。《南越》谓蟹为鲑取食，《述异》谓为蟹奴，是蟹之生蛎房中者，出取食，饱而入，蛎亦饱，所谓蛎奴也，尤与鲑殊种。抑淮海之间或固有所谓蟹奴者，而非鲑也。吾乡之鲑，吾取诸鲑埼亲验其生死，有断不能与诸家之说合者。惟郭氏谓腹蟹，蟹虽不在腹中，而在虾之下，似乎腹之，赋家状物，大略

而已，固不必如记注家之确凿也。然则景纯所赋殆即此物，而又尝亲见之耶？《四明七观》③曰：寸鲑腹蟹，亭以埼名。《鲑酱赋》曰：母以蚌而成筐，子以蟹而居里。又曰：行者求食，居者栖身。综观先贤之说，是皆博考群籍而未尝目验之也。又其自注云：陈藏器志寄居虫，一蟹一螺，乃蟹之附于螺者，与段成式合。粤东人言：今万州有之。《海物异名记》所云：蛎奴则蟹之附于蛎者。予在海上亲见之。若《南越志》称蟹子合体共生，则大蟹之中包小蟹者，与《北户录》合，皆属鲑之别。罗愿《尔雅翼》以蛎奴即为鲑，不知蚌之与蛎别也，似尚未确云。据此知谢山但尝见蛎奴，而于鲑实未之见也。其所云鲑之别种，去鲑固甚远，而不知其所赋之外蚌内蟹亦与鲑全然不类也。至藏器云一蟹一螺，似乎近之，然鲑首又作虾形，不但一蟹，且其首虾上蟹下，其身则螺，乃天生形状如此，与所谓寄居者迥别。徐氏以目见所述，故比众说较确，故不厌其繁，节录原文，以告识者之研究。

猪肤 即雄猪之革外肤皮也

猪肤，王海藏以为鲜猪皮，吴绶以为燖④猪时刮下黑肤。汪石山谓：考《礼运》疏，革，肤内厚皮也，肤，革外薄皮也。则吴说为是。肤者，肤浅之义。《医宗金鉴》方解云：猪肤者，乃革外之肤皮也。其体轻，其味咸，轻则能散，

① 罟（gǔ）师：用网捕鱼的人，渔夫。罟，网，渔网。

② 蜑（dàn）人：中国南部沿海港湾和内河船居居民的旧称，以捕鱼、采珠为业。

③ 四明七观：南宋著名学者王应麟描写自己家乡鄞州（今浙江宁波鄞州区）的诗赋。

④ 燖（xún）：用开水烫后去毛。

咸则入肾，故少阴咽痛是以其解热中寓散也。诠释详明，可以括诸家之说矣。余意亦以《金鉴》之说为是。其修治法，当以鲜雄猪背臀之皮，外则刮去黑毛肤屑，内再刮净皮脂肪肥肉至极薄，即是猪肤。前贤本草殊失发明，附此辨正。

石蜜 即蜂蜜，非冰糖、白糖

石蜜误作冰糖、白糖，始于《本草纲目》。李氏采入"果部"，别载"石蜜"，云即今冰糖也。张石顽随声附和，遂亦云石蜜即冰糖，以凝结成块如石者为石蜜，轻白如霜者为糖霜。至郭佩兰竟以石蜜为冰糖，云以蔗汁煎而曝之，凝结作块者是也。其实皆误也。考《本经》石蜜，即蜂蜜也。因古时蜂非人家所养，任其自生自灭，以其栖于深山岩石中，色白如膏者为石蜜。后人沿用河南白蜜，盖采梨花酿蜜，殊胜他产。缘效用悬殊，故特辨正。

卤碱 即石碱，俗作硷
卤咸 即石咸

《本经》卤碱即石碱也，以张氏《逢原》为是。后人本草"卤咸"下，有补列"石碱"，误矣。时珍曰：石碱出山东济宁诸处，彼人采蓼蒿之属，开窖浸水，每百引入粉面二三斤，久则凝定如石，连汁货之四方，浣衣发面。他处以灶灰淋浓汁，亦去垢发面。张路玉曰：水碱乃灶灰淋汤、冲银黝脚所造，性能发面，故面铺中无不用之。病人食之，多发浮肿，故方后每忌湿面。观其善涤衣垢，克削可知。时珍以其状如石，类碱，故得碱名，又曰石碱。所谓卤咸者，皆斥地之名，则谓凝滓及卤水之说皆非矣。因卤咸与卤碱不同，时珍曰：山西诸州平野及大谷、榆次、高元处，秋间皆生卤，望之若水，近之如积雪。土人刮而熬之，微有苍黄色，即卤盐也。《尔雅》所谓"天生曰卤，人生曰盐"者是矣。凡盐未经滴去苦水，则不堪用，苦水即卤水也。卤水之底澄盐，凝结如石者，即卤碱也。此实卤咸也，此即时珍之误。丹溪所谓石碱，即前灰碱是也。《吴普本草》谓卤咸"一名卤盐"者，非卤地之盐也，不妨同名。以上二者，名意略同，物各有异，恐相互混淆，据实考正。

硇砂 淡硇，即古之藏硇
盐硇 有白硇、猪肝硇二种

硇砂有二种。一种番硇，出西藏，有五色，以大红者为最上，质如石，并无卤气。诸家本草言能化人心为水者，正指藏硇也。又云真藏硇能化血为水，虽煅炼亦不可服。一种盐硇，出西戎，状如盐块，乃卤液所结，得湿即化为水。白者为白硇，紫红者为猪肝硇。形如牙硝光净者良。《本经逢原》云：外治恶肉，除疣赘，去鼻中息肉最捷。不可过用。用毕，度以甘草汤洗之。观金银有伪，投硇砂罐中，悉能消去，况入人腹中，更能腐烂脏腑可知。偶误中其毒者，以生绿豆汁恣意饮之可解。畏酸浆水，忌羊血。

红枣
黑枣 统名大枣。和胃宜红，补中宜黑

《本草经解要》考证云：大枣，即北地晒干赤红枣，肉厚多脂，宜用入药。其蒸熟色黑，是为胶枣，亦有用者。至南枣，乃金华等处所出，以糖蜜拌枣，蒸透晒干，味更甘而润，多食损脾、动湿热。张叔承《本草选》云：方书等用大枣，不分黑白，细详考之，乃是红枣之大者。若黑枣，则加蜜蒸过者。亦谓

今人蒸枣多用糖蜜拌过，久食最损脾胃。窃意红枣力薄，和胃则宜；黑枣味厚，补中当用。似不得混用施治，至助湿热，且过食能令齿生虫而致损也。

鸡舌香即母丁香
丁香即公丁香

《内翰良方》[①] 云：予集《灵苑方》[②]，论鸡舌香，以为丁香母，盖出陈氏《拾遗》，今细考之，尚为未然。按《齐民要术》，鸡舌香以其似丁子，故又名丁子香，即今丁香。《日华子》云：鸡舌香治口气。所以《三省故事》载汉时郎官含鸡舌香，欲其奏事对答口气芬芳。此正谓丁香治口气，至今方书为然。又古方五香连翘汤用鸡舌香，《千金》五香连翘汤无鸡舌香，却有丁香，此谓最明验。陈承《新补本草》[③] 又出"丁香"一条，盖不曾深考也。今世所谓鸡舌香者，乳香中得之，大如山茱萸，剖开中有如柿核，略无气味，以此治疾，殊极乖谬。藏器曰：鸡舌香与丁香同种，花实丛生，其中大者为鸡舌，击破有顺理而解为两向[④]，如鸡舌，故名，乃是母丁香也。雷敩曰：丁香有雌雄两种，雄者颗小，雌者颗大，头如茱萸，更名母丁香，入药最胜。李时珍云：雄为丁香，雌为鸡舌。诸说甚明，独陈承《新本草》所言甚为谬妄，不知乳香中所拣者乃番椒核也，即无漏子之核见"果部"。前人不知丁香即鸡舌，误以此物充之。炳章参考众说，将二物实验比较，当以雷敩、时珍之辨最确。所谓雄者为丁香，即今公丁香是也；雌者为鸡舌，一名母丁，今亦名母丁香是也。古以雄雌辨，今以公母名，观名思义，原有男女之判，洵不误也。

食茱萸俗呼辣茄
吴茱萸别有一种
山茱萸即萸肉

《本草述》云：食茱萸大热无毒，能祛积阴寒湿。李时珍于"茱萸"条内云：榄子形似茱萸，惟可食用，故名食茱萸，有小毒。此"食"字之误。张石顽《本经逢原》云：食茱萸与吴茱萸性用相类，功用仿佛。而《本经》之文向来错简，在"山茱萸"条内详其主治心下寒热，即孟诜治心腹冷痛之谓；温中逐寒湿痹，即中恶去脏腑冷之谓；去三虫，即藏器疗蛊毒飞尸之谓。虽常食之品，辛香助阳，能辟浊阴之滞，故有轻身之喻。以上主治，岂山茱萸能之乎？其治带下冷痢，暖胃燥湿，水气浮肿，用之功同吴茱萸，而力稍逊。此即赵氏正误之大意。所谓食茱萸，即今之辣茄是也，与吴茱萸味皆辛辣，大热有毒，为散厥阴寒湿、腹痛寒呕之要药。山茱萸即今之萸肉，味酸性平和，能治带下、冷痢者，取其酸涩敛收之力也。时珍乃曰仅可食用，不几将一"食"字泥死于句下哉！

① 内翰良方：即《苏沈内翰良方》，又名《苏沈良方》，是宋人根据苏轼所撰《苏学士方》和沈括所撰《良方》合编而成的方书。

② 灵苑方：北宋沈括所撰的医方著作，二十卷，原书已佚。

③ 陈承新补本草：即《本草别说》。李时珍《本草纲目·序例》："宋哲宗元祐中，阆中医士陈承合《本草》及《图经》二书为一，间缀数语，谓之《别说》。"下文《新本草》同。

④ 向：原作"间"。据《本草纲目》"丁香"条引陈藏器言改。

川郁金 即今广郁金，产四川
黑郁金 即今川郁金，产温州

张石顽云：郁金蜀产者，体圆尾锐，如蝉腹状，发苗处有小孔，皮黄而带微黑，通身粗绉，皮如梧桐子纹，每枚约重半钱。打开质坚色黄，中带褐黑，嗅之微香不烈者真。郭佩兰云：郁金有二，郁金香是用花，郁金是用根，色外黄、内赤黑，产蜀地者为最。体圆有绉纹，如蝉腹状，圆尖而光明脆彻，苦中带甘味者乃真。肆中多以姜黄子伪充。据二说所辨，即是近今广郁金无异。唐容川云：郁金一物，出于川产，野者色黑，不可多得。其川中所种者，皆系外白内黄，即今人呼姜黄子是也。近人所谓川郁金，如莪术中拣出之子色黑，与川中野郁金相似而混之也。据炳章目验，以张、郭二说与今吻合，唐氏所说不无可议。其云：外白内黄，即姜黄子，不知姜黄子外皮有节，内肉深黄，味大苦；广郁金川产者，外皮无节，有绉纹，内肉淡黄，味微苦。又云：近人所谓川郁金，为莪术中拣出莪术子，然色虽相符，形实不同。今所谓川郁金者，实则多产温州，皮黯黑色，有绉纹，两端尖，有须，扁形者多。莪术子卵圆形，两端平圆，皮有节纹。唐氏所谓色黑，与川中野郁金相似而混之也，此说殊谓不确。炳章历考诸家本草，有谓郁金者，有谓郁金香者，并无川、广之名；考其产地，云其产川者，产蜀者，不知后人因何传讹，以川产之黄郁金曰广郁金。不独产地命名之传讹，而且习惯泡制亦多相违悖。考近今郁金泡制饮片，必须先以滚水泡透，然后再风干水气，以瓦甏反覆于潮湿地上五六日，蒸罨出霉花，先将刀打出光，遂取郁金向出光刀上切极薄片，使其片上亦明亮有光，以为刀手艺精，以其雅观，藉夸张道地于顾客，殊堪捧腹。讵知郁金诸家本草皆列入芳草，以其味辛气清香，哎咀生用，气味俱全，故其效力甚宏，并无泡制之法于其下。若经滚水泡透，已出其汁味，更蒸罨于湿地，反将其清芬能开郁之气变成霉菌秽浊之毒，切之薄片，入煎数沸，已成腐酱。殊不知用郁金之症，若非胸闷气胀，即是郁结积滞，希冀郁金入胃，结散郁开，试问岂可再受浊秽浓腐之浊味乎？望其效果，其可得乎？近今泡制，诸如此类，不胜枚举，此亦我医与药两歧之障碍也。凡欲改革之策，药界承讹习谬，因师徒相传，难经全体允从，惟医家愿改，则甚易也，凡于书方之际，旁注"生原捣"三字，一面再嘱病家用原非片之理由。能如是由医家推广传布，不数年间，各处药肆自然不改而自改矣，而病家则不受其害，医家则易收效果，药肆免切片蚀耗，岂非一举而三善备矣。

马蹄决明 即今决明子
草决明 即今青葙子

杜诗注云：食之能决去眼昏，以益其明，故曰决明。时珍曰：马蹄决明、草决明、石决明，皆同有明目之功，故名之。《广群芳谱》云：决明有二种。马蹄决明茎高三四尺，叶大于苜蓿，而本小末奓，昼开夜合，两两相贴，秋开淡黄花五出，结角如初生细豇豆，长五六寸，子数十粒，参差相连，状如马蹄，青绿色。一种茳芒决明，即山扁豆，苗茎似马蹄决明，但叶本小末尖，似槐叶，夜亦不合，秋开深黄花五出，结角如小指，长二寸许，子成数列，如黄葵子而扁，色褐，味甘滑。此种近无。子皆咸平无毒，治目中诸病，助肝益精，作枕治头风，明目胜黑豆。有决明处，蛇不敢入，故丹溪言决明解蛇毒，本此意也。茳芒决明，炙作饮甚香，除痰止渴，令人不睡，隋稠禅师作五色饮以进隋帝者此也。青葙子，《本经》名萋蒿，因其子与决明同功，故名草决明；其花叶似鸡冠，故《纲目》名野鸡冠；嫩苗似苋，故谓之鸡冠苋。时珍曰：青葙生田野间，嫩苗似苋可食，高二三尺，苗叶花实与鸡冠花无别，但鸡冠花穗或有大而扁或团者，此则稍间出，花穗尖长四五寸，状如兔尾，水红色，亦有黄白色者，子在穗中，与鸡冠子及苋菜子黑而光亮。苏恭言其结角，亦误矣。其味苦寒无毒，治唇口青紫，益脑镇肝，明耳目，肝脏热毒冲眼，赤障青盲，翳肿疼痛。近人只知决明子，往往草决明不知为青葙子，遂致误用马蹄决明，故将各种决明据形状、效用分别辨之，不致传讹。

棉茵陈即古茵陈蒿
铃茵陈即古角蒿

茵陈乃蒿属，昔人多种以为蔬。藏器云：经冬不死，更因旧苗而生，故名茵陈。《本经》所载主治风湿寒热，热结黄疸，湿伏阳明所生之病，皆指棉茵陈而言，其叶细于青蒿者是也。干之色作淡青白色，梗叶有极细绒毛，今人呼为羊毛茵陈者是也。其性专利水，故为湿热黄疸要药。又一种茎叶如青蒿，生子如铃者，名山茵陈，即角蒿也。其味辛苦，有小毒，专于杀虫，治口齿疮尤妙，今人呼为铃儿茵陈。药肆中俱有之，惟药肆即知铃茵陈、山茵陈、角蒿，不知即是此物也，亦岂可不辨而概误用之？《纲目》以茵陈、角蒿分别二种，故是卓识，而亦未能指出角蒿、铃茵陈，且将山茵陈治眼热肿痛方引入"茵陈"条下，

至"角蒿"下亦无一语言其苗叶形状者，或尚未知此即山茵陈耶？

马兜铃带壳嫩者是
杜兜铃去壳老者是
根名青木香

马兜铃，《肘后》名都淋藤，根名青木香。寇宗奭曰：兜铃蔓生，附木而上，叶脱时其实尚垂，状如马项之铃，故得名。苏颂曰：春生苗作蔓，绕树而生，叶如山蓣[①]，叶厚而大，背白，六月开黄紫花，颇类枸杞花，七月结实如大枣，状似铃，作三四瓣，根微似木香，大如指，黄白色。气味苦寒无毒。治肺热咳嗽，痰结喘促，血痔瘘疮，肺气上急；解蛇蛊毒。喘满声瘖者宜加，肺冷金寒、咳嗽失音者禁用，以其苦中带辛，寒中带散。根名青木香。炳章按：马兜铃产河东、淮、桂等处，皆七八月采实，带壳曝干，其实未老，故壳色黯黑，形如枣，两端圆，内实微白而心灰黑。因采时浆液充足，故味极苦，凡肺热喘促甚者，皆胜于杜，惟阴大虚及呕吐者忌用。浙江产者，皆九十月之间，已经霜露后，其叶将脱，铃实亦长成已足，皮壳开裂，遂破开去皮膜，取净子入药，名为杜兜铃。其味微苦，若肺热尚微、气机抑郁者更宜，热重者不及马兜铃之胜。故兜铃之分马、杜二种，实是嫩老之异耳。其效用亦各有擅长，毋用删除。因前月大会，赵君提议革除一种，余从实验研究，二者各有专能，似可不必，故特辨明之。

---

① 山蓣：即薯蓣，今称山药。

南烛草木即乌饭草
南天竹即古杨桐，庭除植之

沈括《笔谈》云：南烛草木，本草及传记所说多端，今少有识者。为其作青精饭色黑，乃北人多误用乌桕为之，实非也。此木类也，又似草类，故谓之南烛草木，今人谓之南天烛者是也。又一种茎如蒴藋，高三四尺，庐山有盈丈者，叶微似楝而小，至秋则实如丹，南方至多。藏器云：南烛生高山，经冬不凋。颂曰：此木至难长，初生三四年，状若菘菜之属，亦颇似栀子，二三十年乃成大株，故曰木而似草也。其子如茱萸，九月熟，酸美可食，叶不相对，似茗而圆厚，味少酢，冬夏常青，枝茎微紫，大者亦高四五丈，而甚肥脆，易摧折也。时珍曰：吴楚山中甚多，叶似山矾光滑，而味酸涩，七月开小白花，结实如朴树子成簇，生青，九月熟则紫色，内有细子，其味甘酸，小儿常食之。《古今诗话》云：此即杨桐也。非也，此是南烛草木。叶似冬青而小，临水生者尤茂。寒食采其叶，渍水染饭，色青而光，能资阳气，故叶名青精饭，又名墨饭草，又名黑饭草。王圣俞云：乌饭草乃南烛，今山人挑入市卖，与人家染乌饭者是也。南天竹乃杨桐，今人植之庭除，可避火灾，结红子以为玩者，非南竹也。古方用乌饭草与南烛，乃山中另有一种，不可以南天竹牵混。周颂曰：株高三五尺，叶类苦楝而小，凌冬不凋，冬生仁子作穗，人家多植庭除间，俗谓之南天竹。此二者说理甚确，可从之。其效用亦多分别。南烛味酸涩，止泄除睡，强筋益气。《拾遗补》云：明目乌发，解肌热，清肝火，活血。南天竹治瘰病，洗眼去风火肿痛眵泪，小儿疳病；子治三阴疟，

解砒毒。二者种类因异，效用殊，亦须辨明，方不误人。

蒺藜即今刺蒺藜
白蒺藜即今潼、沙蒺藜

《冷庐医话》云：今之所云沙苑蒺藜，即古之白蒺藜；古之所云蒺藜，乃今之刺蒺藜也。《纲目》称刺蒺藜子有三角，所在有之，治风明目。按蒺藜生同州沙苑，子光细微绿，补肾治腰痛云。今人称刺蒺藜亦为白蒺藜，其关中产但称沙苑蒺藜。《本草经解要》白蒺藜亦云即《纲目》刺蒺藜也。郭佩兰曰：同州沙苑白蒺藜，感马精而生；泰州刺蒺藜，感地中阳气所生。《广群芳谱》云：蒺藜多生道旁及墙头，叶四布，茎淡红色，旁出细茎，一茎五七叶，排两旁，如初生小皂荚，叶圆整可爱，开小黄花，结实每一朵蒺藜五六枚，团砌如扣，每一蒺藜子如赤梗菜子及小菱，三角四刺，子有仁，味苦无毒。治恶血，破积聚，消风下气，健筋益精，坚牢齿牙，久服长肌肉，能明目。炒去刺用。此即今之刺蒺藜也。沙苑蒺藜出陕西同州沙苑牧马地，细蔓绿叶，绵布沙上，七月开黄花，紫色，如豌豆花而小，九月结荚长寸许，形扁，缝在腹背，与他荚异，中有子似麻大，形似羊内肾，色微黑。此即今之沙蒺藜也。产潼关者，亦似羊内肾，较沙苑蒺藜略大，褐绿色，气腥，味甘微咸，温无毒。以其得漠北之气，故性降而补，能补肾，治腰痛、虚损劳乏。聚精丸中用此佐鳔胶，最能固精补肾。又有一种土蒺藜，系山东各处野间所产，开红花，咬之亦生腥气，粒略小，但缺处有尖钩为异，亦有伪充潼蒺藜者，不堪入药，亦不可不知也。

淡竹叶鸭跖草亦名竹叶
竹叶麦冬即野麦冬

竹类极繁。本草陶、苏二家云：入药用箽竹、淡竹，又谓甘竹似箽而茂，即淡竹也。六地多竹，此所指似俗呼水黄连者。《解要》云：余旧植数十竿，邻近每采用。今医家好言淡竹叶，伧父[1]谬以鸭跖草当之。考鸭跖草，处处平地皆有之，三四月生苗，紫茎竹叶，嫩时可食，四五月开花似蛾形，两叶如翅，碧色可爱，结角尖曲如鸟喙，实在角中，大如小豆，中有细子灰黑而绉，状如蚕屎。巧匠采其花，取汁作画色。味苦，大寒无毒。主治寒热瘴疟，疔肿肉癥，小儿丹毒，发热狂痫，身面发肿，痈疽等毒，及大小便不通。此即近今名为竹叶草也。本草"草部"另载一种淡竹叶，苗高数寸，亦似竹米落地所生，处处原野皆有之，细茎绿叶，茎叶似细竹，其根一窠数十须，须上结子，与麦门冬一样，但坚硬耳。气味甘寒无毒。去烦热，利小便，清心。根名碎骨子，能堕胎催生。此即近时草药医所谓竹叶麦冬也。《解要》云：今六之西山有一种草，高不盈尺，茎中空有节，叶亦全肖竹而稍薄，生丛棘间，凌冬不凋。仅一痘医识之，云其师江右人也，指授此为真淡竹叶，用之已数十年。炳章疑此形或亦是鸭跖草也。惟《汤液本草》竹、淡竹俱载"木部"，于淡竹引《日华子》，并用根茎，所主痰热惊悸等症。此即陶、苏所谓"甘竹似箽而茂"之淡竹也。因古人"淡竹"以对"苦竹"为文，除苦竹外悉谓之淡竹，后人不晓于本草，别疏淡竹为一物，则南人食笋，亦有苦竹笋、淡竹笋之分，竟别有此物。考淡竹与叶，善化热痰，故能定惊痫，《汤液本草》所云即此物也。

蜀漆即甜茶。薛云蜀黍之误
泽漆即猫儿眼睛草，非大戟苗

薛瘦吟云：《伤寒论》救逆汤之用蜀漆，柯韵伯疑之。邹润庵谓脉浮热，反灸之，此为实实以虚治，因火而动，必咽燥吐血，可见脉浮被火，应至吐血，今更吐之，是速其血耳。矧《千金》《外台》两书，非疫非疟不用是物，则是方之有舛误无疑。吴中方大章则谓蜀漆乃蜀黍之误，古漆字无水旁，与黍相似同故也。黍为心谷，用以救惊狂、坐卧不安者，取其温中而涩肠胃，协龙、牡成宁神镇脱之功也。诸家本草多以常山之苗即甜茶为蜀漆，考甜茶善引吐，救逆汤中用之，且未妥恰。余亦以方氏之辨正为是。泽漆，《本经》曰漆茎，时珍名猫儿眼睛草，绿叶绿花，茎叶味苦微寒。主治皮肤热，大腹水气，四肢面目浮肿，利大小肠，解蛊毒，止疟疾，消痰退热。《日华》、陶氏《别录》皆言是大戟苗，时珍考《土宿本草》及《宝藏论》诸书，并云泽漆是猫儿眼睛草，江湖、原泽、平地多有之，春生苗一科，分枝成丛，柔茎如马齿苋，绿叶如苜蓿叶，叶圆而黄绿，颇似猫睛，故名猫儿眼睛草。茎头凡五，叶中分，中抽小茎五枝，每枝开细花，青绿色，复有小叶承之，齐整如一，故又名五凤草。绿叶绿花，草茎有白汁黏人，其根白色有硬骨，或以此为大戟苗，误也。今方家治水蛊，大效。陆以湉曰：《金匮》之泽漆，乃与大戟同类而各种也。今皆不以入药，惟草泽医人用以猫儿眼睛草治水蛊者，即泽漆也。张璐曰：泽漆利水，功类大戟，遂误以

---

① 伧父：晋至南北朝时，南人讥北人粗鄙，蔑称为"伧父"。此处指粗鄙无知之人。

为大戟苗。《本经》言利丈夫阴气，则与大戟不相侔也。余如《广群芳谱》亦云非大戟苗。以猫儿眼睛草为是。余所经验，亦从李说为正。

解痕草即广东万年青，非吉祥草

解痕草，痕本作员，音运。《刺热篇》：其逆则头痛员员，脉引冲头也。因后人加疒痕，俗作晕，非。叶如建兰而阔厚，入冬不凋，初苗芽，背作紫色，长则色青，夏开紫花成穗，亦如麦冬状，其根有子，分苗种，极易繁茂。以其出自粤中，故俗呼为广东万年青。《纲目》有名未用，"吉祥草"下濒湖所引吉祥草即此也。时俗妊妇临蓐，以此草连盆移至产室，云能解产厄、免血痕。此草色泽青翠，叶叶劲直如箭，入产室则叶皆软垂，色亦槁瘁，必经数日乃复鲜艳，亦一奇也。其根下子入药用，性凉味甘，清肺理血，解火毒，为咽喉妙药。或云捣汁加冰片少许，灌数匙，治小儿急惊立效。此亦赵恕轩《纲目拾遗》"正误"言也，余亦甚善其说。

楝根皮出土及根赤者有毒，不堪用

楝根皮出土杀人。《续名医类案·中毒门》谓楝树根出土者杀人，朱氏子腹痛，取楝子东南根煎汤服之，少顷而绝。余按本草谓楝树雄者根赤有毒，吐泻杀人；雌者色白，入药用。是楝根之有毒，不得仅以出土者概之矣。时珍云：入服食时，恐误中其毒，每一两可入糯米五十颗，同煎杀毒。若作泻者，以冷粥止之；不泻者，以热葱汤发之。

山慈菇非石蒜
石蒜即老鸦蒜

山慈菇，处州亦出，惟粒略小，土人云白花者良，形状绝类石蒜。李时珍于"山慈菇"集解下注云：春初生叶，七月苗枯抽茎，开花红色；又一种四五月抽茎，开花黄白色。赵恕轩云：余昔馆平湖仙塘寺，沈道人从遂昌带有慈菇花一盆来，余亲见之。其花白色，俨如石蒜花，据土人言无红黄花者。其花开于三月，而《逢原》"慈菇"下注云"开花于九月"，则误以石蒜为慈菇矣。李时珍于"慈菇"条下附方引孙天仁《集验方》，用红灯笼草，此乃红姑娘草，专治咽喉口齿，即《纲目》所载酸浆草是也。乃不列彼而列此，岂以慈菇又名鬼灯檠而误之耶？夫慈菇虽解毒，不入咽喉口齿，何得误入？又引《奇效方》：吐风痰用金灯花根。不知石蒜亦名金灯花。慈菇根食之不吐，石蒜根食之令人吐，则《奇效方》所用乃石蒜，非慈菇也。李氏且两误矣。以今参古，确是赵说为准。赵恕轩又云：石蒜即老鸦蒜，一名银锁匙，又名一枝箭。《百草镜》云：石蒜初发苗叶似蒜，又与山慈菇叶相似，背有剑脊，四散布地。七月苗枯，中心抽茎如箭杆，高尺许，茎端开花，四五成簇，六出，红如山丹。根如蒜，色紫赤，肉白，有小毒，理喉科，《纲目》主治失载。金士彩云：此吐药也，且令人泻。郭佩兰云：慈菇根苗绝类老鸦蒜，但蒜根无毛，慈菇有毛壳包裹为异。用去毛壳，焙。苗枯即掘，迟则苗腐难寻矣。

炳章按：山慈菇贵州产者，粒大肉结，皮绉色白，根底复生须根；云南产者，色褐白，肉略松，稍次；处州产者，色白肉结，惟粒略小，亦佳。

泽兰_{古即孩儿菊}

小字：泽兰 古即孩儿菊

佩兰_{即古奶孩儿草、兰香}

香草_{即罗勒}

省头草

时珍云：兰草、泽兰一类二种，俱生下隰，紫茎素枝，赤节绿叶，叶对节生，有细齿。但以茎圆节长，叶光有歧为兰草。兰草走气分，利水道，除痰癖，杀蛊辟恶，为消渴良药，俗呼省头草。茎微方节短，叶齿边有毛为泽兰。泽兰走血分，消水肿，涂痈毒，破瘀血，除癥瘕，为妇人要药。孟英批叶案云：省头草为兰，乃叶氏之臆说。昔寇宗奭、朱丹溪并以兰草为山兰之叶，后士材亦收兰叶，以致无识之医遂有加建兰叶为引者，不知李时珍已引众说以讥之。而据方虚谷之说，谓是省头草，后此修本草者服其渊博，无不遵之。虽刘氏《本草述》、卢氏《乘雅》、倪氏《汇言》，皆称善本，亦无异议，惟汪讱庵颇疑町畦贱品，不敷雅名，泂溪之论谅本于此，岂可为香岩臆见乎？前清道光间，邹润安《本经续疏》始辨定山兰叶以清逸兴，功并竹茹；省头草以猛烈胜，略同草蔻。临证施用，各有所宜。赵恕轩曰：兰草有数种，《纲目》虽有正误，尚未明晰，其释名亦多淆混。泽兰，今人呼为奶孩儿者是也，此草方茎紫花，枝根皆香，入药入血分。省头草，叶细碎如瓦松黄花，气微香，生江塘沙岸，未见有人药用者。香草，叶如薄荷而小，香气亦与薄荷迥别，人家买以煎黄鱼，云可杀腥代葱，此即所谓罗勒者是也。孩儿菊，叶如山马兰而长，近皆以此作泽兰入药，云可治血。此四种皆香草，惟奶孩儿草香尤峻烈。时珍《纲目》"兰草"释名下，概以省头草、孩儿菊混立一类，殊

欠分晰；至其集解所详形状，则又以孩儿菊为泽兰；附方中，则又认省头草为兰草，皆非确实也。又以罗勒入"菜部"，谓即兰香。张路玉云：《纲目》"芳草部"有兰草，"菜部"有兰香，名曰罗勒，种各不同。张系长洲[1]人，其俗每食必用香草，其说自有据，当可从也。赵氏又云：妳孩草，俗奶孩儿，处处人家种之。叶尖大如指甲，有枝梗，夏月开细紫花成簇，结子亦细。暑月妇人插发，可辟腻腬[2]，芳香辟恶去臭。气辛温，和中，止霍乱吐泻，行气活血，发疟疾者塞鼻，能令寒热渐轻。张路玉云：兰有三种，一种曰兰草，其气浓浊，即今之省头草也；一种曰兰香，植之庭砌，二十步内即闻香，俗名香草；一种曰罗勒，茎叶较兰香稍粗大，而气荤浊，嫩时可食，仅入菜部，不堪入药。王国祥云：兰香吴人入药，名曰佩兰。夫气香之药，性皆辟浊利气，张氏以为《内经》之兰，亦误也。综观诸家之辨，与余目见所及，今之所谓泽兰，即赵氏之孩儿菊之属是也；今之所谓佩兰，即赵氏之奶孩儿草、张氏之兰香；今之所谓香草，而赵氏亦名香草，张氏所谓罗勒者是也；今之所谓省头草，与赵、张二氏之名所同也。

天葵_{即《纲目》菟葵}

子名<ruby>千年老鼠屎<rt>即紫背天葵也，非蜀葵类</rt></ruby>

赵恕轩曰：李濒湖"菟葵"列于"黄蜀葵"上，"蜀葵"之下，必以其形状与蜀葵不甚相远。较之秋葵，叶作鸡爪，花则单黄而大，迥非蜀葵之状者可比也。然细阅其"集解"下如苏恭所说，苗如石龙芮，花白如梅；郭璞所注则又

---

① 长洲：即今苏州。

② 腬（zhī）：黏。

以为似葵而小，叶状如藜有毛；如寇宗奭所说，又以菟葵为锦葵。纷纷聚讼，迄无定识。濒湖于"释名"下引《图经》云：菟葵即天葵；而于"集解"中，又不载《图经》所云形状，而独取郑氏《通志》云：菟葵，天葵也，状如葵菜，叶大如钱而厚，面青背紫，生于崖石。按：此即紫背天葵也。其叶分三歧，如三叶酸草而大，有根，根下有子，年深者其子大如指，俗呼千年老鼠屎，以其形黑皮粗，如鼠屎状。近时药肆亦名天葵子。故《外丹本草》曰：雷丸草，以其根下生子，如雷丸也。此则全非葵类，不过有葵之名而已。不知时珍何所据，而以为即菟葵，援引诸说又无折衷，盖时珍本未识菟葵，且不识天葵，故"释名"引《外丹本草》雷丸之名，而"释名"亦不能注出其所以得此名之故，不皆失之疏略乎？考紫背天葵，其功用全在根，而时珍于"主治"条仅言其苗，不著其根之用。赵氏《拾遗》云：千年老鼠屎即紫背天葵根也。《百草镜》云：二月发苗，叶如三角，酸，向阴者紫背为佳，其根如鼠屎，外黑内白，三月开花细白，结角亦细，四月枯。出金华、诸暨、绍兴及各处深山石罅间者，根大而佳，春生夏枯，秋冬罕有。味苦辛凉，清热，治痈疽肿毒，疔疮、瘰疬、痰痹、跌扑、风犬伤、痔疮、劳伤、七种疝气。或为丸、为散、浸酒，遂症酌用，各有擅长效能也。

地菘即活鹿草，又名天名精
火蔹即豨莶草

《梦溪笔谈》云：地菘，即天名精也。世人既不识天名精，又妄认地菘为火蔹，本草又出"鹤虱"一条，都成纷乱。今按地菘，即天名精也。其叶似菘，又似蔓菁，故有二名。鹤虱即其实也。世间有单服火蔹法，乃是服地菘耳，不当服火蔹。火蔹本草名豨莶，即是猪膏莓。后人不识，亦云复出之尔。余按：鹤虱非天名精之实也。《纲目》别列一条，亦有见地。缪仲淳《经疏》云：天名精，唐本注云"即活鹿草也"，《别录》一名天蔓菁，南人呼为地菘，非鹤虱，亦非豨莶，乃荔枝草也，为治疮之圣药。余考验之，亦以缪说为是。

木蝴蝶又名千张纸，非破故纸

郭演康云：木蝴蝶，见赵恕轩《本草拾遗》，轻如芦中衣，白如蝴蝶形，四边薄而心略厚，中似有子，颇类壁钱。治心气痛，外用贴痈疽收口。本系木实，以形命名，乃楚俗误作破故纸，不知破故纸即补骨脂，乃草类之子也。苏颂《图经》曰：实如麻子，圆边而紫黑。《日华子》云：是胡韭子，功能温补肾阳。与木蝴蝶形质不同，功用各别，不知何以混为一物？岂因木蝴蝶一名千张纸，遂误以为破故纸欤？然此二物虽于吾绍已无讹，因楚人之名实舛误，盖此篇既为规定传讹之考正，虽讹于他方，亦必须辨正。

芸草又名芸香
今之芸香即古白胶香，又名枫树脂

黄慎斋云：芸，香草也。俗以莹白结块者为芸香，不知此乃白胶香，即枫树脂也。李氏《本草纲目》误以芸香为山矾，列入灌木类，而"草部"竟不收。《拾遗》所列之芸香草，云出云南，治蛊毒瘴疟，自另是一种。丁氏《实验新本草》亦未详考，猥[①]以乳香、洋乳香相提

---

① 猥：苟且。

并论，殆误指白胶香言也。今按：颜师古《急就篇》注云：芸，蒿类也，生有白毛如艾茸。许慎《说文》云：芸草似苜蓿。《群芳谱》云：芸香一名山矾，一名椶花，一名春桂。《黄山谷诗序》云：江南有一种草，小白花，高数尺，春开花极香，野人号为椶花。黄慎斋又云：余按名曰山矾，盖野人采芸叶以染黄，不借矾而成色，故曰山矾。此《群芳》之所本。而时珍因有灌木类之山矾，遂与"一名山矾"之芸草误作一物也。沈括《笔谈》云：古人藏书辟蠹用芸香，谓之芸草，即今之七里香，叶类豌豆，嗅之极芳香，秋间叶上微白如粉。程瑶田《释芸小记》云：芸香草长一二尺，作小白花，攒生茎末，茎分数枝，每枝五六毬，或七八毬，每球细分之又五六花，或七八花，久之分开散布，其花不落，又久之花英外铺，中露白毛无算，盖亦花之有荼者也。然英包荼外，非如苦菜之荼，荼含英本，必脱英而后荼乃见也。俗呼七里香，土人采而束之以卖，可以辟蠹，又可渍油，妇人以泽发。白花中间有黄花者，秋深望叶如着白粉，盖其茎叶有白毛如艾耳。香闻数里，自春至秋，清香不歇，篸之可以松发，置席下去蚤虱，置书中去蠹。花始于二月，黄色，由春至秋，舒英不断，计八阅月[1]，而花有黄有白，因时变易，春日白，三月盛开则黄，至夏渐稀而萎，然有作花未开者，夏日仍是白花，秋间复黄。其子与苦菜诸荼相似。其花鲜者蕊黄，枯者蕊黑；鲜者香烈，枯者香微。此草江淮间多有。据程氏所释之芸亦香，实非枫脂香可作芸香也。乃濒湖考物未全，竟将芸草遗漏，当无疑义。余特备之，以便识别。

斑蓝根[2] 即古之马蓝，乃五蓝之一

时珍曰：蓝凡五种，各有治法。惟蓝实取蓼蓝者。蓼蓝，叶如蓼，五六月开花，成穗细小，浅红色，子亦如蓼，岁可三刈。菘蓝，叶如白菘；马蓝，叶如苦荬，即郭璞所谓大叶冬蓝，即今斑兰根也。二蓝花子并如蓼蓝。吴蓝，长茎如蒿而花白，吴人种之。木蓝，长茎如决明，高者三四尺，分枝布叶，叶如槐叶，七月开淡红花，结角长寸许，累累如小豆角，其子亦如马蹄决明子而微小，迥与诸蓝不同，而作淀则一也。苏恭以马蓝为木兰，苏颂以菘蓝为马蓝，宗奭以蓝实为大叶蓝之实，其实皆非也，时珍之说为较确。且古人用蓝，有取叶者，有取实者，有取根者。如蓼蓝取实，以解毒杀蛊；取叶，以解药毒，涂五心，止烦闷。疗蜂螫毒，斑蝥、芫青、樗鸡[3]毒，朱砂、砒石毒。如马蓝即斑蓝取叶连根，焙捣下筛，酒服一钱匕。据上所说，马蓝即斑蓝无疑。《洗冤录详义》以斑蓝根一作斑兰根，云治蛇毒莫妙于斑兰根，先令患者口嚼，即以嚼细之滓敷患处。此物出自闽、广，花有斑点，叶有花纹，根似兰根而较细，蛇遇此物，即化为脓云云。余按：此似蓼蓝，盖蓼蓝能解诸蛇虫毒，或别是兰族之兰，却非斑蓝。今药肆之斑蓝，形细色白，味甘淡，与李氏《纲目》尚属相符，此《洗冤录》之未及深考耳。

三白草 即翻白草，俗名水木通

赵恕轩云：三白草俗名水木通。《纲

---

[1] 阅月：经一月。
[2] 斑蓝根：板蓝根。
[3] 樗鸡：一种居樗树上，翅有彩纹的小虫。

目》"释名"无一条别名；又濒湖以为此草八月生苗，四月其巅三叶面白，三青变三白，变余则仍青而不变也，故叶初白食小麦，再白食梅杏，三白食黍子。此则未亲见三白形色者也。按卢之颐《乘雅》云：家植此草于庭前二十余载，每见三月生苗，叶如薯叶而对生，小暑后茎端发叶，纯白如粉，背面一如，初小渐大，大则叶根先青，延至叶尖，则尽青矣。如是发叶者三，不再叶而三秀，花穗亦白，根须亦白，为三白也。设草未秀而削除之，或六七月，或八九月，重生苗叶，亦必待时而叶始白。月令小暑后，逢三庚①则三伏，所以避火刑②，以全容平之金德。三白草不三伏，而三显白转，以火金相袭之际，化炎歊③而为清肃，此即点火成金，不烦另觅种子者是也。故主夏伤于暑，而出机未尽；秋伤于湿，而降令过急者，两相安④耳。据此言则此草应时而生，白叶三瓣，非到时而青叶转白，与李说迥异。又《常中丞笔记》：镜湖产三叶白草，苗欲秀，其叶渐白，农人候之以莳田，三叶尽白，则苗毕秀矣。余姚亦多此草，生水滨，每春夏水足叶齐白，否则止白一叶或二叶，占之甚验。今访草长二三尺，叶似白杨，下圆上尖，一本而数节，每节皆生叶，数不止三，亦非尽能变白，惟最上数叶，初时近蒂先白，次则叶中再白，末则至叶尖通白，盖一叶而三白，非白叶有三也。诸说皆异。余从曹娥江边亲采而视之，因颇得其详。兹据三白草现状及学理上之实验，辨明于下：三白草多生溪涧中，乃一种宿根草也。高达三四尺，茎之外皮平滑有棱角，节显中空，鞭状之地下茎横卧土内，四处伸长，最易繁殖成为同种群落，能压倒周围之他草。其根自地上茎之下部及地下茎之节

部发生，质生而纤，叶殆为椭圆形，叶脚作心脏形，锐头全缘，表面平滑，中肋之外另有四主脉，茎叶微香。四月缀白质小形之穗状，花萼及花冠欠缺，具六雄蕊暨四支之离生雌蕊，至七八月结瘦果。考此之所以名"三白"者，因际开花期于茎梢之二三叶起白花现象，远望之颇呈美观。盖因花部眇小，不足以引诱昆虫，故于绿叶丛中特变异二三叶之色泽，以助受精作用。花期一过，白叶渐次退色，其叶仍现绿色，可谓非造化之巧妙也已。总观诸说，与余实验比之，似卢说为稍确。时珍《纲目》十六卷《草部·隰草》内已载"三白草"，二十七卷《菜部》又列"翻白草"，以为二种，不知即是一物，无怪乎"翻白草"下有释名，而"三白草"下无释名矣。《眼科要览》云：其根能治小儿痘后眼闭不能开，并起星最效。用酒浆同捣，铺棉帛上，托于眉心，候一昼夜即开，重者二服，无不效验。而时珍"翻白""三白"二草下附方皆失载，且《眼科要览》之方别处亦有附载，独此方不录，岂当时不及细考耳。

以上略举数十种，中药之以讹传讹已见一斑。余如诸家本草所采药品，有甲说与乙说异，有古书之形状与今实验异，甚且彼省之种子移植于他省，因地土之异，以致物产亦随之变异，或因此处传讹、他处则不讹者，或因他处传讹、此处则不讹者，所以后世医家欲辨正统一而订正之者，实难乎其难矣。炳章就管见所及，仓卒成书，遗漏良多，惟望

---

① 三庚：夏至后第三个庚日，为初伏之始。亦指代三伏天。

② 刑：原作"形"，据《本草乘雅半偈》改。

③ 歊（xiāo）：炎热。

④ 安：《本草乘雅半偈》作"宜"，义胜。

海内同志，盍共起而匡救之乎！

规定仿造之伪品

病家之生机，虽操于医，其枢纽实在于治病之药。如医则处方无讹，药则以伪乱真，欲其愈病，其可得乎？考其原因，实由于卖药者乏医学智识，以致医学上固有制法之药品，一任其作伪，运销于内地。人以欺我，我以欺人，习俗相沿，一无进化。即如今之京胆星、百药煎、淡秋石、方铜绿、小青胶、子红花、猩绛、次青黛、人中黄、范志曲、大枫油、各种蜡丸等，市肆行销舶来者多，自制者少，不知此等修治各法，古人皆有成方成法，班班可考，非彼作伪者有独得之秘，吾人皆可自制。且近今西药着着争先，我中药步步退后，况优胜劣败，天演公例，炳章有见于斯，所以有营业革命思想。兹先将对于效用上负有重大关系者，而于营业上无所损失之要药，并其基本修治、效能、主治、用量、辨伪一一说明于下。

胆星九制者良。黑者即伪造京胆星

[基本] 以南星末，用牛黄胆汁拌透阴干，如法九次，而成黯黄色块形。

[制法] 用南星一斤，漂五日，晒干，研末，盛于盆内。冬月取无病黄牛胆大者五只，倾出胆汁于盆内，同南星末和匀，复装胆皮之内，悬有风无日处阴干。再将胆破开，取出南星，再研细，仍用牛胆汁和匀，装入悬风处阴干。如此拌装胆汁九次，研末，以第九次胆汁拌捣后，印成胆形曲块。愈陈愈佳。

[性味] 性凉润，味极苦，色黯黄，气微腥。

[效能] 清热化痰，镇惊熄风，行气滞，杀诸虫。

[主治] 中风中痰，五痫痰厥，身强肢抽，喉痹痰包，耳项痰毒结核，头晕目眩，及小儿急惊，壮热实痰壅闭上焦，目瞪口噤，风喘烦躁，胸腹胀满，筋脉拘挛。一切痰因火动之病，以此降之，皆历试屡验。

[用量] 轻用三四分，重用一钱，极重钱五分。

[辨误] 《幼幼集成》云：南星能装制九胆者，诚为至宝，任彼真正牛黄，莫能及此。若市肆胆星，一胆而已，切不可用云云。且近时更有一种最通行者，黑色如膏，味甜兼苦，名京胆星，纯以玄参研末，炼蜜捣匀，装入鸡食肚内阴干，伪为胆星。若因惊风、实热、痰闭诸症，用之反被其壅闭而死。盖玄参、蜜糖滋腻，最为壅气滞痰之品，一经入喉，连痰挟药，逗留喉管，以致阻塞气管而死。医者、病者审之。

百药煎

[基本] 系五倍子、甘、桔、芽茶、酵糟作饼酿造而成，色黯黄，印作方曲形。

[制法] 五倍子一斤，桔梗、生甘草、真芽茶各一两，共研末，入酵糟二两，拌和，糖罨，起发如面。此遵照《本草求真》《本经逢原》订定之方补入。

[性味] 味酸涩兼甘，气平无毒。性主收敛，收中有发，缓中有收。

[效能] 化痰除嗽，生津止渴，收顽痰，解热毒，涩肠固脱。

[主治] 上焦痰逆喘咳，小儿日久顿呛，及火浮肺中，黄昏咳嗽，此为专药。牙齿宣蜃，面鼻疳蚀，口舌糜烂，喉痹肿痛，下焦肠风下血，久泻久痢，为末，掺风湿诸疮，能干水收口，及收脱肛、

子肠下坠等症。汪颖云：凡治心肺咳嗽、痰饮热渴诸病，含化之更为合宜。

[禁忌] 初感风寒暴嗽，及肺有实火，并痰饮内聚之症，以其性敛，皆应慎用。

[用量] 每次轻用五分，重用一钱，极重钱半至二钱。

[辨误] 此方遵《本经逢原》《本草求真》二书所改定者配合，与《医学入门》方略有不同。兹将其方附录于下，以备参考，识者辨之。近今通行者，多从苏省运来，是一种药渣头所做成，价极贱，闻之纯是一种龌龊霉菌气，最为害人，宜即革除，以重人命。

[备考] 《医学入门》云：百药煎，味酸无毒，润肺治嗽，化痰止渴，疗肠风下血，为末糁诸疮，干水收口。造法：用五倍子十斤，乌梅、白矾各一斤，酒曲四两，上将水红蓼三斤煎水去渣，入乌梅煎，不可多水，要得其所，却入五倍粗末，并矾、曲和匀，如作酒曲样，入瓷器内，遮不见风，候生白取出，晒干听用。染须加绿矾一斤，则不可食。

秋石 盐秋石即古之阳炼。淡秋石无真

[基本] 本于人溺，以秋露水搅澄晒干，成卤石质。

[制法] 秋时取童便，每缸入石膏末七钱，桑条搅澄定，倾去清液，如此二三次，乃入秋露水搅澄。如此数次，秽净咸减，以重纸铺筛晒干，刮去在下重浊，取轻清者为秋石 即盐秋石。再研入罐，铁盏盖定，盐泥固济，升炼。升起盖上者，名秋冰，味淡而香，乃秋石之精英，即所谓淡秋石也。又有阳炼法及阴炼法，附录于后。

阳炼法　童便不拘多少，入铜锅内熬干，如铁坚硬，锅内亦放火，烧去臭气，乘热取出，打碎为末，再入锅内，清水煮化，用棉纸七重滤过，复入锅内熬干。如此淋熬三次，白如霜雪，乃入砂罐内，盐泥固济，火煅一日夜，只取飞上铁灯盏者，为末，枣肉丸如绿豆大，每服五丸至十丸，空心酒下。久服壮阳起痿，脐下如火，诸般冷疾、久年虚损、劳惫甚者，服之皆验。

阴炼法　童便不拘多少，入浓皂角汁少许，以杀其秽，以井水一半相和，旋搅百匝，令澄去清水，只留浊脚，再换新水，如此澄搅数次，以白色无臭气为度。晒干，枣肉为丸，每服十丸，空心酒下。或以为乳汁和晒尤妙。此法去咸味，不伤肺，大能滋阴降火。

[性味] 味咸，气温，无毒。

[效能] 滋阴润脏，退蒸软坚，治痨止嗽，通溺利便，涩精固气，滋肾水，养丹田。

[主治] 色欲过度，羸弱久嗽，眼昏头晕，腹胀喘满，腰膝酸疼，遗精白浊。返本还元，归根复命，洞入骨髓，无所不治。

[用量] 轻用五分，重用一钱至钱半。

[辨伪] 现行之淡秋石，色白形圆如丸，每重三四分，外印"淡秋石"之红字。考其原料，以煅石膏研粉，水和为圆，实则凭非秋石制淡。此种伪品，不如竟用盐秋石为恰。

铜绿 方块者是伪

[基本] 系铜之精华液气，结于铜器上，刷下之绿色粉末，属矿物质。

[制法] 当分为二法：一法以醋制旧铜，则生铜绿，收取细研，水飞去石，澄清，慢火熬干，研末，此为真铜绿，最佳。一法以旧碎铜和米糠，同真米醋

拌匀，蒸罨至铜腐烂，晒干，名曰糠青，俗名芜湖青。糖色店煮青梅，烛店造绿烛，皆须用此，以作绿色。此为略次。

[性味] 味酸气平，而有小毒。

[效能] 明目止血，去肤赤，消息肉，吐风痰，杀疳虫。

[主治] 风眼沿烂泪出，面靥黑痣，头上生虱，口鼻疳疮，赤发秃落，走马牙疳，肠风痔漏，顽癣瘑疮，诸蛇螫毒，百虫入耳，妇人血气心痛，及瘫痪风痰，卒中不语。糯米糊丸，酒研服之，能吐青涎、泻恶物。

[用量] 不入煎剂，故无用率。

[辨伪] 今之方块铜绿，色白，微有绿色，乃广粉俗名扫粉合板青少许，以米醋拌捣成饼，切作方块，随湿潮蒸罨发绿，晒干。故价极廉，亦属伪造，慎勿误用。

阿胶
驴皮胶伪造者谓之小青胶

[基本] 系全黑驴皮，去毛、肉，漂净。阿水煎者为阿胶，本地水煎者为驴皮胶。

[制法] 挑选全黑驴皮，外去毛垢，内去腐肉，洗净，清水浸漂三日，取出，日晒夜露五天，以山东东阿县狼溪河水再浸漂数日，运至阳谷县岳家庄，见有汉宋古碑林立，阿井深幽有亭，赁屋取水，雇人煎成，其色苍翠，谓之阿胶。漂净后，用本地湖水澄清去脚，煎熬成块，色赤黑带绿，顶有黄色猪鬃纹者，谓之驴皮胶。

[性味] 阿胶性平味甘，气清香，烊汤汁清白，不稠黏。驴皮胶性亦平，汁液稠黏，气味重浊，方用必须蛤粉炒松。

[效能] 滋阴润燥，清肺化痰，止血安胎，以阿胶为胜；补血养肝，添精填髓，固肾健筋，以驴皮胶为能。

[主治] 阿胶：凡虚劳咳嗽，肺中瘀积，肺痿唾脓，喉痒痰嗽，吐血咯血，血虚生风，便血溺血，便燥赤痢，女子下血安胎，崩漏带下，劳极洒洒如疟状，腰脊四肢酸痛，皆有特效。虽胃气虚弱，不炒可用。驴皮胶：丈夫内伤腰痛，虚劳羸瘦，阴气不足，脚酸不能久立，妇人血枯，经水不调，无子，胎前产后，血衰精亏诸疾，男女一切血燥风病，为可通用。胃不强者，必须蛤粉炒用。

[用量] 轻用一钱，重用钱半至二钱。

[辨伪] 近有一种小青胶，以破碎旧牛皮及旧钉鞋皮煎熬而成。山乡小铺往往以青胶切小块，蛤粉炒透，以代阿胶。其气甚臭，且有毒，服之多发疮疡，用者审之。

红花有片、杜、藏之分。惟子红花是伪

[形状] 红花茎高一尺以上，叶似蓟，花亦似蓟，橙黄色，花下作球，多刺，花出球上。圃人侵晨带露采之，采已复出，至尽乃罢。球中结实，白颗粒如小豆，形似白丑稍大，名天仙子，即红花子也，非今之子红花。

[性味] 性温，味苦辛，无毒。

[效能] 通经活血，散肿止痛。多用破瘀血，少用养新血。

[主治] 妇女经水不通，产后血运口噤，腹内恶血不尽、绞痛，胎死腹中。并酒煮服，亦治蛊毒。

[用量] 轻用五分，重用一钱至钱半。

[辨伪] 红花载在本草者曰红蓝花，曰番红花，曰藏红花。所谓片红花者，是番红花。鲜时捣熟，捏成薄饼，阴干，可染真红，或作胭脂，以作染料之用。

考今之子红花，凭非红花之子，古人亦无此制法，乃后人以苏木研末，面糊捣烂，放粗眼筛上，搓擦于筛下，遂成小豆形，再用洋红花研末，承湿为衣，晒干，即名子红花。虽然苏木亦能活血破血，于效用尚无过碍，惟其一入药罐，即已腐散，再经煎沸，药汁如腐，实不能下咽矣。吾愿后之用红花者，片、杜、藏三种皆可用，惟子红花切勿再用也。

新绛茜根汁染者真

[基本] 系蚕丝纺成线，以茜汁染红，属红色线类。

[制法] 古之新绛，以蚕丝纺织成线，或成纱，取鲜茜草根捣碎，煎取赤黄色染料，此色素日本名阿里查宁，以此汁染之，即是新绛。前清同治年间，是法尚有人能染，至今失传。今之新绛，乃以片红花煎成黄色汁，加酸类汁则变成红色，以此汁染之。考片红花即番红花，日本名洎夫蓝，玉根植物也。此花有黄色染料，其花盘蓝色，而花须红黄色，采其花须，即番红花。捣出汁，压成薄饼形，晒干，气微香淡，于水或醇酒内消化，能变成黄料，染于丝线，即今新绛。近人有云猩猩血染者，皆未深考，实无据之妄谈也。

[性味] 性寒，味平、微苦兼酸，无毒。

[效能] 行经脉，通络瘀，敛血海，止崩漏，降泄血瘀下行。

[主治] 六极损伤停瘀，吐血衄血，崩带，产后血晕及淋沥，月经不止，经闭之风痹、黄疸、肝着，除男子消渴，皆有特效。

[用量] 轻用五分至一钱，重用钱半至二钱。

[辨正] 考新绛，诸家本草皆无专条收载，惟弘景云：染绛即茜草也。《长沙药解》虽略述效用，未详造法，以致后人无从依据。按：茜草，又名蒐。许氏《说文》言蒐乃人血所化，则草鬼为蒐，即此义也。陶隐居《本草》言东方有而少，不如西方多，则西草为茜，又以此也。陆机云：齐人为之茜。又草之盛者为蒨，牵引为茹，连覆为蘆，则蒨与茹蘆之名又取此义也。《医学入门》云：茜草，色鲜红也，可以染绛，西地最多。唐容川云：新绛乃茜草所染，用以破血，正是治肝经血着之要药。总观诸说，新绛是茜草所染，可无疑义。近人易用红花煎染，虽然物各不同，考其通经活络之效能，亦与茜草符合，尚可通用。

青黛浮者即青黛，沉者即蓝淀

[基本] 系一种蓝色粉末。

[制法] 以靛青染缸内轻浮于水面之靛沫俗名靛青花搅出晒干。

[性味] 性寒，质轻浮而松，色青，味咸平无毒。

[效能] 泻肝热，散郁火，去烦热，消食积，傅热疮，解虫毒。

[主治] 凡小儿风热惊痫，痘毒丹热，痈疮蛇犬等毒，金疮出血，天行瘟疫，头痛，热毒发斑，吐血等症，或作丸为衣，或为末干掺。

[用量] 汤剂轻用三四分，重用一钱；丸剂不拘。

[辨伪] 如上法晒收者，性轻质松为青黛。若质重沉于缸底者，为蓝淀，乃蓝与石灰作成，其气味与蓝稍有不同，而其止血、拔毒、杀虫之功似胜于青黛，又治噎嗝之疾，亦取其化虫之力也。无如近今统名青黛，故用于疮上，必燥裂作痛。又且近时染坊多用靛油，若以靛油染缸而搅取青黛，亦不合用，因靛油

中有毒烈消克之化学药制成，用之亦恐有毒。

人中黄真者质轻，伪者质重

[基本] 系甘草末纳入竹筒，浸粪缸内数月，取漂阴干，成黯黄色、圆长段形粉块。

[制法] 截大淡竹一段，刮去青皮，留底二节，上节发窍，以甘草末纳入竹筒内，以木塞上窍，再以松香用火烊点木塞旁，须不损漏。冬月插浸粪缸中，至立春日取出，漂浸一日，以出臭气，悬挂风处阴干，剖竹取出待用，即人中黄也。

[性味] 性寒，气平，味甘苦、微咸，无毒。

[效能] 凉血热，清痰火，泻五脏热，解一切毒。

[主治] 瘟疫、湿热、温毒，大热大渴，烦躁狂乱，奔走状如癫痫，言语不定，烂喉丹痧，热毒恶疮，蕈毒箭毒，及初生小儿胎毒内盛。既能化毒，又稀痘疹，此为最验。

[用量] 轻用一钱，重用二三钱。

[辨伪] 真者如上制法。伪者以甘草研末，面糊捣透，搓成圆长形，晒干待用，故质重坚实，而效能亦不同人中黄也。

范志曲本制名建神曲，又名百草曲，尚可通用。装花纸盒者多伪

[基本] 系百药草粉末做成淡黄色之曲块。

[制法] 药方与制法已详余著《华药调制法》。因文字过繁，故不载录。

[效能] 搜风解表，开胸快膈，调胃健脾，消积进食，和中解酒，止泻利水。

[主治] 凡四时不正之气，感冒发热，头眩咳嗽，及伤食腹痛，痞满气痛，呕吐泄泻，痢疾，饮食不进等症，皆可服之。痘疹初发，用托毒邪。又治不服水土，瘴气疟痢。外出远行，尤宜备而常服。

[用量] 大人常服每次三钱，小儿钱半或一钱。

[辨伪] 所谓范志曲者，乃福建泉州府城西东塔前范志斋蔡协德先生之发明，采办百草，研末造曲，气味清香，销行各处。后则同城学院前，范志吴亦飞亦造万应神曲。其价每斤皆售纹银一两六钱。此二家价虽高昂，物则道地。今则方已流传，各处药肆皆纷纷自制小块，名曰百草曲，或曰建神曲。照方修合者，其效且与泉州同，亦可通用。近有无耻之徒，只求私利，不惜人害，以杂药渣末磨粉造曲，块各一两，每盒二块，一斤八盒，装设雅观，售价极廉，盒内仍用范志仿单，形式与真无异。其内容不但无香，又且纯是霉菌气、恶浊气。此等伪物，偏僻乡间仍有沿用，若不革除，实为杀人无穷。

大枫油白厚如脂膏者伪

[基本] 系大枫子去壳，将内白肉榨取之油类，含有多量之游离酸。

[制法] 以大枫子敲破，去外黑色硬壳，将内色白多脂之仁黄油霉黑者不用以榨油机榨取油，即大枫油也。

[性味] 性热，气味辛，有毒。

[功能] 杀虫劫毒，燥痰伤血。

[主治] 大风诸癫癣疥，风刺赤鼻，手背绉裂，杨梅恶疮。李时珍曰：大枫油治疮，有杀虫劫毒之功。不入煎剂，用于丸剂，亦不可多服。用之外涂，其功不可没也。

[用量] 内用不宜入煎剂，制丸随该

本方多寡，外涂酌用。

[辨伪] 真者以大枫肉榨取，故稠薄、色黯黑。伪者以白桕油加入烊匀，故色白、结脂甚厚如膏。

[备考] 按：大枫子可以和药，能治大风疾，故沈氏《解围元薮》①多用之。李氏《本草纲目》故命名曰"大风子"。后人以其是木之子，遂将"风"字加木曰"枫"。

各种蜡丸
痧药
苏膏又名衍泽膏

凡近今已通行最足害人者，莫如广东之各种蜡丸及痧药与苏州之衍泽膏。如蜡丸中之至宝丹、苏合丸、清心丸、抱龙丸等，凡医者之用此等丹丸于病者，其病必已至热毒深陷心宫，神昏内闭，及毒结胃肠。际此危急存亡之时，与服此药，不啻如夺命金丹。若医精药良，则下咽俄顷即生；即或医虽不误，药则乱真，不知误药亦能致死。余谓病者服此伪丸，犹如饮鸩止渴；伪造贩卖者，亦似谋财害命。余见各种蜡丸，皆每盒十颗，其盒上即有"粤东务本堂虔制"等字，盒内又有仿单多种，每盒只售洋二角左右，分计每颗值洋二分。其中如西黄、犀角、珍珠、麝香、梅冰等珍贵之品，十丸只售二角之代价，试问其中能有此贵重品乎？呜呼！不但无此贵重品，而且纯用药末屑合成，其实每斤成本只值数十文足矣，而每盒份不逾两，实则已利逾十倍矣，不知其如害人何？余考粤东蜡丸中，惟钱树田回春丹，真

者尚称道地，惜乎价亦不贱，至今亦有假冒钱氏者甚多，且甚难辨识。但此等假冒伪品，其销路较真品有数倍之多，凡山乡偏僻之小铺，仍多沿用之。噫！害人之甚，莫逾此矣。又如各处小药房之自制痧丸，如行军散、红灵丹，亦售价极廉，嗅之只有丁香气，其亦无冰、麝等之珍贵品可知，欲藉其开关通窍，以治痧秽，岂能效乎？何近人贪其价廉，偏欲购尝，轻身重财，莫愚于此。又有所谓苏膏者，以红布所摊，分大、中、小三种，其仿单且假冒上海姜衍泽堂，缘姜氏万应膏已驰名各省故耳。考其方，以桐油或青油、铅粉所煎成，并无贵重药品，其有弊无利可知。世人贴此膏者，大抵损伤为多，欲将膏药之气由汗孔转达血管，以望其去瘀活血止痛。若误用此类伪膏，不但无效，实则被其遗误②时机，以致不救，余屡见不鲜。又且桐油、青油煎熬必有毒，伤处外贴，反令毒气内窜经络，遂成痈疮肿毒，用者审之。

按：上第二类系节录余著《中华实验新本草》，故体例与前不同。第一类以辨传讹，必须广收博引，翻覆推详，或辨形状，或辨效用，总以理论学说证明其传讹实据为目的，遂致无体例可分。本类以辨正伪造品为要，其效用、主治皆以真者为主脑，故主采本草体例，如基本、制法、效能、主治、用量等项，与真伪皆有比较关系，故照录原书。余如产别、形态、成分、发明、备考、配互等项，实非本类范围，故从删略，阅者谅之。

---

① 解围元薮：明代沈之问编撰的风病（以麻风病为主）专著，四卷，成书于1550年。

② 遗误：贻误，耽误。

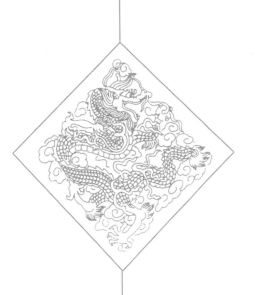

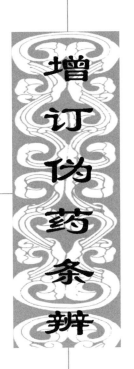

增订伪药条辨

内容提要

　　《伪药条辨》原为闽县郑肖岩著，书成后作者未刊，寄给曹炳章请其增补指正，后经曹氏增订的内容约为原书两倍之多，而成《增订伪药条辨》一书。全书共分四卷，收录药物包括山草部 28 种，芳草部 17 种，隰草部 12 种，毒草部 13 种，木部 19 种，石部 4 种，虫介部 7 种，兽部 10 种，皆为常见、常用之品。每种药物先记载郑氏的论述，后为曹氏增补的按语，不仅补充说明了药物的正品、伪品之鉴别要点，更对其形态、功用、产地、炮制，甚至当时市场上售卖的情况进行说明，实用性强，对于今日中药鉴别亦有重要参考意义。

序

　　《书》有之，"作伪，心劳日拙①"，甚矣，作伪之无益而有害也。矧在药物，所以疗病，一涉于伪，则不足以救人，而反足以损人，甚者或竟至于戕人。以救人之药品，而至于损人戕人，其害不为细，而实由于一"伪"字阶之厉②。吁，其可骇也夫！宋元以降，医与药分路而扬镳，货药者未必知医，而知医者未必货药。虽有良医，而药肆多伪药，则良医仍无济于事。故良医良药，宜相辅而行，而决不容伪药赝鼎之杂出其间也。曩者，先君致力于实学，而于医药尤多所考订，不佞自髫龄时辄闻庭训及之，由是于《灵》《素》以下，稍稍窥见门径。弱冠之时，亲友之病者，相率就诊于不佞，治之颇有效，然终未敢自信，故嗣后有请诊者，辄谢绝之。今老矣，鬓丝禅榻③，专以瞿诗文书画自娱。顾每闻有医学佳著，如渴骥赴泉而不能自止。尝慨夫伪药之乱真，欲著一书以问世，而人事匆促，学殖荒疏，因循不果。四明曹君炳章邃于医药学，临诊以外，孜孜于著述无倦容。近又取闽县郑子肖岩所著《伪药条辨》而增订之，条分缕析，博大精微，可谓尽善尽美，足以为伪药之棒喝。禹鼎④铸奸，不是过也。作伪之风，其可因是而稍弭乎。民无夭札⑤，将以是书为左券⑥。独是不佞所有志而未逮者，而曹君乃奋笔而成之，非所谓有志者事竟成耶。兹付剞劂，爰乐而序之。

　　中华民国十七年九月九日绍兴余祥池序于仰师宾学净室之四积轩

　　① 心劳日拙：谓费尽心机，反而越来越糟。语出《尚书·周官》："作德，心逸日休；作伪，心劳日拙。"
　　② 阶之厉：也作"阶厉"。祸害的开端，导致祸害。
　　③ 鬓丝禅榻：原指老僧的生活，亦指老年人近乎僧徒的清静生活。鬓丝，鬓发如丝。禅榻，禅床。
　　④ 禹鼎：传说夏禹以九牧之金铸鼎，上铸万物，使民知何物为善，何物为恶。
　　⑤ 夭札：遭疫病而早亡。未成年而死曰夭，遭瘟疫死亡曰札。
　　⑥ 左券：古代契约分为左右两片，左片称左券，由债权人收执，用为索偿的凭证。后用"操左券"比喻有把握。

绪　言

　　博物固难，而于药材不得不求博焉；用药犹难，而于物性不得不求达焉。胡可人云亦云，而不致思哉！观唐显庆重修《本草》，孔志约之序有言曰：动植形生，因方舛性；春秋节变，感气殊功。离本土则质同效异，乖采摘则物是时非。此数语者，诚概括神农尝味、雷公炮炙之微义，犹举医家之能事矣。无如近世业医之士，率承父师之庭训，沿习方士之俚谈。既未曾阅历山川，访众材之出处；又不能搜罗经史，采明哲之讨论。即《本草纲目》一书，乃药品之艺林，材用之渊薮①，孰能细为考证？即或悉心研求，而传讹亦甚多。无怪乎习于道听途说，并惑于市侩妄言，致使真材被弃，赝物风行。如大黎子伪充巨胜，相思子混当赤豆，诸如此类，不胜枚举。沈萍如②云：天地之于万物，生长收藏，本具五行之理；温凉厚薄，乃随九土之宜。然亦有禀性悬殊，而秋生夏死、春萎冬荣之不同，如夏麦冬瓜、腊梅秋菊，各以时荣，天下皆然。习见不异者，扩而充之。则蜀之稻，一岁二艺；滇之罂粟，四时皆花；滇黔瓜茄豆蔓，逾冬不凋。松本长青，而六诏③松针，交春黄陨；梅魁春首，而滇中梅蕊，腊尽花开。蓖麻干空如竹，西赕④成木如拱。仙人掌草木也，他处遇霜即萎，滇南可列莳方丈，以作垣篱，开花如瓠，结果如瓜。此多诸家本草所不载，皆由方土气候之不齐，而致物性种类亦不一。不独此也，且收药储材，犹当审其收采之时候，察其方土之寒燠⑤，达其物性之变更。揆之于理，而后乃收其效。非可以一隅之偏论，胶柱鼓瑟耳。假如植物之皮叶、根茎、花蕊、子仁之类，而必采摘有时。若杜仲、黄蘗、秦皮等，其用在皮，理当取之于夏，因夏时浆发于皮，力全而功倍，春则浆未升，秋冬则浆已降，浆收皮槁，效用已失。地骨、丹皮、芎、归、地、芍，则亦宜各因其长盛之际而采之。其他如

---

　　① 渊薮：泛指人和事物集聚的地方。渊，鱼聚之处。薮，兽聚之处。

　　② 沈萍如：清代乾嘉年间医家，会稽（今浙江绍兴）人。撰有《鲹残编》一卷，收于《三三医书》。

　　③ 六诏：原为唐代位于今云南及四川西南的乌蛮六个部落的总称，后代指云南及四川西部一带。

　　④ 西赕（dǎn）：对我国西南少数民族地区的泛称。赕，中国古代南方某些少数民族以财物赎罪称"赕"，一说所输货物称"赕"。

　　⑤ 燠（yù）：暖，热。

山草类之芩、连、知、贝，本多野生者佳，取用其根，宜于秋冬为胜。若椿、樗、五茄等乔木之根皮，则亦宜采于落叶之时，其浆液归根，效力亦胜。至于杏、桃、果、瓜之仁核，类多收于夏秋。余目睹夏食未熟果瓜之核仁，多瘪薄无肉，可见未至其时，而生长不足也。若夫甘菊、忍冬、凌霄、密蒙等花，以及苏叶、藿香、薄荷、荆芥、青蒿、佩兰等芳草之类，则各乘盛时而采之，则气足力全。既采之后，必当即时晒燥，庋藏箱缸，使芳香之气不散。苟煎服合度，效能更胜。否则或收采失时，及任其风吹湿蒸，不但失其气味效能，且增加霉毒，暗助病菌孳长，此不可不知也。苟能收采合时，炮制遵法，必须理有可循，再加亲知灼见，屡经试验，方可传信。乃今药肆射利，在小铺，则以伪乱真，以紫乱朱，但求名状相似，不别效用冰炭，甚则黑明角充犀角，山羊角混羚羊，只求己利，不惜人害；在大铺，则但求形色雅观，进值高昂，不别性质良窳，如半夏用蜀产而不用浙产，橘红用川产不用建产。大抵川夏颗大，形式雅观，浙产粒小，不知川夏质松，落水即胖，且力薄性劣，较之浙夏质坚味厚，功力皆宏者，大不相同。橘红之用川产，亦因平薄无瘢痕，建红卷小有瘢痕，而形色虽不雅观，然气味浓厚，不若川红之味淡气薄耳。甚至医方上书明苍术，而用茅术；书明於术，而用江西术。以苍术、於术价贱，茅术、江西术价贵，以价贵贱分高下耳。不知效能各有擅长，如苍术燥湿，茅术利湿，用处不同；於术健脾，江西术生津，补法悬殊。诸如此类，亦不胜枚举。数年前吾绍亦有相沿此恶习，近时则已改良之。然世人茫然不察，致将确能治病之药，嫌其轻贱而不用，反以重值购求不对病之赝品为神丹，直至不效，亦不自认误药之过，而惟委之天命而已。

嗚呼！吾国药物不改良，医学无从进步。欲求其改良之道，必须从医药共同研究始。如上古神农尝医，中古韩康卖药，皆医士而兼药剂师也。自赵宋设立和剂药局，售药虽有专肆，而仍有医师指导售卖者也。不若近世医自为医，药自为药。行医者，只辨性味处方，不明药品之真伪；卖药者，只知形色雅观，不知炮制之精当。至于产处之道地与否，丸散膏丹之遵古与否，医师既不调查，药师亦不报告，分道扬镳，两不相牟①，执而不变，岂有进步哉？际此中医药竞争图存之时，医与药必须共同一气，将一切沿习积弊，一一设法改良。炳章自幼娴药习医，至今仍以此为衣食谋，具有切身之关系，常蓄医药革命之决心，恨无实行铲除能力。于民国二年春，爰集同志，组织和济药局，为改良之创始，订正丸散膏丹方书，编著膏丸说明，考定传讹药品，撰述《规定药品之商榷》等书，刊印以来，传诵遐迩，荷蒙海内同志所欢迎，纷纷报告改良者，已有十余埠之多。余故友郑君肖岩，亦夙具此心，著有《伪药条辨》一书，邮示于余，嘱余评注撰序而刊行之。余捧诵一周，其间所采伪药，计百十一种，能将传讹作伪等弊，从实验条辨发明，与余《规定药品之商榷》可谓无独有偶。惜门类不分，而药品产地丛多，质性不齐，未免遗漏。炳章爰将各药别其门类，分订四卷，间有实验识见，鉴别条下，惟郑君原文，不敢更动只字。虽然，吾国地大物博，岂能尽我二人所见？无非先创其例，以吾二人着先鞭②耳。凡增补之，订正之，请质诸海内外医药经验家及博物家，果能相与有成，以臻完美，正不独吾道药界之幸甚，而天下苍生亦幸甚也夫！

中华民国十六年七月四明曹炳章序于绍城和济药局

---

① 相牟（móu）：亦作"相侔"。相等，同样。
② 先鞭：比喻先行，占先。

陈　序

　　天下惟似是而非者，辨之不容不早，亦绝之不容不严。莠之乱苗，紫之夺朱，其近在目前而尽人能识者，圣人犹恶焉。进而有关乎生人性命之原，世道淳浇①之故，而又为人所难辨者可知矣。肖岩茂才②，余通家子也，承累世青囊③之学，居恒出其术以活人，辄应手起。盖其诊脉处方，不特于脏腑之伏也，血气之留也，空窍之塞也，关禹之碍也，必洞见其症结，下及阴阳燥湿之宜，佐使君臣之法，亦皆考之必力，用之必神。故采药之道地新陈，采取时节，炮制经方，均讲之有素。每恨牟利之徒，贩售伪药，夭札生灵，爰即生平耳目所关，严加考究者，凡若干种，厘为《伪药条辨》，以为此固尽人所难辨，而又尽人所当辨者也。书成，问序于余。余惟今之医者，识时方数种，读本草一书，辄诩诩然号于人曰：丘之虫，吾知其为贝母也；原之堇，吾知其为乌头也；墙之茨，吾知其为蒺藜也；谷之蓷，吾知其为茺蔚也；台庚缁撮，吾知其为香附之称；鬯④荐黄流，吾知其为郁金之号。究之赤箭青芝⑤，饱读雷公之赋；露苗烟蕊⑥，未提风伯之笼。《素问》即或成书，赭鞭⑦未尝别味。问名则是，课实则非。当夫真假杂陈，未有不懵然罔辨者。无他，耳食虽详，而讲求无本也。今肖岩世兄，以霹雳手，运菩提心，良楛⑧斯分，真假立见。使牛鬼蛇神，无从逃温峤之犀⑨；而马勃牛溲，皆得奏医师之效。将见向之草菅人命、渔利贩售者，无所往而可试其欺，因而愧悔之萌，良心复发，未始非由浇反淳之一机也。然则是书之有功于世道，岂浅鲜哉？余故乐为之序焉。

时光绪辛丑⑩春和之月世愚弟陈赞图拜撰

---

①　淳浇：指风俗的淳厚与浇薄。
②　茂才：即秀才。因避汉光武帝名讳，改秀为茂。
③　青囊：古代医家盛放医书的布袋，借指医术或医生。
④　鬯（chàng）：古代祭祀用的香料酒，用郁金草合黑黍酿成。
⑤　赤箭青芝：泛指用于养生的珍贵药材。赤箭，天麻的别名。青芝，灵芝之青色者，又名龙芝。
⑥　露苗烟蕊：带露水的草木幼苗和水气蒸润的花蕊。
⑦　赭鞭：相传为神农氏用以检验百草性味的赤色鞭子。
⑧　良楛（kǔ）：精良与粗劣。
⑨　温峤之犀：东晋温峤在牛渚矶点燃犀牛角来照看水下，见水中有许多水怪。比喻能敏锐地洞察事物。典出南朝宋刘敬叔《异苑》。
⑩　光绪辛丑：光绪二十七年（1901）。

自　序

　　古者医自采药，司岁备物，能得大地之专精，故治十得九，奏效如神。降及后世，人心不古，疑信参半，医者避嫌，但求诊脉处方，无愧我心，凡药之采取时节，及出产土地、新陈真伪，一概不讲。医与药判为两途，药与病离为二致，用药之权，反操自药肆。其自顾招牌，以图驰名者，尚堪见信。有一种市利之徒，贪营之心重，则利济之志泯，得一药则赚一药之利，制一药则损一药之功，以伪乱真，以贱抵贵，巧诈相尚，夭札生灵，其流弊伊于胡底①耶？余世读活人书，自束发②仰承庭训，即闻有伪药之弊，阅历虽久，闻见难周。今春上元旋乡，与焘如从弟③谈及，渠复示伪名三十余味，书将脱稿，又承郭表弟叔雅检示十六味，重为辨纂。不意四十年来，假药混售，有许多名色，病家罔识，药贩昧良，若不详细研究，大声疾呼，则草菅人命，未始非医者之咎也。故不避嫌怨，著为《条辨》，知我罪我，亦听诸人矣。岂有他哉？不得已也。

　　　　光绪辛丑仲春之月　谷日④闽县郑奋扬肖岩谨识于袖海庐

---

　　①　伊于胡底：到什么地步为止。义为不堪设想。

　　②　束发：古代男孩成童时束发为髻，因以代指成童之年，15～20岁。

　　③　从弟：堂弟。

　　④　谷日：新1版无。谷日，原指正月初八，此处与仲春（农历二月）矛盾。察原版"谷日"前有空处，疑为填入日期所预留，而谷日作吉日解。

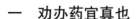

劝戒多言

一 劝办药宜真也

余闽人，在闽言闽。闽地僻处海峤，凡两广及外洋要药，皆自香港办来；江、浙、川、陕、辽、冀各地道，皆自上海办来；全省大小药肆，多向南北帮购置。此书所列伪药，十有六七，非闽省所产。药栈为药店领袖，必当办运真药以利济群生。回忆二十年前药帮传单议禁，实为无量功德，不意日久玩生，禁者自禁，而售者自售。夫药之真伪，医家、病家固未能周知，药栈无不知之，明知故作，又奚可哉？窃愿好善君子，存仁交义取之心，矢济世济人之志，清流塞源，永远禁绝。鄙人持一瓣香祷祝以求之。

一 劝贩药宜审也

凡药栈之庄友、药商之经手，一切办货批货，均须验明正地道货色。如遇有假药，货宁缺而不买，价虽贱而不收，存利济之善心，绝钻营之贪念。即外府州县、穷乡僻壤，客载来省购货，亦须认货交易，勿贪小利而昧天良，勿便私图而害人命。语云：救人一命，胜造七级浮屠。彼苍福佑善人，报施原不爽也。

一 劝买药宜慎也

凡病家请医治病，为其欲愈也，有真方无真药，卢扁[1]莫何。凡一方到手，须问明方中有无要药，特向药铺只取真药，不论价钱。与其服伪药数十剂，而无功反害者，何如服真药一二剂，而奏效如神也。勿先评价钱而后购，勿第贪便宜而相商。凡方中有涉假药者，尤宜审问而明辨之，自不至为其所误矣。

一 劝用药宜谨也

医为司命之人，临症开方，凡方中有涉及假药者，须与病家详说某药有假，购药时切宜明辨，为之提醒，自不致[2]坠其术中。在我稍费片言，于人受益非浅。至贵重之品，如人参、牛黄、麝香、琥珀、海狗肾、麒麟竭、珍珠、阿胶、犀角、羚羊之属，尤宜谨慎，倘无真药，徒费病家之钱，于病无济，必不得已而用之，须嘱力求真品，或能稍收功效。吾愿同志诸君，力挽颓风，随时随地，留心察访，严别真假，以立吾道之防，则活人之心，差堪稍慰已。

---

① 卢扁：即古代名医扁鹊，因其家在卢国，故名"卢扁"。后泛指高明的医生。
② 致：原作"知"，据新1版改。

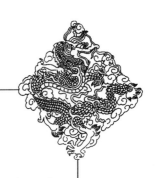

一 劝买药宜诚也

项元麟[①]曰：病家买药，原系去病求生，固非泛常日用者可比，幸勿希图价廉，多打折扣，故[②]意拖欠，使彼贷卖之家，折本含怨。请思经营问利，谁甘亏折？不得已将形色相似者代之，孰知云泥之隔，冰炭之殊。买药者，惟图价值便宜，服药者，亦大受其损矣。病情轻，尚可苟延残喘，病情重，以致殒命捐躯。买卖之际，生死交关，其可不慎？况世俗皆以药业为暗行，不知其如何利息。殊不知剔选正药，去头除梢，再去泥杂没屑，沾惠甚微，偶或骤让，甚至净欠不还，以致卖者进货折本不计。所以买者贪而无诚，而卖者作伪亦毋怪其然矣。又有土人商贾，鱼目混珠，来路不清，亦非关药肆之弊，乃进货者经验阅历不到，受人欺骗耳，罪在奸商贪利忘义之徒。总之，药之良窳，关人生命，宜各本天良，搜精探髓，不避天下射利者恚怒，恪遵天道好生为念。卖者买者，思之味之。

格言

石天基

老医迷旧疾，朽药误良方。

---

① 项元麟：清代医药学家，著有《本草明辨》一书，刊于嘉庆乙亥年（1815）。该书专言药物的品等、质量、产地、真伪等，曾为曹炳章所藏，并有其墨批，目前已为孤本。当对本书的编撰有重要启发。

② 故：原作"过"，据新1版改。

例　言

一　此书专为辨别药之真伪而作。凡药性、气味、功用，行何经络，专治何病，各家本草业已详明辨释，故考证从略。

一　诸药有天生地产之正所，则为道地正品。若土人迁地移栽地土不宜之处，即是不良。或亦兼产遍地，皆称道地者。

一　书中所列伪名，如大小稀、副先、冲剪等类，乃药肆通称之名，非假药之本名。欲绝流弊，先记伪名。

一　药之形色气味，经药肆剉切之后，不易辨识，故是书仅就药之本质者证而言之。

一　所辨伪药，只就闻见所及言之。尚望海内高明，匡其不逮。

增订伪药条辨目录

山草部 …………………………… 307
　人参 …………………………… 307
　别直参 ………………………… 308
　剪口参 ………………………… 309
　西洋参 ………………………… 309
　东洋参 ………………………… 310
　人参叶 ………………………… 310
　北沙参 ………………………… 310
　党参 …………………………… 310
　田三七 ………………………… 311
　丹参 …………………………… 311
　黄芪 …………………………… 312
　於术 …………………………… 312
　天门冬 ………………………… 313
　麦冬 …………………………… 313
　天花粉 ………………………… 313
　黄连 …………………………… 313
　川贝母 ………………………… 314
　川贝粉 ………………………… 314
　秦艽 …………………………… 315
　银柴胡 ………………………… 315
　鳖血柴胡 ……………………… 315
　苦桔梗 ………………………… 315
　土枸杞 ………………………… 316
　地骨皮 ………………………… 316
　巴戟肉 ………………………… 316
　白薇 …………………………… 316
　蒙花 …………………………… 317
　仙鹤草 ………………………… 317
芳草部 …………………………… 318
　藿香 …………………………… 318
　土薄荷 ………………………… 318
　荆芥 …………………………… 318

苏梗 ……………………………… 319
前胡 ……………………………… 319
细辛 ……………………………… 319
黄菊 ……………………………… 319
金银花 …………………………… 320
土玫瑰 …………………………… 320
缩砂 ……………………………… 320
土蜜砂 …………………………… 321
小茴 ……………………………… 321
川芎 ……………………………… 321
郁金 ……………………………… 321
子姜黄 …………………………… 322
片姜黄 …………………………… 322
丹皮 ……………………………… 322
隰草部 …………………………… 322
熟地 ……………………………… 322
牛膝 ……………………………… 323
紫菀 ……………………………… 323
款冬 ……………………………… 323
红花 ……………………………… 323
沙苑子 …………………………… 324
车前子 …………………………… 324
薤白 ……………………………… 324
石莲子 …………………………… 324
蒲黄 ……………………………… 324
洋扁豆 …………………………… 325
赤豆 ……………………………… 325
毒草部 …………………………… 325
土大黄 …………………………… 325
附子 ……………………………… 326
天雄 ……………………………… 326
麻黄 ……………………………… 326
北干姜 …………………………… 326

高良姜 …………………… 326
川椒 …………………… 327
吴茱萸 …………………… 327
半夏 …………………… 327
苏戈夏 …………………… 328
商陆 …………………… 328
常山 …………………… 328
泻叶 …………………… 328
木部 …………………… 329
肉桂 …………………… 329
杜仲 …………………… 330
黄柏 …………………… 330
枳壳 …………………… 330
化橘红 …………………… 331
橘络 …………………… 332
内制陈皮 …………………… 332
木瓜 …………………… 332
乌梅 …………………… 332
沉水香 …………………… 333
降真香 …………………… 334
乳香 …………………… 334
梅冰片 …………………… 335
琥珀 …………………… 335
茯苓 …………………… 336
茯神 …………………… 337
血竭 …………………… 337
阿魏 …………………… 337

天竹黄 …………………… 338
石部 …………………… 339
朱砂 …………………… 339
硇砂 …………………… 339
风化硝 …………………… 340
赤石脂 …………………… 341
虫介部 …………………… 341
珍珠 …………………… 341
蟾酥 …………………… 342
蕲蛇 …………………… 342
蛤蚧 …………………… 344
苏蜈蚣 …………………… 344
绛纬 …………………… 344
䗪虫 …………………… 345
兽部 …………………… 345
犀角 …………………… 345
羚羊角 …………………… 346
麝香 …………………… 347
牛黄 …………………… 348
杜胆星 …………………… 349
鹿茸 …………………… 349
鹿角胶 …………………… 350
龟鹿二仙胶 …………………… 351
阿胶 …………………… 351
血余 …………………… 352
跋 …………………… 353

山草部 廿八种

人参一

真人参，以辽东产者为胜。连皮者，色黄润如防风；去皮者，坚白如粉。肖人形，有手足头面毕具者，有神，故一名神草。产于地质最厚处，性微温，味甘兼微苦。生时三桠五叶，背阳向阴，故频见风日则易蛀。陶贞白①云：纳新器中密封，可经年不坏。李言闻②云：凡生用，宜咀咀；熟用，宜隔纸焙之，或醇酒润透，咀咀焙熟，并忌铁器切片。月池翁尝著《人参传》二卷，言之甚详，不能备录。近代货缺价昂，假者皆以沙参、荠苨、桔梗采根造作乱之。考沙参，体虚无心而味淡；荠苨，体虚无心而味甘；桔梗，体坚有心而味苦。而人参，体坚有心而味甘微苦，自有余味，煎之易烂而渣少。气味形色，原自可辨，所恨谋利之徒，伪造混售，以乱真品。甚至因人参价贵，有以短折长者，谓之接货；以小并大者，谓之合货。必先用水潮过，原汁已出，又用粉胶黏扎蒸烘做成，力薄而易变。又有以汤泡参自啜，乃晒干烘燥，做色复售，谓之汤参。江淮所出土木人参，多荠苨混充，层出不穷，欺人太甚。今欲辨真伪，不如用苏颂③之一法：但使二人同走，一含人参，一空口，度走三五里许，其不含人参者必大喘，含者气息自如，其人参乃真也。然必使年岁体气相若之人，行之方准，否则反至误事。夫富贵人平时卫生，喜服人参，误服赝品，虽无裨益，尚未大害。倘购假参以治大病，则害立见，匪特不能升提中气，抑且反贼脏阴。盖荠苨、桔梗、沙参，性皆降下，如上损下损，虚寒之体，垂危之症，服之则去生反速。吾见亦多矣，可不慎欤！

炳章按：人参，多年生草根也，长者八九寸，短者二三寸，略似人形，故名人参。产吉林，以野参为贵，故又谓吉林参，或曰野山参，叶似掌状复叶。《东陲游记》④云：辽东人参，产宁古塔，即今吉林宁安县地。四月发芽，草本方梗，对节生叶，叶似秋海棠；六七月开小白花，花白如韭，大者如碗，小者如钟；八月结子，若小豆而连环，色正红，久之则黄而扁。初生一桠，四五年两桠，十年三桠，久者四桠。每桠五叶，茎直上，即《扈从东游日记》⑤所谓百丈杵也，高者数尺余云。考其产处，有人工培植者，有天然野生者。如为凤凰城及船厂产者，种植为多；而宁古塔产者，野生为多。总之人参野生，历年愈久，性愈温和，其精力亦足，因其吸天空清静之气足，受地脉英灵之质厚，故效力胜也。吴渭泉⑥云：真野生人参，山中少出，今市肆所售，皆秧种之类。其秧种者，将山地垦成塾土⑦，纯用粪料培养之，受气不足，故质不坚，入水煎之，

① 陶贞白：陶弘景，谥贞白先生。
② 李言闻：字子郁，号月池。为李时珍之父。撰有《人参传》，行于世。
③ 苏颂：宋代药物学家及天文学家。曾主持编撰《本草图经》。
④ 东陲游记：为辛亥革命时期革命家吴崑所撰。
⑤ 《扈从东游日记》：即清代高士奇所撰《扈从东巡日录》，记载作者随康熙帝由北京至吉林行程中的见闻与各地风俗。书中称人参为"百尺杵"，曹氏所引当误。
⑥ 吴渭泉：吴篪，字渭泉，江苏如皋人。清代医家，著有《临证医案笔记》。
⑦ 塾土：已被开垦整理、适合耕种的土壤。塾，同"熟"。

参渣即烂，臭①之亦无香味，阴亏之证忌用。故秧种一出，而参价遂贱，而野山真参，更不可得也。因野参采取难，且出额少，不使其年久滋养长大耳。又且产参之山险峻，多虎狼毒蛇，故走山者，常有伤生。《东陲游记》又云：走山采参者，多山东、山西等省人，每年三四月间，趋之若鹜，至九十月乃尽归。其组织以五人为伍，内推一人为长，号曰山头。陆行乘马，水行驾威弧以独木雕成，首尾皆锐，沿松花江至诺尼江②口，登岸随山头至岭，乃分走丛林中，寻参枝及叶。其草一茎直上，独出众草，光与晓日相映。得则跪而刨之。日暮归窠，各出所得，交山头洗剔，贯以长缕，悬木晒干，或蒸而晒之。晒干后，有大有小，有红有白。土人贵红而贱白。大抵生者色白，蒸熟则带红色。近世以白者为贵，名曰京参，其体实而有心，其味甘微兼苦，自有余味，即野山真参是也。《龙江乡土志》云：野山参，有米珠在须，其纹横；秧子参多顺纹，无米珠。所谓秧种者，即凤凰城及船厂者是也。凤凰城之货，形色白秀，体松而瘦长，皮色多皱纹，皮熟者少，味甜，因用糖汁煮过，无余味。近人所谓白抄参、移山参、太子参，皆其类也。船厂产者，其地二百里内外，所产较凤凰城稍坚实，且红润可观，味苦微甘，其空松者亦多，俗所谓厂参，今俗名石渠子是也。皆不道地。如郑君所言有沙参、荠苨、桔梗做充之品，而近时则所未见未闻。且人参形状，代有变态。据近时辨之，体态宜坚白，皮宜细紧，有横皱纹，芦蒂宜凹陷，桠节宜多，桠节多，年分多也。味宜甘中兼苦，要有清香气而有回味，方是上品，否则皆属侧路，不可不知也。

别直参二

别直参，即高丽参，以野山所产为上品。近日价值甚昂。有以副野伪充者，即新山所产也，色白味淡，纹稀，虚寒之体服之作泻，且煎熬之后，参片糜烂，不比真者参片完固。以此辨之，便知真伪。闻又有抄参、糖参二种，以之混充，则殊碍卫生。

炳章按：抄参、糖参二种，乃人参之种参，前"人参"条下已辨明，与别直不同。别直，产韩国，即古之高丽。其产参之地，如京畿道之松都、龙仁，平安道之江界，全罗道之锦山，忠清道之忠州。其间以松都产者为最胜，红参制造官厂在焉。其地在韩京之北二十余里，四面皆山，居北纬三十八度，寒暑之差殊甚。如松都产者，以金刚山出者，曰金刚参为最上品，即今正官别直也，而拳头参次之，且有官私之别、红白之分。官参，松都所产，由义州出关，加以重税；私参，别处所出，多偷漏出口，故曰私也。《广报》云：白参虽不行于内地，而实则红参鲜时亦是白参制成，不过加附子水以酿其色，价且较白参为昂。及考其性，红参又远不逮白参之和平，故土人无食红参者。盖别直虽为种品，如历年愈久，质味愈良。古时每栽七年而采，后则五年而采。近世韩国割让日本，日人多精农学，教以人工栽培速成之法，三年即能采买，故其受气逐年薄弱，而性味效能亦年不如年也。凡辨真伪，若真正官别，体态圆方形而直，芦头大，与身混直而上，皮面近芦有细横皱纹，中身细直纹，权须则无纹，味苦

① 臭（xiù）：同"嗅"。
② 诺尼江：嫩江的别称。

兼微甘，鲜洁而有清香气，煎淘多次，汁清而参仍不腐烂，此为最上之品。近时射利之徒，多以厂参伪充，即俗所谓扁刚、石渠子是也。考厂参中身大、芦头小、颈细、杈下亦粗圆而大、皮纹直而粗、味苦而兼涩，煎淘汁混，参亦腐化，以此可辨为赝品。若厂参以矿灰同贮藏年余，参性受灰炕燥过度，形质因此坚致，煎之亦汁清不烊，其味仍苦兼涩，总不若真别直质味之清香鲜洁也。

剪口参三

伪名冲剪，以太极参及大小稀头尾，假冲洋参剪口。色白，味不苦。按剪口之货，吾省盛行才有数年。因参价钱昂贵，市肆将洋参头尾切下，名为剪口。昧者不知，疏方竟用剪口参。考诸本草，未闻有剪口之药。今即洋参可用，连类而成，为爱惜物力起见，孰料又有一种冲剪为之混乱耶？奉劝医家勿用，病家勿购，则不为冲参所误耳。

炳章按：剪口参种类甚多，如参头、东条、别折、大尾、中尾、细尾、夹尾之类是也。所云剪口者，乃是闽地药家之命名耳。郑君所云洋参剪口者，即东条也。以东洋参之尾，蒸熟干之。大尾、中尾、细尾、夹尾等类，皆从船厂参即石渠子、扁刚参旁枝剪下，以枝条之粗细，分大、中、细、夹尾等名目。近今市售，伪名别条是也。又有别折一种，以扁刚参之形态不正者，剪去头尾，名曰参头。其中身名曰别折，皆为侧路，藉以混乱别直参也。若中虚者误服之，立时胸腹胀满。医者不可不知也。

西洋参四

西洋参，皮色微黄者，以小稀充之；皮色纯白者，以冲白搀之。其味不苦，又以苦参煎汤，浸而晒之，虚寒之体，误服即泻。花旗所产又有一种肉色黄者，价最贵，竟以新山之太极参伪充之。近人方剂喜用洋参，若以贵价卖假药，且于病无益而有害。洵堪浩叹，用者慎之。

炳章按：西洋参，形似辽参而小，产于美国。向来只有光、白二种，近时更增毛皮参一种。因光参由日本人作伪，以生料小东洋洋参，擦去表皮，名曰副光，售与我国。贪利市侩，伪充西参以害同胞，天良丧尽，耻莫大焉！盖西参滋阴降火，东参提气助火，效用相反。凡是阴虚火旺，劳嗽之人，每用真西参，则气平火敛，咳嗽渐平；若用伪光参，则反现面赤舌红，干咳痰血，口燥气促诸危象焉，以致医者见西参有裹足不前之感。故近年美商有不去表皮之毛西参运入我国，意在杜绝某国狼人之作伪。讵知通行未逾十年，而某国原皮伪毛参又混售市上，病家服药，可不慎欤？伪西参之为害既如此，而卒不能革除者，何也？因真西参之价，每斤八九十元，而伪参每斤仅八九元耳。贩卖真参者，得利甚微，混售伪参，则利市十倍。我国商人大抵目光浅短，素少公众道德观念，只知孳孳之为利，不顾有害于民众。作伪者，所以有如是之盛也。

至欲鉴别其真伪，必须分气味、形色、性质。真光西参，色白，质轻，性松，气清芬，切片内层肉纹，有细微菊花心之纹眼。味初嚼则苦，渐含则兼甘味，口觉甚清爽，气味能久留口中。若副光伪参，色虽白，质重而坚，内层肉纹多实心，无菊花心纹眼，亦无清芬之气，嚼之初亦先苦后甘，数咽后即淡而无味，不若真者能久留口中。毛西参，皮纹深皱，微灰黑色，内肉松白，质亦轻，性松，气清芬，味苦兼甘，含咽清爽鲜洁为道地。伪毛参，皮纹深陷，质坚实，味微苦中兼微甘，后即淡而兼涩味黏舌者，此即伪也。如郑君所谓苦参煎汤浸入，亦非其本有之味也，苟误用之，亦属有害无益，愿卫生家注意之。

东洋参五

以东阳新山所出之参，皮肉俱白、味淡不苦者伪充之。虚寒之体不宜服，服之则泻。按老山太极参，产东洋，皮色黄，肉带老黄，扁而横纹，中有菊花心者为贵。市肆所办凤记以上至旭记字号，均皆可用，价亦不昂，用者当知所择也。

炳章按：东洋参，为熟参之一种。日本云州产者，曰老山参；会津产者，曰新山参。老山参，形条边圆或三角棱，皮黄白色，近梢处有红点刺，味①微苦兼微甘，气微香，煎汤清而黄赤色者为道地。新山参，形条混圆，皮色黄白而淡，无红刺点，气味较老山参淡薄耳。又如日记一种，形条虽极粗，然色白无神，味兼涩，煎汤混浊如淡米泔，切片贮藏，能起白霜。此种参出于阴山肥土，用人工栽培二年即成，为侧路，实不堪入药用。若老山参栽于阳面之山，得天然阳气最足，凡阳虚气陷、久痢脱肛之症，尚有寸效。至于宇宙、天凤等记为名者，非分高下，实辨别枝条大小而作记号也。新山、老山皆以大小为记，用者总以认识货物、辨明高下为主要，亦不能以包袋为标准，缘包袋可改换耳。

人参叶六

人参叶，乃辽东真参之叶，气清香，味苦微甘。其性补中带表，大能生胃津，清暑气，降虚火，利四肢头目。浸汁沐发，能令光黑而不落。醉后服之，解醒

第一。以色不黄瘁，绿翠如生，手挼之有清甜香气者，真品也。率多参客带来饷客，颇不易购。市肆所售参叶，不知何种树叶伪充，勿服为是。

炳章按：项元麟云：各种参叶形状相似，难分真伪。然皆苦寒损气败血之物，未可视为补药，此乃益中舍损，如麻黄发汗，根节反止汗之意。赵恕轩云：大率补者多在根，叶乃枝节之余气，不可以言补也。参叶虽禀参之余气，究其力止能行皮毛四肢，性带表散，与参力远甚。近时妇人以参叶塞于发内，能令光黑而不落，醉后食之解醒云云，未识验否。然观近时市上通行者，绝非树叶伪充，惟何参之叶，且难断定耳。

北沙参七

伪名洋沙参，色带黄，味辣不甜。又有南沙参，皮极粗，条大味辣，性味与北产相反。按北沙参，色白条小而结实，气味苦中带甘，故《本经》云微寒，又云补中益肺气。盖以上所述二种之伪品，味既辛辣，又安能补益乎？

炳章按：北沙参，山东日照县、故墩县、莱阳县、海南县俱出。海南出者，条细质坚，皮光洁色白，鲜活润泽为最佳。莱阳出者，质略松，皮略糙，白黄色，亦佳。日照、故墩出者，条粗质松，皮糙、黄色者次。关东出者，粗松质硬，皮糙、呆黄色，更次。其他台湾、福建、湖广出者，粗大松糙，为最次，不入药用。惟无外国产。所云南沙参为块根，亦能补肺。郑君云有辣味，或别有一种耳。

---

① 味：原作"甘"，据文义改。

党参八

党参种类不一，《纲目拾遗》引翁有良《辨误》云：党参功用可代人参，皮色黄而横纹，有类乎防风，故名防党。江南徽州等处呼为狮头参，因芦头大而圆凸也。古名上党人参，产于山西太行山、潞安州等处为胜。《百草镜》有云：亦有白色者，总以净软壮实、味甜者佳。嫩而小枝，名上党参；老而大者，名防党参。味甘平，补中益气，和脾胃，除烦恼，解渴。中气微虚，用以调补，甚为平安。今有川党，盖陕西毗连移种栽植，皮白味淡，有类桔梗，无狮头，较山西者迥别，入药亦殊劣，不可用。近肆中一种黄色党参，有用栀子熬汁染造者，服之涌吐。更有一种小潞党参，皮色红者，乃矾红所染，味涩不甘，皆赝物也，用者宜明辨之。

炳章按：前贤所谓人参，产上党郡，即今党参是也。考上党郡，即今山西长子县境，旧属潞安府，故又称潞党参。其所产参之形状，头如狮子头，皮细起皱纹，近头部皮略有方纹，体糯糙，黄色，内肉白润，味甜鲜洁，为党参中之最佳品。其他产陕西者，曰介党，亦皮纹细皱，性糯，肉色白润，味鲜甜，亦为佳品。如凤党，皮纹虽略糙，性亦糯软，味亦甜。产四川文县者，曰文元党，皮直纹，性糯，味甜，芦头小于身条，皆佳。又一种川党，俗称副文元，产川陕毗连处，性梗硬，皮粗宽，纹粗，肉色呆白，味淡，为次。产禹州者曰禹潞，产叙富者曰叙富党，皆粗皮直纹，性硬，肉燥，呆白色，味淡，皆次。产关东吉林者曰吉林党，皮宽粗而糙，头甚大，如狮子头，肉白燥而心硬，味淡有青草气，价甚贱，为党参中之最次。其余种类甚多，未及细辨，总之以皮纹细横、肉白柔润、头小于身、气带清香、味甜鲜洁者皆佳。若皮粗肉坚或松，味淡，气腥如青草气者，皆为侧路。以此分别，最为明晰。如郑君云有用栀子煎汁染造者，及皮红以矾红所染者云云，此等赝物，我江浙未之见也。

田三七九

假田三七，即莪术假造混充，误人匪浅。按田漆即山漆，一名三七，以叶左三右七，故有是名。产广西南丹诸州番峒深山中，采根暴干，黄黑色，团结者状似白及，长者如老干地黄，亦有如人形者，有节，味微甘而苦，能止血、散血、定痛，匪特为金疮圣药。或云试法，以三七糁猪血中，血化为水者真，用者不可不明辨也。

炳章按：三七，原产广西镇安府，在明季镇隶田阳，所产之三七，均贡田州，故名田三七，销行甚广，亦广西出品之大宗也。有野生、种植之分，其野生形状类人形者，称人七，非经百年不能成人形，为最难得、最道地。前广西百色商会吴宝森君，购得人七一枚，送沪陈列。其他普通野生者，皮黄黑色，肉色黄白兼红润皆佳。种植者，如绿豆色亦佳，黄色次之。产湖广者，名水三七，黄黑色，皮皱有节，略次。产广东者，名竹节三七，形似良姜，有节而长，色淡红，别有用处专能。如无节苗者，名萝葡三七，皆次。顷广东出有一种，有芦，肉色白，名新三七，更次。伪者以白芷做成，实害人匪浅，不可不辨也。

丹参十

丹参，古出桐柏川谷，今近道处有之。其根赤色，大者如指，长尺余。一苗数根，气味苦，微寒，无毒。主治心腹邪气，寒热积聚。《本草经》原文历叙功用，末加"益气"二字。盖益正气所以治邪气也。近今市肆有一种土丹参，服之极能散血，又奚有益气之功？不知用何种草根混充，殊可恨也。

炳章按：丹参产安徽古城者，皮色红，肉紫有纹，质燥体松，头大无芦，为最佳。滁州全椒县，形状同前，亦佳。产凤阳、定远、白阳山、漳浦者，芦细质松，多细枝，次。产四川者，头小枝粗，肉糯有白心，亦次。郑君所云土丹参，或即川丹参也，抑或福建土产之一种，别具形态，余未之见也。

黄芪十一

伪名介芪，介或作盖。条硬无味，色白不黄。按黄芪以山西绵上出者为佳，故一名绵芪，色黄带白，紧实如箭竿，故又名北箭芪。折之柔韧如绵，故能入肌腠而补气。若介芪之呆劣，又安可用乎？闻盖芪性极发散，有人误服，汗流不止，其性与绵芪大相反，用者当明辨之。

炳章按：黄芪冬季出新。山西太原府里陵地方出者，名上芪，是地有"大有大成""义聚成""育生德"等号货卖。双缚成把，其货直长，糯软而无细枝，细皮皱纹，切断有菊花纹，兼有金井玉栏杆之纹，色白黄，味甜鲜洁，带有绿豆气，为最道地。又大同府五台山出，粗皮细硬，枝短味淡，作小把，为台芪，俗称小把芪，略次。亳州出者，性硬，筋多而韧，肉色黄，为亳芪，俗称奎芪，亦次。陕西出者，为西芪，性更硬，味极甜，更次。蛟城出者，为蛟芪，枝短皮粗无枝，极次。四川出者，为川芪，小把，皮红黑色，性硬筋韧如

麻，味青草气，为最下品，服之致腹满，最能害人。凡外症疮疡用黄芪，如阳痈托毒化脓及虚体痘疮凹陷，皆用生，阴疽补托转阳用炙。皆须太原产之上芪，立能见效，若以侧路杂芪充用，则为害甚烈，不可不辨矣。

於术十二

白术种类甚多，云术肥大气壅，台术条细力薄，宁国狗头术，皮赤梢大，皆栽灌而成，故其气甚浊，却少清香之味。当以浙江於潜野生者，名於术，为第一。一名天生术，形小有鹤颈，甚长，内有朱砂点，术上有须者尤佳，以得土气厚也。据土人云：产县后山脉及黄塘至辽东桥一带，西流水四十里地之术，方有朱砂点，他处则无。但野术入口，味甜，气极清香，总以白为佳，以润为妙。近有一种江西种术，其形甚小，与野术相似，虽有鹤颈而甚短，其体坚实，其味苦劣，不可用，货者多以此混充於术，是不可以不辨也。

炳章按：天生野於术，体轻，质瘦小，性糯，味甘，色紫，皮细宽而层叠，芦软而圆，有凤头鹤颈之象，切开有朱砂斑点，气甚香，即郑君所云於潜山、黄塘至辽东桥一带出者是也，为最佳品，不易多得。他如近於潜山各山，亦得其山脉余气，野生者亦佳，然芦硬，皮不层叠，亦有凤头鹤颈之形。其他邻县所出，别有一种，亦凤头鹤颈，软芦如小算子而圆，切开亦有朱砂点，质燥味薄，气不甚香，价亦廉，俗名钮扣术。近时有充湖广术者，郑君所云江西术，或即此也，亦次。更有冬术移种於潜，名种术，颗甚大，重量大者十余两，小者五六两，皮黄肉白，无晕，亦有朱砂点，味甘兼辣，近时市肆作於术者，此也，

亦不甚佳。其带叶者名带叶术，伪充野术，装玻璃盒，官场赠送为礼品，此皆侧路也。又有南京茅山出者，曰茅术，亦有朱砂点，味甘辛，性糯，形瘦长，有细须根，利湿药中用之，亦佳。泗安产者，形类毛术，性燥，味甘辣，切片逾日起白霜，亦次。惟术之种类甚多，就与於术有类似关系者，约辨数种，余概略之。

天门冬十三

天门冬，始出奉高山谷，其根白色或黄色，柔润多汁。禀水精之气，而上通太阳。气味甘寒，无毒。主治诸暴风湿偏痹，强筋骨，杀三虫。《本经》列为上品。闻有用福州小番薯炊熟晒干伪充，良可慨已。

炳章按：天门冬，浙江温州、台州俱出，肥大性糯、色黄明亮者佳。鲜时用矾水泡透，剥去外皮晒之。大小有提、拣、统之别。四川、山东、福建、河南、陕西亦产，总要肥壮黄亮、糯润者皆佳。伪者尚少。

麦冬十四

伪名洋麦冬，色极白，味苦不甜。按麦冬古时野生，凌冬青翠，宛如麦粒，故名麦冬。今江浙多莳植之。根色黄白，气味甘平，质性滋润。禀少阴冬水之精，上与阳明胃土相合，为上品服食要药。奚容伪物混充，而误人不少乎？

炳章按：麦门冬，出杭州笕桥者，色白有神，体软性糯，细长，皮光洁，心细味甜，为最佳。安徽宁国、七宝、浙江余姚出者，名花园子，肥短体重，心粗，色白带黄，略次。近时布用，以此种最多。四川出者，色呆白，短实，质重性硬，亦次。湖南衡州来阳县等处

亦出，名采阳子，中匀，形似川子，亦不道地。大者曰提青，中者曰青提，小者曰苏大，曰绍大等名目，以枝头分大小耳。

天花粉十五

伪名次花粉，闻此种系马前头混充。其性不可知，匪特不能生津止渴，且服之令人头晕目眩。按花粉即栝蒌根，秋后掘者结实有粉，夏日掘者有筋无粉。入土最深，皮黄肉白，气味苦寒，能启在下之水精上滋，厥功甚伟。所在皆有，价亦不贵，货者偏以伪乱真，藉博蝇头之利，其居心尚可问乎？更有一种洋花粉，无筋，色白而嫩，其块较大，或云系洋粉伪造，煎之即腐烂，皆无益之品，幸勿误服也。

炳章按：花粉，江苏、上海南翔镇等处出为山花粉，皮细结，肉白，性糯，无筋，起粉，为最佳。亳州出为亳花粉，性糯色白，无皮无筋，亦佳。嘉定古城、江北通州等处皆出，亦名山花粉，皮色黄，有筋，略次。山东、关东出者，为洋花粉，极大，质松多筋，色黄白，为最次。郑君云洋粉伪造即此，实非伪造，因其质松，如粉作造，非真以粉可造也。

黄连十六

伪名广连，即洋川连，色不黄，中有花点，皮黑，面有毛。按黄连以四川雅州出者为佳，故名雅连，形如鸡距，故又名鸡爪连。气味苦寒，色极黄，易于辨识。近有办峨嵋山所产者，价值甚昂，漳、泉人最喜购之。若此种黄连，色不黄则名不称，性味既殊，功用自劣，误服之则贻害多矣。

炳章按：黄连，背阴草根也，苗似茶丛，经冬不凋。生于深山穷谷，幽僻

无日照之处，必得凝寒之气者为上。八九月出新，种类甚多，随地皆产，且有野生、种植之别，惟四川野生者多佳品，为治疗上之要药。兹将其产别种类之形态详别于下：四川峨嵋山产者，曰峨嵋连，芦软而绿，刺硬皮黄，切开空心，有菊花纹金黄色者，为最上品。撞州野出者，曰撞州连，芦头中空而圆，有硬刺，色黄带青，头尾均匀，切开亦有菊花纹，亦佳。马湖所出者，与峨嵋山连相似，亦软芦硬刺，皮色青带黑，首尾一样，有节，均为佳品。紫宕沟、瓦屋山二山出者，瘦小有蜂腰，皮毛柔，软芦硬刺，亦佳。以上皆为川水连，亦有新老山之别。如新山则条短刺硬，皮黑色，软芦多绿嫩者佳；老山则细长，芦软刺少而硬，色黄老者为最佳。此皆野山出品。打箭炉出者，亦曰水连，皮黑刺少，无芦头，有权枝，色黄，略次。重庆种出者，曰母珠连，硬芦而扁，头粗尾细，色黄，更次。峒山种出者，曰峒连，芦扁硬，刺略软，色黄，切开空松者，亦次。四川石柱厅种出者，曰味连，形似鸡爪连，亦次。嘉定管高庙所出者，曰嘉定连，俗名母连，种后五年出土，皮如鳞甲，肉色黄而带红，亦次。雅州产者，曰雅连。冈山产者，曰冈连。皆次。南川金佛山产者，曰金山连，芦长连少，亦次。以上皆四川产也。云南野出者，曰云景连，体松芦软，形似鸡脚爪，无芦，刺少，皮黑，肉色黄，亦次；种者芦硬刺软，更次。广西产者，曰新山连，皮光色黄，质重，断则淡黄色，亦甚次。处州出者，曰土连，皮黑肉实心，淡黄色者，味虽苦，回味兼甜，亦极次。奇会工出者，曰会连，形似母连，皮略黑，肉空松，乃马所食，不入药用。鸡屎连，色黑细小，断则绿色而

淡，亦极次，不入药。近有日本产者，曰洋连，形色略同，皮光而有毛刺，肉色淡黄微白，更次，亦不堪入药。自云连至洋连终，俱属侧路伪品，服之甚为害人，医者与病家皆宜注意之。

川贝母十七

伪名鲁贝，粒扁，洗后皮脱，其粉即出。按贝母惟川蜀出者为佳。其子在根下，内心外瓣，其色带白，如聚贝子，故名贝母。盖色白味辛，生于西川，故属肺金之药。浙贝尚不可混用，况鲁贝乎？更有一种名西珠贝母，系山慈菇伪充。又有一种伪货，名西贝，其性不能润肺化痰，更相反也。

炳章按：川贝，四川灌县产者，底平头尖，肉白光洁而坚，味微苦兼甘，为最佳。平藩县产者，粒团质略松，头微尖，肉色白而无神，味亦微苦兼甘，亦佳。叙富产者，颗大而扁，肉白黄色，质松味淡，为次。鲁京州大白山、松盘等处产者，曰鲁京川，黄白色，头尖，亦次。湖北荆州、巴东县产者，皮色带黑，性硬而光，头尖，肉呆白色，味苦，更次。陕西新开山产者，曰西贝，或名尖贝，颗扁，头尖，味甚苦，更不道地。郑君所云，或指此种，然非山慈菇伪充。所云珠贝者，即小象贝也。盖川贝中有独颗不分瓣，不作二瓣合抱，皮无皱者，名单龙精，宜拣去之，误服令人筋脉不收，惟用黄精、小蓝汁可解之。

川贝粉十八

今人肺燥咳嗽，每以川贝粉蒸梨，亦清润单方也。讵料射利药肆，研便之川贝粉，率以怀山药研粉伪充。虽山药无毒，其奈有外邪未罢者，服之则留邪；黏痰难出者，服之则助痰，为害匪浅。

如用川贝粉，须当面看其研末，方无此弊。

炳章按：项元麟云：川贝粉，市者以象贝漂洗代之，或以小山药、天花粉伪之。余谓未必皆如是。此属少数市侩昧良之行为，非可指普通而言如此也。

秦艽十九

假艽出秦中，今泾州、郿州、岐州、河陕诸郡皆有。其根土黄色，作罗纹交纠，左右旋转。李时珍云：以左纹者良。今市肆伪品，即边秦，有毛，其枝尚小，匪特左右纹难辨，不知何物混充，又安能疗病乎？

炳章按：秦艽，陕西宁夏府出者，色黄肥大、芦少左旋者佳。山西五台山亦出，皮色略黑，肉黄白色，亦佳。以上皆名西秦艽。湖北产者，条细质松，毛屑较多，名汉秦艽，为次。

银柴胡二十

味淡，芦头又大，不知何物伪充。按银柴胡以银州及宁夏出者为胜。气味甘，微寒，无毒。蒿长尺余，色微白，力弱于北柴胡，即银州之软柴胡。专治骨蒸劳热，不但清热，兼能凉血，《和剂局方》治上下诸血，龙脑鸡苏丸中用之。凡入虚劳方中，最为相宜。用者须购真银柴胡为要。

炳章按：银柴胡，陕西宁夏府甘甫州及山西大同府皆产。选肥大坚实、色白软糯、无沙心者为佳。伪者尚无。又按：《经疏》云柴胡有二种：一种色白而大者，名银柴胡。《逢原》云：银柴胡银州者良。今延安五原城所产者，长尺余，肥白而软。《百草镜》云：出陕西宁夏镇，二月采叶，名芸蒿，长尺余，根微白，即银柴胡。《药辨》云：银柴胡出宁

夏，形似黄芪。参合诸说，与近今市肆所备亦相符合。据余实验，凡治虚劳肌热，骨蒸劳热，热从髓出，及小儿五疳羸热，用之颇效。若用北柴胡，则升动虚阳，发热喘咳，愈无宁乎。周一士云：热在骨髓者，非银柴胡莫瘳。前人有不识药品之形态，往往妄评银柴胡为赝物，岂可不辨，以淆惑后人，而使无从遵循乎？

鳖血柴胡二十一

北柴胡用鳖血制者，原欲引入厥阴血分，于阴虚之体，最为得宜。市肆中有一种伪品，不知何物所制，殊可恨也。

炳章按：鳖血柴胡，以鳖血拌炒柴胡。虑不道地，可以杀鳖现炒，尚非难事，然柴胡之良窳，亦有多种，亦宜审慎辨明。如苏、浙通销者，以江南古城产者为多。柴胡者，在地上叶茎为柴，地下根芦为胡。如古城产者，叶绿甚软而短，无硬梗，地下根皮紫黄色，肉淡黄色，形似紫草，尚佳。福建厦门销行者，乃卢州府无会州、白阳山所出，装篓运出，梗略硬，或曰北柴胡，略次。山东本地不行。两湖通销者，为川柴胡，叶绿黄色，根黑黄色，性糯味淡，亦佳。他如湖北襄阳出，梗硬者为次。滁州、全椒、凤阳、定远俱出，泥屑略多，尚可用。江南浦阳，有春产者无芦枪，秋产者有芦枪，亦次。关东出者如鸡爪，更不道地。

苦桔梗二十二

苦桔梗之根，结实而梗直，故有是名，非木上之梗也。近道处处有之，其根外白中黄有心，味苦而辛。《本经》主治胸胁痛如刀刺，腹满，肠鸣幽幽，惊恐悸气。其一种无心味甜者，荠苨也，

一名杏叶沙参，又名甜桔梗，性味功用与桔梗大不相同。近今药肆因苦桔梗价贵，多以甜梗为充。又有一种水口梗，性味更劣，服之安能见功耶？

炳章按：桔梗出安庆古城山，色白有芦，内起菊花心，味甜带苦者佳。宁国府泾县出者，形味略同，亦佳。其他如镇江全椒、滁州白阳山、常州、宜兴、天长、定远、樟渚各县皆出，色黄白，味甜，均不道地。此药乃开提肺气，为手太阴要药。须择色白、性糯、饱绽、味苦而有心者用之。若味甜者，即荠苨也。效用不同，不可混用耳。

土枸杞二十三

枸杞子气味甘寒，主坚筋骨，耐老除风，去虚劳，补精气，以陕西甘州所产者为胜。近有一种粒小色淡、味不甚甘，皆本地所出之土枸杞，非甘州上品也。

炳章按：枸杞子，陕西潼关长城边出者，肉厚糯润，紫红色，颗粒粗长，味甘者为佳。宁夏产者，颗大色红，有蒂，略次，东北关外行之。甘肃镇蕃长城边出者，粒细红圆活，味亦甘，此货过霉天即变黑，甚难久藏，略次。他如闽、浙及各地产者，旧地皆曰土杞子，粒小，味甘淡兼苦，肉薄，性微凉，不入补益药，为最次。

地骨皮二十四

枸杞以陕西甘州所出者为胜，地骨皮即枸杞之根。《食疗本草》云：气味苦寒，主去骨热消渴。近今市肆所售"硬地骨"，不知何种草根伪充。闻是风药，其性燥烈，大相反，若误服之，则贻害多矣。

炳章按：地骨皮，非陕枸杞根之皮，

乃长江土枸杞之根皮。三月出新。江南、古城亳州、苏州江北出者，皮薄性糯，色黄黑，气微香，片大无骨者，为最佳。湖北出者，皮粗厚而大，性硬质松，色黄兼有白斑，梗多，为次。郑君所云硬骨皮，即此是也。

巴戟肉二十五

巴戟天，甘辛微温，入肾经血分，强阴益精，产蜀地者佳，如连珠。击破中紫而鲜洁者，伪也；中虽紫，微有白糁粉色，而理小黯者，真也。近有以山豆根混充者。山豆色白、性寒，或醋煮以乱之，则误人不浅矣。

炳章按：巴戟肉，广东出者，肉厚骨细，色紫心白黑色者佳。江西出者，骨粗肉薄，略次。浙江台州宁海县出者，名连珠巴戟，择其肉厚软糯，屑少，去骨用肉，亦佳。郑君云山豆根混充，不但效用冰炭，且形态亦全不相类也。

白薇[①]二十六

假者[②]即土白薇，条大而硬，色少带黄。按白薇《本经》名春生，出陕西及舒、滁、润、辽诸处。其根色黄微白，柔软可曲者白薇也；色白微黄，坚直易断者白前也。今此种土白薇，或云即白前伪充，形质既异，功用悬殊，万不可误用也。

炳章按：白薇产山东者，根皮赤黄色，内白黄色，形类牛膝实心，头下有细须根，短而柔软可曲。《乘雅》云：根似牛膝，而细长、色黄微白，此即白薇，

---

① 白薇：原作"假白微"，今据目录及体例改。微，郑氏文中原皆作"微"，据曹氏按语统一作"薇"。

② 假者：原无，据新1版补。

与《本经》之说吻合。陈嘉谟曰：白前形似牛膝，粗长坚直，空心有节，色黄白色，折之易断。乃与近时白前形状亦符合。《本草崇原集说》眉批云：苏州药肆误以白前为白薇，白薇为白前，相沿已久。近调查杭、甬药肆，相沿亦与江苏同。近据郑君说福建亦沿此谬习，惟吾绍兴幸早经考定改正。吾望闽、苏、甬各药界，亦当速为改正，免误病家。

蒙花[①]二十七

蒙花，一名蒙山茶，一名云芝茶。性寒，能清肺胃之热，故疹病用之尤宜。近今多以近道碉花伪充，则性味悬殊矣。

炳章按：蒙花，三月出新。湖北当归山出者，其花白绿色，白茸毛，净而无梗者，佳。各处出，花碎小，色白黄，梗多者，次。

仙鹤草二十八

徐友丞来稿：承赐《仙鹤草非龙芽草辨》，拜读之下，无任感佩，刊登布告，医病两家实受教益。盖中国素有天产之灵草，得以发扬。彼自命维新学家，学习西医皮毛，唾弃中华医药者，可恍然悟矣。友丞按光绪丙申年间，有畿东丰润张雨人言[②]，刊传《仙鹤草图说》云：仙鹤草三叶之下，有耳叶者真，无耳叶者非。亦是一考据也。近据会员梅子刚君来函云：据友人肺痨专家陈君言，此草屡治血症，甚有效验，并谓不宜红枣同食，以红枣性燥云。梅君又云：用以治瘰疬，甚有效验。

炳章按：毛退之《中西医话》云：龙芽草，多年生草，山野自生，高二三尺，叶为羽状复叶。夏月出花轴，花黄五瓣，实多刺，俗称仙鹤草。治吐血颇效。《百草镜》云：龙芽草生山土，立夏时展苗布地，叶有微毛，起茎高一二尺，寒露时开花成穗，色黄而细小，根有白芽，尖圆似龙芽，顶开黄花，故名金顶龙芽。一名铁胡蜂，以其老根黑色形似之。《救荒本草》云：龙芽草一名瓜香草，生辉县鸭子口山野间，苗高尺余，茎多涩毛，叶如地棠叶而宽大，叶头齐团，每五叶或七叶作一茎排生，叶茎脚上，又有小芽叶两两对生，梢间出穗，开小圆五瓣黄花，结实毛骨突，有子大如黍粒，味甜。《植物名实图考》云：此草建昌呼为老鹳嘴，广信呼为子母草，湖南呼为毛脚茵。以治风痰、腰痛。《滇南本草》谓之黄龙尾，味苦，性温，治妇人月经前后红崩白带，面寒腹痛，赤白痢疾。考诸家学说，并采鲜草察视，再使园中种植，将其生长目睹形状辨之，确是仙鹤草无疑。兹将目睹形态再辨于下：总茎圆，根如茜草根，根旁有白芽。叶互生，每茎七叶，尖端一叶，下六叶，两两对生，每对叶下有小耳叶两对，亦对生。叶卵圆形，端尖，边缺曲如锯齿，叶面有糙毛。近根老叶枯萎，则红褐色，性硬，不若别种草木叶枯时皆黄也。正茎直上，八月间茎端成穗，开五瓣黄色小花。九月结子，如小米。证诸实验，亦与《百草镜》《救荒本草》《中西医话》之龙芽草皆相符合，治吐血、咯血皆效。徐君所云《仙鹤草非龙芽草辨》或误以《百草镜》之紫顶龙芽，或《李氏草秘》之石见穿。因仙鹤草开黄花，故曰金顶龙芽。紫顶龙芽开紫花，即马鞭草也。《本草纲目拾遗》龙芽草亦收于

---

① 蒙花：本书原目录与新1版作"蜜蒙花"。

② 言：新1版作"者"。

"石打穿"下。石见穿云即石打穿。据炳章详细考正，龙芽草当分二种：金顶龙芽即仙鹤草，紫顶龙芽即马鞭草。石打穿即石见穿，别有一物。

兹将仙鹤草实验形态绘图于后，以便考证。

仙鹤草图附刊

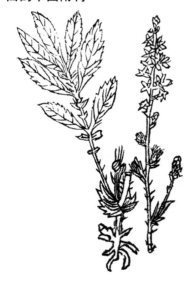

芳草部十七种

藿香一

伪名次藿香，气味不香，不知何处所产。更有一种洋藿香，性味更别，叶梗皆然，用之无益而有害。按藿香产于岭南交趾①为正地道，故近日由广东办来者为良，气味芬香，功能醒脾和胃，宣气开郁，最得天地之正气。且方茎有节，中虚，叶似桑而小薄，用者当明辨之。

炳章按：藿香，本草名"兜娄婆香"，产岭南为最道地。在羊城百里内之河南宝冈村及肇庆者，五六月出新，方梗、白毫、绿叶，揉之清香气绕鼻而浓厚。味辛淡者，名广藿香，广东省垣各山货行收买拣净发行，首推巨昌与泰昌

为最道地。如雷州、琼州等处产者，名海南藿香，即今所谓洋藿香也，其气薄而浊，味辛辣燥烈，叶细而小，梗带圆形，茎长、根重为最次。其他如江浙所产之土藿香，能趁鲜切片，烈日晒干，贮于缸罋②，使香气收贮不走，入药效能亦甚强，不亚于广藿香也。

土薄荷二

土薄荷色淡无香味，不若苏州所莳者佳，茎小气芳，方堪入药。故陈士良《食性本草》谓之吴菝蔄菝蔄，音拔活，可见薄荷当以吴产者为上品。

炳章按：薄荷，六七月出新。苏州学官内出者，其叶小而茂，梗细短，头有螺蛳蒂，形似龙头，故名龙脑薄荷，气清香，味凉沁，为最道地。太仓、常州产者，叶略大，梗亦细，一茎直上，无龙头形，气味亦略淡。有头、二刀之分。头刀力全，叶粗梗长，香气浓厚。二刀乃头刀割去后，留原根抽茎再长，故茎梗亦细，叶亦小，气味亦略薄，尚佳。杭州笕桥产者，梗红而粗长，气浊臭，味辣，甚次。山东产者，梗粗，叶少，不香，更次。二种皆为侧路，不宜入药。

荆芥三

荆芥，《本经》名假苏。味辛，性温，臭香，处处有之，本系野生，今多栽种。近有一种伪品，并无香味，又安能治寒热、破结聚、下瘀血而除湿疸乎？

炳章按：荆芥，三月出新。江南孟河、陆宛产者，茎细短，穗多色绿，为最佳。太仓出者，穗多气香，亦佳。萧

---

① 交趾：中国古代地名，今位于越南。
② 罋（bèng）：大瓮，坛子。

山、龛山出者，梗粗叶绿，穗少气香，略次。江西、山东产者，梗粗穗红，不香；南京出，性硬；皆极次。其他各处皆出，总要梗红穗多、叶绿气香者为道地。

苏梗四

苏梗即紫苏旁枝小梗。《崇原》云：气味辛平，无毒，主宽中行气，消饮食，化痰涎，治噎膈、反胃，止心腹痛，通十二经关窍脉络。近市肆有一种白苏梗，即白苏之梗，既去白叶，无从辨识。叶色既殊，梗性自别，不堪入药，用者慎之。

炳章按：紫苏江浙皆出，紫梗空心，叶双面皆紫。有绉折纹如鸡冠者，故名鸡冠紫苏，味辛，气甚香，为最佳。又一种绿方梗，叶上面绿，下面紫，香味较淡薄，俗名单面红紫苏，略次。又有一种野生田野，方梗绿叶，惟叶筋紫，气微香而浊，俗为野紫苏，最次，不入药。乃苏梗多属野苏之梗。盖鸡冠苏梗在五月间连叶带梗嫩时割收，以作苏叶，其梗未老已收，只可作嫩苏梗之用。惟野苏其叶不采药用，任其留存，至九月间收子，以作苏子，拔根以作苏梗，其实皆野苏梗也，为不道地。

前胡五

真前胡以吴兴产者为胜，根似柴胡而柔软，味亦香美，为疏风清热化痰妙药。闻有一种土前胡，其根硬，其心无纹，决不可服。

炳章按：前胡十月出新，浙江湖州、宁国、广德皆出，颗大光白无毛，性软糯，气香触鼻者佳。若梗硬心白，即土独活之类，与前胡同类异种耳，为不道地。

细辛六

伪名洋细辛，形虽似而无味。按细辛气味辛温，辽、冀产者，名北细辛，可以入药；南方产者名杜衡，其茎稍粗，辛味稍减，一茎有五七叶，俗名马蹄香，不堪入药。北产者，其茎极细，其味极辛。若此种粗而无味，先失命名之义，又奚有治病之功乎？

炳章按：细辛六月出新。关东出者，为北细辛，根茎细清白，气辛，叶少梗多，为最佳。江南宁国、泾县出，亦佳。江宁、句容、滁州、白阳山等处出，皆次。亳州出者为马细辛，山东出为东细辛，均次，不堪药用。

黄菊附滁菊 白菊 七

黄菊，即黄色之茶菊，较家菊朵小、心多而色紫。杭州钱塘所属各乡，多种菊为业。九十月取花，挑入城市以售。有高脚黄等名色，味苦微甘，性平而香，去风除热，明目疏肝，能清眩晕头风。其浙省城头一带所产名城头菊，皆野生城上石缝中，至秋开花，花小如茶菊，香气沁脾，点茶更佳。闻有以本地园中所种之陶爱，一名满天星伪充，形虽似而性不同，且少香味，又安能疗病乎？

炳章按：菊花种类甚杂，惟黄菊产杭州、海宁等处，味苦兼甜，香气甚雅，有蒸、晒二种。蒸菊，将鲜菊入蒸笼内，先蒸瘪再晒，烘焙至燥，其色老黄，收藏朵瓣不散。晒菊，以鲜花烈日晒干，其色嫩黄，朵松，花瓣易散，皆道地。城头菊，野生城墙阴处，色黄，朵较少，浙名野菊花，亦蒸晒为善。味苦性凉，香气亦佳，以散风清火，解毒消疮肿。凡生危险疔毒，用野菊捣汁一大碗饮之，可免毒气攻心。以燥花作枕，永免头风疮疖。其他如滁菊、白菊真赝关系，较黄菊犹重，为此再附辨之。

附：滁菊 白菊

炳章按：白滁菊出安徽滁州者，其采法先剪枝，连花带叶倒挂檐下，阴干后再摘花，故气味更足。其花瓣细软千层，花蕊小，嫩黄色，花蒂绿，尖小而平。气芬芳，味先微苦、后微甘。口含后香气甚久不散，为最佳。出浙江德清县者，花瓣阔而糙，蕊心微黄，蒂大柄脐凹陷，气味香不浓，为略次。

又按：白菊，河南出者为亳菊，蒂绿，千瓣细软无心蕊，气清香，味苦微甘为最佳。苏州浒墅关出为杜菊，色白味甘，又出单瓣，亦佳。海宁出者，名白茶菊，色白瓣粗，心蕊黄，味甜，多茶叶店买，亦佳。江西南昌府出，名淮菊，朵小色白带红，味苦，气浊，梗多，亦次。厦门出者曰洋菊，朵大而扁，心亦大，气浊味甘，更次。

金银花八

金银花甘平，除热解毒，能和荣卫，疗风养血，除痢宽胀，匪特为疮科要药也。随地皆有，以河南所产为良。近有以黍花伪充，为祸最烈。黍花短小梗多，色黑不香为异，亦易辨已。

炳章按：金银花，产河南淮庆者为淮密，色黄白，软糯而净，朵粗长，有细毛者为最佳。禹州产者曰禹密，花朵较小，无细毛，易于变色，亦佳。济南出者为济银，色深黄，朵碎者次。亳州出者，朵小性梗，更次。湖北、广东出者，色黄黑，梗多屑重，气味俱浊，不堪入药。

土玫瑰九

玫瑰花，色紫，气香，味甘，性微温。入脾、肝二经。和血调气，平肝开郁。惟苏州所产者色香俱足，服之方能见效。近有以本地所生之土玫瑰及月季花阴干混售，不可不知。

炳章按：玫瑰花产杭州苋桥者，花瓣紫红，花蒂青绿色，气芳香甚浓者佳。产湖州者，色紫淡黄红色，朵长，蒂绿黄色，且有小点，香味淡，略次。萧山龛山产者，桃红色，味淡气香而浊，受潮极易变色，为最次。且玫瑰花具有特性，人尿屎浇着立死。凡正月终抽红芽，剪新抽嫩条，每棵二三枝，种斜形，生根较易。次年其花盛开，根旁亦有嫩枝发出，隔二三年宜迁种换地。此花名离娘草，必须移东植西，方得起发。若同园有开红花之果木，如石榴、蔷薇等类，则满园玫瑰忌不开花。速将夺色之花迁远，则玫瑰及时而开，亦其特性也。

缩砂十

伪名洋扣，味辣不香，色亦带黄。更有一种广扣，仁大味苦，均非真品。按缩砂仁产岭南山泽间，近以阳春出者为佳，故一名春砂，状似豆蔻，皮紧厚而皱，色黄赤，外有细刺，气味甚香。胡得搀用洋扣、广扣，鱼目混珠，殊可恨也。

炳章按：缩砂即名阳春砂，产广东肇庆①府阳春县者，名阳春砂，三角长圆形，两头微尖，外皮刺灵红紫色，肉紫黑色，嚼之辛香微辣，为最道地。罗定产者，头平而圆，刺短，皮紫褐色，气味较薄，略次。广西出者，名西砂，颗圆皮薄，刺更浅，色赭黑色，香味皆淡薄，更次。郑君所说"味辣不香"，或是

---

① 肇庆：原作"肇兴"。按明清时阳春县属肇庆府，据改。

西砂，必非洋扣。西砂圆形，惟壳与蔻不同，似难混充耳。

土蜜砂十一

缩砂仁在山采下，用蜜生浸，所以杀其燥烈之气也。闻有以原壳砂水浸透，以蜜煮过，其性仍燥，用者慎之。

炳章按：近时之缩砂仁，外粉白色，内肉紫色，嚼之味辣，气味香，皆广西产，即西砂内仁也。其性质确燥，亦次，不若带壳春砂之为道地也。

小茴十二

伪名洋小茴，颗粒甚小，毫无香味。按：茴香一名怀香，有大小之别，小茴性平，大茴性热，以宁夏产者第一，功能理气开胃，调中止呕，匪特为治疝圣药。若此种不香之小茴，既失茴香命名之义，又安能治病乎？

炳章按：小茴陕西、宁夏出者，其气香，粒粗短，黄绿色者，道地。去灰屑及梗用。山东出，粒细色绿者，次。

川芎十三

伪名洋川芎，形虽似而味薄，则功用自劣。按：芎藭以四川产者为胜，故名川芎。气味辛温，根叶皆香。若此种洋川芎，味薄不辛，安能治病？更有一种南芎，只可煎汤沐浴，皆不堪入药矣。

炳章按：本草一名芎藭，蜀省产地首推灌县，有野生、家种之分。其茎高二尺，叶如芹，分裂尤细。秋间开白花五瓣，为伞形，花序全体芬馥，其根即芎藭也。产地聚集成都、重庆者多，形大圆，为抚芎。蓝由县出者，嫩小，曰蓝芎。陕西出扁小，为西芎，皆次。浙江温州及金华出，曰南芎，更次。川芎各处虽出，因地命名，除蜀产者外，皆不道地。近年蜀省产额颇广，足敷全国所需求，所以除川芎外，他如蓝芎、西芎、南芎等，现出产较少，已在淘汰之列。近年日本虽亦有产，其形似是而非，气味尤恶劣，不堪入药，国人亦无购之者。

郁金十四

郁金辛苦微甘，气寒，其性轻扬，上行入心及包络，兼入肺经。凉心热，散肝郁，破血下气。出川、广，体锐圆如蝉肚，皮黄肉赤，色鲜微香。折之光明脆彻，苦中带甘者乃真。今市中所售者多是姜黄，并有以蓬莪术伪之者，俱峻削性烈，挟虚者大忌，用者慎之。况郁金苦寒，色赤入心；姜黄辛温，色黄入脾；莪术味苦，色青入肝。胡得混售而贻害耶？

炳章按：郁金，山草之根，野生也。两广、江西咸有之，而以蜀产者为胜。上古不甚重，用以治马病，故又名马术，因其形像莪术也。自唐以后，始入药料，治血症有功，本非贵重之品。清初吴乱未靖时，蜀道不通，货少居奇，致价数倍，甚则以姜黄辈伪之者。然其形锐圆，如蝉腹状，根杪有细须一缕，如菱脐之苗，长一二寸，市人因呼"金线吊虾蟆""蝉肚郁金"是也。其皮黄白，有皱纹，而心内黄赤，到开俨然两层，如井栏。产四川重庆。惟本年生者嫩小而黄，若遗地未采，逾年而收，则老而深黯色，如三七状，为老广郁金。然老郁金治血症，化瘀削积之力胜于嫩者，若开郁散痛，即嫩黄者亦效。乃近年传黑者为野郁金，黄者为假，并误其为姜黄，殊不知此物本是野生。若姜黄皮有节纹，肉色深黄无晕，蓬术色黑无心，最易辨也。然老郁金虽产四川，近今名称广郁金。

所谓川郁金，乃温州产也，色黯黑，形扁亦有心，惟不香耳。

子姜黄 十五

子姜黄气味辛苦而温，是经种三年以上老姜所生。色黄入脾，兼治气，匪特破血除风。闻有以黄北姜伪充，则贻害多矣。

炳章按：子姜黄，福建邵武出者，色黄，皮黄黑色，有节皱纹者佳。四川产者，名川黄，略次。江南北地产者，色深黄，作颜料用之。广西柳州产者，形似蝉肚，色深黄兼黑者次，作香料用之。

片姜黄 十六

李时珍云：以扁如干姜形者为片子姜黄，治风痹臂痛有奇功。今肆中有伪品，即姜黄假充，粒大皮粗，味辣，内不结润，非片子也，勿用为是。

炳章按：片姜黄与子姜黄，大小块色皆不同。片姜黄比子姜黄大六七倍，切厚片，色淡黄兼黑，边有须根。广东潮州、浙江温州俱出。

丹皮 十七

伪名洋丹皮，肉红，皮黑条大，何种草根伪充，本不可知。按牡丹始出蜀地山谷及汉中，今江南江北皆有，而以洛阳为盛。入药惟取野生，花开红白、单瓣者之根皮用之。气味辛寒而香，皮色外红紫、内粉白。乃心主血脉之要药，奚容以赝品误混，用者当买苏丹皮为美。

炳章按：丹皮产苏州阊门外、张家山闸口者，皮红肉白，体糯性粉，无须无潮，久不变色，为最佳第一货。产凤凰山者，枝长而条嫩，外用红泥浆过，极易变色，亦佳。产宁国府南陵县木猪山者，名摇丹皮，色黑带红，肉色白、起粉者，亦道地。滁州同陵及凤阳府定远出，亦名摇丹，有红土、黑土之分。红土者，用红泥浆上，待后其土色红汁侵入内肉，白色变红；黑土乃本色带紫，久远不变，亦佳。产太平府者，内肉起砂星明亮，性梗硬，为次。以上就产地分物质高下，其发售再以支条分粗细大小，以定售价之贵贱。选顶粗大者，散装木箱，曰丹王；略细小者曰二王；再下者作把，曰小把丹；最细碎作大把者，曰大把丹。其产地好歹与粗细以别道地与否，然皆本国出品，非外国货也。

隰草部 十二种 附水草 谷菽

熟地 一

地黄以怀庆所产为良。一经蒸晒，其色便黑，为熟地黄。以九蒸九晒、透心黑者为佳，中心微黄者次之。闻用红白萝菔，以地黄汁浸透晒干假充，尤宜细辨。

炳章按：地黄六七月出新。淮庆出者，短圆如卵，细皮性糯者道地。直地乃出新时压扁捏长，以枝头大小，分价目上下。天津出者，体长皮粗性梗，为次。细者，名细生地，或曰直皮。熟者，以生者洗去泥沙，蒸晒九次者佳。云以红萝菔做就伪充者，此属理想之谈，于形色气味不符，岂可混充？又有鲜生地一种，杭州笕桥出者，长茎，根皮光黄白色，肉白微黄，肥长性糯者佳。河南出者，枝亦长，黄褐色，肉白有硬筋，略次。此物以治血热证，鲜用易烂。藏者掘一净土窖，下用干沙泥衬底，面上贮生地一层，再夹沙一层，如是收藏，则少烂耳。

牛膝二

伪名洋牛膝，与怀牛膝色不同而性自异。按牛膝今时用根，味甘，臭酸，其性微寒。惟怀庆及川中出者为真，根皆长大柔润。近道虽有，谓之土牛膝，别有治法，古方尚不用之，况此种洋牛膝乎？

炳章按：牛膝计有三种，功用各有专能。河南淮庆产者，曰淮牛膝，根长二三尺，肉肥，色黄白，皮光洁性糯，枝粗者佳。天津产者，皮黄粗糙，有软刺不圆，性梗者次。四川产者，曰川牛膝，根茎粗无芦，色黄黑，枝粗软糯者良，去头梢用。浙江各地出者，曰杜牛膝，紫梗绿叶，对节而生，叶颇类苋，根细短，含有滑汁，治喉症能引吐恶痰毒痰，利小便。淮牛膝补筋健骨、滋肝肾之功，如牛之有力也，故名。川牛膝，祛风，利下焦湿。种类不同，效用亦异。

紫菀三

伪名次紫菀，又名硬芦紫菀，服之往往愈见咳逆气结，其害无穷。按紫菀近道处处虽有出产，然色紫味苦，质极柔宛。若此种硬芦，形质既殊，性味自劣。闻又有以车前及旋覆根赤土染过混充者，更奚堪入药乎？

炳章按：紫菀凤阳府、亳州龙王庙四乡出者，须根粗，软糯，色紫红，硬梗少者佳。河南淮庆府出，枝略细，软糯，亦可用。湖北出者，性硬根细，泥屑重者次。伪者浙江尚少，因价贱，出货亦多故耳。

款冬四

款冬花为治嗽要药。十一二月开花如黄菊，雪积冰坚之时，款花偏艳，想见其纯阳之品，故一名款冻。生河北关中，微见花未舒放者良。近今市肆多以枇杷花蕊伪充，虽无大害，然性不同，则功自异耳。

炳章按：冬花九月出新。山西太原出者，色紫红无梗，为手瓣冬花，最佳；有梗者，曰上冬花，次之；梗多，色黑紫者，曰中冬花，亦次；亳州出者，更次。考冬花花瓣，色红紫光洁，枇杷花，色黄紫有茸毛，形态不同，最易鉴别。

红花五

伪名洋红花，形虽似而色不清，不知何物伪充。按红花即红蓝花，生梁汉及西域，今处处有之，人家场圃多种。花如大蓟，色甚清红。气味辛温，功能活血润燥，止痛散肿，通经化瘀。易备之药，亦至难信，有真方无真药，良可慨已！

炳章按：红花三四月出新。河南归德州出者，名散红花，尚佳。亳州出者，亦名散红花，略次。浙江宁波出者，名杜红花，亦佳，皆红黄色。山东出者，名大散花，次之。孟河出者，更次。河南淮庆出者，名淮红花，略次。湖南产者，亦佳。陕西产者，名西红花，较次。日本出者，色淡黄，味薄，名洋红花。又有片红花，色鲜红，别是一种红花，鲜捣压成薄片，晒干，大红染坊作染真红用者多。河川出者，名结子花，其色红紫者佳。宴州出者，为大结子花，此亦大红染坊店所用。结子花，伪者以苏木研末，用画糊捣透，做成粒子，甚次，不如用杜红花之为妥。又有西藏红花一种，花丝长，色黄兼微红，性潮润，气微香，入口沁人心肺，效力甚强，为红花中之极品。

沙苑子六

沙苑蒺藜，俗名北沙苑。苦温补肾，强阴益精明目。产陕西潼关者真，状如肾子，微带绿色。今市中所卖，有用红花草子伪充，贻害匪浅。

炳章按：沙蒺藜，七月出新。陕西潼关外出者，名潼蒺藜，色红带黑，形如腰子，饱绽，性糯，味厚气香，滚水泡之，有芳香气者为最佳。亳州出者，曰亳蒺藜，细而且瘦，性梗，泡之无芳香者次。山东出者，名东蒺藜，色黄粒扁粗大，性更硬，最次。扬州出者，为荷花郎郎之子，遍地皆有，土名草蒺藜，即南方红花草子之子，不入药用。

车前子七

车前草，《本经》名“当道”，《诗》云“芣苢”。好生道旁及牛马足迹中，故有车前、当道及牛遗、马舄之名。江湖、淮甸处处有之。主治气癃，治湿痹。市中有大小车之别，大车为真品，小车系土荆芥子伪充，万不可用。盖车前甘寒，荆芥辛温，性既相反，又奚容混售乎？

炳章按：车前子，江西吉安芦江出者，为大车前，粒粗色黑。江南出者，曰土车前，俱佳。淮南出者，粗而多壳，衢州出者，小而壳净，皆次。河北、孟河出者为小车前，即荆芥子也，不入药用，宜注意之。

薤白八

薤白，气味辛温，无毒。根如小蒜，色白者辛而不苦。近有以鬼蒜伪充，掰开无瓣。噫！薤白为处处皆有之药，值亦甚贱，胡昧良者偏以伪乱真乎？

炳章按：薤白各处皆产，生土坟上，即俗谓素葱之根，叶如细韭菜，色绿，空心，根如小蒜头。若采时去须茎，蒸熟晒干，则质坚紧，不致脱皮，且晒之易燥。若生晒则质松，层层脱皮，且不易干燥，故近今皆用蒸晒者多。惟伪者少见。

石莲子九

莲子至秋，黑而沉水，为石莲子。用者去黑壳，以水浸，去赤膜青心，方可入药。气味甘平略涩，无毒。止虚泻，疗久痢，健脾开胃，又能固精气。今市肆有一种苦石莲，状似土石，味极苦涩，不知何物伪充？或云即树上所生苦珠子之类。卢子由云：食之令人肠结。宜于建莲子拣带壳而色黑者为是，虽未能沉水，远胜多矣。

炳章按：石莲以霜降后莲房枯散，而莲子落于泥中取用，外壳硬，色黑，内肉仍与干莲子同，味甜心苦，与莲子无异。市有广东产者一种木莲，其色亦黑，两头略团，壳光，有细横圈纹，性寒味苦，为不道地。如无真者，不如代用莲子为妥。

蒲黄十

蒲，水草也。蒲黄乃香蒲花中之蕊，屑细若金粉。始出河东泽中，今处处有之，以秦州出者为良。近今药肆中，或以松花伪充。按松花气味辛温，蒲黄气味甘平；松花能除风，蒲黄能消痰，性既不同，功亦各异，胡得伪充以害人乎？况失笑散中有用蒲黄，为治产后瘀血攻心之妙，方若用松花伪充，则贻误不少矣。

炳章按：蒲黄乃蒲草之花蕊，色淡黄，是花茸、花蕊相合，名草蒲黄为佳。又有一种苏州来者，曰蒲黄面，色老黄，屑细滑若粉，入罐煎之，如糊胶一般，服之令人作呕，且不能入喉。吾绍初到时，人人以此为道地，各大药铺争先置备，后因病人不能可服，向医生责问，始识受蒲黄面之害，乃通告各药铺禁其沿用，今仍用草蒲黄。郑君所云"屑细若金粉"，或亦是此物，不识以何物伪作，亦非松花粉。盖松花粉色淡黄，质轻；蒲黄面质重，色老黄。然总是害人赝品，应当革除之。

洋扁豆十一

洋扁豆颗粒较大，皮瘦色微赤，不堪入药。当以苏州所产色白者为胜。气味甘，微温，和中下气。止泄痢，清暑气，暖脾胃，除湿热，止消渴，方有功效。

炳章按：扁豆，浙江杭州、湖州、绍兴出者，开白花。其实要白而有光、体饱满者佳。江南安庆、江西俱出，惟亳州出者，颗大扁形，名洋扁豆，为不道地。

赤豆十二

赤豆出江淮间，今关西、河北、汴洛①皆有。入药以紧小赤黯者为良。气味甘酸平，无毒。主下水肿，排痈肿脓血。今药肆中有一种赤黑相间者，闻是相思子，每以伪充赤小豆，其谬已甚。夫既名为豆，岂可于五谷外求之耶？

炳章按：赤豆，浙江慈溪、余姚、萧山亀山近沙地皆产之，粒小，细长如腰子，紫红色，腰间有白纹如凤眼，名杜赤豆。入药能利小便，泄血分之湿热，为最道地。又一种色红赤，粒大团形，比黄豆略小，名红饭豆，各处皆出，仅供食品，不入药用。又一种名海红豆，出海南，其子大而扁，今人亦误作赤小豆，诚大谬矣！半红半黑者，名相思子，

俗呼赤小豆，属木本植物，与梅冰性相合，能令香不耗散，故近今梅冰中多拌有此物，服食须知云。相思子出岭南，树高丈余，白色，其叶似槐，其花似皂荚，其荚似扁豆，其子似赤小豆，惟半截红、半截黑为异。今广东担子上，以线缀成串，或作首饰以货之。其性味苦平，有小毒，能吐人，及治猫鬼夜道病。俗又呼为云南豆子，又能治蛊毒，除一切虫。《搜神记》云：大夫韩凭妻美，宋康王夺之，凭自杀妻，投之台下死。王怒，令冢相望。宿昔有文梓木生二冢之端，根交于下，枝错其上。康王哀之，因号相思子。此说段公路《北户录》②亦载之。

毒草部十三种

土大黄一

大黄，《本经》谓之黄良，后人谓之将军，以其有伐邪去乱之功也。古人以出河西、陇西者为胜，今以庄浪所产者为佳，故一名庄大黄。庄浪县即古泾原陇西地。至川中所出有锦纹者亦可用。味苦气寒，色黄臭香，紫地有锦纹，方堪入药。若此种土大黄，中微淡不黄，只可用为香料。盖其性不能通利，若误服之，且能燥肠护秽，当细辨之。

炳章按：大黄九十月出新。陕西、甘肃凉州卫出者，坚硬紧结、色黄，头起锦纹似冰旋斑为最佳，故俗名锦纹大黄。河南西宁州出者，形状与前相类似，

---

① 汴洛：今河南开封、洛阳一带。汴，即北宋都城汴京，今开封。

② 北户录：唐代段公路所撰的一部岭南风土录，三卷。

质略松，或日中大黄；四川出者空松，为马蹄大黄，最次；山西亦出，名味黄，久而变黑，更次；皆不堪药用。郑君所云土大黄，或即此类也。

附子二

附子以蜀地绵州出者为良。气味辛热，有大毒。主治风寒咳逆，邪气寒热，蹷躄拘挛，膝痛不能行步，破癥坚积聚，血瘕金疮。今陕西亦莳植附子，谓之西附，性虽辛温，而力稍薄，不如生于川中者土厚而力雄也。闻肆中有一种洋附混售，性味既劣，力量更逊，一经炮制，既难辨识，不免害人。更有一种臭附，尤不可用，慎之，慎之！

炳章按：附子八九月出新。四川成都彰明产者为川附，底平有角，皮如铁，内肉色白，重两许者，气全最佳。性潮，鲜时用盐渍腌，盖不腌易烂。然经盐渍过，性味已失，效力大减，景岳先生已辨之详矣。陕西出者为西附，黑色干小者次。

天雄三

天雄，气味亦是辛热，有大毒。《本经》主治稍异而旨则同。凡附子种在土中，不生侧子，经年独长大者为天雄，仍是蜀地绵州所产者为胜。近今每有以厚附伪充，施之重症必不能奏效矣。

炳章按：天雄与附子同物，亦产四川彰明者良。凡长大端正，不生侧枝，独长本身，每个在三两上下者，即名天雄，非别有一物也。厚附片，乃四川鲜附子制而切片，不经咸渍洗漂，效力且比本漂淡附片胜数倍。凡用淡附片二钱，厚附片只能用一钱，因其力猛也。

麻黄四

麻黄始出晋地，今荥阳、汴州、彭城诸处皆有之。气味苦温，无毒。春生苗纤劲直，外黄内赤，中空有节，如竹形，宛似毛孔，故为发表出汗圣药。市肆有以席草伪充，气味既别，力量毫无，重症用之，不免贻误。

炳章按：麻黄九十月出新。山西大同府、代州边城出者肥大，外青黄而内赤色为道地；太原、陵丘县①及五台山出者次之；陕西出者较细，四川滑州出者黄嫩，皆略次；山东、河南出者亦次。惟关东出者，细硬芦，多不入药。若席草伪充，更为害人矣。

北干姜俗省作姜　五

土北姜，温州所产，质松不结，味淡不辛。又有一种洋北姜，气味尤劣，更不可用。按北干姜气味辛温，其色黄白兼见，乃手足太阴之温药也。凡制干姜、炮姜，当以三衢开化产者为佳。用母姜水浸，晒干。以肉厚而白净、结实明亮如天麻者良，故又名白姜。近今药肆，且有以伤水变味之生姜晒干炮用，未免有名无实，误人匪浅。

炳章按：干姜，湖南均州出，小、双头、内白色，为均姜，最佳。浙江台州出者，为台姜，个小、肉黄黑色者次。其他江南、江西、宁国、四川皆出。总要个大坚实，内肉色白为佳。

高良姜六

陶隐居言：高良姜始出高良郡，故得此名。《别录》云：气味辛，大温，无

---

① 陵丘县：疑应作"灵丘县"，清属山西大同府。

毒。主治暴冷，胃中冷逆，霍乱腹痛。近有伪品，色黑而暗、不黄，根瘦无味，非高良所产，不可用，用之反有害矣。

炳章按：高良姜，广东、海南出者，皮红，有横节纹，肉红黄色，味辛辣，为道地。出货多，用途少，伪者鲜见。《南越笔记》云：高良姜出于高凉，故名。根为高良姜，子即红豆蔻。子未坼①，含胎，盐糟，经冬味辛香入馔。又云：凡物盛多谓之蔻，是子如红豆而丛生，故名红豆蔻。今验此花深红如灼，与《图经》"花红紫色"相吻合。花罢结实，大如白果，有棱。嫩时色红绿，子细如橘瓤，所谓"含胎"也。老则色红，即《草木状》②之"山姜"，《楚辞》之"杜若"也。

川椒七

川椒，《本经》名蜀椒，列于中品。产于巴蜀，颗如小豆而圆，皮紫赤色，皮厚而里白，味极辛烈而香。凡闭口者去之。近有土椒，色黑无味，又安能温中散寒乎？

炳章按：花椒山野自出，干高五六尺至丈余，梗生小刺，叶为对生羽状复叶。春日开小花，黄绿色，初夏结实圆小，始色青绿，熟则变赤，裂开香气甚烈，即《本草》所谓之"椒红"也。产地首推中州，名曰南椒，颗粒大，外紫里白，气味浓厚，椒多目少，最佳，江浙间酿酒家皆需此。产于蜀者，名川椒，产于秦岭者，名秦椒，颗粒略小，尚佳。产于山东即墨县者，名东椒，又名女姑椒，色红黑，气味较薄，为次。江淮间产者，名土椒，色青黑，粒小味淡，更次。

吴茱萸八

伪名洋吴萸，味较辛辣，颗粒又小，服之反有头痛，贻害匪浅。按吴茱萸，江浙、蜀汉皆有，多生吴地，故名吴萸。味辛温，有小毒。木高丈余，叶紫色，似椿而阔厚，开红紫花，结实累累成簇，似椒子而无核，嫩时微黄，熟则深紫，形色可辨。幸勿用洋吴萸，而贻害不少也。

炳章按：吴茱萸，上春出新。湖南长沙、安化及广西出者，粒大梗亦多，气味触鼻，皆佳。浙江严州出者，粒细梗少，气味略薄，亦佳。洋吴萸气味皆淡，不入药用，惟近年绝少到。

半夏九

伪名洋半夏，形虽似而粒不圆，不知何物伪充，误服有害。按半夏气味辛平，有毒。青齐③、江浙随处有之。生于泽中者，名羊眼半夏。总以圆白为胜，陈久者良。若此种洋半夏，殆亦由跋混充欤。由跋即天南星之小者，绝类半夏，幸勿误用。

炳章按：半夏三四月出新。杭州富阳出者，蒂平粒圆，色白，质坚实，惟颗粒不大，为最佳。衢州、严州出者，略扁，蒂凹陷，色白微黄，亦佳。江南出者，粒小；江北出者，如帽顶形，皆次。四川、荆州出者，粒圆而大，色白

---

① 坼（chè）：裂开。
② 草木状：即《南方草木状》，三卷，西晋嵇含编撰。该书记载了生长在我国广东、广西等地以及越南的植物，是我国现存最早的植物志。嵇含（262—306），字君道，自号亳丘子，西晋时期文学家和植物学家。
③ 青齐：指山东。山东古代属青州，别称"齐"，故名。

质松，有筋，落水即胖大易腐，亦次。饶州、泾县、扬州、泰兴出者，皆松碎，不道地，不能切片，漂作半夏粉用尚可。福建出者，浸入水中即腐烂，更次，不入药用。郑君云：南星之小者，绝类半夏。但南星无论大小皆极扁，不若半夏之圆，以此分辨，不能可伪也。

苏戈夏十

苏制半夏，当以宋公祠所制为胜。因半夏性燥有毒，故用法制之，性较和平，去痰之功虽缓，然素体属火者，颇见相宜。近今伪药杂出，因苏夏盛行，上海各处均有仿制，制法不同，功力自逊。而肆中所售土苏夏者，系用半夏研末，调面粉米泔叠为圆粒，假充上海苏夏，以伪乱真，殊堪痛恨。

炳章按：苏州戈制半夏，不但各地仿制作伪，且现洋托民信局去购，亦多赝品。因该地信局与伪半夏店订有私约，与信局以重大回扣，而寄来仿单，亦属相同，惟半夏色黯不香，无玉桂气。戈老二房真者，其色黄亮，气香有玉桂气。欲购真者，必须托邮局汇洋挂号，寄苏州阊门临赖路戈老二房半夏店，则不致误购伪品耳。且戈半夏方虽秘制，大约与《本草纲目拾遗》内"宋公夏"相类，有肉桂，性温燥。炳章实验，治寒湿痰上壅气喘，确效。凡治阴虚热痰气喘，苟误服之，必因燥热而咳血自汗，愈速其死矣。尤当注意之。

商陆十一

伪名次商陆，即俗所称猪卜卜者，其性无从稽考，万不可服。按商陆气味辛平，有毒，主治水肿痈肿，杀鬼精物。近道所在有之，春生苗高二三尺，茎青赤，极柔脆，叶如牛舌而长；夏秋开花作朵，根如萝卜，似人形者有神。有赤、白二种，白根者花白，赤根者花赤。白者入药，赤者毒更甚，俗名章柳，不可服，服之见鬼神。嗟嗟！同是一种，根色赤者，尚不可用，猪卜卜之异种乎？

炳章按：商陆八九月出新，各处皆出。吾江浙市上通用白商陆，赤者不入药，服之有消烁筋肾之毒，故勿饵。郑君所云猪卜卜，不知其形状若何？因未曾见过，不敢妄评。

常山十二

假者色极淡，真者色带黄。按常山又名恒山，产益州及汉中，今汴西、淮浙、湖南诸州郡皆有，生山谷间。常山者，根之名也，状似荆根。细实而黄者，谓之鸡骨常山，用之最胜。今市肆所买假常山，不知何物伪充，良可慨已。

炳章按：常山十月出新。湖南常阳山出者，色黄无芦，形如鸡骨者良，俗称鸡骨常山，为最佳。如外黄内白、粗大者，皆伪，是别种树根伪充，不可不辨也。

泻叶[①]十三

泻叶，产自外洋，性味和平，不伤中气，为西药通便妙品。闻市肆有以别种树叶混售，匪特不灵，抑且有害。用者须向屈臣氏药房购取，方不误事。

炳章按：泻叶，诸家本草皆未搜采。考《西药略释》"水泻门"，有新拿，俗名洋泻叶，产印度、埃及等处，高约二三尺，亦间有至七尺者，采叶用，形尖味苦不适口。功用能泻大便，宜配别药同服，或泡服，或作散末服。《西药大成》名辛拿，类别有八种之多。其云印

---

① 泻叶：即番泻叶。

度替纳勿里所产，其树长，叶锐尖形，质薄色黄绿者，亦称道地。有一种叶尖圆而厚，则属赝品，其他辨论甚详，不及备载。日本《药物学撮要》名旃那叶，又名辛那叶，又名泻叶。其普通状态：叶体扁平而不反曲，质坚强而薄，带黄绿色，叶柄甚短，边缘平坦，顶端尖锐，枝脉为弧状四分出。分甲乙两种，甲种为铍针形，长二五仙米①至五仙米，幅达于二仙米；乙种较甲为小，为尖卵圆形，长一仙米至二仙米，幅达二仙米。本品为泻利之实验，近今多为泻下药用之。

木部 十九种附果木 香木 寓木

肉桂一

　　真桂出桂阳山谷，及广州、交趾者最佳。必肉厚气香，色紫黯，有油，味甘，尝之舌上极清甜者，方可用。若尝之舌上不清，及切开有白点者，是洋桂，大害人。洋桂尚不可用。近日有伪造肉桂者，闻用杨梅树皮，其形似桂，晒干，以薄桂熬取浓汁，浸润透心，再晒再浸，以香油润过，致色香即无以辨。屡以此等假桂远贩外府县及穷乡僻壤各小肆混售，害人无算，安得有心人，为之严行禁绝乎？

　　炳章按：肉桂为樟科樟属植物，常绿乔木，种类甚多。产越南、广西热带，当分数种：曰清化，曰猛罗，曰安边产镇安关外，曰窑桂产窑川，曰钦灵，曰浔桂。此总名也。又有猛山桂即大油桂，曰大石山，曰黄摩山，曰社山，曰桂平即玉桂，产云南曰蒙自桂，产广东曰罗定桂，曰信宜桂，曰六安桂。最盛产外国者，为锡兰加西耶，皆名洋桂。大抵桂之鉴别：一辨皮色，二辨气味。辨皮之法，皆以形状比喻，相似名之：曰荔枝皮，曰龙眼皮，曰桐油皮，曰龙鳞皮，曰铁皮，曰五彩皮，曰朱砂皮，曰绉纱皮。皮以二色，惟野生无定形，总不外结、实、滑、润、净、洁六字为要。桂性直上，身如桄榔，直竖数丈，中无枝节，皮纹直实，肉如织锦，纹细而明者为上桂。然野生者，间有横纹，其形状必苍老坚结，横直交错，斑点丛生，皮色光润，纹细而滑，亦为野生佳品。若横纹多而色红，皮粗纹粗，如荆棘滞手，皆为下品。此辨皮色之大要也。辨气：观其土产皮色，既知其外，又须嗅其气，尝其味，以知其内。辨气亦有六法：如醇、厚、馨、燥、辣、木虱臭是也。凡试桂闻气，以手摸桂肉数转，闻之即知。如清化桂，则气醇而馨；猛罗桂，则气厚而馨；安边桂，则气馨而不燥；浔桂，或燥或辣，或气如木虱臭者，亦有气醇而微带木虱臭者，若收藏年久，燥辣之气消，惟木虱臭卒不能革除。或有馨香，得人工所制，亦带木虱气，皆属伪种。要以馨而纯，如花之清香不杂。若似花椒、丁香气而燥，如山奈、皂角气而辣，皆下品也。辨味：嗅气之外，当试以味。试味之法，以百沸汤冲水少许，凉而尝之，当分醇、厚、燥、辣，为四味，且汤汁入口，分辨较鼻嗅更易明，必须味醇厚不燥辣者为最佳。不辣之中，先以水辨其味，曰清，曰浊，曰淡茶色，曰米汁，曰乳汁，曰绿汁，曰白水。凡白水、淡茶色，清者，味必醇。惟米汁、乳汁、绿水，皆有清浊之分。清者味醇，浊者味燥。然红水间有清浊难分，必尝其味厚而醇者，为野生猛罗之类；味燥

———————————

　　① 仙米：厘米（centimetre）的旧译。

者，为钦灵、浔桂之类。绿水亦不一类，如猛罗种，油黑者，水必绿，味多苦。亦有油薄者，水亦不绿；如浔桂之油浓者，则水亦绿，其味必兼燥。清化、安边，其得气清，其油必薄。神桂之油，虽亦厚薄不一，惟五味俱全，有甜辣苦酸，亦有甜馨，而馨总以微带苦酸为正。总之，不得以油之厚薄为定，见水绿红为贵贱，须要别其水之清浊、味之醇燥辛辣，斯可为分辨的确耳。再辨口刀：（一）清化桂：荔枝皮，朱砂肉，刀口整齐，皮肉不起泡点，不见花纹，皮缩肉不凸，实而不浮，皮肉分明，或皮肉之界有线分之，曰银线，最为清品。（二）猛罗桂：龙眼皮，或五彩皮，或朱砂皮、绉纱皮。固有肉缩、肉凸、肉不起，泡点不现，花纹正而不浮，亦为正品。（三）钦灵桂、浔桂即猛桂二种：皆粗皮横纹，刀口边口起泡，凸皮缩肉，凸红色，泡点花斑皆燥烈，此为下品。（四）神桂：桐油皮，龙鳞铁甲，绉纱肉，气厚而馨，味厚而醇，为野生神桂之正品。玉板桂，今之蒙自桂也，片平而厚，边卷而浅，肉色黯黄，皮粗而厚，油脂不多，亦称上品。他如皮色青黄，层卷如筒，亦名筒桂，即今安桂是也。又有官桂一种，桂枝即其枝也，出罗定，形如安桂，味淡性薄，卷作二三层者，皆次。此辨桂之种类优劣，参考前哲名言，征以实验，约略从形态、气味言之，惟效用不及再详。据郑君所辨之种，皆非上品。如下品已贱，何必再作伪品？此我浙尚无之。

杜仲二

伪名洋杜仲，又名土杜仲，皮红而厚，少丝。按杜仲之木，始出豫州山谷，得中土之精，皮色黑而味辛平，折之有白丝相连不断，兼禀阳明、少阴金水之精气，故《本经》主治腰膝痛，补中，益精气，坚筋骨，强志，除阴下痒湿，小便余沥。若此种洋杜仲，皮色既红，则性味自别，又安可用乎？

炳章按：杜仲，乃树之膜皮也。其树之叶作倒蠹之卵形，端尖。但能剥杜仲之树干，非高数丈，大可一二人抱者不可；考其年龄，在数十年者。割剖之时间，自五月至九月，过此则不易分剖矣。其皮在根间者，厚松而次；在中段者，皮厚细糯为佳；枝杈以上，皮虽细，极薄，效力亦弱矣。产四川绥定、洛阳者，体质坚重，外皮细结，内皮光黑，中层丝厚，扯之韧长如丝者，最佳。巴河产者亦佳。贵州及鄂之施南、湘之宝庆等处产者，皮粗质轻，皆次。浙之温、台与闽省虽皆有产，质松皮粗，内层丝皮甚薄，皆不道地。

黄柏柏，古字作蘗，今省笔作柏 三

黄柏，本出汉中山谷，今以蜀中产者皮厚色深黄为佳。树高数丈，叶似紫椿，经冬不凋，皮外白里深黄色。入药用其根，结块如松下茯苓，气味苦寒无毒。近有一种伪品，色黄而黑，味竟不苦，不知何物假充，用之得无害乎？

炳章按：黄柏，四川顺庆府南充县出者为川柏，色老黄，内外皮黄黑，块片小者佳，可作染料用。湖南及关东出者，为关柏，块片甚大而薄，色淡黄者次。东洋出者，为洋柏，色亦淡黄，质松，更不入药。

枳壳附枳实 四

伪名洋枳壳，不知何种果实伪充。或云六七月采小香栾，伪为枳实、枳壳；或云采枸橘混充。又福州多橘，土人于夏秋间橘子未大，经风雨摇落者，拾而

晒之，伪充枳壳，性既不同，误用有害。按《周礼》云：橘逾淮而北为枳。今江南枳、橘皆有，江北有枳无橘，江西多枳，不仅逾淮而始变也。七八月采者为枳实，九十月采者为枳壳。气味苦酸，微寒，臭香形圆，花白多刺，瓤内黄白，皮色深绿，故又名绿衣枳壳。主散留结，胸膈痰滞，逐水消胀满，能泻上焦气分实邪，为治病要药。若以伪品混售，真草菅人命矣！

炳章按：枳壳、枳实，为老嫩、大小之分别。江西沙河出者，细皮肉厚而结，色白、气清香而佳，龙虎山出者亦佳。四川出者，名川枳壳，色黄肉厚，味带酸，次之。江浙衢州出者，皮粗色黄，卷口心大肉薄，亦次。浙江黄埠出者，肉松而大，有灯盏之名，更次，洋枳壳者，或即此也。七八月采者，小而嫩、肉厚，干之黑褐色，为枳实；九十月采者，壳大、肉略薄，色白，为枳壳。每个对切为两，皆以翻肚如盆口唇状，须陈久者良。近时有一种臭橘，形亦相似，其气恶浊，不堪入药。

化橘红五

按《岭南杂记》"化州仙橘"：相传仙人罗辨种橘于石龙之腹，惟此一株，在苏泽堂为最，故梁氏家藏苏泽堂化州橘皮，著有《橘红歌》，歌长不录。产清风楼者次之，红树者又次之。其实非橘，皮厚内酸，不可食；其皮厘为五片或七片，不可成双，每片真者可值一金。前朝每年所产，循例具文报明上台，届期督抚差亲随跟同采摘批制。官斯土者，亦不多得。彼土人云：凡近化州得闻谯楼更鼓者，其皮亦佳。故化皮赝者多，真者难得。关涵《岭南随笔》有云：化州署橘树，一月生一子，以其皮入药，

痰立解，后为大风所折，即其地补种，气味更殊。今称化州橘红者，率以增城各处所出香柚皮伪代之，气味辛温而烈，气虚及有火者万不可服，服之即有害。昔丰顺丁中丞抚闽时，赠化州橘皮一个，计五片，皮薄，色黯黄，微有毛孔，气香味甘。且语：先君云，此予官化州学时，署中槛前一株，每年只产数枚，朝夕调护，宝而藏之。且云近化州得闻署中更鼓者，尚可用，舍此皆赝物也。今肆中办有一种皮厚色绿者，皆柚皮伪充，医者处方，幸勿轻率频疏"绿毛化"及"化州皮"等名，徒服伪药，于病鲜济。不如只用陈久橘皮，较为稳当，愿与同志商之。

炳章按：梁绍壬云：化州橘树，乃仙人罗辨种于石龙腹上，共九株，各相去数武①，以近龙井略偏一株为最。井在署大堂左廊下，龙口相近者次之，城以外则臭味迥殊矣。广西孝廉江树玉著《橘红辨》谓：橘小皮薄，柚大皮厚；橘熟由青转黄，柚熟透绿转黄。间常坐卧树下，细验枝叶香味，明明柚也，而混呼之曰橘，且饰其皮曰红，实好奇之过云。或有云，近龙井下有礞石，礞石能化痰，橘树得礞石之气，故化痰力更胜。《识药辨微》云：化橘红近日广中来者，皆单片成束，作象眼块，或三十五十片，两头以红绳扎成一把。外皮绿黄色，内腹皮白色，周身有猪鬃皮，此种皆柚皮，亦能消痰，此近今名白毛红。又一种为世所重，每扎十片如爪，用化州印，名五爪橘红，亦柚皮所制，较掌片略佳，究之较真者远甚也。真化州橘红，煎之作甜香，取其汁一点入痰盂内，痰变为水，此为上品，如梁氏家藏苏泽堂橘红，

---

① 武：古以六尺为步，半步为武。

每一个七破，反折作七歧，晒干气甚香烈，此亦上品也。近今通行有黄色、绿色两种，均七歧对折，质薄有毛，黄色较绿色尤贵，虽非真品，皆属柚皮之类，然用于寒痰、湿痰病尚效。凡属阴火热痰，及肝火烁肺涎痰，皆忌。误用之反增剧，甚则咳血，不可不知也。

橘络六

橘络即橘瓤上筋膜。《日华子》谓：口渴吐酒，煎汤饮之甚效。张隐庵云：能行胸中之饮，而行于皮肤，故又能疏达络气。货缺之时，闻价值甚昂。射利之徒，用白莱菔细切如丝，晒干，以橘皮煎浓汁浸润，再晒伪充，橘络色香，几无以辨。巧则巧矣，如戕丧天良何？

炳章按：金御乘云：橘络能宣通经络滞气，予屡用以治冲气逆于肺之脉胀，甚有效。赵恕轩云：通经络气滞脉胀，驱皮里膜外积痰，活血。此其效用之实验也。其产地亦有多种，如出广东者，名广橘络，色白，条细，蒂少；出浙江衢州，名衢橘络，色白，络细长，皆佳；出四川者，色白黄，络粗，略次；出台州者，名台橘络，络细少，带蒂，为最次。

内制陈皮七

苏州宋公祠创制陈皮酱，为理嗽化痰妙药，驰名天下。近上海多有伪品，尤而效之，即福州亦有伪制假充，味辛辣，虽甜不润，其色粗淡，不堪入药，误服之反见咳嗽，勿用为是。

炳章按：《百草镜》制青盐陈皮，即苏州宋公祠之遗法也，能消痰降气，生津开郁，运脾调胃，解毒安神。方用陈皮二斤，河水漫一日，竹刀轻刮去渣白，贮竹筐内，沸汤淋三四次，用冷水洗净，

不苦为度，晒之半干可得净皮一斤。初次用甘草、乌梅肉各四两，煎浓汁拌，日晒夜露，俟酥捻碎如豆大，再用川贝母去心四两，青盐三两，研为细末，拌匀，再晒露，候干取贮。或名参贝陈皮，亦同此法。

木瓜八

伪名洋木瓜，大粒长式，光皮黑色，不知何种果实伪充，万不可用。按木瓜处处虽有，当以宣城产者为胜，陈久者良，气味酸温，皮薄，色黄赤，味极芳香，能调荣卫，助谷气，平下利腹痛，去湿和胃，及湿痹脚气、霍乱转筋等症。闻又有木桃、木李，形质颇相似，亦可伪充，用者当求真品也。

炳章按：木瓜为落叶灌木之植物，干高五六尺，叶长椭圆形，至春先叶后花，其花分红白两种，颇美艳，秋季结实，长圆形。产地首推浙江淳安县，名淳木瓜，最佳，外皮似绉纱纹，色紫红，体坚结，肉厚心小个匀。湖北宣城产者，名宣木瓜，体结色紫纹绉，亦佳。其余紫秋、巴东、济南等处所产，虽亦有佳种，然不及以上两处之美。四川綦江县产者，名川木瓜，质松色黄，皮粗糙，无细纹，个大而肉薄，亦次。福建产者，色黄而大，味香，不入药用。又一种红梨，皮光肉结实者，亦伪充木瓜，不堪入药。如郑君所云，木桃、木李，或即此类，宜慎辨之。

乌梅九

造乌梅法，系取青梅篮盛于灶突上熏黑，若以稻灰淋汁润湿蒸过，则肥泽不蠹。近有以小李伪造充售，则无益而有害矣。

炳章按：乌梅杭州出者，肉厚核小，

色黑，性潮润者，佳。绍兴枫桥出者，性燥，核大肉薄，色黑微黄者，略次。别处亦出，总要肉厚色黑，性糯为佳。

沉水香+

真黑沉香以海南黎峒所出者为胜，最不易得，次则真腊①，次则交、广、崖州等处。入药须取色纯黑、质不枯、硬重能沉于水者为上，半沉者次之。近有以老束香有紫油者伪充，性燥烈，质重不能沉水，误人匪浅。

炳章按：《南方草木状》云：交趾有密香树，干如柜柳，其花白而繁，其叶如橘，欲取香，伐之。经年，其根、干、枝节，各有别色也。木心与节坚黑沉水者为沉香；与水面平者为鸡骨香；其根为黄熟香；其余为栈香；细枝坚实未澜者为青桂香；其根节轻而大者为马蹄香；其花不香，成实乃香为鸡舌香。同出一树，皆珍异之物也。《香谱》云：沉水香出天竺、单于二国，与栈香、鸡骨同出一树，其叶似橘，经冬不凋，夏生花白而圆细，秋结实如槟榔色紫，似椹而味辛，树皮青色，木如榉、柳，重实黑色沉水者即沉香。今复有色黄而沉水者，谓之蜡沉丁。《香传》云：香之类有四：曰沉，曰笺，曰生结，曰黄熟。其为类也有二。沉香得其八焉：曰乌文格，曰黄蜡，曰牛眼，曰牛角，曰牛蹄，曰鸡头，曰鸡腿，曰鸡骨，皆为沉香也。鸡骨香以其枯燥清浮故名，青桂香即沉香黑斑者也。《倦游杂录》云：沉香木岭南诸郡悉有之，濒海州尤多，交干连枝，冈岭相接，数千里不绝。叶如冬青，大者合数人抱，木性虚柔，山民或以构茅屋，或以为桥梁，为饭甑尤善。有香者百无一二。盖木得水方结香，多在折枝枯干中，或为沉，或为煎，或为黄熟。

自枯死者，谓之水盘香。今南恩、高窦等州，惟产生结香。盖山民入山见香木之曲干斜枝，必以刀斫之成坎，经年得雨水所渍遂结香，复以锯取之，刮去白木，其香结为斑点，亦名鹧鸪斑，燔之甚佳。沉香之良者，惟在琼崖等州，俗谓角沉，乃生木中取者，宜用薰裛②。黄熟乃枯木中得之，宜入药用，其依木皮而结者，谓之青桂香，气尤清。在土中藏久，不待刓③剔而精者，谓之龙鳞。亦有削之自卷、咀之柔韧者，谓之黄蜡沉香，尤难得，此即伽楠香也。《铁围山丛谈》④云：香木初一种也，膏脉贯溢，则其结沉实，此为沉水香也。其类有四：谓之气结，自然其间凝实者也；谓之脱落，因木朽而自解者也；谓之生结，先以刀斧伤之，而后膏脉凝聚其间也；谓之蛊漏，因伤蠹而后膏脉亦聚也。四者以自然脱落为上，而其气和；生结蛊漏，则其气烈，为下焉。其外则有半结半不结，为弄水沉，因其半结则实而色黑，半不结则不实而色褐，有谓之鹧鸪斑是也。复有名水盘头，其结实厚者，亦近乎沉水香。但香木被伐，其根盘必有膏脉涌溢，故亦结，但数为雨淫，其气颇腥烈，虽有香气，不大凝实，谓之笺香。三者其产占城国⑤，不若真腊国，真腊不若海南黎峒，又皆不若万安、吉阳两军之间黎母山，至是为冠绝天下之香，无

---

① 真腊：中国古代史书对中南半岛吉蔑王国的称呼，位于今柬埔寨境内。

② 裛（yì）：用香熏。

③ 刓（wán）：削，刻。

④ 铁围山丛谈：宋朝蔡京之子蔡绦流放白州（今广西玉林附近）时所著的笔记，记录了很多北宋时期的重要史料。

⑤ 占城国：古代中南半岛上的一个王国，全称占婆补罗（梵语之意为城），简译占婆、占波。位于今越南中南部。

能及之矣。范成大曰：沉水香上品出海南黎峒，亦名土沉香，少大块；其次如茧粟角，如附子，如芝菌，如茅竹叶者，皆佳。至轻薄如纸者，入水亦沉。香之节因久垫土中，滋液下向，结而为香，采时而香悉在下，其背带木性者乃出土上。环岛四郡果皆有之，悉冠诸蕃所出，尤以出万安者为最胜。盖万安山在岛之正东，钟朝阳之气，香尤酝藉丰美。大抵海南香，气皆清淑，焚一博许，氛翳满室，四面悉香，至煤尽气亦不焦，此南海香之辨也。占城、真腊等香，近年又贵丁流眉来者，予试之，乃不及海南中下品。舶香往往腥烈，意味又短，带木性，尾烟必焦。海北生交趾者，蕃舶皆聚钦州，谓之钦香，质重实，多大块，气尤酷烈，难可入药，南人贱之。蓬莱香者，亦出海南，即沉水香结未成者，多成片如小笠及大菌之状，有径一二尺者，极坚实，色状如沉香，惟入水则浮，刳其背带木处，亦多沉。鹧鸪斑香，亦得之于海南。沉水蓬莱及绝好笺香中搓牙轻松，色褐黑而有白斑点点，如鹧鸪臆上毛，气又清婉如莲花。笺香出海南，香如猬皮栗蓬及渔蓑状。盖修治时雕镂费工，去木留香，棘刺森然。香之精钟于刺端，芳气与他处笺香迥别。《黎岐纪闻》云：沉水香，俗人以为海南宝，牛角沉为最上，细花次之。粗花又次之。其有成片者，浑沌形类帽者，为帽头沉；虫蚀而有虫空者，为虫口沉。象形取义，各不同也。又有一种曰飞香，如牛筋飞、大练飞、苦瓜飞、麻雀飞等。其形各殊，命名亦异。然飞香内，亦有牛角沉、细花、粗花之分，未可概论，大概各香以沉水、不沉水分贵贱耳。然香之出也有神，黎中人往往于山内偶遇香，用草缚其树以作记，急取斧斤砍之，及再至其

处，则草移别树，而原香亦不可复得耳。综观诸贤辨香之产地、结香之原因、香类之鉴别，已阐发无遗，毋庸炳章再辨矣。兹据前贤所名牛角沉，即今之墨沉，最上品是也，所谓鹧鸪斑、蓬莱香、帽头沉、虫口沉，即今之将军帽、鱼片沉之类是也。今之所谓毛沉者，实为前贤所谓香外削去之木也，为最次，不入药用，不可不知也。

降真香十一

降真香以舶上来者为番降，色紫而润，最为真品。近市肆竟以苏木煨半透伪充。苏木虽似降真，但降真气味辛温，能止血；苏木气味甘平，能破血。性既相反，功又悬殊，用者宜细辨之。

炳章按：朱辅山云：真降本出南海山中，今溪峒僻处所出者，似是而非，劲瘦不甚香。《真腊记》云：降香生丛林中，番人颇费砍斫之功，乃树心也，其外白皮厚八九寸，或五六寸，焚之气劲而远。嵇含《草木状》云：紫藤长茎细叶，梗极坚实，重重有皮，花白子黑，其截置烟焰中，经久成紫香，可降神，故名降香。按纪氏所说，与前说稍异，岂即朱氏所谓似是而非者乎？抑中国出乎？与番降不同乎？郑君所云或南降乎？惟苏木混充，恐非事实。盖降香色紫黑坚致，气香有辛辣气。苏木色黄微红，质脆松，气微香如柏树气，形色气味，皆有不同，且降香出货亦多，价值低廉，恐不易混充耳。

乳香十二

乳香，一名薰陆香，苦温辛香，善窜人心，活血舒筋，生肌止痛，能通行十二经。西出天竺，南出波斯等国。圆大如乳头，明透者良，为疡科要药。今

市肆多以枫脂、松脂混充，误人不少。

炳章按：乳香出暹逻①等处，为薰陆树之脂，以透明黄亮、形如乳头者为滴乳香，最佳。去油，以水煎烊，去底脚皮滓，投入冷水内，乳香则凝结成颗粒如黄豆，沉于水底，油得如脂，则浮于水面去之，以此制法，为最道地。炒之则油仍不净，且增火气。又一种名包乳，色黄如粉屑，砂石搀和甚多，价虽较廉，然货次，不堪药用耳。

梅冰片　附假黄三仙 熟老片 十三

伪名樟片，即樟脑，用西法提出伪充。按冰片《唐本草》名龙脑香，以白莹如冰，及作梅花片者为上品。气味辛苦微寒，无毒，故喉症目疾、痔疮外科多用之，且功能通诸窍、散郁火。若樟脑之性辛温，判若天渊。更有一种熟老片，系将洋樟片搀用，以伪乱真，害人匪浅。近日黄三仙，且有陶黄研末搀入者，此又不可不知矣。

炳章按：梅冰一名龙脑，产大泥②者，色白光亮，片薄，最佳。文来③出者，色亦白，光略呆，略次。呷喇叭出，色呆，片厚，有木屑搀杂，次。麻城丁家路、吕宋龙门泊等处出，皆次。广西百色县蒸熬大枫叶，以炼液结晶成粉，为制冰片之原料，曰艾片，亦伪作冰片，惟治疥疮，能杀虫，辟臭秽亦佳，只可作外治药用，凡合丸散内服药及眼药内，切不可充用，有毒，用之害人匪浅。又一种樟冰，用樟脑同薄荷升炼，亦只能用于杀虫疮药，重要丸散亦不可用。此皆伪货也。《化学易知》云：龙脑亦树液也，树上钻空，其汁流出而自结，取而蒸之即得。但其性与樟脑不同，更能飞散香气，颗粒皆不同，此为长方形，樟冰为八面形。龙脑原质比樟冰多轻气二

分。大抵真者别头梅、二梅、三梅，以片之粗细分贵贱耳。惟四梅片细，质不纯，为最次，不宜合药用。再冰片忌与酒同服，若与酒同服钱许，即正气散乱，血脉沸腾，必致七窍流血，须臾而死。凡中其毒者，宜即饮新凉水，毒自解。

琥珀　十四

琥珀出西番、南番，及松树、枫木津液坠地，多年所化。色黄而明莹者，名腊珀；色若松香，红而且黄者，名明珀；有香者，名香珀。出高丽、日本者，色深红。凡中有蜂蚁、松枝，形色如生者，尤好。当以手心摩热，拾芥为真。气味甘平，无毒，能安五脏，定魂魄，消瘀血，通五淋。近有以松脂伪造混售，松脂气味苦温，性不同则功自别。

炳章按：《南蛮记》云：宁州有折腰蜂，岸崩则蜂出，土人烧治，以为琥珀。常见琥珀中有物如蜂形。此说亦难凭信。《列仙传》云：松柏脂入地，千年成为茯苓，茯苓化为琥珀。今泰山出茯苓而无琥珀，益州永昌出琥珀而无茯苓，亦无实据。或言龙血入地为琥珀，或言虎死时，目光沦入地生琥珀，故又名虎魄，此属无稽神话，更无价值可言。《玄中记》言：松脂入地为琥珀。《广志》云：哀牢县生有琥珀，生地中，其土及旁不草，深者八九尺，大者如斛，削去外皮，中成琥珀，初如桃胶凝结成也。《滇志》云：云南丽江出者，其产地旁不生草木，深八九尺，大者如斗，削去外皮，中成琥珀。红大明透者为血珀，最佳；黄嫩

---

① 暹逻：泰国的古称，今多作"暹罗"。
② 大泥：又称太泥，为马来半岛上一个城邦古国，位于今泰国南部北大年府一带。
③ 文来：即今"文莱"。

者力薄，为金珀，次之。今蛮地莫对江猛拱地产此，夷民皆凿山而得，与开矿无异。《滇南杂志》云：琥珀产缅、爨诸西夷地，以火珀及杏红血珀为上，金珀次之，蜡珀最下，供药饵而已。又云：珀根有黑有白，有如雀脑。据诸家所说，是属矿物质无疑。《化学易知》云：琥珀为地内变化之松香，内含数种松香之质。史廷飏《说琥珀》云：琥珀为松柏等脂液埋置土内，日久遂成化石，虽云矿物，仍胚胎于植物者也。其成分纯属有机化合，平均百分中含炭素七八·九四、水素一〇·五三、酸素一〇·五三，又往往有小虫肢体混合其内，是必当时虫类飞行，适触流动状之脂液中，陷入不复得脱，《南蛮记》所说，或此类欤。遂并而为一焉。色黄而赤，又有呈褐色者，艳红与黑殆所罕见，则体为不规则状，多小颗。德国柏林博物馆所藏重量达十八磅，洵世界最大之产物也。性脆，为半透明体，重量极低，与水相若，倘置于一〇五、一〇九之海水中，则浮而不沉。硬度二乃至二五，较石膏犹过之；以铜片擦之，则易损伤。以布摩之，生强电气，能引纸片、毛发等，但传热极钝，加热至摄氏百五十度而始柔软，二百度至三百度而始溶解；若投于火，最易燃烧，放黄焰与香气，其残余之灰烬，适如海绵状之炭物质，亦一奇观也。其生产地在北德之波罗的海滨，就中摩麦旦泽间，产额最多。其状态可分为二：其一属第三纪之下部渐新纪，与褐炭层俱现，为母床；其二过海波之冲击及风雨冰雪之作用，离母床，杂海沙而漂积。其产于海滨者，称海琥珀，质纯而均，历久不变色，比之山产实远过之。一千八百六十年顷，撒谟兰岛发见琥珀母床后，其坑道近旁常有天然露出者，与前纪之海滨

产，同为北德之特色，此系德国产之琥珀。科学之研究也，更据中国产之琥珀以药用者之鉴别，以深红明透、质松脆者为血珀，最佳。广西产者，色红明亮为西珀，亦佳。黄嫩者次之，金珀更次。厦门产者，色淡黄有松香气，为洋珀，更次。他如云、贵边省，人死以松香梣[①]填材底，伏土深久，松香由黄转黑，土人名曰老村香，以充琥珀，年久古墓中往往发见之，然色黑，无神光，仍含松香气，为最次，不入药用。欲辨真伪，试将琥珀摩擦之，能发电气拾芥者真。伪者不发电气，放樟脑臭，置酒精中最易浸入，以刀削之，不能粉末而为小片，其硬度比天然产为高，皆为伪品。真者刀刮松脆成粉。凡安心神、定魂魄，宜生用，与灯芯同研，去灯芯。眼科宜入豆腐内煮用。

茯苓十五

茯苓当取整个切片，照之微有筋膜者，真，切之其片自卷，以结白为上。近来有一种镜片，多以米粉和苓末假造混充。闻又有以米粉包裹松根造成整个者，亦宜细辨。

炳章按：宗奭曰：茯苓生于多年大松之根，乃松之精气盛而抑郁，发泄于外，结为茯苓，故不抱根，离其本体，有零之义也。精气不盛，止能附结本根，既不离本，故曰茯神。《淮南子》云：千年之松，下有茯苓，上有菟丝。宗奭曰"上有菟丝"之说，甚为可信。时珍曰：下有茯苓，上有灵气如丝之状，土人亦时见之，非菟丝也。《典术》云：松脂入地，千年为茯苓。望松树赤者，下有茯苓。此皆言天然野生之茯苓，其生长在

---

① 梣（chèn）：棺材。

十年或数百年不等，得松之精气足，其皮黑绉，其肉坚致结白，不论何地产，皆为佳品。惟云南产，天然生者为多，亦皮薄起绉纹、肉带玉色、体糯质重为最佳，惜乎出货不多。其他产临安、六安、於潜者，种苓为多，其法用本地天产鲜茯苓，捣碎如泥，种于肥土山叶茂松根上。先将松根旁离根二尺余，掘去泥土至见松根，将茯苓屑每株约一两，以竹箬裹附松之支根上，阅半年，施肥料一次，至三年起掘，则成二三斤重量之茯苓。然其生结不在原种根上，随气息止而结苓，往往有种于西权根而结苓在东权根，间有种而不结者。且松根下结苓，而叶必萎黄，或发红色，此即松之精气，收聚凝结为苓也，故土人望而即知其谓有苓。种苓外皮松浮而厚，内肉松而不坚结，色白无神，即种苓也，为次。凡茯苓有筋者去之，雷敩云：茯苓有赤筋者，误服令人目中有星，多服致目盲，服茯苓者注意之。

茯神十六

茯神，真者木心，或在旁，或在中，亦不止一心，切开有筋膜者是也。假者木心在中，且止一心，而无筋膜。

炳章按：茯神即茯苓之抱木中心者。茯苓乃得松之气，自作块而大，不附着根，其抱根而生者，茯神也。其余鉴别法，详前茯苓条下。

血竭十七

血竭，一名麒麟竭，甘、咸、平。色赤专入血分，散瘀生新，止痛生肌，善收疮口。《南越志》云：麒麟竭是紫钾树之脂也，出南番。欲验真伪，但嚼之不烂如蜡者为上，磨之色透指甲者方真。今有以海姆血伪充者，味大咸，有腥气，不堪入药，须明辨之，毋为所误。

炳章按：苏恭曰：麒麟竭，树名渴留；紫钾，树名渴廪，二物大同小异。马志曰：二物同条，功效亦别。紫钾色赤而黑，其叶大如盘，钾从叶上出。炳章按：紫钾俗名紫草茸，乃此树上虫所造成，故《纲目》列入"虫部"。麒麟竭色黄而赤，从木中出如松脂。颂曰：今南番诸国及广州皆出，木高数丈，婆娑可爱，叶似樱桃而有三角。其树脂从木中流下，滴下似胶饴状，久而坚凝乃成竭，色作赤色。采无时。旧说与紫钾相类，而别是一物，功力亦殊。《一统志》云：血竭树略似没药树，其肌赤色。采法亦于树下掘坎，斧伐其树，脂流于坎，旬日取之。多出火食国。考诸家辨正，血竭确别有一物，惟《南越志》言是紫钾之脂，或亦传讹之辞。总之，血竭色要鲜红有光，质体要松，试之以透指甲为真，以火烧之，有赤汁涌出，入纸无迹晕，久而灰不变本色者为麒麟竭，最佳。色紫黑、质坚，外竹箬包裹者为鞭竭，略次。伪者以松香火漆做成，入火滴纸有迹晕，宜辨之。

阿魏十八

阿魏，辛平，入脾胃，消肉积，杀细虫，去臭气。出西番，木脂熬成。气味极臭。试取少许，安铜器一宿，沾处白如银汞者真。今人多以胡蒜白伪造之，用者不可不慎。

炳章按：《新疆杂记》云：阿魏，伞形科之多年生草本也，高三四尺，茎径寸许，叶淡红色。五六月间，花丛生于顶，如茴香，气非常之臭，偶一沾之，数日不能去。其液名阿魏精，人取之贩卖，每斤价钱八钱。根茎如萝卜，径三四寸，长尺余，人取之以熬膏，每斤价钱三四钱，此即真阿魏也。《五杂俎》①云：黄金无假，阿魏无真。《本草纲目》则云：黄芩无假，阿魏无真。皆状其得之之难。而不知新疆塔城伊犁镇西，以及迪化之孚远、奇台等处，遍野漫山，直有用之不竭之势，牵羊、毒羊之说，尤为谬妄矣。且产于伊犁者，其味特香，尤为奇品。《觚賸》②云：诸臯载波斯国出阿虞，长八九尺，皮色青黄，三月生叶似鼠耳，断其枝，汁如饴，久而坚凝，名阿魏。本草亦从之。近有客自滇中来，言彼处蜂形甚巨，结窝多在绝壁，垂如雨盖。滇人于其下掘一坎，置肥羊于内，令善射者飞骑发矢，落其窝，急以物覆坎，则蜂与羊共相刺扑，二者合并，取出杵用，是名阿魏。所闻特异，此说谬妄，不能取信，附录以待考正。据诸家本草，亦多从植物类而生，并无此议。考近今市用色黄溏者，曰溏魏，佳；黑者，名砂魏，次。按阿魏有三试法：以半钱阿魏安于铜器中一宿，有魏沾处如银者，真；以一钱入五斗草自然汁中一宿，至明日如鲜血者，亦佳；一钱安柚树上，立干者，亦佳。

天竹黄十九

天竹黄生南海镛竹中。此竹极大，又名天竹。故宗奭云：是竹内所生如黄土着竹成片者，今剖诸竹内，往往得之。按李时珍有言：竹黄乃大竹之精气结成，其气味功用与竹沥同，而无寒滑之害。气味甘寒，凉心经，去风热，清痰火。真者难得，故肆中有伪品，或云即土石所造，色杂不可辨，用者不可不慎也。

炳章按：李时珍《本草纲目》"释名"条下，采注吴僧赞宁《笋谱》云：天竹黄生南海镛竹中，又名天竹，此竹极大，其内生黄，可以疗疾。本草作

"天竺"之"竺"，非矣。李息斋《竹谱详录》云：镛竹出广南，绝大内空，节可容二升，交、广人持以此量出纳。竹中有水，甚清洁。溪涧四月后，水皆有毒，惟此竹水无毒，土人陆行皆饮用之；至深冬则凝结竹内如玉，即天竹黄也。可疗风痫疾。又如相迷竹，生黄州，状与镛竹大同小异，中亦有黄，堪作丸治病，然力不及镛竹云。沈存中《笔谈补》云：岭南深山中有大竹即镛竹，内有水，甚清澈，溪涧中水皆有毒，惟此水无毒，土人陆行多饮之；至深冬则凝结如玉，即天竹黄也。昔王彦祖知雷州时，盛夏至官山，溪涧水皆不可饮，惟剖竹取水，烹饪饮啜皆用竹水。次年被召赴关东行，求竹水不可复得，问土人乃知至冬则凝结，不复成水。适是夜野火烧林，木为煅烬，惟竹黄不灰，如火烧兽骨，色灰而轻。土人多以火后采集，以供药品，不若生得者为善，因生时与竹节贴牢，不易取凿耳。沈、李二公所说竹黄，确是近今天生之老式竹黄。又考日本《竹谱》云：竹实酥、竹膏，皆汉之天竹黄也。因竹枯，筒中之露水由湿热凝结如面粉者，名天竹黄。田中方男云：此物系生于竹节间凝结物，大抵由纯粹玻石而成。于东印度、中国以供药剂之用，价甚贵。用于胆液性之呕吐、痰痫、血痢、痔疾及其他相类之症。《林氏本草》云：竹条中之黄，乃竹所含有之乳汁液，干而凝结者，性与新竹之甘味液相同。

---

① 五杂俎：明代谢肇淛所撰的一部著名的笔记著作，十六卷。

② 觚賸：清代钮琇所著的笔记体小说，十二卷，主要记述明末清初的杂事。

至于老竹则色液俱变，结为坚块，恰如一种浮石，有异味，而收敛异常，俨如已烧之象牙，印度名之曰竹糖，汉医名曰竹黄。《植物字汇》云：若竹干过于坚密，则其节中以得太阳之温度，而次第凝结之故，自然滴液如蜜，即古来所传竹实酥也。《法大字书》云：竹节间有名他伯希尹尔者，为玻石质，而杂以灰石质少许及有机性之物质，是昔所最珍奇者也。由是观之，则老竹节间所潴留之甘液，次第凝结为砂石状者也，其性为玻石质。玻石质者，木贼、麦稈等之坚质所具之质也。本邦九州，竹中有液者甚多，特萨州竹中，出有砂石状之物，迄七八月割之则出水，十月十一月则成砂块，灰黄色。综观东西洋诸学说，其名虽有竹实酥、竹膏等之异，辨其生成形态，与沈、李之发明亦相吻合，然亦足资参考，以补我中华旧有本草之所未详，比较现行老式片天竹黄一一符合。余如《大明》云：此是南海边竹尘砂结成者。宗奭曰：此竹内所生如黄土，着竹成片者。马志曰：天竹黄生天竺国，今诸竹内往往得之，多烧诸骨灰及蛤粉等杂之者云云，大抵如近人云人造者。依据此说也，近时作伪者，不独以蛤粉等制造，甚至有用水门汀①伪造者，可谓天良伤尽者也。然伪造形态易于鉴别，与天然生成者形色不同耳。

石部 四种

朱砂一

丹砂始出涪州山谷，今辰州、锦州及云南、波斯蛮獠洞中、石穴内皆有，而以辰州为胜，故又名辰砂。大者如芙蓉花，小者如箭镞，研之明净鲜红，斯为上品。近今市肆有以铅丹搀入朱砂，又用代赭搀入辰砂，贻害多矣。

炳章按：朱砂体质极重，鲜红、朱红色至褐红色之粒块，亦有成细小透明之斜方结晶体者，或为红色粉末。有时含有机物，则颜色殆黑不明亮，俗谓阴沙，实内含有锑质，或铁质、铜及各种硫化物矿相伴，不堪入药。周去非云：据《本草》"金石部"，以湖南辰州所产为佳，虽今世亦贵之。今辰砂乃出沅州，其色与广西宜州所产相类，色鲜红微紫，与邕州砂之深紫微黑者大异，功效亦相悬绝。盖宜山即辰山之阳故也。虽然宜、辰朱砂虽良，要非仙药。尝闻邕州石江溪峒、归德州大秀墟有金缠砂，大如箭镞，而上有金线缕文，乃真仙药，得其道者，可用以变化形质，试取以炼水银，乃见其异。乃邕州烧水银，当朱砂十二三斤，可烧成十斤，其良者十斤真得十斤，惟金缠砂八斤可得十斤。不知此砂一经火力，形质乃重，何哉？是砂也，取毫末而齿之，色如鲜血，诚非辰、宜可及。惜乎出产不丰，不能分销全国耳。今所通行者，皆湖南辰州及云南、贵州出者，苟能片大而薄，如镜面光亮，色紫红鲜艳明透者，为镜面砂，亦佳。如整粒者为豆砂，能起镜面光艳，亦佳。细如粉屑者为米砂，略次。如呆色紫暗不明亮者，即阴砂，内含锑质或铁质，为更次，不宜入药用。

硇砂二

时珍曰：硇砂，性毒，服之使人硇乱，故名。恭曰：硇砂出西戎，形似牙硝，光净者良。苏颂曰：西戎来者，颗块光明，大者有如拳，重三四两，小者

---

① 水门汀：水泥（cement）的旧译。

如指而入药。近有一种如秋石，味咸；又一种如猪肝色，有星点，不知是何石所混充，皆为赝品，不用为善。

炳章按：《石雅》云：硇砂者何？即绿化阿麻尼亚[1]是也。或作礦。方书一名狄盐《日华本草》，一名北庭砂《萧炳四声》，又名气砂《图经本草》，或作硇砂。硇砂古以出北庭为显，故名北庭砂。北庭即西域火州，在汉为东师前王地，隋为高昌，唐置西州，宋时回鹘居之，元时始名火州。《明史》云：其地多山，青红若火，故名火州。《方舆纪要》云：火焰山在柳陈城东，连互火州，是火州殆以火焰山得名也。《高昌国传》云：北庭山中出硇砂，山中常有烟气涌起，无云雾，至日光焰若炬火，照见禽鼠皆赤。采者着木底靴取之，皮底者即焦。下有穴生青泥，出穴外即变为砂石，土人取以治皮。苏颂《图经》云：今西凉夏国及河东陕边州郡亦有之。西戎来者，颗粒光明，大者如拳，重三四两，小者如指。边界出者，杂砂如麻豆粒，彼土人谓之气砂。《方舆纪要》[2]谓兰州南四十五里，有硇砂洞，出硇砂。又太原府河曲县西五里，有火山，上有硇砂窟，下有气砂窟。若然则硇砂亦出内地边界矣。然而碎如麻豆又杂砂石，则疑与西土来者精粗或异矣。于今所见形块粗末，色带黄赤，味辛咸，多孔，遇火白烟如云起，古曰气砂，洵可谓名符其实矣。《新疆矿产调查记》云：硇砂产于阗之鲁村达尔乌兰布孙山及拜城硇砂山者，为红硇砂；产于库车者，为白硇砂。《新疆杂记》云：硇砂产于阗硇付达尔乌兰布孙山及拜城之硇砂山、库车之大鹊山。徐星伯云：其山极热，望之若列灯。取硇砂者，春夏不敢近，惟严寒时取之，入山采取，亦必去其衣服，着以衣包，仅露二目。至

洞内凿之，不过二时，皮包已焦。取出砂石，每千斤得纯砂石少许，着石上红色星星。携此必用瓦坛盛之，但坛不可太满，满则受火气熏蒸，致于破裂。硇砂善挥发，受风受湿，皆可发挥净尽，故坛藏必须密闭。贾人在此时，行数日，遇天气晴明无风时，则稍揭其封口，以出火气。又云：运库车时，曾携数十坛，行抵伊犁，则石皆化为黄粉，而纯砂不见矣。若白色成块者不易化，可以及远，内地所谓硇砂即此是也。以上所辨为上品之淡硇，内地不能可得。近今所通行者，皆咸硇、石硇，为不道地，亦有高下不同。如色如朱砂，或淡红起镜面，西土产者佳；如猪肝色者，名猪肝硇，或曰洋硇者，次之。山西出者为石硇，亦次。陕西出者为香硇，红色者亦佳。湖广出者为咸硇，又名江砂，其色要白者佳，食盐色者次。

风化硝三

风化硝，乃芒硝用萝卜煎炼去咸味，置之风日中，吹去水气，则轻白如粉，故名风化硝。市肆中有以玄明粉伪充者，殊不知玄明粉是用朴硝、芒硝以甘草煎过，置泥罐中用火升煅。制法既别，功用悬殊，误人不浅。

炳章按：风化硝乃皮硝所提炼而成。皮硝又名朴硝，产于江北、通州、山东，生于斥卤之地，经冬令西北燥风冷气凝结成硝，扫取即名皮硝。再以皮硝入水煎烊，去杂屑，经宿凝结，状如盐末，名曰朴硝。再以水煎，澄去渣滓，入萝

---

[1]　绿化阿麻尼亚：即氯化铵的旧译。硇砂的成分主要为天然氯化铵。

[2]　方舆纪要：又名《读史方舆纪要》《二十一史方舆纪要》，为清朝初年顾祖禹撰写的一部巨型历史地理著作。

卜数枚同煮熟，倾入盆中，经宿则凝结成白硝如冰。其表部生有细芒如锋者为芒硝。其生牙似圭角，作六角棱，纵横玲珑，名马牙硝。又以其似白石英，故又谓之英硝。其再以萝卜汁煎炼，至去咸味为甜硝。置风日中吹去水气，则轻白如粉，即风化硝是也。若同甘草汁煎过，鼎罐升烧，则为玄明粉也。

赤石脂四

赤石脂始出南山之阳，及延州、潞州、吴郡山谷中，今四方皆有。乃石中之脂，故揭石取之。以色如桃花，理腻黏舌缀唇者为上。为少阴肾脏之药。又色赤象心，甘平属土。近有伪品，即黄土混充，色粗不能黏舌，勿用为要。

炳章按：时珍曰：膏之凝者曰脂，此石性黏，能固济炉鼎，盖兼体用而名也。石脂有五色之分。赤石脂原出济南，今苏州、余杭亦出，性不甚佳。《石雅》云：石脂即垩土。垩，白土也。方书名其石脂者具五色，今以赤白二种验之，亦高岭之类，其赤者殆即所谓红高岭也；吴地余杭山有白垩，色如玉，甚光润，号曰石脂，则白石脂即白垩，愈无疑矣。赤石脂，色淡红如桃花色，细腻滑润者佳。近有新式石脂，色赤质粗，不细滑。不知何种土质，其次无疑，不可入药。

虫介部七种

珍珠一

伪名药珠，每用上海假珠或广东料珠伪充。若研为粉，更难辨识。按珠类不一，入药当以蚌珠为贵，不用首饰及见尸气者。宜拣新完未经钻缀之珠，以人乳浸三日煮过，方可捣研；一法以绢袋盛入豆腐内，煮一炷香，不伤珠质。研细如粉，方堪服食，不细则伤人脏腑。古方外症多用，汤药罕用。近人汤剂喜用苏珞珠，又岂料为假珠所欺诳乎？用者慎之。

炳章按：范成大《虫鱼志》云：珍珠出合浦，海中有珠池，蜑户投水采蚌取之。相传海底有处所如城郭，大蚌居其中，有怪物守之不可近。蚌之细碎蔓延于外者，始得而采之。《岭表录异》[1]云：珠池，在廉州边海中有洲岛，岛上有大池，谓之珠池。每年刺史亲监珠户入池采珠，以充贡赋，皆采老蚌取而剖珠。池在海上，其底与海通，其水乃淡，深不可测也。土人采小蚌肉作脯食，亦往往得细珠如粱粟。即今之廉州也。乃知珠池之蚌，随其大小，悉胎中皆有珠矣。而今之取珠蚌者，云得之海边，不得于池中也。其北海珠蚌种类小，土人取其肉，或有得珠者，色黄白不甚光莹。或即今之药珠也。蚌中又有一种江瑶者，腹亦有珠，皆不及南海者奇而且多。宗奭曰：河北溏漾[2]中亦有珠，圆及寸者，色多微红。珠母与廉州者亦不相类。但清水急流处，其色光白；浊水及不流处，其色暗也。熊太古《冀越集》[3]云：《禹贡》言"淮夷蠙珠[4]"，后世乃出岭南。今南珠色红，西洋珠色白，北海珠色微青，各随方色也。予尝见蜑人入海，取得珠子树数株，状如柳枝。蚌生于树，不可上下，树生于石，蜑人凿石得树以求蚌，

---

[1]　岭表录异：地理杂记，三卷，唐代刘恂撰。主要记述岭南异物异事。

[2]　溏漾（yíng）：溏指水池、池塘，后写作"塘"。漾为水流回旋之处。

[3]　冀越集：即《冀越集记》，二卷，元代熊太古撰。

[4]　蠙珠：蚌珠、珍珠。

甚可异也。《南越志》云：珠有九品，以五分至一寸八九分者，为大品，有光彩，一边似镀金者名珰珠。次则走珠、滑珠等品也。《格古论》云：南番珠色白、圆耀者为上，广西者次之。北海珠即药珠色微青者为上，粉白油黄者下也。西番马价珠为上，色青如翠，其老色夹石粉青油烟者下也。凡蚌闻雷则瘶①瘦，其孕珠如怀孕，故谓之珠胎。中秋无月，则蚌无胎。左思赋云"蚌蛤珠胎，与月盈亏②"是矣。陆佃③云：蚌蛤无阴阳牝牡，须雀蛤化成，故能生珠，专于阴精也。龙珠在颔，蛇珠在口，鱼珠在眼，鲛珠在皮，鳖珠在足，蛛珠在腹，皆不及蚌珠也。据近时市上所通用，最上者为廉珠，即廉州合浦县珠池所产，粒细如粱如粟，色白光滑，有宝光。其次曰药珠，种类甚多，即北海所产，色白黄、有神光者亦佳。惟色黑、质松者，为最次，不入药用。

蟾酥二

蟾蜍生于江湖池泽间，其眉间白汁谓之蟾酥。以油单纸裹眉裂之，酥出纸上阴干用；或以蒜及胡椒等辣物纳口中，则蟾身白汁出，以竹篦刮下，面和成块，干之。闻有一种假酥，系面粉及别药伪造，万不可用。

炳章按：鲍叔真《医方约说》云：蟾酥乃治诸毒之要药也。制合得宜，傅、服皆可用。蛤蚆皮即蟾皮也，大能收毒外贴，不可缺也。《嘉兴县志》云：官中用蟾酥锭，于每年端午日修合。各坊车虾蟆至医院者亿万计，往时取用后率毙，盖两目俱废，不能跳跃也。东山朱公典院事，命止刺其一偏，得苏者甚多。此事似微，然发念甚真，为德不浅。王文谟《碎金方》取蟾酥法：先将牙皂角三

两，煎水三沸，旋候冷，用大口瓮或缸盛水，将癞虾蟆不拘多少入中，以稀物覆之，勿令跳出。过一宿，其酥即浮水面，若未浮，其酥即在身上矣，可用竹刀刮下用之。《本草明辨》云：端午日以大蛤壳未离带者，合于虾蟆眉上肿处，用力一捻，则酥出壳内，贮于油纸候干。江南出者为杜酥，要无面块、神色起亮光者佳。无锡出者，中有竹节痕。浙江杭、绍出者，为片子酥，粉质少者亦佳。山东出者为东酥，色黄黑，味麻辣，不上二层之货。盖酥本无定色，但验其粉之轻重以为衡。如看成色，以水一碗将酥化开，放入水，如乌见水即变色，水面有泡沫者真；伪者见水不动，而粉质渐露矣。

蕲蛇三

真蕲州所产之蛇，龙头虎口，黑质白花，胁有二十四个方胜文，腹有念珠斑，口有四长牙，尾上有一佛指甲，长一二分，肠形如连珠。市肆有用本地白花蛇伪充。欲辨真伪，但视蛇虽干枯，而眼光不陷者为真。故罗愿《尔雅翼》有云：蛇死目皆闭，惟蕲蛇目开如生耳。

炳章按：《虞初广志》云：蚺蛇大者达十余丈，围可八九尺，为蛇中之最大者，故又名王蛇，属动物学蛇类中之阔口类。其部分之构造，头部以下，躯干及尾，无显然之判别。皮肤中含有色素，成特有之体色。外皮半脱数次，谓之蛇脱。此系蛇类之特别机关，因蛇类外皮无生长之力，故苟躯干增大，势必脱去

---

① 瘶（zhòu）：《博雅》："瘶，缩也。"
② 与月盈亏：见左思《吴都赋》，一作"与月亏全"。
③ 陆佃：北宋学者，陆游的祖父。著有《埤雅》二十卷，解释名物，以为《尔雅》的补充。

之也。心脏具二心耳、一心室，故生理学上之消化作用欠缺，而血行迟缓，其所以成冷血动物者此也。此蛇腹部之下，尚存有后足遗迹，由动物学之历史考之，可知其脱变之迹。现多产热带诸地，岭南亦著，皆凤以为贡品。如《唐书·地理》所谓广州土贡鳖甲、蚺蛇是也。常栖树上，虽无毒齿，而筋肉强大，能咬杀人畜。候獐鹿过者，吸而吞之，至已溶化，即缠束大树，出其头角，乃不复动。土人每伺而杀之。其所以能吞较己大之动物者，即以此蛇无胸骨，而体中筋肉可任意张缩也。《金楼子》①有《楚辞》云"蛇有吞象，其大如何"之句，或谓指巴蛇，或云即指此也。《埤雅》云：蚺蛇尾圆无鳞，身有斑纹，故如暗锦缬，似鼍②行地，常俯其首，胆随日转，上自近头，中自近心，下自近尾。蚺蛇内，俗谓食之辟蛊毒。其牙长六七寸，土人云：利远行，避不祥。每枚值牛数头。其说亦见于《括地志》③。然最贵者为胆，能疗疾，唐时敕令桂、贺、泉、广四州轮次以进。段公路亦云：广州南海县，每年端午日，尝取其胆贡进，蛇则诸郡采送事参亲看出之。郑重如此。实则由身中具一种特别之液体，利去风湿诸疾。其皮性坚韧，可鞔鼓④。今潮州亦有为之者，其声绝类象皮鼓。盖蚺蛇全体殆无一非有用之材也。故叔夜⑤《养生论》云：蚺蛇珍于越土。而《南裔异物志》亦云：蚺惟大蛇，既洪且长，采色驳荦，其文锦章，食豕吞鹿，腴成养创，宾亨嘉食，是豆是筋。皆驳之也。特《晋中兴书》⑥所云：颜含嫂病困，须蚺蛇胆不能得，含忧叹累日，忽一童持青囊授含，乃蛇胆也。其他如《簪云楼杂记》云：沈公某，其乡人也，明万历间巡抚滇南。初至，文武来谒，有参将

貌甚丑陋，厥首仅存白骨，绝无额准辅颐，惟目光烁烁腾注。公大惊，独留问故。自言兹地蚺蛇千岁以上者高数丈，亘四五里，恒宵游，遇豺虎诸兽则吸而吞之，其于人亦然。某曾夜归，觉为风摄去，蹶趋如坐丹炉中，万火齐发，腥秽且逼人。某疑入蚺蛇腹矣，亟抽刀割之，约厚五六寸，任此蛇撼天抢地，奔跃数十里外，经时才出，而此蚺蛇已死。某通体殷红，颊上皮肉俱尽，倦而寝，及瘥始疼，阅半载方愈。此约长五里，山中人竞取脂燃灯，鳞大如笠云。据前辨蚺蛇，乃产两广深山热带地者，故其形甚大。我浙江金、衢、严等所产亦多，惟大者绝少。是蛇一日中惟午时开眼。其捕法：以长竹竿端系绳圈，打于丛草上，如下有蚺蛇，则草经打摇动，而蛇遂直立欲扑状，即以绳圈套于蛇身抽紧，则蛇将绳缠紧，遂持竹竿于石上，将竹竿压于蛇上，以利刃剖蛇腹去肠脏，以竹枪撑而晒干。惟胆亦取出收藏，以作药用。郑君有言：以白花蛇伪充。白花蛇甚小，重不及两；干蚺蛇大者十余两，小者五六两，断不能可充。且白花蛇价昂蚺蛇十倍。惟初生小蚺蛇充白花蛇，

---

① 金楼子：南北朝时期的一部重要子书，梁元帝萧绎撰。多采用札记、随感形式，内容丰富。萧绎，字世诚，在藩时别号金楼子。

② 鼍（tuó）：扬子鳄。钝吻鳄科的一种爬行动物，产于长江下游，为中国特产。

③ 括地志：唐地理著作，正文五百五十卷，又序略五卷。题魏王李泰撰，实出于萧德言等人手笔。书成于贞观十六年（642）。唐宋著作多曾称引，南宋后散佚，仅辑得数卷。

④ 鞔（mán）鼓：张革蒙鼓。把皮革绷紧，固定在鼓框上，做成鼓面。

⑤ 叔夜：嵇康，字叔夜。此下引文出自其《答难养生论》。

⑥ 晋中兴书：南朝宋何法盛所撰的一部东晋史书。

或亦合理，惟斑纹亦有不同耳。

蛤蚧四

蛤蚧生岭南山谷，及城墙或大树间，形如大守宫，身长四五寸，尾与身等。自惜其尾，见人取之，多自啮断其尾而去。药力在尾，尾不全者不效。《北户录》云：其首如蟾蜍，背绿色，上有黄斑点，如古锦纹，其声最大。苏颂云：入药肆须雌雄两用最灵。或云阳人用雄，阴人用雌①。雷敩曰：雄为蛤，身小尾粗；雌为蚧，皮细口尖，身大尾小。气味咸平，有小毒。治虚劳嗽喘，助阳益精，大有奇功。李珣曰：凡用须炙令黄色，熟捣。口含少许，奔走不喘息者为真也。今市肆有一种红点蛤蚧者，有大毒，万不可服。用者须拣尾全者，细验皮色有无红点，方可入药。

炳章按：《檐曝杂记》②云：蛤蚧，蛇身而四足，形如虒虎③，身有瘢，五色俱备，其疥处又似虾蟆，最臭恶。余初入镇安，路旁见之，疑为四足蛇，甚恶之，问土人，乃知为蛤蚧也。郡衙傍山，处处有之，夜辄闻其鸣，一声曰蛤，一声曰蚧，能叫至十三声方止者乃佳。其物每年一声，十三声则年久而有力也。能润肺纳气，壮阳益气。口咬物则至死不释，故捕者辄以小竹片嬲④之使咬，即携之来，虽已入石缝中，亦可乘其咬而掣出也。遇其雌雄相接时取之，则有用于房中术，然不易遇也。药肆中所售两两成对者，乃取其两身联属之耳。其力在尾而头足有毒，故用之者，必尾全而去其头足。郑君云"红点"，或指活时言，其活时身上五色俱备。在市上通行者，色皆青绿色，有鳞鬣而无红点也。

苏蜈蚣五

蜈蚣以苏州产者为良。闻苏人采取生草堆积腐烂，日久便生，爆干外货。背光脊绿，足赤腹黄，此易辨物也。舍苏蚣均不可用。市肆有以本地所产混售。闻有一种千足虫，一名马陆，形最相似。若误用之，并把着腥臭气入顶，皆能毒发致死，不可不慎。

炳章按：蜈蚣，江苏苏州洞庭山出者多，头红身黑有光，大者最佳；常州吴江县锅山出者少，头红身黄色，略次。四川出者，头黄褐色，身黑褐色，小多力薄，亦次。浙江余姚县出者，头亦红，身黑褐色，略次。大抵用者须择长大、头尾全、全身黑而有光者为道地。项元麟曰：近时有一种千足虫，其形相似，惟头上有白肉，嘴尖者，最毒，不宜作蜈蚣用。

绛纬六

用洋红染轻麻伪充，以指蘸水，略搓便见。按绛纬乃红花所染，红花苦温，入肝经血分，丝为蚕之精气，可以熄内风，制为纬又取其通络，故古方肝着汤用之辄验。若以洋红染造，则失之远矣，况洋红有毒乎！尤可恨者，近日医家疏方，已经旁注"洋红染不用"，而贪利之徒偏以此欺骗病家，是太无天良者矣！

炳章按：绛纬如系真红花水染者，

①　阳人用雄阴人用雌：李时珍《本草纲目》金陵本、内阁本、江西本、钱蔚起本、张绍棠本的《鳞部》"蛤蚧"条下均同。但据《大观本草》《政和本草》，应作"阳人用雌，阴人用雄"。

②　檐曝杂记：清代中期著名史学家、文学家赵翼所撰杂记文字的汇辑，内容多为作者历官京城和粤、桂、滇、黔等地的见闻。

③　虒（xī）虎：壁虎。

④　嬲（niǎo）：搅扰，戏弄。

滚水泡之，永不变色；入罐煎过，则成黄色者真。若用洋红水染者，水泡其水即红。以此分辨，万无一失。

䗪虫非蔗虫 七

䗪虫，《本经》名地鳖，《别录》名土鳖，形扁如鳖，有甲不能飞，小有臭气。此物好生鼠壤及屋壁、地棚之下。气味咸寒，有毒，专破癥瘕。考仲景《金匮》鳖甲煎丸用之，治病疟日久，结为癥瘕；大黄䗪虫丸用之，治虚劳腹满，内有干血；下瘀血汤用之，治产后腹痛，内有瘀血；土瓜根散用之，治经水不利，少腹满痛，以其消癥而破瘀也。去冬因用蔗虫以催痘浆，调查各药铺，方知所制鳖甲煎丸、大黄䗪虫丸皆用蔗虫。以讹传讹，皆由吾国药剂师互相传授，未读方书，不明本草，以致贻误匪少，堪发一叹！不观夫古人制字，䗪字其下从虫，蔗字其上从草，或作樜，旁从木。足证蔗虫由草本而化生，非如䗪虫之从湿土而出也。又按蔗虫气味甘微寒，为发痘行浆、托痛清毒之妙品，且能化痰醒酒，和中利小便。产广东潮州及福建漳、泉蔗田中，形如蚕蛹，食蔗根而化生，土名蔗蛄，其味甘美，土人有用之以佐酒席。考《本草拾遗》及《南京医学报》，均有发明。可见䗪虫与蔗虫性味不同，形质亦异。古人定方用药，各有主义，胡得妄行配制，以失效用。伏望热心同道与药商知好者，将此通告，苦劝改良，幸勿再蹈故辙，是所跂①祷。

炳章按：王士雄云：潮州蔗田接壤，食蔗之虫，形如蚕蛹而小，味极甘美，性凉，解热毒，助痘浆，可与兰虫并传。施可斋《闽杂记》云：漳、泉各处，二三月间，市上卖生、熟甘蔗虫，甘蔗老根中生也。生者如蚕而细，灰白色，光润无茸毛；熟者以油灼过，拳曲②如蜂，淡黄色，味极鲜，佐酒尤佳。考甘蔗性寒，故王维《谢赐樱桃诗》：饱食不须愁内热，大官还有蔗浆寒。此虫既生蔗中，宜亦性寒矣。而吾乡医者，治小儿痘浆不起多用之。或有云性热，《本草》不载，不能辨也。又据《两般秋雨庵随笔》③载姚承宪《咏甘蔗虫》诗：蕴隆连日赋虫虫，渴念寒浆解热中。佳境不须愁有蛊，庶生原可庆斯螽。似谁折节吟腰细，笑彼含花蜜口空。毕竟冰心难共语，一樽愁绝对蛮风。玩诗次句，似亦谓其性寒。惟云"蕴隆连日"，则是夏月方有。诗在粤中所作，岂粤中夏月始卖，而漳、泉独早在二三月耶？而郑君出产时期亦未辨明，惟气味甘微寒、发痘行浆等效用，确与王、施二君发明吻合。郑君所言，可见皆从实验，吾于斯益信。惟䗪虫确是地鳖虫，即仲景大黄䗪虫丸等用之，以化癥瘕、去瘀血，端不能以甘蔗虫代之。吾谓以后业药者，暇时亦宜阅览本草，参对方书，庶不致再误人命矣。

兽部十种 附人部一种

犀角 一

用黑咒角及水牛角，雕琢形似，假造混售。鐩④后之粉，或锯后之屑，更难辨别。按李时珍云：犀出西番、南番、滇南、交趾诸处，有山犀、水犀二种。水犀出入水中，尤难得。弘景云：入药

---

①　跂：盼望，向往，企求。

②　拳曲：卷曲，弯曲。

③　两般秋雨庵随笔：丛著杂纂类笔记，八卷，清代梁绍壬撰。

④　鐩（心）：研磨，打磨。

惟取雄犀，生者为佳，若犀片及见成器物，已被蒸煮，不堪用。宗奭云：鹿取茸，犀取尖，其精锐之力，尽在是也。用者当拣选角质乌黑，肌皱折裂光润者，错屑入臼，杵细研末，或当面镵粉，或取顶尖磨水取汁尤佳。再李珣有云：凡犀角锯成，当以薄纸裹于怀中，蒸燥乘热捣之，应手如粉。此法今人鲜知，故罕用耳。

炳章按：《岭表录异》云：犀牛，似牛形而猪头，脚似象，蹄有三甲，首有两角，一在额上为兕犀，一在鼻上较小为胡帽犀，鼻上者皆窘束而花点小，多有奇纹。牯犀亦有两角，皆谓毛犀，俱有粟纹，堪为腰带。千里犀中或有通者，花点大小奇异，固无常定。有编花路通，有顶花大而根花小者，谓之倒插通。此二种亦五色无常矣。若通处白黑分明，花点差池，计价巨万，希世之宝也。予久居番禺，诸犀各曾经眼。又有堕罗犀，犀中最大，一株有重七八斤者，云是牯犀，额上有心花，多是撒豆斑色。深者堪为胯具，斑散而浅者，即治为杯盘之用。又有骇鸡犀群鸡见之惊散，辟尘犀为妇人簪梳，尘埃不着发，辟水犀行于江海，水为开；置角于雾露中，经久不湿，光明犀置暗室自光明也。此数犀但闻其说，不可得而见也，录之以备参考。《海岛逸志》云：犀牛大过于牛，皮如荔壳，而纹大如钱，背皮如马鞍，以覆其项，头似鼠，嘴似龟，足臃肿如象，好行荆棘中，喜食藤刺。头一角在鼻梁，世所绘其角在额者，非也，此余所目睹。其行林中，触树多折。此头一角，或即牸①犀也。沈萍如云：犀角，《本草》载出西番、南番、滇南、交、广诸处，有山、水、兕三种。山犀易得，水犀难见，并有两角，鼻角长而额角短。水犀皮有珠甲，山犀则无。兕，

即牸犀，止一角在顶，纹理细腻，斑白分明，不可合药。盖牯角纹大，而牸角纹细也。其纹如鱼子形，谓之粟纹，纹中有眼，谓之粟眼。黑中有黄花者为正透，黄中有黑花者为倒透，花中复有花者名重透，并名通犀，乃上品也，花如椒豆斑者次之，乌犀纯黑无花者为下品。其通天夜视有光者，名夜光犀，能通神。又有角上有纹直上至端，夜露不濡者，名通天犀。《羌海杂志》云：犀牛皮厚而无毛，鼻上生前后两角。后之所产只有一角，为解热之特效药。且亦自能解角，角藏于岩穴中，猎人以如其形木角易之，则次年解角仍藏原处，否则更易他处，不复再见矣。今就市上所通行者，惟暹逻角为最佳品，其外有礑②，根盘内有蜂窠形，中凸出如墩，两畔陷，纹粗，刨片，白多黑少，为上品。交趾产者，外无礑，内无墩，纹较细者次之。又有一种天麻角，性硬，更次。云南产者，角尖长，其气臭，最次。凡犀角为热症中之退热特效药，关系人命生死，非寻常药可比，必须采办的真暹逻角为要。须看色黑，劈开处直纹粗丝者为妙，尖上头圆更佳。试法以真犀角置为酒器，则清香为异耳。沈萍如云：犀角以有花纹而粗者为贵。今市人多以云贵山中野牛、野羊角伪之，其角黑而无花纹，且气膻耳。此等伪角，害人生命，不宜用之。

羚羊角 羚字古作羷，今省笔作羚 二

用白兕角及白牛蹄，琢磨伪充其现切之羚角丝，尤难辨识。按羚羊产梁州、真州各处，商洛诸蛮山中及秦陇西域皆有。角长尺余，有节特起，环绕如人手

---

① 牸（zì）：雌性牲畜。
② 礑：原为采矿的坑道，此处当同"槽"。

指握痕，得二十四节者，尤有神力。今多用尖，取其精锐坚刚之力也。宜拣选地道顶尖，磨水取之，用之尤灵。

炳章按：羚羊不独真伪须辨，而镑法亦须改良。吾绍药业有见于斯，民国十四年二月间，嘱余撰《浸镑改燥镑理由书》，已刊登第十五期《绍兴医药月刊》，兹再摘录于下：考麢羊俗作羚羊属脊椎动物哺乳类，有胎盘类，反刍偶蹄类，羚羊科。形似小鹿，性至灵，故字从鹿从灵。藏器云：羚羊有神，夜宿防患，以角挂树不着地。但角湾中深锐紧小有挂痕者为真，疏慢无痕者非也。按羚羊形虽似鹿，又类山羊，口吻尖锐，面部三角形，耳轮大，眼有光，头上皆有长圆无枝之短角，从眉间伸出，间有曲轮，或略卷曲，或向后钩曲。角基中空，角心如笋，一次脱落自落者为死角不再生。毛柔滑而密，色概灰黑或褐黑色，背部与前膊间灰褐色，四肢细长，概黑褐色，尾短蹄小，身瘦狭，体长约四尺。栖于深山，常群栖。性温顺，有深虑，善疾走及跳跃，嗅觉敏锐，具灵异之性。终身爱护其角，故其精神亦凝聚于角。以角入药，能清热熄风，舒筋解毒，明目透疹，驱邪辟蛊，子痫痉厥犹为要药。产于亚、美、欧、台湾、安南者，类别有十余种之多。产中国者，如陕西、哈密外福化城、新疆奇台县为最佳，巩昌、汉中者次。亦有黑白二种，黑者清肾肝热，白者清肺热熄风。近年以白者为重，故市上仅有白羚羊，黑者多无觅。讵知近年药用渐繁，捕猎殆尽，因而价值日昂。且羚羊质性坚硬，刀切不入，我业习俗以形式相竞，镑片入药，以求雅观。查其镑片之法：先将羚羊水浸七八日，再用滚水泡透，经此手续，化坚为软，则镑之片张阔大。形式虽雅观，然经水

浸泡，汁液尽出，性味已失，反增腥臭恶气，治病功能已大半消失。尝考古人修治羚羊之法：先用铁锉锉细，再捣筛极细，更研万匝，入药免刮粘胃肠，使原质不失，效力完固，法良意美。同人等审度近日人心不齐，一经研末，真伪难辨，难免以伪乱真，则害人更甚。我同人等本良心之主张，为改革弊害起见，邀集同业行店在会馆集议，述明羚角浸镑弊害原理，经众讨论，佥谓不落水燥镑，庶几性味不失，真伪仍可鉴别，为全体所公认。惟燥镑片张虽碎小，主治效能实较浸镑优胜十倍云。下略

麝香三

麝形似獐而小，色黑，常食柏叶及蛇虫。其香在脐，故名麝脐香，又名当门子，生阴茎前，皮内别有膜袋裹之。至冬香满，入春脐内急痛，自以爪剔出，覆藏土内。此香最佳，但不易得。今惟得活者看取，必当全真。出羌夷者最好，出隋郡、义阳、晋溪诸蛮中者亚之，出益州者形扁多伪。凡真香，一子分作三四子，刮取血膜，杂以余物，裹以四足膝皮而货之。今货者又多伪，闻土人多以香猫肾伪充。考刘侑《西域记》有云：黑契丹出香猫，粪溺皆香如麝气，故有取其粪，用杂兽血膜伪造为麝香。近又有以荔核煅为灰，装入真麝香皮袋中混售，贻害不浅。凡入药须辨真者用之。

炳章按：麝为壮鹿类而无角，其尾甚短如山羊，嘴上之棱牙如野猪。其种大小不一，皮毛之色生而数变，初酱色与褐黑色，继变红褐，至白灰色而老矣。全身生毛，惟嘴无毛须，其旁而有继长之斑点，背多横纹。然形状虽笨，而腿力甚速，故猎捕甚难。腹下之脐，即名麝囊，割破其囊，即得麝香矣。其肉因

香气芬烈，土人视为美味。其囊之大小，关乎麝之年岁与强弱。产地首推西藏高山中，或喜马拉亚山，以及云、贵等省之山内。东三省与蒙古亦产之。黄河以南虽产似麝，其实《本草》所谓香狸，非麝也。《羌海杂志》云：青海江拉希拉之间，重岩复涧，产麝尤多。大抵山有香麝，必有香气，远闻之香烈而略带腥，忽隐忽现，若即若离，麝穴愈近，而其腥愈不可闻。循其气味而寻之，百不失一。麝脐最秽，常流血液，天日晴时必仰卧于草地而曝其脐。脐眼突出大如钵，腥臭异常，蚊蝇蚁蚋飞集蚀之，脐眼突然缩入，微虫碾如齑粉，一日数次脂渐凝厚，此谓草头麝，药肆常用之品也。曾吸入蜂蝎蜈蚣毒虫类者，脐有朱砂点，谓之红头麝，其品已高。最贵者曰蛇头麝，毒蛇吮其脐，麝惊痛而力吸，跳踯狂奔，蛇身伸屈盘结，坚不可脱，须臾蛇身截然而断，首即腐烂于内矣。脐有双红珠，是为蛇眼。得此配药，其香经久不散。医治毒症，功效无比。缪仲淳云：香有三品。一曰遗香，是麝脐闭满，自于石旁用蹄尖挥落者，为最佳，其地草木枯焦；二曰脐香，亦佳；三曰心急香，被诸兽惊恐遗落收得，见心流脾结作一血块，隔山间亦有香气。此三者皆为佳品。今时以陕西、哈密出者，其色黄，香味浓厚者佳；山西五台山羊来出者，其壳如猪胖，亦佳；四川松盘山出，名蝙蝠香，皮厚有毛，亦佳；云南有一种无壳散香，色黑有骚气者次。大抵聚于蜀之打箭炉者名川香，聚于云南者名云香，陕西之兰州者名芥州香，皆良，其形圆，香气浓厚，历久不散。产于张家口以外归化城以及内外蒙古者，名西口蝙蝠香，产于东三省，聚于营口者，名东口蝙蝠香，其形皆扁，气味微薄而

带骚气，略次。盖麝香真色，乃紫红与墨色。近世作伪者，将少许蝙蝠香，杂以多数之香料屑末挽入，且加以相当之颜料，形似真者仿佛。辨别真伪者，大抵鼻嗅香气芬烈与微薄。以香料之香与麝香之香，显能分别。况真者气味不但袭人，且日久不散；伪者香不能袭人，稍久嗅之，已乏香气。尚有试法，亦可主判真伪：以炽炭火上，将香少许弹于炭火上，真者如燃人发，其质爆烈，奇香四溢，伪者不但无香，且质如灰烬而爆烈。以此试之，立分真伪。麝香内结有圆粒，或长扁形，外纹光滑质坚，碎之香气逾常，即名当门子，其功力较散香胜数倍。亦有人工造作者，亦可试之：将当门子泡滚水内，真者依然坚结，伪者即化开矣。

牛黄四

伪者味苦不香，真者味甜气香。真牛黄大者如鸡子黄，小者如龙眼核，重叠可揭，其质轻虚，气香有宝色者佳，如黄土色者下也。出产川蜀者为正地道。喝取者为上，杀取者次之。能辨真牛黄，则假者无论若何造法，可一验便知耳。

炳章按：牛黄者，牛之病也。盖牛食百草，偶误食壅气之草，以致胃肠壅滞，郁极生火，火炎肝胆，则肝失疏泄，胆汁外溢，凝结成黄。而胃少胆汁，则食物不化，而不嗜食，故肌瘦肉消。黄者乃胆汁日溢，胃中甜肉汁自外层结，受热蒸燥，则凝结成颗成块，渐结渐大，而黄成矣。故黄多生于肝叶旁胆侧际，或另生皮囊裹之，或生胆之厚皮处，或生角中，角窍亦属肝故也。其味苦兼甜者，胆汁与甜肉汁之结晶体也；其气馨芳者，百草之精气也；其通窍化浊，清火化炎者，此胆之擅长本能也；用以治

人心胆之疾者，同气相求之义也。然其性凉而有小毒，能治惊痫寒热、中风痰迷有余之热症者，乃以毒攻毒也。此发明生黄之理、治病之原，取黄之法、辨黄真伪，再辨于下。《羌海杂志》云：牛黄有家黄、野黄之分。家畜犛牛[①]、犏牛[②]、黄牛皆能生黄。凡牛腹生黄，食草不贪，行走不捷，日渐瘠立，两眼胞皆黄色，或眼如血色，或夜分身有光，或鸣吼以恐惧人。计其吐黄之期，须终日按其脉而伺之。仰系之则不吐，俯系之则随吐随食，必俯系之而以牛舌不能及地为率，又须防其蹄跻[③]也。吐黄以后，牛体膘健逾恒。如逾期不吐，牛必倒毙。剖腹取之，黄无精气，非上品也。凡药肆之常有者，大抵系家牛所吐及剖腹所得者为多，名曰牛黄。然真西黄则惟岩穴丛草中遇之。盖犀牛吐黄，亦随吐随食，惟吐藉草之上，吮食不净，余液下漏，沉入土中也。然探其穴藉草之下有土光滑可鉴者，掘之始有犀黄，然亦不多。家牛黄者，色淡黄，纹理细；真犀黄者，金黄色，纹理粗，暑天蚊虫不集，汤初沸时，捻末少许撒之，沸汤顿无巨泡矣。取黄染指透爪甲者亦佳。古人其取黄又名照水，以盆注水承之，夜俟其吐水中，喝逼而取之，为生黄，亦佳。昔以陇西、山西出者著名，故曰西黄，即牛黄也。产奉天省地屠牛厂及兴京、桓仁、宽甸、东丰，吉林、黑龙江省等均产，皆名东黄，亦佳。近今所谓广东黄者，皆马黄也。苏尖牛黄，即水牛之黄也。近代骆驼黄亦充牛黄。然考骆驼之黄，其形态与功用确类真牛黄，凡治惊痫风痰热痰，而功稍逊，惟气不馨为异耳。惟驼亦食草，食亦反刍，与牛相类耳。至所谓片黄者，类皆南省所产之蟒黄是也，不堪入药，宜禁除之。

杜胆星五

伪名京胆星，或云即江南土制，色有花点、不黑，质极硬、不软。不知何物伪造，误人不少。按胆星即天南星，生研为末，腊月取牛黄胆汁，和药纳入胆袋中，悬有风处干之。年久者弥佳。南星气味苦温，有大毒。牛胆汁苦，大寒，无毒。以牛胆汁制南星，所以杀燥烈之性，而并解其毒。苏颂云：治惊风有奇功，匪特除痰、下气、攻积也。若伪制射利，贻害多已。

炳章按：制造胆星法：腊月黄牛胆汁，拌漂净生南星研细末如稀糊，仍入胆皮内，悬挂有风无日处阴干。至次年将皮剥去再研细，用新腊牛胆同前制法。曾手制至三年，其色犹黄白，至九年才褐色耳。此沈萍如法。其他如《本草明辨》制法略异，方亦录下，以备参考：择腊月庚申日，以漂天南星、川贝母各半，研极细末，以黄牛胆一具，上开一孔，不令汁出，将二味和入于胆中，悬挂檐前风日之中候干，去胆皮另换一胆。如是者九次。苟能一年一次，九年成功者，最佳。今市上所售色黑如漆者，乃小玄参研末捣蜜如饼，装入鸡肚内晒干充用，害人匪浅。

鹿茸六

鹿茸顶尖带血者，谓之血柿茸，价值甚昂。闻射利之徒，或用猪尾，或用小肠，和以猪血，搽以杂药，假造伪充。外形与真无二，及煎熬之后，则糜烂臭

---

① 犛（lí）牛：即牦牛。
② 犏（piān）牛：黄牛和牦牛所生的第一代杂种牛。
③ 跻：下坠。

秽，可验而知之。若研末入丸药，甚难辨识。按鹿茸气味甘温无毒，主治漏下恶血，寒热惊痫，益气强志，生齿不老，为补骨血、益精髓之要药。麋茸尚不可用，又安用此假柿茸耶？若遇危险重症，服之则贻误必多矣！

炳章按：茸者，如草芽初生之状。麋鹿雌者无角，雄者之角年解年生。乘其初生含血未成骨时，取以为补精血药，因其状命名也。惟采茸之法，贵乎始生含血者，渐长则成角不适用。故云宜如茄之小者，分歧则大而不取。此举茸生初久、形分大小而言，非可指为鹿之大小解也。凡具气血者，幼则弱，老则衰，惟壮大者则强。是麋鹿之茸，正当取于壮大之麋鹿为贵，当取其头骨大而茸丰肥，如马鞍形、鞒[①]形者为最，至茄茸则太嫩而小，寇宗奭已论之矣。再论采取之法，《羌海杂志》云：茸鹿一种，天下盛称关东，其实制法以西产为良，品质亦不及西产之厚也。然西产制法，亦未尝不佳。最上者亦曰旋茸。其法得一生鹿，闭于栅，聚围之而呼噪，鹿性躁惊，距奋掷足无停蹄，其体纯阳，两角更甚，约数小时，其热度达于极点，有力者猝入，以利刃断其首，长杆丈余上穿铁环，缀八尺之铁链，而以鹿角系其端，极力摇而旋转之，甲疲乙易，乙疲丙易，不知其数千万转，其精血灵活和匀，无孔不入，无窍不通，稍停，则精血凝聚之处易生微虫，精血不到之处元气不足，非全材矣。此青海采制鹿茸之法也。此指家畜而言。如遇野山之鹿，即随时又获取茸，功效尤伟。李春芝云，麋鹿俗呼梅鹿，尤有马鹿之分，二鹿均能生茸，皆有腊血片。大抵麋鹿解角后，其新茸芽生之际，初起如银杏状，渐成梨形及核桃形，名曰血包，此为第一期。再则支生两凸，如茄子形或如鞍子形，名曰虎子。鞍子稍养数日，急宜取用，此为第二期。倘逾此期，即为叉子，此为第三期，即毛角也，血液枯燥，功效已薄。上述麋鹿生茸，关于时际之迟早，以区别其形状之良窳，再别其每架鹿茸切片时，复有腊片、血片、风片、骨片之分。如茸之顶尖，最首层之白如蜡，油润如脂，名之曰蜡片；次层白中兼黄，纯系血液贯注其中，故名曰血片；最次层片有蜂巢，色紫黑透孔，名曰风片，俗云木通片，如木通之空通也；最次则与骨毗连，同角相仿，名曰骨片，效力更薄矣。凡辨原架鹿茸之法，须颜色紫红、明润有神，顶圆如馒头式者佳，如色带黄黑、顶上凹陷者次。东三省产及青海、新疆均佳，浙江衢州、金华出亦佳。伪者以鹿茸架，用猪血面粉做成。

鹿角胶 七

鹿角胶原名白胶，以鹿角寸截，米泔浸七日，令软，再入急流中浸七日，刮去粗皮，以东流水、桑柴火煮七日，频频添水，取汁沥净，加无灰酒熬成膏，冷则胶成矣。气味甘平，主治伤中劳绝，腰痛羸瘦，补中益气，妇人血闭无子，止痛安胎。市肆有以牛皮煮为胶伪充，一层白色，俗名白头，气味膻臭黏浊，服之有害。

炳章按：鹿之种类有三。陆佃云：鹿之大者名曰麈，群鹿以其尾为趋向，其尾可作拂尘，今北人呼为大尾鹿者是也。李濒湖以麋似鹿而色青黑，大如小牛，肉蹄，其目下有二窍为夜眼之说，证之似略有据，然未曾实指其角解于冬也。清高宗帝有《鹿角记》，言之详矣。

---

① 鞒（qiáo）：马鞍拱起的地方。

因二物俱解角于夏，乾隆丁亥长至①，斋宿南郊，命侍臣诣南苑，聚木兰之鹿、吉林之麋、大尾之麈，监视之，及五时而麈之角解，麋、鹿皆不解，随传旨钦天监，改《月令》之"麋角解"为"麈角解"。此经颁示天下，而人民所共知者也。是麈之尾与麋、鹿殊，而角解于长至。《地学杂志》云：麈，俗称为四不像。盖其形似鹿，而牛身、马尾、羊蹄，特其首类鹿耳，故得此名称。清圣祖尝在灵圃中实验此物，而改《夏小正》"鹿角解"之讹。若麋与鹿，即李濒湖所言麋肉蹄、四眼之说，亦犹黄牛之于水牛，形稍殊而其实一物也。且朱子之注《孟子》，亦曰"麋，鹿之大者"，未尝分为二也。李春芝云：麋鹿，俗名梅花鹿，尤有马鹿之分，亦属同类异种耳。《新疆杂记》云：麋鹿，北疆概产之，每冬季多狩猎者。其角于小满节后，角根发痒，以头相触，角即脱落，堆于一处，猎者于深山中有一获数百对者。脱角后越五六日，新茸即生，此时最为贵重。产于拜城之额什克巴什山、汉腾格里山、若焉者之纳刺达岭，俗称之曰鹿圈，言其产鹿之多也。即品质言，尤以产于伊犁之果子沟者为最佳，行销于内地各药行。大抵关东出者，其角外皮黄黑色，内白色有神光，为最佳。湖广、桱县出亦佳。福建、陕西出有双角、单角之分，双角老者亦佳，单角为次。海南丹山出者，无权枝亦次。又外洋淡水中出鱼角，又名沙角，为鲨鱼所变，其色枯白而大，权枝甚多，为最次。其他煎胶之法：用正鹿角锯断，每段约二寸零，通净角内灰质，洗净，煎七昼夜，停火，取出骨渣，候冷滤净，再熬至滴水成珠，取起入方锡盘中。候凝结成块，取出以刀切块，贮藏三年发售，名鹿角胶是也。

龟鹿二仙胶八

龟鹿二仙胶，用龟版、鹿角、枸杞、人参四味，煎熬为胶。乃峻补气血，不寒不燥，又能益髓固精，为补方中妙品。闻有以牛皮胶及他药伪造混售，服之无益有害，良可慨耳！

炳章按：龟鹿二仙胶，即郑氏所谓龟、鹿加枸杞子、党参，煎汁去渣，如前法收胶切块，毋容再详矣。云伪者以牛皮伪充云云，牛皮胶甚臭，不堪入口，亦难混用耳。

阿胶九

伪名上清胶，又一种名瑞芳胶，皆用寻常之水煎牛皮成胶，并杂他药伪造。色虽明亮，气臭质浊，不堪入药。张隐庵《本草崇原》辨之最详。据古法，先取狼溪水以浸黑驴皮，后取阿井水以煎胶。考狼溪发源于洪范泉，其性阳，阿井水发源于济水，其性阴，取其阴阳相配之意。火用桑柴，煎炼四日夜而后成胶。近时阿井水甚不易取，而煎法又失其真，故真阿胶最难得也。货者既多赝伪，辨之不明，不如不用为是。或第用江浙所煮黑驴皮胶，虽无阿井之水，而用宝庄之泉，其补血滋阴，平木熄风，功同阿胶，较之用假阿胶者，不更胜一着耶？

炳章按：阿胶出山东东阿县，以纯黑驴皮、阿井水煎之，故名曰阿胶。考阿井在东阿县城西。《县志》云：昔有猛虎居西山，爪刨地得泉，饮之久，化为人，后遂将此泉为井。然此水实为济水之源，其色绿，其性趋下。东阿城内又有狼溪河，其水为漯水之源，乃"洪范

---

① 长至：即夏至日。这一天白昼最长，故称。

九泉"之水所会归，其性甘温。故合此二水制胶为最善。再按：定每年春季，选择纯黑无病健驴，饲以狮耳山之草，饮以狼溪河之水，至冬宰杀取皮，浸狼溪河内四五日，刮毛涤垢，再浸漂数日，取阿井水，用桑柴火熬三昼夜，去滓滤清，再用银锅金铲，加参、芪、归、芎、橘、桂、甘草等药汁，再熬至成胶，其色光洁，味甘咸，气清香，此即真阿胶也。据《本草经》云：阿胶性甘温，清肺养肝，滋肾益气，补阴祛风，化痰润燥，止喘，善治虚劳咳嗽，肺痈吐脓，吐血衄血，肠风下痢，崩带胎动，经水不调，及肺毒痈疽，一切风症，服之无不效验。其伪者，以碎旧牛马杂兽皮煎成胶，块色亦如阿胶，名曰清胶。昧利者，以此炒成珠，曰阿胶珠。此等赝品，服之不但无效，而反发疮生毒，因杂皮多器用皮，含有毒汁，故其为害甚烈。大抵鉴别之法：真阿胶烊化后，气清香，有麻油气，汁色黄白色，稠而不黏腻，味甘微咸。其原块在十年以内者，苍翠色，质尚坚；至五六十年以上者，色转黄而质松脆，更佳。肺劳服之，殊有奇功。若本煎驴皮膏，烊化气微腥，陈则无腥气。汁黑褐色，甚黏腻，味亦微咸兼甘，用作补血药亦佳，以治肺病、血病则凝

胃，反不佳也。若清胶化烊，纯属臭秽腥浊气，令人欲呕，服之有毒，切勿沾唇，戒之，戒之！

血余①十

血余灰，《本经》列于中品，气味苦温，无毒，主治五癃、关格不通，利小便水道，疗小儿惊、大人痓，仍自还神化。《本草崇原》云：凡吐血、衄血之症，皆宜用血余。当用发髩近于头皮之发剃下，短发尤佳，或用乱发亦可。以皂荚水洗净，入瓶内固济，煅灰存性，方合经旨。近市肆有一种假余灰，不知何种兽毛所煅，色暗味臭，万不可用。若重症服之，误人匪浅。噫！至便之药，亦有假充，为医者能不寒心束手乎？

炳章按：古人造血余法：腊月取薙②下短发，以皂荚水洗去泥垢，入瓷，均盐泥封固，外用礱糠③火煅一昼夜，候冷取出用。近时以两铁镬相合，亦用盐泥封口，用桑柴文火，上镬脐放米数十粒，俟米焦熄火，候冷透开取，则血余黑亮松脆，其质轻，无臭气。若煅未透，则质坚重，极臭。惟不能走气，若走气则变灰无用矣。近时昧利者，以人发一毗，再夹细石砂一毗，煅如前法，形色亦光黑而亮，惟质甚重，不如纯血余之轻也。

---

① 血余：原作"血余炭"，据目录和本节内容改。按，郑氏文皆称"血余灰"，曹氏文皆称"血余"。

② 薙（tì）：通"剃"。剃头。

③ 礱（lóng）糠：稻谷辗磨后脱下的外壳。

跋

纂此书十七年，藏诸箧中，未敢问世。客岁得读社友曹君赤电所著《规定药品之商榷》，首列"乱真之伪品"，经验既富，调查甚确，一经对勘，真伪立判，其有功于世，良足多矣！蒙僻处海峤，闻见未周，访查不易，所揭白伪药百余种，仅就耳目所及而条辨之，以视曹君之博雅，何异小巫而见大巫。然旧学以商量而遂密，故不揣浅陋，邮寄请益，幸蒙不弃，将规定乱真之伪品合参而重订之，既邀附骥之荣，遑计续貂之诮耳。嗟夫！际此医药竞争时代，优胜劣败固为天演淘汰之公例，若出真方服假药，是自欺自戕，于人何尤？无怪泰东西之药品，日新月异，如潮流所趋，无孔不入，倘长此不进，不知改良，不联团体，吾恐十年后中华之生命财产，悉操外人之手矣！惟愿天下医林志士，再就当地出产之药品，查调明确，援据各家本草而辨其真伪，唤醒迷途，扶持正轨。庶几吾国天产之药材，可放光彩于世界。拭目以俟，能不馨香祷祝以求之也夫！

中华民国六年荔夏天贶节①饮井山人肖岩甫谨跋时年六十有九

---

① 天贶（kuàng）节：宋真宗大中祥符四年正月诏以六月六日天书再降日为天贶节。

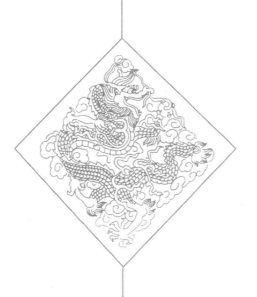

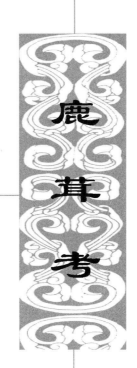

鹿茸考

内容提要

　　曹炳章撰有大量有关药物考证的文章，据称其原有重修《本草纲目》的计划，但最终并未实行。这些文章或在报刊杂志上发表，或仍以手稿形式保存。该篇《鹿茸考》即是此类文章中篇幅最长者，经过增订，可独立成册。全篇共分十二章，包括名称、科属、产地、习性、形态、种别、采制、成分、效用、服法、配伍、发明，尤以种别和采制两部分最为详细。最后附有参考书举要。从曹氏对鹿茸一药的考证，可看出其材料引征来源广博，重视名实对应，又注意引进现代药物研究成果以为旁证。其药物考证类文章的特点莫不如是，故可窥一斑而知全豹。

鹿茸考目录

第一章　名称 …………………… 359

第二章　科属 …………………… 359

第三章　产地 …………………… 359

第四章　习性 …………………… 360

第五章　形态 …………………… 360

第六章　种别 …………………… 361

第七章　采制 …………………… 366

第八章　成分 …………………… 367

第九章　效用 …………………… 368

第十章　服法 …………………… 368

第十一章　配伍 ………………… 369

第十二章　发明 ………………… 370

附录：鹿茸参考书举要 ………… 372

鹿茸者，以鹿角解后，新生之茸角，乃骨血之精华，能强肾补血，填精益髓，为高年肾阳衰微、妇女血海虚冷之要药。然必须采制及时，服法合度，能使有利无弊，体脏受益，精血充旺，则体格强健，获益无穷。爰将名称、科属、习性、形态、种别、采制成分、效用、配互数方、服法、发明，胪列于后，以供高明指正。

第一章　名称

本章先述鹿之称，茸之名义。

一、鹿之名称

《尔雅》：鹿牡者曰麚，牝者曰麀，其子曰麛，绝有力曰麉。《澹寮方》名斑龙。梵书名密利迦罗。佛书称为角仙。《清异录》名钜鹿侯，又称华阳道士。西番则名厦屋，又名茸客……皆鹿之别名也。

二、茸之名义

凡麋鹿者皆夏至解角。其新生之角类似蕈菌，又以角初生时被细短之茸毛，故名鹿茸。茸有袋角、囊角、九如春、冲天宝等名称。茸初生时，状如银杏，渐成梨形，或似核桃形，外蒙茸毛，北人称曰"血包"，为第一期。再则支生两凸，如茄子状，渐如鞍子，名曰"扈子"。稍养数日，急宜取用，为第二期。此指家畜者而言。如野生之鹿，随时义获取茸，功效尤伟。倘逾此期，则为"叉子"，亦名"毛角"，为第三期。此时血液枯燥，其功效亦薄也。上述略言麋鹿之生茸。关于采取迟早，区别其形状及良窳，再别每架鹿茸切片时之名目。盖片有蜡片、血片、风片、骨片之分。如茸之顶尖，其最首层，莹白如蜡，油润如脂，名曰"蜡片"；次一层，则白中兼黄，纯系血液贯注其中，名曰"血片"；再次一层，片有蜂窝，色呈紫黑，透有细孔，名曰"风片"；最次与骨毗连，同角相仿，则曰"角片"。无论梅鹿、马鹿，惟雌者无角，雄者之角年解年生。采初苗之际，含血而未成为骨质时，如草芽萌生之状，故称曰"茸"，亦因其状而命名之义也。

炳章按：时宪书中《七十二候·十二月令》本有"麋角解"，自乾隆戊子始改为"麈角解"。因清高宗以木兰之鹿、吉林之麋，角皆解于夏至前后；惟麈鹿之角，解在冬至。曾于南苑验之，良信，于是其讹始正。然自民国以来，"麈"又为"麋"矣，亦鹿之掌故也。

第二章　科属

鹿，属脊椎动物，哺乳类，有胎盘类，有蹄类，反刍偶蹄类，鹿科。

第三章　产地

鹿茸东北四省皆产。凡茸要颜色红紫明润，顶圆如馒头形者方为上品。其色带黄黑，顶凹陷者为略次。《新疆杂记》云：麋鹿北疆皆产之。其角于小满节后至夏至，马兰开花时，则角根发痒，以头相触，角即脱落，堆于一处。猎者于深山中，往往有一获数百对者。脱角后，甫越五六日，新茸即生，此时最为贵重。盛产于拜城之额什克巴什山、汉腾格里山，若焉耆之纳喇特岭，俗称鹿圈，言其产鹿尤多也。以品质言，则以产于伊犁之果子沟者为最著，行销遍及内地。《羌海杂志》则云：鹿茸一种，天下盛称关东，其实制法以北产为良，品质亦不及西产之厚也。何心余君云：麋鹿皆山兽，凡大山多有此物。滇、蜀、闽、广及国外之暹逻、安南、南洋、英、荷各属，均有出产，顾不能与国产比。凡在纬度四十以上，气候严寒，其茸更壮而有力。南洋热带，多在纬线三五度之地，气候宜发，其茸力薄。市上出售之茸，各产皆有，不可不辨。其他如湖广桱县出者略次，海南丹山有无权枝者更次。外洋淡水处，出一种沙鹿，相传鲨鱼所化。其色枯白而大，权枝多而不能取茸，品为最下。他如福建、陕西、浙之衢州皆产，均能取茸，亦称道地。日本产者，曰"洋茸"，为下品矣，不入药用。

第四章　习性

鹿常栖息于西北山林中，善别良草，常食菖叶、鹿葱、白蒿、水芹、甘草、苍耳、茅苊、柏榉、橹栗之芽叶及树皮果实等植物。夏季潜入深山，至冬始出游山麓。性温润，多惊骇，善走，啼声甚悲，喜群居，分背而食。食则相呼，行则同族，居则环角向外以防患，卧则以口朝尾间，以通督脉。一牡可交百余牝，所谓聚麀也。春初羸瘦，入夏得菖蒲食之而肥。孕于仲秋，生于仲春。夏历六月而生，每胎一子。初生鼻旁有缺者是雄，雄者毛作黄色有白斑，有角；雌者无角，毛杂黄白色，无斑。鹿至六十年必怀璚[1]，则角下现有斑痕紫色，行则流涎，不复急走，故曰"鹿戴玉而角斑也"。《蠕范》云：鹿千岁色苍，一千五百岁色白，二千岁色玄。《陇蜀余闻》云：明正统十五年，泾县横溪获一白鹿，项有铜牌，上有镌刻，皆多漫灭，惟一"唐"字可辨。其在千年以上者无疑。鹿

之嗅觉甚敏锐，苟上风有猎犬及人，即能嗅得之，又能辨微声，故不易猎获。今之猎者，每当秋季，吹鹿笛以诱出而枪杀之。

第五章　形态

鹿为食草反刍的驯兽。体癯弱，四肢细长，前二趾踏地有蹄。尾短，头小，口吻尖，眼耳皆大，耳壳能转动。牡者有枝形角一对，牝者无之。毛色至夏赤褐，有淡色白斑，是谓"鹿斑"；至冬概成灰褐。体长四尺余。角不空，由皮肤下层即真皮所变化而发达者，初为瘤状，至紫褐色，蔽褐色密毛，是为鹿茸。当有血管，拊之甚温。迨鹿茸渐长，乃磨于树干脱去皮毛。比时其营养盛而血管破裂流血，乃见真角。鹿角原质与寻常各兽角不同。因牛羊等角有心，其原料与结成阿勒约门质相类。鹿角至夏至节候则脱，自第一年至第五年逐年加大；过第五年，则渐减少。当年初生者之茸角，头上只有两凸处。至第二年则生出无枝之角，第三年则角为叉形，第四年则角分两叉，第五年则角又为四叉，第六年则为五叉。以后各年之形，无大变化，惟逐年减少，至三四叉为止。其原质与骨大同小异。外成淡褐色，处处疣起，下盘断面有无数细孔，乃血脉穿过角质中隧。鹿茸乃鹿解角后新生含血之芽角，外被毛皮，内富血管，渐长则成毛角，再大则为鹿角。故云：宜如茄之小者，分歧巨大而不取也。此举茸生初久，形分大小而言，未可指为鹿之大小解也。凡具气血者，幼必嫩弱，老必衰

---

[1] 璚（qióng）：同"琼"。指赤色的玉，泛指美玉。

愈，惟壮健者则强。北地寒带产梅花鹿为最良。其毛呈茶褐色，有白星点；其茸灰白，含血质甚富，为补益上品。麋鹿之茸，皆当取于壮大者为贵。乃今以小而毛黄为鹿，大而毛青为麋，致购茸皆竞小者，其惑实甚。不知鹿之种类甚多，名亦各殊，且古书误解，亦复不少。当于种别一章，详为辨正。

第六章　种别

鹿之习性、形态已如上述。他如鹿之种类、茸之种类，及同类异种、同种异形，分述二类。

一、鹿之种类
甲、鹿类异种
（一）羌鹿

体小而轻健，肩高约二尺，体重约三十磅，毛角亦黄褐色，颇美丽。角小而形简，由前头骨所生之长骨轴支之，角上有毛。牡者角长三寸至四寸余，眼下有斜走之隆起二，上颚之犬牙甚发达，为防敌之用。叫声如狐，性怯弱，善驰。产于中国、日本、苏门答腊、爪哇、菲律宾等处。

（二）虞鹿

为鹿类中之最巨大者。长成之牡鹿，高达五尺半以上，体重约千磅。角叉分十二至十四，有时达二十叉，长达五尺。多栖于美洲落基山脉附近。能泳水，亦善驰。土人豢之，使曳橇或荷物，肉味颇美。

（三）赤鹿

体大如小马，皮毛冬夏异色。夏毛带赤褐色，冬毛带灰色。角为枝状，长成者之角长约三尺，有二十余尖，有时达四十余尖，当年之稚鹿无角。产子期

在六月间，每产不过二子，雏之背部及体旁有白斑。产于欧亚之北方。《寰中记》亦云：南山有赤鹿，足短而身大如牛……说亦颇详。

（四）麖鹿

体比赤鹿大，而强壮相等。毛色煤褐，眼上具黄褐斑纹。角有三叉，枝株向前弯而超过头顶，尖端为节式之分叉，沿其曲线而直寄之，长达四尺。

（五）黇鹿

形似赤鹿而略小，长成之牡，肩高约三尺，体重约二百磅。色毛概黄褐，或带赤褐，有明显之白斑纹，又有多数白线纹。至冬季毛色增灰，至夏则常带黑褐色。角之上部边平，或为掌状，无枝，略向前。性温润，经三年而长成，可饲养之为园囿中玩品。欧亚两洲皆产之。

（六）麆鹿

体小，形美，肩高二尺三寸许，体长三尺三寸许。角小，长约七寸至一寸七分，分三枝。全体色暗赤褐，毛粗，臀部近旁有白斑，无尾，眼之内眦无凹窝。常独居。产于欧洲之暖地，及亚洲各处。

（七）台鹿

体形似鹿，有斑点，产于台湾。程登瀛曰：台鹿另有一种形态似绵羊而大，毛短密，色灰白间黑、或褐赤，角长尺许，茸似北鹿，市肆有切片混充北茸者。但细辨其纤维较细腻，内部仅有小指大紫黑色松疏层，外围柔密坚实，包皮紧无痕。运销闽粤、江浙沿海各市，通称"羊茸""酒茸"，闽人名其"鹿"，曰"南鹿"，其产处曰"羊鹿"耳。

（八）岛鹿

形性略似台鹿，产于马来、菲律宾等处。

（九）驯鹿

产于亚、欧、美三洲之北极地。体躯大小随产地而异，大概栖地愈北者则较大。头短，颈下有长毛，四肢强健。第二、第五趾与第三、第四趾踏地。蹄广而分裂，踏雪而行，不致陷入。产于美洲者体最大。长大之牡，肩高达四尺许，重约四百磅。夏季毛色概暗褐，颈、鼻、腹及后肢皆白；至冬季毛拳缩，色淡带灰。牡牝皆有角，出胎数月即生。牡角大，长达五尺许，角基圆长，角顶扩大生枝，枝端扁平如锹。牝角较小，而分枝亦少。驯鹿原系野生，夏季出森林，游于出地；入秋，再返旧地。其去森林，为避蚊群之刺螫故也。至冬日积雪满地，善用其吻端、角蹄掘食雪下之地衣类。性易驯，北极近地土人豢之，为有用之家畜。皮可制衣及器具，乳可饮，肉可食，角可制膏。程登瀛云：原产西伯利亚，移植于北美诸地。角长多歧，末端扁平如仙人掌。身大如马，耐寒善走，能挽车于冰地行走，人畜之以任劳力。

（十）长颈鹿

形略似鹿，颈甚长故名。头顶至趾，高一丈七八尺，为动物中之最高者。头小眼大，鼻孔能开闭，耳壳小，唇长而薄。上颚无门牙及犬齿，但上下颚之白齿强大。舌细长，具钩曲力。牝牡皆有短角一对，牡者较长，不似鹿角之年年交脱。角形如截木，外被皮肤，尖端簇生短毛。头虽大，颈骨只有七节，与他兽同，颈上具短鬣。胸部小，四肢长，前肢尤长，肩高九尺，尾细长，尖端有丛毛。全体毛色橙赤，散列暗黑色之圆斑，腹及肢下色较淡。体长丈六乃至丈九，牝者较短。多产于非洲。性温顺，食草木之嫩芽。以四肢及颈俱长，亦适于食乔木之叶。步行甚速。

（十一）马鹿

《翼雅》云：晋楚有鹿似马，当解角时，与马无异，故名"马鹿"。

（十二）驼鹿

《埤雅》云：北狄有驼鹿极大，而色苍黄无斑，角大而有纹，坚莹如玉，茸亦可用。

（十三）天鹿

《瑞应图》云：天鹿，神兽也，状如牛，身披五色肉甲。方旭《虫荟》云："天鹿"或作"天禄[1]"。孟康《西域传》注云：符拔一角为天禄，两角为辟邪。伏似虎，正黄色，有髯，而尾有茸毛，大如牛。《蠕范》云：天鹿，野马也。一角如茸，青色，其肉落地，不沾泥沙，谓之灵兽。

（十四）灵鹿

《粤述》云：梧州火山，灵鹿三足。

（十五）两头鹿

《南中志》云：两头鹿产云南。一身两头，食毒草，又名"食毒鹿"。张华《博物志》名"荼首机"，出永昌郡。是两头鹿名也，似鹿两头；其胎中屎，以四月取之。段成式《杂俎》云：双头鹿名"耶希"。夷人谓鹿为"耶"，谓屎为"希"。按：《唐韵》"屎"字音"郗"，即以此义也。陈藏器以胎中屎敷恶疮及蛇虺毒。范晔《后汉书》云：云阳县有神鹿两头，能食毒草。《华阳国志》云：此鹿出云阳南郡熊舍山。《荆州记》云：式陵郡、云阳山、点苍山，产两头鹿。兽似鹿，前后有头，一头食，一头行，山人时或见之。

（十六）鲨鹿

《绎史纪余》云：鲨鹿，南海鲨鱼所化，其色较鹿稍赤。《本草明辨》云：外

---

[1]　禄：原作"碌"，据文义改。下同。

洋淡水处出鲨鹿，乃鲨鱼所变。其角曰"鱼角"，其色枯白，权枝最多，不能取茸，为次。

（十七）飞孩兽

《洞冥记》云：翕韩国献飞孩兽，似鹿，青色。帝以寒青之丝为绳系之。及死，挂于苑门。皮毛皆朽，而骨犹毒。人知其灵异，更以他绳系其足。明日往视，唯系处存，余皆飞去。

（十八）把杂尔

《坤舆外纪》云：渤泥产把杂尔，状似鹿，腹生一石，可疗百病，国王甚重之。方旭云：把杂尔，《八纮译史》作"把杂兰"，出西南大海中渤泥国。

（十九）玃如

《西北经》云：皋涂山有兽，曰"玃如"。状如鹿，而有四角，白尾，其前足如人手，而后足如马蹄。

（二十）夫诸

《中山经》云：敖岸山有兽，曰"夫诸"。状如白鹿，而四角。

（二十一）无损

《骈雅》云：豕头而牙，为"无损"。"《训纂》云：南方有兽，似鹿而豕头，有牙，善依人求五谷食之，名"无损"。

（二十二）角端

《广舆记》云：角端产鞑靼，角可为弓。《陇蜀余闻》云：角端产瓦屋山，能食虎豹，不伤人。《谈荟》云：角端，鹿形马毛，独角，角生鼻上，日行万八千里，能四夷之语。张尚瑗《石里杂识》云：国朝崇德二年，蒙古贡齐希特，能解人语，盖角端之属。然则元时所见，或亦齐希达乎。《元史》：元太祖至西印度，见角端能言。

乙、麋类异种

（一）麋

形态甚大，重一千四百磅，高约七尺，四肢较长，全体暗赤褐色，眼小，耳阔，颈有短鬣，胸部及喉下密生长毛，向下堕。牡体生后九月而生角，逐年增枝，枝短而粗，角之全部成锹形，从左右两旁向内部弯曲，其中央略成凹形。角之大者，重达七百两以上。按：麋角较鹿角大而且重，效力殊逊。每行深林中，必将其角向后横卧。故能不与树枝相抵触，而来去自如。此角极坚强，力能扑狼。颈极短，体又甚高，故不便俯首食地面杂草。常至丛林中，食树皮、树叶及嫩芽等。性怯弱，善孤立，不成群。驰走迅速，亦能游泳。夏日为防蝇类刺螫，则浸入池中，仅露头面。其蹄较大，故行软泥地及雪上，无倾陷之患。牝者每产常二子。肉可食。产西北各山林中，及俄国、挪威、瑞典，及美洲之北方。

《博物志》云：麋生南方，恒千百为群，食泽草。其践处成泥，名"麋畯"，种稻可收百倍。方旭云：状与鹿无异，但目下有两孔，能夜视，其毛带青黑色，牡者亦有两角，至夏至节解角。程登瀛曰：麋，苏门答腊、马来半岛各地皆产，尤以暹逻出产为最多。其形似鹿而大，较小于马，通称"牛鹿"。目有两孔，能夜视。黑夜间猎杀，须持虎目睛灯，现时多采用手电灯。发现时，骤用强烈之光线射照之，则立即回顾骇视，一霎那间，多能射中。俗谓其喜光，故以灯招引之。牝麋淡黄色，胸腹下赤白色，暹地通称为"山马"，殆指鹿为马，非森林中之野马也。牡者茶褐色，肩背上青黑，角长二尺许，由头骨中耸起，无角空套，亦于角基部转一环节，为年年换角之解脱关节。幼年角无歧，壮则分歧为三，下枝距环节寸许，向前起成钩形，末端分歧如叉。

（二）羆

《北山经》云：伦山有兽曰"羆"，状似麋，而窍在尾上，此与熊属之羆不同。

（三）婴胡

《东山经》云：尸胡山有兽，曰"婴胡"，状如麋而鱼目，鸣自呼。

（四）麈

《西域记》云：麈似麋而大，前昂后低。毛多而长，为裘甚暖。角扁而厚，为箸甚良，即"鹿箸"也。

丙、鹿形异兽

（一）麈

产于辽东宁古塔各地，系一种奇异之鹿类。头似鹿，角似牛，尾似驴，背似骆驼，从全体观之，无一所似，故北人呼为"四不像"。体大如牛，毛淡褐，背稍浓，腹渐淡。角质坚，扁平而阔，莹洁有纹理，表面有凸凹，角基甚厚。从干分二叉，一向后，一向外。向后者有并行之数小桠，直伸而出；向外者甚弯曲，末端复分歧。足颇大，蹄较小，体长除尾约七尺余，肩高约四尺。性似鹿，食植物，常慢走，驰驱时比马尤速。每年五月间产子，孕期八个月。稚兽毛色浓黄兼褐，有白色大斑。生后三个月，斑即消失。牡者生后二年，角始分叉，角至冬至时则脱落。或谓此兽为我国固有之动物也。

《地学杂志》云：额尔古纳河右岸，鄂伦春所使者，彼名曰"沃里恩"，吾国名曰"麈"，俗呼"四不像"。角有数歧，似鹿。蹄分两歧，似牛。身长，色灰似驴。头则似鹿非鹿，似牛非牛，宽额而长喙。毛甚丰，能负重百余斤，鄂伦春俄人驯畜之。用时以木击树或吹木器，

闻声即来，饲以苔。用毕则纵之去，即游行山中。《广舆记》云：麈产陕西终南山。《六书故》云：麈似鹿而大，长尾可为拂尘，解角于长节。《名苑》云：鹿之大者曰"麈"。群鹿随之，视其尾为准。其尾能辟尘，拂毡则不蛀。置茜帛中，能岁久红色不退云。

（二）麠

《正字通》云：鹿状似麠，但角不歧、毛不斑耳。《尔雅》谓"牛尾一角"，实误。

（三）麘

《说文》：麘，麞[1]也。《六书故》云：麘之脂黄，亦谓"黄羊"。《谈荟》云：麘无脂。《埤雅》则云：麘性怯，饮水见影即奔。《本草纲目》载云：麘秋冬居山，春夏居泽。其状似鹿而小，无角，毛黄黑色。牡者口外有两牙甚长，俗呼"牙麘"。白者曰"银麘"。孟诜曰[2]：麘肉八月至十一月可食，余日动气。

（四）方辉

《格致镜原》云：弦超入泰山，见一物似麘，而头似妇人，发髻簪珥悉具。归告琼智。琼智云："此方辉也。五百年一见，见者必寿。"后弦超果至二百余岁。

综观以上鹿类二十二种，麋类四种，鹿形异兽四种，计三十种。其间有同种同形者，有同形异种者。其角可以入药取茸者，只及六七种，录之以备鉴别者之参考耳。

二、茸之种类

鹿茸为国药之重要补品。本国产者，以北地寒带，气候严寒，在纬度四十以

---

① 麘：即"獐"的异体。
② 孟诜曰：此下引文出自《食疗本草》卷中《獐》。

上，其茸则壮而有力者为上品。山门亦多。其他如滇，如蜀，如闽，如粤，产品略次。如国外之暹逻、安南、南洋群岛、英荷各属地方，俱有出产。惟纬度多在三十五六之间，因气候宣发之关系，茸力因之而薄。市上出售之茸，麋、鹿有分，南北各产均有。茸之鉴别，非精于斯业者，不能猝辨也。何心余云，对于鹿茸考验甚博，鉴别綦精，爰记于下。

(一)北鹿茸

身圆，毛黄，分两叉，亦有三叉、四叉者。其叉之多者，因年而增至多五叉。盘以上至二寸分叉。若仅寸许外者，则非正路北鹿。正路者皮淡黄，带白淡黑者亦有之。顶圆而丰满，左右相朝。坐盘上珠点分明。门角窄，顶骨薄，肉如芦花色。功用取紫润圆短肥嫩者为佳。

(二)关东茸

身比北鹿肥壮，皮黄有光，毛白如芦花，身有纹透顶，深而且现。少血，顶无脚珠，肉紫青色，通身至合顶处有小孔，如木通形状。

(三)三姓茸

三姓茸，似鹿非鹿，似麋非麋。身之肥瘦，皆同北鹿。皮紫黑色，毛淡黄色，肉白而淡青，少血，顶角阔，顶骨厚。老嫩审其珠点之深浅。

(四)关西茸

身壮皮紫黑，代带纹浅，毛粗而白且绉，珠点凸起，多带黑色。头骨肚壮不长，附枝桠于正身之壮。顶尖有血，皮薄，内肉色赤而带黑。性松而不黏。

(五)家园茸

秃顶光头，皮黑带黄，珠盘极分明，其纹浅而不现。少血，顶肉色淡如枯骨，性硬，毛茸中带粗，瘦而不壮。

(六)云南茸

身长瘦弱，皮黄纹深，皮面如漆之光少毛。珠盘下有粗毛，土黄色，味咸，皮肉不相黏，肉松而不结实，其色如老糠。食之无益。

(七)闽茸

身如蕨，干炊之软如棉絮。皮色黑，肉多血色，切片有弦棱，方而不圆，如金狗脊之形。味香，食之亦有效力。宜于男子或老妪，少妇则恐碍胎。出建宁、台湾等处，所产不多。

(八)海南茸

海南琼州所产之茸。其身壮大，形体甚异。附枝多至四五枝，毛片细软如棉，其形不洁，毛色紫黑如艾绒带墨，顶上丰满，少血。

(九)安南茸

身壮而嫩，骨硬。皮作酱红，间带黑色。顶绉小，身材直而不屈。老则身瘦，皮转黑色。肉色白中有带黑处。皮薄，珠盘高，毛甚少，有之亦盘面上些少而已。其色淡黄，其骨色如腊玉。性温，味辛。

(十)暹逻茸

毛片、皮肉、其色皆同安南之茸。惟安南茸品，身材老而且粗，暹逻产则身壮较幼。其中亦有血顶者。切片之时，难分南北，因其色皆红。惟收贮三五日后，其色即退如蜡。北茸之色则始终不变。贵贱分别于此也。

(十一)仰光茸

身瘦长，毛黄粗，皮作黑黄色，顶少尖者，多结血顶。盘下大过盘面三分之一。肉色淡黄，皮薄，味微咸。有切开皮骨，脱而不连者。

(十二)西川茸

毛幼而黄，身瘦，附枝甚长，顶角带青，盘面即开叉，多连顶角。肉色同北麋，皮色微黄带黑。味甚深。

（十三）坤甸茸

皮黑而薄，毛黑黄而少，身直，肉色土白，味咸，纹深且长。血者亦有，少而不多。实胜越山口洋、末里洞等处所产。身皮毛色，皆不相上下。总之南洋各地所产之茸，身直多弯，皮色老而有光，纹深盘大，珠点凸起，身短而光少毛，重至斤者绝少，即有亦老而不堪用矣。

（十四）深水地茸

如高呧、吧实、宋卞、大年、大坤、万那、老蒲那、老哪各埠，概称深水地。所产之茸，身长者尺约五六，至二尺者，则百无一二。皮色如乌枣，毛带白黄，尽皆连盘渐落，并无单取茸尾者。身材同坤甸等处所产相仿。惟深水地之茸，其血顶如暹茸。味淡而气香，不能久贮，故多蛀。

（十五）麋茸

色系紫黑，有皮包之。皮上密生细毛，内具松疏层，含血甚多。其生长之速，动物界生物无能及者。新茸如蕈，三星期间能长至七寸，头即闭歧。肥大腻润，端圆踵满，毛细密，皮浅黑色。其肉则色似桃花，顶色似柿果者，曰"深山茸"，最佳之品也。节环低平，毛疏长瘦细而端尖者，曰"浅山茸"，品质次矣。按：茸之等次，乃因鹿麋老壮肥瘦而差异。至一个月，端已开叉，连板盘一寸以上，头部渐硬，毛渐脱落，名为"粗茸"。只剪取尖端下段为茸角。以后长度略足，色呈枯白，包皮坚硬，突起粟状颗粒，毛尚未尽脱者，则称"茸角"。稍为修饰，再使润泽，名为"毛角"矣。

第七章　采制

本章当分采取法及修治法，为两节。先述采制。

一、采取法

鹿为仙兽，其足甚捷，行走如飞，故猎者多苦之。每逐一鹿，须费数日追踪辛劳，方能获得。倘有遭遇，则迅即遣人四周堵击，而以首领之人，迎头猛击。并须预伏数人于丛草中，以俟击倒时，急持其角。否则鹿一经仆倒，而茸角自毁矣。必须先取其茸，然后毙鹿，使鹿茸之血不散。盖其力尽在血中也。故茸最难得不破，及不出血。以如紫茄者为上，名曰"茄子茸"。太嫩则血气不复，其力太少。太老则血液干枯，力气薄。惟长四五寸，形如分歧马鞍，茸段如玛瑙红玉，破之肌如朽木者最善。此关东野鹿猎获时取茸法也。

《羌海杂志》云：鹿茸虽以北产为良，然制法不及西产之精。西产之最上者，曰"旋茸"。其法得一生鹿，闭于栅，众围之呼噪。鹿性躁，惊惧奋掷足无停蹄。其体纯阳，两角更甚。约数小时后，其热度达于极点。择一有力者猝入栅内，以利刀砍断其首。用一长杆，约长丈余，上穿铁环，缀以八尺铁链，而以鹿角系于其端，极力摇而旋转之。甲力疲以乙易之，乙疲再易以甲……更迭互易旋转，不知其几千万转。使其精血灵活和匀，无孔不入，无窍不达。稍停则精血凝滞，易生微虫。精血不到之处，元气不足，非全材也。此西产之制法也。程登瀛君则云：凡鹿至解角时期，因爱护新茸碰撞，藤萝丛密之森林中，不敢栖息，乃群迁出浅山。故常被猎人、农人得而击毙，得茸辄售华商。或自以炭火焙而干之，烘焙须精。盖火过炎则有破裂流血之虞；过时不干，则又易招臭败。隔宿不焙，亦易腐臭。故纵有自死于山，亦无从拾得其茸。世称"倒山茸"，皆是烘焙不和时之臭茸。若误食之，遍身即发疮毒。凡嗅之而觉臭恶气者，切不可食。若以切片、酒加蒸晒，则非但无腐臭气味，更且无从识别其鲜与霉。

二、修治法

鲜茸修治

猎人取茸，连头骨劈下，隔宿即行臭腐，食之生毒疮。故活劈之茸，至家即制。制法以锅满注热水，将其头骨之上缚以树枝，制时持其茸，将茸浸入热水中，速运一周即出，少顷再入运一周，由此渐加。盖恐陡入沸水注时久，每致破裂也。待头骨内黑血外出，则火候即足，干之。《别录》云"阴干"，苏恭云：阴干百不收一。盖云不煮熟，不待阴干，即臭腐也。

干茸修治

雷敩以天灵盖制鹿茸，非特以害生人，并且祸及枯骨，造孽深矣。后世以酥涂于茸上，于烈火中灼之，候茸毛尽为度。英医合信氏云：鹿茸为峻补之药，因其中含阿摩尼亚[1]，其鹿茸之补力亦在阿摩尼亚也。盖阿摩尼亚得火则飞散，故服食鹿茸者，宜忌火切片浸服。若不知此理，以火煎服，或以火焙研末，则无功力矣。凡鹿茸取粉，先用利刀刮去毛，切薄片，纳近人身衣袋中，经人气蒸酥，研之易细，效力不失。

干茸修治之二

雷敩云：凡使鹿茸，用黄精自然汁，浸二日夜，漉出切片，微火焙干研末，免渴人也。又法，则以鹿茸切作片，每五两，用羊脂三两相拌，慢火炙，令内外黄脆，捣研末用。宗奭云：茸上毛先以酥薄涂匀，于烈焰中灼之，候毛焦，即离火取毛，使火不伤茸为要。

炳章按：鹿茸中含阿摩尼亚，峻补之功力，亦在阿摩尼亚。得火则飞去，即无功力。此在《化学实验新本草》已论之矣。上述火上炙焙之古法，亦应有变通改良之必要。庶几不失其固有之功力为要也。

附：鹿角煎胶法以备参考

取关东鹿角锯成寸段，洗净置锅中加水，用木柴火或木炭火煎熬三昼夜。锅中务使常沸，不可忽冷忽热，切忌半途停火。水如减少，宜加沸水，要令锅中之水无增减。至鹿角以指捏之成粉，去滓以布滤净。专熬其汁至稠厚，倾于盘中，待其凝结成胶，取出，刀切成块，令风处阴干，则成鹿角胶矣。《本经》名曰"白胶"。

炳章按：鹿角胶内，实含磷酸钙、炭酸钙[2]、胶质等原质。

第八章　成分

《化学实验新本草》谓鹿茸为峻补之药，因其内含阿摩尼亚。故峻补之功力，不在鹿茸，实在阿摩尼亚也。向少分析成分，惟《西药大成》有鹿角分析之成分，谓鹿角之原质与骨头大同小异，其所析得则中间含有：

直辣的尼[3]　二七分%

钙养磷养　五五、七〇五分%

钙养炭养　二一分%

但其直辣的尼质，在沸水中消化，

---

① 阿摩尼亚：即氨水（ammonia）。下文也作安母尼亚。

② 炭酸钙：即碳酸钙。

③ 直辣的尼：即 gelatine（明胶）的音译。尼，原误作"凡"，据下文与文义改。

较骨更易。如以干蒸之，则得不净之淡轻养四、炭养二〇。昔时名此质曰"鹿角酒"。故近时淡轻四养之特种盐类，虽俱不用鹿角取之，然完名则为鹿角酒也。如将鹿角烧之，所存之灰，几全为钙养磷养五也。又据《汉药实验谈》：鹿角之所含质成，有磷酸石灰、炭酸胶分，并软骨素等成质。

第九章　效用

本章分性味、效能、主治三例详述之。

一、性味

性温，而善流动，味甘微咸，而气微腥，无毒。升也，阳也。呈弱酸性之反应。

二、效能

为兴奋强壮剂，用以滋补神经病，益气养血，生精补脑，强筋健骨，壮肾填髓，益阴护阳。凡血弱则补，血凝能活。惟血弱有热者忌服。苟误服之，血因热而上溢，则丛生为吐血、衄血之现象矣。

三、主治

男子肾虚冷，腰痛脚膝乏力，夜梦鬼交，精溢自出，虚痢溺血，小便短数，散石淋痈肿，骨中热，疽疡，除寒热惊痫；妇人崩中漏血，赤白带下，破瘀血在腹，下气安胎；一切虚损，耳聋、目暗、眩晕、四肢酸软、腰膝疼痛、身体羸瘦、劳热洒洒如疟。凡肺病初期者，少用多服，甚著功效。如潮热气喘、自汗咳血、或干咳涩痰、两颧发赤、肝肾虚火已上腾者，切忌不可妄用。

附：麋茸

性温，味甘咸，无毒。滋阴益肾，补阴虚劳损，一切血病，筋骨疼痛，腰膝酸痛，肾虚带下，老人骨髓虚竭，丈夫冷气及风痛。

第十章　服法

鹿茸补精填髓之功效，虽甚伟大，然服食不善，则往往发生吐血、衄血、尿血、目赤、头晕、中风、昏厥等症。考其原因，如其人平时多阳旺液燥、贫血亏精、气血乏运，苟服食参、茸能用极微分量，长期久服，则能助气养血，有益无损。虽有余热，亦不为害。若阳虚阴燥之人，再行骤服大剂，反有助燥铄阴之弊。盖茸为骨血之精，通督脉，能上冲于脑，具上升之性，故如上述之病生焉。余每遇当用鹿茸之症，有一厘始，渐增至数分、数钱者，每获妥效。此即大虚缓补之义也。近有某富室，素吸鸦片，又多姬妾。不知烟、色两者销精铄髓，气血亦因之枯竭。阳越阴涸，百骸空虚，再妄服参、茸，欲藉以填精补髓，以助其欲。不知茸为精华，专注于上。因而周身败血，亦皆上迫于头。以致发生头痛、昏晕、卒厥，诸症迭现。西医所谓脑溢血者，实即《内经》所谓"气血迸走于上，则为大厥①"，俗云"中风"是也。夫以烟色亏败之身，精血枯竭之体，本已阴竭阳越，再以鹿茸行血上窜之峻补，是无异抱薪救火，不特于体无益，反致于事有害，安有不戕生伤命者耶？用茸者尤宜注意焉。

---

① 气血迸走于上则为大厥：《素问·调经论》作"血之与气，并走于上，则为大厥"。

第十一章　配伍

一、《证治要诀》

鹿茸酥炙，或用酒炙、鹿角胶化烊、鹿角霜阳起石煅、红酒淬、肉苁蓉酒浸、酸枣仁、柏子仁、炙黄芪，各一两，当归、黑附子炮、地黄九蒸九晒，各八钱，辰砂一钱。各为细末，酒糊丸梧子大，每空心温酒下五十丸。名"斑龙丸"，又名"茸珠丹"。

戴元礼谓："治诸虚眩晕，甚至屋转眼黑，或见物如飞，见一为二，用茸珠丹甚效。或用鹿茸四五分《本草述》作半两，无灰酒三盏，同煎去滓，再入麝香少许，温服亦效。"

二、《圣惠方》

用鹿茸二两去毛微炙酥，附子二两泡，去皮脐，盐花三分，为末，枣肉丸。每三十丸空心酒下。治久年心痛，及肾虚腰痛，行则伛偻等症。

三、《普济方》

嫩鹿茸一两去毛切片，山药末一两，绢袋裹，置酒坛中。浸七日开瓶，日饮三盏。将茸焙酥研末，作丸服。名"鹿茸酒"。治阳事虚萎，小便频数，面色无光。

四、《本事方》

鹿茸炙、菟丝子各一两，舶茴香半两，为末。以羊肾二对，去筋膜，酒煮烂，捣如泥，和丸梧子大，阴干。每服三五丸，温酒下，日三服。治阴虚腰痛，不能反侧。

五、《济生方》

鹿茸酒蒸、当归酒浸各一两，焙干为末，乌梅肉煮膏，捣丸如梧子大。每米饮服五十丸。治精血耗润、耳聋口渴、腰痛白浊、上燥下寒、不受峻补者。

六、《千金方》

鹿茸涂酥炙为末，每服一钱，酒下。治腰脊疼痛，及伤败者。

七、《郑氏家传方》

鹿茸一对，酥炙为末，每服二钱，温酒下。治小便频数。

八、《济生方》

鹿茸酥炙一两，为末，入麝香五分，以灯芯煮枣肉为丸，如梧子大。每日用空心米饮下三五十丸。治虚痢因血气衰弱者。

九、《普济方》

嫩鹿茸酥炙、肉苁蓉各一两，麝香五分，为末。陈白米饭为丸，梧子大。每米饮下五十丸。名香茸丸。治饮酒成泻，骨立不能食，但饮酒即泻等症。

十、《济生方》

鹿茸酒蒸、焙二两，金毛狗脊、白蔹各一两，为末。用艾煮醋，打糯米糊为丸。每温酒下五十丸，日二服。治室女白带，因冲任虚寒者。

十一、程登瀛方

茸角头醋磨，或研细调醋搽肿疡。治妇人乳痈、乳岩等症，确有特效。

十二、《和汉药考方》

鹿茸三两，附子四两，菟丝子五两，干地黄六两，巴戟、沉香各一两，加麝香钱半，为末，研糊烂，蜜为丸梧子大，名沉香鹿茸散。治真气不足，脚膝酸痛，四肢乏力，遗精盗汗，一切虚损，并宜服之。

十三、《和汉药考方》

鹿茸酥炙捣泥、五味子、当归各一两，熟地二两，右研细末，酒和丸梧子大。每服四五十丸，空心服，温酒送下。名

"四味鹿茸丸"。治肝肾督脉皆虚，咳嗽吐血，脉虚无力，上热下寒。

十四、《和汉药考方》

鹿茸、牡蛎、阿胶、桑螵蛸各等分，上为末，糯米糊为丸。治小便遗失。

第十二章　发明

鹿茸之功用已详上述。兹据个人之经验之所得，补精填髓之功效虽伟，然愈后往往发生他疾。而西医化学所得结果据云："鹿茸内含微生菌，大不宜于肉体，亦无若何功效可言。"然按鹿茸效能补精填髓则确有实据，性质与西医"以肉补肉、以血补血"之功相同。亦即《内经》所谓"精不足者，补之以味"是也。查比来市内药肆，以真茸价昂，率以洋茸赝品充售。其中杂质不无霉菌掺杂于内，故不第功效毫无，而尤易发生细菌等病。无怪乎西医疵鹿茸不能愈病，而尤不宜肉体之说，盖有犹来也。然西医虽斥其妄，惟不能精确辨别而贸然立论，似亦少见多怪为嫌耳。

陈修园加此。高阴朴曰：鹿茸为补血填精之淳品，人人知之。夫补血之品甚多，皆知其功而不知其弊。常见阳燥之人，骤用之，往往有助燥之象，其故何欤？因茸为骨血之精，而又上升于头，含上升之性，一但用之，必有不谐之处。如遇阴虚而阳盛者，尚不致于生燥；若遇阴虚而阳燥者，则阳亢之病作矣。余业医有年，每遇当用鹿茸之症，自一厘渐增至数分、数钱，每获妥效。亦即大虚缓补之义也。

邹润安曰：血与热搏，不为恶血痈肿犹可以性温者治之乎。岂知鹿角之自下而上，歧中出歧，两两相聚，灿然并列，绝似足三阴经也。夫脾、肝、肾，

联处中下，均主引精血上奉。其有脏气不咸，无以蒸腾精血，而或为留结，或至渗泄。若不用性温之药，何以使留者行，陷者举耶？纵使恶疮痈肿，邪恶气留血在阴中者，有挟热者，不妨以他物别治其热。鹿茸角则仍引其中未败之血，隶原统之经而上萦焉，以免诛罚无过之咎。至于折伤血瘀，或血脉不续而腰脊痛，或血脉留阻而少腹急痛者，正须此通其流行之路，而后病可已。惟其性温，是以能致气行；惟其气行，是以能动留血。故《别录》归结其功，而美之曰"益气"，无惭也已。凡兽血皆不能至角，惟鹿角则角中有血，是本能引血至上者。况茸乃当旧角才解，积血岔涌，将欲作角之时，逞其曳引之力正厚，取其推送之势方张，而下溜者转而上洪，馁怯者易而雄骏。斯不特漏下恶血可止，即惊悸寒热中且能为益其气强其志矣。齿为骨之余，与角为骨之余，则能生角者，不能转而生齿乎？《别录》所续"虚劳洒洒如疟"，正以扩充《本经》"惊痫寒热"之旨。见不但能益气强志已耳，就寒热洒洒如疟而羸瘦者，或兼有四肢酸疼，或兼有腰脊疼，或小便不固，或精自遗泄，或溺中有血；则此洒洒如疟者，不得徒以寒热视之，当知其精血不充、阴阳相贼害，宜建其作强之机，益其雄壮之势矣。其他主治，则犹角之所能，而此更加灵耳。故鹿茸所主漏下诸症，乃极虚不固者也。

孟诜云[①]：鹿茸不可以鼻嗅之，其中有小白虫，肉眼视之不可见，入人鼻中必为虫颡，药不及救也。据化验结果，亦云内含微生菌。大抵鹿茸之生小白虫的微生物，率多洋茸及陈而且久之劣货，

────────
① 孟诜云：此下引文出自《食疗本草》卷中《鹿》。

其中含有杂质，不无霉菌夹杂于内。间或有之，不能指为普通鹿茸皆如是也。

沈存中《笔谈补》云：今人以麋鹿茸作为一种者，误矣。或刺麋鹿之血以代茸，云茸亦血者，更大误矣。夫麋茸利补阴，鹿茸利补阳，须佐以他药则有功。凡含血气之动物，肉差易长，筋次之，骨最难长。故人自胚胎至于成人，须二十年，骨髓方坚。惟麋与鹿之二角，自生至坚，首尾无二月之久，大者至重二十余斤。一日夜中，须生长数两之多。凡骨之生长迅速，无逾于此也。虽草木之易于生长，亦不能及此。骨之至强者，所以能补骨血、坚阳道、益精髓也。且头为一身之元，诸阳之会，上钟于茸角，岂可与凡血为比哉！

时珍曰：鹿之茸角补阳，右肾精气不足者宜之；麋之茸角补阴，左肾血液不足者宜之。此乃千古之微秘。惜前人方法虽具，而义理未尽阐发，故论者纷纭。如《杨氏家藏方》治虚损有"二至丸"，两角并用。因其药性过温，止宜于阳虚、寒湿、血痹诸症，与左肾无与也。孙思邈《千金方》言"麋角丸"一百一十方，惟容成、子羔①所服者，特出众方之外，子羔服之羽化。今观其方，比二至丸似可常服云。

叶橘泉云：本品主治痈疡，血瘀疼痛，辟鬼恶、梦魇，及强骨髓，补阳道，绝伤等患。考古之所谓妇人梦与鬼交等证者，无非歇斯的列阿②、子宫神经衰弱病证也。又就谓脱精及阳道绝伤者，悉属男子性神经衰弱为患。本品成分内含磷酸钙、炭酸钙，为强壮神经特效剂。因具有提激精神、兴奋血行之力，故主血瘀、痈疡、肿毒疼痛。而有机钙类药物又能壮骨消炎，阻止炎性渗出。其呈强壮骨髓、滋养内脏、散热消肿等功效，似皆合于学理也。

塔斯社《莫斯科通讯》云：数千年来，中国医生恒以鹿茸斑鹿之充血幼角为名药。苏联医学界最近对此颇有兴趣。苏联皮毛狩猎学会乃接受著名科学家巴斯伦科之建议，对此药物作科学上之试验。巴氏业已自鹿角中取出一种最有效力之质素，名之曰"鹿茸精"。著名科学界与莫斯科医界人士正在证明此新质素之药力。经过分析之后，知鹿茸精中含多量之内分泌质。经临床之实验，此物有高度滋肾固元之药力，能增强心脏衰乏，能振奋肠胃衰弱，能镇定神经紊乱，复能加速摩擦受伤处之痊愈。于伤处已经传染或已发脓者，最为有效。对于妇科疾病，尤有特效。并有许多病者，用鹿茸精后，工作量及食量亦能增加。残废者服用后，则失其冷淡及神经紧张性。对某种肠胃病及硬化症均极有效。本年苏联各医院咸将广泛应用鹿茸精。现时沿海省、远东豢鹿场内有斑鹿万头，预计将于该地添设养鹿场两所，以畜养斑鹿云。

其他发明，宜参观前节"服法"一章，兹不具论。

炳按：鹿茸精自一九四七年鹿茸精更名为"鹿茸素"由苏联国立内分泌研究院监制，计分针剂及内服剂两种。每日只能服用数滴，似则药力甚大也。吾国药界墨守成法，不思改进，反不若外国对于中药年有改良。若不急起直追，天演淘汰，吾知不免矣。可胜慨哉！

完

民国十五年撰述
卅五年增订

---

① 容成子羔：孙思邈《备急千金要方·肾脏方》："容成子羔服而羽化。"容成，相传为黄帝大臣，发明历法。子羔，名高柴，孔子弟子，为孔门中最长寿者。

② 歇斯的列阿：歇斯底里（hysteria）的音译，即癔病。

附录：鹿茸参考书举要

《和汉药考》	《本草纲目》
《化学实验新本草》	《本事方》
《汉药实验谈》	《郑氏家传方》
《西药大成》	《济生方》
《羌海杂志》	《杨氏家藏方》
《地学杂志》	《千金方》
《新疆杂记》	《证治要诀》
《格致镜原》	《普济方》
《动物学大辞典》	《本草明辨》
《蠕范》	《绎史纪余》
《虫荟》	程登瀛《药物考》
何心余《谈茸》	《石里杂识》
《夷坚志》	《陇蜀余闻》
《尔雅》	《骈雅》
《埤雅》	《西域记》
《谈荟》	《华阳国志》
《说文》	段成式《杂俎》
《正字通》	《荆州记》
《竹叶亭杂志》	《名苑》
《说文校议》	《广舆纪》
《御制文集》	《山海经》
《粤述》	《坤舆外记》
《翼雅》	《洞冥记》
《瑞应图》	《后汉书》
《南中志》	《自然科词书》
《清异录》	《寰中记》
《药物图考》	《本经疏证》
陈修园《本草经读》	《广温热论》（何著）
《沈氏尊生书》	《济世良方》
《刘春冈方》	《康仁山方》
《医方简明》（徐友琴）	《中国医学大辞典》
《丸散真方汇录》（张相臣）	《药物学大辞典》
《本草经疏》	《本草乘雅》
《本草汇言》	《本草求真》
《本草述》	《本草崇原》
《侣山堂类辨》	《医学实在易》

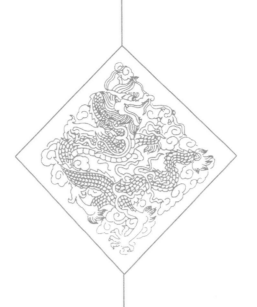

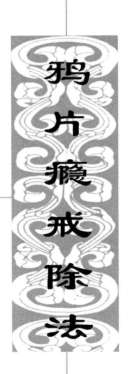

鸦片瘾戒除法

内容提要

　　《鸦片瘾戒除法》为曹炳章早期的代表作之一。曹氏有感于清代末年鸦片流行而政府屡禁不止之现象，著此书以警国人。全书分上、下两卷。卷上初编为鸦片流毒沿革史，二编为鸦片产地及其原质之作用；卷下三编为烟毒成瘾损脏腑原因之戒除法；四编为处方，包括林公戒烟方、新制戒烟十方、经验戒烟方汇录、戒烟简便方、西药戒烟方、戒烟主要药备考等。不仅用大量篇幅叙述历史事件，以唤醒世人之爱国心，而且以颇多文字叙述鸦片的现代研究、鉴别之法，以及市场调查结果等，并告诫时人警惕以毒易毒之戒烟药物，充分体现了作者的时代责任感，今日读之仍有警示意义。

绪　言

今天下有一毒物焉，害人甚于虎豹而无其爪牙，杀人多于戈矛而无其锋刃，非酒精之能发热而令人心醉，非女色之能悦目而令人意淫。噫嘻！此何物耶？非即我国人无富无贫、无贵无贱、无老无壮、无男无女，甘之如饴、毒之如砒之鸦片也耶！

功用始详于东壁，贩售首毒乎西夷。卧游管吸，烟癖以渐而深；炭炽灯燃，烟患乘虚而入。瘾轻者姑不论，第论夫瘾重者：其有面色青白、睡少神昏、怔忡恍惚、烦躁惊悸等症者，吾知其心受病也；其有目眩头疼、眼蒙流泪、筋骨麻木、步履艰难等症者，吾知其肝受病也；其有痰多胃弱、面黄肌瘦、口淡神倦、头重多眠、嗳噫痞膨、泄泻肠鸣等症者，吾知其脾受病也；其有咳嗽声低、背寒气喘、外感易侵、内伤尤剧、口燥咽干、便秘下血等症者，吾知其肺受病也；其有头晕气喘、耳鸣目暗、牙浮咽痛、腰酸腿软等症者，吾知其肾受病而阴亏也；其有寒痰哮吼、奔豚淋疝、胫寒膝冷、下元不固等症者，吾知其肾受病而阳弱也；其有强中消渴、胶潺①凝聚，诸般痛块、肠满郁积等症者，吾知其烟积为患，而受病于胃肠也。更有俾昼作夜，夜现昼伏，七分似鬼，三分似人，既颠倒乎晨昏，复暗竭其髓脑，脑部一伤，自然四肢百骸、五脏六腑无一不被其毒害。且也烽起一灯，蔓延于廿二行省②；金融万镒③，漏溢乎五洲各国。贫国在此，弱种在此，甚至败国亡家亦未始不在此！此爱国之士所以痛哭流涕而长太息者也。

幸今日吾国上下，洞明其害，群起而谋禁止之良策。其大要有三：一、要求外国之不再输入；二、严禁吾国之不准自种；三、强逼人民之毋许吸食。朝廷设禁烟大臣于京都，以亲王总其成，各行省则以封疆大吏分其责，复与英政府订十年灭尽之约。而一般热诚志士，或编为诗歌，或演成戏剧，类能曲尽其神情，作世人当头之棒喝。朝野一心，务扫除而廓清之，不已深切而著明乎！若吾国人民到今日而犹仇忘君国，

---

① 胶潺：指痰饮。潺，水流动缓慢的样子。
② 廿二行省：中国全境清末共辖二十二省。
③ 镒（yì）：古代重量单位，合二十两（一说二十四两）。

啸傲烟霞①，如饮狂泉②而逐臭③，如升厝火于积薪④，是真全无心肝，冥顽不灵者矣。

虽然戒除无病成瘾之鸦片易，戒除因病成瘾之鸦片难；戒除存心不吸、欲戒无方之鸦片易，戒除畏罪勿吸、惟恐生病之鸦片难。由前之说，是生理的作用；由后之说，是心理的作用。正惟心理的作用，故戒除鸦片瘾之法较生理的作用为尤难。何则？生理的作用，犹可以药物调剂之，补助之；心理的作用，其初非不立志戒除也，而或因起居之不适，或因饮食之内伤，或因情志之激刺，生理一有反常，遂疑虑戒除之为害，于是亲朋劝其吸，妻孥⑤慰其吸，即为父母者儿女情长，亦不得不听其暂吸。呜呼！人情莫不贪生而怕死，舍远而图近，苟能延一线之残喘，谁肯恪遵严论而视死如归乎？故强逼人民之毋许吸食，虽为近今切要之图，然非熟筹善良之策，精求完备之方，吾恐朝廷虽明禁之而难除，重税之而愈盛，欲收十年灭尽之效果，不亦戛戛乎其难哉！

同社⑥友曹君炳章素娴药业，博览医书，而于鸦片一物研究有年，特著《鸦片瘾戒除法》一书，以飨同胞。书成，嘱序于余，余忻忻然一一浏览之，见其于鸦片之源流患害，及其性状成分，与夫检查吗啡之法，皆简而明，约而赅，即禁烟行政，亦复网罗无遗。余尤喜其禁断之方、治疗之法或采自前哲，或取诸心得，其大旨以培元为主。体质虚热者，滋润以生其津液；体质虚寒者，甘温以补其元气。烟家易泄者，固肾为先；烟客多痰者，调中为要。心虚者，补血以交肾；肝虚者，缓中以和胃；脾虚者，建中以健运；肺虚者，清金以濡润；肾阴亏者，益其精髓；肾火弱者，壮其元阳。精心析理，纲举目张。吾国上下，得此书

① 烟霞：特指吸鸦片时喷出的烟团。
② 狂泉：传说中使人饮后发狂的泉水。
③ 逐臭：比喻嗜好怪僻。
④ 升厝（cuò）火于积薪：即积薪厝火。谓在柴堆之下置火。比喻隐伏着严重的危机。厝，安置。
⑤ 妻孥（nú）：妻子和儿女。
⑥ 社：指何廉臣等创组的绍兴医药研究社（后改名为绍兴医学会）。

而资参考，不独一般社会所便利，而禁烟行政尤足以资补助，此真二十世纪必不可缓之著作也。兹于其将出版也，特述其要略于简端，以告吾国之急于戒除鸦片者。

宣统三年四月望越医何炳元廉臣氏识于卧龙山麓之宣化坊

徐　序

凡人不可无专门学，尤不可无爱国心。心既诚，学既博，而后征今考古，可以立说而著书。昔黄帝之作方书也，登崆峒而问广成，适东岱而奉中黄，入金谷而咨滑子①，坐朝右而询岐伯，荟萃群说，手订一书，以疗民病，其学博，其心诚也。否则无一缕之热诚，何以惠一国之群黎②？何以垂百世之医范？盖黄帝为医学之鼻祖也久矣。春秋时得医学真传者，和缓③尚已。两汉三国魏晋六朝以来，而唐，而宋，而元，而明，名医辈出，类皆发明医理，成一家言，医林之书，汗牛充栋④，详哉其言之矣。时至今日，百病蜂起，中西医学已为竞争时代，而一二名家者流，非不欲著一书以疗民病，庸讵知当今之民病，孰有大于吸鸦片烟者乎？考鸦片一物，来自印度，一入中国，毒流四海。道咸同光⑤以来，丧师辱国，割地赔款，甚至国弱民贫，竟使我黄帝神明之胄⑥皆为病夫。假令黄帝有知，在天之灵，能无恫⑦乎？然则士夫之专心医学者，治当今瘾病，宜若何参考良法，以一扫其毒氛乎？而况圣主贤王叠颁谕旨，禁烟之令期限愈迫，精医之士尤当出其所学，笔之于书，以公同好，庶足为海内病夫药石言焉。余友曹君炳章，四明医学士也，与吾越贤士大夫游，居恒学，重专门，热心爱国，素有医疗民病之思想，且有医疗当今数百万病夫之思想，用是⑧检搜旧稿，编定一书，名曰《鸦片瘾戒除法》。余披览一过，见其学说之精确，考证之详明，搜罗丰富，抉择谨严，其注意尤在痛陈贫弱之原因，力挽富强之权利，则是书之婆

---

①　登崆峒……咨滑子：语本《抱朴子内篇·极言卷十三》。广成子、中黄子、滑子皆为传说中的仙人。

②　群黎：万民，百姓。

③　和缓：春秋时秦国良医和与缓的并称。

④　汗牛充栋：形容书籍极多。典出唐·柳宗元《陆文通墓表》："其为书，处则充栋宇，出则汗牛马。"

⑤　道咸同光：即道光、咸丰、同治、光绪年间，年间为1821—1908年。

⑥　胄：帝王或贵族的子孙。

⑦　恫（tōng）：悲痛，伤心。

⑧　用是：因此，所以。

心苦口，为病夫痛下针砭乎！为我国永塞漏卮①乎！抑为黄帝神明之胄大造幸福乎！《传》曰："仁人之言，其利溥哉②。"又曰："君子之言，信而有征③。"余于是书亦云。书既成，因乐而为之序。

宣统三年清和月④上澣⑤会稽⑥昂士徐承谟序于蠡城⑦许氏之恒仁堂

①　漏卮：亦作"漏厄"。原指一种有漏孔的盛酒器，比喻利权外溢的漏洞。
②　仁人之言其利溥哉：语出《左传·昭公三年》。溥，广大，丰厚。
③　君子之言信而有征：语出《左传·昭公八年》。信而有征，真实而有依据。
④　清和月：农历四月。
⑤　上澣：上旬。澣，同"浣"，洗浴。唐宋官员行旬休，即在官九日，休息一日，以行浣洗。因此以上澣、中澣、下澣指代每月的上旬、中旬、下旬。
⑥　会稽：古地名。原设郡治，包括以吴县（今苏州）为中心的江浙地区，后多指绍兴一带。
⑦　蠡城：指绍兴。原址为春秋越国都城，因范蠡而得名。

题　　辞

　　中国烟禁綦严，大部①颁行良方实少，我国民何以除其害而养其生？丞虽得戒烟方甚夥，而未曾亲身试验，不敢确信其效果，于吾心实耿耿焉。今得曹君编印之《鸦片瘾戒除法》，出而救世，俾同胞病废之身变为康强之体，从此与农工界谋生计，商学界竞事业，身体日臻于壮健，知识日进于文明，以之保种而御侮，何难之有？伟哉是书！诚可为救苦之宝筏，醒世之洪钟也。行见是编一出，闻风争购者，定当洛阳纸贵，奚啻华佗复生，颂声四起，不特为曹君贺，且为我同胞庆也。爰乐志数语，以告热心禁烟之君子。

　　　　　宣统三年清和月下澣姚江②友丞徐犹程谨志

---

　　① 大部：中央官署中无隶属关系的低级部门对较高级主管部的称呼。
　　② 姚江：又称余姚江，主要经流于宁波境内。此处为宁波的代称。

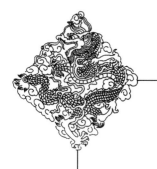

惠诗四绝照录

四明有客舍蠡城，橘井风生妙手春。
脉理功深金鉴朗，千秋扁鹊有传人。

读君著述极精神，炯戒昭垂皓月明。
磊落英多名士概，清谈片刻见天真。

鸦片从来染习深，知君考古又征今。
生民倘得除烟毒，共体名医救苦心。

山阴道上晤先生，子建才高仰盛名。
随写词章三二句，他年旧雨最关情。

　　曹君炳章先生，来自四明，为医学中之大手笔，风雅士也。居恒手不释卷，暇则与诸名士讨论古今，以故登门者众，仿佛山阴道上，有应接不暇①之势。一日晤谈，出戒烟编辑见示，快读一过，窃念先生一片热诚，以仁济之心，为公益之举。凡我同胞，倘扫尽烟霞，破除积习，未始非先生之厚德焉。爰录拙句数首，敢请喝政②。

辛亥春日山阴光璨马苕夫求是草

---

　　①　应接不暇：典出南朝宋刘义庆《世说新语·言语》："从山阴道上行，山川自相应发，使人应接不暇。"山阴，古县名，位于今绍兴市内，属会稽郡。山阴道，在会稽城西南郊外，风景优美。

　　②　喝政：大声纠正。政，匡正，改正。

自　序

　　鸦片一物，环球各国无不视为害人毒物，限制入口，而我国岁纳巨额，设关征税，数十年来，已浸淫殆遍，国因此贫，民因此弱。幸我德宗景皇帝①，深明贫弱之由，振新百度，锐意图强，毅然下诏，期以十年断净。

　　皇上又克承先志，复缩短年限，特定新刑律，凡栽种、贩运、售卖、吸食，无不定以严刑。恭读《钦定宪政筹备清单》，内载宣统二年颁布新刑律，业于宣统二年十二月十七日由宪政编查馆具奏，奉旨依议钦此。是宣统三年腊月即为鸦片禁绝之期，万无疑义。又查《新刑律》二十一章，第二百六十条内载：凡制造鸦片烟，或贩卖，或意图贩卖而私藏，或自外国贩运者，处以三等至五等有期徒刑云云。又读《禁烟办法章程》，第六条：官制方药，以便医治。戒烟良方流传甚多，应由各省选派精通医学之医生，研究戒烟药品，期于各该处水土相合者，酌定数方，制备丸药。又读《稽核禁烟章程》，第七章第十三条：各省应通饬地方官设立戒烟官局，如有医学精通之人，于部颁戒烟药方外，发明戒烟良药者，应将其方药申由该省督抚，咨送民政部查验等因云云。仰见我皇上保卫群伦，俾薄海②臣民共登仁寿之域，意深旨远，已觉无微不至。凡士大夫曾习岐黄者，当各出所学，探本穷源，制方备药，以广皇仁，而苏民困，此其时矣！炳目睹时艰，久欲广集群言，参以管见，撰《鸦片瘾戒除法》一书，因尔时非社会所急，故刊行之志蓄而未发，藏诸箧中，已三四年矣。今以运会既开，禁令愈迫，而不能不慨然于心焉。查现行戒烟之药，非用吗啡，即用麻醉剧药，或暂时止瘾，而毒根难除，或吞服未终，而百病丛生。目睹近年因戒烟而毙命者，实指不胜屈③，以一人之力，安得普救众生？审时度势，此书实刻不容缓者也。爰是重理旧稿，略加增订，分为四编。初编九章：曰《鸦片历史及沿革》，曰《烧烟酿边衅》，曰《割地偿赔款》，曰《抽税之延祸》，曰

---

① 德宗景皇帝：即光绪帝。
② 薄海：语本《尚书·益稷》"外薄四海"。薄，迫近，接近。
③ 指不胜屈：屈着手指头也数不完。形容数目众多，不可胜数。

《漏卮之巨耗》，曰《近年禁烟之发达》，曰《新定法律之森严》。我国第一国耻史，其在斯乎！使吸鸦片者读之知所痛恨，各存疾烟如仇之心，即无不痛定思戒矣。二编六章：曰《鸦片产地及种类》，曰《鸦片含质之成分》，曰《吗啡对于试验药之反应》，曰《鸦片关于生理病理之诸作用》。三编九章：曰《吸烟成瘾之理由》，曰《因病成瘾之原因》，曰《烟瘾与全体之关系》，曰《烟毒害生理之现状》，曰《烟瘾之常病》，曰《瘾病之鉴别》，曰《瘾病诊断之种种》，曰《烟瘾体质之鉴别》，曰《戒烟药有无吗啡之分析》。四编处方：曰《林公戒烟方》，曰《新制戒烟十方》，曰《经验戒烟方汇录》，曰《戒烟简便方》，曰《西药戒烟方备考》，曰《戒烟主要药备考之诸要目》。详加注释，付之剞劂，公诸同胞，使之家喻户晓，未戒者流览而便得良方，已戒者博考而更求精意。尤愿观是书者，痛陈贫弱之原因，扫除鸩毒，务绝其根株，父诏其子，兄勉其弟，则庶几自家而国、而天下，咸离愁云之苦海，共登化日之春台①，黑暗之世界或一变为光明之世界，则是书关于强种保国，补救漏卮，岂浅尠②哉？书既成，因述其缘起于简端，是否有当，敢质之博雅诸君，以匡余之不逮，则余幸甚。

宣统三年三月中旬四明曹炳章赤电氏自识

---

① 春台：古时春天登高眺望览胜之处。

② 尠（xiǎn）：同"鲜"，少。

鸦片瘾戒除法目录

初编　鸦片流毒沿革史 …………… 386
　第一章　鸦片上古之沿革 ……… 386
　第二章　禁烟期之历史 ………… 388
　第三章　烧烟酿边衅之历史 …… 390
　第四章　禁烟战斗之国耻 ……… 392
　第五章　禁烟近年之发达史 …… 394
　第六章　宣统四年关于吸烟种烟
　　　　　运烟实行刑律之条文 … 396
　第七章　鸦片抽厘之沿革 ……… 399
　第八章　鸦片漏卮之巨耗 ……… 401
　第九章　结论 …………………… 403
二编　鸦片产地及其原质之作用 … 404
　第一章　鸦片名称与产地之
　　　　　种类 …………………… 404
　第二章　鸦片成分之分析 ……… 405
　第三章　鸦片中美干渤酸吗啡
　　　　　之核取法 ……………… 406
　第四章　吗啡对于试验药之反应
　　　　　………………………… 407
　第五章　鸦片之生理作用 ……… 410
　第六章　鸦片之病理作用 ……… 411

三编　烟毒成瘾损脏腑原因之
　　　戒除法 …………………… 414
　第一章　吸烟成瘾之理由 ……… 414
　第二章　因病吸烟成瘾之原因 … 414
　第三章　成瘾损全体之形状 …… 415
　第四章　烟毒损生理之现状 …… 415
　第五章　瘾者常病之关系 ……… 416
　第六章　瘾者病状之鉴别 ……… 417
　第七章　瘾病诊断之鉴别 ……… 418
　第八章　烟瘾体质之鉴别 ……… 418
　第九章　戒烟最宜注意之种种 … 420
　第十章　戒烟药中吗啡有无之
　　　　　鉴别 …………………… 422
四编　处方 ……………………… 429
　第一章　林文忠公之戒烟方 …… 429
　第二章　新制戒烟药之十方 …… 431
　第三章　经验戒烟方汇录 ……… 435
　第四章　戒烟简便方 …………… 437
　第五章　西药戒烟方备考 ……… 439
　第六章　戒烟主要药备考 ……… 440

初编 鸦片流毒沿革史

第一章 鸦片上古之沿革

鸦片何时始入中国？从何国运入中原？父老相传，则皆云百年前从英国运来。然上古之世，印度、波斯早有此物。吾国人知有鸦片烟者，则自唐代始。考唐人所译天竺之《毗耶那杂事律》一书有云：王城婴病，吸药疗损。又云：诸苾刍①白佛，有病者，听吸烟。佛言以两碗相合，底上穿孔，中着火置药，以铁管长十二指置孔吸。用毕，用小袋盛挂杙笐竿②，复用时置火中，烧以取净。不应用竹，不应水洗。观此则印度古时吸鸦片，已为疗病之药。又据赫德③一八八八年黄皮书④载，中国自种鸦片，实在欧洲运进之先。又赫智所著《中国及东方罗马书》第二百七十八页，谓鸦片先是作为药料带至中国者，始于西历六百六十七年前即中国唐永徽三十年以前。爱狄生博士所著之《莺粟⑤考》尤为详尽，兹录其大要如下：（一）鸦片之名首见于古书者，在西历前五世纪医学元祖希巴拉第⑥所言，其字得从希腊者也。（二）维琦儿⑦称鸦片为兰馨，兰馨即睡药之意。维琦儿以兰馨与西利司神⑧同言，言西利司手执莺粟花也。（三）（四）略。（五）在西历纪元后七百六十三年在中国唐代广德八年，阿拉伯人始以所种之莺粟售与中国，是为鸦片入中国之始，以前则华人无知之者。阿拉伯医生最着意其所种植，因其叶似稷，故

呼之为密蒙。（六）西历九百七十年时在宋代兴国六年，中国始种莺粟。《云南通志》谓：永昌一府所产尤多。（七）西历一千六百年即中国明万历二十六年，鸦片之名始见于药书中。有二名：一曰阿片，一曰鸦片，其字义均从波斯得来。其时不过用为药料，不知吸其汁也。（八）明季时由斐利滨⑨传来吸食鸦片与淡巴菰⑩之法。淡巴菰，华人所谓烟草是也。（九）一千六百廿八年即明天启七年⑪，医生常以鸦片

---

① 苾刍：佛教用语，男子出家受具足戒者的通称，亦作"比丘"。女性则称"苾刍尼"或"比丘尼"。

② 杙笐（yìhàng）竿：桩子或架子。杙，木桩。笐，衣架。

③ 赫德：即罗伯特·赫德（Robert·Hart，1835—1911），英国人。1854年来中国，1861年起担任大清海关总税务司，掌控中国海关近50年，任内创建了一整套严格的海关管理制度，被清廷视为客卿。

④ 黄皮书：此指旧中国与法国等政府发表的重要报告书，习惯使用黄色封皮，故名。

⑤ 莺粟：即罂粟。其果实为制取鸦片的主要原料。

⑥ 希巴拉第：即希波克拉底（前460—前370），古希腊医师，西方医学的奠基人，被尊为"医学之父"。

⑦ 维琦儿：即维吉尔（前70—前19），古罗马著名诗人。

⑧ 西利司神：即希腊神话中的睡眠之神Hypnos，现译修普诺斯或许普诺斯。其居处种植着大量罂粟，亦有手执罂粟花的形象。

⑨ 斐利滨：即菲律宾。

⑩ 淡巴菰：即烟草（tobacco）。

⑪ 明天启七年：此处细节有误。天启七年为1627年，该年八月天启皇帝驾崩；1628年为崇祯元年。

与烟草及信石①参用为药料。其时已有谕旨，禁止吸食淡巴菰与鸦片。按：时英王干姆司②未几即发行其反对意见书。又台湾岛民教中国人吸食鸦片，从中渔利，未几此恶习传至厦门，该处风俗由此败坏云云。考明人所著书，如王玉海之《续绀珠集》记郑和之徒自西洋携回碗药，当时中国中贵者多嗜之，其价与黄金等。当时鸦片难得，故价贵耳。盖碗药、乌香、鸦片本同为一物。故李时珍《本草纲目·谷类》所收，又称之为阿芙蓉。且更有"合浦融"名目，说者谓当年此物多由广东合浦人输入，因有斯称，故李特取音似之阿芙蓉以改易。又王氏《医林集要》③亦言阿芙蓉为天方红莺粟之汁，是则当年此物已列药品。又按明人徐伯龄④《蟫精隽》所述，言成化癸卯⑤令中贵出而收买鸦片烟，烟价太昂。则当时已知波斯、印度所称原名之音，而直称为阿片矣。又按邹流绮⑥《启祯野乘》，记神宗⑦十八年不视朝，为中乌香之毒。而许熙重《神宗大事纪要》亦云：帝之倦于正朔，多年不见臣工，实为奸臣毒药所盅。由是以观，固可以言吸烟之法成于佛，《纪要》所记最先成大瘾之人尤为帝王，宜乎我国人皆珍视之，而嗜之者众也。又考《大明会典》亦载：暹逻、爪哇⑧、榜葛剌⑨贡物俱有乌香。又明四译馆⑩同文堂《外国来文》八册，有暹逻贡表，那侃王名所贡，有鸦片一百斤。据《海东腞语》⑪言：咬留巴⑫、吕宋⑬、爪哇吸鸦片之法，以竹为管，围八九分，中实棕丝头发，侧开空，以黄泥做成葫芦，空其中，以火烧之。是吾国吸鸦片烟之法或即仿效于此。或言：乾隆中粤东有富室妇人，少年丧夫，因出家为尼，其母家为筑庵以居之，郁郁数十年，两腿麻木如疯，不能起坐。母家悯其孤苦，

因多方以娱之。家固世族，亲交多豪富，时有某者六十三行中人⑭，偶赠以西人手执竹制油棍一枝、花露水瓶一个、玻璃小罩灯一具、鸦片膏一盒，系彼时用作药者。其人日夕无事，常燃灯于帐中为戏玩，偶拔簪挑鸦片膏置灯火上，辄发泡甚大，尼见其可喜，因常以为玩。一日偶取瓶棍玩弄，忽误将棍木插瓶，辄执棍挑瓶，摇之为戏，不意瓶触木，适穿一孔，因烧鸦片膏于泥穿处，忽闻香气刺鼻，彼时烟气浓厚，香味十倍，遂戏就灯以吸旱烟法吸之，觉烟入腹中，异常舒泰。吸竟，欲稍转侧，则两腿忽

---

① 信石：即砒霜。因产于信州（今江西上饶）而得名。

② 英王干姆司：指英国国王詹姆士一世（James Ⅰ），1603—1625 年在位。此处细节可能有误，崇祯年间（1628—1644），在位英王为查理一世（Charles Ⅰ）。

③ 医林集要：又名《医林类证集要》，共十卷，明代医家王玺撰，成书于1482年，1515年刊行。

④ 徐伯龄：字延之，自号籫冠生。明代学者。其主要著作为《蟫精隽》，内容多为记录和评述当时的词人词作。

⑤ 成化癸卯：明宪宗成化十九年（1483）。

⑥ 邹流绮：邹漪，流绮，字明末遗民，无锡人。编撰有《启祯野乘二集》《明季遗闻》等书。

⑦ 神宗：即明神宗万历皇帝朱翊钧，1573—1620 年在位。

⑧ 爪哇：古国名。其境主要在今位于印度尼西亚的爪哇岛一带。

⑨ 榜葛剌：古国名。又译鹏茄罗。原东印度地区，今位于孟加拉国。郑和下西洋时曾多次访问。

⑩ 四译馆：明代设立的翻译机构，原名四夷馆，清代改称四译馆。

⑪ 海东腞语：清乾隆时期台湾地方风物志书《小琉球漫志》的一部分，朱仕玠著。该书共包括《泛海纪程》《海东纪胜》《瀛涯渔唱》《海东腞语》《海东月令》《下淡水社寄语》六编十卷。

⑫ 咬留巴：今雅加达。

⑬ 吕宋：古国名，位于今菲律宾吕宋岛。

⑭ 六十三行中人："六"疑衍，当为"十三行中人"，指从事外贸的商人。十三行，鸦片战争前广州港口官府特许经营对外贸易的商行之总称。

如常，遂蘧然起坐，前患若失。次日病如故，又试吸之，则立时能起。因遂日日吸之，且出诣亲里，咸讶其病愈之奇，询其故，以实对，人怪之。戚里中有病气喘及肝气、胃气者，仿试服之，无不立愈。于是人知鸦片作药之灵效，一时且传遍海内。然此不过等诸涂①说，未可据为信史也。

第二章　禁烟期之历史

考禁烟之令，非始于乾嘉间。观爱狄孙②博士所著之《莺粟考》云：明纪天启七年，其时已有上谕，禁止吸食淡巴菰及鸦片。时英皇干姆司未几即发行其反对意见书云云。

国朝雍正六年，复有上谕，已第二次申禁。议定售卖鸦片及开设烟寮③，其惩儆之例如下：一、售卖鸦片者，枷号边瘴充军；二、开设烟寮者，监禁数月，后处绞刑；三、官员容隐包庇者，流一千里；四、吸食鸦片之人，俟其戒绝之后，准予释放。自此后吸食鸦片，已为禁例，其罪与窃盗诈伪同科。然其法律不能实行，皆缘外官受贿蒙混故耳。偶读《朱批谕旨》，得一事，可为外官受贿之据。雍正七年，福建巡抚刘世明奏请：漳州府知府李国治，拿得行户④陈远私贩鸦片三十四斤，业经拟以军罪，及臣提案亲讯，则据陈远供称，鸦片原为药材，与害人之鸦片烟并非同物，当传药商认验，金称此系药材，为治痢必需之品，并不能害人，惟加入烟草同熬，始成鸦片烟。李国治妄以鸦片为鸦片烟，甚属乖谬，应照故入人罪例，具本题参云云。阅之不禁失笑，执今日之人，而语以鸦片非鸦片烟，虽三尺童子，犹哂其妄，而当时刘世明敢以此语欺谩于圣主之前，

诚以当时吸食者绝少，尚不识鸦片为何物耳。至乾隆三十一年，进口土数大增，年达一千箱之数，均称为洋药。以后年盛一年，其贸易在葡萄牙人之手。至乾隆三十七年，印度孟买为人所胜，土产落于一私商之手。至乾隆四十五年，始归东印度公司专卖。至乾隆四十七年，即第三次上谕，禁种之后六十年，英国遣专使至中国，其时吸食鸦片之风愈盛，即督抚⑤亦多犯此禁，与民人无异。至乾隆五十四年，京师、各省会烟寮随处即是，政府亦留意及之。

嘉庆四年，又有第四次上谕，不准轮船转运烟土，然私土夹带来者仍多。至嘉庆十五年，又下第五次上谕云：庆桂等奏，据广宁门巡役人等盘获杨姓身藏鸦片烟六盒，请交刑部审办一折。鸦片烟性最酷烈，食此者能骤长精神，恣其所欲，久之遂致戕贼躯命，大为风俗人心之害，本干例禁。该犯杨姓，胆敢携带进城，实属藐法，着即交刑部严审办理。惟此项鸦片，近闻购食者颇多，奸商谋利贩卖，接踵而来。崇文门专理税务，仅于所属口岸地方稽察，恐尚未能周到，仍着步军统领、五城御史于各门随时严密访查，一有缉获，即当按律惩治，并将其烟物毁弃。至闽广出产之地，并着该督抚关差查禁，断其来源，毋得视为具文⑥，任其偷漏云云。

嘉庆十八年，申禁私贩鸦片烟，定官民吸食者罪。

---

① 涂：同"途"。

② 爱狄孙：即前文"爱狄生"的不同音译。

③ 烟寮（liáo）：鸦片馆。寮，小屋。

④ 行户：商行。

⑤ 督抚：总督和巡抚的并称。明清两代最高地方官，兼理军政、刑狱。

⑥ 具文：徒有形式而无实际作用的空文。

嘉庆二十年正月，谕蒋攸铦等奏酌定《查禁鸦片烟章程》，请于西洋货船到澳门时先行查验，并明立赏罚，使地方知所惩劝等语。又云粤省行销鸦片烟，积弊已久，地方官皆有失察处分，恐伊等瞻顾因循，查拿不力，嗣后有查拿鸦片烟之案，除地方委员等查明有得规故纵情事，应严参办理外，其仅止失察者，竟当概行宽免处分。至所请获贩烟斤，自二百斤至五千斤以上，分别纪录加级及送部引见，并军民人等拿获奖赏，以及诬良治罪之处，俱着照该督所请行云云。自是入口鸦片仍不绝，率由偷漏而来，初入澳门，寻入黄浦。至道光纪元，岁销至万箱之多，乃重申禁令：凡洋舶至粤者，须先由行商出具并无夹带鸦片甘结①，始准开舱；如违例夹带，事发加倍治罪。虽然，法立弊生，害仍未绝。是时鸦片趸船②尽徙匿于零丁洋，其水路八达四通，闽浙天津之商船咸就此私行贸易，廷寄交粤督阮元查办，而趸船又移匿急水门、金星门等地，每岁竟销至数万箱，然当时亦未尝不严行查禁也。

道光三年八月，谕曰：本日吏兵二部奏请酌定《失察鸦片烟条例》。鸦片烟一项，流毒甚炽，总由地方官查拿不力所致。向来地方官止有严参贿纵之例，并无议处失察之条，且止查禁海口洋船，而于民间私熬鸦片未经议及，条例尚未周备。嗣后如有洋船夹带鸦片烟进口，并奸民私种莺粟，煮熬烟膏，开设烟馆，文职、地方官及巡查委员如能自行拿获究办，免其议处。其有得规故纵者，仍照旧例革职。若只系失于觉察，按其烟斤多寡：一百斤以上者，该管大员罚俸一年；一千斤以上者，降一级留任；五千斤以上者，降一级调用。武职失察处分亦照文职划一办理。其文武官拿获鸦

片，议叙③均着照旧例行止。滇省迤西迤东一带，将莺粟熬为鸦片，必须严为禁止。着督抚严饬地方官，晓谕居民，不准私种莺粟，以净根株云云。

道光十年十二月，谕曰：鸦片流行内地，吸者日众，鬻者愈多，几与火烟相等，耗财伤人，日甚一日。皆由番舶装载鸦片，驶至厦门等处附近关津停泊。或勾通书差，暗中抽税，包庇进关；或巡哨兵役，游弋往来，私为奸人夹带，代为发贩；或得规容隐，任听番舶分销各省，商船载往各处售卖。行销之路既多，来者日众，该兵丁等且藉以抽分吸，用贱价留买。南北各省情形如出一辙，较洋钱之害为尤甚。若不究明弊源，严行查禁，不特徒滋纷扰，转使作奸犯科之辈益复无所顾忌。前因内地间有夷钱安南、暹逻、日本等国搀杂行使，虽经降旨饬禁，然尚不似洋钱指欧美诸国行使之多，折耗之甚。至鸦片烟泥，则又以外洋之腐秽，潜耗内地之银两。昨据李鸿宾等密陈英吉利请改贸易章程，折内亦经筹议及此。该督通达治体，深悉积弊，必须如何拿办，截其来路，如何禁其分销，期于言出法随，不至徒为文告故事，有名无实，方为妥善云云。

道光十一年四月，谕曰：李鸿宾等奏请杜绝鸦片烟土，以净根株，勿令流入内地，以除后患。该督等若能尽心尽力，除中原一大害，厥功不少矣！勉益加勉。

道光十四年四月，谕曰：有人奏英

① 甘结：旧时交给官府的一种画押字据。多为保证某事，并声明不尔则甘愿受罚。

② 趸(dǔn)船：大型驳船。亦专指驳运、贩卖鸦片的船。

③ 议叙：清制对考绩优异的官员，交部核议，奏请给予加级、记录等奖励，谓之"议叙"。

吉利国大舶，终岁在零丁洋及大屿山等处停泊，名曰趸船，又贩鸦片烟者，一入老万山，先以三板驳艇赴趸船，然后入口，凭单交土。其快艇名曰快蟹，亦名扒龙，炮械毕具，每艇壮士百数十人，行驶如飞，兵船追拿不及。各洋呢羽等货，税科较重，亦多有趸船私行售买等语。海防例禁綦严，岂容售私漏税？且鸦片烟毒流内地，叠经降旨严行饬禁，自应实力查拿，务使根株净尽。若如所奏，趸船之盘踞不归，快蟹之飞行递送，灌输内地，愈禁愈多，各项货物恃有趸船售私，纹银之出洋、关税之偷漏未必不由于此。着该督等设法，即将趸船驱逐，快蟹严查拿获，勿任仍前停泊，致启售私漏税等弊。如或驱此泊彼，巧为避匿，即责成巡哨水师，认真巡缉，从严惩办，勿得稍有讳饰云云。然虽如此禁令森严，而官吏仍故事因循，民间吸食之风亦日盛一日也。迄道光十六年，太常寺卿许乃济以禁愈严而吸愈多，请仍前制，照药材征税。廷旨交疆臣会议，而一时九卿台谏，谓其有伤政体，议而不行，疆臣覆奏，亦率请严定贩卖吸食罪。故越二年，遂有派重臣赴粤，查办鸦片之事。

第三章　烧烟酿边衅之历史

道光十八年四月，鸿胪寺卿黄爵滋奏请将鸦片从严查禁，严吸食之罪名，定保甲之连坐。有旨饬部严定禁例，特派苏抚林则徐驰往广东，会同粤督邓廷桢查办。

道光十九年正月二十五日，钦差大臣林则徐抵粤省，当与总督邓、粤抚宪怡[1]会同商办，调查伶仃洋等趸船，当将应办情形入奏。二月初四日，奉上谕：上略。查尔等现泊伶仃洋之趸船存有鸦片数万箱，意欲私行售卖，独不思海口如此严拿，岂复有人敢为护送？而各省亦皆严拿，更有何处敢为销售？此时鸦片禁止不行，人人知为鸩毒，何苦贮在夷趸，久停大洋，不独任费工资，恐风火更不可测也。合行谕饬，谕到该夷商等，速即遵照，将趸船鸦片尽数缴官，由洋商查明何人名下，缴出若干箱，统共若干斤两，造具清册，呈官点验收明、毁化，以绝其害，不得丝毫藏匿。出具夷字、华字合同甘结，声明嗣后来船永不夹带鸦片，如有带来，一经查出，立即正法，情甘服罪字样云云。二月十三日，林公复有《示谕夷人速缴鸦片烟土四条》，罪律綦严，发贴十三行门首。十九日，英吉利领事义律遵谕呈缴鸦片二万零二百八十三箱。每箱装整土四十个，每约重三斤，每箱应重一百念斤。二十九日，林公又有《谕夷人缴鸦片章程四条》文繁不录，每缴鸦片一箱，酌赏茶叶五斤。林公又谕英吉利领事义律写信，多拨三板小船，分赴东路各洋，无论粤界闽界，但有夷船寄泊，即催令驶回中路虎门，与各趸船同缴烟土。据禀报，陆续驶来各船一律呈缴，至四月初六日收清，合计所收夷人鸦片一万九千一百八十七箱又二千一百十九袋。核之义律原禀应缴二万零二百八十三箱之数，更溢收一千袋有零。其时所缴之土尽在虎门，奏准遵谕将所缴之土即在虎门外销毁。乃在虎门掘坑三处，长一百尺，阔七十五尺，深七尺，先打木椿，次填石灰，杂以碎石，三面环绕，止留一门，日夜着人看守。每坑先入清水二尺，将烟捣碎，投入坑中，差役有

---

① 粤抚宪怡：即时任广东巡抚的怡良。抚宪，下属对巡抚的尊称。

由坑口将烟翻转者，有由上面撒灰及盐者，烟经火化后，色如糖胶，始开栅流入小涌[1]。其后土人潜取而制吸之，觉味愈浓郁，遂将烟土如法效尤制造，大蒙烟客嘉赏，转成新法，即所谓翻烧法也。是役也，计烧毁烟土值银六百万两。粤吏先期出示，令洋人到虎门集视，以为示威之计。此时严禁人民吸食，立限两月断瘾，严订《查办章程十条》文繁不录，一面出示安民，英商再具给一纸，云以后不再贩烟，犯者当即正法、货船充公等切结云云。于是英商本利全捐，深恨义律无主见，报告本国政府，请示办法，说中国官用强硬手段，若不决一利害，将来我英人不能在中国立足矣。英王大惊，命上下议院会议，亦有言此项贸易以毒物害人，应宜停止。又有英士某君，作《鸦片烟罪过论》[2]，以为即患中国之风俗，又使中国猜忌英人，碍通商大局。禁止印度栽种，大众赞成，惟印度人全体违抗，几乎叛乱，英政府不得已，乃兴问罪之师，遂遣水师兵船八十只，大下东方。时林公督粤，闻信，即与水师提督关天培商议：彼甚怒而来，志在必逞。水师船小，不能出洋，不如多募渔船、蜑船，配上弁兵，命游击马辰龙统带，分往各洋岛屿埋伏，俟潮退时突出攻之。至道光二十年正月初九日，果有兵舰多只经过长沙湾，令官一声号炮，四面兜绕，把芦苇着火，硫焰硝腾，火光烛天，英兵猝不及防，敌船二十余艘尽遭焚毁。初战数回，无不获胜。英人屡败，于是大增战舰，各要口进兵，暗通无知奸民，警探军事。我国此时，亦无战舰，又少海军，林公又管此失彼，英兵一面进浙之定海，因时不及防，定海被陷，然林、邓二公所守香港等口仍屡战屡胜。义律领士[3]因畏二公之威，便

私到京城，捏造英王国书，说粤东烧烟之事，皆仇林、邓二公主谋。今我船到浙，无战不胜，若欲免战，依我六事：第一，须赔给英商所失价值；第二，把广州、厦门、福州、定海、上海五处开作通商口岸；第三，我英官在中国与地方官交涉，须要平等看待；第四，要给赔军费；第五，不能因洋商贩烟，贻累岸上英商；第六，自今后须尽裁洋商与中国交易一切浮费[4]。以上六件，业经在浙江投交总兵张朝发，张不受，特来京呈述苦衷，若贵国不允，战争必无休息。时琦善傅相[5]畏事，一意议抚。天津道陆建瀛说英兵占定海，今若抚之，是张其焰，今可夺义律之船而拘之，使交还定海，然后议抚。琦善力斥之，反设宴，宴英酋于钦差署，面许平反粤东烟案。义律大喜，乃率兵船而去。义律因琦善柔懦受言，先用恫吓，又兼赞赏，说琦善能到广东办理此案，我便退兵。于是政府果授琦善为钦差大臣，华官怕洋人从此始。到广东，说浙江抚台不受英人要索公文，是不懂交涉，便撤退，而林公亦被琦善黜退。此时英兵仍在粤开战，总兵李廷钰危急，哭求琦善援师，琦善不允，有怒色，哭求再三，允发五百兵，不许声张。义律加送贿赂，琦善大喜，即许偿烟价七百万元。义律要香港全岛割归

――――――――――

　　[1] 涌（chōng）：河汊。

　　[2] 英士某君作鸦片烟罪过论：指英国传教士地尔洼（Thelwell）（又译赛尔瓦尔）所著的《对华鸦片贸易罪过论》（*The Iniquities of the Opium Trade with China*）。该书曾被林则徐命人翻译成中文。

　　[3] 领士：即领事。由一国政府派驻外国某一地区或城市的外交官员。

　　[4] 浮费：不必要的开支。

　　[5] 傅相：古时称辅导国君及诸侯王的官员，亦为丞相的通称。当时琦善官至直隶总督、内阁大学士，故有此称。

英国，琦善云：你把定海给还中国，我便允许。义律遂交还定海。琦善便将此由奏明圣朝，说义律还定海，要割香港，臣已允许，须给他凭据，又盖大臣关防①，臣又许赔偿烟价七百万两，特此奏闻。皇上阅奏大怒，下旨说：览奏曷胜愤懑！不料琦善怯懦无能，一至于此！该夷在浙江、粤东肆逆，攻占县城、炮台，伤我镇将大员，荼毒生灵，惊扰郡邑，大逆不道，覆载②难容。无论交还定海，献出炮台，亦不足深信。即真能退地，亦只复我疆土，其被戕之官吏、罹害之民人，切齿同仇，人人共愤，若不痛加剿洗，何以申天讨而示国威？着奕山、隆文兼程前进，歼厥丑类，务将汉奸各犯槛送京师，尽法惩治。琦善身膺重寄，不能深明大义，拒绝要求，且屡奉谕旨，不准收受国书，今胆敢附折呈递，代为恳求，是何居心？且称同城将军、都统、巡抚、学政、司道均经会商，何以折内并无会衔③？所奏显有不实。琦善着革去大学士，拔去花翎，仍交部严加议处云云。

第四章　禁烟战斗之国耻

后又严旨琦善钞家④，以裕谦为钦差大臣，到浙办理军务，并有烟价一毫不许、土地一寸不给之旨。义律大愤，命英兵攻击广东虎门，不数日，兵船接轮而进，炮台随失。英兵又冒险深进，大将杨芳畏不敢敌，遂欲罢兵议和。怡良等见其不复提及烟价及香港，故勉为奏闻，又奉严旨切责不许，于是又命林公则徐会办浙江军务。英人知已成骑虎之势，一味进攻。广州危急，杨芳日坐城楼督战。广州知府余葆纯复请讲款，义律索烟价一千两百万两，美人代为调停，

许给六百万两。奕山恐抚议不成，委屈奏告，赔款改作追交商欠，英兵方退虎门。隆文⑤愤恨而死。于是广州百姓公愤，集合一百零三村，同心大起义兵，败英人在三元里地方，声势汹汹。此时福建兵事仍急，厦门总兵江公继云及各将等战死于炮台；定海又被英人占去，游击王定国、总兵葛云飞及郑国鸿、王锡朋力战尽忠。其时广东盐运使王督陞欲救琦善，极力排揎林文忠公。政府听信，昏庸至此，可恨可恨！遂将林公遣戍新疆，继思未免过甚，乃改赴河工⑥。裕谦又奏准英人开埠通商。

道光二十一年八月二十六日，英船又攻镇海。裕谦命余步云、总兵谢朝恩分守金鸡，自在镇海，以为犄角。英兵大集。惟有金鸡岭一股得力，大败英兵，其余无不畏怯。余步云请退守宁波，裕谦不允，只得还守炮台，追英兵一到，不战而走。英兵大喜，次第占据招宝山，俯攻镇海。金鸡山官兵见此情形，十分难恃，余朝恩临阵中炮而死，于是招宝、金鸡二山皆失。裕谦见四面尽是英兵，炮火连天，军士已无斗志，遂将印信差送浙抚，自己投入学宫泮池⑦溺毙。于是镇海失守，宁波戒严。而英人又犯台湾之鸡笼，击炮台，时台湾道姚莹拒退英

---

① 关防：清代正规职官用正方形官印称"印"，临时派遣的官员用长方形的官印称"关防"。

② 覆载：指天地。《礼记·中庸》："天之所覆，地之所载"。

③ 会衔：两个或两个以上的机关或其主管人，共同在发出的公文上签署名衔。

④ 钞家：即抄家。搜查并没收家产。

⑤ 隆文：时与杨芳一起被任命为参赞大臣，在广东抗击英军。1941年被迫签订《广州和约》后，忧愤不食而死。

⑥ 河工：修筑河堤、疏浚河道等治河工程。

⑦ 泮池：学宫前的水池。

兵，狼狈而回。政府乃简派①怡良为钦差大臣，督办福建军务；扬威将军奕经驻扎苏州，后又领兵驻杭州。

时道光二十二年正月，奕经又领兵进规宁波镇海，亦不能克复。岂知台湾道姚莹又败英兵于大安港，牛鉴从宝山逃至金陵。飞章驰奏，朝廷轸念②民生惨罹兵火，又念扬州、瓜州是漕运的咽喉，断绝可虑，遂降心迁就，格外优容，命耆英作钦差大臣，从事无伤国体，与之议和。牛鉴奉旨后，日望耆英到宁。时耆英尚在浙江，正思至金陵办理此事，伊里布家人张喜从英船回来，据云英国濮统带③颇骄傲，他把书信件件公文阅毕，带怒带笑道："汝皇上既派耆将军到南京讲和，但我国大兵数万从泰西④远来，粮饷军装转运不易，今既到此，已成骑虎之势，不能下了。耆将军若要讲和，必须预发饷银三百万两，在你南京城内建造邸舍，以便我们安居，方可与你讲和。"牛鉴听了，怒气填胸。其时调来华兵皆已至城，寿春总兵部下兵官陈平川挺身出场，要想决一死战，牛鉴不许，陈平川道："既不许战，请准卑弁登城。"牛鉴张目斥道："你误国家大事么?!"拂衣入内，将军德珠布亦拂衣入内。此时战守方略牛推德，德推牛，伊里布调停其间。初时二人意欲议和，后来二人不合，牛鉴惟恐有碍和局，英人城门出入听其自由，德偏把内城局闭，着兵士看守，不许英人往来。牛忿道："如此掣肘，大局何时可平？"乃与伊里布商量，再差张喜去见濮统带，一来说明我等要好心，二来请他息战，方可议和。濮嗔道："如何有此容易？我兵几万里远来，若要议和，须要问我枪炮和不和。"张喜笑道："前次大人要我主人供给粮饷，非我主人不允，因敝国规矩，须要奏准方

可送给。现在早已出奏，不日廷旨可下，便当照办。"濮又笑道："你真心要和，但有几件要事都要允许，方可退兵。"张喜请问意旨。濮道："（一）赔还我商人烧毁烟土及兵费一千二百万两；（二）香港给我开作市场，并把广州、厦门、宁波、上海、福州租我作为通商口岸，永远交易；（三）英国官员和中国官员须平等看待；（四）赔偿之洋，将海关作抵，凭我收税扣除；（五）从前我国所用华兵，你为汉奸捉去监禁，如数释放。以上五件，必须件件依顺，我便退兵，否则不能。"张喜道："烟土价及兵饷，前耆钦差广东已允给六百万两，应当销案。今又要增，某难回覆。"英兵头马利逊劝道："一千二百万是我国政府意思，既赔六百万，再作商议。但我所重是通商，若繁盛各埠许我永远通商，便可商议。你回去劝你主人，速速回信。"张喜回来，一一禀复。此时耆英亦到，纷纷商议，迁延莫决，意欲把各款略为驳诘，一面调大兵到宁，以资守御。英人以正在索款，暂时缓兵数日，不见答复，初八日忽遍挂军旗，声言今日尚无复书，明日必当攻城，军士皆擦掌磨拳，以为示威之计，庶几中国一见生畏，容易许我。伊里布、耆英果中此计，说大局危在顷刻，暂救一时之急，只可与英官讲和，一面再奏朝廷。皇上阅奏大怒，要添兵再战，军机大臣奏云：开战三载，费饷数百万，

①　简派：选派。
②　轸念：悲切思念。
③　濮统带：即璞鼎查（Henry Pottinger），亦译作砵甸查、砵甸乍、波廷杰等。1841年接替义律成为英国政府任命的侵华全权代表，1842年胁迫清政府代表耆英、伊里布签订《中英南京条约》，1843年成为首任香港殖民政府总督。
④　泰西：旧泛指西方国家，一般指欧美各国。

伤兵万余名，一无寸功，不如讲和为上。皇上亦知官员无开战之心，只得准奏，命伊里布做议和全权大臣。

道光二十二年六月，和议讲定，在南京订立和约十三条，内载：香港一岛永远割归英国管理；广州、福州、厦门、宁波、上海五处设立租界，准与通商；烧毁烟土赔银一千万两，又赔兵费一千一百万两，当年交付六百万两，其余作三年交清；又汉奸宽免治罪。议定税则，载入约章，始允和好了事。此我中国损国权，伤战将，割地赔款，其开衅实自鸦片始。自是以来，启各国鲸吞之先兆，饮吾民鸩毒以日深，漏金钱于海外，遍废疾于国中。贫弱原因，亦无不皆由于此。然则所谓洋药者，实害我同胞之毒药也！

第五章　禁烟近年之发达史

鸦片自驰禁以来，历数十年，为害最烈。虽朝旨欲禁吸鸦片，非自今日始，而战争失败后，我政府未尝无禁烟之谕。恭读道光二十三年十月谕曰：着英奏通商事竣。朕思鸦片烟虽来自外洋，总由内地人民逞欲玩法，甘心自戕，以致流毒日深。如果令行禁止，不任阳奉阴违，吸食之风既绝，则贩者即无利可图。该大臣现已起程，着于回任后统饬所属，申明禁令，此后内地官民如有再行开设烟馆及贩卖烟土，并仍前吸食者，务当按律惩办，毋稍姑息。特不可任听关吏人等过事诛求，致滋扰累。总之有犯必惩，积习自可渐除，而兴贩之徒可不禁而自止矣云云。然禁者自禁，吸者仍吸，官吏无如之何，亦惟听之而已。至光绪三十一年十月，曾公少卿[1]因禁美货后，与同志马君湘伯创设振武宗社，劝戒鸦

片，印送《鹅郎草[2]图说》，发明其戒烟之功用。至光绪三十二年十月，各处报告入册，分设支社者六百六十九处，担任劝戒义务者三万八千六百十八人，报告戒尽者四万数千余人。追忆当戊戌变政时，日本伊藤侯爵[3]游历中国，入北京觐见，曾云中国如欲维新，必自禁鸦片始。然伊侯虽有是言，而朝野大臣亦不为所动。前年唐绍仪因藏事交涉，出使印度，曾告南洋考察茶叶之委员，谓英国养印兵以吞食亚洲，其兵费全由中国吸烟者供给之。此语流播中国，而禁烟之舆论遂起，其萌芽且发于朝论，而政务处乃有会议之举。去年光绪三十一年闰四月间，英国议院议员亦有议及此事。传播上海，设社劝戒已有成效。故八月初三日，我皇上遂下严谕，谕曰：自鸦片烟弛禁以来，流毒几遍中国，吸食之人废事失业、病身败家，数十年来日形贫弱，实由于此，言之可谓痛恨。今朝廷锐意图强，亟应申禁，国人咸知振拔，俾祛沉痼而蹈康和。着定限十年以内，将洋土药之害一律革除净尽。其应如何严禁吸食，并禁种莺粟之处，着政务处妥议章程具奏云云。兹由政务处筹议办法十条，其大旨摘录如下：（一）限种莺粟以净根株；（二）分给牌照以杜新吸；

---

[1]　曾公少卿：曾铸（1849—1908），字少卿，福建籍商人。少年时随父经商，50 岁成为上海滩著名的资本家，两次被推为上海商务总会总理。光绪三十年（1904）创设振武宗社（时间与文中记载稍有差异），劝导戒烟。

[2]　鹅郎草：据下文对其形态的描述，当为菊科植物苦苣菜属的苦苣菜或苣荬菜。

[3]　伊藤侯爵：伊藤博文（1841—1909），日本近代著名政治家，明治维新代表人物之一，推动君主立宪制。任内阁总理大臣期间，发动中日甲午战争。1898 年 9 月曾以私人身份访问中国，20 日受到光绪帝接见，第二天即发生了"戊戌政变"。

（三）勒限减瘾以苏痼疾；（四）禁止烟馆以清渊薮；（五）清查烟店以资稽察；（六）官制方药以便医治；（七）准设戒烟会以宏善举；（八）责成地方官督率绅董① 以期实行；（九）严禁官员吸食以端表率；（十）商禁洋药进口以遏来源等云。本年十月初六日复奏，奉旨依议。而外务部遵第十条，与英使商办禁烟事。函致英使节略，而已赞成者其大要摘录如下：一，土药既限十年，洋药亦应以十年为期，方可同时禁绝。下略。一，印度之下剌吉打②为洋药总汇之地，现拟分年减成进口，拟由中国派员前往监视，拍卖打包，使发运之洋药知有实数。下略。一，洋药之力倍于土药，查从前土药税，每担抽银少则六十两，至多不过九十两，现在加至每担一律抽一百十五两，而洋药之银并征，只抽银一百十两。中略。嗣后洋药厘税照原定之数加收一倍，每担征银二百二十两。一，香港向为洋药熬膏之地，运销中国境内者实属不少，若示禁之后，任其熟膏运入中国内地，则洋药土药逐渐减除，而熟膏反增，办法实非妥善。今拟办法两端：一则请港督协助严禁，洋药熟膏不得运入中国境内；一则凡有洋药熟膏，由中国概行收捐，亦以征为禁。请贵国允照办理。一，租界内烟店烟馆多有开设，其饭馆、酒肆、茶室、妓寮亦为开灯吸烟之所，且各行店售买烟斗、烟灯、烟具者更多。请贵国允为提倡，饬各租界以内，所有清查及筹禁之法照中国地方办法一律办理。一，吗啡及吗啡针之害设法禁止，已载在《中英续议通商行船条约》第十一款，惟须有约各国应允照行，方可举办。本部于三月间照会③未经新订商约各国，一律请允禁止吗啡及药针贩运来华，各国已大半应允，只有数国未复，亦已照催。

如上各条照会后，各国已允诺全行照办。

光绪三十二年十月，英国禁售鸦片会书记员亚历山德君，特来中土，游历各省，调查中国禁烟能否实行。

光绪三十三年七月初四日，又奏定章程十款，又奏有职人员限六个月内戒除烟瘾。署都察院副都御史管廷鄂及满员英瑞因戒烟毙命。各省烟馆统限六个月内停闭净尽，而后陆军部亦通饬实行。先从陆军办起，各省督抚亦饬属员戒烟，于戒烟限内，暂行卸篆④，另委别员代理。军人则限以三月戒除。直隶行之尤严，天津租界各国领事均赞成斯举，各省亦陆续推行。是年英国又疑清国阳行禁止印度洋药进口之策，阴实为奖励内国种植鸦片之谋，以图多收税饷，故住东英使佐顿之答外部，谓倘于十年之内不能禁绝鸦片，则须照十年递减之第一年鸦片贸易之价值，再加三倍赔偿英国。譬若光绪三十二年贸易总册所载之鸦片价值为准，则是年共有三千四百零七万有奇，若依此数照加三倍，则应赔一万万零二百二十一万有奇。故我中政府特设禁烟大臣，各州县设立禁烟局，实地查吸、查种，各专责成。民政部电咨各省，凡栽种莺粟之地，统限九年禁绝。

光绪三十四年，禁烟大臣调查各省文武官员有无嗜烟，预发六项表，咨送各督抚，严查咨报。至宣统元年二月二十四日，谕曰：禁吸一事，文武职官责

---

① 绅董：绅士和董事的合称，泛指地方上有势力有地位的人。

② 下剌吉打：即加尔各答。印度第三大城市，西孟加拉邦的首府。当时是英国东印度公司的贸易总部之一，鸦片运输的中转站。

③ 照会：近代以来谓一国政府就有关事行文通知另一国政府。

④ 卸篆：卸印。谓辞去官职。

之禁烟大臣及京外各衙门长官，务须认真纠查，不得徇情避怨等因云云。

又本年八月二十四日，谕曰：禁烟一事，禁吸尤要于禁种。各省督抚希图邀功，急于禁种禁运，而疏于禁吸等因云云。

宣统二年九月，禁烟大臣奏禁烟期限紧迫，宜促进步，请旨饬下各省将军督抚，认真切实整顿，以收实效。本年九月十九日，奉旨已录云。

又本年十月十八日，资政院修正《禁烟条例》，略分二项：（一）议定宣统三年六月实行禁运烟土。除各省已经禁运外，其余未禁运各省均依期限一律禁运。又届禁运之期，各省统税局亦当同时裁撤。（二）吸烟之人，无论年在六十岁以下及六十岁以上，均限止宣统三年十二月一律禁吸。如逾期不戒，议员提出《修正禁烟条例议案》所列各款办理云。

宣统三年正月初三日，万国改良会①驻京代表接美京总会来函，略谓本总会为海牙禁烟大会会期在迩，业已缮发英法两类文字之信件，邮寄欧美各国，力陈禁烟为二十世纪之要政，并劝各国政府遴派赴会代表，以协力帮助中国禁烟之实行。又接华盛顿电云：改良总会现已联络欧美之禁烟会、禁酒会及各等慈善会，预备上书英皇，请禁鸦片运入中国。改良会亦有此书上英皇，日前邮递，其书尾之签名纸长约十四丈，共二万七千余人。我同胞热心禁烟，令人起敬。现拟征求中国禁烟之实据，汇集成册，呈送海牙禁烟大会。函求贤明之督抚，请其设法奏请禁止鸦片入口，请求政府于海牙开会以先，发出禁止鸦片入口之公文。乃派人游行各地演说，广立禁烟分会。又正月念一日，直隶禁烟会开会，

议定《继续进行办法五条》，编辑员刘君子良报告演成禁烟戏剧进行之法，颇有循序云。又本月念六日，英国禁烟会来函，言现立新议院，内六百七十人中有四百零一人赞成中国急行禁烟，甚行踊跃云。二月初，天津万国改良会致各省禁烟会函，附订《办法五条》文繁不录。其大旨以各处禁烟会公举全权代表，赴海牙禁烟会，伸诉国民之心理；及联名上书摄政王②，恳祈饬令外务部速出正式禁止入口之公文；并上书外务部及驻英公使，恳废《烟约》；各处禁烟会宜恳求本省督抚奏请朝廷，于本年六月禁运，十二月禁吸等因云云。惟愿照前办法实行，则我国禁烟之前途可望达到目的矣！

第六章　宣统四年关于吸烟种烟运烟实行刑律之条文

炳按：此章由中国国民禁烟总会选录，附注按语。兹录全文于后，以告吸烟、种烟、运烟诸人，预作惩戒之鉴，免后同罹于罪。

谨查《钦定修正筹备清单》内载：宣统二年颁布《新刑律》，四年实行《新刑律》。业于二年十二月十七日由宪政编查馆具奏，奉旨依议。钦此。是四年《新刑律》发生效力。律中第二十一章所载"鸦片烟罪"共十六条，均同时实行，万无疑义。本会有鉴于此，特恐二十二行省凡吸烟、种烟、运烟人等不知朝廷新定法律如此严厉，仍

---

① 万国改良会：清末的社会改良团体。其总会于1895年在美国华盛顿成立。1910年6月，由在华美国北长老会教士丁义华和教育家张伯苓等发起组织，在天津成立北洋万国改良会，丁义华任首任会长。

② 摄政王：即醇亲王载沣。爱新觉罗氏。为宣统帝溥仪的生父，1908年宣统帝即位时任摄政王。

旧玩忽，一届明年，同罹于罪，特将条文详细解析，通告海内。敬望各省咨议局①、城镇乡自治会、禁烟总分局、教育总分会、商务总分会有提创劝导之责，将律中办法刊刻传布，或以白话苦劝乡人，俾知猛觉，脱其苦海，跻于健全。本会有厚望焉。

《新刑律》二十一章所载"鸦片烟罪"明揭如下：

第二百六十条　凡制造雅片烟，或贩卖，或意图贩卖而私藏，或自外国贩运者，处三等至五等有期徒刑。

按：此条专为禁止制造鸦片、贩卖鸦片而设。制造鸦片，即指制熬鸦片。贩卖鸦片，无论卖土卖膏、零卖整卖皆是，且不独已卖之为犯法也，即来贩卖，而有贩卖意思，私藏鸦片于宅，或中国人自向外国贩运者，皆属有罪。上列各款，有犯其一，即处以三等至五等之有期徒刑。徒刑者何？谓将犯罪之人收入监狱，勒令罚作苦工。有期者，即其拘在监狱之期限。三等有期徒刑，其受刑之期限，多至五年以内，少亦三年以上；四等有期徒刑，其受刑之期限，多至三年以内，少亦一年以上；五等有期徒刑，其受刑之期限，多至一年以内，少亦二个月以外。所谓三等至五等者，由官酌其情节重轻，而定监禁时期之长短也。

第二百六十一条　凡制造吸食鸦片烟之器具，或贩卖，或意图贩卖而私藏，或自外国贩运者，处四等以下有期徒刑，或拘役。

按：此条专为禁止制造烟具，贩卖烟具而设。烟具，即指烟枪、烟斗，无论做者、卖者皆为犯法。其但有贩卖意思，而私藏此等器具于宅，或中国人自向外国贩运者，亦均处以四等以下有期

徒刑。四等受刑之期限，即三年以内，一年以上，收入监狱，勒令罚作苦工。纵间有情节轻者，亦应处以拘役。拘役之期限，即二个月以内，收入监狱，并可令其罚作苦工也。

第二百六十二条　凡税关吏员及佐理人，自外国贩运鸦片烟，或吸食雅片烟器具，或纵令他人贩运者，处二等或三等有期之徒刑。

按：此条专为关吏舞弊而设。税关厘金，为稽查之地，遇有犯禁之中国人贩运鸦片以及器具，自宜严密查察，依律惩办。乃其吏员及佐理人知法犯法，竟自己由外国贩运鸦片过关，或贩运烟具过关，或纵令他人贩运而不举发，是其情节较寻常为重，故特处以二等有期徒刑。二等受刑之期限，即重至十年以内，轻至五年以上，收入监狱，勒令罚作苦工也。条文中所指吏员，即税关厘卡②、收税委员之类。佐理人，即司事以至于巡丁、扦手③等皆是。

第二百六十三条　凡开设馆舍，供人吸食雅片烟者，处四等以下有期徒刑，或拘役，并科三百元以下罚金。

按：此条专为禁止烟馆而设。下等社会之人，非有烟馆，则吸烟不便，势必迫于断戒。是开灯设馆者，实为诱人吸烟之罪魁，故重则三年以内，轻亦一年以上，收入监狱，勒作苦工。其情节尤轻者，亦须拘之于监狱。但此等之人，意在图利，故无论徒刑拘役，皆宜于受刑外，再令罚金三百元左右，以示惩儆。

---

① 咨议局：清末政府预备立宪时设立的地方审议机构，相当于各省的临时议会。
② 厘卡：指厘定关税的吏员。
③ 扦手：旧时关卡上的检查员，因常用扦子查验货物，故名，也叫"扦子手"。

第二百六十四条　凡意图制造雅片烟而栽种莺粟者，处以四等以下有期徒刑，或拘役，或三百元以下罚金。

按：此条专为禁种而设。历次奉旨禁栽罂粟，三令五申，民政部、度支部①复先后派人按亩履勘。朝廷于禁种令在必行，民间再有犯者是有意抗旨，自应严惩。其惩戒之法，重则三年以内，轻亦一年以上，收入监狱，勒作苦工。其尤轻者，仍监禁之于监狱。如其人稍有身家，则处以三百元左右之罚金。盖彼等栽种罂粟，原以图利，条文酌定罚金，即使之不但无利可度，且有破家荡产之祸。

第二百六十五条　凡吸食雅片烟者，处五等有期徒刑，或拘役，或一千元以下罚金。

按：此条专为吸烟而设。凡吸烟人，不外贫富两等。其无力者，处以五等有期徒刑，或拘役；其有力者，由官酌定一千元以下罚金。每吸一次，经人举发，均处是罚，非云已科罚则便可任意恣吸也。

第二百六十六条　凡巡警吏员及佐理人，当施行职务时，知有前六条之犯人，故意不即与相当处分者，亦依前六条分别处断。

按：此条专为惩戒官吏办理戒烟不力而设。巡警上自巡警道②、巡官以至巡士皆是，吏员如地方官以及戒烟局委员之类，佐理人即帮同以上官吏办事之人。现奉旨严切戒烟，无论巡警吏员及佐理人，遇有犯前六条者，自宜依律惩办，乃故纵之，是其罪与犯者同，故亦照前六条之例，分别惩治。律意盖以官吏人等知禁令所在，与犯同科，或不敢妄纵宽宥，为人受过。且六十二条③之规定，税关人等钳制亦严，考察必周。两条互勘，必使贩者、卖者、制造者、栽种者以及开灯设馆者无地可以幸免也。

第二百六十七条　凡私藏专供吸食雅片烟之器具者，处一百元以下罚金。

按：此条专为私藏烟具而设。烟枪、烟斗即属专供吸食鸦片之器具，其应治之罪已列于二百六十一条。但前条之意，系重在贩卖，故刑从重；本条则并无贩卖，只经藏贮，即处一百圆以下罚金。盖律意系恐人家藏储烟具，留为他日再吸之地，故特处以是罚也。

第二百六十八条　第二百六十条至二百六十五条之未遂罪罪之。

按：此条专为犯罪未成而设。未遂罪者，谓其犯罪之行为尚未成就也。刑律全部凡犯罪行为，尚未成就者多不加刑。惟鸦片贻害社会尤大，犯前列各条之罪，虽未成就，亦仿命、盗案件之例，分别处罚。

第二百六十九条　犯第二百六十条至二百六十六条之罪者得褫夺公权，若系吏员并免现职。

按：此条专为剥夺公权而设。公权之种类甚多，举其著者，如官吏资格以及议会选举资格之类皆是。立宪国家，四民④无分阶级，一律享有公权，然于严切戒烟之时，特违禁令，则其品行不端已可概见。故犯二百六十条至二百六十六条，均褫夺其公权，以示不齿人类之意。如其本为吏员，则照律惩办外，并将其现职或革职，或撤差，以示加等治罪之意。

---

① 度支部：清末掌管财政事务的机构。清代原由户部理财，光绪三十二年（1906）改组部院各衙门，将户部更名为度支部，列衔于户部之上，其原掌管的民政事务划归民政部。

② 巡警道：清末新官制中地方官名之一，专管全省巡警、消防、户籍、营缮、卫生事务。此处指该司的行政长官，官秩正四品。

③ 六十二条：即前文二百六十二条之略称。

④ 四民：指士农工商。

上十条于禁吸、禁种、禁运三者防闲①备至。以《新刑律》所规定，证之《修正清单》之实行时期，是凡属中国人，一届明年，犯者定处是罚，明昭煌煌，万无幸免之理。至洋药由外国人贩运来华一层，虽一时未与外人明定停运章程，而外人之意，亦视吾国于十年内何时禁绝，彼即何时停运。但使吾国人人懔遵法律，吸者不吸，种者不种，运者不运，彼洋药虽毒，岂能飞渡？将不禁而自绝矣。是欲扫除烟祸，止塞漏卮，仍在吾国人之畏法自爱也。

第七章　鸦片抽厘之沿革

鸦片则官吏鉴于兵衅，掩耳盗铃，既不敢申明前禁，又不敢擅定税章，于是鸦片之毒仍弥满于神州大陆。至咸丰五、六年，军饷不给，东南各省奏请抽厘助饷。始行征抽鸦片于上海，定以每箱抽银二十四两；又经福兴泉永道②，定以每箱抽四十元，外加费八元。于是江西、浙江、安徽等省皆以鸦片税为大宗，名曰厘金。咸丰八年冬，有人奏请定《鸦片烟税则》，归入各关口一体征收。经王、大臣会同户部议奏，浑其名曰洋药，从前本照药品征税也。议内言洋药一项，凡官县、兵丁、太监人等不准吸食，私售、藏奸、聚集者照聚赌例治罪，其余民人概准买用。凡外洋及内地客商，在各省关口贸易者，均应酌定税则。上海一口，议定每百斤税银三十两，所有各海口及天津关均系一水互通。再内江河面，凡船只能到各税关口者，均照上海一律输税。若至崇文门③及各省由旱路转运者，均请每百斤减税十两，作为脚费。一切《缉私章程》均照各关税口定例办理，各府州县不准再为影射④私征云。咸丰八年十月，廷命桂良、花纱纳⑤等会同英使议定《税则》一册、《通商章程》十条，其第五款云：一，向来洋药、铜钱、谷米、豆石⑥、硝黄、白铅等物例，皆不准通商。现定稍宽其禁，听商遵行纳税贸易。洋药准其进口，议定每百斤纳税银三十两，惟该商只准在口销卖，一经离口，即属中国货物，只准华商运入内地，外国商人不得护送。又《天津条约》第九条所载：英民持照前往内地通商；并二十八条所载：内地关税之例与洋药无涉，其如何征税，听凭中国办理，嗣后遇修改《税则》，仍不得按照别货定税云云。

光绪元年，北洋大臣李鸿章与英使威妥玛在烟台会，议条款三端、专款一条。其第三端之三云：一，洋药一种，威大臣详请本国准为另定办法，与他项洋货有别。令洋商贩运洋药入口时，由新关派人稽查，封存栈房⑦或趸船。俟售卖时，洋商照则完税，并令买客一并在新关输纳厘税，以免偷漏。其应抽收厘税若干，由各省察勘情形酌办云云。

光绪十一年六月，清使在伦顿⑧议定《续增烟台条约专条十款》。其第一条云：前略。又查烟台第三端第三节条约所载之词，于认真整顿洋药贸易之法尚欠详细，抑其深愿声明于行销洋药之事须有限制

---

①　防闲：防，堤也，用于制水；闲，圈栏也，用于制兽。引申为防备和禁阻。

②　兴泉永道：清代福建省的行政区之一，辖泉州府、兴化府和永春直隶州。

③　崇文门：北京内城三座南门中位于东侧的城门，为京城总课税司所在地。

④　影射：蒙混、冒充。

⑤　花纱纳：即花沙纳。曾任福建巡抚、吏部尚书、大学士等，作为钦差大臣，与东阁大学士桂良一起赴天津议和，签订《天津条约》，又在上海与英、美、法三国改订税则并签订了通商章程。

⑥　豆石：即大豆。近代中外贸易中，为保证北方漕粮供应及避免国内粮食短缺，政府禁止外商贩运粮食与大豆出口。

⑦　栈房：指囤积货物的处所。

⑧　伦顿：即"伦敦"。

约束之意，是以定此《续增专条》云。其条款之二云：《烟台条约》第三端第三节所拟"洋药办法"，今议定改为洋药运入中国者，应有海关验明封存，海关准设具有保结①之栈房，或封存具有保结之趸船内，必俟按照每百斤向海关完纳正税三十两，并纳厘金不过八十两之后，方许搬出云云。现在议定，凡照上节所载，正税厘金二项完纳之后，该货主即可在具有保结之封存处所，眼同②海关人员，将洋药拆改包装，其货包各种式样尺寸应由海关官员会同该口领事官预先酌定，听货主择用。如货主于此时请领运货凭单，海关即当照给，不取分文。其所请凭单，或每包一张，或数包一张，悉听货主之便。凡有此等运货凭单之洋药运往内地之际，如货包未经拆开，暨包上之印封、记号、码数均未擦损私改，即无须再完税凭单。运寄洋药，不许洋人押送洋药同入内地云。其条款之五云：中国国家应许此等货包在行销洋药地方开拆者，如有应纳税捐等项，或当时所征，或日后所设，或由明收，或由暗取，均不得较土药所纳税捐等项格外加增，亦不得别立税课。如此等税捐系照货价计课，即应在洋药与土药价值相较均算，其较算之法，应于洋药之市价内，扣除进口时所纳厘金云。

光绪三十二年十月，外务部与英使商办《禁烟节略》，其已允准者，今摘录其关于厘税者于下：一，凡洋药之力，倍于土药，查从前土药税，每担抽银少则六十两，至多不过九十两，现加至每担一律抽一百十五两，而洋药之银并征，只抽银一百十两。中略。嗣后洋药厘税照原定之数加收一倍，每担征银二百二十两以上，皆洋药征税及关于鸦片之条约也。至于土药，则零有征抽厘税章程。慨自鸦片入华以来，各省亦竞种莺粟，是为土药，除著名之云南外，几于无省

无之。兹于出产之数，据光绪二十三年六月总税务司报告，陕、甘、豫、直、晋、鲁六省每年约有六万担，每担约银二百余两，每价银八两，征落地税银八两，厘金银八两，如有各海关出口，则加收关税银八两，每担合收银四十八两，此略举其例耳。然近闻统税已将裁撤矣。欲查中国自产鸦片之实额，除各关税务司报告之外，当据各省督抚之报告。然此等报告，殊不足信。如四川鸦片未经洋税务司查验之前，川督刘秉章之报告谓本省鸦片税仅三十万两；迄光绪二十年，由四川输出之鸦片经上海关洋税司之查验，其全额税金竟达六十九万两。可见官吏报告之不实如此。距今二十年前，有西人打拿儿德司班氏游历中国西南诸省，调查鸦片，据称中国西南部所产鸦片已不下二十二万四千担云。查内地种植莺粟之田，十余年来非常推广，若以对于外国输入之从价税法原价每百分之二十与其重量税法原量每担之六十担相比较，则收入土药税项每年应得千三百万两，决可无疑。然据当时各省督抚之报告，则收入仅二百余万两，是则据税额以推测鸦片之出产实数，殊非精核之道也。查光绪三十一年，土税膏捐征银二百八十三万两。光绪二十三年二月十四日至二十四年二月初一日，清国全国鸦片税及厘金据英领事调查数实有二百二十二万九千两，而户部报销数则仅有一百二十四万两，其浮冒③有如此者。但据唐绍仪出使印度时奏折，谓土药畅销几十倍于洋药，折半价值，每年所费几二百兆两。由是以观，则中国金钱之消耗于鸦片者，其实数虽不可知，然积存此项黄金，则高若丘山，即欲填平沧海，当亦不难矣！夫当今之时，处今之世，若有

---

① 保结：为保证他人身份或行为所立的文书。
② 眼同：会同。
③ 浮冒：假冒不实，虚报冒充。

此项黄金，移作海陆之兵费，则我国雄强，必为地球之冠；若兴实业于市场，我国殷富，且为寰宇之魁。何至如今日英占片马[1]，俄据蒙古，日握满洲，各国交涉蜂起，欲筹饷则国帑[2]久虚，欲议战则海军不振，一旦决裂，锦绣河山豆剖瓜分[3]即在眉睫，此皆由鸦片消耗阶之厉也。以有用之黄金，易无穷之流毒，遂成我昏迷不醒之世界，岂不痛哉！我大声疾呼，敬告同胞曰：今日者，欧风亚雨，惨淡逼人，弱肉强食之世，优胜劣败之秋，人人宜振刷精神，洗涤旧污，武士以枪械为竞争，工商以艺学决胜负，庶不至任人束缚，重循韩国之覆辙[4]焉。我国人其鉴诸。

第八章　鸦片漏卮之巨耗

洋商向例以货易货，不准以纹银交易。自各国通商，鸦片弛禁以来，乃有易货不敷，补给洋商以纹银者，漏卮之弊萌芽伊始矣。兹将历年外洋入口鸦片之数目大略胪陈于下，各省土药尚不在此内，俾吸烟者知所痛心，未吸者亦知所惊惧矣。然此不过就调查所及者大概开列，尚有未及详知，而举一可以反三矣（编按：表见下页）。

又据总税务司报告：光绪二十二年，洋药税厘二项合计共收关平银[5]五兆九十五万三千九百七十二两，此前年计增百分之四云。查道光三年以前鸦片入粤者，每岁漏卮已数百万两；自道光三年至十一年，岁漏银一千七八百万两；十一年至十四年，岁漏银二千余万两；十五年至十八年，已至三千万两之多。福建、江浙、山东、天津各海口，合之亦数千万两。光绪二十九年，海关册报告：洋药进口五万八千四百余万担，税厘共计六百四十六万有奇，原价实值四千三百八十三万有奇。光绪三十年，洋药进口五万四千七百余担，税厘共计六百二十

万有奇，原价实值三千七百零九万有奇，所抽赋税仅得六百万金，而溢出之数多逾六倍。查印度练兵的饷，悉指拨鸦片落地税、计鸦片出口税、制鸦片局余利三项，十年综计，共银二百四十三兆两有奇。大约印度政府每年得鸦片税约四十余万，此种税饷无异间接取之于中国。抑鸦片之既入中国者，有官吏之以多报少，民间之偷漏绕越，必难得精确之实数。惟据香港某印度花纱鸦片洋行中人所言：每月由印度入口之公菰大土烟共三千三四百箱，每箱一百二十斤。每箱值银九百五十元；白皮小土烟三千余至四千箱，每箱陈者约值九百元，新者约值八百元；油金小土数亦与白皮相等，每箱约值七百元。以此核之，可知每年由印入华之烟确有六万余箱。另有印度输入新加坡者，每年一万二千箱，均为华人购食。准是以推，年多一年，黄白[6]者去而不复返，中国脂膏日竭，可不寒心耶！

---

① 片马：位于云南中缅边界。1900 年英军入侵片马地区，1910 年占领片马。

② 国帑（tǎng）：国家的公款。

③ 豆剖瓜分：语出《晋书·地理志序》："平王东迁，星离豆剖；当涂驭宇，瓜分鼎立。"后以喻疆土分裂。亦作"豆分瓜剖"。

④ 韩国之覆辙：指韩国在 1910 年 8 月被迫签订《日韩合并条约》，朝鲜半岛完全沦为日本殖民地。

⑤ 关平银：又称关平两、关银、海关两。清朝中后期海关所使用的一种记账货币单位，属于虚银两。因原先海关征收进出口税时无全国统一的标准，各地实际流通的金属银成色、重量、名称互不一致，折算困难，为统一标准，遂以对外贸易习惯使用的"司马平"（"平"即砝码），又称"广平"，取其一两作为关平两的标准单位。

⑥ 黄白：黄金和白银。

鸦片入口纪年		岁销之数	值银之数
乾隆	初年	约数百箱	
	三十间年	约一千余箱	
	末年	约三四千箱	
嘉庆	初年	约一万箱	
道光	初年	约一万三千余箱	数百万两
	一十二年	二万三千六百余箱	七百九十余万两
	一十三年	二万三千九百余箱	八百四十九万一千两
	一十四年	二万四千二百余箱	八百七十四万一千两
	一十五年	二万四千六百余箱	八百八十六万余两
	一十六年	二万七千余箱	九百七十二万余两
	一十七年	三万四千余箱	二千一百四十万两
	一十八年	二万四千九百余箱	一千二百二十余万两
	一十九年	二万五千三百余箱	一千四百余万两
	二十年	烧毁期无考	
咸丰七八九年		共约九万余箱	四千零五十万两
同治	三年	四万五千余箱	二千万两
	一十二年	六万九千八百四十四担	三千一百六十七万两
光绪	初年	无考	
	九年	六万七千一百八十担	二千六百十五万两
十三年至十七年		无考	
	一十八年	六万余千担	二千六百念万余两
	一十九年	六万三千零五十箱	三千三百三十三万六千两
二十至廿七年		无考	
	二十八年	五万零八百零一担	二千七百余万两
	二十九年	五万八千四百七十担	四千零九十三万零三百两
	三十年	五万四千七百六十担	三千七百零九万四千两
	三十一年	五万一千九百二十担	三千四百念六万四百两
	三十二年	五万四千四百十七担	五千一百余万两
	三十三年	五万八千四百余担	
	三十四年	六万二千四百零八担	
宣统	元年	五万六千八百余担	
	二年	五万三千九百八十担	

第九章 结论

综观我国禁烟之善举，自明季天启七年至本朝雍正、乾隆、嘉庆及道光十六年止，禁烟之谕已下十八次矣，可见我历代圣主贤臣灼见其害，而欲禁止者不止三令五申。无如禁令愈严，吸者愈众，考其原因，皆有地方官容隐不报，差役得规包庇，关差受贿作弊，欺蒙圣上，荼毒生灵。此误于官吏隐匿者一。道光十八年，林公抵粤查办鸦片，严定禁运禁吸，所有鸦片缴官烧毁，遂致酿成战祸。林公率兵督战，英兵屡败，又被我媚外欺君之大臣听英官谎言，将林公遣戍边疆。是后屡战屡败，甚至割地赔款，损失主权，伤害将士，开各国欺凌之门户，启强邻蚕食之野心。此误于大臣媚外者二。嗣后禁虽仍禁，而吸者仍吸，官吏无如之何，亦惟听之而已。至咸丰五年，鸦片之毒已弥满神州大陆，而东南各省因军饷不给，奏定抽厘助饷，征抽鸦片税于上海，以后各关口一律仿办。于是鸦片反为推广销路，土药各省纷纷增植，调查其至多之年，洋药之漏卮及土药之销耗共有七八千万两之巨。以彼杇①腐之毒物，易我有用之黄金。此误于疆臣饮鸩止渴者三。我国民受此三误，国因此而弱，民因此而贫，此其所以不能禁止之原因也。至光绪三十一年十月，上海曾公少卿首创振武宗社，劝戒鸦片，我黑籍②国民如睡乡闻钟，大梦惊醒，痛恨鸦片之害，人人自知振拔，不一年，报告戒尽者已达四万余千人。此为我国民转弱为强之佳兆一。政府亦因受戊戌变政时日本伊藤侯爵及唐绍仪出使印度之诸激刺，是时政务处会议重创前举。此为我政府锐意图强之佳兆二。

是年十月果下严谕，重申禁令，责成政务处议定《办法十条》，外务部先与各国议定限制进口鸦片及吗啡，禁吸亦从官吏办起，事事皆从根本入手，法周意密。此为我国民禁烟实行之佳兆三。设立禁烟大臣，督率于上，各府厅州县禁烟局官督绅办，各专责成，上下事无隔阂。此为我国民禁烟进步之佳兆四。宣统二年，资政院议定缩短鸦片期限。宣统三年六月禁运，十二月禁吸。至是年正月，万国改良会驻津代表邮告欧美各国，协力帮助中国禁烟之实行。英人亦知鸦片害人之物，非文明国应有之营业，纷纷创办禁烟会，上书英皇，力陈禁烟为二十世纪之要政，要求政府允许中国禁烟之自由权，愿望中国实行禁绝。此为我国禁烟有各国赞助之佳兆五。前次屡禁不能实行，因有三误之阻力，近年禁烟有此五佳兆，朝有监督之重臣，野无反对之顽民，中外同心，君民一气，我国禁烟之进步可望如愿以偿矣。惟望我贤政府，破除情面，严行督率，地方官禁种禁吸，实力奉行，各禁烟局执事诸君，共思时艰，加意访查，勿负君民父老所重望，勿为各国强邻所窃笑。我中国存亡大局，在此一举，万不可再蹈从前之覆辙，皆惟办事热心诸君是赖。

---

① 杇（wū）：同"圬"。原指抹墙或用来涂抹墙的工具。此处用作"污"。

② 黑籍：旧时称吸鸦片等毒物成瘾的人为黑籍中人。

二编　鸦片产地及其原质之作用

第一章　鸦片名称与产地之种类

　　鸦片又名雅片，亦曰阿片，因"雅"与"阿"音相近也。系罂粟花壳内所含之汁，色黑，味苦辣，臭恶可憎。波斯国人谓之阿非，安拉伯[①]人谓之阿非乌末，欧洲各国谓之阿比姆。明季李时珍之《本草纲目》虽未详其义，因其花似芙蓉，故美其名曰阿芙蓉，或曰阿甫容。而运入中国始于广东合浦人，故又名曰合浦融者。李时珍曰：阿芙蓉前代罕闻，近方有用者，云是莺粟花之津液，然其起原不知始于何代，无从考证。其名见于古书者，惟唐代雍陶诗有云："无限窘愁[②]今日散，马前初见米囊花。"按米囊花即阿芙蓉，因其实似米囊，故有是名。《救荒本草》又名囊子。考《宁波府志》，称莺粟花亦曰米囊花者。由是而观，莺粟在唐以前已有之。至国朝咸丰时，另订税约易其名曰洋药，然内地通名曰烟土，或曰乌烟。盖乌、鸦皆鸟名也，故乌烟即鸦片烟也。松江府人名曰蟹片烟，讽吸烟者横卧于榻，形似蟹也。亦有因产地不同，而异其名称者。大抵产此花处以波斯、土耳其、埃及、小亚细亚为最，于上古时代，实以供药物之用。因其中多含吗啡故耳。欧洲中古时其用尚少，以后东西印度出产最旺之地，其最上者曰公班，其次曰喇庄，又称大土。曰新公烟、旧公烟者，其气味香浓；曰菰烟者，其气味清淡；又有双夹冬、三夹冬种种名目。又如白皮即小土来自怕善即波斯，又有细金一种，亦小土也。大土有红花、白花之分，小土则无之。大土产于孟加拉省即卡剌吉打[③]，小土产于南印度土人自主之州县，名英吉利。在印度本为药品。粤东通商最早，鸦片附洋舶而至，自明时已有。若中国产，如甘肃、陕西所产者，曰西土；四川产者，曰川土，该省产额较旺，品质亦佳；云南产者，曰云土；吉林、辽东产者，曰北土；江南砀山产者，曰砀土；余如浙江台州产者，曰台土；温州产者，曰温土。以上之称土者，命名思义，以其形似土而名之也。若一经熬膏，可供吸食者，又有清膏、陈膏、冷笼、热笼、广膏等种种名目。近日中国鸦片自种虽多，味之浓厚不及印度，故仍取之印度者多。

---

　　① 安拉伯：即阿拉伯。
　　② 无限窘愁：原诗《西归出斜谷》作"万里客愁"。
　　③ 卡剌吉打：即加尔各答。前文作"下剌吉打"。

第二章　鸦片成分之分析

鸦片含汁颇多，今既检出含窒素①之化合品十有七种，常显碱性反应，故归入亚尔加鲁乙度②。考其主要者，为吗啡、那尔歌今、古垤、怕怕非连、偷牌音、劳达吟、拨落笃品、克里拨笃品、劳达诺辛、海里独吟、喜突落歌他尔吟、那尔丑音等之亚鲁加鲁乙度，多与美功酸③旁含美攻屋吟之中性体，及其他脂肪、蛋白质、护谟④、橡皮⑤、树脂、糟灰等植物质。而此等亚鲁加鲁乙度中之尤主要者，吗啡也，为鸦片效力之代表。鸦片百分中最多时，含吗啡至二十八；而常时，百分中含十五之间；小亚细亚鸦片，百分中含十分至十二分，为最少之含量。次则 Narcotin 之量，多不过鸦片百分之十四；小亚细亚鸦片，百分则含 Narcotin 二分至四分；他如印度、日本及我国所产鸦片，则往往 Narcotin 之量超过吗啡者有之。若古垤乙涅及 Thebaine 二质含量多不过百分之一，其他十数种亚尔加鲁乙度，总量不过百分之一。以下或有缺如者，故不备载。吸鸦片少量之时，其作用同于吗啡，而多吸则他种之亚鲁加鲁乙度作用亦显，不独吗啡之作用已也。

据唐医生《鸦片戕生论》所化验，含有原质十有四种亦附录于后，以备查考。

（一）吗啡原素炭十七轻十九淡养三⑥含百分之五至十二；（二）拷梯原素炭十八轻十二淡养三含千分之五或五半；（三）梯月姆原素炭十九轻廿一淡养三所含之数未详；（四）哑毕宁；（五）克娄拖品；（六）米脱摩沸；（七）配弗尔林以上数种原素系炭廿三轻廿五淡养五含百分之一；（八）纳苦定原素炭廿二轻廿三淡养七含百分之四至六；（九）哪辛原素炭廿三轻廿九淡养九含千分之二；（十）泊反路辛原素，及所含之数未详；（十一）洛但尼原素炭二十轻廿五淡养四所含之数未详；（十二）米考宁原素炭十轻四淡养四含千分之三；（十三）米考宁酸原素炭七轻四淡养七含百分之四至八；（十四）梯薄来克酸，其性似乳，所含之数未详。以上十四种，外含水百分之十六，及松香、胶质、自散油质喷烟着物见焦黄色即自散油质，香烟及雪茄烟中皆有之。

附：中国鸦片成分表

中国贵州、云南、四川诸省产鸦片极盛，质量佳良。德人亚得西而特氏，曾一分析之，考得所含吗啡之量约仅百分之五，较诸土耳其产者所含吗啡约百分之十大有镇痛之效用。厥后英人傅郎克氏侨寓香港时又分析之，考知各质的是纯品，且无夹杂之物，其生理作用亦颇猛烈。兹有汪与准君译为华文，已登《医药学报》。兹特录之，以供研究戒烟者参考。

---

① 窒素：即氮。来自日语。德语原意为导致窒息的物质，日语意译为"窒素"。

② 亚尔加鲁乙度：下文又作"亚鲁加鲁乙度"，即生物碱（alkaloid）的译音。下文中提到的生物碱种类除吗啡（morphine）外，对应现代通行译音分别为：那尔歌今——那可汀（narcotin）、古垤（古垤乙涅）——可待因（codeine）、怕怕非连——罂粟碱或帕帕非林（papaverine）、偷牌音——蒂巴音（thebaine）、劳达吟——劳丹宁（laudanine）、拨落笃品——原鸦片碱（protopine）、克里拨笃品——隐品碱（cryptopine）、劳达诺辛——劳丹素（laudanosine）、海里独吟——白屈菜赤碱（chelerythrine）、喜突落歌他尔吟——氢化可他宁（hydrocotarnine）、那尔丑音——罂粟壳碱或那可托林（narcotoline）。

③ 美功酸：现译袂康酸（meconic acid）。下文美攻屋吟之中性体，当指生物碱与袂康酸结合而成的袂康酸盐类。鸦片中的生物碱主要以袂康酸盐的形式存在。

④ 护谟：疑指激素（hormone）。

⑤ 橡皮：即橡胶。

⑥ 炭十七轻十九淡养三：即 $C_{17}H_{19}NO_3$，吗啡的化学式。下文所列鸦片内所含各类生物碱的当时译名、化学式及含量，与现代研究已有所不同，故不再一一说明。

成分	贵州产	云南产	四川产
	四.三三〇	九.四八七	二.七一〇
吗啡	三.八三〇	八.九四〇	九.〇八六〇
那尔歌今	一.九六八	六.一三一	六.六一二
怕怕非林	〇.八四〇	〇.四二四	〇.三三四
偷牌音	〇.九〇一	〇.五六二	〇.七六九
那尔丑音	一.九〇一	〇.八一七	〇.七六三
古垄乙	〇.〇六五	〇.一五七	〇.一八一
不溶之成份	五一.六二〇	四〇.五〇〇	四四.一九〇
水分	二四.八三〇	二九.七二〇	三八.二一〇
灰分	八四.五〇〇	三.一三〇	二.二四〇

第三章　鸦片中美干泐酸吗啡之核取法

嘉约翰[1]曰：此等物质甚杂，查验亦不易，惟吗啡及美干泐酸[2]二种，究为他物所无，如核此物内含有此二种者，即知其为鸦片，诚以鸦片中方有此物也。兹将核取美干泐酸及吗啡，当分为三则，以供参考。

甲　即将所试之物用水化开，加入铁绿酒[3]，其或变为红色，则略约内含美干泐酸。然不论色变与否，而将来滤净，多加醋强铅水[4]，倘有鸦片，则美干泐酸与铅相合，而作盐坠底。其所余之水，入以轻三磺酸气[5]，使作成鏮铅[6]，随即滤出，然后将水煎去轻磺气[7]，分作三筒。如此，则自有法可核出吗啡也。

（一）加以销强水[8]，令吗啡变作红色。

（二）加以碘养酸[9]，则吗啡败却碘养，而水变棕色。抑或有浆混杂，则水成蓝色。

（三）逐渐加入轻三淡水[10]，倘或成盐，而盐即吗啡。且复多加以轻三淡水，或鈫二养水[11]，倘仍复溶去，即可定为吗啡。

按：吗啡珠合硝强水则成红色，合铁绿水则成蓝色，此即吗啡之确据也。

乙　一法加入炭匿酸[12]，则吗啡与酸相合而自结珠。法详《化学初阶》

---

① 嘉约翰：即 John Glasgow Kerr（1824—1901），美国长老会教徒，最早来中国的著名传教士医生之一，在广州创办了中国最早的教会医院博济医院。

② 美干泐酸：即上文的美功酸，现通译为袂康酸（meconic acid）。

③ 铁绿酒：含有二价铁离子的化合物溶剂，绿色，具有还原性；通过化学反应可变成三价铁离子，棕黄色。

④ 醋强铅水：即醋酸铅溶液。

⑤ 轻三磺酸气：即亚硫酸（H_2SO_3），二氧化硫（SO_2）气体的水溶液。

⑥ 鏮铅：即硫酸铅。鏮，本意为钟声或大镰，此处用作"磺"。

⑦ 轻磺气：即硫化氢（H_2S）。

⑧ 销强水：多译作"硝镪水"。即浓硝酸的水溶液。

⑨ 碘养酸：即碘酸（HIO_3）。其水溶液有强氧化性。

⑩ 轻三淡水：即氨水（$NH_3 \cdot H_2O$），为氨气（NH_3）的水溶液。

⑪ 鈫二养水：疑为氧化钾（K_2O）的水溶液，即氢氧化钾（KOH），为强碱溶液。鈫，疑即"钾"。

⑫ 炭匿酸：即鞣酸（tannic acid）的音译。上文作炭尼酸。又作单宁酸、丹宁酸。

丙　用火酒①须以寒暑表热至五十三分为度六十分，随以鸦片十五分投入浸泡，滤净取汁。复以热火酒热度同上四十分浸其余渣，随用麻布绞搓取汁，而与前汁和匀，再行滤净。加入轻三淡水四分，贮十二钟久，俟结成珠，再置麻布上，以水淋漂数次，即贮于水盘中。如此则所制得之物二种：一属拿葛定②，此则体轻而上浮于面也；一属吗啡，此则体重而下坠于底也。若取坠底者，提去水湿焙干，最为上品。若上等鸦片，每十五分可得吗啡一分或一分五。

第四章　吗啡对于试验药之反应

鸦片流毒中国百有余年，亡国灭种莫此为甚。近岁朝野人士始幡然醒悟，谋所以拒绝之法。于是一般奸商市侩则乘机用吗啡、土皮等制种种药水、药丸，为戒烟之用。其瘾可消，其毒未已，若受其害，永难戒除，然购服之人每不知此，故受其愚者，不下万计。民政部亦识其积弊甚深，特咨行各省，拟于本年宣统三年三月朔日起，实行《戒烟丸专卖法》，即转饬禁烟公所知照③，并令附设化验所，凡各种戒烟药丸，一经化验，有吗啡、烟灰、土皮等混合其中者，不准售卖等因云云。考吗啡又名莫儿比涅，旧作莫非精，又名莫非亚，又名么非，即鸦片精，省文作莫比。其原质为植物盐基类之一种，溶液若加以钾卤及钠卤④，则生沉淀，若加以多量，则复溶解。属于本族者，惟吗啡耳。兹将华鸿君所译之《重要植物盐基对于试药之反应》其"第一族试验吗啡反应"，良法美备，调查精确，特录之于后，以资研究化验者之参考，究心戒烟者之检索。

性质　吗啡与考台茵、泰培茵、帕派佛林、那可汀、那采茵⑤等共存莺粟果实之乳汁，即鸦片之中。其结晶常为无色有光之棱柱状，用沉淀法而得者则为结晶性之粉末。难溶于水，而易溶于酒精中，若用沸腾酒精，则尤易溶解。以脱⑥中则毫不溶解，惟自其盐类游离之一瞬间，即无晶形，时溶解少许而已。阿密儿酒精及嘌啰呀⑦两者颇能溶解其多量，故吗啡之溶解药，以阿密儿酒精及嘌啰呀两者为最适于用。

气味　吗啡气薄，味甚苦，其溶液呈亚尔加里性⑧，遇酸类则中和之，而生盐类。其盐类能溶于水及酒精中，而不能溶于以脱，其味亦苦，惟多可结晶耳。若吗啡盐类之溶液中加钾卤即苛性钾液或钠卤即苛性钠液，则生白色之结晶粉末。若以玻璃棒磨擦器壁或混搅之，则其沉淀易于析出，若更加钾卤及硇砂⑨盐化铔，则复溶解。又吗啡之溶解于钾卤或钠卤中者，今试加以脱而振荡之，则吗啡移溶于以脱中者极少。若用阿密儿酒精，则吗啡之全部皆可移溶于其中。

---

①　火酒：酒精的别名。

②　拿葛定：即那可汀（narcotin）。上文又称作"那尔歌今"。

③　知照：知晓。旧式下达公文用语。

④　钾卤及钠卤：指氢氧化钾（KOH）和氢氧化钠（NaOH）溶液，均为强碱性。

⑤　考台茵……那采茵：此处的五种物质除那可汀（narcotin）外，分别对应为考台茵——可待因（codeine）、泰培茵——蒂巴音（thebaine）、帕派佛林——帕帕非林、罂粟碱（papaverine）、那采茵——那碎因、罂粟碱（narceine）。

⑥　以脱：即乙醚（aether）的音译。下文又作"依的儿"。

⑦　嘌啰呀：现译作"哥罗芳"，即三氯甲烷，又名氯仿。多作为有机溶剂和麻醉剂使用。

⑧　亚尔加里性：即碱性（alkaline）。

⑨　硇砂：矿物名，主要化学成分为氯化铵（NH_4Cl）。本书中又称"盐化铔"，"铔"即"铵"的旧译。

反应　吗啡对于试药之反应如次：

（一）取适量之吗啡溶解于浓硝酸中，或于吗啡之浓厚液中加浓硝酸，则显血红色，渐变为黄色。此反应虽与马钱子素相同，然加以亚盐化锡[1]溶液或硫化钸亦不显紫堇色，此即与马钱子素相异之点。惟检体为稀薄溶液，而加以硝酸，则在寒时不能显此反应耳。

（二）吗啡若于常温时加以浓硫酸，则不显他色而溶解。今试置于百度之水浴上热之，约半时许则显微赤色。今俟其冷定，用硝子棒[2]蘸微量之硝酸，或取硝石一片混和之，则显美丽之黄紫色或赤紫色，又渐变为暗血红色，但其色寻复渐次退消，此反应因吗啡与硫酸相接而生凝吗啡是也。若吗啡中加硫酸之后，置硫酸干燥器中，放置二十四时间之后，再以微量之硝酸注之，则其反应尤著，是谓虎赛门氏之反应。即吗啡之量极微，不过百分之五密格兰[3]者，仍可用本法以鉴定之也。

（三）据澳托氏之谈，用前法所得之硫酸性吗啡溶液，俟其冷却之际，加水少许以稀释之，更投赤色铬酸钾一片，则显鲜明赤褐色麻罕轧奈赤色。

（四）取吗啡少许，溶解于一·五立方生[4]的迈当之发盐酸[5]中，另加浓硫酸二三滴，置百度之水浴上蒸发之，则其溶液显紫赤色。今俟盐酸蒸散之后，再添加盐酸少许，更加酸性炭酸钠[6]以中和之，或令其成弱亚尔加里性之后，可取碘酒，即碘素之酒精溶液少许注加之，则显特异之绿色。但碘酒过多，则显污色或至变褐色，故须用细玻璃棒注意混合之。若溶液显绿色，则取置分液漏斗中，加以适量之以脱振荡之，然后静置令其沉完，则以脱层显美丽之紫赤色，此为配剌格列氏之反应。考台茵虽亦显

此反应，然考台茵能自亚尔加里性溶液溶出至以脱中，而吗啡则不能，故于掺作上仍无妨害也。

（五）取吗啡一分，加蔗糖四分，而以浓硫酸混合之，则显暗赤色，是谓惠亨氏之反应。若吗啡之含量为一密立格兰姆[7]，则显葡萄赤色；十分之一密立格兰姆，则不能用此法鉴定之矣。

（六）吗啡及其盐类皆有还元[8]作用，故与碘素酸[9]相接触，则碘素还元游离。今试加哼啰吩或硫化炭素[10]而振荡之，则显紫堇色。试验之法可取试验管一个，加以适量之水及硫化炭素与碘素酸少许而振荡之，则必显赤色或淡赤色，或以哼啰吩代硫化炭素亦可，或用淀粉液亦可。_{但此时则生蓝色之碘素淀粉耳。}此反应除凝吗啡及其他二三有还元性物质之外，皆无显之者，故为吗啡之特异反应也。如无游离碘素酸，则用碘素酸钾_{加稀硫酸成酸性者}代之亦可。惟碘素酸钾中不可含碘化钾耳，否则即显下记之反应，即无吗啡而碘素亦能游离，故易致误也。

（七）取适量之盐酸吗啡或硫酸吗啡制成中性液，而以中性之过盐化铁[11]液注

---

[1]　亚盐化锡：即氯化亚锡（$SnCl_2$），又称二氯化锡。用作还原剂。

[2]　硝子棒：用于化学实验的玻璃搅拌棒。

[3]　密格兰：即微克（microgram）。

[4]　生：用同"升"。

[5]　迈当之发盐酸：即发烟盐酸（fumingchlorohydric acid）。为盐酸（HCl）和氯酸（$HClO_3$）的混合水溶液，由于盐酸是还原剂，氯酸是氧化剂，两者反应会生成过氧化氯（Cl_2O_2），故呈发烟现象。

[6]　酸性炭酸钠：当指碳酸氢钠（$NaHCO_3$），俗称小苏打。

[7]　密立格兰姆：即毫克（milligram）。

[8]　元：同"原"。

[9]　碘素酸：即氢碘酸（HI）。为一种强还原剂。

[10]　硫化炭素：当指二硫化碳（CS_2）。

[11]　过盐化铁：当指三氯化铁（$FeCl_3$）。

加之，则解美丽之蓝色。但此着色反应与所用试药之浓度及吗啡之含量大有关系，若用极稀之过盐化铁液，而检液中所含吗啡之量至少亦有全液六百分之一以上者，则此反应可显也。试验之时，普通用白色之蒸发皿试验之。若反应完全发显，则其蓝色持续稍长，否则立即变成不洁之绿色或褐色。此反应为其他植物盐基所无者，故为吗啡最特异之反应也。

（八）取干燥之吗啡或其盐类少许，而以弗勒台氏试药加之，则暂时之后，铝酸[①]还元而至酸化铝，故其溶液显美丽之紫堇色，寻变为污绿色，终成微赤色，此反应较虎赛门氏反应尤为锐敏。但帕派佛林及多数之配糖体亦显此反应，故不能仅据之断定吗啡之存否也。

（九）取吗啡或其盐类少许，置蒸发皿中，加浓硫酸二三滴，置重煎汤[②]上热之。约十五分时候，取硫酸亚酸化铁一片投之，用玻璃棒搅碎，再热一分时间。零取蒸发皿一个，盛三立方生迈当之阿莫尼亚水[③]，然后取吗啡之热溶液倾注其内。则吗啡溶液因比重较轻，集于下部，故皿内溶液自成两层，而两液层之接触界面显赤色，其边系渐变成紫堇色，此际阿莫尼亚水层则为蓝色。然试取玻璃棒将两液搅和之，则全液皆成蓝色矣。

（十）取硫酸铜一分，溶解于水十分中，更以阿莫尼亚水加之，至其初生之沉淀复溶为度，则成蓝色之硫酸铜阿莫尼亚液。今试取此液少许，而以吗啡盐类之溶液加之，则显特异之绿色。若溶液混浊，则须追加阿莫尼亚水少许。然所加试药若过多，则反应为其妨碍，过少则显黄绿色，故须注意加之也。

（十一）取赤色血卤盐溶液内须加过盐化铁少许少许，加以吗啡盐类溶液一二滴，则赤色血卤盐因吗啡之还原作用，变成黄色血卤盐。复与过盐化铁相接触，而生柏林青色素，故其溶液显蓝色或生蓝色之沉淀。

（十二）取吗啡之醋酸盐类溶液少许，加以硝酸银之阿莫尼亚液而热之，则生银还元析出，故生灰色之沉淀。今用滤底滤之，而以硝酸加于滤得之溶液中，则显血红色。

（十三）司台氏之法：将欲试验之物融之以水，并和两倍多之浓酒精，及一瓦或二瓦之草酸 oxalitc 或 taricacid，加热至七十度或七十五度，俟冷，滤之。继将所滤者蒸化，或注入球瓶，盛于浓硫酸之上，或注于蒸器中，用滤水抽气筒通风法，俟干至稠密时，若仍有不化之质杂于其中，则复用前法。将此稠汁融于冷酒醇中，滤之，再蒸化于真空气中或空气中，亦至稠密为度。又融此稠汁于适可之水中，频加少许以脱即依的儿摇之，至以脱染色及生渣滓而止。复加钠炭养三[④]，及沸止为度。又加四五倍多之以脱再摇之，少顷，置而不动，俟其化气，遗有渣滓，将此溶于硫酸水中，屡和以脱摇之，而以脱飞去矣。此中所有之酸，复用钠炭养三解之，再和以脱摇之，即成不化气之净盐基矣。取少许置白瓷杯中，加十滴或二十滴之浓硫酸，须先和以硝酸者，三滴浓硝酸，和水一百生的，于是将此硝酸水加入四十生的之浓硫酸中。静置二十或三十分钟后，显一种紫色，此即吗啡之明证也。

---

① 铝酸：即氢氧化铝［Al（OH）$_3$］。为两性氢氧化物，显碱性又显一定的酸性，因此又称之为铝酸（H$_3$AlO$_3$）。

② 重煎汤：反复烧煮过的热水。

③ 阿莫尼亚水：即氨水，为氨气（NH$_3$）的水溶液。其中主要成分为一水合氨（NH$_3$·H$_2$O）。

④ 钠炭养三：即碳酸钠（Na$_2$CO$_3$）。

试另取不化气之净盐基少许，加小块锰养二①，其色变黑，与美国黑水相似，此亦一证也。

（十四）帝泼累氏之法：将欲验之药湿以碘酸水—份轻碘养三② iodic acid 和十五分水即成，复加入小粉水—份小粉，化于四百分之水，即呈蓝色。若用极淡之阿莫尼水，徐徐倾入此蓝水中，相着处即变成一色圈，其上层为蓝，下层为紫，吗啡显然矣。

炳按：十三、十四二则，系来仪君译登《中西医学报》，录补于此，以多参考。然二法中，以帝氏法较为简捷，且试验极灵，虽吗啡分量小至二万之一，亦不难立见也。

上举十四反应，为吗啡之特性反应。其他植物盐基，一般试药对于吗啡而能发生著名之反应者，则磷铜酸碘钾汞液、碘钾铋液及碘钾碘液是也。

第五章　鸦片之生理作用

鸦片之在各国为入药治病之用，非若我国供吸食之品而成瘾，故在药物学中为麻醉品。首列其止痛安眠之功，甚为迅速，故略服之，能提精神、行气血；吸食稍多，即成昏睡、头痛、烦渴、大便燥结、呕吐等状；若更多服之，即发毒性，致人沉迷倒毙；常服则习惯成瘾，使人胃弱、饮食不化、呼吸短促，并减少血液内之养气。故鸦片成瘾之人，皆面黄肌瘦，四肢无力，大便闭结，行步不利；其久吸瘾深者，体力俱衰，精血全耗，易致夭札也。王仪君译有《鸦片说》，论鸦片与生理作用颇详，兹节录之，使人皆知其质性，及对于生理上之关系，各器官之作用，其戕害之理由，即其反应也。

（一）神经中枢统系③脑脊髓曰神经；中枢由脑脊发布全体者，曰神经末梢。吗啡之生理的作用，从来人体及动物之试验，始则犯脑，继侵脊髓及延髓在脑及脊髓之间，即大脑之皮质细胞皮质乃大脑表面之质，生物最细小之分子曰细胞。始兴奋，次沉衰，终乃麻痹。初则意识及随意运动之兴奋，次倦怠及嗜眠，终陷于深睡及昏睡是也。脊髓较脑迟犯，如此之前驱兴奋于凉血动物最为著名，至发强直，人体之痛感减少或消失之际，同时脊髓之反射机能亢进，迅时消失。而呼吸中枢之侵犯迟于脊髓血管，运动中枢又次之。

（二）神经末梢统系　吗啡内服之时，其侵犯神经末梢较之中枢殊弱。然至于司知觉之神经，则以脑中之痛感中枢既早麻痹，不能证明其侵袭之痕迹也。但于皮下注射，脑犹未犯之际，则注射部周围知觉神经之麻痹得明认之。于运动神经，则据某氏证明，在冷血动物吗啡中毒之际，一时兴奋后即能认其麻痹；在温血动物，得认自神经而起筋之搐搦。然如瞳孔之缩小颇著，非由于神经末梢之侵袭，乃由于中枢之复杂作用也。何以故？其部无他，种种之变化，虹彩④亦能保持其运动性，即此可知。

（三）呼吸机⑤　冷血及温血动物皆无变化，而常稍缓。于吗啡大量服用之时，则呼吸中枢之兴奋性减退，因而呼吸不整且带断续性。有如吗啡中毒之死，由于呼吸之麻痹者。

（四）血行机　行血器官心为最之蒙吗啡侵袭者，概少脉搏数始，少增加于睡

---

① 锰养二：即二氧化锰（MnO_2）。
② 轻碘养三：即碘酸（HIO_3）。
③ 统系：即系统。
④ 虹彩：眼球内部含有色素的环状薄膜。
⑤ 机：指机能、功能。

眠期，则脉搏迟缓。

（五）消化机　人体分泌消化液之器官麻痹，故唾液减少；所以口腔干燥。知觉性的胃神经之兴奋，故起恶心呕吐；肠神经之兴奋，故肠之蠕动肠管内壁有如毛蠕蠕而动，因之通便减少。间于用大量吗啡之时，由麻痹而泻。然通常应用鸦片剂，则腹痛下利而因快愈者，蠕动减少及其他原因肠知觉神经之麻痹，肠分泌之限制故也。

（六）分泌机　如出汗、流唾，皆由一种器官分泌而出。分泌神经之麻痹，故气管及肠管内，黏液、唾液、胆汁、乳汁等之分泌机能都为限制，尿亦减少，兼之利尿筋之麻痹，尿闭不通。惟皮肤之分泌出汗于大量服用之时则见增加。血管运动神经麻痹，因而血管扩大也。

（七）代谢机　体质因食物空气，生新去陈，故曰代谢及体温。考体质之与吗啡影响颇少，惟减少仅微之窒素而已。炭酸则于兴奋期排出增多，于睡眠期减少，由于筋运动之间接作用也。体温则用吗啡至中毒量时，因而底①降；于药用之量，其底降之度不过摄氏温计十分之二三度而已。

吗啡对于各器之作用，既述之如前，非刺刺②作难解不切之语也。不知器官之对于吗啡如何，则由吗啡而显之证状未由证明之。故命意虽详且奥，而立语则简而明。

鸦片之生理作用皆同吗啡，其急性、慢性中毒亦不相异。其用量之大小，则吗啡与鸦片之比若〇．〇六与〇．二，即吗啡之最小致死量〇．〇六，鸦片之最少致死量〇．二也。

鸦片及吗啡作用之区别，鸦片与吗啡相同之点，既述之如前。然而据近时实验，则谓〇．二之鸦片已属危险之量屡能镇止疼痛，而未单纯的睡眠，曾不陷于昏睡也，〇．〇六之吗啡对于成人之最小致死量则往往陷于昏睡，此相异之点也。又如鸦片初增体温，而吗啡则底降，然于小量之吗啡及鸦片，始则体温内增，继则共降。乃若鸦片初增脉搏，有谓吗啡初减者，然两者同是初增后减为常。凡此不过因鸦片中之吗啡，其作用较纯吗啡为渐徐耳。鸦片对于肠病，较之吗啡奏效良确，亦因其徐徐而作用广阔范围之故；然以吗啡少量，分而服之，其作用亦无不同也。凡旧说两药效用之区别，多因个人之素禀而然欤！概而论之，其作用之性质相同，鸦片为成分不定之生药，不如用吗啡之适当也。

第六章　鸦片之病理作用

我国自鸦片输入以来，常应用于胃痛、腹泻诸病，颇受其惠。然慢性中毒者有瘾者则往往无效，其故有二：一、药用量必少于所吸量；二、吸用既久，成习惯性，即细胞受其作用，因而不变动故也。其他应用鸦片剂之弊害如数时间连续用之，则恶心呕吐，往往精神兴奋，思想错乱。故用鸦片时不可不注意于始用之量，当自少量始。近时医界上应用，主以吗啡盐类，鸦片之范围渐次缩小，惟常用于肠之疾病而已。后述诸症不能概用鸦片，其在用之得当耳。

（一）痛苦　剧痛以及持久的疼痛，与吗啡以解之。无论为根治的，为姑息的，要皆以此为镇痛药，能保全病者之气力，减其困苦。而于胃痛、肠疝痛、铅毒疝、胆石疝、肾石疝及因癌肿结核之痛苦至濒死期，最有良效。又于真神

---

① 底：同"低"。
② 刺刺：多言的样子。

经痛，他种药物无效时用之。乃若原因不明之疼痛，则屡用之，恐成习惯，而陷于成瘾，慎之可也。至如与热病并发之疼痛，则奏效不著，不如用适当之解热镇痛性药物。独于急性腹膜炎，用大量之鸦片，镇痛外能使肠胃安静，颇奏良效。用吗啡量〇．〇〇五乃至〇．〇一。

（二）咳嗽　气管黏膜之分泌液缺少，而其液黏稠，因而咳嗽之时，则用吗啡，剂量为适当；反之分泌液过多时，则禁忌之。盖此际黏液因咳而出，为自然的疗法，若抑制之，则有窒息之危也。若咳嗽而兼咯血之时，最有效能，使呼吸安静，为止血之助。他如用于喘息则奏效，而用于疫咳则少功。幼年患者则多危险，不可用也。

（三）呼吸困难　当分甲乙二种：

（甲）心脏有障害，血液之循环徐缓，动脉内之血液输入减少，因而呼吸中枢兴奋者，例如心脏瓣膜病，所谓血行的呼吸困难，与以吗啡，则减少其兴奋，使呼吸复于正常。

（乙）肺中瓦斯①之交换不能充分，例如气管内分泌液等之积蓄或肺脏之闭塞者，所谓呼吸的呼吸困难，则与以吗啡欲保存其生命者，反害之。

故二种呼吸困难并发之时，慎密注意，决其利害，而后用之可也。惟神经性喘息，由气管枝筋②之痉挛反射而起，用之有效。

（四）呕吐　吗啡往往能诱起呕吐。然据胃癌、胃溃疡、酒精中毒之呕吐，并因腹部内脏疾病而来之交感性呕吐，则能镇止之，制限之，用皮下注射法。用量一回约〇．〇〇五乃至〇．〇一之比例。

（五）下痢　诸下痢症，而兼肠疝痛之感冒性下痢，尤用之，多用鸦片及其制剂。用鸦片丁几③，鸦片用酒精浸出者，时一回

十乃至十五滴。他若因刺激性及腐蚀性物质之下痢，并慢性肠炎、肺痨之下痢等，皆用鸦片丸剂、粉剂一回〇．〇〇五、〇．〇三乃至〇．二或丁几一回五滴、十滴，乃至十五滴。

（六）赤痢及霍乱　此二种传染病用之无效。而赤痢时内服或用浣肠剂，能缩短其里急后重、疼痛下痢之经过；霍乱初期用之，能使肠安静。至治病之本体，则非鸦片之能力矣。

（七）肠病　下痢、赤痢及霍乱之外肠病，如出血、穿孔、急性闭塞、粪块蓄积等症，与以鸦片剂，则肠安静，有间接之良效。

（八）糖尿病及崩尿症　用吗啡、鸦片等除饥饿口渴之外，有减少糖量及尿量之功。

（九）痉挛症　所谓痉挛症者，即痉挛强直，原因于脑是也。如脑痉挛诸症，又运动性兴奋症，如哥啰吩麻醉之兴奋期、亚笃鲁必涅中毒④等，则应用吗啡，其效不如知觉性兴奋症疼痛之确实，故原因为知觉过敏之痉挛症如破伤风、狂犬病等，或反射性痉挛症如因角膜炎而起之眼睑痉挛、分娩时之痉挛性阵痛等颇有效。而癫痫、舞蹈病则绝无效也。

（十）精神病　躁狂、谵妄、酒客⑤精神障害等，与之为镇静药。当用时可自稍大量始，然血管之运动神经麻痹者及老者，则以常用量〇·〇〇七乃至〇·〇一始。

---

① 瓦斯：即气体（gas）。
② 枝筋：指平滑肌。
③ 丁几：酊剂的旧译。
④ 亚笃鲁必涅中毒：即阿托品（atropin）中毒。主要表现为副交感神经作用解除后的症状以及中枢神经系统兴奋，如腺体分泌减少、外周血管扩张以及谵妄、惊厥等。
⑤ 酒客：嗜酒之人。

（十一）不眠症　无论疾病痛苦、精神兴奋因而不眠者，用之为催睡药，而尤见功于疼痛困苦之不眠症。用吗啡量〇·〇〇五乃至〇·〇〇七，渐增全收效。

（十二）外用　局处—部之意镇痛及镇痉之外用甚稀。鸦片为粉剂，撒布于疼痛性之溃疡，及用于眼睑痉挛等；又为糊泥剂，治齿痛；为锭剂，送入鼻腔、肛门、腔道等；吗啡为溶液—乃至二%，涂于眼及咽头等黏膜；为滴剂、浣肠剂、吸入剂、锭剂、淋疾①之注射剂等。

按：鸦片之中毒既如彼，而治病又如此，则不可常用而可为药用甚明，乃医不以为药，而民反以为食乎？十年之禁，非善政乎？曰：鸦片之毒，吗啡为烈，禁鸦片尤禁吗啡，非卓识乎？曰：禁不可无戒，戒鸦片药，禁用吗啡，非仁术乎？非详细之考察乎？向者甘鸦片如饴，今则畏吗啡如虎，非痛恨已深而严加防范乎？夫鸦片之急性中毒疗法，曰吐，曰单宁酸树皮酸洗胃、兴奋药内服及皮下注射、灌注冷水刺激皮肤；既陷入麻痹，则用人工呼吸法、酸素及亚硝酸亚密尔吸入法②；对症解毒，则用硫酸亚笃鲁必涅③〇·〇〇一乃至〇·〇〇五注射法；于慢性中毒也，则废其习惯，渐减鸦片、吗啡之量，代以 Sulfolnaiuin 及葡萄酒，禁绝后，数月监督之。此常法也。其减法，用鸦片、吗啡或吗啡盐类可也，或鸦片之制剂如鸦片越几斯④、单绝⑤鸦片丁几、鸦片樟脑丁几、鸦片酒可也。若考鸦片之代用品，新药如 Heroinum⑥ 及 Dioninum⑦ 皆可也。然则戒烟非不可兼用鸦片，用鸦片以渐减法为最妙，特制用之法不可不斟酌尽善耳。

---

① 淋疾：此处泛指性病。

② 亚硝酸亚密尔吸入法：疑为吸入 N_2O（俗称笑气）的治疗方法。笑气有麻醉作用，以往曾作为替代药物用来戒毒，但应用不当可造成缺氧窒息、心血管及中枢神经损害等。

③ 硫酸亚笃鲁必涅：即硫酸阿托品。有显著的兴奋呼吸中枢作用，常作为吗啡对抗药。

④ 鸦片越几斯：疑为鸦片烟渣（opium dross），传统鸦片品种之一。

⑤ 绝：疑为"纯"字之误。

⑥ Heroinum：即海洛因（heroin）。

⑦ Dioninum：地奥宁，即乙基吗啡。

三编　烟毒成瘾损脏腑原因之戒除法

第一章　吸烟成瘾之理由

盖人之口内有二管：左为咽，曰贲门，为饮食所由入，通于胃肠，直达下焦膀胱，出为便溺；右为喉，曰气户，属肺，使呼吸而下通肝肾。此二者，乃一身百节之机关，呼吸出入之门户。吸则气入而下坠，呼则气出而上越。呼吸之间，脾居中宫，主受纳谷味，以荣乎血气。夫鸦片之吸食也，则由气管随呼吸往来调和于自散油中，随烟进肺之细气胞，入微血管，与血质融和，输入脑部，以刺激脑之襞积①及脑珠，故与受纳饮食之食管截然两开。盖气管本为清虚之府，不能容受纤毫微末，故虽颗粒滴水误入其中，即欲呕逆以出之而后快。烟乃有气无形之物，随呼吸而渐积于五脏之内，故一吸而能入达于内脏、筋骨、髓脑之内，一呼而出，又能达于皮毛毫发之杪，故一入内脏，则遍体上下内外无处不到。尔时思想奇特，迥异于平时，而脑部之作用达于极点，其自顶至踵，康健舒畅之乐，有不可言喻形容者，则刺激过烈之明验也。若越二三小时，其反应则为抑郁疲倦，全体不适，必再吸而后快。始则由渐而常，继则由常而熟。及其熟也，脏腑赖烟而后快，精神赖烟而后畅，耳目手足赖烟而后安。一旦无烟浸润之，而肾先病，肾病则呵欠频频；而后肝亦困乏，肝困则涕泪交流；而肺亦生痰矣。盖脾主信②，而脾之感亦如此。于是五脏交相困矣。五脏困则全体无所禀令，轻则一身痿软，重则诸痰蜂起，如患重病，此即所谓烟瘾也。

第二章　因病吸烟成瘾之原因

大抵鸦片成瘾之原因，皆由于戏漫玩嗜，或落夜提神，或亦有因病而吸烟者，实则居于多数。盖鸦片入口，直走清道③，熏蒸脏腑，灌注经隧，上通髓海，下达尾骶，故能使倦者不倦，乏者不乏，壅者能宣，郁者能舒，陷者能举，脱者能收。他药所不治之病，间有一吸烟而即效者，疑其为精神长也，疾病愈也，于是旦夕吸之，待吸食几久，克制日深，周身卫气已被牵制，不知病由烟愈，根株仍在。或因倦吸烟成瘾，吸迟则思卧；有因遗精吸烟而成瘾，吸迟则精滑……总之，因何病成瘾，瘾来则原病必现。吸之既久，则津液皆涸，肌肉不润，筋骨不泽，皮毛不华，变生诸病。人但知在上作痰，在下作结，不知为病殊多，与无瘾之病多不同耳。

---

①　襞积：亦作"襞绩"。衣服上的褶裥。比喻皱纹。此指大脑沟回。

②　脾主信：指脾的功能活动具有节律性，犹人之有诚信。本于徐锴《说文解字系传》："脾主信藏志，信生于土也。"

③　清道：指呼吸道，气管。

第三章　成瘾损全体之形状

鸦片性毒敛涩，入血管而能通行诸脏，成瘾日久，则能吸取诸脏腑之精神、气血、津液而供其消耗。如摄取肠胃津液，消耗者病必形瘦便艰；摄吸肺气，消耗者病必喘嗽痰多、自汗；摄吸心脾血液，消耗者病必神疲面枯、不耐劳动，女子不孕；摄吸心神精神，消耗者病必阳痿无子、心悸不寐、自遗精浊诸病。亦有知其害而仍习之者，其故何也？曰：皆缘鸦片有兴奋脑神经之特力，故脑怯神弱之辈亦有藉烟力提精神而任事情者，有因病剧而暂止痛苦者。兹将其烟力毒害于诸经由于何因再申明之：如有藉烟力而运神思者，烟毒多入于心经；藉烟力而解恼怒者，烟毒多入于肝经；藉烟力而止泄泻者，烟毒多入于脾经；藉烟力而消食滞者，烟毒多入于胃与大肠经；藉烟力而理痰嗽喘急者，烟毒多入于肺经；藉烟力而治梦遗或纵房欲者，烟毒多入于肾经。亦有辛苦作劳之人，藉烟力而提顿精神、苟偷朝夕者，其烟毒更着于肢节筋骨间，必须就其毒之所在而除之，斯为善法也。

第四章　烟毒损生理之现状

凡人全体之生存，能有各种效力，与生命有密切相关者，则莫如心脑气血。若卫生不守其法，四者苟损其一，则全体无不皆病矣。况鸦片能将四者相率连戕，其不成废人也几希。兹将其损害各器之状态分述于后。

（一）损脑气筋①之状态

大抵脑筋所密布之处，即烟毒所蟠踞之地。凡系吸烟者，无不见眩晕之病，甚则畏风，此皆头部脑气筋为烟毒所中也。又观其口鼻、眼耳、齿牙、唇舌，无一不枯燥。若烟瘾稍一愆期，便现口倦开，耳倦闻，眼倦欲泪，鼻倦欲涕，而齿牙唇舌倦于寻味，此面之脑气筋为烟毒所中也；若项缩肩耸，背曲俯仰，上下若不自如，此项脊部为烟毒所中也；其臂拘挛，其行趔趄②，此臂与腿足之脑气筋为烟毒所中也。此就外见者言之，至其内脏下条逐辨。

（二）损心与血管之状态

心者，发血至全体总机器也。其缩时迫血外流，其涨时血复流入心，以成转输之功。鸦片经水煮滤，去不化之油类质，熬膏以火，炙化为气，吸入肺内小气腔③，趁血质放炭气、收养气时混入血中，血行周身时，其红轮④受其激刺而涨大其轮内之铁质。人身为血液流行之地，血中铁质藉养气以行之，而鸦片则减少养气，败坏铁质。为日既久，血中养气渐少，炭气增多，而运动铁质之功非鸦片不可，一旦停吸，血即凝滞，故面目黧黑，口中呼气亦成污秽，此鸦片损血之形状也。若毒质经行小肠，能使内层涎膜上之微脑筋⑤安静舒泰，以放弃其蠕动之能力，并减少其液汁，所积之秽浊废料不便排泄，而小肠再吸收之，送入血质，以与血中本有之鸦片毒融和。如是则血之污浊达于极点，故现于皮肤之外象作灰黄色。此血分受损之大略也。

（三）损肺之状态

肺主呼吸，尤为人身切要之脏。鸦

---

① 脑气筋：即脑神经。下文也作"脑筋"。
② 趔趄（ziǖ）：脚步不稳，行走困难。
③ 肺内小气腔：指肺泡。
④ 红轮：即红细胞。其形似轮状，故名。
⑤ 微脑筋：即微神经，神经末梢。

片入肺之细气胞该胞计六万万枚，布满全肺，则其涨缩力加增，追烟力散去，而肺之功用亦衰，则气闷烦渴，心思闷乱，困败倦卧，甚则涕泪交流，咳嗽痰多，呼吸不利，畏寒汗出，喷嚏连连。此皆烟毒损肺气，正气不敷宣布，惟藉烟气以运行，烟气脱瘾，不克自治，故现诸象矣。

（四）损膜原筋络之状态

若鸦片之气由呼吸器横入膜原筋络者，其初吸时最能通筋络、安脑气，其燥毒之性日久成瘾，即能损伤筋络中真元，脑质之血液耗散而成痼疾。如上焦之真元精气损伤，则为头痛眩晕、面色枯槁、耳鸣目花、瞳神散大；伤损四肢脊髓之元精，则为牙痛、腰脊酸软、手足麻痹、形瘦骨立、尻以代踵、脊以代头[1]之病；若耗散下焦之元精，则为阳痿不举、遗泄、寒滑泻痢之病。此皆伤于膜原筋络之真元也。

（五）损肠胃肝脏之状态

大凡无瘾之人，因患胃痛、泄泻之症，偶一吸烟，必可稍愈。此烟气由食管而走入肠胃，藉烟气苦温克伐之性，助胃消化而已。及至上瘾，胃气受毒则减食，故久吸之人，其周身之功用无不颓靡，而血薄胃弱尤为显著。且人肝脏亦能助消化五谷成糖之能力，吸食日久，其能力渐弱，身中糖质亦缺乏，故喜食糖果香甜之物而填脑，滋养之品反不欲尝。恶膻酸者，土畏木克也。其精神愈提愈疲，故愈欲加烟，精神日耗，皮燥筋松，肌削骨露，大便燥结。烟气酸涩，能收敛饮食水谷于肠胃之中，收敛日多，则饮食之津液水气悉从微管[2]吸出，化而为溺，所留之粪渣干燥无滋。故吸烟之人，大便硬至旬余始解，或解而艰涩耳。此皆烟毒损消化器之情状也。

第五章　瘾者常病之关系

王燕昌[3]曰：人身元气，动则生阳，偏于动则阳极化热；静则生阴，偏于静则阴极化寒。化热则生燥火诸病，化寒则生湿寒诸病。夫鸦片味苦，性涩，嗅香，苦则助火，涩则凝血，香能散气。王士雄曰：烟经煎炼炮灼而成，其性燥烈，其气慓悍，吸之则直行清道，无微不至。若经络脏腑之间为烟毒熏蒸，则津液日渐枯耗，血质日渐不纯，脑筋日渐痿缩，周身机关渐无发达之能力，于是形容枯槁，面色青浮，大便干燥，嗜食水果。此烟毒伤阴津之征也。阴津因燥而涸，上无济火之物，炎蒸而为头晕，下无生水之力，火郁而为便热。大抵口渴胸烦，尿赤粪结，皆燥与火也。如尿赤热，小肠膀胱燥也；粪结，大肠燥也；口干苦黏，胃燥也；鼻干毛折，肺燥也；耳鸣，肾燥也；目干爪枯，肝燥也；不眠胸烦，心与膻中燥也；睡熟猛惊，胆燥也；唇干、舌本干、肌肤瘦，脾燥也。盖燥非火也，乃内外津液皆涸，干枯而燥也。大抵烟瘾之常病，上焦皆燥痰，中焦皆积滞，下焦皆寒湿，其热在腑，其虚在脏，或胸有停饮，烟瘾之人，食后即侧卧吸烟，故胸有停水也。或膜原与胃腑有食、有痰、有水。瘾半而口干，或多饮茶水、水果，故胸有停水、停痰。此烟瘾常病之大概也。

---

① 尻以代踵脊以代头：语出《素问·痹论》。尻，屁股、尾骶部；踵，脚后跟。

② 微管：指毛细血管。

③ 王燕昌：字汉皋。河南固始人。清代医家，七世业医，曾追忆先人经验，撰《王氏医存》十七卷。

第六章　瘾者病状之鉴别

夫吸烟上瘾则一，而体质人人各殊，或阴偏有所弱，或气血两有所亏，或上瘾本于无因，或成癖实因于有。故烟瘾之病，外证虽与众同，而病原、脉舌实为大异，而治法岂可强同也？兹将其同病异治之证，略录数则于后。

（一）咳痰　烟性猛烈，片刻即行周身，最涩精神。人之胸膈乃卫气之门户，烟一入口，与卫气激撞，卫气猛被抑遏，其滞留、蒸腾、扬沸，晕而似爽。故阳气受涩，则化为燥热，津液受燥，则成为痰涎，而填塞胸膜，为变多端。治法均以清热润燥、生津液为上，非专恃顺气化痰所能治也。

（二）泄痢　大凡常人泻痢，新病皆以脾湿而兼积滞；瘾者泻痢，已肺肾两伤，元气耗竭，全赖中宫。一患泻痢，阳不上升，阴从下注，上下混如两截。骤加冷食，杂积淤腐于肠胃之中。平时元气未竭，兼受烟之涩滞，故便结不泄；今元气久虚，提摄全无，脾湿下陷，因而成痢。湿热上蒸，而舌现赤底、白苔琐碎即饭花苔也，烟亦碍吸；湿热下注，而后重、肛门沉坠，气下陷也。故常痢初起宜导滞攻下，久病宜消补兼施；烟痢新病宜渗湿固脾、扶助元阳，务令病者吸烟仍合常度，勿使失瘾。用药者，若湿热积滞过重，去邪宜速，不可过虑其虚。初起宜用解毒汤黄连、黄芩、黄柏、焦栀以清之，邪去则用和胃二陈煎半夏、茯苓、广皮、甘草、杏仁、干姜以补之，最为切当。若久痢而形脱神败，面色晦暗，阴臀无肉，不日即死。

（三）内伤　素受烟伤，与虚弱同体。如伤于肺者则喷嚏，伤于心者则汗出，伤于脾者则倦卧，伤于肝者则泪流，伤于肾者则腰痛、精滑。此皆烟瘾内伤之兼症，非可断其为病。

（四）外感　外淫感冒，则郁热在胸，不爱吸烟，犹无瘾人感冒不吸水旱烟同，是肺窍塞也。

（五）脱瘾　凡瘾者连病一二日不能吸烟，元气定不能支，或汗不止，或泻不止，或遗精，即是脱瘾。若但知治病，不防其脱瘾，药必不应。诊其脉必左三部弱，右三部强；其证必略能食、胸似结，而舌微苔、口不苦，而汗常出，甚则便泄不止。右关盛，而口渴喜饮热；若右关弱，而耳反聋，盖汗乃上脱，泻乃下脱。右关脉盛，口渴食弱者，肠胃燥也；饮热不喜冷，舌无苔，非实火也；耳聋、口不苦，胆无热，而胃中燥痰闭之也。治法即用好烟泡①一粒，开水化服，每剂药中再加烟泡一粒为妥便。若久病气弱之人，烟必无力能吸耳，故以此法或可疗治。

（六）烟性发作迟速　现时戒烟法律綦严，烟馆禁止，如工商界中人因而无从购吸，或遇事繁无暇吸食，每吞烟泡及烟丸以抵瘾，然往往有缓不待急之憾。考其中亦有原因在，爰列数则，以明迟速之理由。

少年	体魄强壮性发迟	老年	血气衰弱性发速
冬日	天时寒冷性发迟	夏日	暑气熏蒸性发速
生土	质含吗啡，湿透毒滋性发迟	烟灰、丸	渣滓黏滞，散布胃中性发速
裹物吞烟	烟藏物内，物消烟出性发迟	和酒吞烟	酒热助毒，易入血液性发速
饭前吞烟	烟在饭下性发迟	饭后吞烟	烟在饭上性发速

---

① 烟泡：把鸦片烟膏就烟灯烧成的圆形小泡子。

第七章　瘾病诊断之鉴别

烟瘾之人，平时体质、动作皆与无瘾者异，故偶一染病，其脉法、形色及舌苔等亦不与常同。鉴别其异谛①，则非研究诊断书，无以知其原委也。故喻嘉言有先议病、后议药之论，瘾病何独不然？兹将其与常病不同之处约录数则，以明其大略。若要探其细微，仍有《诊断学》书在。

望色　凡吸烟之人，血汁受烟质炭气变坏，故外形气色昏暗，面黄口臭。故验其舌苔，无病之时亦常见燥苔，故一经染病，不拘白苔、黄苔，必兼灰黑而燥。故临诊时，先须问其吸烟与否，常苔、染苔斯可攽分。

闻问　瘾者闻声，以其已吸未吸大有改观。其未吸烟时，气滞血凝，面色淡白，而声音亦迟钝；迨其吸烟之后，气道血管藉烟气而流通，精神焕发，声管无抑遏之弊，声必响亮，一切动作无不改观。又瘾者延医，常于吸烟后诊脉，而脉亦必浮数而弦，往往与证不能附合。必须以问为先，问其瘾前瘾后，及本病与兼病原因，乃可下手。故望、闻与脉未可全据，必先以问，则病无遁情矣。

切脉　吸烟之人，吸气多而呼气少，故诊烟瘾之脉，俟瘾将至而未吸者。诊其何部脉偏强，则此经有实与热矣；何部脉偏弱，则此经有虚与寒矣。又须晨起诊之，为有准则。若诊其脉浮，为病在表、在腑；沉，为病在里、在脏。瘾者无病之脉，亦宜缓而无力为平，以其为烟气所凝滞也。或左弱右强，或左沉右浮。盖左弱者，气伤而虚也；沉者，阳滞而陷于阴也；右强者，非健也，乃津液不足、胃燥肺热也；浮非风，津液

被灼而化痰也。故壮人吸烟即成弱人，其气伤阳陷故也；肥人吸烟即成瘦人，以胃肠脂肪干涸，不生肌肉，肺液成痰，无以荣表故也。大抵上瘾者平时之脉：其瘾至未吸，则脉必缓弱无力，吸后则脉坚实有力，脱瘾时脉必虚软而细。此即脉至随烟力之升降也。

瘾病药忌　用药如用兵，呼吸之间，死生攸关，固未易言也。况吸烟之人，证因脉病更有不同。除瘾之方切忌过剂。如人参、洋烟同服，过剂必心嘈作呕，因燥在膜原也，用萝卜汁、绿豆汁、梨汁甘凉等味即解。如吸烟体质燥热偏多，再误用桂附，则上下生热，或大汗不止。虽有便闭，中宫原虚，若误用硝黄则泻脱；虽有外感，误服羌活、麻黄则汗脱；虽有嗽痰，误服半夏则痰仍未化，而反生燥热；虽有脘闷疼痛，误服香散，必致破气不食；虽有积滞，误服消导攻伐，防其大泻不食。此举其大纲而言也。如遇瘾病，必须注意审慎，若吞烟泡、烟灰、生土过瘾，切勿与盐菜同食。烟固受盐之制，而胃之燥热亦因之而盛。治之之法，以清润肠胃为要。

第八章　烟瘾体质之鉴别

盖烟之成瘾虽同，然人之体质各殊。故善医者治病，虚则补之，实则泻之，寒则温之，热则清之。而烟之成瘾亦病也，岂可不审体质，妄投药饵，而能言戒烟者乎？体质者，诊断学上望诊之一也。然当分体格、体质为二种。盖体格之良否，有关于疾病之发生，以及日后可治不可治也。体格在医学上分之当为

---

①　异谛：原为佛教名词，指异学中所谓真实的道理。后指不同的道理或看法。

三种：曰强壮，曰虚弱，曰中等。此三者，实于戒烟同有密切之关系，特录于下：

（一）强壮体　骨格强大，胸廓广阔，筋肉坚细而不粗松，皮肤滑润而有光泽。

（二）薄弱体　骨格细弱，胸廓狭小，筋肉瘦软，皮肤宽浮。

（三）中等体　介于两体格之中间者也。

所谓戒烟宜审体格者，大抵身体强壮之人，抵抗疾病之力亦大，瘾量虽重，易于戒除；若体格薄弱，全赖烟力提顿，一经戒烟，须防固有之病复发；若体格中等者，人之外貌有若柔弱，而其抵抗烟瘾之力甚强者，故亦不可概而论之。

次为体质。人之有体格，而后有体质。故在医学上当别之为四：曰肺痨质，曰卒中质，曰神经质，曰腺病质。兹别其各质之形状如下：

（一）肺痨质　全身之构造薄弱，头长如鹤，皮色苍白，胸狭小或扁平，颜细长，而颧骨部稍赤，眼球大而有一种光泽，其外貌秀丽。若再成烟癖，颇不易戒。津亏液燥，虚火上炎，加以鸦片性燥，炙之以火，偶一玩嗜，岂非助贼为虐乎？

（二）卒中质　骨格、筋肉均肥大，全身富于脂肪，颜大而赤，颈短而厚，肩高而耸，其外貌虽甚强健，而身体略为运动，则呼吸因之迫促。此等人戒烟，忌用兴奋性饮料及多脂肪食饵，否则易罹中风之病。

（三）神经质　神经质之特性不在体格、体质，而在其举动行为。容貌伶俐，视物敏捷，发润而光，言语爽快，教以学问技艺，则比常人易于领悟，其意思

无常，时兴奋，时郁闷。戒烟遇此体质，必先审其岁月之浅深，精气之强弱，饮食之多寡，然后依方定药。侍疾之人必须与其同室卧起，顺其气候而调摄之，察其宜忌而去留之，悦其情志，和其性情，笑谈乐事，合其心意，则烟瘾可却，否则烟瘾可除而心瘾难疗。

（四）腺病质　主在小儿期，皮色苍白，筋肉瘦而不润，额面如浮肿，颜面狭小，身体细弱，皮肤易变，静脉透于外面，往往生皮疹。此质吸烟者虽少，录之以备一格耳。

此论体质之强弱，不据男女老少。若老年与少壮，孕妇及产后，无病与病后，亦大有异谛存焉，不可不注意，爰再述于后。

（五）老年　老年气血衰颓，津液更涸，烟毒根深，元气不能抵抗，不若少年人体魄结实，正气充旺，随可用药。故戒高年之烟瘾，先当诊其脉息、察其形神，如果体质甚弱，宜用参芪先扶正气，然后投以戒除之药。

（六）孕妇　凡妇人孕时戒烟室碍，恐伤胎元故耳。若不加察，误投市上戒烟猛药，小则堕胎，大则殒命。若施戒除之法，必用扶元安胎之药，兼以制瘾药品。必须审其体质，验其脉理，慎勿卤莽从事，虽曰无心，然疏忽之罪无以自解，岂可不慎之哉？

（七）产后　妇人产后，百脉皆虚，何堪戕贼？若施戒烟，尚须防其虚脱，亦宜用参芪提摄元气。察体用药，无实实，无虚虚，必得中正之方，加以克瘾之剂，方无弊害耳。

（八）病后　病后气质虚弱，精神萎顿，亦先宜扶元补气之品，兼以治瘾之药为使治。不得纯用克伐之品以治瘾，恐戕害元气耳。

第九章　戒烟最宜注意之种种

自鸦片流入中原，为害甚巨，烁人精血，耗人资财，流毒之深，何可胜言？且戒烟之方甚多，或药本太昂，未经试验，或身体单弱，戒后多病，虽有欲戒之心，因之望风却步。大抵皆由不审标本，不明原因，妄投笼统药丸，不守注意各法，致有种种弊害。略述数则于后，以供留心戒烟者之借鉴。

注意本病　因病吸烟成瘾之人，脏腑脉络受此习惯，一旦戒除，必生障碍。故宜审其本有之病，俟气血充足，然后立方以戒烟。盖有瘾之人，其气久遭烟之提涩，即赖烟为助力，若偶而不吸，则卫气之力不足充于腠理，中气之力不能升于中宫。近时戒烟期迫，市上方药名目繁多，碍难通治。各禁烟局应附设戒烟室，遍集群医，商订证治之方，多按时定晷①，各任职守。来诊之人，或须指认某医立方，听其自择。每诊一人，先将男女、姓氏及诊断发见各现状一一录表，逐款填注，表式附后。并将方药附录后幅，定日复诊，以便考核。俟戒除净尽，全不服药，必令如期报告，以志经验。

戒烟检查表

月　日	男　女	姓名	住址	年岁
职业	体质	脉息	面色	舌苔
便　尿	平时食量	戒时食量	因何成瘾	有无兼病
日吸　次	每次　钱	已吸　年月	有无戒过	前服何药
后留五行以列药方				

（一）**注意减吸**　凡人烟瘾至重者，不过数两而止。初戒之时，每日减去五厘，两旬则减去一两矣。再则每日减去三厘，三旬则减去九钱矣。继则每日再减一厘半，一月则减去四钱半矣。最后每日再减去五毫，一月则减钱半矣。中等之瘾，阅三月而可以尽去其瘾；多于此者，则阅时稍久焉；瘾少于此者，则阅时亦稍短矣。惟矢志欲诚，校秤欲准，用力欲果，始戒以至绝瘾，毫无所苦。或其人体质怯弱，宜兼进培元补本之品。此《庸盦笔记》②法也。

（二）**注意盐汤**　戒烟之时，无论吸烟吞药，晨起宜饮淡盐汤一碗，每欲吸烟时，宜又饮一碗。甫逾旬日，便觉吸烟少味。

炳按：盐与烟如水火不相入，故吸烟者喜甜而恶盐。考盐之为用，利于润肠，兼有清火解毒之功，又能洗涤脏腑中之烟积。不信试观有烟污之物，盐汤洗之，必去净尽。且烟膏略染盐汁，则膏必清稀，便不进斗矣。又盐能清火，如上实下虚，眩晕巅疾，最为合宜。王士雄曰：凡吸鸦片烟而醉者，以陈酱少许，瀹③汤即醒。若熬烟时少中着以盐，即焕散不凝膏。吸时舌上预舐以盐，则不成瘾。虽瘾深者，但令舐盐而吸，则

① 晷（guǐ）：时间。

② 庸盦笔记：清末改良主义政治家、思想家薛福成所著，采录了不少晚清政治、经济及社会习俗等方面的资料。薛福成（1838—1894），字叔耘，号庸盦，江苏无锡人。早年于曾国藩幕下任职，后协理外交事务并出使欧洲各国，主张效法西方，发展工商业，赞成君主立宪制。

③ 瀹（yuè）：煮。

瘾自断。岂非润下之精，能制炎上之毒乎？

（三）注意饮酒　鸦片有醉脑性质，能令四肢百脉流通，一应药品无能与匹，惟酒力尚可与其抵抗。戒烟者，宜瘾前饮烧酒微醉，两相抵制，则瘾力却而酒力胜，则烟瘾亦脱矣。若善饮之体，宜用药浸酒，或以酒泛丸，俾易奏功。后列戒烟酒方，皆存此意。

（四）注意用药　考鸦片少用能却病，多用则伤生。西人本为治病要品。而林公禁烟严厉，独于忌酸丸中准用烟灰者，非使吞丸以代吸，实欲借灰以定志耳。所以喻嘉言治酒癖，药用酒浸，谓为饮法同而酒性异耳。戒烟用烟，犹之戒酒用酒，理正同耳。不若近时射利之徒，巧立各种名目，明云不用吗啡、土皮、烟灰，一经化验，无一不含有吗啡，不信试观后之"戒烟药分析表"。不用吗啡者，则必有亚笃鲁必涅、高告精[1]、闹阳花[2]、枫茄花[3]等诸剧药以提脑及麻醉神经之法。炳见《存存医话》[4]载一萧山士人，因戒鸦片烟瘾，而购服秘制药水。服后极灵验，不但烟瘾除，而且胃口胜常，精神焕发，阳事[5]倍于平时。未几与友人立谈，倏觉下身无力，顿跌仆于地，后遂痿废，月余告毙。其所服药水中，亦必有霸道提脑剧药。凡服些少药辄得骤效者，切须留心，慎勿误认仙丹妙药，为其所惑，致祸发莫救。观《阅微草堂笔记》[6]云：艺花者，培以硫黄，则冒寒吐蕊，然盛开之后，其树必枯。盖郁热蒸于下，则精华涌于上，尽则立槁耳。观此则服药种种灵验，正谚所谓"尽根拔"也。或用吐泻剂以败人脾胃，或径用苦寒咸涩之品，图一时堵塞胃肠，使服此者胃病而人不病。如大病时，胃气为邪气窒塞，烟酒饮食皆不欲，迨胃气渐醒，而禀赋强者，烟瘾或从此夹除，其有体质弱而兼有宿恙者，恐从此不堪设想耳。戒烟之弊不一而足，戒烟服剧药而毙者亦不胜其数。往古可以鉴今，试观近时，服市上戒烟药者，绝瘾

有几人？即勉强绝瘾，而身体康强者有几人？大抵皆缘其方之笼统，而于各人各病、各病各药固未讲求也。炳研究戒烟方法已届三载，戒除之人亦为不少。然初戒之时，先减缩瘾量，再审其素因，病在何经，应用何方，照林公之法而变通其方。服后觉某药相宜，即将此药加入提净烟膏，以其驾轻就熟，或仍用汤剂，或改用丹丸，按烟瘾之大小，酌烟膏之多寡，逐日渐减，或仿忌酸丸、补正丸法，一减一增。速则旬余，迟则匝月，无不扫除净尽矣。戒后再以各种调补之品为善后计，大旨以培养肺肾、调理脾胃为要着，或参饵，或丸丹，或食物，各视其气体所宜而久服之。天真和畅，则百骸从令，非若用悍厉之药，利未见而害已生焉。

（五）注意恤贫苦　佣工劳力之人，一日勤动之工资以供一日之需。今若使戒除烟瘾，必有数日倦怠不能工作。即施其药饵不费一钱，而隔宿无粮，佣工无力，必饥形于色，困顿更难堪耳。若视为弃民，任其吸食，诏令何能尽行？若加诸重典[7]，绝其根株，则一夫不获[8]，仁政所耻。惨彼愚氓，罹此毒劫，惟有

---

　①　高告精：即可卡因（cocaine），又称古柯碱。

　②　闹阳花：现多作"闹羊花"，又名羊踯躅。主要有祛风湿的功效，并有一定毒性。

　③　枫茄花：现多作"风茄花"，又名洋金花、曼陀罗花。有麻醉作用。

　④　存存医话：即《存存斋医话稿》，清代赵晴初撰，原五卷，现存二卷，收录医话七十四则。

　⑤　阳事：房事，性行为。

　⑥　阅微草堂笔记：著名笔记小说集，二十四卷，多为神仙志怪故事。清代纪昀著。纪昀，字晓岚，清朝政治家、文学家。

　⑦　重典：严峻的法令。

　⑧　一夫不获：即使天下有一人不得所愿。语出《尚书·说命下》。

大开善会，募集多金，资助息业①，视受瘾之浅深，定停工之久暂。彼食力②小民，穷无依赖，亦宜仰体天心③，酌定日期，给予粮食，多则半月，少或七日，俾可安心调养，以免伤害。

（六）注意置公所　夫戒烟在十日半月之间，必使身心逸药，庶可志虑清宁，无烦闷系恋之思。彼上流社会人，智识开通，急图自好，无须代为防闲。惟下等刁滑之徒及少年蒙昧之人，或贪图拳养，或迫受督责，假意受治，暗中偷吸，必至日久无功，徒耗财力。应先商借寺院，分级安置。富者自备饮食，听其带人伺应；贫者量日给食，限期栖息，视其有力工作，放之使归。但入所受治之人，均须听受规则，不得出入自由，以紊心志而弃工效。

炳按：以上二则，陈祖昭《戒烟条议》末二条也。应戒烟时，颇有关系，故录之。

第十章　戒烟药中吗啡有无之鉴别

炳按：此表转载日本《药学杂志》，中国《医药学报》亦截取登载，徐希骥君复登于《绍兴公报》。兹将该表摘录于下，以供嗜癖者之参考。

我国人吸食鸦片几及全国。今者上自王公，下至庶民，莫不曰：戒烟！戒烟！虽然戒烟诚戒矣，非一日所能尽也，使必用戒烟药物，除其毒而断其瘾。但今日我国之所谓戒烟药者，无非为奸商谋利之薮，种类虽多，不曰"戒烟第一灵药"，则曰"断瘾要剂"，其实均有吗啡。夫吗啡为鸦片中主要成分，虽吃戒烟药，仍与吸鸦片烟同，虽欲戒而终不能戒者。吁！获一时之小利，害无数之同胞，实堪痛恨。兹将吗啡鉴定有无方法，并日本东京卫生试验所曾经将我国现行各种戒烟药品，一一分析，鉴定吗啡之有无及多少，列为一表。兹特录于下。

鉴定吗啡有无之主要方法

试将戒烟药放在乳钵内，舂作粉末，置于长颈玻璃瓶，加酒石酸溶液，便变成酸性。始以冷酒精须百分中含有九十六分之酒精浸之，次以温酒精浸之，约摄氏六十度。如是者凡三次，每浸一次当即滤过，统前后三四滤过溶液并合一处，放在蒸发皿内，以蒸馏之使酒精渐渐蒸散，皿中所剩渣滓再加无水酒精，再行滤过，滤过溶液放入玻璃杯中，该杯置于重汤煎，上以蒸馏之，又使酒精飞散，所剩渣滓用温水溶解，冷后即行滤过。滤过溶液变为酸性，置于液漏斗内，加以脱振荡数次，溶液与渣滓自然分为二层。兹将上层溶液倾泻于玻璃杯中，加多量苛性钠碱液，即变为亚尔加里性。再加以脱以振荡之，即能全除去其夹杂物。所剩溶液，加盐化铔溶液，即变为安母尼亚性。再加适量之亚密尔酒精振荡数次，如有吗啡存在，即被亚密酒精分离。以水洗过，加硫酸酸性水振荡之，则吗啡即变为硫酸盐，即置于硫酸酸性水内。于是再研究硫酸性水之反应，以确定吗啡之存在。试将吗啡之确定反应如左：

（一）典④素酸反应　加典素酸或硫酸酸性之纯典酸钾于吗啡水溶液内，则吗啡即呈还元作用，典素即被析出。又加哥啰防或硫化炭素以振荡之，即变紫色。此即为吗啡存在之确证。

---

① 息业：佛教用语，指消除自己或者他人疾病、灾难、罪业等的修法。

② 食力：靠劳动生活。

③ 天心：君主的心意。

④ 典：同"碘"。

（二）配耳赖格立氏反应① 试取少许吗啡，加一成一五比之发烟盐酸及一点之浓硫酸，放在重汤煎，上以蒸发之，其溶液始变紫色。盐酸蒸散以后，再加盐酸少许，次加重炭酸曹达②以中和之，变为极微亚尔加里性，该溶液遂变为樱红色。于是徐徐加典酒数点，该溶液即变碧绿色。更加以脱用力振荡之，上层溶液则变为极美丽之紫红色。此亦吗啡存在之确证。

上二种反应，鉴定吗啡有无甚属便当，但须略有普通化学智识，方可实行检查，否则亦毫无头绪耳。其余鉴别吗啡之存在法甚多，已详第二编。吗啡对于试验药之反应，此不重录。

前述"戒烟药分析表③"摘录于下，凡我吸烟同胞当自采择。

●戒烟药分析表　字为记者　吗啡　四十七种

（表头："+" 有 "-" 无 字为记者）

试验号数	名称	发卖店及制造所	外观	装入器之形状及颜色	试验用量（格兰）	对于典素酸之反应	配耳赖格立	吗啡之存否	商标	备考
一	（参茸）戒烟必断丸	日本富山市日龙公司大药房	黄褐色丸药，以石松子样粉末为丸，每丸重量 0.015（25 粒平均）	褐色四角形瓶	1.87	+		+		
二	戒洋烟药丸	厦门水仙宫广贯堂药房	以银箔为衣状，甚小，每个重量 0.065（10 粒平均）	小玻璃瓶	0.56	+	+	+		
三	戒烟一粒金锭	日本真爱堂经理批发日本大药房	淡红色锭，每个重量约有 0.14（8 粒平均）	小玻璃瓶	1.06	+		+		
四	灵验戒烟散	福州城内双门前广济堂药局	黄褐色粉药，以纸包之，每包重量 0.5	纸封	1.0	+		+		
五	天光戒烟丸	日本富山市若本町重松大药房	白色丸药，1 个重量约有 0.06（30 粒平均）	十二角瓶	2.28	−	−	−		
六	日本国灵剂戒烟丸	日本东京府大东大药房	黑色丸药，1 个重量约有 0.06（30 粒平均）	玻璃圆筒，上付铄盖	2.7	+	+	+		
七	（老瘾除根）戒烟金锭	日本东京药剂师大东大药房	板状作锭，两面均付以金箔，复区划之为小方形，每个重量 0.25	铜盒	3.3	+	+	+		

① 配耳赖格立氏反应：即第二编第四章中提到的配刺格列氏反应。

② 重炭酸曹达：即碳酸氢钠（NaHCO₃）。

③ 戒烟药分析表：表中" ＋"" － "表示反应之阳性与阴性。原表中"外观"和"试验用量"两栏中的数字今改阿拉伯数字。

续表

试验号数	名称	发卖店及制造所	外观		装入器之形状及颜色	试验用量（格兰）	对于典素酸之反应	配耳赖格立	吗啡之存否	商标	备考
八	戒洋烟药丸	厦门街水仙宫广贯堂药局									与第二号同，故不另验
九	（东洋）戒烟神仙丸	日本富山市袋町镰田天信堂	黑色丸药，每个重量 0.12（25 粒平均）		四角形玻璃瓶	2.9	–	–	–		
十	（上海）振华自强戒烟丸	日本大阪市高桥盛大堂经理药剂师石香祐教	以银箔为衣状，稍大，每个重量 0.186（20 粒平均）		洋铁罐	3.63	+		+		
十一	（老瘾除根）戒烟金锭	日本东京府大东大药房芝罘太平街明光堂药房			纸封						本药与第七同，不另验
十二	戒烟	日本大阪市顺庆町荣天堂药房	赤色丸药，每个重量 0.085（30 粒平均）		纸封	1.95	–	–	–	军人印	
十三	永松戒烟丸	芝罘广口堂街升隆洋行忠村忠次郎	暗灰色丸药，每个重量约 0.068（30 粒平均）		纸包	1.97	+		+		
十四	（补血戒烟）延龄散	日本大阪市北区木幡町小西春天堂	白色药散，每包重量 1.07（3 包平均）		纸封	3.2	+	+	+	美人印	
十五	尔藤亚支奶克烟药	上海英大马路寿康里席裕麒君总经理	甲	以金箔为衣，1 粒之重约 0.11（10 粒平均）	纸制	甲 1.28	+	+	+	日本美人印	
			乙	以银箔为衣，1 粒之重约 0.11（12 粒平均）	圆筒	乙 2.15	+	+	+		
十六	（蓬莱仙方）不老益寿散	天津宫北大狮子胡同内升恒洋行	黄褐色粉药，稍见湿气，其香气类樟脑		褐色玻璃瓶，外覆以纸筒	2.5	–	–	–		
十七	（戒烟第一）神灵丹	上海乍浦路仁信堂药房	黄色药锭，1 个重量 0.29（10 个平均）		洋铁罐	2.55	+	+	+		

续表

试验号数	名称	发卖店及制造所	外观	装入器之形状及颜色	试验用量（格兰）	对于典素酸之反应	配耳赖格立	吗啡之存否	商标	备考
十八	（第二礼号）断瘾散	天津日租界义成洋行	白色药粉，1包重量0.4（2包平均）	纸封	0.4	+		+		
十九	戒烟	日本大阪市顺庆町荣天堂药房	暗褐色丸药，1粒重量0.024（30粒平均）	纸封	1.4	－	－	－	军人印	本药与第十二同
二十	林文忠公		黑色药丸，1个重量0.15（4粒平均）	纸包	0.62	+		+		
廿一	参茸丸		黑色药丸，每个重量0.13（4粒平均）	纸包	0.52	+	+	+		
廿二	参茸固本丸		色赤如银朱，粉末为丸，内部黑色，每个重量0.14（6粒平均）	纸包	0.84	－	－	－		
廿三	（避病扫邪消暑忌烟）济生精		黄褐色黏稠液体，微呈酸性，其香气类桂皮酒	青色小瓶	4.05	+反应稍显著		+		
二十四	辣克戒烟补丸	印度辣克戒烟补丸公司制，发行所上海法界全球大药房	淡红色粉末为丸，内部黑色，一个重量0.21（20粒平均）	纸制圆筒	3.8	+反应最显著	+最显著	+	密利君像	
二十五	戒烟梅花参片	上海四马路中西大药房	白色药锭，表面刻有梅花，内面印有"中西药房"四字，1个重量0.34（9个平均）	洋铁罐	3.35	+	+	+		
二十六	戒烟卫生丹	上海三马路西首，大甡堂义记秘制	蓝绿色药丸，每个重量0.09（30粒平均）	洋铁罐	1.65	+反应最显著	+最显著	+		
二十七	（罗广同济）参茸戒烟丸	广东省城浆栏街广同济发兑	黑色药丸，大小不均，外视亦甚丑陋，1个重量0.08（30粒平均）	四角形洋铁罐	2.4	+反应最显著		+		
二十八	（西蜀寄中华）戒烟养心丸	东营口永世街北路	黄褐色药丸，1个重量0.25（20粒平均）	赤色纸盒上包以纸	4.9	+	+	+		

试验号数	名称	发卖店及制造所	外观		装入器之形状及颜色	试验用量（格兰）	对于典素酸之反应	配耳赖格立	吗啡之存否	商标	备考
二十九	（多罗戒烟）佛尔丸	上海英三马路东原号总经理所	甲	金箔为衣，1粒重量0.25（20粒平均）	有角纸筒	甲1.05	+	+稍显著			
			乙	赤色药丸1粒，重量0.1		乙2.04	+	+稍显著			
三十	文明戒烟丸	上海三马路大牲堂总发行所	蓝黑色药丸，每个重量0.08（60粒平均）		玻璃瓶，外有角纸封	2.3	+		+		
三十一	戒烟燕精玉液天丹	上海天牲堂义记制	带褐白色丸药，形甚小，每个重量0.03（30粒平均）		角玻璃瓶，覆以角纸筒	1.0	+	+	+		
三十二	百补铁精扫烟丸	上海三马路天性堂制	表面稍付金箔之暗色药丸，每个重量0.02（50粒平均）		瓢形小包	0.55	+	+稍显著	+		
以下所列各戒烟药系上海鸦片会议参列委员田原长纯所采入。											
三十三	（黄楚九制）天然戒烟丸	上海法大马路中法大药房	蓝色药丸，每个重量0.18（20粒平均）		玻璃瓶，上覆以纸筒	3.5	+	+	+	中国人肖像	
三十四	甲谭其濂戒烟丸	生生公司医学博士谭其濂制	暗灰色药锭，每个重量0.14（20粒平均）		扁玻璃瓶置于四角形洋铁罐	3.2	+	+	+	中国人肖像	
三十五	乙谭其濂戒烟丸		暗灰色丸药，每个重量0.21（20粒平均）			3.2	−	−	−		
三十六	四草戒烟长生丹	广东彭寿堂精制	赤色如朱丸之大小，亦不均，1个重量0.19（20粒平均）		纸制圆筒	5.4	+	+	+		
三十七	（广东灵芝阁）精神戒烟丸	申江虹桥仁智里口保寿堂	暗赤色丸药，1个重量0.09（30粒平均）		扁瓶，八角形，覆以有角纸筒	2.85	+	+	+		
三十八	屈臣氏戒烟洋药丸		乳白色药丸，每个重量约0.1（20粒平均）		玻璃瓶上纸包	2.3	+最显著	+最显著	+		
三十九	甘露丸	上海四马路五洲大药房	黑色如玛瑙，每个重0.25（20粒平均）		纸封	5.0	+	+	+	发卖店像片	
四十	仙颐堂戒烟丸	上海盆汤街丝业会馆北	带褐赤色丸药，每个重量0.06（40粒平均）		四角形瓶	4.3	+	+最显著	+		

续表

试验号数	名称	发卖店及制造所	外观	装入器之形状及颜色	试验用量（格兰）	对于典素酸之反应	配耳赖格立	吗啡之存否	商标	备考
四十一	（荣本堂）固本戒烟丸	铁马路广德泰开张	带褐赤色药丸，1个重量0.16（20粒平均）	扁平八角瓶	5.0	+	+	+		
四十二	回春堂赵宗济龙涎香戒烟丸		赤色如朱，每丸重量0.01（30粒平均）	同上	3.3	+	+	+		
四十三	广昌号戒烟丸	上海虹口广东街东华里	暗褐色丸药，每个重量0.17（20粒平均）	纸封	3.35	+	+	+		
四十四	（扫烟堂秘制）自强戒烟丸	上海小东门外咸瓜街	蓝黑色丸药，1个重量0.13（30粒平均）	纸包	3.56	+	+	+		
四十五	（林文忠公原方加味）戒烟灵丹	上海四马路胡家宅舒同寿	赤褐色大丸，1个重量0.33（四十五粒平均）	纸盒	5.0	+	+最显著	+		
四十六	（戒烟良药）保种神效克烟丸	上海铁马路桥南首森盛恒茶栈	黑色药丸，1个重量0.07（45粒平均）	洋铁罐	3.0	+	+	+		
四十七	万应戒烟丸药	上海老德记药房	白色药丸，每个重量0.22（20粒平均）	玻璃瓶，外包纸	4.3	+最显著	+最显著	+		
四十八	同济社普天固本烟丸	上海法界台湾路东昌豫号	暗褐色药丸，每个重量0.09（30粒平均）	洋铁罐	2.0	+	+	+		
四十九	福德医生亚披尔克烟药片	上海河南路七号普惠药行	药锭上付金银箔，1个重量0.14（18粒平均）	有角纸筒，上包纸	2.5内含全片3个	+	+	+	百岁老人牌	
五十	无名		灰白色丸药，其外观与前第同，1个重量0.75（40粒平均）	玻璃瓶	3.0	−	−	−		
五十一	无名		赤色丸药，且大，每个重量0.31（16粒平均）	纸包	5.0	+		+		

综观前表，共计四十七种①，含有吗啡者四十种，无吗啡者七种。近人服市

① 四十七种：按上表共录五十一种戒烟药，其中三种重复，实有四十八种。其中无吗啡者八种。原书统计疑有误。

上戒烟药戒烟者，实则以暴易暴，往往其烟可戒，其丸卒不可戒。予常见市上所售戒烟药，遍登各报，自鸣自炫，无不言东医西医之所制，甚且保证书、赞颂函层出不穷，然一经化验，无一不含有吗啡。呜呼！有志戒烟者，其亦知所别择哉。

汪曙霞曰：若梅花参片者，纯用吗啡渐减法，其处方为盐吗啡及淀粉，是药剂师之调剂，无治疗知识者也。又曰：亚支奶金色解毒丸，其主药为硫酸亚笃鲁必涅，与吗啡为绝对的反对性质。非无医学之智识，而其药为极毒之品。通常药用量内固无中毒之虞，在鸦片慢性中毒者，对于吗啡能耐大量，与吸量为比，虽亚笃鲁必涅即莨菪精[1]，对于吗啡中毒亦用量不同，要不能与吗啡之量为比。故其戒鸦片，取量一钱为准；而对大量用倍加法，则往往显亚笃鲁必涅中毒诸症，甚则以至于死。又曰：戒鸦片，非不可用亚笃鲁必涅，而不可如亚支奶之倍加法，同时须兼用强壮、兴奋、安眠、

止吐泻、强胃等剂。然处方者，往往不问病者苦乐，而节用其制药金。求减量解毒之外，兼固之者，盖微有之矣。

炳章按：服原质品之戒烟药，其弊已列前表，详且备矣。如近年中药肆所最通行者，曰"林文忠公戒烟丸"。考其方药，计十五味，在政书中《湖广奏议》卷四"附方"本为膏方，原作扶助品耳。其断瘾之剂，则有忌酸丸、补正丸，如兼他疾，附有引药。忌酸丸用烟灰，补正丸则无之，然二方药皆补中益气、清燥热、定眩晕，忌酸丸有烟则日减，补正丸无烟则日增，减至纯服补正丸则瘾脱矣。此林公用心甚仁，用意甚深。惜市肆制备甚鲜，因其方有沉香、川连，价目昂贵，不能图利耳。以致得力之方沉没海底，扶助膏方作为正品。然且贪利之徒，将其不正当之膏方，加重炮姜、生姜，烟灰带渣和入。烟渣性燥，生姜性热，一入胃肠，发性必速，以谓药之灵也。不知燥热日增，津液日涸，若久服之，便必坚燥，甚则便血，此皆燥热扰之使然也。

---

[1]　莨菪精：从茄科植物天仙子（即莨菪）中提取出的生物碱。主要成分为莨菪碱、阿托品、东莨菪碱等，其化学结构和功效均类似。

四编　处方

第一章　林文忠公之戒烟方

历观戒烟之方，名目虽多，有意义者绝少，惟"林文忠方"最为得其要领。盖烟瘾之成非伊朝夕，而戒除之法必以缓而收效。缘烟性腻滞，气如烟雾，弥满于脏腑，虽非攻下所能除，亦非滋补可猛进。近人于逐渐所成烟瘾欲其一旦洗涤净尽，无怪乎病变百出也。林公立此方，以轻清倡导之剂，一面疏涤烟腻，一面伸复营卫。考其所拟忌酸、补正二方，相间而服，法以递加递减，其旨可谓深矣。故特录其原方于首。方义深奥，不易意解，特以浅显之文，阐发其深义，俾吸烟者有所采择焉。

忌酸丸　又名断瘾丸　治劳倦内伤，身热心烦，头痛眩晕，恶寒自汗，懒言恶食，或喘或渴，及脾虚泻痢，气不摄血，久不能愈，一切清阳下陷、中气不足之症，脉虚无力或微弱无神者，皆可主之。

东洋参五钱　炒白术三钱　白当归二钱半　真川柏四钱　川黄连四钱　炙甘草三钱　广陈皮二钱半　生柴胡三钱半　明天麻三钱。无头晕者轻用　广木香二钱半　炙黄芪三钱　绿升麻三钱半　沉水香二钱半　生附子七分

上药共为细粉，加鸦片膏五钱六分，入石臼捣和，以面糊为丸，如桐子大。秤准分两若干，如有瘾一钱，计算吞丸内有烟膏一分为度。必在瘾前半时吞下。初吞一二日，或照瘾加吞少许，令微有醉意，则便不思吸矣。吞定三五日后，每日按减一粒，加入补正丸二粒。挨次减却，纯服补正丸旬日或半月，则烟瘾净尽矣。

补正丸　治症同前。

东洋参五钱　炒白术三钱　炙成芪三钱　炙甘草三钱　软柴胡一钱半　绿升麻三钱　川黄连四钱　川黄柏四钱　全当归三钱　沉水香二钱　煨天麻一钱

上药共为细末，面糊和为丸，如桐子大。

［加减法］

梦遗者，加化龙骨、牡蛎粉；诸痛者，重用木香，再加玄胡索；

红白痢疾者，加炒黄芩；水泻者，加茯苓，车前子；

咳嗽者，加紫菀、冬花、枇杷叶；咳嗽甚者，加杏仁、阿胶；

热痰者，加川贝、栝蒌皮；寒痰者，加半夏、南星；

下焦火旺，阳举而壮者，加重知母、黄柏；

目眩者，加丹皮，白菊花；小便短者，加猪苓、泽泻；

气短促而肾不纳气者，加破故纸、蛤蚧尾；

肺阴虚弱者，去东参、黄芪，加北沙参、西潞党参代之；

无头晕者，不必用天麻；身壮瘾轻者，补正丸不用亦可。

以上所加药品，若同入丸内，每加药一钱，须加烟膏一分，以此类推。否则煎汤作引亦可。

[方解] 名之曰"忌酸"者，非药之所忌也，乃烟性与酸相反也。若吞烟膏，与酸物齐下，能使肠痛如断。此方以烟膏为君，其性尚存，故命名"忌酸"，使人顾名思义，不致有所触犯耳。今之戒烟以烟膏为向导者，此治病必求其本也。用附子者，取其走而不守，能通行十二经也，佐以柴胡之左旋，又以升麻之右旋，沉香直达下焦，四者相合，直通上下表里，顷刻而能遍于周身矣。盖吸烟之人，中气鲜有不伤者。中气伤则谷食不化，身体困乏而软弱，故用参芪以补肺气，白术以补脾气，陈皮、木香以导滞气，此皆所以固中州之根本。根本既固，再用当归、连、柏以凉血，而滋衰弱之阴火，且连、柏能杀附子之毒，以生一源之水而制二相之火，使无梦遗等症。至血气两虚之人，难保无眩晕，眩晕非天麻不止，故加以天麻。用甘草者，不但可补中，并可以益血，而协和诸药也。方中和气补脾，虽寒热并用，而药位不杂，亦不相悖，制方之义然也。况此方断瘾之善，有妙不可言者。以诸药和吞于胃，行气于五脏，旁通于经络，俄顷之间即能透彻顶踵，浃髓沦肌，无处不到，较之吸烟过瘾尤为快畅，诸病不作，烟瘾不来。其中有沉香、木香芳香之气升降于其间，藉附子氤氲之气周旋于脏腑经络之间，日习结惯。旬日之后，脏气与烟格拒，不但不思吹吸，即闻之亦有苦味。若勉强吸食三五口，未有不足呕吐者，斯时闻臭吸苦，且呕吐不纳矣。更有补中益气、固精养血之药，每日去有烟之丸一粒，以减其瘾，加补正丸二粒，以补其正，使正气日足，烟瘾日销。虽至重之瘾，至弱之体，依法治之，未尝不可戒也。若可戒而仍不戒，犹恋恋灯前枕畔，则烟瘾可除而心瘾难医，甘成附骨之疽①，死而后已。虽有换骨仙丹，亦未如之何矣。

戒烟膏方　近日市肆以此方作丸，大失制方本意，阅者注意。

闽党参二钱　西党参二钱　浙茯苓三钱　制半夏钱半　广橘红二钱　炒枣仁二钱　炮姜二钱　旋覆花钱半　杜仲炭二钱　生玉竹二钱　益智仁钱半　炙甘草钱半　炙成芪二钱　罂粟壳二钱　枸杞子二钱

上药十五味，加红枣肉五钱，同熬浓汁，稀布过笼滤净，另用黄糖二两，鸦片膏五钱同熬，照熬烟法过笼，再与药汁搀和，煎滤成膏，瓷罐盛贮。开水冲服，随瘾之大小，先一二日令其微醉，以后可渐渐减少。此方屡验，即瘾大者，服一二料后闻烟气便臭，吸烟便呕，诚断瘾之良方也。

戒烟四物饮

生甘草一斤　赤砂糖一斤　川贝母八钱，去心研细　鸦片灰四钱，瘾轻用三钱，瘾重用五钱

上四味，以清水十余碗，入铜锅瓦罐亦可煎一二时，至极浓为度，约四五杯。将渣滤出，取汁置瓷器内，搁静室中无人行处。每朝以开水温炖，服一酒杯；晚间临卧时，再温服一杯。药尽，若未断瘾，照方再服一剂。无不效验。

炳按：以上四方，皆载林公《湖广奏议》卷四"附方"，皆有深义，故录之以备嗜吸者之采择耳。

---

① 附骨之疽：紧贴骨头生长的毒疮。比喻深入体内、无法驱除的敌人或难以摆脱的恶习。

第二章　新制戒烟药之十方

历观戒烟药之方，惟林公法为最妥。惜其未能统治各体各症，以致不得普惠烟民，亦一大缺点也。炳就管见所及，将林公方有不合之体及不宜之症，用其法而变通其方，仿葛可久先生《十药神书》①例，分拟十方，俾一病有一病之戒法，各体定各体之药方。炳尝调查嗜好不戒者，非有沉痼宿疾，定必体质虚弱，故所拟诸方皆以补元固虚为主。盖人身元气为正气，烟瘾为邪气，若元气得补而充足，即正能胜邪，烟瘾之邪气岂能再容留乎？若有六淫感邪，仍须照外感治邪，不得骤然戒烟，一则外邪随烟瘾之虚而内陷，一则感邪与戒烟药质性如冰炭，故宜慎之。然其方虽随体质为定，法则仍分克瘾、补正为两种。若其服法、效验、宜忌，俾服药者有所遵循，故特志之于方前。若至局所戒烟，无论居处饮食，必须听医生之命令。

（一）服药法　烟瘾一钱者，服克瘾丸一钱，多则倍之，照此类推。每日瘾几次，吞丸几次，每次瘾前半时吞服，或茶、开水均可，淡盐汤则更妙。初服三日内不减；第四日加补正丸一粒，减克瘾丸一粒；第五日加补正丸二粒，减克瘾丸二粒……一渐减，一渐加，一钱瘾者，半月可减尽，再独服补正丸，五日或十日则瘾净绝矣。

（二）效验力　初减药时，或饭后，或日晡，有时微寒微汗，有时心烦神倦，有时手足如坠，少停即止。瘾轻者不过三日，瘾重者不过五日。后则饮食顿增，精神焕发，尤宜早眠早起。余无痛苦，惟每日或喷嚏、或呵欠一二次，及两腿酸软，须断药后方愈。虽年老宿病，无

不灵验。乐善君子能制药施送，功德不浅。

（三）宜忌法　一宜，每日早晚饮淡盐汤或浓赤沙糖汤一碗，或用以过药更妙，有力者能加服补剂尤佳。一宜，少食生冷，酒虽可饮，亦不可过量。一忌，不可食酸物，断药十日半月方可食。一忌，慎房事，戒烟时百脉皆虚，惟阳物最易举，切宜慎之。一忌，初戒尽时不可闻烟气，务须避之，以免发瘾。若断瘾已久，不忌无妨。一忌，服药一次，药后仍吸烟一次，以为逐顿减去，渐可减尽。余曰不然，不知药欲除瘾使下，烟复提引使上，上下相攻，往往另生疾病。一忌，服药时不可任其自由，必要严防管束，有一钱瘾者，只可服克瘾丸一钱，并不可今日略有不适，明日不减，否则仍吸烟。必要坚心耐苦服药，盖药为戒烟而服，药断则瘾断，总之以速为要。

（四）注意加减法　如下新定十方，每方各有加减。若药份一经加减，而烟膏份亦必不符。大抵每加药一钱，烟膏则加一分二厘，或加或减，照此类推。

甲字克瘾丸　治神经质吸烟耗血，血虚生风，心神不宁，怔忡惊悸，夜卧不寐，脉虚数者。

西潞党五钱　大熟地四钱　炒白术二钱　浙茯苓四钱　黑玄参四钱　苏丹参三钱　炒枣仁三钱　制远志一钱　淡天冬三钱　白归身三钱　麦门冬三钱　五味子五分　明天麻二钱　柏子仁二钱　白桔梗钱半

上药十五味，共研细末，加鸦片膏五钱，用白面八钱熬糊，同打为丸。晒

---

①　十药神书：我国现存关于痨瘵最早的专著，一卷，元代医家葛乾孙（1305—1353）撰。乾孙字可久，元平江路长洲县（今苏州）人。

干后，再加鸦片膏一钱，化浓汁为丸衣。丸粗细须匀净。

心火热甚，加川水连；血热吐衄，加丹皮、茅草根。

甲字补正丸 治症同前。

前方去烟膏，加食盐二钱，以烧酒、面糊捣和为丸，粒之大小同前。

[方解] 烟味苦性燥耗血，血虚挟热生风，而心神失养，故有怔忡、惊悸、不寐等症。生地、玄参壮水制火，枣仁、柏仁养心安神，党参助心气，当归养心血，天冬、麦冬清心润燥，茯苓、远志渗湿交心，丹参理心血，五味收心阴，少佐桔梗，载药上行，俾诸药入心。主用烟膏以定瘾志，吞以盐汤以解烟毒。使火降神宁，则虚风自熄，而心悸不寐诸证无不痊矣。

乙字克瘾丸 治瘾体心脾两虚，不能调气摄血，以致盗汗善忘、惊悸不寐、食少倦怠、心脾疼痛等症，脉虚者主之。

西潞党七钱　炙成芪五钱　炙甘草钱半　炒枣仁三钱　远志肉钱半　炒白术三钱　浙茯神四钱　白归身四钱　广木香钱半　淡附片一钱　明天麻二钱　红枣肉八钱　桂圆肉七颗　生姜二钱

上药十三味，共为末，加鸦片膏五钱，将枣肉捣烂，同前药加面糊打和为丸。晒干后，再用鸦片膏一钱，化浓汁为丸衣。粗细须匀净。

挟热者，去姜、附，加丹、栀；元阳不足，多寒者，加炮姜；

血滞者，加川芎；脾肾虚寒，晨泻者，加五味子、破故纸。

乙字补正丸 治症同前。

前方去烟膏，加食盐二钱，以烧酒、面糊捣和为丸，粒之大小同前。

[方解] 虚弱人吸烟成瘾，平时血气赖烟力而行周身，若一经停吸，则周身气血不能灌溉百骸，故倦怠食少、盗汗惊悸诸证生焉。参、芪、术、草补脾兼补气，神、枣、志、圆补心以宁神，当归滋营养血，木香调气醒脾，附子行周身之阳气，天麻熄内风之上旋，生姜温胃，红枣健脾，再以烟膏以定瘾。协之诸药，则能调和营卫，灌溉周身，肢节受荫，则经络通运，克瘾丸日减以脱瘾，补正丸逐增以培元，何忧其不可戒哉！

丙字克瘾丸 治肺痨质因吸烟耗液，咳嗽燥痰，有时烦热，脉涩数者主之。

大生地六钱　大熟地六钱　淡天冬三钱　麦门冬三钱　川贝母三钱　栝蒌霜钱半　真柿霜二钱　野百合三钱　炒白芍三钱　浙茯苓四钱　西紫菀三钱　甜杏仁三钱　驴皮胶二钱　薄荷叶一钱

上十三味，共为细末，将驴胶化烊，加鸦片膏五钱，同面糊打和为丸。晒干后，再用鸦片膏一钱，化浓汁为丸衣。颗粒粗细须匀净。

夜热盗汗，加地骨皮；痰多气盛，加天花粉；

多汗多渴，加五味子；血热吐衄，加醋炒锦纹大黄、茜草；

肺肾俱亏，因精损气者，加人参；神魂不宁，不寐者，加枣仁；

上焦燥热，加玄参；下焦热甚，加黄柏。

丙字补正丸 治症同前。

前方去烟膏，加食盐二钱，将胶化烊，以烧酒、面糊为丸，丸粒之大小同前。

[方解] 肺痨质吸烟成瘾，则阴更虚，液更燥，往往有痰格喉间，咯不出，咽不下，谓之燥痰。生地滋阴壮水，熟地滋肾补阴，天冬清心凉肺，以益胃水，麦冬润肺清金，以生津液，蒌霜润燥豁痰，柿霜清肺化痰，百合补肺益津，甜

杏润肺滋燥，白芍敛阴，泄血热，茯苓健脾，利水道，紫菀清血热，驴胶养营液，烟膏定瘾志，用盐消烟积。服法照前，一日增一日减。使阴液内充，则燥痰自化，而咽嗌清和，不但瘾可除，而且病亦愈矣。

丁字克瘾丸　治烟瘾心胃痛，及疝瘕胁痛，吞酸吐苦，一切肾虚肝病皆治。惟痰饮者不宜。

北沙参六钱　麦门冬三钱　大生地六钱白当归五钱　枸杞子四钱　桃仁三钱　软柴胡三钱　紫降香二钱　川楝子三钱　制香附三钱　白蔻仁钱半　沉水香二钱

上药十二味，共研细末，加鸦片膏五钱，和面糊打烂为丸。晒干后，再用鸦片膏一钱，化浓汁为丸衣。粗细须匀净。

呕吐口苦者，加黄连、吴萸；乘脾泄泻者，加白术、白芍；

脾胃寒者，加附子；气虚倦言，脉微者，加人参，党参亦可。

丁字补正丸　治症同前。

前方去烟膏，加食盐二钱，以烧酒和面糊捣为丸，粒之大小同前。

［方解］近年吸烟成瘾者，屡有心胃气痛之病。俗医不明其由，辄用刚燥，伐肝破气，一时偶然有效，久服延害无穷。此方以高鼓峰滋水生肝饮①加味，是柔剂和肝法也。北沙参补脾，益肺阴，麦门冬润肺，滋水源，生地滋血液，枸杞补精血，当归调肝活血，楝子疏肝宣络，桃仁通血络，降香开血郁，香附宣血气之滞，豆蔻理胸肺之气，柴胡调营卫之气，能使左升右降，烟膏制烟瘾之源，能使气血充旺。一以祛病，一以制瘾，何忧其有病不可戒也。

戊字克瘾丸　治烟体血亏肝旺，肝肾火郁，眩晕头痛，脉虚者。此症肺痨

质、神经质皆有之。

大生地一两　软柴胡四钱　炒白芍四钱白归身三钱　真川柏三钱　粉丹皮二钱　浙茯苓三钱　炒白术三钱　炙甘草钱半　薄荷叶钱半　焦山栀二钱　明天麻二钱　白菊花三钱　生姜二钱

上药十四味，共研细末，加鸦片膏五钱，和面糊打烂为丸。晒干后，再用鸦片膏一钱，化浓汁为丸衣。粒细须匀净。

妇人经滞作痛者，加香附；血滞血涩者，加红花；

小腹寒而痛极者，加吴茱萸；大便闭结者，加淡苁蓉。

戊字补正丸　治症同前。

前方去烟膏，加食盐二钱，以烧酒、面糊为丸，粒之大小同前。

［方解］吸烟者血亏木旺，肝肾火郁，无以奉发陈蕃秀②之机，故头痛眩晕不已。此病虽属肝木，而治当责肾水，以水能生木。故以生地壮肾水，以滋肝阴，黄柏清相火，以存肾水，当归养肝血，白芍敛肝阴，茯苓渗湿热，甘草缓中州，白术健脾土而散肝郁，丹皮宣血滞、清营热，柴胡能升清阳以散火郁也。肝火旺者，加栀、荷、麻、菊，俾火散郁伸，则清阳舒泰。再以烟制其瘾气。使肝肾融和，眩晕无不退，烟瘾亦无不除矣。

己字克瘾丸　治吸烟者肾水不足，心火无制，则虚热生风，卒然眩仆，并治阴虚，咳痰气喘，头痛耳聋，舌痛齿

---

① 滋水生肝饮：即滋水清肝饮。出自高鼓峰《四明心法》。

② 发陈蕃秀：语出《素问·四气调神大论》"春三月，此谓发陈……夏三月，此谓蕃秀"。此处指人体生理功能的生发和运行，尤指肝木的宣发推动功能。

痛，腰膝软弱，足跟作痛，脉虚微数者，皆主之。

大熟地一两　陈萸肉五钱　建泽泻四钱　浙茯苓六钱　怀山药六钱　粉丹皮四钱　白当归四钱　炒白芍四钱

上药八味，共研细末，加鸦片膏五钱，用白面八钱，熬糊为丸。晒干后，再加烟膏一钱，化浓汁为丸衣，颗粒须粗细匀净。

阴虚喘咳，加麦冬、五味子；命火衰，脾土虚，腹痛便泻，加附子、肉桂；

精血衰，足膝痿弱，加杞、苁、戟、膝；肾虚耳聋，加菖蒲、磁石；

目涩无光，视物不远，加杞子、菊花；肝肾虚，两目昏暗，加麦冬、金钗、当归；

脾虚易饥，加白芍；心热而燥，加玄参；

肾热，骨蒸多汗，加地骨皮；上实下虚，加怀牛膝以导之。

已字补正丸　治症同前。

前方去烟膏，加食盐二钱，以烧酒、面糊捣和为丸，粒之大小同前。

［方解］烟毒烁液，肾水不足，不能制御虚火，故虚热上扰则生风，或卒然眩仆，或齿痛舌痛，及足跟作痛，诸病丛生焉。熟地补真阴以滋肾，萸肉秘肾气以涩精，丹皮凉血泻火，山药补脾益阴，茯苓渗湿清脾肺，能交心肾，泽泻泻湿利膀胱，能聪耳目，当归养血而宣血滞，白芍敛阴而和脉络。盖肾液足则虚热自退，肾水交则喘咳不作。仍用烟膏以制瘾，下以盐汤而洗积。病状虽有不同，加减灵变在人。

庚字克瘾丸　治吸烟者肝肾虚衰，筋骨痿软，脚弱疼痛，或湿肿不能步履，将成鹤膝风等症，脉虚数者主之。

大熟地八钱　虎骨胶二钱　龟版胶二钱

当归身四钱　炒白芍四钱　锁阳三钱　川黄柏四钱　肥知母三钱　新会皮二钱　怀牛膝四钱　炒杜仲四钱　枸杞子二钱

上药十二味，共研细末，将胶化烊，加鸦片膏五钱，同面糊打和为丸。晒干后，再用鸦片膏一钱，化浓汁为丸衣。颗粒须粗细匀净。

庚字补正丸　治症同前。

前方去烟膏，加食盐二钱，将二胶化烊，以烧酒、面糊熬糊为丸，粗细须匀净。

［方解］鸦片为消肌烁髓之物，久久吸之，必致肝肾虚弱。脚膝痿软肿痛，乃燥热之气伤阴，筋脉失养所致也。熟地补肾水以滋阴血，归、芍养肝血以荣筋脉，虎骨走骨追风，龟版滋阴定痛，黄柏泻湿热以坚肾，知母益肾水以滋燥，陈皮理气，锁阳添精，牛膝壮筋骨，杜仲补腰肾，加以烟质以制瘾，下以盐汤而涤垢。洵为足胫痿弱培本之要剂，尤为吸烟肾虚戒除之良方。

辛字克瘾丸　治吸烟耗损阴液，精血枯燥，大便闭结，脉虚数者主之。

大熟地八钱　陈萸肉二钱　枸杞子三钱　怀山药四钱　白当归四钱　炒白芍三钱　真川柏三钱　肥知母二钱　麦门冬三钱　淡苁蓉四钱　巴戟肉三钱　麻子仁四钱

上药十二味，共研极细末，加鸦片膏五钱，用白面八钱，炼糊为丸。晒干后，再加烟膏一钱，化浓汁为丸衣。颗粒粗细须匀净。

小便热涩者，加栀子；火甚者，加黄芩。

辛字补正丸　治症同前。

前方去烟膏，加食盐二钱，以烧酒、面糊为丸，粗细须匀净。

［方解］烟瘾深固，津液暗耗，无以下润肠胃，故大便闭结不通。熟地补阴

滋肾水，萸肉秘气涩津精，枸杞补精髓，山药益脾阴，当归养血荣肠胃，白芍敛阴滋营血，黄柏清相火以存阴，知母润肾燥以滋液，淡苁蓉温肾润肠枯，麦门冬清肺生津液，巴戟益肾阴，麻仁润肠燥。以多液之品而加烟，故能除其肠燥而克瘾，用盐汤滋肾而吞服，又能去其烟垢而绝根。使精血内充，烟气革除，而输纳如常，安有虚燥便闭之患？可为吸烟精血枯燥之专方。

壬字克瘾丸　治烟瘾者肾阳虚滑泻，或梦遗、白淫等症，脉细数者主之。

对角胶[①]二钱　淡附片钱半　川石斛三钱　怀山药四钱　五味子一钱　巴戟肉三钱　建泽泻三钱　肉桂一钱　川楝子二钱　炒杜仲四钱　沉水香二钱　浙茯苓四钱　化龙骨三钱　石莲子三钱　菟丝子二钱　西党参四钱

上药十六味，共研细末，加烟膏五钱，将胶化烊，炼面糊为丸。晒干后，再用鸦片膏一钱，化浓汁为丸衣。颗粒须匀净。

带浊如兼便溏，加补骨脂；气虚神倦，不能收摄者，加东洋参。

壬字补正丸　治症同前。

前方去烟膏，加食盐二钱，将胶化烊，以烧酒、面糊为丸，粗细须匀净。

[方解] 瘾者真阳内虚，下焦湿热不化，则便溏泻；若神志被扰，则精室亦不固，或多梦遗精。党参扶元益脾肺，附子固肾补命火，鹿角胶壮督脉固精，菟丝子补精髓益肾，泽泻利膀胱之湿兼清精室，石斛平湿中之热兼益真阴，山药壮脾土之阴，五味敛肾藏之液，巴戟温血分以扶阳，肉桂暖血室以补火，川楝泻湿热，沉香降逆气，杜仲补肾强腰，茯神安神定志，石莲子清心益肾，化龙骨固肾涩精，烟以定瘾，盐能去垢。使

真阳施化，水腑肃清，而精舍完固，神志得宜，则梦遗滑泻之患无从痊矣。

癸字克瘾丸　治吸烟者肾虚腰痛，自遗精浊，或兼阳痿，及妇女白带等症。

大熟地五钱　怀山药四钱　陈萸肉四钱　巴戟肉二钱　浙茯苓四钱　菟丝子三钱　淡苁蓉四钱　炒杜仲三钱　鳔膏二钱　五味子一钱　赤石脂三钱　枸杞子三钱　淡附片一钱　化龙骨三钱

上药十四味，共研细末，加鸦片膏五钱，用白面八钱，熬糊为丸。晒干后，再加烟膏一钱，化浓汁为丸衣。颗粒须匀净。

腰膝酸痛者，加川断、胡桃肉；气陷不固者，加酒炒升麻。

虚滑遗甚者，加金樱子、醋炒文蛤。

癸字补正丸　治症同前。

前方去烟膏，加食盐二钱，以烧酒、面糊捣和为丸，粗细须匀净。

[方解] 吸烟者肾脏阴虚，不能秘密，而精舍不固，故精气滑泄，腰痛自遗焉。山药补脾阴以媾心肾，熟地补肾阴以交水火，巴戟壮肾阳，苁蓉润肾燥，杜仲补腰肾，菟丝益精髓，鳔膏补髓益精，龙骨涩精固肾，五味收虚耗之气，萸肉涩遗滑之精，茯神渗湿安神，石脂塞脱固虚。佐以烟膏，俾烟瘾赖以抵制；下以盐汤，使药力速归肾脏。阴平阳闭，精室完固，不但瘾制，病亦除矣。

第三章　经验戒烟方汇录

　　鸦片流毒中国，数十年来，精通医学者发明戒除之法代有其人。因散见各书，或载诸说部[②]，偶然应用，一时无从

---

①　对角胶：即鹿角胶。
②　说部：指古代小说、笔记、杂著一类书籍。

检考，以致良方湮没不传，甚为可憾。兹先将炳所见经验各方汇录数则，俾坚心戒烟者多所采择。未见之方谅亦不少，惟望博雅君子，随时示我耳。

叶氏戒烟酒 《种福堂良方》

潞党参一两　金樱子一两　罂粟壳五钱　莱菔子一两　制半夏一两　阳春砂五钱　广陈皮五钱　鸦片灰五钱

上药共煎汁，滤去渣滓，用陈酒或烧酒亦佳五斤，和前药汁内，再煎一沸，置盖钵中，勿令泄气。于瘾至之时先饮一杯，瘾可不至。更将黄酒一杯冲入其内，以后每饮一杯，即冲入一钟，药性冀其渐减，烟瘾庶可全消。

戒烟断瘾酒 《良方辑要》

炒杜仲二两　使君子二两　坚槟榔五钱　炙甘草五钱　韭菜子一两　枸杞子六钱　沉水香五分　广陈皮一钱

每日瘾一钱者，加烟灰五钱，瘾大小照此增减。用烧酒三斤，先将前药浸入酒内，烟灰用夏布①包，亦浸酒中，冬浸十日，夏浸六七日。先饮三五日，若平服②者，另置烧酒一斤半，每日瘾前，每次饮一杯，即搀清烧一杯，日饮日搀，久则根自除矣。切忌房事。

戒烟绿豆酒　四川仁寿县令详巡警道云，颇著成效。

陈烧酒二斤、绿豆十二两同入坛，密固封口，百日始开。其意以烧酒抵瘾，绿豆去毒，方甚简便。

功效：饮此酒以瘾前任便可饮，以醉为度。饮后早则二三日，迟或四五日，腹内必要泄泻数次，将从前肠胃间烟积一概泻除。不必另服别药，仍照日前饮酒，毒尽其泻自止，瘾亦除根。十天之内，必能断瘾。云已戒脱数百人。

炳按：鸦片有醉脑性质，四肢百脉无不达到，故一应药品无能与敌。惟酒性走窜，周行血络，足可与之抗。上列三方，皆以酒为君，大抵皆含此意。

戒烟试验方 《周氏医学报》

大京杏二钱　全当归三钱　炒狗脊三钱　莺粟壳三钱　生牡蛎三钱　粉甘草三钱　川续断三钱　炒杜仲三钱　鹤虱二钱　化龙骨三钱　怀牛膝三钱　全覆花三钱　使君肉三钱　加大土皮一两　食盐四两

上药用清水八大碗，煎成四大碗。忌食萝卜。若其人烟瘾一钱者，每日服一匙，多则照加。于平日吸烟时服之，药尽即瘾绝。瘾大者二服，亦必除根。

按：此方云戒过多人，无论虚弱与否，戒除绝无痛苦，灵验异常。炳按：方用龙、牡及润肺、固涩肾关诸品，大抵有阴虚咳嗽及遗精者，皆可选用。

戒烟效方 《汇录方》

罂粟壳一两　炒白术八分　泡姜四分　炒杜仲八分　广陈皮八分　香附子四分　焦山楂四分

上药水二碗，煎至一碗，瘾来时先服之，然后照常过瘾。临睡时再服一剂。次日仍如此。行三四日，其瘾自减，十数日则全除。既除之后，再服五剂，永不思烟吸也。

炳按：此方其制瘾在粟壳与诸药扶脾、调气、宣滞，立方义理俱佳。

戒烟经验方 《葆元录》

别直参三钱　怀山药四钱　川贝母二钱　广木香二钱　沉水香二钱　广陈皮二钱　白蔻仁二钱　春砂仁二钱　姜半夏三钱　白明矾四钱　胆矾二钱　辰砂二钱

共研细末，用鸦片膏五钱，炼青糖和为丸，如梧子大，辰砂为衣。每瘾一钱，吞丸十粒，瘾前半时吞下。至七日

---

① 夏布：即苎麻编织的麻布。
② 平服：即平复。症状缓解。

后，每次减半丸，逐次递减，减完为度，即瘾绝也。

按：此方以别直、怀药保元扶正，余以芳香宣窍，化痰去积，方法尚佳，惟胆矾、白矾重用，胃虚者惟恐作呕。壮实者可用，虚弱者不宜。

戒烟良方

潞党参二钱　炒於术钱半　枸杞子二钱　上肉桂一钱　炙义芪二钱　姜半夏二钱　炙甘草一钱　浙茯神二钱　炒杜仲二钱　高良姜一钱　江枳壳二钱　怀山药二钱　炙龟版二钱半　西洋参一钱　焦山楂二钱半　朱砂一钱　贡沉香一钱　木棉子五钱　柿添钱半　鹅不食草二钱　还阳草二钱　铁汁一钱　千根草二钱　狮子草二钱　金牛草二钱　驴皮胶二钱　广橘红一钱　旋覆花二钱

上药二十八味，共为末，将胶化烊，加红枣肉捣烂，炼砂糖为丸。凡吸烟一钱，服药饼十颗，瘾大者递加。三日后递减一粒，一月断瘾。惟服药饼，须于平常吸烟早一时，用赤砂糖或盐汁开水吞服。

按：此方谢君复初上年在杭创立"竞存戒烟会"，独出经费，每月戒送五十人，办理一年，服之断瘾者已达千人。谢君此方，前已登《上海竞业旬报》四十期。惜乎方上还阳草、千根草、狮子草不知如何形状，无从购办，以待识者正之。

戒烟八一一方徐友丞君传

炒米粉八钱　鸦片膏一钱　生食盐一钱

上药配制。如初时瘾三钱者，服此药三钱。一日后，可将药中烟膏减去一分，而加以炒米粉一分，逐渐递减，至烟膏减尽为度。

按：戒烟方多矣！最和平无弊者，莫如林公之忌酸丸，然配制不易，且价又昂，其中有补益之药，于戒烟期内或有感冒，即难照服。其他市井所售，无虑千百种，或失之太过，或失之不及，或中杂以吗啡，皆有弊害。不如此方戒烟，有四善焉：盐米随处皆有，其便一；病时可服，其便二；盐米本平常日用之物，决无气体不合之弊，其便三；价极便宜，无论贫富，皆便购办，其便四。大江南北，用此方断瘾者不下十万人。余以此药便人，故乐为传布，幸勿以其易而忽之也。

第四章　戒烟简便方

林公良生丹

取南瓜正开花时，连根、藤、花、叶及瓜洗净捣烂，绞汁常服数次，凤瘾尽去。未结瓜者更佳。吞生烟，服之亦解。

按：《本草》南瓜甘温无毒，补中益气。又截其藤有汁，极清如露，西人以此汁救吞生鸦片者即此。

赵制军松毛膏

取鲜松毛即松针，马尾松更佳百斤为一料，多亦佳。先将松毛内杂质、虫类拣净，用清水洗净。先用净席一张，将松毛摆在席上铡碎，再用碓①将松毛入臼捣碎，用净布挤取汁。将滤过之渣，入铜锅煮约三过，以松味尽为度。煮出稀汁，又用净布滤过，连三次。煮汁并挤出之汁共入铜锅熬炼，每百斤松毛汁加红糖二斤收膏。重瘾每服二钱，轻者每服一钱，服六七日，多者两星期，自然断瘾。

按：此方川督赵制军已百试百效。考王士雄《饮食谱》"雅片"条下亦附此方法：用鲜松毛数斤略杵，井水熬稀膏，每晨开水化服一二钱。又法：每土一斤，用松皮半斤煎汤熬烟，如常吸食，瘾亦

---

①　碓（duì）：木石做成的捣米器具。

渐断。可见赵督此方皆有可考。李时珍《本草纲目》云：松毛苦温无毒，主治风湿、虫，生毛发，安五脏，守中不饥。细切，以水及面饮服之，或捣屑丸服，可断谷。又云：去风痛脚痹，杀米虫。其附方有九。松毛之功用大矣哉！

金牛草戒烟功用 高纯生君传

用紫背金牛草一味，晒干研末，水泛为丸。食烟一钱者，服丸一钱，瘾前开水送下。如再吸烟，亦无烟味，此其抵制烟性之力也。服之日久，肠胃中积毒俱从大便而出，色或黑或青。虽年久瘾深者，悉可戒除。其性凉无毒，兼治疮疡热毒诸症，不食烟者亦可服，并无醉脑之弊。

按：紫背金牛草味苦如黄连，性平无毒。山野随处皆有，形似白菜较小，土名山白菜，面有白毛，至老背底现紫色，梗中空，枝叶对节而生。夏春之交，抽穗起蕻①，开小白花，入秋结子，子落次年生苗。春夏秋三季皆有，冬则凋枯。

甘草膏 王士雄《饮食谱》及《四科简效方》

用甘草一味，熬成浓膏，调入烟内，吸食二三日，即渐不欲吸矣。方简价廉，又不损人，且无后患。极深之瘾，一月可截，但必须坚心，无不神效。

按：毛对山②《墨余录》：用粗大甘草，不拘两数，熬如烟膏。初时以烟九分，入甘草膏一分，照常吸之，继则烟递减，而膏渐增，至膏八九分，烟仅一二分，则瘾自断矣。炳读此法，比前更妥，附记于此，所愿有志之士咸起而试之。如果有效，则是药非烟瘴世界之简方哉！

祛烟瘾秘术

其法用红皮老鼠一只，斩如粉碎，以猪肉之精者拌入之，猪肉亦须斩碎。煮熟以充食品，即俗语所云"肉饼子"者是。

但此肉切时，勿令吸烟者知觉，恐其畏忌不肯食也。照此服后，熏着烟气，便欲呕吐，虽迫令强吸，亦无味矣。

按：此方传自我四明史济时君，云此方甚效，已戒脱多人，包可除根，服后亦无他病。必须红皮老鼠乃灵，然不使吸者知之为最善。倘瘾者食量不多，亦不可强劝加餐，随后源源进食，以暗中食尽一鼠为度，无不效验。

梦授吴梅阁戒烟方 《冷庐医话》

人参一钱　枳椇子一钱　赤砂糖一钱

上三味，每日煎汤服之，七日不见烟具，则瘾绝矣。惟望戒烟者，毋蹈故辙耳。

按：人参补肺气，赤糖消烟积。枳椇子世第知其解酒毒，然陈藏器言其解渴除烦，去膈上热，润五脏，功用同蜂蜜，则其所长不第能治酒病也。况鸦片烟性燥热，视酒尤甚，用此治之，殊有至理。此已故吴春龄梦授嗣子之戒烟方也。

戒烟补助品汇录

生鸡蛋　每日吸烟后，即食生鸡蛋白三枚，每吸皆然，不可间断，数日后停吸，瘾自不来，别无苦痛。

炳按：蛋白质能补身，润内皮，解脏腑中烟毒有特效。

使君枣子　用红枣去核，嵌使君子肉于枣内，炖熟，日服十枚，亦能除瘾。

炳按：枣肉补脾气，使君子能消烟积、杀烟虫，消补并进，颇有至理。

白蜜　每日三钱，清晨滚茶冲服，十余日自不思吸。

---

① 蕻（hòng）：某些蔬菜的长茎。
② 毛对山：毛祥麟，字瑞文，号对山。晚清画家，博学，工诗文，后以行医为业。著有医话、诗话、画话多种。《墨余录》是其晚年时撰写的史料笔记。

白梅　味甘、微酸。糖果店皆有。吸烟者或下干饭，或下稀饭，然皆适口。连进五六日，即不思吸烟，以后不妨常食。

榧子肉　味甘香适口，吸烟者可以常食，能杀诸虫及烟虫，能泄肺经之污。形长肉白者良。

杨桃　新鲜者用竹刀切片常服，并常闻此味，皆可解瘾。其花开时，摘以冲服，胜于茶叶，断瘾更神效。

第五章　西药戒烟方备考

西药戒烟法《医方汇编》

吸烟成瘾之病，我中土为最多。其间或有为疾病所累者，一经成瘾，断除甚难。即染烟之人，亦未尝不有志愿戒。医者须审其体质何如，或宜速戒，或宜缓戒。速戒多有不睡之弊，医者先宜设法预防，或投以撒弗那儿、拨拉儿海达此药服后约一周时功用尚在与闹羊花精、鈗溴卤溴均可。惟绿养冰、印度麻宜慎用之，因过服亦有成瘾之患。

如缓戒或速戒不能支撑者最妙以哥哥流膏，或哥根、金鸡纳霜、安的拜林、辛高那、马前冰等品亦可。如呕吐者，均照症治。

（一）一方　哥哥流膏二两，辛高那流膏一两，辛高那酒二两，轻淡香酒二两，甘油一两，相合，每两点钟服一钱，化水同服。如烟瘾重者，照方加增，甚有效验。如初戒数日，饮食再宜易化流质之物，牛肉汁、藕粉等为妙。

如困疲虚弱难堪者，宜轻淡香酒，或忽斯克酒，亦有以酒醉去其烟瘾者。

如缓戒，凡哥根、安的拜林、撒弗那儿、拨拉儿海达均可用之，惟绿养冰与酒最忌。

（二）一方　先用吗啡水此药必须医士酌用二两，豆蔻酒三两，水加至十二两，相合，纳入甲瓶。

（三）一方　再用哥罗方酒一两半，士的年水三钱，颠茄酒六钱，豆蔻酒二两，水加到十二两，相合，纳入乙瓶。

服法：若吸烟二钱者，服甲瓶药水半两，每日服三次，饭前服之。已服甲瓶药水半两之后，当取乙瓶药水半两，加入甲瓶，补其不足。再以远年黄酒半两，加入乙瓶，补其不足。每服一次，依法递加，至甲乙两瓶有酒无药，烟亦从此戒去矣。

（四）一方　亚罗一钱，金鸡纳霜二钱，铁磺养钱半，没药粉一分半，马前膏半钱，龙胆草膏足用，相合，分作六十丸。

凡吸烟一钱者，服丸一粒，每饭前服一次，渐渐减去。

（五）一方　速戒之法，用印度麻酒四钱，龙胆草酒六钱，金鸡纳酒四钱，苦白木酒四钱，水到六两，相合。不分瘾之轻重，每饭前服半两。

如四五日内，呕吐泄泻者听之。此药连服二瓶后，另服一方，列后。

（六）一方　大黄杂酒六钱，鏀双炭养四钱，轻淡水一分，马前酒三钱，薄荷水到六两。每日服三次，每饭前服半两。如烟已戒脱，宜服补益之品。

（七）一方　此系西医涛卫氏所制，专戒鸦片者也。金鸡纳霜一厘，铁轻燐养一厘半，马前冰五十分厘之一，闹阳花膏一厘，胶粉足用，成为药片。每服一至六片。亦效。

（八）一方　此系西医嘉约翰所制。方载《西药略释》。

吗啡磺养三厘　金鸡纳霜五厘　丁香末二分　桂皮末二分

上药用清水五两，和匀为水。凡有烟瘾者，始则早晚每服五钱，越二日早晚每服三钱或二钱，以渐减少，至服毕，则瘾自断。

上若作丸，则除去清水，加糯米粉及甘草末，和匀为丸三十粒。始则朝夕每服三四粒，由渐而减，俟服完，烟瘾自脱。切勿轻用，体壮健者可用。

按：吗啡性烈，须用之有度，不可过多。诚能依此戒之，自可断瘾，若多用则难戒也。

第六章　戒烟主要药备考

大抵有一病必有一药，药者，制病之抵抗物也。然烟瘾亦病也，岂无制瘾之药乎？盖烟瘾之病，实则由于因病成瘾者半，因于心瘾者亦半。其故何也？曰：凡为吸烟疗病成瘾者，若停吸则旧病增剧，欲绝其瘾，必先尽除其本病，后可再除其瘾；若由于戏漫玩嗜成瘾者，或可直接以克瘾。炳历查近行戒烟之药，或仍用吗啡抵瘾以逐减，否则用麻醉剧药，如高告精之类，以麻痹全体神经不知痛苦，而瘾亦不来。若体质强壮之人，本可绝瘾，若素体有亏及身带常病，一旦停药，则全体更无能力支持，旧病增剧，轻则食饮不思，肢体软弱，如离①大病，甚则因此毙命者，实亦指不胜屈。否则是时痛苦难忍，仍然再吸。因此旋戒旋吸者，亦属多数。此皆不审体质与常病故也。炳细考中、东、西戒烟方药，及实地试验烟瘾原因，而中西体质亦有不同，用药切宜审慎，不得任意妄用。故特将烟性绝反对剧药搜采数种，各附发明解语。虽类此之品甚多，然举一亦可反三，俾有志戒烟者得所参考。

一、鹅郎草

[释名] 苦菜，苦苣，老鹳菜，游冬，稿苣，天香菜《纲目》。芒种后初候苦菜秀②，即此草也。羊奶草，卧龙草振武宗社。

[形状] 春初生苗，叶间三曲，如"非"字品式。嫩茎上下皆圆，至稍老变形五棱。梗内空虚，断之有白汁，故名羊奶草。根似小萝卜，略有横纹。其根间白汁，嫩时薄而多，老时厚而少。三月开黄花，大如旋覆，经阳光数日而黄花落，则白绒茸透放，形如消刷子，又列数日，绒茸亦飞扬，子如茺蔚子。至九十月经霜而凋。根茎经冬不死，至次年老根重芽，子落新萌。

[性味] 味苦涩，性寒，柔滑无毒。《食物本草》云：苦寒无毒。

炳按：此草捣汁过夜转黑，入铁亦黑，微有小毒。

[功用] 解烟毒，涤烟积，化湿热，活血脉，散滞气，清热毒《食物本草》。治五脏邪气，伤谷胃疸，肠澼，并治恶疮。其白汁涂疔肿拔根，滴痛上溃，点痣自落。

炳按：此草炼制成膏，并可洗四肢酸疼。其性温和，与生土同熬，其烟即化无味，只闻草气。

[服法] 每烟瘾一二钱者，初服干草用二两，鲜草倍之，煎汁以茶杯分作二次，在瘾前半时乘热服之，第二日用一两五钱，三日一两，均如前服法。若瘾六七钱，方可酌加。干草不得逾三两之

---

① 离：同"罹"。遭受。

② 芒种后初候苦菜秀：按《逸周书·时训解》，当为小满初候见"苦菜秀"，而芒种初候为"螳螂生"。候，古时以五日为候，三候为气。一年二十四节气共七十二候，各候均以一个物候现象相应。

外，因其性烈，恐为晕也。照服三日，即可除根。瘾如过大，再服一二次，决无烟瘾也。

[效验] 服后二三日内，四肢略软，饮食亦减，心烦懊憹，似痛非痛，睡中如惊恐状。至五六日，便泻数次，初即腻沫，次则紫浆色，此烟积也。积净泻止，以后胃亦渐开，精神渐旺。如宿有旧疾，亦当兼治。此炳历经试验之形状也。

[发明] 黄楚九[①]曰：此草醉脑之力倍于闹阳花，或有以戒烟，即或戒去，脑则受其损害。服后故有如昏眩，如坠五里雾中，迨其能力已竭，又如大病向愈，一切不思入口。其戒后现象，大抵如此云云。故振武社亦云：多服，恐其性烈为晕。

炳按：鸦片之瘾成非一旦，瘾者之病不外血涩气滞。此草以苦泄寒滑之性，祛逐积滞，解利热毒，宣达气机，匀和血脉，故能戒除烟瘾痼疾。此草发生在高隅之地及土墙之上，不受半点秽浊，得天地轻清之气，迎风吸露，花黄茎白，毕具五行正色。其性多升少降，故多服能作眩晕。黄君虽有醉脑之发明，而鸦片伤体有瘾，鹅即伤脑无瘾，岂与烟癖痼疾可同论哉？

二、莨菪草

[释名] 天仙子《图经》，横唐《本经》，行唐、莨菪《纲目》，颠茄。其精即颠茄精，又名了刀边[②]精。《西药略释》亚笃鲁必涅，生在莨菪茎叶中，其含量七月间为最多。《日本药物学》

[形状] 苗茎高二三尺，叶似地黄及王不留行，色红蓝而阔三指，茎叶皆有细白毛。四月开花紫色，五月结实，有壳如小石榴，房中子边细，青白色如粟米状。《本草纲目》所结之果状如小李子，中多有核，始必绿色，渐则红色，成熟时则变深紫色。《西药略释》

[性味] 苦辛微热，有大毒。叶圆而光，有毒，误服令人狂乱，如中风状，或吐血，以甘草汁解之。《金匮》温，有毒，服之热发，以绿豆汁、甘草、升麻、犀角并解。《大明》有大毒，误服之，冲人心烦闷，眼生游火。雷敩此性之峻烈者，实其内含有了刀边也。《西药略释》莨菪成分主为亚笃鲁必涅，其性质与吗啡为绝对的反对，鸦片逢之则为不消化之沉淀，排泄于外，故近时戒烟药亦用此味。《日本药物学》

[功用] 能行脑气筋，提神宁睡。《西药略释》治齿痛出虫、肉痹拘急，强志益神，多食令人狂走。《本经》疗癫狂风痫，颠倒拘挛。《别录》逐风，主治疢癖，取子晒洗，隔日空腹水下一捻，亦可小便浸，令泣尽暴干。勿令子破，破则令人发狂。藏器炒焦研末，治下部脱肛，止冷痢，蚛牙痛咬之虫出。甄权烧熏虫牙及洗阴汗。《大明》

[生理作用] 能为健全之皮肤及黏膜创面或皮下结缔组织所吸收，略能钝麻该部之知觉及反射机，但不久即从尿中排泄而出。《日本药物学》

[中毒症状] 内服少量，通常于口腔及咽头觉干燥，瞳孔散大，脉搏频数，或则呕气呕吐，胃部钝麻，减少肠之蠕动，甚至皮肤干燥灼热，头痛眩晕，身神亢奋，而为舞蹈之运动即发狂。内服大量，则左之诸症益增进，唾液之分泌全

---

① 黄楚九：黄承乾（1872—1931），字楚九，号磋玖。浙江余姚人，黄宗羲的族裔。20世纪初上海著名实业家，中国西药业和娱乐业的先驱。

② 了刀边：颠茄之拉丁文名（belladonna）的音译。

止，咽下困难，言语停止，瞳孔放散极大，脉搏非常频数，呼吸亦然，且甚困难，遂呈麻痹症状，此时呼吸间发鼾声，颜面潮红，结膜充血，全身震动。终至嗜眠昏睡，精神知觉俱行消失，大小便不能自制而死。《日本药物学》

[服法] 用此膏者，宜以一厘分四次或分两次服。若以叶作末，始则服厘半，由渐而加之三厘。若气喘作时，宜以一厘分八次或六次，每一钟一次。《略释》硫酸亚笃鲁必涅，其内用〇．〇〇〇〇五合中份一丝三忽①乃至〇．〇〇一二丝六忽，其极量一次〇．〇〇一二丝六忽，其中毒极量一次用〇．〇〇三七丝八忽。《日本药物学纲要》

[发明] 时珍曰：莨菪、云实、防葵、赤商陆皆能令人狂惑见鬼者。昔人未有发其义者，盖此类皆有毒，能使痰迷心窍，蔽其神明，以乱其视听故耳。嘉约翰云：但此药不可过服，否则喉渴、目眩、头昏，或如沉淀，而辄易伤命。观此可知用此药戒烟其性之霸烈，亦不可作通用品耳。丁福保云：此味反酸类及士的年精②鸦片。按：番木鳖鸦片虽与颠茄不合，然同服均于病有益，尚要酌用。又云：解此药之毒，须先用胆矾一分七厘，以水和服。

三、高告精③

[释名] 古改拿、麻药冰《泰西本草》，古加乙涅《日本药物学》。

[形状] 此树产于南美利加，树高三尺余，枝叶繁茂，花黄果红，恍如榄形，每果内包一核。叶上圆下尖，长约二寸，宽八九分。功力即在于叶，叶内含有高告精。《西药略释》

[性味] 此汁与酸类相合，制成盐类。色白味苦。合制成盐，味更苦涩。《略释》

[功用] 安脑止痛，及搽应割之处即可止痛，最要紧系割眼球之时，先搽此药，则不致痛甚。《略释》（一）此药有局所麻醉及收敛之两能力。以之注入皮下或涂于黏膜上，暂时减其反射机，钝麻此部之知觉，大率自二十五分至一时间内其所用即止。其贴于黏膜者，有收敛之作用，收缩血管，唤起该部之贫血，减少分泌，退却黏膜之肿胀。以此溶液点眼，不惟钝麻角膜、结膜之知觉，而调节亦麻痹，瞳孔略为散大，然其收缩则甚速，而为内压沉降焉。至下次再点，则不能使虹彩之知觉全形脱失。（二）若用此味以少量，则专侵中心神经系④，并特兴奋精神及运动中枢，而大觉愈快，呼吸脉搏亦均迅速。若用大量，则起呼吸麻痹、心力麻痹等症。（三）内服本品，则钝麻其触接处之黏膜之知觉。入胃则消失胃之知觉，无饥饿之感；入肠则能减少运动，始而亢进，后则衰弱，或竟全止。《药物学纲要》

[中毒症状] 因摄取大量或注入皮下而起之中毒，即增多诸腺之分泌，体温低下，腹痛雷鸣，精神亢奋，耳鸣头痛，呼吸困难，痉挛等。其精神久能保存，终至呼吸麻痹而死。再本品入肾内，而自尿中排泄甚为迅速，故无永久之作用。《药物学纲要》

[服法] 一次用量〇．〇一中份二毫六丝至〇．〇五中份一厘三毫，日二三次。极

---

① 一丝三忽：丝、忽，长度或重量的微量计量单位。一毫为十丝，一丝为十忽。按旧制一两约37克，一毫为千分之一钱，即约为0.0037克，因此"一丝三忽"约0.00048克，与本书中的折算相合。

② 士的年精：即番木鳖碱（strychnine）。士的年，下文作"市的年"，现译"士的宁"。

③ 高告精：即古柯碱（cocaine）。高告，即"古柯"（coca）。

④ 中心神经系：即中枢神经系统。

量一次〇.〇五,一日〇.二五厘二毫。
(一)若用于眼科手术上之点眼,用十倍之溶液;(二)单纯之点眼,用五十倍至百倍之物;(三)注入皮下,用十倍至三百倍之溶液,其数自半筒至三四筒;(四)其他坐药软膏,用二十倍至五十倍之物;(五)注入尿道及膣①内,用五十倍至百倍之物。《药物学》

[发明]炳章按:高告精原为麻醉剂中最烈之毒药。近年戒烟用此味者,实为以暴易暴,若不及早取缔,恐复蹈鸦片故辙。据美总统塔虎脱氏②去腊③宣统二年详细调查,每年有美国销售五千两之额已可足用,去年增销至十八万五千两,其余十八万两,皆非适当之用。若用于戒烟,亦能成瘾,无异于吸烟。美总统热心烟禁,以海牙禁烟会特提出议案,拟取缔《高告精办法》,恐再害我同胞。我国人亦不可不加意研究之。

又西国近有高根④一物,亦可代鸦片烟瘾,其害较吗啡尤烈。经泉永道杨观察函,据绵税务司报告云:高根系外国依士罗⑤之树木制炼而成,其功用最能止痛。用法:如痛在皮肤,则以笔沾擦之;痛在筋骨,须用针刺而灌之。性质实为与麻药相同。惟人若服吗啡,只见身体略乏,尚有补救之术;若服此物,即四肢无力,尤觉软弱难堪,故比吗啡之祸更烈。附志于此,以告我戒烟同胞,知所豫防,免罹其苦。

四、闹阳花叶

[释名]羊踯躅《本经》、惊羊花、老虎花《纲目》、黄杜鹃《蒙筌》、羊不食草《拾遗》、玉枝《别录》、毒鸡草、菲沃斯草日本名。弘景曰:羊食其叶,踯躅而死,故名。"闹"当作"恼",即恼乱也。

[形状]韩保升⑥曰:此树高二尺至五尺,叶似桃叶,花黄似瓜花,三四月采花,日干⑦。时珍曰:其花五出,蕊瓣皆黄,气味甚恶。《西药略释》曰:此树每年换生一次,若开花结子后,而该树旋即枯瘙,俟至下年,则又由新种子而发生也。该草全身皆有功力,而医家所恒用则多取叶与子。子有胞衣,衣有多刺,嗅之则令人昏闷。《实验本草》曰:其枝、叶、花与根及子均可入药。内含二精,一即海沤夏氏精,二即海沤鲜精。其叶无论鲜干,均可配膏汁及酒等。其根则必用其干者,功力较枝叶稍胜。其花则亦用其干者,功力与叶根同,较逊,如配酒可代干叶之用。

[性味]辛温,有大毒。甄权曰:恶诸石及面,不入汤剂,使伏丹砂、硇砂、雌黄,畏栀子。《实验本草》曰:此味与草酸、银丹、铅霜、鈹养水、镝养水皆为反药。

[功用]贼风在皮肤中,淫淫作痛,温疟,恶毒,诸痹,《本经》邪气鬼疰蛊毒,《别录》中风瘫痪,《和剂局方》腰脚骨痛,手臂痛,《续传信方》痛风走注,《医学集成》风湿痹痛,《圣惠方》风虫牙痛。《海上仙方》提神止痛宁睡,及既服鸦片仍未宁睡者,服此即验。(一)癫狂症应用宁睡药者,服此效;(二)气喘症,即以焦叶燃吸作烟,每日三四次,亦效;(三)久咳无痰,亦宜用之;(四)眼科欲瞳孔开散

---

① 膣(zhì):妇女阴道的旧称。

② 塔虎脱氏:即威廉·霍华德·塔夫脱(William Howard Taft),美国第27任总统,1909—1913年在任。

③ 去腊:上一年的(农历)十二月。

④ 高根:疑即可卡因(cocaine)的另一种音译。

⑤ 依士罗:疑即古柯属植物(Erythroxylum)。

⑥ 韩保升:五代时后蜀医家,主修《蜀本草》二十卷。

⑦ 日干:晒干。

者，以此子熬膏，和水外搽；（五）外治疗毒、风湿骨痛，以此叶蘸酒数贴，外用布缠扎。《西药略释》内服治急性气管枝炎即新咳嗽，喘息、偏头痛，胃溃疡，子宫疝，月经痛，及各种之疼痛性痉挛，癫狂，脏躁等症。《日本药物学》

[服法] 以叶作散，每服三四厘；以子研末，每服一厘；用子熬膏，每服半厘至一厘。服此药后，若觉头昏、喉渴、目眩，即宜暂停此药。不宜多服久服，否则瞳子散大，眼花神乱，及头昏痛，或致沉睡而死。《西药略释》若外科用之能止痛，作搽酒、油膏等用，如合于沸水敷痛，或将叶作软膏。至解药之解此毒者，须先用吐剂，或用抽水节，后服柠檬汁，内外兼用行气药。《实验本草》

[发明] 苏颂曰：古之大医，多用踯躅。如胡洽治时行赤散，及治五嗽四满丸之类，并治风诸酒方，皆杂用之。又治百病风湿等鲁王酒中，亦用此花。今医方捋脚汤中多用之。南方蛊毒下血，有踯躅花散，云甚胜。时珍曰：此物有大毒。曾有人以其根入酒饮，遂至于毙。而伏虎丹中亦用之，惟份不多耳。近人亦有用此戒鸦片烟者，亦以其能麻醉神经，肠胃神经受此麻痹，则痛苦不知，而瘾不作。不知瘾虽暂止，而一切饮食亦不思食矣，而全体亦无所禀令，一身软弱，如同痿废，体弱者每易于致死。

五、马前子

[释名] 番木鳖，苦实把豆，火失刻把都。内含植物之霜二种，一曰市的年，即马钱水，一曰布老时亚①《西药略释》，斯笃利几尼涅日本。

[形状] 此树高二三丈，产印度、安南、小吕宋及诸海洲。其树身、树根味皆甚苦，果大如橙，皮黄而硬，内有汁液，并含多核。《略释》初生回回国，今西土诸处皆有之。蔓生，夏开黄花，七八月结实如栝蒌，生青熟赤，其核即木鳖。《纲目》该核面则凸，而底则凹，厚约分余，径约五分，且全身有灰色之毛，厥色光艳，毛连有皮。壳内肉硬而韧，碎之不易，色颇白，恍如明角②而光。

[性味] 苦寒，有毒。《纲目》核肉无臭，味苦辛，有毒。又云酷烈毒极。《西药略释》时珍曰：以豆腐煮过，良。又曰：能毒狗至死。《纲目》以药产于东印度地方，成分为斯笃利几尼涅市的年精，有苦味。往昔以此味毒狗，若狗中其毒时，使食豆腐，则可解其毒。汉医兴奋神经药亦用之。《和汉药考》

[功用] 伤寒热病，咽喉痹痛，消痞块，并含之咽汁，或磨水噙咽。《纲目》风瘫，膀胱疝，或小便不利，或不能忍溺、自遗，均效。惟脑部有炎者，须去清，方可服。又云：能行脑筋、肉筋、脊髓，使之能力。《西药略释》

[服法] 若思虑过度，及身弱者，服士的年可作补剂。服法：一厘分二十次服。《西药略释》用份极量一回○．一合中份二厘六毫。《日本药物学》

[效验] 此药少服则补，而利小便。服略多，乃入肉内之脑筋，令肉筋发力也。凡内服此药，始则四肢觉重，渐则软微而颤，并觉顽木。若多服则恒有惊悸，乱其方寸。久服则尤慄慄颤跳，不能自已。其至肉筋，或有抽搐，莫能复松，腹热如焚，喉忽紧窄，而呼吸吞咽均觉窒碍。由是或头昏，或眼朦，瞳神缩小，皮觉如针刺，皆在所不免。惟脉

---

① 布老时亚：即马钱子碱（brucine）的音译。

② 明角：指用白色兽角制成的薄片，可用作装饰品或灯具。

无变动，或略快耳。《日本药物学》

[发明] 此药高下不一，质量参差，故西药多舍是，而用士的年也。若用此药戒烟，藉取其强行脑筋之能力，以抵抗烟瘾而已。一旦停药，烟瘾必比前增剧，元气更不能支，实则有害无益。因关于生命之重，戒烟者不可不留意耳。

综观前列各药，虽以发明其功用及用法，然举一而可反三。余如撒弗那儿、拨拉儿海达、安的拜林、哥罗方、印度麻、绿养冰、辛高那、高根、枫茄花、鏀溴、�溴之类，名目繁多，不及备载。然皆含毒质，具麻醉之性，虽能暂时绝瘾，若久服之，亦成药瘾，与鸦片何异？试观近日，服戒烟药而绝瘾者有几人？即勉强绝瘾，而身体康强者有几人？皆由奸商谋利，伪言欺人。呜呼！为个人获一时之小利，毒害我无数之同胞，实堪痛恨。政府果欲实行禁绝烟害，必须取缔类烟之诸药品。若不及早豫防，恐复蹈鸦片故辙。有禁烟之责者，亦不可不研究之。

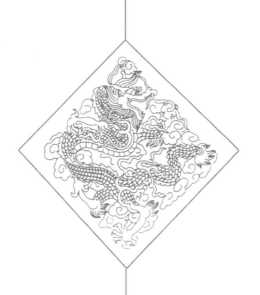

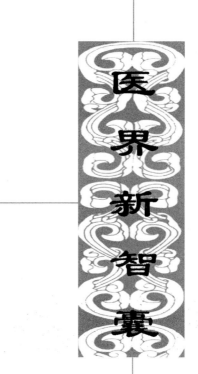

内容提要

　　该书为曹炳章摘录当时各类报刊上登载的西方及日本在医药学上的新知识、新发现，共 106 则，于有心得者加以评述，汇编而成的医话集。据书前序言，作者二十余年来浏览报刊杂志，收集摘录医药资料共计 27 册之多，但 1911 年住宅遭遇火灾，20 册被焚毁。后经检理，选择摘录医药学上奇创罕见之新智而成一册，名曰《医界新智囊》而出版。书中材料未录出处，来源驳杂，亦夹杂不少荒诞之说，但也记载了当时如 X 线及放射性元素的发现、脑科学研究进展、药物研究进展等新信息，从另一个角度反映出中医先贤在展望世界、融汇新知的过程中所作出的努力。

序

余尝读和田启十郎[①]有言曰：世人恒言中医为陈腐之学，以予所观，比之现今盛行之西医，则有见其崭新，而未见其陈腐。试观中医发达之历史，第一期为巫祝时代，假符咒以治病是也；第二期为一味药时代，而藉一种药以治病是也；第三期为成方时代，渐知各药相助相杀之性，组成一定之药方是也；第四期为究理时代，欲由脏腑体用之说，以推定病理，藉取药物之效果。至是而中医不复研究，其发达亦遂中止。而西医当此时代，研究科学极盛，复阐明生理、解剖、病理，由病理、解剖、病原等之学理，不遗余力，至今已入第五期，为病原显出时代。更进则将为第六期病原剿灭时代。医学之进步，于斯可为极矣！然而西医之治病在实绩，故外科能显其效力，在内科之方药疗治，则不及中医，何以故？盖中医配药制方，具有生克攻助之法，俱经数千年之经验，故非现今西医所能企及，惜乏科学思想耳。呜呼！吾中医处此西医东渐、浪撼波腾之时代，设令炎黄生于今日，亦必有应时制宜、通权达变者乎？岂墨守旧章，不求新智，弃人所长，守己所短，卒之己短既不能蔽，而反为他长所侵。况乎世运之递嬗无穷，学问之程度无限，今日见为新智，明日即成旧解。故步固不宜自封，前途尤贵乎锐进。炳章禀性鲁钝，自幼酷嗜医药书籍，偶有暇暑，必流览各种日报杂志，间有关于医药之佳构，必分类沘笔[②]记之。研求二十余年，积成二十七册。民国元年，寓庐遭火，被焚者廿册，并未刊自著医药书稿十余种，购藏古今医籍千余百种，尽付一炬，可谓惨矣！去年冬检理旧录，不忍再任散失，择其于医药学上奇创罕见之新智，摘录一册，名曰《医界新智囊》，附刊于本报之末，以稍增阅报者之闻见。是编虽以西法为多，我中医阅之，自可触类旁通，以他山之石，作攻我之错[③]，未始非研究第五、六期中医学之渡津宝筏也。余编述斯旨，以述而不作之义，其不详原译名者，非敢掠人之美，缘余之先见录者，多本省之报，而后每见外埠旧报先已有之，或再见于杂志笔记亦有之。谁真谁伪，莫知其是，苟误录之，则反失真面目矣。阅者谅之。

中华民国五年五月鄞县曹炳章赤电氏序于古越和济药局之寓庐

---

① 和田启十郎：近代日本汉方医学代表人物之一。1910 年曾出版《医界之铁椎》，抨击"洋医万能论"，宣传汉方医学的优越性。

② 沘（cǐ）笔：以笔蘸墨。

③ 错：用来打磨玉石或刀具的磨石。

医界新智囊目录

日光有变坏脂油之作用 …………… 453

青赤二色之于精神 ………………… 453

食怪鱼暴长 ………………………… 453

烟叶治病之作用 …………………… 453

补鼻 ………………………………… 453

镶眼 ………………………………… 453

治哑新法 …………………………… 453

电光滤水器 ………………………… 453

变色瞳人 …………………………… 454

化尸毒药 …………………………… 454

去肥新法 …………………………… 454

化黑人为白人之方法 ……………… 454

脑髓与盗窃之关系 ………………… 455

舌之判断法 ………………………… 455

眼之判断法 ………………………… 455

新发明去肠毒机 …………………… 455

酒精与肺病之关系 ………………… 455

酒与筋肉之关系 …………………… 455

香与声音之关系 …………………… 456

海边空气与健康 …………………… 456

居住高地之消化力 ………………… 456

摄影治眼 …………………………… 456

光能治病 …………………………… 456

黄疸 ………………………………… 456

青光代麻药 ………………………… 457

日本虾蟆药 ………………………… 457

鸡卵内皮之作用 …………………… 457

助胃消食之方法 …………………… 457

电气美颜术 ………………………… 457

X光线之治白发 …………………… 457

脑筋作用之新机械 ………………… 457

卵中之含砒素 ……………………… 458

鸡卵壳之功效 ……………………… 458

声嗄之治法 ………………………… 458

透明光镜 …………………………… 458

改良声音 …………………………… 458

轻气球之疗病 ……………………… 458

增长身体之医术 …………………… 458

照脏机器 …………………………… 459

疗痴之新法 ………………………… 459

齿牙变白之新法 …………………… 459

火油灯之损目 ……………………… 459

人身之速长 ………………………… 459

烟草可免肺痨与喉痧 ……………… 459

植物之咳嗽 ………………………… 459

头炸之奇症 ………………………… 460

牛乳皮可作防腐剂 ………………… 460

牛乳之识别真伪 …………………… 460

解火柴之毒 ………………………… 460

戒酒之新法 ………………………… 460

注船之奇方 ………………………… 460

育婴之异法 ………………………… 460

匣中之胎儿 ………………………… 460

禁摇篮车 …………………………… 461

死人再生之法 ……………………… 461

返老还童之术 ……………………… 461

腹中之音乐 ………………………… 461

长睡二则 …………………………… 461

电流可救溺毙 ……………………… 462

人身之生珠 ………………………… 462

渍养活肉 …………………………… 462

玻璃之奇人 ………………………… 462

男女可如意产生 …………………… 462

孕中之怀孕 ………………………… 462

受胎之时期 ………………………… 462

男女之发育期 ……………………… 463

男女之长成期 ……………… 463

人体资料之总数 ……………… 463

人体之所获物 ……………… 464

头发之数与色 ……………… 464

人身之热度 ……………… 464

人身之血轮 ……………… 464

人身之火机 ……………… 464

脑质之重量 ……………… 464

脑之细胞数 ……………… 465

脑与智力之高低 ……………… 465

脑髓适当之温度 ……………… 465

视神经之奇异 ……………… 465

拇指与脑痛之关系 ……………… 465

左右手足之形及感觉 ……………… 465

人身左右之不均 ……………… 465

指甲之生长 ……………… 466

心脏之活动力 ……………… 466

筋力之比较 ……………… 466

衬衣可断人体之健否 ……………… 466

灵指之别味 ……………… 466

佩磁石之疗病 ……………… 466

人类生死之原则 ……………… 467

死数关于年龄之统计 ……………… 467

生死时刻之统计 ……………… 467

男女及寡居者之寿命 ……………… 467

居屋与寿命之关系 ……………… 467

灵魂之住所及其重量与光彩 ……… 467

人生动作之时间 ……………… 468

植物消化之时刻 ……………… 468

人生之价值 ……………… 468

疯疾有无之验法 ……………… 469

肺病之新疗法 ……………… 469

治肥之简便法 ……………… 469

睡眠与梦之关系 ……………… 469

吸烟为盲目及癌肿之原因 ……… 469

验死之秘法 ……………… 469

妊娠之人工术 ……………… 469

初产与年龄之关系 ……………… 469

早产儿之遗患 ……………… 470

小儿蛔虫之一害 ……………… 470

日光有变坏脂油之作用

以脂油类入玻璃瓶，严密塞紧，至绝不透气，乃曝置日中。如是经二年之久，取出验之，其酸度及沃度数虽无变化，然色变纯白，味特异，而带苛辣，臭亦呈腐败性。由是观之，脂油之变坏，与空气之酸素实全无关系也。

青赤二色之于精神

英国某杂志记某医士之言曰：七色之中，最足使吾人精神激越者，莫如赤色；最足使吾人精神沉穆者，莫如青绿色。故见花之红，则欣然色舞；见叶之绿、天之青、海洋之碧，则萧然意远。色之能感动精神有如此。

食怪鱼暴长

法京巴黎某街，有男女儿童十余人，或日在公园游玩。忽空中堕一物，形酷似鱼，能爬行地上。童子无知，以为鱼也，共携回家，烹而食之。翌晨，诸童皆暴长尺许，而瘦骨柴立，瘖不成声，兼罢软①不能行立。遐迩闻之，争往观看，莫不骇怪。遍邀名医诊视，终不解其所食何物。巫投泻药，验其粪便，亦未能得其究竟。

烟叶治病之作用

美国牛津某杂志云：某府有老妪，一最闻名之保姆也。尝谓烟叶善治咽喉痛、臀部痛、丹毒、挫伤、百虫咬伤、诸部肿毒。其治，即以浸润之烟叶贴于某部之肤面，外加绷带，或布包烟叶，罨覆局处，约数分时去之。其间痛楚颇甚，顷即痛止，或则经二小时后，沉沉睡去，比觉，炎症已退。屡经实验，百不一失。

补鼻

欧美鼻医，夙擅补鼻之术，能使鼻之低者高，偏者正。近日德国珂和医学博士为人补鼻，法尤完全。法系向身体某部分割取韧带、腱，或肋骨、胫骨等组织，立移种于鼻间。愈后，绝无瑕疵可寻。凡弯曲鼻、狮子鼻等，俱得依此法修补，时人多之。

镶眼

眼科医学博士先史敦，法兰西巴黎人也。精究眼科四十余年，所囊眼药靡不灵妙。顷又得一镶眼之法，不用义眼，而竟用走兽或人之眼珠，但必须量其人目眶之大小，而后可觅取适宜者镶嵌之。虽不能如常人之视远，然五尺以内之形色则毕见矣。此种镶眼，殊非易易，先史敦外，无能之者。然我国固有之。犹忆昔年随侍桂海时，一巨窃白贼也，被捕，剜其目释之，二月后，又窃，获之，即前剜目贼也。官异而讯之焉，则曰：被释后三日，遇一走方医，为我取猫眼镶之，并用药涂敷，不一月愈，昏夜且能辨物，验其果然。观此可知吾国未尝无擅绝技以自秘者，特不肯轻易授人耳。

治哑新法

美国纽约有某甲，得哑病，已年余矣。医生马典，为破头颅，于前脑部见有一凝结之块，以电气除去之，后遂言语如常。欧美医术之进步，一至于此，吾中医其亦可幡然改矣！

电光滤水器

澄清饮料水之法，简易者投明矾或

---

① 罢软：疲沓软弱。

雄黄，特别者亦不过用砂漏。近今法国制造家别出一种小滤水器，名曰紫色电光小水滤器，其制法亦殊简，只须将自来水管与电线机关相续，水管下置一圆形玻璃筒，使电光经过其内，发生一种青紫色光线，水管中之水流入玻璃筒内，经紫色电光所射，则所含之微生物立可歼灭无噍类[①]。玻璃筒之上面，又设有开闭器，当电流不通之时，自能闭水管之水，令勿流入。此项滤水器，每具堪供二百五十人之用，现在巴黎居民及学校、藏书楼、事务所等处多用之，洵卫生家利器也。

变色瞳人

猫之瞳人，午一线，子正圆，随时变形，异矣。不谓人之瞳人，且有能随时变色者。法京巴黎有一女子，其瞳神迥异寻常，早起之时青色，七八时变绿色，十时十一时深绿色，正午红色，一二时淡红色，三四时白色，五六时黑色，夜间灰色。经数多医学博士再三研究，卒不得其要领。此与头发变色亦相类。

化尸毒药

美国西掐俄地方，有男子谋杀其妻命案，即用博达斯化尸毒药，消灭无踪[②]。经承审官传呼医学博士面试，此种毒药是否能消灭尸体，以便定罪，庶无冤抑。至西历八月七号午前八点试验，先具煮人锅灶一副，将博达斯毒药置于锅内，第四分之一，再汲水入锅，与前药镕化，继投死体入内，旋见四肢分解，锅盖合上煮之，至九点三十分钟开视之，已骨肉离异，四十五分钟，白骨支离，肉化浓汁，至十点钟，骨皆糜碎，再阅一点钟，只余颅骨、腿骨，至十一点钟，余骨将消灭浮沉泡沫中，至十二点钟，

余骨亦不复见，化成蔍粉，踪迹毫无，锅内惟留黑水一泓而已。呜呼！药性之毒，不亦烈乎！

去肥新法

人体之肥，以积膏太多，最不适于卫生，故欧洲体育学家，颇多研究去肥之法。有主张用药泻泄者，有主张割膏者，然主张运动减食者居多数，均未见大效。近有法国医学博士罗辨氏，考有专方，能迅速减膏。其法：凡肥者每日须进食五餐，次序如下：晨早八时食鱼或肉，十时半食熟蛋两枚，午时食冷肉生菜水果，下午五时茶点，晚间七时常食，饮茶须淡不下糖，加入甘菊花少许。此方灵验异常，据博士云：有五十二岁老人，人身重一百四十磅，曾验此方，不及九十月，已减去二十八磅云。

化黑人为白人之方法

德国物理学家郎根氏[③]发明之光线，即近时称曰 X 光，亦称曰郎根光。以此光线曝于皮肤，皮肤内之色质渐可退去，曾为学者考验而知之。现有美国之某医生，应用此理，特制器具一副，将以化黑色人种为白皙人种。闻黑人经其手术三十次，则黑色退去而呈微白，减去黑色之度，恒随手术之次数为比例，即极黑之人，依法治疗，直可与日光晒黑之白人相等。果如是，他年治法较进，受治者多，此黑白人之冲突，渐将消去，谓非黑种人之大幸欤？

---

① 噍（jiào）类：指活着的动物或活着的人。此处指活着的微生物。

② 踪：原作"纵"，据文义改。

③ 郎根氏：即伦琴（Röntgen）。其于 1895 年发现 X 射线，又称伦琴射线。

脑髓与盗窃之关系

旧金山少女珍逊比，偶以行窃被拘，经问官判罪后，旋由医生看验，谓此女实因幼时失足，跌伤脑部，致生腐骨，横压其脑，而阻碍其良性，故有此盗窃行为。其父闻之，亟出三百金，聘一名医，为之剖脑修治，越八日，果除去此恶根。是为生理学界最新之一经验。忆吾国说部，尝记齐次风先生跌损脑浆，医家以马脑补之，遂失其灵性，前次诵读之书卷皆不复能记忆。今取此事以证之，可知脑髓作用至大，其于人生，非但为智愚之主宰，抑且为善恶之司命矣。录《冀闽丛话》

舌之判断法

长舌之人，快活而具勇敢之气。短舌之人，忧郁而有伪善之性。广舌之人多辩。狭舌之人，知自己而不知社会。长广舌之人，不堪任大事。狭长舌之人，临时而乏诚意。短广舌之人，好弄虚伪而放大言。尖舌之人，发言锐利而耸人听闻。

眼之判断法

眼呈鸢色者，形体强干。眼呈黑色者，形体柔弱。眼圆而突露者，作事多轻率。眼细而长者，居心多狡猾。眼斜视者，其行事难于凭性。眼下瞰者，其性情盖属温厚。忧郁性者，眼无轩豁之光耀。富于辨别力者，眼角光锐而细长。

新发明去肠毒机

余友某君，素精岐黄，近复研究理科。清宣统辛亥年西渡学医术，颇有心得。近日发明一种去肠毒新机器，以图形见示。验见头形一若火车，径不过二寸，中可设置种种活动机关。凡吞食恶毒及肠内发作奇毒，为皮带及种种治法所不及者，则于此机中充满去毒药方，外设如绒丝之拭羽极细软，将此机装置毕，则徐徐自动，能缩能伸，自口中入，至胃中蟠结如团，随动随泄药汁，而下轮亦随转，因胃中里壁有磋齿状肉片，而寄生物多附着其间，且有多量之胃液，泌药汁当较多，故机力较强。待胃中之毒扫净，则徐徐转入小肠，由小肠转入大肠，以达肛门。但至肛门时，则机力顿息，非先明预于肛门间设接出法不可，法将轨形橡皮接出器安置于肛门侧，以螺旋布入，至机器上端下时，即将螺旋下闭，则机器顺流而下，而毒水同时带出矣。录《民立画报》

酒精与肺病之关系

法国某名医，尝研究肺病之起原，谓实与酒精有关系。彼调查法国北部二十八州，其饮料多为酒精白兰地及威士忌等酒，约住民十万人中，患肺病者二百三十人。此外各地，多饮葡萄酒，以十万人为比例，患肺病者减其半。可知葡萄酒实为肺病之大敌。故凡患肺病者，宜多饮葡萄酒，绝不宜饮酒精以益其病。曾著一论说劝世，其题为《酒精与肺病之关系》云。

酒与筋肉之关系

吾人饮酒之时，其作事较普通之时为多，谅为世人所共信。英国某博士曾研究之。该博士曰：饮酒之后，一时之兴奋，较诸一时之麻痹为劣，故于作事上实足以招损。易言之，饮酒不过为钝疲劳感觉之一种虚欺的方法而已，作用之持续其暂，作用消失之后，神经麻痹，决非一时之兴奋作用所可比附。茶及咖啡之作用亦然，其结果不若酒之显著，若以之代酒，其害亦同。

香与声音之关系

法国格致家言：验得香味与声音甚有关系，故教唱歌者，严禁其徒用香水及香味之花。某曲师禁之最严，有插兰于襟者，即屏之门外。据云以验喉镜察得兰花之味为害最甚，其味能使喉中音线结瘤。

海边空气与健康

海边之空气，何故可助人之康健？此从来所研究之问题，至今其理犹未明晰。英人某氏之调查报告，谓海面吹来之空气，撞触流水之波浪，化成阿昇①即变形酸素，此气之化学性质，比之养气更为活泼，吸入体内，令人非常爽快，故有补助康健之力云。

居住高地之消化力

山居可以增人之康健，人所共知。其所以然之故，论者多归诸空气之鲜洁及地势之高燥。据法兰西《科学杂志》查古厄氏之说，则以其主因在于气压。山愈高压力愈减，其结果能令人之血运循环畅适，饮食消化倍强。该氏尝实地试验，置动物于室中，设法将室内之气压减少，则渐见其消化力增进，食倍于常，与移置山中同一结果。一复其固有气压，则消化力同时退缩，依然如故云。

摄影治眼

人有眼病，往往在于瞳子。一千八百五十年，有医士创一验眼镜，此不过借灯光以射入眼内，并未欲摄影于纸上也。近日德国柏林某医士，本为眼科专家，发明一种摄影验眼镜，能显眼中微

疵于照片。先取猫眼试验之，旋更改良加精，遂以之摄人眼之影。因灯光不足，改用电光，仅一闪烁间，其影即留于玻璃。此镜既出，眼病之源不难考得，亦眼科之大进步也。

光能治病

光分七色，人尽知之。光能治病，实未之前闻。据意大利某大学教授烈达尔氏言：凡原色之光线，俱善刺戟②人身之组织，如赤色光能使人兴奋，黄色光能使人沉闷，青色光能使人麻醉是也。近奥医某得一新法，能以蓝色光治肺痨，其法系用电光，经蓝色液体，入人身中，则该细菌悉死，而病以愈。又某国名医，以赤色光疗治痘疮，病室户牖尽嵌红玻璃，并装红窗帘，则病势可大杀。此即西医家所谓光线治法也。他日医界进步，吾知其余五色，亦必有可以起死回生者，姑拭目俟之。

黄疸 又名热地伤寒

南美古巴等热带地方，有一种特异之流行病，名曰黄疸，亦称热地伤寒。患此死者，岁不知凡几，惟土著犯者略少。病发，先觉头疼欲裂，俄而寒战壮热，相继而至，喉渴甚，腹痛大哇③，所哇物黑且秽，于是肌肤发黄。少四日，多八日，即便物化④。西医治此，率用放血法，颇验，然稍缓已不治。考古巴正当赤道下，毒蚊最多，吮人之血而螫人以毒，遂致发病。露筋之说，信有自也。惟蚊都生于死水中，故有沟浍沿池之区，

---

① 阿昇：即臭氧（ozone）。

② 刺戟：刺激。

③ 哇：呕吐。

④ 物化：去世，死亡。

孳生益甚。西人于此等处，或填以土石，或洒以火油，蚊绝则病自除。吾国社会，于病之发生不知穷其究竟、思患预防，徒惴惴于瘟神之能生死人，竞祈禳以冀免。在下者习焉，在上者不禁噫嘻。

青光代麻药

青色光入目中，即能使神经麻醉，用以剖割，其效不啻麻药，且应用之具，颇属简单，只需十六枝光电灯一盏，青色灯泡一个，青纱一块，已可。剖割之前，使病人在电光下相离数英寸远，嘱注视灯光，毋少他顾，续用青纱障隔灯泡与病人之头面，防光线中之别色射入。约二三分钟后，人即昏迷，一无知觉，虽肌流血，无所苦也。

日本虾蟆药

日本药学博士石津氏，五年以前，即以虾蟆有一种特别性质，从事研究，前后凡杀虾蟆二万头。已发明该动物皮膜内所分泌之有毒白乳汁，足供局部麻醉剂及止血药之用，能制成与德国药同等之强心剂，且屡次试验，均异常有效。现日本医家已多用之。此亦足称科学界新发明之一也。

炳章按：该博士所云虾蟆皮膜内白乳汁能作麻醉剂，曰新发明，不知我中国早有是法。我国古法且不用解剖，仅刮取其眉间白汁，阴干，刮出即时放走，七日仍可复原，且不伤生。名曰蟾酥。其效用亦能麻醉神经，外科诸书多有用作麻药者，且能拔疔及发散未成痈疽，并擦牙能开中风牙关紧闭。其性虽有毒，对于治疗上实效力甚宏。此我中华固有之物，实非石津氏之秘也。

鸡卵内皮之作用

医者治人体皮肤交伤，可以他人皮肤补之。今德国医家新发明鸡卵内部之白皮，实可代人皮之用。纽约有洗濯工人，为自转车所压，医院医为之治疗，于其刀伤皮肤之部，试用鸡蛋白皮补之，甚有奇效，不异以人皮补之者。

助胃消食之方法

《格致择录报》云：胃腑弱而不消化食物，每能致病，服药或亦不灵。有抛善君者，欲另设法助之，故先以好人试之，乃将热水熨其心胸胃腑之间，频换数次。曾连试六人，试得其消化较易，胃酸亦增多，而绿气之杂质又减少，发酵之事亦减少，胃汁与胆汁皆增多，而胃力亦雄壮。一经加热水之后，其功用可延留数时之久，有几次试后可留功用至数日。此法有益无损，艰于消食者不妨试之也。

电气美颜术

日人松本久良子，新以电气制成一种美颜术，盖从皮肤解剖学中研究而出者。因常见白人皮肤之滑润，非尽关于脂粉，故欲用电气导引血液，助之循环，使皮肤自然艳丽。今已试验有效，是则皮肤学家之一新纪元也。

X 光线之治白发

自透明骨之 X 光线发明后，应用甚多。美国呵乌来氏于应用 X 光线治癌肿患者时，发见用 X 光线使白发复返为玄色云。

脑筋作用之新机械

近有某发明家，研究人生之脑筋与

思想有种种之关系，特制成一种新器械，能令人之脑筋作用一一实现。孰为愚者，孰为智者，皆可于此机械决之。其机械构造之大概，乃合爱克司光线、显微镜、活动写真器而成。先以爱克司光线摄人之脑细胞，复依活动写真器、显微镜之术，放其影至五千倍，即能使人之脑筋呈种种之作用。是诚科学界之奇观也。

卵中之含砒素

法兰西有一博学家，顷发见卵中含有毒性之砒素，惟其分量极少，非集百七十八万九千二百五十枚之鸡卵，则不能害一人之生命云。

鸡卵壳之功效

近有德国医生二人，其一为研究虎列拉[①]病之耶姆麦利稀氏，其一则其助手柳氏，谓食石灰质有益于健康，且能繁殖子孙。氏常出鸡卵于桌上，先去卵黄，次去卵白，而啮其卵壳，旋咽下之。因鸡卵第一养分在卵壳，其中所含之石灰质，可增人体组织之活力及重量，又能强壮心脏，治炎症，疗脚部挫折，养脑髓，其功效甚大。人口减少之社会，可用鸡卵壳为药剂。据二氏之实验，以石灰饲养白鼠八头，未几繁殖五十三头。若用普通食料饲养之，同一时期，仅能繁殖九头。试验印度产豚，其结果亦同。鸡若缺乏石灰，则生卵较少。惟吾人径食卵壳，殊非良法，宜将一茶匙硫酸石灰，溶解于玻璃杯之水中，每食饮此一杯，每日服三次，味稍涩，然不失为良药。

声嘎之治法

人之声带，强弱不同，偶过其本有之度量，则声无有不嘎，而音乐教师为尤甚。今有人发明治声嘎之简法，谓以如豆大之硼砂置诸口中，使其溶解，则演说唱歌虽亘数小时之久，仍无声嘎之患。

透明光镜

爱克斯透明镜，能照人肺腑，洞见各物。今某西人又得一新发明，名曰拉的幼模[②]，其性透光，与爱克斯无异，唯价值极昂，每重一两，值三万七千七百九十六法郎，合华银一万七千余两。德国医士龙丹氏曾考究此物功用，谓其能使瞽目复明。俄国有瞽童二人，用之其患若失。

改良声音

美国费莱特省舌科医士马理哥氏，能改变人之声音，凡卑劣者变完善。有某女歌妓者，先天甚弱，声浪低微，闻马氏之技，即恳为医之。马氏先以催迷术使之眠睡，而后授以歌曲，并留其声于留声机内，俾醒后自行验察。如法而行，果获大效，粗低之声，一变而为极高脆之音调云。

轻气球之疗病

巴黎之医学博士某，曾乘气球航行空中。二时间之后，见血轮骤增，后十余日再试验之，效亦如前。故报告其医会，谓苟患贫血病之人，使其数周间，为三回之空中航行，比之疗养三月，其效尤著。

增长身体之医术

英国某学生年方十八，欲入乌鲁威

---

① 虎列拉：即霍乱（cholera）。

② 拉的幼模：疑即镭元素（radium），居里夫妇于1898年发现。

大学肄业。校章向有身长之规定，该生身材短小，仅四尺九寸，恐以体格之关系致遭摈斥，乃谋之医生基布孙氏。氏固极有名誉之医学专家也，为之剖开头部，拔去甲状腺，治后六阅月，而身长竟增七英尺，遂得入学，学术之成绩均佳。是虽拔去甲状腺，而于健康及脑力均无恙也。此固医术上之大进步，而一般侏儒者流当为之距跃三百矣。

照脏机器

法以小机器置于小筒之上，筒端由喉探入，筒末燃一小灯，下坠金颗，系电线于上，筒旋不已，与电气相接，渐运入腹。电光返照于外，观之，即可知脏腑受病之所。

疗痴之新法

某国癫狂院中，有一病人某甲，自谓已死，终日不进饮食。院中人皆设法使之进食，无效。某医生思得一计，令六人穿白色尸衣，面上手上均涂白粉，如死人然，挺挺然至某甲房内，皆闭口无言，团坐一桌，恣意饮啖。甲见之问曰：汝等何人？答曰：世界安有不进食之死人哉？于是甲顿觉腹饥不能忍，即从众人据案大嚼，从此进食如常。

齿牙变白之新法

法国巴黎某牙科医士，近得新法，可用乌而推拉紫色光线[1]，使牙齿变白，且可永保不腐。其法先将欲白之齿，用酸素水[2]水内灌入酸素气体者洗净，并将贴近诸齿，以橡皮罩没，头部亦带假面具，然后用水银灯发出之乌而推拉紫色光线，射于欲白之齿上，其齿即变为白而有光，直如珍珠。如是者于一年内射过两次，即永无齿病发生云。

火油灯之损目

西人尝调查近数十年来，患近视者较前益多，是必因用火油灯与煤气灯之故。盖此两种灯光，光焰过烈，每易伤目。美国有新式之玻璃灯罩，其色淡蓝，与天色相似，长倍于寻常灯罩，灯心圆而非扁，庶可避伤目之害。顷年吾国几尽点火油灯，而美孚灯尤风行全国，案其构造，伤目最甚。吾愿国民思之。

人身之速长

某国化学家，得一新合质之物，名曰荔同丁，以作药料，可使人身速长。彼国医学界群诧为奇闻。此殆与用电力以助长植物同。

烟草可免肺痨与喉痧

肺痨、喉痧，亦如伤寒、天花等之有微虫。两微虫形性虽殊，蕃殖俱盛，人间万物，胥莫得制之也。惟淡巴菰善防之，甚者竟能遏其生机。盖此草含有一种特异之化合物质，其克制微虫之力甚伟，故凡有淡巴菰之癖者，吞吐嘘噏，两微虫辄不敢内犯，从而感染两病者亦罕。或谓是烟素译名尼可清[3]，烟草之精之效，误矣。

植物之咳嗽

热带地方，产豆一种，尘埃入叶面气穴中，则内含之气倏张，有声如咳，必尘埃飞出乃止，一若茹鲠在喉，必吐而后快者。又人当咳嗽，面必涨赤，此

---

① 乌而推拉紫色光线：即紫外线（ultraviolet rays）。

② 酸素水：即双氧水。为强氧化剂，用于消毒。

③ 尼可清：即尼古丁（nicotine）。

叶嗽时亦然。世界医家，盍一察其病源也。

头炸之奇症

粤人梁某，芜湖江口宝兴隆米肆会计也。一日午膳时，忽自觉头痛殊剧，食未终，即入室倚坐，头颅突然炸烈，声若鸣炮。肆中人闻声趋视，见头颅绽裂，作石榴形，面目模糊，血流如注。诚世界奇症也。

牛乳皮可作防腐剂

煮牛乳时，其上面必生薄皮。美国化学家瓦科氏，发见该薄皮为防腐剂，谓此皮不溶解于酸类，且不透空气与水，有杀细菌之力，如置物于其中，可保无腐败之患。此实为肉类、鸡卵、果品等之防腐良剂。博士曾于一年前，纳鸡卵于其中，及今取出，仍觉依然无恙。

牛乳之识别真伪

牛乳为动物性食品中最良之营养品，因其所含诸成分均为构成身体组织之所必要，故当婴儿时，以乳为唯一之养料，而于成人亦极有益。牛乳之分析，为水分八七．二二、蛋白质三．三六、脂肪三．六二、乳糖四．八二、灰分〇．六八。乳之佳者，系带黄白色不透明之液体，其味甘，煮沸之时亦不凝固，表面形成皮膜，以指触之，觉有脂肪性，滴于水中，顷刻沉降，点于爪上，凝成半球形。惟牛乳赝造者多，欲识别之，以碘投入酒精，稍注一滴于牛乳中，若变蓝色，即是伪也。

解火柴之毒

火柴中有磷质，性至毒，误吞之，靡不死。欲解其毒，可速灌以牛乳，无则代以肥皂水，愈多愈妙，能大吐无患。

戒酒之新法

以面包浸酒中，取出食之，三日后，闻酒即呕，永不思饮。俄人盛行此法，极效。吾国内地无面包，则以白馒首浸酒中食之，亦能戒绝。

注船之奇方 即晕船病

德国大名医某，近得一极简便之注船治法。凡欧美绅士淑女之有注船病者，试之莫不奇验。其法，系于初觉眩晕时，即弛束带、松衣钮，静卧舱中床椅或船面躺椅上，以手巾三数枚，浸诸八十度之沸水中，先取出一枚，绞去其水，乘热紧束额上，冷则再束别枚。如此循环至半点钟时，则呕吐之气即平，眩晕亦爽然若失。惟初束时，辄觉额间烦闷，然须耐之，三四次后，即无所苦矣。体弱而眩晕甚者，则束至一点钟或一点钟以上，始能有效。但行此法时，一切饮食及烟草等俱宜严禁。又患注船者，必觉苦渴，此乃一定之理，其时索水求茶，皆宜勿与，至呕吐之气既减，乃可略进烧面包及淡茶少许。如食后并不觉苦，从此则可照常饮食。后任遇如何风浪，皆可扬扬若平日矣。征人客子，盍取法诸。

育婴之异法

热带地方之居民，养育婴孩，一任裸体，儿时无褓褓，成长无衣服，谓为赤子，可称允当。南洋欧洲土人及菲律宾群岛之土人，冬日产儿，必覆温灰以防寒，其智识之简陋类如此。

匣中之胎儿

凡孕妇尸腹及堕落之三四月胎，生

机断绝，万无成育之理。近人有运其神工鬼斧之巧思，造一机器，置胎机匣之中，周围封固，但以导气管通入最纯之酸素此酸素经受热水有一定温度，更以抽气管吸出炭酸，匣中别装小轮，轮之转动，适合婴儿呼吸之疾徐。医生与养母共同看护，每间二小时，哺以食物精一次，亦由导气管送入。四十日后，即可由养母乳之。亦有连置匣中两月，而成形，而开眼，而发声啼泣，与腹孕者无异。昔人谓机械心太深者，其世泽必不长。今西人之淫巧，亦云极矣，然体上天好生之心，为人类繁衍之计，仁莫大焉，吾见其获福矣。

禁摇篮车

泰西乳儿，除哺乳外，辄令坐卧于摇篮车中，不似华人之怀抱、日人之襁负，致肢体有逼压之害也。风和日暖之天，其乳母往往手御小车，徐行门外道旁，使儿得身受阳光，饱餐清气，但颇有行径过衢者。德京柏林近有示云：人马热闹之街道中，不准拉入摇篮车，防小儿或受伤害。此与英国保护儿童之法，同一深意。我国官府从无此等诸条诰，故稚儿、老者动为轮轹蹄蹴而致毙，将欲郑重人道，似不应放弃若是。

死人再生之法

德国医学博士曰：凡人之死也，必先肢体败坏，然后脑失营养指挥，而人以毙。然在十日内之死者，可以设法用机械灌入营养汁于真脑中以代血，更以电气运其四肢，则其人可生活如常，但不能斯须离机械耳。语曰：起死人而肉白骨，本形容之词也，不图今日竟能实行之，异哉！

返老还童之术

德国医学博士什巴文，近在伦顿军医会演说，谓经多年研究，乃发明一种医术，有转老还童之功效。其法以一特制之器具，与满储清水之玻璃樽相接，樽中之水以李汁和之，其器具之一端接近中年人之血管，即能使血管中之凝结质化消。盖血管中之凝结质，最能催人于老境而死，常能使之化除，则神清体健，永无老死之患矣。且樽中之李汁，虽数百年犹可用，惟樽中之水渐减，则须稍增入。若取此水而饮之，其功效可与衔接血管等云。

腹中之音乐

俄国托穆塞克府某医院，有一英国少妇，佚其名，入院就医，自称病状极异，每食面包诸物之后，腹中随唧唧有声，俨如鼠斗，若更饮牛乳、咖啡等物，则腹中之声愈大，有时声闻户外，恍若钟鼓并奏。必经十余分钟之久，腹中食物已渐消化，厥声始止。闻者咸咋舌称奇，即院中诸医生，亦莫能辨为何病。有德国某医生，欲为剖腹审视，少妇不可而止，故其疑终莫能释焉。

长睡二则

法国有一女子，寓于法之台耐尔，曾患一奇病，一睡经二十年，筋肉脉络毫不见活动现象，血气停滞，遂于腕生脓疮。削留博士察之，言此病非刺之不可，即按针法针之。该女遂苏，伸臂作攫拿之势。二十年来，手始微动云。

又德国北境汉堡有一男子，名梅儿，长眠如死，已十七年，惟气息未绝耳。比因附近失火，警钟乱鸣，忽焉惊觉，起问家人：何以人声鼎沸？曰：救火耳。

叩以十七年中之事，则瞠目不能答。炳章按：二人长睡，一则二十年，一则十七年。一以用针刺而醒，一以闻钟鸣而起。二者治虽不同，然因惊而起则同耳。

电流可救溺毙

用电流能救命之说，为最近医界之新发明。此发明者，系易苏笃曼博士，今已实验于鼠。其验法：先捉强壮之鼠于水中，静待鼠溺毙，救出，以哈衣颠庄之电流注之，即可救活，万无一失。观其成绩，今后必可救人之溺毙者。

人身之生珠

宁阳聊民生疡于头中，有一珠取出始愈。珠色光亮，重三分许。明年疡复生，又生一珠差小，重二分。夫人身何以能生珠？在研究医学者，亦不可不注意也。

渍养活肉

美国某学术研究所外科名医亚历克斯、加立两氏，研究动物肉体之组织，发明一种方法，能割肉置器中，以液养之，数日不死。去春始行试验，成绩颇优。试法系割鸡胎，取其心、肝及筋肉之一块，渍营养汁中，心脏偶因失手，仅养之百二十日而死，余皆无恙。惟每经四五日，必须自汁中提出，以蒸汽水洗除其毒耳。当心脏生存时，每日之成长与其鼓动悉与生者无异。肝脏、筋肉亦皆鲜活如常。欧美医学发展如此，洵可谓巧夺天工矣。

玻璃之奇人

有奥尔洛甫者，忘其为何国人氏，其皮骨皆通明如玻璃。曾遍历欧洲各国都市，博观览资巨万，旋死于伯得新。

德国某大学欲买其遗骸，为学者研究之资料，闻因索价甚昂，故尚无成议。昔扁鹊饮上池水，视见垣一方人，脱遇此人，虽未必饮上池水，而亦尽见其五脏癥结矣，不亦快欤！

男女可如意产生

近今法国有一医名鲁明生者，得一奇异之法，求男则必生男，求女则必生女，可一如吾人之意。言若注射沥馨，即扑灭阳性之元质而为女；注射亚陀赫那林，沥馨与亚陀赫那林俱是药名。即扑灭阴性之元质而为男。其一既扑灭，其一遂异常发育。曾据此理论，按诸实验，自信断非谬妄。此法果行，将孕育之权，亦夺自上帝矣。且豫料世人心理，必皆愿扑灭阴性之元质也。

孕中之怀孕

爪哇梭罗华侨施某，有一女，年甫十三，腹便便痛肿，似有含珠之状。女父延医诊治，或谓为血团凝滞，或谓气团郁结，议论纷歧，经年余，凡破血行气之药服饮殆遍，卒无效，中西名医俱束手无策。女父爱女甚挚，去月复延荷医诊视，解剖其腹，则发长尺许、居然一无生气之婴儿在焉。据荷医称此胎非女所受，乃其母孕女时，女之腹中之子即同时受孕。因其时精虫有二，入于孕囊，一强有力，一弱无力，强有力者愈长愈大，遂将弱而无力者包而有之，以致成一孕中孕。其强有力者，即女之现身，而弱无力者，即女腹中之胎儿也云云。

受胎之时期

美国哈斯克卢者，尝就孕妇二百四十八人中，各求其受胎之日期。查得在经后十四日以内者，凡二百五人；在经后十日以内者，凡二十三人。又查得经后八日至十日间，为最易受胎之期。又据夏舒黎氏，调查妊妇亦二百四十八名中，其受孕于月经起始十四日以内者，二百二十五名；其受孕于月经既终、十日以内者，二十三名。其最易受胎之时期，亦在月经净后八日至十日之间。二公之实地调查，皆不俟而合，较为可信。与万密斋《广嗣纪要》云"七日之后，子宫复闭，不能成妊"云云，适相径庭。可知悬揣之谈，究未可恃，或因中西人体质不同，禀赋亦有异乎？不知谁是谁否。

男女之发育期

男子之发育，十七岁为最盛；女子之发育，十四岁为最盛。女子至十五岁，其身之长已达于极度，二十岁，而身体之重量充足。男子初生至十一岁，身体较女子强壮，十一岁至十七岁，其强壮又不及女子。又一年之间，儿童之发育时时不同。由十一月至翌年四月，身体生长最缓。四月至六月，身长渐加，而体量减损。六月至十一月，身长无增进，而体量反见有加。且体格发育之变易，亦有关于职业者。假如普通儿童之身量，至最高发达之度，男子比女子迟二年。就学期之女子，其发育比男儿为大。就学期因多坐之故，上端筋肉之发达速于下端筋肉。夏时出产之儿，比冬时出产者身高。有头大、身短而胸膈狭者，以血液循环之不完全，故精神多钝。迟钝之儿轻，早熟之儿比普通之儿重。发育不完全之儿，身量体重或有过长过大、不合常格之处，亦不可不知也。

男女之长成期

夫人由少而壮，日逐增高，初速继迟。俟身力已足，则不复长。老则伛偻循墙，转行缩短。西医考孩提增长，于出产后三日内为最速。初年约长成八英寸。由二岁至四岁，其长成之速率渐减。四岁之末，其高度适比大人身长之半。由五岁至十六岁，平均每年发育二英寸。由十六岁至十八岁，每年发育五分寸之三。十八岁至二十岁又加速，每年发育一英寸。以后发育极微。若无病痛及用心力太过，则长至三十岁，否则至二十岁而全止。女子自一岁至十岁，长且重于男子；自十岁以后，短且轻于男子。男子自一岁至十一岁，短于女子；以后则长且重于女子。最奇者，长人不重，重人不长。又人于春夏长而不重，秋冬重而不长。小孩成长皆在睡时，不在醒时。此人身长成大略之情形也。

人体资料之总数

一人之身，毛骨筋血，中国医书言之详矣。然中国但揣其理之所以然，不如西国实验其迹之所当然。前年某西报载称周身之中，大小骨共二百五十块，大小筋共五百条，大小肠共长三十二英尺，头脑重四十五安士，心高六英寸半，围大四英寸①。皮有三重，毛窍二百五十万孔，毛管长一英寸四分之一。以全身毛窍接续一气，应长九十英里。每点钟呼吸一千次。成人周身血重三十磅。一分钟血从心出入者约二安士半，计一日夜血由心出，共七吨之苏古。约三分钟之久，血能周身行满。按：十六安士为

---

① 围大四英寸：原作"围四大英寸"，据文义乙正。

一磅云。

人体之所获物

人体之他部分，一部为淡红色，盖眼球上蔓延之血管，其直径极细，赤血球不能通过此中故也。大凡一百五十磅之男子一人，若分解其身体，可得气体三千六百四十九立方英尺。但取其一部分之轻气，制成气球，其力足以浮起其身，飞扬空际。人体之内部，其所含之铁，足可制成五寸之钉七根。其所含之磷，足可制成八十二万根之火柴。其所含之脂肪，足可制成十两重洋烛四枝。其所含之炭质，可制成铅笔心九千二百杆。其所含之盐，有二十茶杯之多，糖有五十个角砂糖之多，水有四升五合之多。人之心脏每一转动，可以发射七十六两之血液，至一尺之远，其转动次数，一分间计六十九次，一日间共九万三千三百六十次。舌之尖头司辣及酸之味觉，中段司甘及苦之味觉，舌根司烧肉及其他脂肪甚浓之食物之味觉。左手之爪比右手之爪迟长八日乃至十六日。人肺含细泡一百七十五兆，展布之，须占大于人身三十倍之面积。人身之皮肤，每八分平分，计有一千余汗孔，若算全表面积气孔之总数，应达于二百万以上。

头发之数与色

头发虽微，有曾经核算其数者。每一平方英寸，平均有一千零六十六根。欲知其全数几何，即可以各人头盖之面积乘之。或言发之美而细者，平均可十四万三千六百茎；稍硬而黑者，平均十万五千茎；最硬而赤者，仅二万九千二百茎。又赤发之人比黑发者神经过敏，其发之秃也较早。男子发白，又平均比女子早五年。

人身之热度

凡人身中所发之热气，虽热度不甚足，但积一日计之，则为数甚多。考其中数，可能烧五英伦半合，中量四斗一升二合半之水使成沸汤，约与一磅，合中权十二两之煤所发之火力相等，是之谓有火气也。故粤俗称办事有精神者，谓之有火气。

人身之血轮

血乃一红色流质，以显微镜视之，则知其为一无色之透光流汁，内有无量数之小红血轮，故见其色为红，一立方寸约有小血轮五十兆。其物虽小，为数甚多，若以一人之血轮列于直线，可绕地球四次。夸者辄曰气吞全球，盖有所本。

人身之火机

吾人于鼻中吸空气入肺，取得养气，与身中发出之炭强氧化合，如火烧化，遍体肌肉脏腑发热，一如煤炭之烧于火中。计每日烧化养气约重英权三十两，合中权二十二两半。约须每日有英权十二两，合中权九两之炭强气以和之。即日须食面包三磅，合中权二斤半也。

脑质之重量

日本东京医学总教习某君，曾剖验人体之头脑五百九十七颗，中四百二十七颗为男脑，一百七十颗为女脑。据云：白种男女，脑质相同，即黄种男女，脑质亦同。男脑较重于女脑，约一百五十图连，英权每十六图连为一两。黄白二种皆然也。男人年五十，脑质日衰。女子三十岁至五十岁，脑质日渐消磨。自五十岁至六十岁，脑质复日壮一日。此后则逐日就衰，以至于死。又说日人与西人脑质稍殊，然实验之，则丝毫无异。脑之大小，不独关于年龄，实则智愚系焉。西人每秤上智之脑，重五十七两、五十四两、四十八两不等，下愚之脑，不过十八两、三十一两而已。又曰：天欲别人界于万类，乃先重其脑。脑者，造物之根源，义理之旨归。盈世界之大鸟大兽，躯干高大，倍于人者有之；脑之重大，过于人者，则未有也。人之所以异于禽兽者，此脑也。

脑之细胞数

据德国生物学者之说，人脑之神经细胞脑系腠其数至少三亿，各个皆为独立之机关。每个细胞之寿命可延六十日，但新陈交代之故，每日死去细胞五百万颗，而以新生者代之，即一点钟死去二十万，一分间死去三千五百颗也。故人类脑髓每六十日而一更新。又某杂志云：人之脑含有三万万个细胞，此细胞新陈代谢，约六十日而全易，即一日换五百万个，一点钟换二十万个，一分钟换三千五百个。人刻刻用脑，即所换之细胞，皆有用者；若一刻不用脑，则所换之细胞，皆无用者。故人愈用脑则愈聪明，愈不用脑则愈愚笨，然亦不可太过，太过则脑力必衰，间有变为书呆者。

脑与智力之高低

凡脊椎动物，其智力之高低，全视大脑。人之大脑重量，比全脑之重量，约五分之四，比体重，约三十分之一，故人为万物之灵。又视乎大脑褶襞之多少，以为比例，褶襞者，即其表面凸凹之度，所谓脑回转及脑沟者是也。故褶襞愈多者愈智，愈少者愈愚。

脑髓适当之温度

美医利多逊氏，曾以多年之实验，研究精神之钝敏，与脑髓感受之温度极有关系。凡空气之温度，在华氏表六十四度之时，人之精神最为活泼。溢此度以上则过暖，精神钝拙而不灵；降此度以下则过寒，精神懊闷而不快。空气之温度，关于人之精神如是其切哉。然则用脑力之人，不可不注意其室内之空气也。

视神经之奇异

美国阿倭吾里市，有一少年名柏鲁迭拉者，其官能之奇异，诚旷古所未闻。因彼之入于目者，明明顺也，而皆以为逆。如下楼梯，则目为上，而坠落屡矣。马车从右来，则目为左，而冲仆又屡矣。因乞治于纽约专门医希蒙博士，据云：此因视神经有异状之故。实罕有之疾也。

拇指与脑痛之关系

活道博士曰：凡欲断定精神病者之是否，有一确征，无论何人，均可以此诊断之。试以严正沉着之语，与病者对谈，答话之时，细察其拇指动与不动。其静止不动者，决非有精神病；反之，震摇不定者，则为精神病无疑。故癫狂人作书，常不用拇指执笔。

左右手足之形及感觉

人之手足，左右异形。右手常大于左手，左足常大于右足。触觉之敏锐，右手虽强于左手，然寒热之感觉，左手又胜于右手。

人身左右之不均

人之身体，苟左右相等而分之。表

面虽同，而内部实异。右半之重量，必大于左一二斤，因肝体居右故也。中医云肝居左，是其用在左，非体在左也。

指甲之生长

人之指甲，每星期长一英寸之三十二分之一，一年中长一英寸半余，夏季较冬令生长尤速。五指中，中指之甲生长至速，拇指至迟，且右手之甲较左手之甲易长。指甲每四月半长足为一次。生活至七十岁之人，当有一百八十六次新生之甲。若每次以半寸许，则每指当长甲七尺九寸，统十指而计之，当得七十七尺半。

心脏之活动力

吾人之心脏，实与长六英寸、直径四英寸之唧筒无异。一分间，有七十回之脉搏；一时间，有四千二百回之脉搏；一日中，有十万〇八百回之脉搏；一年中，有三千六百七十九万二千回之脉搏；七十年间，有二十五亿七千五百四十四万回之脉搏。脉搏一次，自心脏排出之血液约十瓦；十分间，约七千瓦①；一时间，约四万二千瓦；一日中，约一吨半。人体内之血液，共有三十磅，此血液于三分钟内经过心脏一次。一日中心脏之活动力，等于百二十二吨重之物体，举一英尺之高；或等于一吨重之物体，举百二十二英寸之高。易言之，即一吨重之物体，举至四十码之烟突之上。吾人之寿命，约七十岁，其间之奇妙唧筒，昼夜不绝动作，排出血液之总量，有十七万九千三百五十九吨之多。

筋力之比较

欲测筋之某部分之全筋力者，须用检力器。此器基拨调车之理而制者，藉

筋之压迫或牵引而检之。据某医士之统计，男子两手之握力，七十几克；其牵引力，百四十几克。女子两手之力，比男子少三分之一。其他男子能负担等于自体重二倍之重量，女子能负担其半量。男儿比女儿，能多负担三分之一之重量。

衬衣可断人体之健否

人之健否，与所着之衬衣有关系。衬衣不论浣濯与否，在身罹小疾者，万不能如健者所着之清洁，恒带黄灰等色。其与体肤紧接之部分，因久着而黄色尤著。凡有肝病者，所着之衬衣，其色常如油渍者然，纵极洗濯，卒不能除，此亦诊断上之一助也。

灵指之别味

常人之手指，不过能知冷热、辨燥湿、审轻重、分粗细而已。近加里细亚有一妇人，更能以其指别五味、察诸色。指握瓶罂，能知其中为某类流质；手摩金链，能知金质之纯杂若何。尤奇者，密室中镯②若干人，凿壁成一穴，妇以一指伸入，即知室内共有几人。手指之触觉灵敏如此，与眉听殆有相类者。

佩磁石之疗病

西妇某，佣于业磁石者，操针黹。忽患眩晕症，主命归家休养，数日复来，言头晕如旧，益以少食不寐。主人无如何，罢其功，而易以磁石磨针事。妇如命，手持吸力微弱之磁石，日就阴阳钢条磨砺，习以为常。无何，病若失，且体力充盈，精神焕发。期月以还，杏腮春色，直上眉梢矣。使复前业，仍事缝

---

① 七千瓦：原作"七百瓦"，据文义改。

② 镯（jué）：锁闭。

纫，而精力又锐减。乃悟昔之健强，实磁石之效俱多，遂授令佩之，果不爽也。西人凤尚新奇，且日异闻，晡时传遍，好奇者竞仿效，至裹磁石于绒带，缠束腰间。医者言：尝佩磁石，能强筋骨，培元气，助消化，畅血行。惟经一年或年半之久，效必不著，须养以阴阳钢，始复其原。吾国刀圭家，盍一试以觇其异？炳章按：磁石能吸通经络隧道中壅塞之气，故莫枚士《研经言》以之治周痹。夫痹者，闭也，为风寒湿三气合而成。磁石能从内吸外，滞则行之，闭则开之。西人用以佩身，亦取义乎流通气血，扶助消化。不知我中国数十年前，先由莫枚士先生发明之矣。实西人未读我中医书耳。

人类生死之原则

欧美统计学上，有人类生死原则数条，见于外国保险杂志。一、每年人类死亡之数，例多于[①]出产者五分之一。如出生之数一百，则死亡之数八十一。二、出生者，男子例多于女子。其比例之率，如产女子百人，则产男子百零六。三、幼年死亡者，男子多于女子。四、五十岁以下，女子之死亡多于男子。五十岁以上，男子之死亡多于女子。五、通计男子之死亡多于女子。六、独身者之死亡，多于有配偶者。七、夏季之死亡，多于冬季。八、寒热带人之死亡，多于温带。九、都会人之死亡，多于田舍。十、贫贱者之死亡，多于富贵。十一、罪人之死亡，多于清白者。十二、凶年人之死亡，多于丰年。

死数关于年龄之统计

统计家言：通算世界人口，四分之一死于六岁前，二分之一死于十六岁内。其死于六十五岁者，百人中仅一人而已。古语云：人生七十古来稀，有由然哉。

生死时刻之统计

英国医学杂志载生死时刻一则，颇有兴味。记曰：某地学者某，曾就生出数三万六千五百十五人，与死亡数二万五千四百七十四人中，研究其生死之时刻。考得死亡最多者为午后二点至七点钟之间，最少者为夜半二三点钟。出产时期，则在日初出之顷为最多，午后一二点钟为最少。由此可知死亡数最大之时，即常人脉搏与体温最大之时，又病人发热最盛之时也。

男女及寡居者之寿命

未至五十而论寿命，其年龄可达五十岁者，妇女多于男子；既过五十而论康强，其健全少病者，男子胜于妇女。又据生命保险之统计，凡妻先死者，其夫之寿命平均可延九年；夫先死者，其妻可延十一年。故世界上高龄无偶之人，寡妇多于鳏夫。

居屋与寿命之关系

葡萄牙学者某，研究居住之高低，与寿命之短长极有关系。其住屋之最下层者，平均寿命三十九岁零十一个月；住二楼者，四十三岁零三个月；三楼者，四十四岁零二个月；四楼者，四十二岁。可知住下层与上层者，最不良于卫生。而居二三层者，最适于卫生矣。

灵魂之住所及其重量与光彩

曾有心理学家勿阿尼氏，研究灵魂

① 多于：此句意思有误。按下文的说明数据，应是死亡数少于出生数。

之结果，陈述其大概于某处协会。其言曰：灵魂者，栖于人类之各细胞中。其色浓紫，质不透明，比肉体重约千分之一，具运动之器关，能上达于离地高二百里以上之处，不待食物而生存，且具良心，修养其正义、亲切、同情等之高等道德。世界中住有三万年之人间灵魂，由是经过三万年以上，此等灵魂能出此世界，而移住于宇宙间之各世界中。迨他年人智渐进，必能发见一种巧妙之器具，可以证明之云。

炳章按：勿阿尼氏言云灵魂栖于人体细胞中，然人死后，细胞虽能腐坏，则此灵魂犹在。如人夜睡，不过休息身体，而灵魂并不睡。伍廷芳先生云：要知身为尘身，尘身之外，包有依达身，约厚二尺，与尘身一线相连，但隐而不现。凡人将死，带依达身脱离尘体，其线始断。特依达身，初尚不能远离，常常护其尸体，如人初死，生人偶见黑影，疑为鬼，其实即依达身也，惟不能言。及葬，犹常绕其墓旁，久则依达身亦化去，其灵魂则早至阴间矣，居数十年或数百年不定。如人致祭祖宗，不忘本本水源，孝心实堪敬佩，但其祖宗或早已投胎，或至别界，未能必其来享耳。人生无智识，死后亦鲜知识，可知阴间与阳间无异，特善者复乐，恶者受苦，人心存慈善，灵魂亦永远安乐云云。据二氏所说灵魂，实与世俗所说之鬼同类异名耳。又如我国法律大家某氏，向不信鬼神之说，然其居美国时，竟赠鬼以花，鬼亦能摄，后且曾与鬼同摄影焉，其影亦见于辛亥上海某杂志，可谓奇矣！不图谈鬼之风，乃见于最开通之欧美。孔子虽云："未能事人，焉能事鬼？""未知生，焉知死？"余于斯亦益信。

人生动作之时间

英人曾调查人类一生活动之时间，悉不勤不惰，治事有恒而无病者。六十岁中，睡眠时间占二十年，进食时间占三年九月，游乐时间占七年六月，劳动治事时间占十七年六月，散步运动时间占六年三月，安闲时间占二年六月，化妆理发、沐浴等时间占二年六月。

植物消化之时刻

巴黎某杂志，载德国著名内科医生保尔氏，察验得各种植物食品在胃中停留之时，长短不同。在体质中等，毫无疾病者，芋三时三十分，笋三时二十分，黄黍三时五分，萝卜、苦瓜、南瓜、栗子、落花生、白黍均三时，梅子二时五十分，羊羹、葱、香蕈、西瓜、枇杷、柿子均二时四十分，蚕豆、桃子均二时三十分，薇蕨二时十六分，杏子二时十五分，乳菜二时十三分，海苔、梨、橘均二时十分，茄子、苹果、葡萄、水蜜桃均二时，冬瓜一时五十五分，水芹、菠菜、韭菜、甘蔗均一时五十分。由是可知消化最迟者，多不宜食。

人生之价值

美国有某统计家核算云：人之年龄苟达五十，分析之则眠睡六千日，劳动六千五百日，步三百日，费于快乐四千日，食千五百日，病五百日。更算其食物之分量，则面包一万九千磅，肉一万六千磅，菜蔬、鸡卵、鱼类等四千磅。其饮量则合水、咖啡、麦酒等类共七千加仑，盖总计其饮料，有如深三尺、广三百尺之湖水。

法国某，记载享年五十之人，其一生所食之物，有面包一万七千磅，各种肉食一万六千磅，菜蔬鱼蛋四千六百磅。所饮之物，若水、若茶、若咖啡、若麦酒、若葡萄酒等，稽其总数，当有七千高仑。每英量一高仑，合中国七斤有半。人生而无用于世，其与蚀米大虫相去几何？

疯疾有无之验法

粤地卑湿，故疯疾最多。官设麻疯院以养之，而疯人男女同居，生生不已，不能绝其种类。久之鼻塌面肿，耳大如梳，手足拘挛，非药石所能治。人家买婢妾及雇乳妇，均须验明有无麻疯。其法：使其人处暗房中，用硝倾入火炉中燃之。如面色发青，则为无疾；面色如常，则为有疾。断之极易也。

肺病之新疗法

德国近有一医士，尝新发明一种肺病疗法，颇关重要。现时于某大医院试验此法，奏效颇多。其法以一种酋加利树之油与硫黄木炭混和，将此混和物放置于特别制造酒精灯之上，使之蒸发。患肺病者而吸入此蒸气，所有肺患之霉菌物，即能因之而杀焉。

治肥之简便法

美国有一富豪之女，生而奇肥，颇以为苦，乃求所以减消之法。作长途之旅行，计自己家达纽约千余里，每日画定里数及关于天气之如何，必步行而前，途中进粗粝之食品，遂抵纽约之都。其结果体肥恰减三十磅，身材玉立，较前若少六七岁，不禁大喜过望。

睡眠与梦之关系

法国某学者，研究睡眠之度，与幻梦之性质有密切之关系。假眠之时，梦就眠前所见所闻之近事；酣睡之时，梦就眠前不见不闻之远事，且与最近之事，绝无关系。

吸烟为盲目及癌肿之原因

英国有名眼科医退依洛博士，每日施术者约有百人。据博士之实验，一日平均吸二瓦之烟草者，必至盲目。且近今英国癌肿患者之增加，亦系吸烟之结果。

验死之秘法

以针刺肤，留孔不闭，若刺熟皮然，即为已死之证。苟刺生活之体，纵不见血，若犯神经痛之属，其针刺之处，针出必捷合，不稍留痕迹也。

妊娠之人工术

德国某医曾就十三种试验材料加以试验。其中男子方面，则因形状不正而致不妊，或因精虫本属健全，惜乎勃起之力未能尽足，或因生殖机关过于小器。又妇女方面，多因生殖器之患各病。某医试验方法，先以皮袋，令男子以精液射入其中，另以注射器吸之，乃送入子宫腔内，切勿使停滞子宫颈管内，其分量不必过〇．五。注入时期，由月经来后起算，约在十五至二十二日之间。然其如是，科学上业绩尚未得为完全也。如是对于不妊症之疑问解决之期，尚辽远也。

炳章按：月经净后，八日至十四日内注射之，则更为灵验也。

初产与年龄之关系

胎产一事，为妇女者，尽人所不免。自十八岁以至二十三岁者，分娩较速，临盆每多平安，故无甚障碍。自二十六岁以后，每多合并症，以致祸水频起。至于二十九岁以上，结实愆期，须用手术的操作者，其机位逐渐增加矣。

早产儿之遗患

有某哺乳儿，胎生仅属八月。产出后，日发呕吐，累延三阅月不止。某医以其胃腑幽门部发痉挛症也，施行开腹术，曾几何时遂告治愈，此后儿体发育佳良。推厥呕吐之因，乃归于胃中津液腺发育，未臻完全所致也。

小儿蛔虫之一害

某医谓有三岁小孩，发热殇夭。按其病名，系属肠热。讵料剖尸验之，知为蛔虫入于肠腔之中，肠管之壁穿有大孔一、小孔二。虫破肠入于肠腔，以致起腹腔炎云。

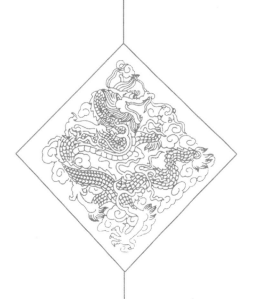

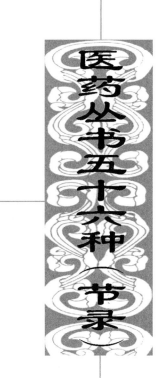

医药丛书五十六种（节录）

内容提要

除著作之外，曹炳章医药学文章数量颇多，此仅就绍兴医药学报社刊行的《医药丛书五十六种》中所收录的曹氏署名文章做一汇录，包括《医药问答》初集中10篇，《医药学说》初集、二集中2篇，《药物学集说》卷一中2篇。其中《中华药学源流考》为其代表论文，另有药物辨析、医案分析、药品说明等等，基本可反映出曹炳章医药文章的内容范围和特色。其余未录文章，可参看《中国医学大成终集》第31册《曹氏医药论文集》。

医药丛书五十六种（节录）目录

《医药问答》（节录）·················· 475

《医药学说》（节录）·················· 485

　怀妊七载案医学上之研究 ········ 485

　消暑七液丹之效用服法说明 ······ 487

《药物学集说》（节录）················ 489

　中华药学源流考 ···················· 489

　讨论冬虫夏草之种类及效用 ······ 493

《医药问答》（节录）

问答

本栏之设，为交通知识之邮。凡各处有问题寄来，一经登载，必求四方学者，不吝金玉，随时见答。未答者，当然应答，以副发问者之盼望。已答者，不妨再答，庶几集思而广益。

问一　夏希灵

白木耳，近世所推为补品。其质与桂耳、石耳、菜耳、金耳，均含有毒质。请详考其产地、性质、效用及有无流弊，以正告服食家。

答一　曹炳章

白木耳，乃胶菌科之菌类，非木耳族也。近人不察，以为白木耳者，木耳之白者也。刺谬①可哂，莫此为甚。试与木耳一相比较，微特形态不同，即在植物学上之种类亦迥然各别。白木耳形似鸡冠，湿时触手有胶质，色白，干则变为角质，色转微黄。收缩力甚著，能缩小至二十五分之一。此物遇水而涨，因干而缩。食用之部，即其胶质之生殖体，厥味淡泊，用时和水加糖，或以火腿佐之作肴，称珍品。产出之区，以四川重庆府属为最多最佳，其次则福建、湖北。发生于小楢栎槠之朽木，为一种死物寄生菌。以其物质置显微镜下窥之，见有平行之长形细胞四枚所成，每细胞各有一小柄，担胞子②于此，乃担子柄也，以是为担子胞菌类。又因其菌类中位置甚低，所以决其为原始担子胞菌类。在担

子细胞有二纵壁，则知为胶菌科，而非木耳科明矣。夫胶菌科之菌类，分类法全视分生子以定种属。兹将《博物杂志》吴冰心君之试验摘录如下：今试将胞子培养之，当见浓厚之培养液中，其分生子甚大。而在稀薄之培养液及蒸溜水③中，则生酿母状之小分生子。因是又可决其隶于白木耳属。更就培养胞子菌丝之结果，述之如次：（一）胞子作卵形，直径三至五密克伦。（二）胞子在蒸溜水或小楢培养液中，则在摄氏二十八度之温度，历四十八时间，可生酿母状分生子。若在摄氏十六度，则须历五十二时间，乃得发生。（三）胞子触摄氏零度之寒气，虽历二十四时间，犹能不失发芽力。若触华氏零度之寒气，则二小时间内，亦不失发芽力。（四）菌丝干燥则枯死。（五）菌丝虽触摄氏零度之寒气，亦不枯死。（六）菌丝触华氏零度之寒气，历二时间，始枯死。综观吴君所记，白木耳之菌丝对于寒气之抵抗力，其大如此。余如治疗上之作用，虽诸家本草未载，亦可据形性学理而断定之。盖白木耳，色白，形如肺叶，其以长形细胞而成，亦如肺气管枝有多数气胞之组织。白木耳之涨缩力，有二十五之一之比例，

---

① 刺谬：亦作"刺缪"。违背，悖谬。

② 胞子：即"孢子"。为某些低等动物和植物产生的一种有繁殖作用或休眠作用的细胞，离开母体后可形成新的个体。

③ 蒸溜水：即蒸馏水。

亦与肺之涨缩力相似。其产于多阴少阳清静之地，寄生于老朽古木上积土之间，得天地轻清之精气最足，亦如肺之清虚。且无论日晒冰冻，不之为夭，其形坚质胶，于此可知。考其形质，既同吾人肺脏，其性质且强于肺脏，故以其作肺虚滋养补品，必无疑义。至于主治效能，其味甘淡，性平，无毒，质坚气轻，能入肺胃二经。清肺热，治肺痈肺痿，润肺燥，止咳嗽痰血，久咳喉痒可治，络伤胁痛可医，清补肺津，温养胃液，诚肺虚干咳之要药，为风寒客肺之所忌。此就学理以决其效用也。大抵痨瘵质及阴虚火旺之体，以其作滋养调补则可。若风寒犯肺，湿热酿痰致嗽，皆为禁忌。误服即是流弊，服食家宜注意之。余如桂耳，乃多年老桂树蒸出蕈也，土人得之治血疾；石耳，《群芳谱》①名灵芝，采曝作茹②；菜耳即苍耳，《纲目》列于"隰草类"，与金耳等属。实则皆与白木耳不相类。兹就一得之愚，就正有道。

问二　夏希灵

燕窝，为近世所艳称，惟产地及人工制造之法，《本草拾遗》所载，多传闻失实。请将目今产地、原料、种类，及制造之地点、名称之异同详考之。

答二　曹炳章

燕窝内含蛋白汁甚多，能增多人身之脂肪，滋养肺脏之津液，近世因此珍贵之。其目今产地，以暹逻、爪哇、南海、闽粤沿海各岛皆有之。乃燕食海面鱼虫，至胃肉化，而所余之精微仍留凝于胃如筋，并津液呕出，结为小窝，附于石上，以备冬月退毛之食。非人工所造作，实天产之自然。若鉴别种类与名称，亦由产地之不同。福建泉、漳等海石岩产者，夹毛者多，名曰毛燕外国亦产，

以毛脚皆轻、囊厚、毛黑有光、肉白有神者良。暹逻产者，曰暹燕，光洁而润，囊厚，糙米色，内有网丝，煮不易腐，亦附于岩石。爪哇、南海各岛产者，有洞燕、厝燕二种，在海岛者曰洞燕，在家中者曰厝燕。厝燕较洞燕色白，黑毛亦少。龙牙岛产曰龙牙燕。近年土人亦有将海岛岩石上搭草棚，任其在内作窠，其质洁性钝，色亦甚白，如龙牙、大峙等燕皆是。然见沸汤易腐，其在草棚之下，少得天气之故，其滋养料，实不及洞燕、暹燕之丰。龙牙燕，亦以肉厚色白有神、内网松透者为良。考其效能：燕窝，味甘淡，微咸，性平无毒。养胃液，滋肺津，润燥泽枯，生津益血，止虚嗽虚痢，理虚膈虚痰。病后诸虚，尤为妙品。同冰糖煎服，治高年虚疟，小儿元虚、痘疹顶陷者为最宜，调补虚损劳瘵者之圣药。一切病由肺虚，不能清肃下行者，皆可治之，久任斯优。病邪方炽者勿投。此就目今名称、产地及效用之大要也。

问三　夏希灵

天竹黄，老式，新式。同一人造物，何以老式之价甚昂，此必有说。务乞详言之。

答三　曹炳章

天竹黄，真者，由竹内天然生成，非人工所能造。伪者，或用蛤粉，或用水门汀，亦可仿制，然形式易于鉴别，亦难混充。真者产额甚少，采取亦难，故而价昂。兹将诸家说明天竹黄之实验者，分条详录于下。按李时珍《本草纲

---

① 《群芳谱》：即《二如亭群芳谱》，明代王象晋（1561—1653）编撰的一本介绍植物栽培的著作。

② 茹：蔬菜的总称。

目》"释名"条下，采注吴僧赞宁《草谱》云：天竹黄生南海镛竹中，又名天竹，此竹极大，其内生黄，可以疗疾。《本草》作"天竺"之"竺"非矣。李息斋《竹谱详录》云：镛竹出广南，绝大内空，节可容二升，交广人持此以量出纳。竹中有水甚清澈。溪涧四月后，水皆有毒，惟此竹水无毒，土人陆行多饮用之。至深冬则凝结竹内如玉，即天竹黄也，可疗风痫疾。又如相迷竹，生广州，状与镛竹大同小异，中亦有黄，堪作丸治病，然力不及镛竹云。沈存中《笔谈补》①云：岭南深山中有大竹即镛竹，内有水甚清澈，溪涧中水皆有毒，惟此水无毒，土人陆行多饮之。至深冬则凝结如玉，即天竹黄也。昔王彦祖知雷州时，盛夏至官山，溪涧水皆不可饮，惟剖竹取水，烹饪饮啜皆用竹水。次年被召赴关东行，求竹水不可复得，问土人，乃知至冬则凝结不复成水。适是夜野火烧林，木为煨烬，惟竹黄不灰，如火烧兽骨，色灰而轻。土人多以火后采集，以供药品，不若生得者为善，因生时与竹节贴牢，不易取凿耳。沈、李二君所说竹黄，的是近今天生之老式竹黄也。又考日本《竹谱》云：竹实酥、竹膏，即汉之天竹黄。《本纲》云：因竹枯而筒中之露水，由湿热而凝结如曲粉者，名天竹黄。田中芳男氏云：此物系生于竹节间凝结物，大抵由纯粹玻石而成，于东印度、中国以供药剂之用，价甚贵，用于胆液性之呕吐、痰痫、血痢、痔疾及其他相类之症。《林氏本草》"竹"条中之云：物乃竹所含有之乳汁液干而凝结者，性与新竹之甘味液相同。至于老竹则色液俱变，结为坚块，恰如一种浮石，有异味，而收敛异常，俨如已烧之此象牙，印度名之曰竹糖。《植物字汇》

云：若竹干过于坚密，则其节中以得太阳之温度，而次第凝结之故，自然滴液如蜜，是即古来所传竹实酥也。《法大字书》云：竹节间，有名他伯希尹尔者，为玻石质，而杂以灰石质少许，及有机性之物质，是昔所最珍奇者也。由是观之，则老竹节间所潴留之甘液，次第凝结为砂石状者也，其性为玻石质。玻石质者，因于竹干外面造成，木贼、麦稗等之坚质所具之质也。本邦九州，竹中有液者甚多，特萨州竹中出有砂石状之物，迄七八月割之则出水，十月十一月则成砂块，灰黄色。综观诸说，炳章以照现行物之比较，沈、李之说为最符合，泰东西各学说，虽多含混，然亦足资参考，以补我中华旧有本草之所未详。余则如大明云：此是南海边竹尘砂结成者。宗奭曰：此竹内所生如黄土，着竹成片者。马志曰：天竹黄生天竺国，今诸竹内往往得之，多烧诸骨灰，及葛粉等杂之者云云。大抵云人造者，依据此说也。然此说皆非实验心得之谈，亦理想不精之臆说也。

问四　夏希灵

伽楠香，佳者难得。拟用乌药、儿茶合制以代之，能乎？否乎？

答四　曹炳章

伽楠香，俗作奇楠，《乘雅》作奇南、栈香。考沉香、伽楠皆属大戟科，白木属之树木也，其木如冬青，然此木非全体皆香。香之结于木者，如人之发痈疽，乃木病也。故结香之木其叶虽在夏，必呈黄色。其香或在枝干，或在根株，乃木脂聚于一处，凝结而成者也。

①　笔谈补：即《梦溪笔谈》中的《补笔谈》三卷。《梦溪笔谈》，著者沈括，字存中。

沉香、奇楠，虽从一木而生，然香则别。黎地深山中，有大蚁封高二三尺，掘之，其下有奇南香，且木立死，而根存者，大蚁穴居，其粪浸木，年久结奇南香。盖因蚁而结成者，奇南香也；自然结成者，沉香也。本是同木，然药性则相反。奇南香升，而沉香则降。故多服奇南，则气升为噫气；多服沉香，则气下降为放屁。《粤海香语》云：伽楠杂出海上诸山。凡香木之枝柯窍露者，木立死，而本存者，气性皆温，故为大蚁所穴。大蚁所食石蜜，遗渍其中，岁久渐浸，木受石蜜气多，凝而坚润，则成伽楠。其香木未死、蜜气未老者，谓之生结，上也；木死本存，蜜气膏于枯根，润若饧片者，谓之糖结，次也；岁月既浅，木蜜之气未融，木性多而香味少，谓之虎斑金丝结，又次也；其色如鸭颈绿者，名绿结；掐之痕生，释之痕合，按之可圆，放之仍方，锯则细屑成团，又名油结，上之上也。伽楠本与沉香同类，而分阴阳。或谓沉香牝也，味苦而性利，其香含藏，烧乃芳烈，阴体阳用也；伽楠牡也，味辛而气甜，其香勃发，而性能闭二便，阳体阴用也。然以洋伽楠为上。产占城者，剖之，香甚轻微，然久而不减。产琼者，名土伽楠，状如油速，剖之香时酷烈，然手汗沾濡，数月即减，必须瘗以清泉膏，以苏合油，或以甘蔗心藏之，以白萼叶苴之，瘗①土数月，日中稍暴之，而后香块乃复也。占城者，静而常存；琼者，动而易散。静者香以神行，动者香以气使也。藏者以锡为盒，中为一隔而多窍，蜜其下，伽楠其上，使熏炙以为滋润。又以伽楠末养之，他香末则不香，以其本香返其魂，虽微尘许，而其元可复，其精多而气厚故也。寻常时勿使见水，勿使见燥风霉湿上藏

之，否则香气耗散。此就伽南香种类生成之高下而辨之。或云以乌药、儿茶合制代之者，炳谓必不能。此由虫蚁之动物蕴酿植物天然而成，虽《海外逸说》亦云近人以鸡刺木、杂骨香，及速香、云头香之类，泽以伽楠之液屑伪充之。然此等作伪，亦仍属外形，而内质真伪，亦最易辨识，岂能变其内质乎？

问五　夏希灵

水安息，久绝不至中国。有无他药可代？

答五　曹炳章

水安息香，梵名谓之拙贝罗香。时珍曰：此香辟恶，安息诸邪，故名。《酉阳杂俎》云：安息香树出波斯国，呼为辟邪树，长二三丈，皮色黄黑，叶有四角，终寒不凋。二月开花黄色，花心微碧，不结实。刻其树皮，其胶如饴，名安息香，六七月坚凝乃取之。《泰西本草撮要》云：遍苏以尼中名安息香，此药为树身流出之松香类，华名水安息也。产暹逻国与苏门答剌岛。其树身大而矮，生长甚速，叶长而锐，上面平滑，下面白色，生软细毛。花成，穗从叶干间角发出，几与叶等长。花瓣五出，色灰白，须十个，连于子房。苏门答剌人取此质之法，待树生长七年之后，以刀刺之，初流出之汁，最净最香，遇空气则变硬，后流出之汁，为棕色。其树刺取数次之后即枯。《西药略释》云：此树产于南海、暹逻、波斯等处，树身径约尺半。采此入药之法：一将树皮砍破，令浆流出，而结为珠，其色略白；一将树枝砍碎，熬膏，滤净后，凝为一团，色棕黑。二者均堪取用。《本草撮要》又云：遍苏

---

① 瘗（yì）：掩埋。

以尼，质滴形，小粒为最佳，惟不常见。现时所售最佳者，为大块，有多白色，成红色小粒黏连而成，此种名杏仁块。又有次等者，系深棕色，名加尔各搭，约从印度运出之安息香，质虽硬而亦脆折，剖面似松香而有花纹，臭香，擦之香更显明，味颇甜，口中嚼之则惹喉，嗅其粉则发嚏，加热则融化而成，而放白色之雾，即安息香酸也。《西药略释》云：安息香酸者，系由安息香提制而成。《药料详要》云：安息香百分，含安息香酸十二至二十分，及肉桂酸少许，与一种香油，二种栖。其制法，由安息香用升华法取出，然亦能由路透印、马尿酸、或他种生类质制成，或针形，或片形，最轻浮之白晶。由安息香制者有香臭，略含香油，其异质为马尿酸、肉桂酸、草酸，而氯安息香酸为主要也。所以西人用此药者，其功用为行气血及化痰药，及治久延伤风，并为减臭之烧料。李时珍《本草纲目》：气辛，味苦平无毒。主治心腹恶气，鬼疰邪气，鬼胎血邪，辟蛊毒，霍乱风痛，男子遗精，暖肾气，妇人血噤，并产后血运，妇人夜梦鬼交，治劳瘵传尸，及卒心痛。嘉约翰云：但据时珍《本草》所论，此药功用虽未必尽善，而要未尝无所取也。总之安息香产于西国，在上古之世，西人艺术未精，化学未兴，一切药物、食品沿用原料，运入中国之药品亦必原料为多，如安息香亦其一也。近今西国学术日精，治病各药，亦用化学法，去粗存精，提炼原质，如安息香酸者，以安息香去其异质，故其效用更速。因西人多取用提净之安息香酸，发行于各药房，而原料之水安息反不入中国，以致中国久绝。凡修合丸散，亦可向西药房采购安息香酸以代之，或直接向西国购原料之安息香更妙。

问九　林屋王萼庭

鄙人素患遗精。初则梦泄，未经医治，渐成滑精，以致精耗神痿，甚至激动肝火，升腾上焦，致现吐血。血证虽服药即痊，而遗精未除。长此以往，势必促成劳怯之途。因思贵会乃医药之枢纽，乞恳赐示治疗方法。并余友另求治白淫一方。

答九　曹炳章

俞东扶云：医书咸云有梦而遗者，责之心火；无梦而遗者，责之肾虚。二语诚为括要。以余验之，有梦无梦皆虚也。不虚则肾坚精固，交媾犹能久战，岂有一梦即遗之理云云。盖精之藏蓄在肾，若肾脏虚衰，精窍滑脱，不能固闭蛰封藏之本，则玉关无约，而精遗滑，此当责之于肾虚。且精虽藏蓄在肾，而主宰实出于心，故凡苦志读书之人，及思虑劳心之辈，以致妄动君相二火，逼令精舍不宁，即精亦能遗泄，此当治之于心。大抵遗精因于淫欲竭精，闭藏失职者，如九龙丹去当归、加五味子熟地八两、萸肉、甘杞、芡实炒、金樱、山药各四两，莲须三两，莲肉四两，五味子一两，为末蜜丸，每服三钱，加减六味丸即六味丸去泽泻，加化龙骨三两，鹿角霜二两，黄鱼鳔三两，五味子一两或萃仙丸何首乌四两、九蒸九晒，白茯苓二两、人乳拌，怀山药二两、人乳拌蒸，莲须四两，川断三两、酒炒，韭菜子二两，北芡实四两、人乳拌蒸，沙苑子四两、微炒，菟丝饼二两，覆盆子二两、酒炒，莲肉三两、人乳拌蒸，破故纸三两、酒炒，核桃肉二两、化龙骨三两、水飞，金樱子三两，东洋参三钱，黄鱼鳔胶三两、煮化捣入，研末，用鱼鳔胶加炼蜜为丸，以补肾之剂固之摄之。若因阳虚无气以制精，瘵则阳陷，而精道不禁，无梦自遗，宜选注固精丸鹿角霜八钱，鹿茸四钱，韭菜子一两，五味子五钱，淡苁蓉一两，浙苓五钱，附片五钱，巴戟肉五钱，化龙骨五钱，赤石脂五钱、煅，酒糊丸以提阳固气。因于心肾不交，无以统摄精舍，宜金锁玉关丸芡实四两、炒，莲肉四两、去心，藕节四两，茯神二两，山药六两，五味子三两，石菖蒲一两，为末，金樱子六两，煎膏，代蜜丸每次四钱，以实脾清神而固塞之。因脾虚肾亏遗精，宜聚精丸鳔胶二斤，蛤粉炒研，沙苑子一斤、人乳拌蒸，为末，蜜丸加别直参三两，炒於术三两，芡实四两，莲须二两，五味子二两，研末，同捣为丸，每服三四钱，早晚二次，以益气固摄而封藏之。因肾虚肝火炽甚，疏泄无权，宜加味逍遥散软柴胡，白芍，炒白术，归身，茯神，焦栀，丹皮，旱莲草根，生地，女贞子。因思欲不遂，闻见泄精，宜辰砂妙香散化龙骨一两，益智一两，人参一两，茯苓、茯神、远志各五钱，辰砂二钱五分，炙甘草钱半，为末，吞玉华白丹钟乳粉、白石脂、阳起石，煅，各五钱，煅牡蛎七钱，为末，糯米糊丸，宁心安神而填塞之。因脾虚气陷，湿热下流者，宜补中益气汤，助气以升举之。肾阴不足，肝阳内风鼓动滑精者，宜地黄饮子，去桂、附以温柔养之。阳虚有火，茎痒遗精，宜八味丸加鹿茸，通阳消阴翳。小便后，常有滑精，补中益气汤，吞缩泉丸，温阳化气以摄收之。阴阳倒置，烦悸梦泄，建中汤加牡蛎粉，健中宫而固塞之。若时独言笑悲泣，如有人对晤而遗者，谓之鬼交，宜苏合丸，同辰砂、雄黄、鬼箭羽、虎骨，驱邪镇神以安宁之。若壮年久旷，精备而溢，宜清心丸生地，麦冬，枣仁，远志，山药，茯神，五味，丹参，车前子，牡蛎，加黄柏，金樱膏丸清心安神坚阴窍。腰脊热及经络热而遗者，宜许氏清心丸真川柏一两，梅冰片一钱，为末，盐汤泛丸坚阴以达窍。或因曲蘖①湿热而遗精，面色必赤亮。宜端本丸苦参二两，川柏二两，煅牡蛎、煅蛤粉、青蒿、葛根、煅白螺蛳壳各一两，神曲糊丸。或因膏粱湿热而滑泄，面色必淡黄或黯黑。宜猪肚丸焦白术五两，苦参三两，猪苓二两，煅牡蛎四两，为末，猪肚一具，煮烂捣透，蜜为丸。或因伏火郁滞而遗

精，以滋肾丸、猪苓丸。或因积痰郁滞而遗滑，以滚痰丸、神芎丸。又有白淫一症，证状治疗皆略同遗精。《素问》云：思想无穷，所愿不得，意淫于外，入房太甚，发为白淫。治心以妙香散加石菖蒲，下安神丸；治肾以叶氏温柔涩法。五化龙骨、桑螵蛸、湖莲、覆盆子、茯神各三两，芡实、茯苓各二两，制远志一两，金樱子六两、另熬膏，加蜜为丸。其余虚则补之，滑则固之，仍照遗滑类推。若统治遗精及白淫，如封闭精窍，须用五倍子丸五倍子二两、青盐煮焙，茯苓二两，为末；若固摄精关，最妙为乌贼骨丸淡海蛸四两，川黄柏五钱，研末，用黄鱼鳔胶二两五钱煮烂为丸。此遗精略治之法上已略备。据尊恙所详，先梦泄，继失血，后遗滑，亦属肾阴虚、君相二火为患。宜服金锁玉关丸、加减六味丸、选注固精丸；遗滑除后，更宜常服萃仙丸方均见前以益元调神。能久久服之，自然精关完固，神智焕发矣。且药治之外，又有按摩、导引各法，亦多奇效，故王士雄《古今医案按选》亦载之。兹录其于生理卫生上确有深理者数则于下，以俾患者，双方调治，速收效果。俞东扶曰：遗精药治之法，然亦有效、有不效，则因虚者之有小虚、有大虚，而虚者之心或有嗜欲、或无嗜欲也。人若于欲事看得雪淡，更极畏怕，则熟寐时亦能醒觉。其次再用刘海蟾吸撮提三字，做运想工夫，先以一擦一兜，左右换手，九九之数，真阳不走之诀，继以一吸便提，气气归脐，一提便咽，水火相见之诀，久久行之，功成可以不泄。尚有欲念，再于上床临睡时，以两手大肉擦热，反向背后擦肾俞三十六次，肾俞热则相火不作，夜无淫梦。杨曰：阴虚火甚者，用此法，其遗更

---

① 曲蘖：原指酒曲，此泛指酒。

甚。杨素园曰"一吸便提"四语中有口诀，须于密室中澄心定虑，使气息调匀，然后大张其口，则真气自满，切勿吸气致令风入，则为患不小，随即闭口用力咽下，以意送至丹田，降至两足，随即提起，从脊后升至泥丸，仍降至口中，放归丹田。此为一度，名曰火炼。随即漱津满口，用力咽下，照前提放，名曰水炼。如此四次而止。凡提气时，即握拳、曲股、耸肩，使气易上；降气时，以渐舒放，使气易下。且用功完后，须用枕垫胁下，倚卧良久，左右更换，使气周流不滞。若觉火衰，则多用火炼。每日按时为之，其功甚巨。然或误用，其患亦深，不可不防也。白鬓老人云：遗失之证，须用牵白牛之法。其法不拘布帛，做一小兜，将外肾兜起，擒在腰后裤带之上，此病自免，道家谓之张果老倒骑驴。杨素园曰：塞海底法，较此尤捷。其穴在谷道前有小坎，用手揣之即得。每早晚用指向后推百十下，即不遗泄，随用随效。此皆应验之导引法，殊胜哎咀之丹丸草药，故不惮饶舌以言之。

问五十八　吴肃

敬陈者：窃以家慈今年六十有七，患神经病，已越四年矣。缘向日身体虚羸，因井臼①操劳，足不出户庭一步。复以家道中落，居恒郁郁，终日不作一语，致成肝胃气痛之疾，时发时止。既而家事日见繁剧，至丁未春间，忽患失红之症，每呕吐一次，即用脚盆盛之，辄为之满。比以仓促之间，未敢乱投药饵，尝购雅梨四十斤，熬膏服之，未及一月，渐次就痊。旋又购梨六十斤，加以西洋参合熬成膏，服完即愈。接服吉林人参斤余，自后即不复发矣。然肝胃气痛之

疾，动辄复发，发时饮食不能少进，非数日不能复元。盖平时除两餐米饭外，其他无论美肴嘉馔，概不沾唇，饮食亦不多，茹荤腥极有节度。所服之药，无非理气导痰之剂，不能稍见功效。犹此肝火愈旺，益见颓唐。迨至辛亥秋，武昌起义，竟成鹤唳风声。斯时也，家慈难安寝食，无以自容。讵料烽火之中，而先严忽于是年十月见背，则家慈于恐怖中而兼伤感，于是精神顿减，更形惝恍迷离。其气血亏耗，亦已达极点，竟至小解自遗，不能收摄。尝延名医诊断，均以滋阴固气为不二法门，<small>当归、白芍、熟地、党参、牡蛎、覆盆、菟丝、山药、陈皮、黄芪、白术、茯苓、甘草等味。</small>竟获全愈。甲寅五月，不幸蒙儿夭殇，则家慈失其最爱之长孙，而病势益见增剧，终日谵语，似醉似痴，时而高声，时而絮语，由是饮食无节，喜怒弗常。近四年来，时以双手频解钮扣，迄无间断。惟耳甚聪，饮食亦较前甚健，只是漫无节度，不择甜咸，均能可口。现因齿落，但不能食硬物。其行动非人牵扶，即寸步难移。至若大小便，均与寻常无异。舌苔则变化不时，惟嘴唇常带红色，却从来无咳痰之患及涎沫吐出者。现在肝胃气痛之疾，际此亦不复发。稍一清白，即觉心脘痛楚。偶谈往事，于三四十年前经过之情况，尚能记忆靡遗；以挽近②而论，又觉稍逊于前。后服痴癫药水<small>西药</small>，不甚见效。继以京半夏、戈半夏等，及化橘红合冰糖蒸服，仍然无效力。此仅就病变及服药各缘由之大概情形也。肃按此等症候，为神经病已无疑义。近因单方毫无功效，药饵亦暂为中辍，睹此暮景，

---

① 井臼：汲水舂米，泛指操持家务。
② 挽近：晚近，离现在最近的时候。

不获以娱天年。为此将详细病状具陈，以便转乞大医家明以教之，并望赐以良方，俾家慈早起沉疴，则感荷高谊，实无涯涘①！下略

答五十八　曹炳章

据述，令堂之恙，先因过劳成肝胃病，继则吐血盈盆，后复因恐怖，而精神恍惚迷离，小便自遗。再则终日谵语，似醉若痴，时而高声，时而絮语，由是饮食无节，喜怒弗常。近四年来，时以两手频解钮扣，迄无间断。惟耳甚聪，饮食甚健，漫无节度，不择甜咸，均能可口。起居则寸步难移，惟大小便如常。舌苔变化不时，独口唇常带红色，且从无咳痰及涎沫吐出者。偶谈往事，于三四十年前经过之情况，尚能记忆靡遗。服西药房痴癫药水，及京半夏、戈半夏、化橘红合冰糖等药，然皆无效力。综观经过前因，由肝病而遗溺，由遗溺而神呆，显系心神大虚，脑府不足，系高年风痱厥中之兆。盖神以心为宅，以囟为门，故心为藏神之脏，凡人之神气，皆心所应含藏者也。而脑亦为元神之府，神明出焉，灵机发焉。浮山道人云：人之智愚，系脑之清浊判之。《内经》云：肾生髓。又云：诸髓皆属于脑。又云：肾出伎巧。西医亦云：人之才智，均出于脑髓。髓者肾精所生，精足则髓足，髓足则上实于脑。九墟道人云：脑为髓之海，太阳经入络于脑，故五谷之精津和合而为膏，内渗入于骨孔，补益于脑髓。凡人脊骨中之髓，上至于脑，下至于尾闾，故人之而有知觉者，虽曰神主之也，而能记忆不忘者，实则皆脑所使也。盖神之初生于肾中之精气，而后上归于心，合为离卦，中仍含坎水之象，以阴精内含，阳精外护，心脏所以光明朗润，而能烛照万物，摄影于脑府者也。

故心神旺，脑府足，则作事灵敏，善记不忘；心脑虚衰，则灵机顿失，遇事迟钝，经过即忘。若心神散越，脑髓干涸，则神呆似痴，错言妄语，或独语如见鬼状，如上所述之象见矣。究其病机，皆由积劳思虑所伤，以致心肾两虚。《养生要言》云：多思则神散，多念则神劳。《彻膟八编》云：神贵藏。若真脏过虚，则其神反外露也。能谈经过往事者，其即平时所感受之事，记忆于脑府，虚则元神外露，记印之事亦随之而散越也。其饮食仍健者，系肾精不足，肝风内动，胆火亦激而上炎，散入胃府，反能食善消。不辨五味者，其胃神经亦变麻痹也。口唇常红者，亦属下焦浮游之火上升也。大小便如常者，大小肠、膀胱无热也。步履难移者，缘下焦肾命之元气，升腾上焦而作祟，以致下虚上实，两足反成痿软，步履艰难矣。服痴癫药水及半夏等化痰药无效者，因是症非痰火所蒸、痰瘀所迷之癫狂痴痫者可比，乃阳不交于阴，属下虚不纳之病。议以育阴潜阳治下，镇心宁神治上，俾龙火潜藏，元气归宅，诸症渐平。必须屏除物念，或可颐养暮年。拟方于后，并乞指正。

治下　育阴潜阳法　宜用丸方　照服数料

炒熟地四两　白归身三两　巴戟肉三两　炙虎骨二两　怀牛膝三两　枸杞子二两　淡苁蓉三两　浙茯神三两　怀山药三两　沙苑子三两　菟丝饼三两　明天麻两五钱　灵磁石三两，研细　破天冬二两　鳖甲胶三两，另化　生川柏一两　龟版胶二两，另化　驴皮胶三两，另化

上药上十五味，研细末，用黄鱼鳔胶二两炖烊，并将鳖、龟、驴三胶烊化，

---

① 涯涘（sì）：边际，界限。

加炼蜜捣前药为丸，如桐子大，每服三钱，每日早晚空心淡盐汤送下。

治上 镇心宁神法 宜用汤剂 照服十廿剂

青龙齿四钱 辰砂拌茯神二钱 炒枣仁三钱 制远志一钱 炒白芍二钱 炒黄菊二钱 太子参一钱 炙甘草一钱 明天麻二钱 黄草石斛三钱 西琥珀末五分，冲入炒生地四钱 金箔镇心丹四粒，另嚼碎吞服

用阴阳水河井各半三碗，煎取一小碗。二煎以水二碗，煎取大半碗。半饱时热服。

附：金箔镇心丹方 绍兴和济药局制就，有购，每丸洋三分。

九制胆星一钱 朱砂三钱 西琥珀三钱 天竹黄三钱 西牛黄五分 麝香一分 小川连一钱

上为末，炼蜜为丸，每丸如苋实大，金箔为衣。

问五十九 方晓恬

素因先天不足，后又因乳食不充，以致体质消瘦，精神短小，面白，饮食少思，每餐饭不过一碗半之谱，偶遇合口之肴，亦可多食半碗。于是腰部逐渐发痛，且每腰痛，遂牵动肝气，横于肚脐之上、胸部之下。然大便一日一次，适遇腰痛之时，粪即黑色。小便有时亦带微黄。且疼痛时，即不能坐，而大解亦不能多时，否则立起，眼即昏黑，不能自主，须靠壁数分钟，方可开步。晚间睡时，有时甚好，有时醒一二次。每晚上床，须一句多钟始能睡着。初服汤药多剂，均系温补肝肾之品，如熟地、黄肉、杞子、杜仲、远志、金铃子、益智仁、白术、白芍、香附、木香、陈皮、甘草、首乌、茯苓、五味子、厚朴、当归等味。服之不过暂解一时之危，总难就痊。现在觅得丸药一方，曾经服过

数料，略见功效，比较从前，病势稍为减轻。难以复原，心甚不安。丸方如熟地、怀山药、炒白芍、炒於术、浙茯苓、全当归、炒杜仲、破故纸、核桃仁等录呈，敬请大医家明以教之。此症究应何法治之，能使功效神速。

答五十九 曹炳章

据述各状，显系胃阴衰微，肝血肾液皆亏，水不涵木，以致肝阳冲横于脐腹之上。腰部绵绵作痛，便日一次，若遇腰疼之后，粪即黑色，解后即发头晕，眼亦昏黑，不能自主，须靠壁数分钟，始有知觉。此由营阴不足，血舍空虚，稍过劳，则肝阳挟内风上冒，乘于头目则昏晕，旁窜腰腹则疼痛。治宜滋阴熄风，以温柔药填补下焦肝肾为常服之品。服食物，宜陈腿、淡菜、蟛蜞、白鳖、刺参、鲍鱼等。

炒生地四钱 枸杞子二钱 盐水炒黄菊三钱 白归身二钱 黑芝麻三钱 淡苁蓉二钱 煅磁石三钱 炒萸肉钱半 制首乌三钱 怀牛膝三钱 炒白芍三钱 清炙芪钱半 石菖蒲一钱

服念帖。以后可将此方十帖，研末合丸，每日服二次，每次服三钱。早晚服之。

问六十 杨嘉禄

上略伊侄三四岁时，口齿说话甚清爽。迨大病后，不知服错何药，现今六七岁，仍不能说话，似哑非哑，似聋非聋。其中究系何故？敬乞大医家赐以治疗良法。

答六十 曹炳章

据述令侄三四岁时，口齿说话甚清爽。迨小孩大病之后，至今六七岁不能说话，似哑非哑，似聋非聋。是否前病时，药误所致，抑有别故，请赐良方云云。按此症其前病或因痰热之症，必有顽痰毒涎，凝结于会厌软骨及通声门喉

头之路，则声带弛张，不能呈发声之作用，故现似哑似聋之状。若以汤剂丹丸治之，下咽即入胃肠，而于喉头、会厌之病所必然毫无效果。余意当用噙含缓咽之药，俾药汁常留病所，以冀引吐其顽痰毒涎，或由上从口吐出，或由下从便排泄，更为稳妥。拟方如下。敬陈答政。

初治丸方

飞月石二钱　玄明粉六分　杜制胆星六分　诃子肉六分　五倍子六分，炒焦　细牙皂五分，去弦　上梅冰一分

上药共研极细末，用乌梅肉二钱，煮烂捣如泥，加炼蜜同前药捣炼为丸，如桂圆核大。每用一丸，噙含口内，缓缓咽下，俟丸化尽。间服膏方，每日午早晚饭后，用开水调服各一次。服数日后，或有痰涎及瘀血吐下更妙。

间服膏方

人乳　白蜜　梨汁　香椿嫩芽汁各四两

共入铜锅内，用文火略炖成膏，照前法调服之，每次服四钱。

问六十一　吴荣

上略小儿方周岁时，忽患聤耳之疾，脓血时常流露，每以棉花拭干，蘸茶露洗涤后，即搽以红棉散、红灵丹、月白珍珠散等药。旋瘥旋发，总不能除根。后送至医院，经西医用药水洗涤，如硼酸水。用橡皮汽管射洗数次，于是得痊一月之久。讵过八九月，因发时眼，泪流于耳内，仍然复发，仍用前项搽药，迄今有半年之久，尚未痊愈。特此函恳惠以良方，俾早日除根，无任感祷之至。

答六十一　曹炳章

据述：令郎聤耳流脓，旋愈旋发，不能除根。盖肾开窍于耳，胆络脉亦附于耳，故本虚失聪，治在于肾，邪干窍闭，聤耳流脓，治在于胆，此定例也。大抵尊恙但治耳聋，不清胆热，以致缠绵不已。今拟治本之法如下，吹搽之法于后。

全青蒿一钱　夏枯草三钱　薄荷脑钱半　苦丁茶钱半　羚羊角八分　连翘壳二钱　焦栀皮钱半　鲜菖蒲六分　粉丹皮钱半　淡竹叶钱半　鲜菊叶十片　清煎服。

外治吹药法　先用淡硼酸水或飞月石泡水亦可，以新软棉花，蘸水洗净脓水，拭干，再用新棉蘸药粉塞耳中。每日早午晚各换一次，数日即瘥。

胭脂粉一钱　枯矾一钱　化龙骨一钱　海蛸粉钱半　蛇脱六分　滴乳香一钱，去油　明没药一钱，去油　上腰黄七分　梅冰片分半　麝香五厘

共研极细末，瓷瓶收贮听用。

《医药学说》（节录）

怀妊七载案医学上之研究

读十二月七号《越铎日报·越州要闻下》，有怀孕七载之奇闻一则。据云绍属东关乡左近塘角地方，孀妇杨俞氏，藁砧去世，迄已七载，遗产颇丰，苦无嗣续。乃凭族众公议，承继族侄某为后。中略惟当立继之初，该氏本已有遗腹，以故立继议据中，曾有将来生子，财产均分之说。不意十月满足，消息杳然，迟之又久，直至上年冬间，始行诞生一子，计距其夫永决之期已遥遥六年另二月矣。该氏见已有子，即欲执行前议，与该继子均分财产。该子不肯。该氏不得已向县起诉，当于前月三号由何承审员开庭审理，谓夫遗财产尽归继子，而为母反无管理之权。是无此理，怀胎六年有零，始行产生，事出怪诞不经，即法律上亦无此种条文规定，实属从无根据。该承审员乃谕以姑候详细研究，宣示庭谕云。据此谕是必研究怀孕七载问题，以解决是案。然此系属于医学范围，考之东西各国，凡关于奸淫胎生、服毒疾病，而致死伤者，必经法医生检查，医生因何致死伤之学理而证明之，法官将医士签定之诊断书，更据法律，科以应得之罪，此东西各国医生之所以重也。吾国向来则无之。近今法律改良，亦有采取先进国之遗法，然医生亦少此资格。炳章向以医药为常业，凡关于医药之疑点，无不悉心研究之。如杨俞氏之案，前余辑

《生殖奇谈》一书，类似者采述甚多，惜是书民国元年，寓店遭火，以前著述各书付之一炬，及今记之，犹有可考。兹就与是案类似之奇胎，约录数则，以质诸法律家一商榷之。按《冷庐杂识》云：乌程严铁桥为建德教谕时，义乌有高才生某，为忌者所诬，见弃于其父。事闻之官，大吏欲为超度，万难措辞。严闻之，乃为《甲癸议》一篇，致其房师。闽抚韩芸舫克均督部见之，大为称赞。其说谓甲在外二十八年，拥厚资归，而其妻先死。其子年二十六，既举秀才，仪表出群。丙与乙素有隙，丁睨甲资，党丙而挤乙，称乙奸生子。甲耻之，逐乙。而事闻令长，令长以律无文不能决，上之大吏，大吏入奏，下百官博议。癸议曰：窃谓一事寻常耳，可以片言昭雪。人妊十月九月而生者常也。妊七月而生，生而寿考者，世间多有。俗说妊八月而生难育，盖不确。阚泽在母胎八月，叱声震外，见《会稽先贤传》。其不及七月者，黄牛羌种，妊六月生，见《魏略》。其逾十余月者，苟氏孕十二月生苻坚，呼延氏十三月生刘渊，张夫人十五月生刘聪，见《晋书》载记；庆都孕十四月生尧，见《帝王世纪》；钩弋夫人怀昭帝，十四月乃生，见《汉书》；附宝孕二十月生黄帝，见《搜神记》；阳翟有妇人，妊身三十月乃生子，见《嵩高山记》；太康温磐母，怀身三年然后生，见《异苑》；长人国妊六年而生，生而白首，

见《外国图》；大人国其民孕三十六年而生，见《括地图》；老子托于李母胞中七十二年，见《濑乡记》；老子母怀之七十而生，生而白首，见《神仙传》。载籍极博，妊逾十月者，悉数难终。甲在外二十八年而归，而乙年二十六，盖其孕二年，无足为异。宜片语昭雪，丙丁宜不论。大吏曰：癸议以谓妊二年，允哉。据以覆奏，于是甲乙复为父子如常云云。余按李有怀妾高氏，怀妊二十七月举子，后亦长大，见《云间杂志》。王大昌语云：老医辅沛霖治周缝人妻，经停，腹胀而硬，服药不效，两年余忽生一子，而腹病若失，其子余常见之。见《重庆堂随笔》。黄潜传云：母童氏，梦大星坠于怀，乃有妊，历二十月始生潜。见《元史》。朱言之之妻，怀孕二十五月不产，王士雄批云：余见许培之茂才，暨其一妹一弟，皆年余或二年而生。见《续名医类案》。海虞祝生者，妻严氏，怀孕十五月不产，医诊之，或曰蓄血，或曰蛊疾，投以药，俱不效，又逾月产一男。见《莼乡赘笔》。六安朱鹏，死无子，妻有遗腹，过期不产，鹏弟利兄所有，以诉之官，鹏母上言，妇实孕，久之不产，以为蛊也，共历五十六月，同姑视获，产田中，见者骇异，群谓必昌，后名之曰应昌，编入州志。见《周栎园笔记》。镇江三江营张姓妻，五十岁时，忽然有妊，今该妇已七十有一矣，历二十年，尚未生产，尤奇者，胎在腹中，能自言语，须再经二三年方可出此云。见《医学世界·杏林拾遗》卷二。此尤近而可征者。此即《素问》云：天寿过度，气脉常通，肾气有余也。《医学入门》云：平人怀孕十月而产者，言其常也；其有延月而产者，富贵多寿。又云：延月而产，必生贵子；若月不足者，多

贫贱而夭。萧慎斋《女科经纶》云：妊娠十月而生，是其常也；其有逾期而生者，是其变也。虞天民云：凡妊娠胞中失血所养，胎虽不坠，气血多亏，至逾月不产，曾见十二三月、十七八月，或二十四五月，甚至五六年生者，往往有之。俱是气血不足，胚胎难长故耳。凡十月之后不产者，当大补气血，以培养之，庶无分娩之患也。王士雄云：亦有因怀孕时，屡有漏血之病，气血耗伤，有迟至五六十月而生者。总观诸家所说，如杨俞氏怀孕七年而产者，亦事之所或有，未可概以为不经也。况立继时，已有遗腹之说，其所以迟迟不产者，大抵如虞天民、王士雄所云，怀孕时气血多亏，胎失所养，无以暗长；或屡患漏血之病，以致无血养胎；或因男子已成痨瘵，诸虚伤精之病，肝火更旺，阳物易举，若行交媾，适遇妇人五至之时，亦能受孕，然其精已败，出则甚薄，以此精成胎，亦难长大，此余屡见之矣。如上数端，犯其一者，多致逾月不产，此皆论妊娠之变也。余如二阴相交，亦能生子，亦见《杏林拾遗》。明正德间，上元县钱臣，醉与妻李氏交媾，为妹所窥。次早臣出，姑诘嫂夜来事，淫性遽发，嫂戏于姑，效交欢状，两阴相合，将夫遗精流入小姑阴，后经闭腹高，遂成胎。下略按姑之受孕，殆谓西人所谓注射法无异。考注射法，创自法国名医鲁明生者，是法求男则生男，求女则生女，可如吾人之意。言若注射沥馨药名，即扑灭阳性之元质而为女；注射亚陀赫那林药名，即扑灭阴性之元质而为男。其一既扑灭，其一遂异常发育。据此理论，已按诸实验。此论受孕之奇也。且不独胎生受孕有奇异之变，而且行经亦有异常。李时珍曰：月事一月一行，其常也；或先或

后，或通或塞，其病也。有行期只吐血、衄血，或眼耳出血，是谓倒经；有二月一行，是谓居经；有一年一行，是谓避年；有一生不行，而受胎者，是谓暗经；有受胎后，月月行经而产子者，是谓胎盛，俗名胎垢；有受胎数月，血忽大下，而胎不殒者，是谓漏胎。王士雄云：又有未及二七之年，而经水已行者；有年逾花甲，而月事不绝者；有无病而偶停数月者；有壮年而泛即断者；有带下过甚，而经不行者；有数年而一行者；有产后自乳，而仍按月行经者；有一产而停经一二年者。此虽以气血有余不足言，然亦有禀赋不齐，不可以常理概也。此皆《洗冤录》《法医学》之所未详，执民法者，亦不可不知也。

消暑七液丹之效用服法说明
原方载《经验良方辑要》

余友徐君友丞，姚江之慈善家也，精于医。前曾刊印《卫生丛录》及《妇婴至宝》各书，分赠遐迩，受惠非浅。并刊《医学卫生报》。其与黄君慎斋讨论夏日冒暑，偏于湿者为暑湿，偏于热者为暑温。其尚未深伏成正式伏暑者，即以七液丹煎服，以消暑气，轻者愈，重者减。徐君甚善其说，益信此药妙用无穷。近今徐君决意将此方刊印传送，并函委炳章阐发精气，撰述方论，随刊方后，以坚信用云。炳章自愧学识浅陋，何能任此？奈何是方功宏力伟，不忍任其淹没。兹就管窥之见，将其效能、主治、服法、处方、制法、方义一一说明，以就正有道。一以副徐君济世之苦心，一以俾病者注意卫生之参考。

民国五年五月四明曹炳章志

效能　消暑解热，逐秽化浊，宣肺和胃，行水利尿。

主治　暑湿，暑秽，暑热，暑风，暑咳，暑瘵，暑厥，暑疳，及深秋伏暑，发热不止，或寒热交作，头痛，头胀，头晕。温热黄疸，疟痢霍乱，呕吐泄泻，诸般瘟疫痧胀，伤寒时毒，红疹白痦，烂喉丹痧，风火喉痛，乳蛾项肿，聤耳火眼，淋浊疮毒等症。但看病人舌苔白腻，或黄厚，或灰黄，或黄白相兼者，无论暑邪在三焦气分营分，悉以此丹主之。功灵效速，洵暑门第一神丹也。

服法　内服。常人轻症，每次服四钱。壮实之体及症重者，每次服五六钱。小儿减半。不论男妇老幼，胎前产后，及素有血症之人，皆可化服。外治阴疽，用生姜汁调敷。若火丹热疖，红肿作痛，用葱汁调敷。兹附订各症服引列后。

一治暑湿，藿香广皮汤化服。

一治暑秽，藿香佩兰汤化服。

一治暑热，青蒿竹叶汤化服。

一治暑风，桑叶白菊汤化服。

一治暑咳，桑叶杏仁汤化服。

一治暑瘵，竹茹焦栀汤化服。

一治暑厥，鲜菖蒲灯芯汤化服。

一治暑疳，陈茶银花汤化服，或调服。

一治伏暑，青蒿生首乌汤化服。

一治痧胀，陈香圆①青木香汤化服。

一治疟疾，生姜半夏汤化服。

一治赤痢，白头翁；白痢，滑石汤化服。

一治黄疸，茵陈焦栀汤化服。

一治霍乱，阴阳水和匀化服。

一治呕吐，生姜广皮汤化服。

一治疹痦，芦根竹叶汤化服。

一治泄泻，木香泽泻汤化服。

---

① 香圆：香橼。

一治喉痛，玄参豆根汤化服。

一治项肿，银翘马勃汤化服。

一治火眼，桑叶菊花汤化服。

一治聤耳，苦丁茶竹茹汤化服。

一治淋浊，草薢野甜菜汤化服。

处方　上滑石十二斤，鲜佩兰汁、鲜藿香汁、鲜莱菔叶、鲜苏叶汁、鲜荷叶汁、鲜侧柏汁各三十两，生锦纹三十两，研细末，用陈酒二斤拌入。再加鲜薄荷汁、鲜青蒿汁各二十两，则效力更宏。

制法　上先将滑石研细末，水飞去脚，称准斤两，用生甘草三十两煎汤浸晒，以汤尽为度。摊晒瓦盆内，将上各药汁，不分先后倾入。惟柏叶难于取汁，须投生藕汁中，一同捣烂，方能绞取出汁。待诸药汁俱已拌入，晒干，再研细，以面糊捣和，印成方块，每块四钱。晒干，入瓷器固藏。

方义　大凡夏秋痧暑之病，皆由多食生冷、恣情酒色，外复感暑湿秽恶之气，蕴积脏腑；或因长夏湿令，烈日炎蒸，而人日在空气之中，口鼻吸纳于斯，以致阴阳舛乱，湿阻气滞，经络不通，而上下隔阂矣。缘人身气血，犹水之在地中流行，若偶然闭塞，亦犹水之为沙阻而不行也。故痧字从沙、从广，暑字从日。虽然痧暑二症现状多端，其原因不外经络淤塞而已。故以滑石清理三焦，除烦利湿，外通毛窍，内涤腑热，能消暑渗湿者为君。大黄味苦色黄，性本沉降，以酒浸制，则性能上行，若气滞而闭，则寒热交加，腹中血瘀，则癥瘕积聚，以及留饮宿食，脏腑不和，得此能荡涤胃肠，调中化食，故以之为臣。更以生甘煎汁之泻火解毒，以缓大黄之急为佐。藿香芳香清彻，能祛暑而辟秽，醒脾而快胃；佩兰清芬化浊，以行气而祛湿，能和中而开胃；莱菔辛甘，生用捣汁，能行气消食，化痰散瘀；苏叶味苦性温，发在表之寒邪，行血中之气滞；荷叶味苦，性平色青，形仰中空象震，性能疏解少阳之浊秽，气能升举阳明之下陷；侧柏性涩味苦，能清血分之湿热，从外达气分而解散，更助以藕汁，亦能祛暑清热。故以以上六汁为使。外加青蒿芬芳之苦寒，得春生之气最早，清暑除烦，退热去蒸，为暑热入营络之主药；薄荷辛香走气，散风清热，能行气分之滞，解血分之郁。以滑石、大黄配互君臣，取之为末为主体，以各鲜药捣取纯粹之汁液为佐使，寓消运而不伤津，清诸热而不腻滞。以日晒而研末，用面糊以成曲，能固芳香之气，不致外泄。痧暑现症虽各不同，煎服汤引皆可变通。是方诚宜上导下，通内达外，升降气机，调和脾胃之剂。俾暑消湿化，则闭塞自通。此通治暑热、温湿、瘟疫、痧秽之要药，为夏秋感寒中暑，受湿伤食之专方。

《药物学集说》（节录）

中华药学源流考

《淮南子》曰：神农尝百草滋味，一日而七十毒。由是医方兴焉。盖上古之世，未著文字，师学相传，谓之本草。两汉以来，名医辈出。张、华辈始因古学，附以新说，通为编述，本草由是见于经录。掌禹锡曰：旧说《本草经》三卷，神农所作，而不经见。《汉书·艺文志》亦无录焉。《汉平帝纪》云：元始五年，举天下通知方术、本草者所在，招传遣诣京师。《楼护传》称护少诵医经、本草、方术数十万言。本草之名始见于此。唐李世勣等以梁《七录》始载《神农本草》三卷，又疑其所载郡县有后汉地名，似张机、华佗辈所为。其实皆不然也。寇宗奭曰：《汉书》虽言本草，不能断自何代而作。《淮南子》虽言神农尝百草以和药，亦无本草之名。惟《帝王世纪》云：黄帝使岐伯尝味草木，定《本草经》，造医方，以疗众疾。乃知本草之名自黄帝始。陶弘景云：轩辕以前，文字未传，药性所主，常以识识相因，至于桐、雷皆黄帝时臣也，乃著在编简，而此书应与《素问》同类。桐君著有《药录》二卷，说其花叶形色；雷公亦著《药对》二卷，论其佐使相须。余如汉邕[1]著《本草》七卷，亦仅见于《隋志》。盖上古圣贤，具生知之智，故能辨天下品物性味，合世人疾病所宜。后世贤智之士，从而知之，代有发明，如魏有李当之华佗弟子著《药录》三卷，其书散见陶氏《本草》中，颇有发明。又吴普著《吴氏本草》六卷，其书分记诸家所说性味甚详。然皆各有损益，或三品混杂，或冷热舛错，甚且草石不分，虫兽无辨，所列主治，互有得失。梁陶弘景以《神农本草经》三品三百六十五种为主，增汉魏以下名医所用药三百六十五种，合七百三十种，谓之《名医别录》，凡七卷，首叙药性之源，次分玉石一品，草一品，木一品，果菜一品，米食一品，有名未用一品，以朱书为《本经》，墨书为《别录》，进上梁武帝。按：弘景字通明，宋末为诸王侍读，归隐勾曲山，武帝每容访之。其书精粗皆取，无复遗录，分别科条，区畛物类，颇有裨补，且谬误亦多。至刘宋时雷敩非黄帝时雷公也，其自称内究守国安正公，故曰雷公著《雷公炮炙论》三卷，增新药一种，定药三百种，其创性味、炮炙、熬煮、修事之法，法多古奥，文亦古质，可谓自成一家，其意多本于其师乾宁晏先生。按：乾宁晏著有《制伏草石论》六卷，其首序论物理甚幽玄，盖丹石家书也。于是药学别树一帜，实则与《本经》多不符矣。后人驳其非者不乏其人。考近今药肆泡制饮片之法，亦不合雷敩之制。至唐高宗朝，命英国公李勣等修陶隐居所著《本草经》，增加七卷，谓之《唐本草》，颇有增益。至显庆中右监苏恭重加详注，表

---

[1]　汉邕：即东汉著名文学家、书法家蔡邕。

请修定，复命太尉赵国公长孙无忌等与恭详定，增药一百一十四种，分为十一部，凡二十卷，别为《药图》二十五卷、《图经》七卷，世谓之《唐新本草》。后如甄权著《药性本草》，复增新药四种；孙思邈辑《药录纂要》，定药八百六十三种，载《千金翼》。又著《千金食治》，复增新药二种；又孟诜撰《食疗本草》，增新药十七种。至开元中，陈藏器以《神农本经》虽有陶、苏补集之说，然遗漏尚多，博极群书，精核物理，订正谬误，搜罗幽隐，复撰《序例》一卷，《拾遗》六卷，《解分》三卷，总曰《本草拾遗》，增药三百六十九种。又如李珣撰《海药本草》，增药十四种，搜采海药颇多详明。至南唐陈士良撰《食性本草》，增药两种，搜辑诸家关于饮食等品，附以食医诸方，及五时调养脏腑之法，总述旧说，无甚新义。又蜀主孟昶复命韩保升与诸医士，取《唐本草》参校增补注释，别为《图经》二十卷，昶自为序，世谓之《蜀本草》，其图说药物之形状，较详于陶、苏也。至宋太祖开宝六年，命尚药奉御刘翰、道士马志等九人，取唐、蜀《本草》详校，仍取陈藏器《拾遗》诸书相参，刊正别名，增药一百三十三种，马志为注，命名《开宝本草》，解释其形性，考正其谬误，新旧药合九百八十三种，广颁天下。是时又有日华子，亦述《本草》二十卷，其言禽兽功用甚悉。至宋仁宗嘉祐二年，诏光禄卿掌禹锡、尚书祠部郎中林亿等，同诸医官重修《开宝本草》，新补八十二种，新定一十七种，统计一千零八十二种，谓之《嘉祐补注本草》，共二十卷，虽有校修，无大发明。后又诏天下郡县上所产药物，命太常博士苏颂撰述《图经本草》二十一卷，考证详切，颇有发明，但图与说

异，两不相应，是其缺点耳。宋哲宗元祐中，医士陈丞合《本草》及《图经》二书为一，间缀数语，谓之《别说》，无所发明。徽宗大观二年，蜀医唐慎微取《嘉祐补注本草》合为一书，复拾诸家本草所遗者五百余种，增新药八种，附入各部，又采古今单方，并经史百家之书有关药物者亦附之，名《证类本草》，上之朝廷，改名《大观本草》。诸家说药之书，能垂千古，不致沦没，皆其功也。又宋政和中，医官寇宗奭以《补注》及《图经》二书参考事实，核其情理，援引辨正，撰为《本草衍义》二十卷，发明良多，如前贤东垣、丹溪诸公，亦尊信之。归安陆氏①刻入《十万卷楼丛书》初集中。政和中复令医官曹孝忠，复将《大观本草》增附寇宗奭之《本草衍义》，校正刊印，故又谓之《政和本草》。后高宗复命医官王继先校正，皆浅俚无高论。至金，易州名医张元素言"古方新病不相能"，辨药性之气味、升降、补泻，及六气主经、随证用药之法，立为主治、秘诀、心法、要旨，谓之《珍珠囊》，发扬医理，有功后学。后人翻为韵语，以便记诵，谓之《东垣珍珠囊药性赋》，谬矣！依托之言，故驳杂不伦。元李东垣受业于元素，尽得其学，更加阐发，祖《珍珠囊》，增以"用药凡例"。又如王好古之撰《汤液本草》四卷，以诸药配十二经络，以主治病者为君。吴瑞著《日用本草》八卷，增新药七种，殊少发明。胡士可撰《本草歌括》，取本草药性、图形作歌，以授初学记诵。后元末朱丹溪从罗太无学医，遂得刘、张、李三家之秘而推广之，仿

---

① 归安陆氏：陆心源（1834—1894），归安（今浙江湖州）人。清代四大藏书家之一，撰有《皕宋楼藏书志》《十万卷楼书目》等大型目录书。

寇氏《衍义》之意而推衍之，名曰《本草衍义补遗》，近二百种，多所发明。明洪武时，山阴徐彦纯丹溪弟子集取元代诸家说药之发明，汇成一书，名曰《本草发挥》，别无增益。同时周宪王[①]因念旱潦民饥，咨访野老田夫，得草木之根苗花实可备荒者四百四十种，图其形状，著其出产食法，谓之《救荒本草》，亦颇详明。后人翻刻，削其大半。又如宁原之著《食鉴本草》，汪颖之著《食物本草》，王纶之著《本草集要》，臞仙之著《庚辛玉册》，皆别无增益，斤斤泥古者也。祁门汪机省之著《本草汇编》二十卷，臆度疑似，殊无实见。嘉靖末年，陈氏嘉谟撰《本草蒙筌》十二卷，首附熊宗立《历代名医图考》一卷，及"制药总论"并"药性歌"二百四十首，采收药七百四十二种，依王纶《集要》部次集成，每品具气味、产采、治疗、方法，创成对语，以便记诵，间附己意于后，颇多发明，极便初学之书。蕲州李氏时珍之撰《本草纲目》，搜罗百氏，访采四方，始于嘉靖壬子，终于万历戊寅，稿凡三易，分为五十二卷，列为十有六部，部各分类，类凡六十，标名为纲，列事为目，增新药三百七十四种，附方八千一百六十，新旧列药一千八百九十二种，广收博采，集其大成，于是本草之书大备。虽间有疏陋错误，致遭后贤之驳正，然终不愧为前明之药学大家也。厥后卢氏之颐，著《本草乘雅半偈》十卷，以《神农本草》所录，凡三百六十五种，古有今无者居三分之一，乃删其一百四十五种，而采掇《别录》以下适用之药，如其数补足之，考辨皆颇详明，开凿经义，迥出诸家。昔三余乔子著有《本经注疏》，亦如其例，颇多发明经旨，惜未刊行。其后缪氏希雍亦著《本草经疏》三十卷，分本草为十部，每药皆有发明，故谓之疏，冠以叙例二卷，论三十余首，然亦一家之学也。嗣有倪氏纯宇，著《本草汇言》二十卷，凡正药六百零八种，附药一百二十八种，其采引各书，皆非常见者，识见高尚，理论新颖，颇有发明。又如刘氏潜江，著《本草述》三十二卷，采新旧药六百七十二种，内新增五龙草一种，补别家所无，亦如缪氏《经疏》例，以发明经旨。释理虽深，拘迂五行，又苦冗蔓，后经前清杨时泰删节繁芜，称为《本草述钩玄》。迨清康熙中，汪昂祖《本草纲目》、缪氏《经疏》，撰为《本草备要》四卷，近今最脍炙之书。但知某药治某病，某病须某方，徒袭其用，未究其性，杂采诸说，殊鲜折衷。同时张氏路玉撰有《本经逢原》四卷，定药七百七十六种，采取甚精，发明颇佳。张氏隐庵之撰《本草崇原》三卷，其宗旨以删定《神农本经》，先论药之形名来历，继释药之禀气性用，释理详明，可谓承启后学。余如叶天士之《本草经解要》、徐洄溪之《百种录》、王东皋之《握灵本草》、黄宫绣之《本草求真》、李正宇之《本草原始》，皆抒心得，多所发明，均宜参考。至乾隆时，吴氏仪洛复将汪时《备要》重加删订，因仍者半，增改者半，旁掇旧文，参以涉历，以著《本草从新》十八卷，定药七百二十种，前人本草之有名无物者删之。诸家主治统言者多，析言者少，独

_____

① 周宪王：名朱有炖，朱橚的嫡长子，袭封周王，死后谥宪。目前认为《救荒本草》的编撰者为周定王朱橚。但在此书流传较广的嘉靖三十四年（1555）陆柬刊本的序中，误以为书是周宪王编撰，且此说法为李时珍《本草纲目》与徐光启《农政全书》等沿袭，因此不少医家受《本草纲目》影响，将《救荒本草》归于周宪王名下。

吴氏阐发其隐，能发明某病某药、宜用忌用，且辨正伪药甚多，传讹亦复不少，增新药十余种，亦可谓有功后学。又有沈氏芊绿著《要药分剂》十卷，准徐之才《十剂》分类，采寻常日用之药四百二十种，稍涉险僻者，概屏去之，历代诸贤发明药用之精言，颇多采入，最便初学之研究，较《本草备要》尤切于实用。钱塘赵氏恕轩拾东璧之遗，著《本草纲目拾遗》十卷，增补新旧药七百十八种，如宇宙内可入药之物及古无今有罕见之品，《纲目》所未采者，则为之增，《纲目》已载，治法有未备、根实有未详者，则为之补。且辨正李氏之传讹数十条，述李氏以后诸家本草，自子史迄稗乘[①]，有关药物者，无不收之，可称东璧之遗也。又著有《本草话》三十二卷、《花药小名录》四卷、《奇药备考》六卷、《药性玄解》四卷、《百草镜》八卷，领异标新，足资玩索，可谓李氏之功臣，后学之津梁，亦可为前清之药学大家矣，惜其书多未传世。嘉庆朝，陈氏修园著《本草经读》，然半师《崇原》之说，以《本经》为纲，取诸家之说为目。道光朝，邹氏润安复将刘氏《本草述》去粗存精，以己意取《本经》《别录》为经，《伤寒》《金匮》《千金方》《外台》等书为纬，交互参证，疏明其所以然之故，以著《本经疏证》十二卷、《本经续疏》六卷、共疏药二百十五种。《本经序疏要》八卷，其旨博大渊微，一览能洞彻底蕴，乃有功后学之作也。光绪朝，唐氏容川著《本草问答》二卷，其搜采之药，多能发明格致之理，亦可谓药学家之别开生面也。宣统朝，仲氏昂庭爰将张氏《崇原》为纲，附载《经读》《经解要》《百种录》，并张氏《类辨》《医学真传》诸说，更参以己意而作，名

曰《本草崇原集说》，书凡三卷，亦足资参考。又如袁氏桂生，亦以《神农本经》《名医别录》《唐本拾遗》《西医大成》《西药略释》等书列于前，以诸家注释之精义及经验有得之言隶于后，分章纂述，东西药物之有效者及东西洋制药之法亦皆分章收载，颜曰《本草会通》，皆详赡核实，力扫流传虚妄之弊，亦有功于后学，惜未刊行于世。其余论华药之书，通行于日本者，就四五十年间出版之调查，亦有数十余种之多。如《植物名实图考》三十八卷，中国吴其濬原著，日本某医校修以奎文堂铅印袖珍本，其搜采植物类之药品二千余种。又《日本草木图说》二十卷，搜采药至三千种。《植物启蒙》四卷、《本草名疏》三卷、《本草和名》十卷、《扶桑采药辑要》《安南药品考》《本草图补》《古方药品图考》《高丽人参图说》《毒草图说》《獐麝图说》，其间体例虽有不同，有详于分科、分类、分种及生于何处、采于何时，并绘其根、茎、花、叶、子、实等事。余如《药经太素》二卷，和气广世著；《康赖本草》二卷，丹波康赖著。又如《东华本草》及《药治通义》十二卷，皆详于治疗上之作用，形状次之，其书列图皆确凿，辨性精且详，处处皆能详人所略，发明人所未见，实补中华本草不足处甚多。有志精研华药者，亦宜参考借鉴之。又如丁译之《家庭本草》《实验新本草》《汉药实验谈》，以中药仿西药之分类，且能分析其含汁之成分，亦宜参考。环观泰东西之论药书，如已译成华文者，如制造局译刻之《西药大成》及《补篇》《西药新书》，格致书院之《泰西新本草撮要》，博济医局之《西药略

---

① 稗乘：野史。

释》，美华书馆之《万国药方》，博医会新译之《贺氏疗学》《制药引阶》《药料详要》《药科学撷要》，丁译《药物学纲要》《药物学教科书》《药物学大成》《西药实验谈》《西药录要》等书，辨论中药甚多，亦宜参考。甚且本草之外，如博物类之动物学、植物学、矿物学、水产学各译本，无不与药物有密切关系。总之华药之书，畴昔视之，以本草可奉为正宗。及今视之，科学昌明，医药皆重实验，我中药本草多空言浮夸，但求渊博，实不可作宗传矣。此何以故？试观我华药自明之李时珍、清之赵恕轩，能独出心裁，发明新药，厥后能继二公者，阒焉无闻，我国药学智识之退化已见一斑。较之欧美各国，由哲学而进科学，由科学而为实验，近今已至实验时期矣。其新药等之新论说、新发明，层见叠出，日增月盛，药学之进步，若骐骥千里之速者，相形见绌，安能讳莫如深？岂再以向来老式、自尊自大之陈腐之空谈，可以抵制西药耶？否则坐观成败，置若罔闻，一任利源之日受剥削也哉。处此千钧一发之际，若不改革旧贯，何能图存？改革之法，必先规定药品及研究调制法，再编药学教科书。欲编教科书，必须请求内务部，诏令各省府县，征集各地出产原药，作为标本，可仿唐政和中诏令之法。将每药正路侧路、出产何省何县、何时出新，及观其形色，尝其气味，一一从实验记录，再与诸家本草对照之，复比较其形状，辨别其气味，实验其功用，先从中药方面研究确实，再与西药书中之效用及博物学中之形状互相比较，再定中西确有经验之学说，编为中华药物学教科书。其编述体例，亦宜仿西药书例，以效用分门，而每药各列释名、正名、别名、科学名及命名之义。产别、产于某处，

何形、何色，以何者为优。采制、以何时采枝叶、何时采果实及根，因用根，或用花、用子，以何法燥之，如何制藏。形态、辨明本物之形状。气味、辨本物之五气、五味。成分、经西人化分之成分录之。效能、假如泄热清热、化痰豁痰等是。主治、如专治疟疾、痢疾、呕吐等是。补助、配合某药可治某病之类。禁忌、本药恶某药、畏某药、反某药。发明、本药之特别效能及用法种种之经验。用量、重用几钱，轻用几分。备考、是药有相类似之物，不能认为是物，录之。处方、配互本药为主药之验方。为十四条，一一从实验编述。前贤书中，如返老还童、益寿延年诸谬说，皆应删除。若欲抵制舶来品，莫若仿效调制，释其气浓者蒸露，味厚者熬膏，他如矿物之金石类，可制炼而为粉，植物之油质类，可榨取而成油。然后一病有一病之药，一药有一药之能。苟能如是研求推广，十年二十年间，不但我同胞无不信用，其必有足供西人之采取，而为输出之大宗者。如是则四千六百余年中医药之国粹可保，三千数百万土产药之利权可挽。噫！群言淆乱，中药之真理久湮；《本经》将亡，群鸟之哀鸣难已。堂堂民国，不乏热心志士，盍共起而匡救之乎？

讨论冬虫夏草之种类及效用

考冬虫夏草，据泰东西博物学家，谓是一种寄生菌，未尝采作药用。而我国发明医治作用者，始于前清雍乾间，初见于吴遵程《本草从新》，继见于赵恕轩《纲目拾遗》。此药确有研究之趣味，爰将中外学说汇集焉，以供实验家之阐发。日本《新农报》云：治黄檗山僧河口慧海者，游西藏归，携回有冬虫夏草数种，出视理学博士伊藤笃太郎，言产雪山中，土人谓为虫草递变云。惜其标本十数种，多损其首尾，完具者仅一焉。

博士就其残缺者，掇凑成形，比而观之，则物几燥矣，而小者长径二寸，大者三寸二三分。全体分上下两部，上部细长，带黑褐色，各本有大小长短之差，上端肥大，作圆筒形，其下部则虫体也，色黄褐，长径五寸至一尺不等，其肥大视上部过三倍以上。博士曰：此物在昔，已自中国运至长崎，汉医家以为药饵，和汉诸书备载其说，不遑枚举。日本亦产此物，昔杣本常盘曾于江州观音寺旁之山中，寻见冬虫夏草，较中土产者无异。后搜得十三种，曾合印一图。其谓为虫草递变者，与腐草化萤之说同一谬见也。今日学理大明，无复信此俗说者矣。其实乃虫菌合成之体，盖类寄生于虫体，由病理的状态而生也。或言用作药品有奇效，此非俟化学家精密分析后，亦未可信。夫菌类中之寄生于动物体或植物体，而遂其生活者，其数甚多，此人所夙知也，学术上名之以寄生菌。寄生菌者，可从其寄生之状态区别为二种：有寄生于动植物之死体者，亦有寄生于动植物之活体者。冬虫夏草即活物寄生菌之类，盖寄生于昆虫体躯，以吸收其养分，卒致虫毙菌长，其子实部遂茁于地面耳。考冬虫夏草之学名，曰哥谛瑟蒲西伦锡①，此种之见知于欧洲学界也。在距今一百九十四年，即西历一千七百二十三年前清雍正元年，有法人巴拉南，游历中国，收集药品数种以归，致诸巴黎学士会院，冬虫夏草其一种也，当时巴拉南曾言此物产自四川及西藏云。翌年法国著名昆虫学家列留氏即创制寒温计之人著一书以记之，由巴黎学士会院梓行于世。又有英人利维者，亦常自中国收集药品归，庋藏于博物院。迨一千八百四十二年即清道光二十二年，英国著名菌学家自其中检出冬虫夏草，且说明之，因命

以斯维利亚西伦锡之名。菌学专家之研究冬虫夏草者，实以是为嚆矢②。有巴楷烈氏，为附言以释之，曰：汉医以此物为良药，谓其功比人参，但不易觅，惟御医用之。其次则有意大利菌学家萨加礼德者，著一巨帙，搜辑世界菌类，赅博靡遗，乃以冬虫夏草入诸哥谛瑟蒲之属，因改称哥谛瑟蒲西伦锡。距今二十年前，而英国菌学家麦瑟氏更著《冬虫夏草说》，从学术解释之，附以图，且谓中国、日本、西藏均产此物。至于此菌寄生之昆虫属于何类，则麦瑟氏引证英国昆虫学家格力氏之言，谓为鳞翅类科属之螟虫云。此外若英国昆虫学家惠斯脱得与德国菌学家林多等，亦就冬虫夏草著为图说。而此物之所属与性质，益获明了矣。又据日本中泽氏《昆虫世界》云：顷访某氏，见所得冬虫夏草，一从马蜩头部生细线状二茎，一从小虫背部生细棒状一茎。原来冬虫夏草种类甚多，学术上属诸檐菌科，曩时以为动物所化者，误也。虫类蛰死土中，腐生下等植物，大半为菌类，其形状色泽、大小长短各不相同。某氏所有之一种，名蝉花，系梅雨后树阴草间所生之菌类。他一种，系如斑蝥等甲翅虫背部所生之菌类。此类菌茎，或一二，或丛生，随虫体而异，种子飞散，易为细粉。此种子于去年之秋，潜入蛰虫之体中，或附着外皮，虫体腐败，饱吸养分以发生。日本各地所常见者，蝼蛄、蝉、鼠妇、蛄蟖、地蚕、蛴螬等之寄生草也。《新农报》又云：日本近亦产一种蝉花，或曰蝉竹，盖亦蝉

----

① 哥谛瑟蒲西伦锡：即虫草属真菌（cordyceps sinensis）。

② 嚆矢：响箭。因发射时声先于箭而到，故常用以比喻事物的开端。犹言先声。

在土中尚未羽化之际，有哥谛瑟蒲菌寄生其体也。余谓此物，亦宜入哥谛瑟蒲努丹之属。自菌学上言之，世界中所产冬虫夏草之属非止一类，据麦瑟氏之说，则经学术上调查者，都六十二种。其中澳洲及新西兰岛所产者有数种，形颇大。澳洲维多利亚所产者，曰哥谛瑟蒲亨力，长六寸余，寄生于蛾子，其蛾子曰海披亚尔；又澳洲谟兰比吉河沿岸地方亦产一种，属哥谛瑟蒲泰罗里，子实部作角状，长六七寸；新西兰岸所产者有一种，属哥谛瑟蒲候格利，其外形与中国所产者颇相似，但其形较大，长达一尺云。《博物杂志》云：冬虫夏草，相传为虫死所变，群诧为奇，不知此系菌类之寄生于僵虫者也，理本无常，无足为怪。蜀省西南边陲产出甚夥，初生只抽一缕，形类鼠尾，色作灰褐，长二三寸，无旁枝，杂蔓草中，采取者须伏地寻觅，因株及根，虫形未变，倒植土内，短足对生，背有蹙屈纹，棱棱可辨，株从尾苗，每岁阳历五月杪、六月初采之，可以入药。此皆科学家说明其种类、状态者也。《四川通志》云：冬虫夏草，出里塘拨浪工山。赵恕轩云：产四川江油县化林坪，夏为草，冬为虫，长三寸许，下生六足，头以上绝类蚕形。《青藜余照》云：四川产夏草冬虫，根如蚕形，有毛能动，夏月其顶生毛，长数寸，至冬苗槁，但存其根，严寒积雪中，往往行于地上。《新疆风土考》云：冬虫夏草，生雪山中，夏则叶歧类韭叶，根黄白色如朽木，凌冬叶干，则根蠕动化为虫，性温，入药用。《黔囊》云：出乌蒙塞外，夏苗土为草，冬蛰土为虫。《从新》云：产云贵，冬在土中，身活如老蚕，有毛能动，至夏则毛出土上，连身俱化为草，若不取，至冬俱化为虫。《文房肆考》云：迩年苏

州皆有之，其气阳性温。《柑园小识》云：春虫夏草，生打箭炉，春生土中，如蚕，夏则头上生苗，形长寸许，色微黄，较蚕差小，如三眠状，有口眼，足有十二，宛如蚕形，苗不过三四叶。《柳崖外编》云：冬虫夏草一物也，冬则为虫，夏则为草。虫形似蚕，色微黄；草形似韭，叶较细。入夏虫以头入地，尾自成草，杂错于蔓草间，不知其为虫也。交冬草渐萎黄，乃出地蠕蠕而动，其尾犹籁籁然带草而行。盖气化转移，理有然者。土人以炖鸭，食之大补云。《拾遗》引绍兴朱莱仲先生言，其尊人[1]曾任云南丽江府中甸司马，其地出冬虫夏草，其草冬为虫，一交春，虫蜕而飞去。土人知之，其取也有期，过期则无用。唐容川《本草问答》云：冬虫夏草，本草多不载。今考其物，真为灵品。此物冬至生虫，自春及夏，虫长寸余，粗如小指，当夏至前一时，犹然虫也，及夏至时，虫忽不见，皆入于土，头上生苗渐长，到秋分后，则苗长三寸，居然草也。此物生于西番草地，遍地皆草，莫可辨识，秋分后即微雪，采虫草者，看雪中有数寸无雪处，一锄掘起，而虫草即在其中。观其能化雪，则气性纯阳，盖虫为动物，自是阳性，生于冬至，盛阳气也，夏至入土，阳入阴也，其生苗者，则是阳入阴出之象，至灵之品也。故欲补下焦之阳，则单用根；若益上焦之阴，则兼用苗，总显其冬夏二令之气化而已。赵恕轩云：夏草冬虫，感阴阳二气而生。夏至一阴生，故静而为草；冬至一阳生，故动而为虫。辗转循环，非腐草为萤、陈麦化蝶，感湿热之气者可比，入药故能治诸虚百损。周兼氏云：冬取者可种

---

① 尊人：对父母的敬称，亦泛指长辈。

子治蛊胀。周稚圭云：须以秋分采者良。王士雄云：夏采者，可治阳气下陷之病。王秉衡云：冬虫夏草，得阴阳之气既全，具温和平补之性可知，因其活泼灵动，变化随时，故为虚疟、虚痞、虚胀、虚痛之圣药，功胜九香虫。且至冬而蛰，德比潜龙，凡阴虚阳亢而为喘逆痰嗽者，投之悉效。炳章按：阴虚阳亢不妥，阴虚阳浮最宜。《药性考》云：冬虫夏草，味甘性温，秘精益气，专补命门。《本草从新》云：甘平保肺，益肾，补精髓，止血化痰，已痨嗽，治隔症，皆良。朱排山云：冬虫夏草，以酒浸数枚，啖之，治腰膝间痛楚，有益肾之功。以番红花同藏则不蛀。又与老鸭同煮食，宜老人。炖老鸭法：用冬虫夏草三五枚，老雄鸭一只，去肚杂，将鸭头劈开，纳药于中，仍以线扎好，加酱油、酒如常，蒸烂食之。其药气能从头中直贯鸭全身，无不透浃。凡病后调养，及虚损人，每服一鸭，可抵人参一两。潘友新云：粤中鸦片丸，用冬虫夏草、鸦片、人参合成，乃房中药也。此草性能兴阳，则补肾可知。《文房肆考》云：孔裕堂述其弟患怯弱，汗大泄，虽盛暑，处密室帐中，犹畏风甚。病三年，医药不效，症在不起。适有戚自川归，携以冬虫夏草三斤，逐日和荤蔬作肴炖食，渐至愈。因信此物补肺气、实腠理，确有征验，用之皆效。综观中外诸说，由鄙见而解决之。据《青藜余照》，谓此草根如蚕形，有毛能动，严寒积雪中，往往行于地上。《新疆风土记》谓冬虫夏草生雪山中，夏则叶歧如韭叶，凌冬叶干，则根蠕蠕化为虫。《本草从新》谓冬在土中，身活如老蚕，有毛能动。《柳崖外编》谓冬虫夏草交冬草渐萎黄，乃出地蠕蠕而动，尾犹籁籁带草而行。朱莱仲乃父谓其草冬为虫，一交春，虫蜕而飞去，故取之有期。其为虫菌递变，已无疑义。而科学家但就其标本观之，谓为寄生菌，恐非确论。又据唐容川云，欲补下焦之阳，单用根，益上焦之阴，兼用苗，以其得冬夏二令之气化也。现今皆根苗并用，其为补肺阴、纳肾阳显而现见，故王秉衡断为甘温平补之品。凡治阴虚阳浮，而为虚喘痰嗽者，投之辄效，良有以也。是耶非耶？乞海内实验家明析指教之。

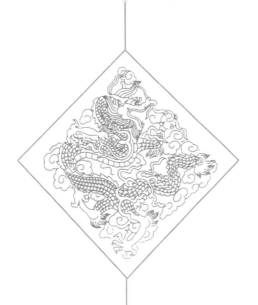

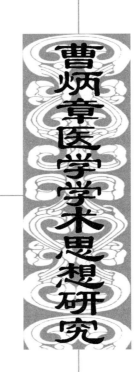

曹炳章（1878—1956），字赤电，又名彬章、琳笙，浙江鄞县人，近代著名中医学家。他不仅在中医文献学、药物学、诊断学、外感病学、医学史等研究方面取得了显著的成就，还是中医界著名的藏书家、社会活动家和期刊编辑。他的一生，跨越清末、民国、新中国三个时期，伴随着西风东渐和中医药界的自身检视、反思，从救亡图存到迎接挑战，最终走向发展的道路。曹炳章先生的著述与言行，皆反映出他置身于中国"数千年来未有之变局"中，以继承发展中医药事业为己任，并勇于承担、努力开拓的精神风貌，正是那一代中医学家的卓越代表。

一、曹炳章生平及著述

1. 成长之路

曹炳章祖籍浙江鄞县（今宁波市鄞州区）曹妙乡（其自传称潘港乡）曹隘村，家世业商。他自幼沉静好学，但由于家境原因，仅断断续续读过两年私塾。在1892年，他十四岁时，随父亲曹显卿至绍兴谋生，进入太乙堂药铺习业，从此开始了他的医药生涯。他勤奋学习，娴药研医，手不释卷。在十八岁时，从慈溪名医方晓安学医，专攻《内》《难》《伤寒》《金匮》等经典，旁涉名家著述，历时七载，奠定了扎实的理论基础。1901年起，曹炳章在绍兴春成堂药店附设诊所开业行医，并曾主持春城、致大两家国药肆业务，任经理之职，积累了大量临证心得以及药品鉴定经验，并广泛收集医书。1906年，名医何廉臣创组绍郡医药学研究社（又称绍兴医药研究社，1909年更名为绍兴医学会），曹炳章任书记员；1908年该社主办的《绍兴医药学报》创刊，曹氏兼任编辑，直到

1911年出至四十期停刊为止。其间由何廉臣主持，定期组织业务考评、学术汇讲、病例讨论等活动，并汇集成文刊行，曹炳章均积极参与。民国初年，他受聘于同义药局坐诊，日诊百余人，其中有不少疑难危证。1913年，曹炳章创设和济药局，刊行《药学卫生报》十期，致力于药品考订与改良。1916年，由裘吉生主持的《绍兴医药学报》复刊，曹氏仍任编辑。1920—1928年，曹氏于绍兴同善医局应诊。1929年2月，当时的南京国民党政府卫生部拟通过余云岫起草的《废止旧医以扫除医事卫生障碍案》，激起了全国中医界的广泛抗议。同年3月，曹炳章与裘吉生、何幼廉（何廉臣之子）一起，受"神州医药会绍兴分会"及"绍兴中西医协会中医部"推派，赴上海出席"全国医药团体总联合会"号召的请愿大会。1931年，中央国医馆正式成立，曹炳章被推为名誉理事。直至1936年，曹炳章一直作为绍兴医药界的代表，积极投身于中医药的改革活动，并提出"统一病名"、制定"中医处方新衡旧称对照表"等多项建议。其后，曹氏辞去公职，专心著述与临床。1941年绍兴沦陷，他拒绝参与伪中医联合会的工作，以全民族气节。中华人民共和国成立后，他曾任绍兴市第一届政治协商会议特邀代表。1956年初，浙江省卫生厅聘请他为《浙江中医月刊》名誉总编辑，但终因年迈，于1956年3月5日下午7时在绍兴家中病逝，享年79岁。

曹炳章先生虽非世医出身，亦未经过正规院校教育，但他一生对于学问始终孜孜以求，治学严谨，又博览群书，汇通医药，古为今用，西为中用。他关心时势，眼界开阔，立意高远，因此对于中医药继承和发展的见解至今看来还

颇有启迪。其医德高尚，亦无不良趣味。出诊时绝不摆身架或嫌贫爱富，常徒步而去，见特困病急的患者，还免去诊费，代付药资。晚年时虽年高有病，仍然致力著述，热心为群众诊病。逝世前一天，还因病人的要求出外应诊。其言其行，其卓越成就，堪称一代中医大师。

2. 藏书大家

宁波绍兴一带，自古人杰地灵，学术昌明。从宋代开始，藏书业便已成为当地文化的代表之一。而在中医界，能厕身于当地藏书大家之列的，非曹炳章莫属。曹氏藏书，以中医药文献为主，旁及博物（如动植矿物、物理、化学、农学、各省县物产志等）书籍。其所收藏医药学典籍计有 5000 余种，是迄今为止有资料可据的收藏中国医药文献最多的藏书家。时人评其"藏书满家，海内推为第一"。

曹炳章自从学医业药以来，就对中医药古籍产生了浓厚的兴趣。虽然他经济上并不宽裕，但对心仪之医书，无不倾囊购买。其行医四十余年，收入除必要的家用外，几乎尽用来购置医药书籍。他把自己的藏书处命名为"集古阁"。至民国初年，所藏医籍已有 5000 余册，存放在其从业的至大药店寓所。但在 1912 年 3 月 27 日晚，正当其赴宁波期间，寓所不幸遭遇火灾，他的全部藏书和已完成而未及刊行的十余种手稿（据 1947 年《华西医学报》第 2 卷第 1 期曹氏自传所载，计有《夏秋免病法》《内科外治法》《中药试验谈》《生殖奇谈》《解围元薮补释》《辨舌大成》《鼠疫集成》《奇病治法》《霍乱急救法》《同义治验医案》十种）皆付之一炬。虽遭此大劫，但曹炳章毫不灰心，继续从头开始收藏书籍。他先后在宁波、绍兴地区购得 3500 多种

医书，又向北平、南京、苏州、上海、日本等地选购书籍。遇到一时无法买到的珍本、善本，就借来誊抄，并汇订成册。对所藏书籍有破损者，还细心予以修补。到 1934 年，曹炳章再次收藏的医书又达 5000 余种，上至秦汉典籍，下至民国医著，旁及日本汉方医书籍，不仅数量繁多，门类齐全，且多珍本、善本。他编辑了《集古阁藏书简目》十卷，将所藏医书分为医经、体脏、摄生、诊断等 23 类，列入新旧医书 4185 种，博物类以及关于药物考证用书 655 种。其他出借、新购未列入者，尚有百余种。抗日战争期间，为防日机炸毁书籍，他合家动员，夜以继日地挖成防空洞，将书籍、手稿悉置洞内，而对其他家产不暇顾及。绍兴沦陷后，他连夜租船将所藏书籍转移至山乡僻壤，战后得以保全。

曹炳章藏书并不仅仅是将书籍束之高阁，而是为了整理、研究并广为传播。1934 年，他受上海大东书局之邀，编撰巨型医学丛书《中国医学大成》，在其所藏医书中，选择内容精粹、切合实用且版本精良的重要典籍 365 种，共 2099 卷，分 13 类，即医经、药物、诊断、方剂、通治、外感、内科、外科、妇科、儿科、针灸、医案、外集，辑为 1001 册，分次出版。曹氏又对计划收录的文献加以句读和校勘，编述作者行略、著作校刊略历及内容提要，列于书首，凡有名家评价者，择要录入，以备考证研究。《中国医学大成》在 1936 年初刊，但当其出版到 136 种、500 册左右时，上海沦陷，大东书局内迁重庆，出版中断。后 1945 年抗日战争胜利后，大东书局于上海复业，但部分原稿已在战火中散佚，原书局经理沈骏声亦已在重庆病故，因此未能继续出版。曹氏原计划再编续集 365 种，也

壮志难酬。直至 1988 年，由国医大师裘沛然主持，对原《中国医学大成》中的 136 种书籍进行了重刊订正，结集成 50 册《中国医学大成》，1990 年由上海科学技术出版社出版。2000 年，由上海科学技术出版社组织上海、南京、成都等各地专家，对曹炳章未及刊行完成的《中国医学大成》后续部分医籍 118 种进行了整理校勘，结集 49 册出版，名为《中国医学大成续集》。2013 年，又出版《中国医学大成终集》，对原先未完成的 111 种书目进行整理，除已佚的 20 余种外，所整理 82 种，共 32 册。至此，曹炳章先生的夙愿始得完成。此外，根据此部丛书中收录各书的校刊略历及内容提要汇集而成的《中国医学大成总目提要》（民国二十四大东书局排印本），也是一部有极高参考价值的中医药文献学工具书。

更为可贵的是，曹炳章先生留有遗嘱，将其平生收藏的全部医籍、遗稿、笔记悉数捐献给国家，以供研究。目前这部分珍贵的资料由浙江省中医药研究院、中国中医科学院等单位保存，尚待进一步整理发掘。

3. 热心公事

曹炳章不仅仅是一位中医药学家及藏书大家，更是一位以挽祖国医药学于危难为己任、致力于中医药改革与发展、积极投身于医药宣传和卫生普及的社会活动家。从 1906 年绍兴医药研究社的成立开始，他始终站在时代潮流的前沿，热心参与各类社会活动，为中医药的发展大声疾呼。

江浙一带受海上新风影响较早，交流频繁，思想开放，宣传出版业发达。维新思想家陈虬于 1897 年在浙江温州创办的《利济学堂报》被认为是中国最早的高校科技学报，除宣讲医学知识外，主要鼓吹维新变法。除此之外，创刊于 1908 年的《绍兴医药学报》可谓最早的中医药期刊之一，曹氏一直担任该刊物的编辑工作，同时还积极为《新中国医学院校刊》《医药卫生报》《越铎日报》《如皋医学报汇刊》《中国药报》《三三医报》等全国二十余家医药刊物撰稿，因其很早就认识到，报章杂志对学术交流至关重要。他在《本报（绍兴医药学报）继续出版周年纪念辞》中言："吾谓医药之学，社会国家之盛衰所系……以其医学之发达，即是国民盛强之进步。"而医药书报的出版便是宣讲医学知识的良好途径。曹氏自己不仅博览群书，还广阅杂志月报，热心报刊编辑，使得其眼界开阔，超越常医。

曹炳章对社会问题的关注可以从其著作中体现出来。他有关外感病的几部著作如《喉痧证治要略》《瘟疹证治要略》《秋瘟证治要略》等，皆是鉴于当时传染病的流行情况，循名责实，搜求治验，为医家提供合用方药、为大众提高预防意识所著。其早期代表作《鸦片瘾戒除法》，更是用大量篇幅叙述鸦片战争那一段历史史实，痛陈鸦片所致我国贫民弱之弊，大声呼吁民众禁绝戒除鸦片，以期"自家而国、而天下，咸离愁云之苦海，共登化日之春台，黑暗之世界或一变为光明之世界"，同时亦用翔实的社会调查数据提醒国人需警惕使用吗啡、可卡因等新的上瘾药品戒烟之害。今日看来，不得不感叹其忧国忧民的拳拳之心，以及对未来情势的洞彻之见。

在 20 世纪初，由于社会大环境的影响，中西、新旧之争纷起，废弃中医的言论也甚嚣尘上。曹炳章一方面驳斥将传统医药学作为"旧医"一律废止之谬说，一方面对中医药界内部存在的问题进行反思，认为亦当顺应潮流进行改革，包括组织行业协会、完善规程、药品行业规范化、研究开发传统医药等。为了贯彻其提出的各项主张，他热心担任多项公职，在1929年"废止中医案"提出后，作为绍兴地区推选代表赴上海及南京请愿，并参与国医馆的筹设工作。从民国初年至1936年，他先后任神州医药会绍兴分会评议员、绍兴县医药支会主席、中央国医馆名誉理事、绍兴药业同业公会执行委员、绍兴中医公会主席、浙江省国医分馆董事，以及新加坡、泰国等国中医师公会名誉理事等职，无一刻不在为中医药的传承与发展奔走呼号。同时，他也积极参与社会公益活动，如在1919年绍兴时疫流行时，参加官立防疫医院的救治工作；并依据多方临证经验，编著有关证治与预防的书籍，广泛刊行分发等。

4. 著作等身

曹炳章一生除诊务外，主要精力皆用于收集文献及著书立说。他对于所收藏的医书，进行了大量重新编著、校注、增补、重订的工作，累计达400种以上；并结合自身经验，撰写医药学著作近40部，还在各类期刊杂志上撰写各类论文及科普文章数十篇。除其主编的巨著《中国医学大成》外，还有不少中医学术史上的代表性著作皆经过曹氏的整理、重订与增补，如批校圈点陆岳等所著的《陆氏三世医验》五卷，增订补注吴鞠通《医医病书》二卷，选辑圈点王士雄等人编著的《潜斋医学丛书十四种》，圈校吴渭泉编撰的《临证医案笔记》六卷，批校周慎斋所著的《慎斋遗书》十卷，批校缪仲淳所著的《医学广笔记》四卷，集注增订郑肖岩所著的《伪药条辨》四卷等。其所著并付印的代表作包括：《鸦片瘾戒除法》二卷（1911），《喉痧证治要略》一卷（1915），《痰症膏丸说明书》一卷（1915），《规定药品之商榷》二卷（1916），《医界新智囊》一卷（1917），《瘟痧证治要略》一卷（1917），《秋瘟证治要略》一卷（1918），《（彩图）辨舌指南》六卷（1920）等；另传有手稿约30余种，据薛清录主编《中国中医古籍总目》收录，包括《博物余识》《曹氏养性庐医藏目录》《考证病源》《病理学要论》《草药类纂新编》《药品辨验录》《真珠谱》《国产鹿茸考》《药话初集》《养性庐药话》《古方撷粹》《经验随录方》《丸散膏丹方集》《湿暑杂稿》《暑病证治要略》《时症捷法》《内科病方选》《医学哲理》《中风记》《臌胀证治秘方》《痰症要药说明书》《痰症膏丸说明书》《惊痫》《痰火证治要略》《外科膏丹丸散验方》《痔疮证治》《眼科指南》《喉症秘方》《喉科秘录》《王孟英疟痢验案》《医论选粹》《医家正史列传汇抄》《国医籍汇录》等；此外，据1947年《华西医学报》其自传后所附编成未刊书目，尚有《奇病通考》二百卷、《家庭饮食须知》四卷、《鼠谱》四卷、《广竹谱》八卷、《全体骨骼考证》一卷、《要药丛考十种》十二卷、《广人参考》八卷、《沉香考》二卷、《羚羊角考》《麝香考》《燕窝考》《哈士蟆考》《冬虫夏草考》《白木耳考》《肉桂考》各一卷、《痔漏证治全书》八卷、《痔漏三书》三卷、《积聚证治全书》六卷；其他文献上记载的还有《浙江名医传略》《三焦体用通考》《霍乱急救法》《霍乱寒热辨证》《妇婴膏丸说明书》《肾病及肾气丸广义》《怪病奇方》等数种；另有其在绍兴医药学报社印行的《医药丛书五十六种》及《绍兴医药学报》《南京医学报》

《三三医报》《大众医药月刊》《康健杂志》《华西医药杂志》等刊物上发表的论文及科普文章五十余篇。最新出版的《中国医学大成终集》第 31 册为《曹氏医药论文集》，共分四卷，分别为医学通论、医学绪论、药物学说及药物学问答、医林杂录等，主要是曹氏刊登在各医报杂志上的文章结集，由曹氏于民国二十五年（1936）整理，曹氏门人李少梅、章昌年抄录而成，与前述文章亦有交集。

曹炳章先生勤于著述，著作等身，所编撰书籍内容宏富，涵盖传统医学的各个领域。他以整理发扬祖国医学为毕生事业，可惜已有部分散佚，多数以手稿形式存世者至今还未经过系统整理出版，值得我们进一步发掘研究。

二、曹炳章学术思想及对中医药学的贡献

1. 编纂巨著，泽被后世

曹炳章一生的精力，多半用于传统医药文献的收集整理和编订出版之上。他对中医文献学所作的贡献最为卓著，以一身之力，承担起一个团体才能进行的浩如烟海的中医药文献汇集整理任务。尤其在清末至民国那一特定的历史时期，政治动荡，战乱频繁，加之西方思潮的冲击，中医药面临着前所未有的危机。中医文献学作为中医药学的整体基础，是中医理论体系和临床经验能够得以系统传承的保证。曹氏在此历史条件下，倚"澹雅之才，沉郁之思"，自谓"炳章研究国医药，简练揣摩，手不释卷者，垂三十余年，频年读书临证，自问尚有心得"，于是筚路蓝缕，勇担重任，以《中国医学大成》问世，可谓居功至伟。

《中国医学大成》的编纂，基于传统古籍的整理方法，去芜存菁，依据医药学特点重新进行分类，即医经、药物、诊断、方剂、通治、外感、内科、外科、妇科、儿科、针灸、医案、外集共 13 大类，完整全面，充分体现出中医理论体系的完整性。其将"医案"独立分出，体现了曹氏对临证治验的重视。通过该丛书，使得大量中医药典籍，特别是不少珍本、孤本，得以保存流传。周禹锡在《中国医学大成总目提要·序》中评论该书有八大价值：一为保存国粹，二为有系统可循，三为打破私秘通病，四为公开禁方，五为统一国医学术，六为奠定习医之参考书，七为造就国医高深人才，八为便利图书馆之采贮。徐相任在序中称该书"为学术定范围，为学者示正轨"，可承前启后，继往开来，并嘉惠后学。可见该丛书的出版，不仅对中医药文献的研究起到"辨章学术，考镜源流"的作用，体现出中医学术的传承脉络，亦已成为中医发展史上的一块里程碑，为中医药学未来的发展搭建出框架。

除此之外，曹氏撰《历代伤寒书目考》，并补何廉臣《增订通俗伤寒论》未完成之部分中卷及下卷，为《通俗伤寒论》撰写"绪言"等工作，亦使其对于"绍派伤寒"文献整理和理论传承做出了卓越贡献。他对吴鞠通、王孟英、周慎斋等著名医家著作的校订出版，均是中医文献学上的重大成绩。

2. 重视舌诊，融汇中西

曹炳章著述颇多，综观其作，除编纂的大型丛书外，卷帙最多、流传最广者莫过于《辨舌指南》一书。该书著于 1920 年，从传世版本看，在 1921—1933 年，已经多次重印发行，1962 年又由江苏人民出版社影印出版，可见该书受欢迎的程度。

《（彩图）辨舌指南》"绪言"中，曹氏首先指出西医在诊断上使用器械具有一定优势，但"只能辨其有形之实迹，不能察其无形之气化"；而中医四诊法中，舌诊用以察病，相对更为明著，尤与消化器官的联系更为紧密，强调舌诊在各类诊断方法中的重要性。该书特点大致有四：一是汇集各家之说，内容丰富。曹氏在"绪言"中称广搜博采"古今名家医书百五六十家、东西洋近译医书三十余家，及各埠医报杂志三十余种等书"中的关于验舌治病诸法，又删繁就简、去粗存精。录张仲景、胡玉海、吴坤安、徐灵胎、梁特岩等诸家代表性论述，但绝不盲从，而是参照己验，加以评价发挥，可谓历代舌诊之集大成者。二是图文并茂。在总论中绘有"空气入肺、食水入胃之图""全舌部位分应脏腑图""舌底面图"以及"味觉器官与脑海连络形状图""舌面分段图"及各类舌乳头图示。在"辨舌各论"中，曹氏为配合各类舌苔、舌色的诊断鉴别，使其能更加直观地指导临床，在书中用 11 种颜色绘制成各类舌象精图共 119 幅，以期对图认症，一目了然，又在图形后详加说明，避免印刷后形、色失真。以当时的印刷技术看，其图相当精致，较之以往舌诊诸书，有了明显的进步。三是融汇中西。曹氏明显接受了中西汇通派"西医重实迹，中医重气化"之说，赞同参西衷中之法，借鉴西医关于舌与其神经的生理、解剖学说，对舌的乳头、味蕾、血管、神经及唾液腺等均有较细致的描述，并附有形态图说明，亦引证了嘉约翰、柯为良等西医言论及最新的有关味觉的研究成果，力求使中西医理论得以贯通与互补，也是为中西医结合所作的早期尝试。四是证治结合，全面系统。

书分六卷，共五编，分别为辨舌总论、观舌总纲、辨舌证治、辨舌各论、杂论方案，对舌之形、质、神、苔、色等各方面的论述无不完全，对舌之体质、功用性病证均有系统记述，力求详尽。尤其是突破了以往辨舌拘于伤寒的窠臼，说明各种杂病皆可察舌以别脏腑、虚实、寒热，在体质禀赋、老幼寿夭、逆顺生死等方面又加详细发明。最后附有历代代表性理论论述、察舌辨证验案以及重要方剂与主治，便于审证用药。该书使得舌诊一法形成理、法、方、药的完整体系，是中医诊断学的代表著作。

3. 阐发温病，临证精详

曹炳章临证四十余载，精于内、妇、儿各科，擅治外感病以及喉症，医术高明，屡起沉疴。他曾言："古人遂证以立方，非立方以待病。"又说："只有板方，没有板病。"可见其能博采众长，而绝不食古不化。

从传世著述来看，曹氏比较重视外感病尤其是温病的辨证及治验整理，因当时多有时疫流行，危害甚众，出于关注民众的健康与卫生，他撰著了一批关于喉痧、瘟痧、秋瘟、霍乱、暑病的证治、护理及预防的书籍，并积极投身防疫和诊治的工作。他强调在疫病流行时，当先明辨病因、病性、病位，悉心参考文献，更要变通化裁，不可泥于某法某方，贸然投药。如其著《秋瘟证治要略》一书，将治验各法，分列定名、病原、病理、诊断、证治、现证之鉴别、瘟症之预防等方面，至精至详。除病发后的诊治之外，他非常强调防疫之法，借鉴了传染病学的知识，指出当从食物、饮料、衣服、居室四个方面预防疫病的发生，如食物宜清淡凉化，限油戒烟，饮水宜滤净煮沸，并用白矾、黑豆等药去除水毒，讲究卫生，勤换衣物，清洁环境，多晒太阳等，并详述隔离法及消毒法。在《瘟痧证治要略》的末尾，他大声疾呼："以上三项（住居、饮食、身体），均为个人卫生之最要，且易于实行者。苟能人人行之，不但不染疫痧，且可却病延年。愿吾国人士，废俗说，破习惯，毅然决然，一切施诸实行。彼欧洲各国，不复敢以东方病夫目我矣。"在当时民众的预防意识和卫生条件比较落后的情况下，通过这些方式广泛宣传卫生防疫思想，无疑是非常可贵的，也体现出曹炳章先生作为一名良医的社会关怀精神。

曹氏亦善用中成药辨证施治，尤其是治疗急症重病。他指出如时疫痧胀霍乱等病，具有寒热属性及兼夹病邪不同，不可不辨。当先审定寒热，再给予当病之药。将常用的丸散膏丹分为普通平性药、特别凉性药及特别热性药等，分别其各自的主治及用法。其撰写的《丸散膏丹方集》《痰症膏丸说明书》《外科膏丹丸散验方》等，相当于中成药的详细使用及炮制说明书，简便实用。

曹氏其余各科的治验存留下来的材料不多，亦未见专著传世。绍兴周越铭氏曾记述其验案三则：一为包鹿鸣室人痰厥，二为姚幼槎媳陈氏热入血室，三为孙伯雄幼子暑湿。在《医药丛书》第二十八种《医药问答》中，记有曹氏通过书信咨询，治疗遗精、郁证基础上发作肝胃气痛兼吐血、腰痛头晕、小儿疑似聋哑、小儿聤耳流脓等病证。证候均较为复杂，曹氏辨证精当，层次分明，标本分治，内服外用配合，用药丝丝入扣，可见其丰富的临床经验。

4. 规范药物，去伪存真

在曹炳章关于中医药学的研究与著述中，药物考证和鉴别占有半壁江山。其在中医文献学整理之外，具有特色并取得非凡成就的当属中药学。他对"朽药误良方"深有体会，指出"医犹战士，药犹枪械，医不知药，是犹战士不知枪械，而欲临敌以制胜也，能乎？"他的医药生涯始于药铺学徒，因此对本草非常熟悉；又曾担任多年的药店经理，对于药材的鉴别、成药的制备具有丰富经验，对中药界的时弊与作伪更是了解颇多；他具备扎实的文献功底，因此对于本草源流及药物考证能够循经据典，言之有据。

曹炳章的中药学著述大致分为三个方面：一是中药发展史。《中华药学源流考》《中华本草历代变迁史》皆是其代表作。文中曹氏详述本草学的起源、历代发展沿革、代表著作及特点，评价其得失，并论及当今东西方药物学的发展，大力号召加强传统药物研究，编撰中华药物学教科书，开发成药，等等。二是整顿药品，鉴别伪药，呼吁中药改良。代表作包括《规定药品之商榷》《增订伪药条辨》以及《中药改良之管见》等文章。他鉴于当时西药盛行，中药备受排挤的情况，又见中药界以讹传讹、冥顽不求进步的现状，愤然曰："故同一药也，彼撷其精华，我取其糟粕；同一药界也，彼着着争先，我步步退后。以致西药盛行，中药滞消。处此千钧一发之际，若不改革旧惯，何能图存？"他强调中药界应具有世界眼光，希望财力充裕、学识兼优者能够发起全国药学研究会，团结群力，消除私见，宽筹经费，广招人材，创办大型制药企业、中药学校和中药报刊，从传统药物的产地、修制、性质、效用入手开展研究，从学术角度明确中西药物的功效对比，并使之规范化。他对未来进行展望，认为如果据此实行，"以十年、二十年间，不但我国同胞无不信用，其必有足供西人之采取，而为输入之大宗者"。他编著《规定药品之商榷》，力求从乱真之假托、仿造之伪品、不精之泡制、不良之贮藏、埋没之良材、删除之次货六个方面入手，辨正讹药、祛除伪品、规范炮制。他又增订郑氏《伪药条辨》一书，补充篇幅超过原书二倍，并在"绪言"中再次呼吁："吾国药物不改良，医学无从进步。欲求其改良之道，必须从医药共同研究始。"他时时注重药品考证，强调道地药材，摒除伪品次货，提倡药物研究。曹氏在1913年曾组建和济药局，创办《药学卫生报》，以身作则，依法改良，希望能为中药界立下标准，但终遭同业嫉忌破坏，其事业未竟，实可一叹！三是药物的具体考证与鉴别。除上述二书外，曹氏还撰有数十篇（部）独立的药物考证文章（著作），如人参、鹿茸、冬虫夏草、天竺黄等，皆从追本溯源起，先引经据典，考证名实，后结合实际形状鉴别，再参照现代植物学、动物学、药物学知识，最后详述炮制及用法等，较以往的药物考证更为深入全面，体现了他深厚的文献学功底、广博的知识和丰富的实际操作经验。这些资料，本来是他多年收集整理经史、笔记、博物志、报刊中的相关材料，并参合个人经验、心得的结果，原打算为重修《本草纲目》作资料准备，但最终由于事务繁忙，兼之时局动荡，未能付诸实行，只能陆续写成单篇发表。无论当时还是现代医界，如曹炳章这样医药皆精通，又关注社会、身体力行的医家如凤毛麟角，弥足珍贵。

《名老中医之路》中曾记述在日寇入侵时期，日货盛行，日产仁丹充斥市场，严重地冲击了我国药业。曹炳章先生目睹此状，决心开发国货，夺回市场。他查阅医籍，结合自己多年经验，精心研制成一种丸药，定名为雪耻灵丹，较之日货仁丹效高价廉，得到民众的信赖和欢迎。这正是曹氏致力开发国药、维护民族利益的证明。

5. 博闻广记，温故知新

曹炳章一生在绍兴行医，又忙于著述，除1929年赴沪请愿外，几乎再没有去过外地。但这并未影响他的眼界与学术交流，他与章太炎、恽铁樵、傅嬾园、章次公、周小农、徐相任、秦伯未等当时名医均相交莫逆，陈存惇、魏长春、范行准、叶熙春、刘惠民等也常通过书信与他探讨交流问题。这与他博览群书，又积极参与社会活动是分不开的。他的学问体现在三个贯通上：一是学贯医药，二是学贯古今，三是学贯中西。他强调医药结合，医者必须知药，才能取得更好的疗效。他强调古为今用，从文献整理到药物考订，无不最终落实到现实应用上，在传承的基础上创新，是其一生的追求。他曾言："居今而欲增医药学术之趣味，减其研究之困难，亦非从古书新报不为功。"古与今必须结合，才能更好地把握未来发展的道路。他强调西为中用，反对墨守旧章，提倡应时制宜、通权达变，在保留中医药精粹的基础上鼓励吸收西方的先进科学技术，用来研究发展自己的民族医药。他非常注重收集各类报刊上的信息，并做评述，以此汇集成书籍资料，如《医界新智囊》一书，即是他多年随时摘录积累而成。虽然其材料来源驳杂，亦有荒诞不经之说，但对于当时社会，有不少新知新识，可开拓视野，增长见识，如其中记载的X线及放射性元素的发现、人体解剖、生理和发育的各项指标、脑科学研究进展、东西各国对药物的研究、医事制度与法律等。如果我们将其作为笔记稗乘阅读的同时，能够联系当时的社会状况，结合前辈们"开眼看世界"的态度，以及为把握历史发展潮流所做的不懈努力，那么，这些资料所蕴含的意义也会变得更加丰富与有价值起来。

曹炳章是民国时期中医药学界的代表人物，也是浙江医药学家的楷模。他与何廉臣、裘吉生并称为"越医三杰"。他将一生奉献给祖国医药的发展事业，其取得的各项成就为今日中医药奠定了坚实的基础。他的名字永远值得我们铭记。

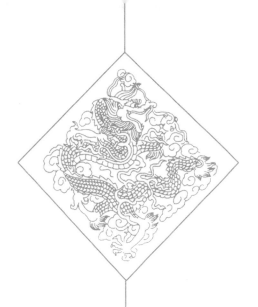

曹炳章医学研究论文题录

［1］方山．名中医曹炳章先生逝世．中医杂志，1956（4）：223.

［2］徐荣斋．曹炳章先生对中医药学的贡献．浙江中医学院学报，1979（1）：42－47.

［3］徐荣斋．曹炳章先生对中医药学的贡献（续完）．浙江中医学院学报，1979（2）：29－31.

［4］华犁．略评曹炳章先生的《浙江名医传略》．浙江中医学院学报，1983（3）：38－40.

［5］陈天祥，曹幼华．曹炳章先生治学侧记．山东中医学院学报编辑室．名老中医之路（第三辑）．济南：山东科学技术出版社，1985.

［6］魏睦森．曹炳章医论拾零．中医杂志，1987（5）：6－7.

［7］曹幼华．曹炳章．中国医药学报，1988，8（1）：69.

［8］卓吾．记近代中医药学家曹炳章．药学通报（现中国药学杂志），1988，23（5）：319.

［9］华祝考．曹炳章生平与《中国医学大成》．南京中医学院学报，1991，7（3）：177－178.

［10］余永燕．近代中医喉科发展史略．中国中医基础医学杂志，1997，3（4）：46－48.

［11］胡滨．清末民国时期的浙江中医界．中华医史杂志，1997，27（4）：207－210.

［12］徐玮，余平．《增订伪药条辨》的学术价值．浙江中医杂志，1998，（7）：325.

［13］王玉琢，史常永（指导）．曹炳章藏孤本《本草明辨》考证．中医文献杂志，1999（2）：3－4.

［14］张存悌．架上书堆方是富——名医藏书．辽宁中医杂志，2002，29（5）：291.

［15］梁嵘．1949年以前中医舌诊学术发展历程的探究．自然科学史研究，2004，23（3）：257－273.

［16］傅金汉．辨舌之神气——读曹炳章《辨舌指南》．浙江中医杂志，2005，（11）：465－466.

［17］董桂琴．曹炳章藏书特色研究．宁波大学学报（人文科学版），2006，19（2）：131－134，141.

［18］许家佗，李明，费兆馥．辑述前贤，衷中参西——读曹炳章《辨舌指南》．上海中医药大学学报，2007，21（5）：16－18.

［19］沈钦荣．近代吴越医家交流纪略．浙江中医杂志，2008，43（10）：597－598.

［20］张存悌．名人与中医（21）．辽宁中医药大学学报，2009，11（9）：147－148.

［21］沈元良．略论曹炳章对中药鉴别与考证的贡献．浙江中医杂志，2010，45（3）：188－189.

［22］沈钦荣．近代（1840～1949年)越医医籍特色略述．浙江中医药大学学报，2010，34（4）：476－478.

［23］沈元良．曹炳章先生临证心法撷要．中华中医药杂志，2010，25（8）：1327－1328.

［24］曹丽娟．曹炳章与《中国医学大成》．亚太传统医药，2010，6（11）：178－180.

［25］曹丽娟．《中国医学大成》研究．中国庆阳2011岐黄文化暨中华中医药学会医史文献分会学术会论文集，2011，306－312.

［26］满雪，刘更生．曹炳章藏抄本

《本草乘雅半偈》考略．江苏中医药，2015，47（3）：69 – 71.

［27］沈元良．曹炳章先生临治疗痰病经验探析．浙江中医杂志，2016，51（1）：1 – 2.

［28］邹颐韬，顾学林．《秋瘟证治要略》探讨．南京中医药大学学报（社会科学版），2016，17（4）：243 – 246.

［29］白钰，马凤岐，陈永灿．曹炳章暑病学术经验探要．中国中医急症，2017，26（12）：2142 – 2145.

［30］陈永灿，马凤岐．曹炳章秋瘟学术经验探析．中医杂志，2018，59（3）：265 – 267.

［31］郭颖，陈永灿．曹炳章临证经验浅析．浙江中医杂志，2020，55（12）：914 – 915.